ERGEBNISSE
DER
PHYSIOLOGIE
BIOLOGISCHEN CHEMIE
UND
EXPERIMENTELLEN PHARMAKOLOGIE

HERAUSGEGEBEN VON

A. BUTENANDT · L. LENDLE · A. v. MURALT · H. REIN
BERLIN-DAHLEM LEIPZIG BERN GÖTTINGEN

FÜNFUNDVIERZIGSTER BAND

BEARBEITET VON

U. EBBECKE · R. ISENSCHMID · A. JARISCH · H. LULLIES
M. MONNIER · G. QUAGLIARIELLO · H. REIN · G. SCHUBERT
U. WESTPHAL

MIT 137 ABBILDUNGEN UND 3 BILDNISSEN

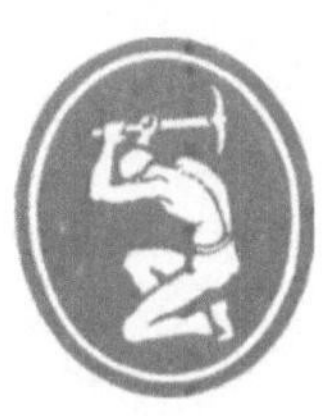

MÜNCHEN
VERLAG VON J. F. BERGMANN
1944

Softcover reprint of the hardcover 1st edition 1944

ISBN 978-3-642-49434-5 ISBN 978-3-642-49713-1 (eBook)
DOI 10.1007/978-3-642-49713-1

Inhaltsverzeichnis.

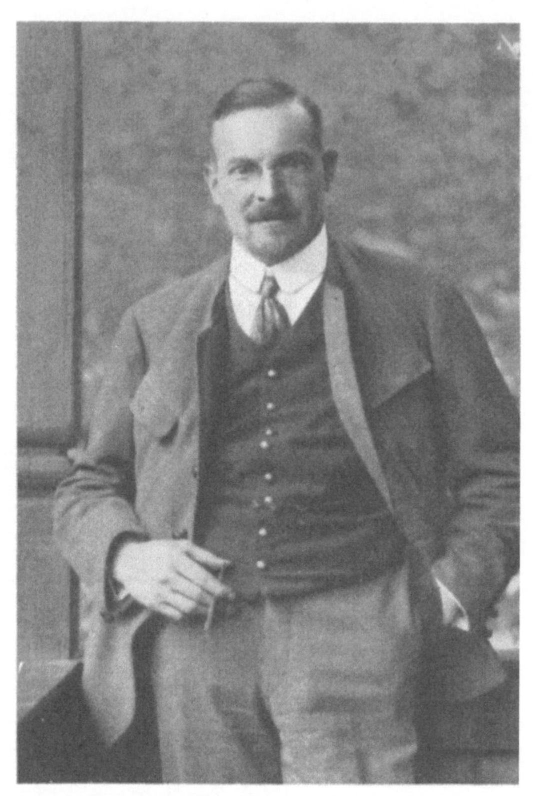

E Brücke.

ERNST THEODOR v. BRÜCKE

(1880—1941).

Von

A. JARISCH-Innsbruck.

Mit 1 Bildnis.

E. TH. v. BRÜCKE wurde am 8. Oktober 1880 in Wien geboren und war ein Schüler von EWALD HERING in Leipzig, in dessen Institute er schon als Student gearbeitet hatte. Er habilitierte sich im Jahre 1907 und kam 1916 als Nachfolger TRENDELENBURGs nach Innsbruck, wo er bis zum Jahre 1938 verblieb, nachdem ihn ein Ruf nach Basel nicht hatte abziehen können.

Entscheidend für die wissenschaftliche Entwicklung BRÜCKEs wurde der Arbeitskreis und vor allem der Geist des HERINGschen Institutes; an den Traditionen der Leipziger Schule festhaltend, liess sich BRÜCKE zeitlebens die Einordnung der untersuchten Erscheinungen in allgemein biologische Gesichtspunkte angelegen sein, wobei ihm seine ungewöhnliche Begabung für zusammenfassendes Schauen, sein reiches Wissen und eine umfassende Bildung sehr zustatten kam.

Das wissenschaftliche Werk BRÜCKEs umfasst mit den Veröffentlichungen seiner Mitarbeiter, denen er freigebig viele seiner Themen überliess, etwa 140 Einzelarbeiten und betrifft besonders die physiologische Optik, die Funktion vegetativ innervierter Organe und als Hauptarbeitsgebiet die Nerven- und Muskelphysiologie. Ihn fesselte oft die Tatsache, dass die Natur die nämliche Aufgabe bei den verschiedenen Tieren und selbst bei den verschiedenen Organen des gleichen Tieres in ganz verschiedener Weise löst, hin und wieder ketzerisch verleugnend was sonst als Grundprinzip erscheint und daher finden sich auch viele vergleichend physiologische Untersuchungen und Betrachtungen allgemein physiologischer Art.

Da BRÜCKE seine Untersuchungen gemeinsam mit seinen Schülern durchzuführen pflegte, erlangte sein Innsbrucker Institut bald eine grosse Anziehungskraft für jugendliche Forscher aus allen Teilen der Welt, besonders aus dem fernen Osten; diese fremdländischen Gäste waren dann in der zeitweilig doch recht stillen Alpenstadt ungewohnte Erscheinungen. Auch wenn jemand kam, eigene Probleme zu bearbeiten, stellte BRÜCKE gerne sich und sein Institut zur Verfügung.

Die Erstlingsarbeiten BRÜCKEs waren physiologisch optischer Natur (1); nachdem ihn der bekannte Ophthalmologe BRÜCKNER eingeführt hatte, trat er bald selbständig hervor, unter anderem mit der Mitteilung einer interessanten optischen Täuschung, die zustande kommt, wenn man unter einer starken Lupe in hartes Holz schneidet, da der aufgewendete Druck in keinem Verhältnisse zur scheinbaren Schnittiefe steht; später liess er eine Methode zur objektiven Demonstration des Netzhautbildes ausarbeiten.

An der zoologischen Station in Neapel untersuchte er 1905 die Kropfmuskulatur der Aplysia; diese Arbeit war der Anlass für eine grössere Reihe von Untersuchungen über die Funktion verschiedener Hohlorgane und besonders der glatten Muskulatur (2), vorzugsweise mit Hilfe der damals neuen Untersuchung der Aktionsströme, die ihm in einer gemeinsam mit GARTEN ausgeführten vergleichend physiologischen Untersuchung über die Aktionsströme der Netzhaut vertraut geworden war. Er zeigte, dass der Tonus des M. retractor penis und die Kontraktionswellen des Ureters elektrisch auf diskontinuierlichen Erregungen beruhen, dass die Aktionsströme des Oesophagus beim Schluckakte einem Tetanus entsprechen und machte darauf aufmerksam, dass die Wirkungen fördernder und hemmender Nerven auf die glattmuskeligen Organe weitgehende Ähnlichkeiten zum Herzen aufweisen.

Auf dem Gebiete der vergleichenden Physiologie (3) finden wir aus jener Zeit eine sehr reizvolle Untersuchung über den Gaswechsel von Schmetterlingspuppen, die mit exakter Technik die von anderer Seite aufgestellte Behauptung, die Schmetterlingspuppen könnten wie die Pflanzen aus der Luft Kohlensäure assimilieren, widerlegt; ferner Untersuchungen am Nervensystem und am Herzen von Gliedertieren und den funktionellen Nachweis des N. depressor beim Frosche. BRÜCKEs ausgedehnte vergleichend physiologische Interessen zeigen sich aber vor allem in dem umfangreichen Beitrage über die Bewegung der Körpersäfte in WINTERSTEINs Handbuch, sowie in zusammenfassenden Darstellungen der vergleichenden Physiologie des Erregungsvorganges und der Gehirnfunktion.

Die Lehre von den Herznerven (4) bereicherte BRÜCKE 1917 mit dem Nachweise der reziproken Hemmung des Acceleranszentrums bei der Reizung des N. depressor; damit war gezeigt worden, dass es auch im Bereiche der vegetativen Zentren antagonistische Reflexe gibt. Später beschäftigten ihn die Herznerven wiederholt im Zusammenhange mit Fragen des Erregungsvorganges.

Im allgemeinen pflegte BRÜCKE seinen Hauptarbeitsgebieten treu zu bleiben und nur wenige Untersuchungen (5) liegen ausserhalb der Reihen. So interessierte er sich für die Frage, ob das Flimmerepithel die Richtung des Schlages ändert, wenn es verkehrt eingenäht wird und für die sympathische Innervation der Krötenhaut, wobei es ihm gelang die sympathischen Dermatome nach den bei der Wurzelreizung austretenden Sekrettröpfchen abzugrenzen. — Um über die Geschwindigkeit des Flüssigkeitsaustausches zwischen Blut und Gewebe etwas zu erfahren, liess Brücke das Lymphherz durch Kauterisierung oder Curare stillstellen und danach die Blutkörperchen zählen; aus dem Grade der eintretenden Bluteindickung konnte berechnet werden, dass die gesamte Blutplasmaflüssigkeit beim Frosche mindestens 50mal am Tage den Gewebskreislauf absolviert; dabei ergab sich auch die interessante Feststellung, dass sensible Reize den Flüssigkeitsaustausch im Gewebe hemmen. Am Lymphherzen wurde später gezeigt, dass seine Kontraktionen dem Tetanus des Skeletmuskels entsprechen und dass die Zahl seiner Aktionsströme annähernd die gleiche ist, wie in den versorgenden Nerven. — Einen wertvollen Beitrag zur Frage der Giftigkeit des Harnes brachten Versuche, in denen es gelang bei Hunden einen Ureter in die V. iliaca einzunähen; obwohl die einseitige Nephrektomie nur zur Hypertrophie der anderen Niere führt, gingen die Hunde doch in Kürze unter Erscheinungen der schwersten Urämie zugrunde, wenn der Harn in die Vene abfloss.

Die wichtigsten Untersuchungen Brückes betreffen jedoch die Muskel- (6) und Nervenphysiologie (7) sowie den Erregungsvorgang (8). Sie beginnen schon mit seiner Habilitationsschrift über das Verhalten des Aktionsstromes bei der Ermüdung des Skeletmuskels und zeigen uns Brücke als ausgezeichneten Experimentator, der sich zur Erreichung der gesteckten Ziele immer der neuesten Methoden bediente.

Schon frühzeitig wandte Brücke den verschiedenen Hemmungserscheinungen seine Aufmerksamkeit zu und auf diesem Gebiete finden wir auch seine originellste experimentelle Leistung, nämlich die Methode der „schwebenden Reizung“ (7b); reizt man einen reflexerregenden und -hemmenden sensiblen Nerven gleichzeitig mit Reizserien von etwas verschiedener Frequenz (z. B. mit 50 und 51 Reizen in der Sekunde), so zeigt sich, dass jedesmal dann eine Hemmung eintritt, wenn die erregenden Wellen in das Refraktärstadium der hemmenden fallen und dass umgekehrt die Hemmung aufhört, sobald die hemmenden Wellen in das Refraktärstadium der erregenden fallen; das Maximum der Erregung fällt mit dem Höhepunkt der Schwebung zusammen. Diese Versuche bilden die wesentlichste Stütze der von Keith Lucas und Adrian ergänzten Verworn-Fröhlichschen Interferenztheorie, die das Auftreten der intrazentralen Hemmung auf die Bildung eines refraktären Zustandes innerhalb einer von den erregenden und den hemmenden Impulsen gemeinsam durchlaufenen Strecke zurückführt. Unter dem Eindrucke der Feststellung Sherringtons, dass ein Einzelreiz unter Umständen sekundenlang hemmend wirksam sein könne, sowie der Entdeckungen Loewis über den Vagusstoff, gab jedoch Brücke später die Interferenztheorie zugunsten der Annahme, dass in den Synapsen spezifische, sich unter Umständen auch summierende Hemmungsstoffe entstünden, wieder auf. Da aber heute das Pendel der Anschauungen von der humoralen Reizübertragung wieder zu den direkten Mechanismen zurückzuschwingen beginnt, bleibt abzuwarten, ob Brückes grundsätzlich beweisende Versuche nicht doch noch einmal, zumindesten für einzelne intrazentrale Hemmungsvorgänge Bedeutung erlangen werden. — Ihrer Natur nach gestattet die Methode der schwebenden Reizung eine überaus elegante und auch fortlaufende Messung des Refraktärstadiums und wurde daher mehrmals zum Studium einschlägiger Fragen herangezogen.

Angesichts des grossen Einflusses, den Loewis Entdeckungen auf die Entwicklung der Vorstellungen Brückes vom Mechanismus der intrazentralen Hemmungen gewannen, ist es verständlich, dass sich das Innsbrucker Institut frühzeitig den Fragen der humoralen Übertragbarkeit der Herznervenwirkung (9) zuwandte. Plattner konnte denn auch bald bestätigende Beobachtungen mitteilen und die Schwierigkeiten, die sich beim Übertragungsversuche beim Warmblüter ergaben, waren für ihn der Anlass, seine bekannten Untersuchungen über das Schicksal des Acetylcholins im Blute in Angriff zu nehmen.

In den Arbeiten über die Funktion des Nervensystems geht Brücke von der klassischen Reflexphysiologie, die er selbst um manchen Beitrag (7a) bereichert hatte, aus, doch entsprach es nur seiner Geisteshaltung und seiner Auffassung vom Leben im allgemeinen, dass ihn primitiv mechanistische Vorstellungen nicht befriedigten. „Alle unsere Versuche, die Anpassungsfähigkeit der nervösen Funktion, diese Teilerscheinung der alles organische Geschehen beherrschenden Adaptationstendenz zu deuten, müssen von einer ganz anderen Ebene des Verstehenwollens ausgehen, als jene ist, auf der die Kenntnis vom Bau einer Maschine unsere Neugier bei der Beobachtung ihrer Arbeitsleistung befriedigt." Mit W. R. Hess und Bethe den Blick auf die Probleme der Organisation und der Ganzheit lenkend, ging Brücke wieder aus die alte Pflügersche Rückenmarksseele zu suchen. Wie zur Erreichung der so vielgestaltigen Endzwecke das intransingente Entweder-Oder des Alles-oder-Nichts-Gesetzes schliesslich höchste Plastizität gewinnt — mit derartigen Problemen pflegte Brücke zu ringen. Darum fesselten ihn auch die Erscheinungen der Hemmung und des refraktären Verhaltens, die so viele Abläufe ordnend bestimmen oder die übernormale Phase und die verwandten Reboundphänomene, die nach vorübergehender Periode der Ruhe die rhythmische Wiederkehr gleicher Erregungsphasen zu fördern geeignet sind.

Darum wandte sich Brücke auch in den letzten Jahren besonders der Frage zu, ob und wie weit das animale Nervensystem vom vegetativen her *umgestimmt* werden könne (7c) und griff damit ein Vermächtnis seines Lehrers Ewald Hering auf, der seherisch künftige Entwicklungen vorausahnend lehrte, die Nervenfaser sei nicht ein indifferenter Leiter, sondern ein lebendiger und wandelbarer Teil ihrer Ursprungszelle. Nachdem Orbeli, mit dem er schon von Leipzig her befreundet gewesen war, gezeigt hatte, dass der Skeletmuskel sympathischen Einflüssen zugängig ist, prüfte Brücke mit seinen getreuen Mitarbeitern den Einfluss des Sympathicus auf die Zeiterregbarkeit sensibler und motorischer Nerven. Das Ergebnis dieser, mit der grössten Experimentalkritik durchgeführten Untersuchungen, war der eindeutige Nachweis, dass der Sympathicus die Erregbarkeitsverhältnisse im animalen Nervensysteme zu verändern vermag; die Richtung dieser Veränderungen war allerdings wechselnd, ohne dass hierfür eine befriedigende Erklärung gefunden werden konnte — ein Widerspruch, der sich schicksalhaft durch das ganze Schrifttum über jene Sympathicuswirkungen hinzieht. In weiteren Untersuchungen zeigte sich, dass auch die Frequenz der Erregungswellen für die jeweilige Stimmung der Nervenfaser, Erregungen zu leiten, von Bedeutung ist. Über diese Untersuchungen berichtete Brücke zusammenfassend vor der Faculté des Sciences in Paris, nachdem ihn Lapicque aufgefordert hatte.

Das Bild von Brückes wissenschaftlicher Persönlichkeit wird vervollständigt durch die zahlreichen Handbuchartikel und zusammenfassenden Darstellungen (10), um die er von den Herausgebern von Sammelwerken, auch benachbarter Gebiete gebeten worden war. Die Abhandlungen sind bestechend durch ihren formvollendeten Stil und bringen nicht nur ein objektives Bild des Gegenstandes, sondern weisen immer auch kritisch sichtend in die Zukunft. Die hohe Warte, von der aus Brücke seine Probleme zu überblicken bestrebt war, kommt besonders in dem Beitrage „Allgemeines über Tatsachen und Probleme der Physiologie nervöser Systeme“ in Bethes Handbuch zum Ausdruck. Sein Talent, auch komplizierte Dinge anschaulich darzustellen, zeigt sich in dem kleinen volkstümlichen Physiologiebuche in Reclams Büchern der Naturwissenschaften. Ein Musterbeispiel eines akademischen Vortrages ist die Rektoratsrede über den biologischen Sinn des Sportes (11), indem er auf sein Lieblingsthema zurückkommend in künstlerischer Weise weiteren Kreisen die biologische Betrachtung die Allgemeinheit angehender Probleme nahebringt.

Von einer ganz anderen Seite lernen wir Brücke in der auch für Fernerstehende sehr lesenswerten Biographie seines Grossvaters kennen. Ernst Theodor war der Enkel Ernst v. Brückes (1819—1892) des grossen, aus Stralsund stammenden Physiologen und Polyhistors in Wien, der mit du Bois, Helmholtz und Carl Ludwig durch lebenslängliche innige Freundschaft verbunden zu den Gründern der physiologischen Wissenschaft zählt; er war ein Träger des Ordens Pour-le-mérite und war von Kaiser Franz Josef geadelt worden.

Es war sicher kein Zufall, dass viele Arbeitsgebiete, denen sich der Grossvater gewidmet hatte, auch den Enkel beschäftigten. Brücke der Ältere begann seine wissenschaftliche Laufbahn im Institute von Johannes Müller, der in Berlin Anatomie und Physiologie lehrte, vorwiegend jedoch vergleichend anatomisch arbeitete. 1852 veröffentlichte der Grossvater seine vergleichende Anatomie und Physiologie des Gefässsystems und 70 Jahre später der Enkel seine umfassende Studie über die Bewegung der Körpersäfte im Tierreiche. Da ERNST THEODOR erst 12 Jahre alt war, als der Grossvater starb, lag sicher keine unmittelbare Anregung vor, sondern es wurde offenbar die beiden gemeinsame und beim Grossvater so hervorragend entwickelte Fähigkeit und Neigung, sich vom Speziellen loslösend übergeordneten Gesetzmässigkeiten zuzuwenden entscheidend. — 1868 wurde BRÜCKE d. Ä. in Versuchen am curaresierten Muskel auf die Bedeutung des Zeitfaktors für das Wirksamwerden des elektrischen Stromes aufmerksam und fasste die Erregung nicht wie sein Freund DU BOIS als alleinige Funktion der Stromstärke auf, sondern als eine Funktion der Veränderungen, die der Strom durch ein substantielles Stärke-Zeitprodukt im Nerven hervorruft. Diese, die Lehre von der Zeiterregbarkeit und zum Teil auch die heutige Auffassung vom Wesen des Erregungsvorganges vorwegnehmenden Arbeiten, gingen der Wissenschaft vollständig verloren und wurden erst nach Dezennien von LAPICQUE gebührend gewürdigt. Nachdem sich der Enkel in LAPICQUEs Laboratorium in die Methode der Chronaximetrie eingearbeitet hatte, widmete er sich fast ausschliesslich den Fragen nach der Veränderlichkeit der Zeiterregbarkeit, als er erkannt hatte, dass sich selbst die Funktion der nervösen Grundelemente wandelt, sobald sie im Dienste des ganzen Körpers funktionell beansprucht werden.

Beider Erstlingsarbeiten liegen auf dem Gebiete der physiologischen Optik, die schon von beider Lehrer gepflegt worden war. ERNST BRÜCKE hatte den Ciliarmuskel entdeckt, im Auge übrigens auch schon arterio-venöse Anastomosen beschrieben und sein Verfahren, menschliche Augen aufleuchten zu lassen, führten HELMHOLTZ zur Entdeckung des Augenspiegels, als er sich fragte, welches objektive Bild dem leuchtenden Auge entspräche.

Ausserhalb seines Faches hatte E. TH. v. BRÜCKE vielfache Interessen, namentlich auf dem Gebiete der bildenden Kunst. Die künstlerische Begabung, die ihn in Italien gelegentlich sogar zum Zeichenstifte greifen liess, ist ein altes Erbstück der väterlichen Familie, die manchen Maler hervorgebracht hatte und kommt besonders in der feinen und kundigen Art zum Ausdrucke, mit der er sich mit den kunsttheoretischen Schriften seines Grossvaters auseinandersetzte. Im Gegensatze zu diesem, der mehr klassizistische Neigungen hatte und offensichtlich nach einer naturwissenschaftlichen Theorie des künstlerischen Schaffens trachtete, war der Enkel mehr unmittelbaren Empfindungen zugänglich; er liebte den Barock und als verständnisvoller Sammler pflegte er sich sogar in seinen Arbeitsräumen mit auserlesenen Stücken der Tiroler Holzschnitzkunst zu umgeben. Die Welt der Töne war ihm jedoch, ebenso wie dem Grossvater verschlossen.

E. TH. v. BRÜCKE war ein ausgezeichneter Gesellschafter, über dessen liebenswürdigem Wesen der Widerschein einer Kulturepoche lag, die um die

Jahrhundertwende in Wien zu höchstem Glanze gelangt war. Äusserlich sicher, ausgeglichen und gewandt auftretend, liess er nur die Näherstehenden die Widersprüche, Sorgen und Kämpfe ahnen, die auch sein Innenleben erfüllten. Vielleicht ging er in seinem Bestreben, Allen und Allem gerecht zu werden zu weit, ebenso wie er mit der völligen Ablehnung der Interferenztheorie der inneren Hemmung, die er doch selbst am besten gestützt hatte, entschieden zu weit gegangen war.

Die grosse Bedeutung von Menschen im Range der beiden BRÜCKE liegt weniger in ihren Einzelleistungen, als darin, dass solche Personen zum Massstabe werden, an dem sich geistige Menschen gleichen Milieus und gleicher Begabung abschätzen lernen und so für das Niveau innerhalb ihres Berufes und für dessen Ansehen in der Allgemeinheit mitbestimmend werden.

In den letzten Jahren arbeitete E. TH. v. BRÜCKE an der Harvard Universität im Laboratorium von A. FORBES, mit dem er seit Jahren befreundet und durch gemeinsame fachliche Interessen verbunden war.

Er starb plötzlich in der Nacht zum 12. Juni 1941 im Alter von 61 Jahren. Seine Kinder und Enkel, an denen er mit grosser Liebe hing und seine vielen treuen Freunde sollte er nicht mehr wiedersehen.

Arbeitenverzeichnis.

1. *Physiologische Optik:*

BRÜCKNER, A. u. E. TH. v. BRÜCKE: Zur Frage der Unterscheidbarkeit rechts- und linksäugiger Gesichtseindrücke. Pflügers Arch. **90**, 290 (1902). — Über ein scheinbares Organgefühl des Auges. Pflügers Arch. **91**, 360 (1902). — Nochmals zur Frage der Unterscheidbarkeit rechts- und linksäugiger Eindrücke. Pflügers Arch. **107**, 263 (1905). — Über eine neue optische Täuschung. Zbl. Physiol. **20**, 737 (1906). — Mit R. CORDS: Über die Geschwindigkeit des Bewegungsnachbildes. Pflügers Arch. **119**, 54 (1907). — Mit N. P. TICHOMIROW: Über die Lage der Flimmergrenze im direkten und indirekten Sehen. Pflügers Arch. **128**, 177 (1909). — Mit INOUYE: Über die Anordnung der homogenen Lichter auf der Mischlinie des Rotgrünblinden mit unverkürztem Spektrum. Pflügers Arch. **141**, 573 (1911). — KO HIDANO: Über das Netzhautbild. Pflügers Arch. **212**, 163 (1926). — Eine Methode zur objektiven Demonstration des Netzhautbildes und seiner Änderungen durch verschiedene Faktoren. Graefes Arch. **117**, 286 (1926).

2. *Glatte Muskulatur:*

Zur Physiologie der Kropfmuskulatur von Aplysia depilans. Pflügers Arch. **108**, 192 (1905). — Beiträge zur Physiologie der autonom innervierten Muskulatur. I. Die Wirkungsweise des Musculus retraktor penis im Zustand tonischer Kontraktion. Pflügers Arch. **133**, 313 (1910). — II. Mit ORBELI: Die Aktionsströme der Uretermuskulatur während des Ablaufes spontaner Wellen. Pflügers Arch. **133**, 341 (1910). — III. Mit S. OINUMA: Über den Einfluss des Vagus und des Sympathicus auf die Tonusschwankungen der Vorhöfe des Schildkrötenherzens. Pflügers Arch. **133**, 500 (1910). — IV. Mit S. OINUMA: Über die Wirkungsweise der fördernden und hemmenden Nerven. Pflügers Arch. **136**, 502 (1910). — V. Mit T. INOUYE: Die Aktionsströme der Muskulatur des Kaninchenösophagus bei Reizung des N. vagus mit Einzelreizen. Pflügers Arch. **145**, 152 (1912). — VI. Mit Y. SATAKE: Über die Aktionsströme des Kaninchenösophagus während einer Schluckwelle. Pflügers Arch. **150**, 208 (1913). — Über den Tonus der glatten Muskulatur und die Wirkungsweise der ihn fördernden und hemmenden Nerven. VIII. internat. physiol. Kongr. Wien 1910.

3. Vergleichende Physiologie:

Garten, S. u. E. Th. v. Brücke: Zur vergleichenden Physiologie der Netzhautströme. Pflügers Arch. **120**, 290 (1907). — Über angebliche Mästung von Schmetterlingspuppen mit Kohlensäure. Arch. f. (Anat. u.) Physiol. **1908**, 431. — Der Gaswechsel der Schmetterlingspuppen. Arch. f. (Anat. u.) Physiol. **1909**, 204. — Sasse, E.: Zur Physiologie des Nervensystems der Insekten. Z. allg. Physiol. **13**, 69 (1912). — Mit J. Satake: Der arterielle Blutdruck des Hummers. Z. allg. Physiol. **14**, 28 (1913). — Lasch, W.: Einige Beobachtungen am Herzen der Hirschkäferlarve. Z. allg. Physiol. **14**, 312 (1913). — Mit Yas Kuno: Der funktionelle Nachweis des Nervus depressor beim Frosch. Pflügers Arch. **157**, 117 (1914). — Yas Kuno: Einige Beobachtungen über den Blutdruck des Frosches. Pflügers Arch. **158**, 1 (1914). — Mit Yas Kuno: Nachtrag zu unserer Arbeit über den funktionellen Nachweis des N. depressor beim Frosch. Pflügers Arch. **159**, 414 (1914). — Die Bewegung der Körpersäfte. Handbuch der vergleichenden Physiologie, Bd. 1, S. 827.. 1925. — Vergleichende Physiologie des Erregungsvorganges. Erg. Biol. **6**, 34 (1930). — Gehirnphysiologie, allgemeine und vergleichende. Handwörterbuch der Naturwissenschaften, 2. Aufl. 1934.

4. Herznerven:

Über die reziproke, reflektorische Erregung der Herznerven bei Reizung des N. depressor. Z. Biol. **67**, 507 (1917). — Zur Kenntnis des Reflexes von der Nasenschleimhaut auf die Herznerven. Z. Biol. **67**, 520 (1917). — Isayama, S.: Über die Erregbarkeit der stillstehenden Froschherzkammer und über die Schwächung der Kammerautomatie durch Ergotamin. Z. Biol. **82**, 157 (1925). — Mit H. Field jun.: Erregbarkeit und Chronaxie des Herzens während der Vaguswirkung. Pflügers Arch. **213**, 715 (1926). — Ito, T.: Über die reziproke, reflektorische Erregung der Herznerven beim Larynx-Druckversuch. Pflügers Arch. **214**, 587 (1926). — Takahashi, W.: Über den Wiederanstieg der Blutdruckkurve nach einer Vagusreizung. Pflügers Arch. **224**, 770 (1930). — Mit C. L. Hou: Über die Abhängigkeit der Reizwirkung eines Herznerven von der tonischen Erregung der übrigen Herznerven. Pflügers Arch. **227**, 251 (1931). — Mit H. Schröcksnadel: Über den Einfluss einer Vaguserregung auf die Acceleranswirkung am Herzen. Pflügers Arch. **240**, 300 (1938).

5. Verschiedenes:

Zur Kenntnis der Piqure-Glykosurie. Münch. med. Wschr. **1911**, Nr 26. — Negrin, Juan y Lopez: Zur Frage der Genese der Piqure-Glykosurie. Pflügers Arch. **145**, 311 (1912). — Mit Negrin y J. Lopez: Eine einfache Methode zur Beurteilung des Gehaltes von Nebennieren an chromaffiner Substanz. Z. techn. Biol. **3**, 6 (1914). — Wastl, H.: Über die polare Wirkung des konstanten elektrischen Stromes auf Drüsen. Z. Biol. **69**, 529 (1919). — Über die sympathische Innervation der Krötenhaut. Z. Biol. **74**, 99 (1922). — Wastl H.: Über die Wirkung des Adrenalins auf die Drüsen der Krötenhaut. Z. Biol. **74**, 77 (1922). — Über Versuche, den Harn einer Niere dauernd in das Blut zu leiten. Wien. klin. Wschr. **1926**, Nr 38. — Galehr, O. u. T. Ito: Ein experimenteller Nachweis der Bildung giftiger Harnsubstanzen in der Niere. Z. exper. Med. **55**, 115 (1927). — Galehr, O.: Über den Amylasegehalt des Hundespeichels und seine alimentäre Beeinflussbarkeit. Fermentforsch. **9**, 224 (1927). — Versuche an ausgeschnittenen und nach einer Drehung um 180° reimplantierten Schleimhaut-Stücken. Pflügers Arch. **166**, 45 (1917). — Isayama, S.: Über die Flimmerrichtung an verkehrt zur Verheilung gebrachten Abschnitten der Trachea. Z. Biol. **82**, 155 (1925). — Zur Physiologie der Lymphherzen des Frosches. Pflügers Arch. **115**, 334 (1906). — Über die Geschwindigkeit des Flüssigkeitsaustausches zwischen Blut und Gewebe. Wien. klin. Wschr. **1924**, Nr 39. — Isayama, S.: Über die Strömung der Lymphe bei den Amphibien. Z. Biol. **82**, 91 (1925). — Isayama, S.: Über die Geschwindigkeit des Flüssigkeitsaustausches zwischen Blut und Gewebe. Z. Biol. **82**, 101 (1925). — Ito, T.: Über den Flüssigkeitsaustausch zwischen Lymphe und Blut beim Frosch. Pflügers Arch. **213**, 748 (1926). — Mit K. Umrath: Über die Aktionsströme des Lymphherzens und seiner Nerven. Pflügers Arch. **224**, 631 (1930): Der Lymphherzschlag bei Ausschaltung sensibler Impulse. Naunyn-Schmiedebergs Arch. **172**, 245 (1933).

6. *Muskel:*

Über die Beziehungen zwischen Aktionsstrom und Zuckung des Muskels im Verlaufe der Ermüdung. Pflügers Arch. **124,** 215 (1908). — Yas Kuno: Über das im Sitzen willkürlich auslösbare Zittern eines Beines. Pflügers Arch. **157,** 337 (1914). — Über die Wirkung komprimierender Verbände auf die Muskulatur nebst einigen Beobachtungen an ischämischen Froschmuskeln. Mitt. Grenzgeb. Med. u. Chir. **31,** 629 (1919). — Neuere Anschauungen über den Muskeltonus. Dtsch. med. Wschr. **1918,** Nr 5. — Isayama, S.: Über den Verlauf des Muskelaktionsstromes bei reflektorischer Erregung und bei indirekter Reizung. Z. Biol. **82,** 81 (1925). — Chiba, M.: Die Abstufbarkeit der Seitwärtswendung des Auges und die Zahl der Fasern im N. abducens. Pflügers Arch. **212,** 150 (1926). — Hintner, H.: Zur Methodik des Nachweises einer plurisegmentalen Innervation der einzelnen Muskelfasern. Pflügers Arch. **224,** 140 (1930). — Über die mikroskopische Beobachtung des Dekrementes einer fortgeleiteten Erregungswelle an geschädigten Muskelfasern. Pflügers Arch. **224,** 608 (1930). — Plattner, F. u. O. Reisch: Über den Einfluss des Adrenalins auf das Vulpiansche Lingualisphänomen. Pflügers Arch. **213,** 705 (1926). — Mit Y. Kodera: Zur Kenntnis und Theorie der Veratrinvergiftung. Pflügers Arch. **220,** 274 (1928). — Handovsky, H. u. H. Hintner: Über ein besonderes Verhalten der arbeitenden Skelettmuskeln kastrierter männlicher Kaninchen. Pflügers Arch. **223,** 221 (1930). — Pirquet, Frhr. A. v.: Zur Frage der posttetanischen Verstärkung indirekt durch Einzelreize ausgelöster Muskelreaktionen. Pflügers Arch. **240,** 763 (1938).

7 a. *Reflexlehre:*

Mit Y. Satake: Zur Analyse der antagonistischen Reflexe des Froschrückenmarkes. Pflügers Arch. **145,** 170 (1912). — Mit H. Wastl: Zur Kenntnis der antagonistischen Reflexe des Frosch-Rückenmarkes. Z. Biol. **70,** 395 (1920). — Plattner, F.: Über die Abhängigkeit der Erregungsgrösse von der Reizdauer bei einem Rückenmarksreflex des Frosches. Z. Biol. **73,** 267 (1921). — Mayer, C.: Zur Kenntnis der Art der Muskelkontraktion beim Grundgelenkreflex. Z. Neur. **77,** 434 (1922). — Mayer, C.: Bestimmung der Reflexzeit des Grundgelenkreflexes. Z. Neur. **92,** 396 (1924). — Chiba, M.: Zur Kenntnis des gleichseitigen und gekreuzten Zungenreflexes (Laugier). Sitzgsber. Akad. Wiss. Wien, Math.-naturwiss. Kl. III **132,** 9 (1925). — Mit Ch. L. Hou u. E. Krannich: Rebound und intrazentraler Wettstreit zwischen hemmenden und erregenden Impulsen. Pflügers Arch. **227,** 733 (1931).

7 b. *Schwebende Reizung, Refraktärzeit:*

Zur Theorie der intrazentralen Hemmungen. Vorläufige Mitteilung. Wien. klin. Wschr. **1921,** Nr 3. — Zur Theorie der intrazentralen Hemmungen. Z. Biol. **77,** 29 (1922). — Zur Theorie der nervösen Hemmungsvorgänge. Wien. biol. Ges., 24. April 1922. Med. Klin. **1922,** Nr 29. — Zur Entscheidung zwischen der Verworn-Fröhlichschen und der K. Lukas-Adrianschen Theorie der nervösen Hemmungsvorgänge. Arch. néerl. Physiol. **7,** 161 (1922). — Mit F. Plattner: Eine neue Methode zur Messung des Refraktärstadiums. Sitzgsber. Akad. Wiss. Wien, Math.-naturwiss. Kl. III **131,** 13 (1922). — Über die Verlängerung des Refraktärstadiums des Muskels bei der Ermüdung. Z. Biol. **76,** 213 (1922). — Mit F. Plattner: Zur Messung der Dauer des Refraktärstadiums mittels der Methode der schwebenden Reizung. Z. Biol. **79,** 326 (1923). — Mit F. Plattner: Über den Einfluss schwebender Reizung der zentralen Vagusstümpfe auf das Atemzentrum. Z. Biol. **79,** 125 (1923). — Mit H. Field: Über die Dauer des Refraktärstadiums des Nerven bei Ermüdung und Erholung. Pflügers Arch. **214,** 103 (1926).

7 c. *Umstimmung:*

L. A. Orbelis Untersuchungen über die sympathische Innervation nicht vegetativer Organe. Klin. Wschr. **1927 I,** 703. — Mit E. Krannich: Über den Einfluss des Sympathicus auf die Sensibilität. Pflügers Arch. **228,** 267 (1931). — Tsuji, R.: Über den Einfluss der Sympathicusreizung auf die Erregbarkeit sensibler Ischiadicusfasern der Katze. Pflügers

Arch. **228**, 434 (1931). — Die sympathische Umstimmung der Sensibilität. Vortr. 12. Tagg physiol. Ges. Bonn 1931. Ber. Physiol. **61**, 341 (1931). — Einflüsse des vegetativen Nervensystems auf Vorgänge innerhalb des animalischen Systems. Erg. Physiol. **34**, 220 (1932). — Mit E. KRANNICH: Verlaufen in den dorsalen Wurzeln zentrifugale, die Muskelerregbarkeit ändernde Fasern? Pflügers Arch. **231**, 670 (1933). — Die Erregbarkeitsverhältnisse der den kontralateralen Streckreflex hemmenden Ischiadicusfasern. Pflügers Arch. **231**, 672 (1933). — Mit A. AUERSPERG u. E. KRANNICH: Umstimmungsvorgänge bei Facialisreflexen durch den Sympathicus und durch starke Reize. Pflügers Arch. **232**, 199 (1933). — Über die Veränderlichkeit der Nervenerregung. Naturwiss. **1934**, 520. — Le probléme de la variabilité de l'influx nerveux. Conf. à la Fac. Sci. Paris 1933/34. — AUERSPERG, A.: Messende Versuche am Schluckreflex und ihre prinzipiellen Voraussetzungen. Pflügers Arch. **233**, 549 (1934). — BRÜCKE, F.: Die Nerven-Chronaxie als Funktion der Reizfrequenz. Pflügers Arch. **233**, 777 (1934). — Mit K. HAYASI: Über die Abhängigkeit der Nervenchronaxie von der Reizfrequenz. Pflügers Arch. **235**, 31 (1935). — HAYASI, K. u. G. RITTLER: Die Erregbarkeit des Nerven nach Ablauf einer Erregungswelle. Pflügers Arch. **235**, 43 (1935). — Über die Abhängigkeit der Zeiterregbarkeit des motorischen Nerven vom Dehnungszustand seines Muskels. Pflügers Arch. **235**, 50 (1935). — Zur Frage der Veränderlichkeit der Erregbarkeit und der Erregung der Nervenfaser. Erg. mod. Biol. **4**, 57 (1935). — Mit K. YAMAGIWA: Über die Abhängigkeit der Phrenicus-Erregbarkeit von Einflüssen, die durch den Grenzstrang verlaufen. Pflügers Arch. **237**, 379 (1936).

8. *Erregungsvorgang und Erregbarkeit:*

WASTL, H.: Die übernormale Phase der Erholung des Herzmuskels nach einer Systole Z. Biol. **75**, 289 (1922). — Bemerkungen zu BROEMSERS Arbeit über die Form des monophasischen Nervenaktionsstroms. Z. Biol. **79**, 161 (1923). — ISAYAMA, S.: Nachweis einer übernormalen Phase des Schluckzentrums nach dem Schluckakt. Z. Biol. **82**, 339 (1925). — RÖSSLER, R.: Über die Ungültigkeit des Alles-oder-Nichts-Gesetzes für das narkotisierte Herz. Z. Biol. **81**, 299 (1924). — UMRATH, K.: Zur Kenntnis des Refraktärstadiums nach Extrasystolen. Z. Biol. **83**, 535 (1925). — REISCH, O.: Zur Kenntnis der übernormalen Phase des Schluckzentrums nach Ablauf einer Schluckwelle. Z. Biol. **83**, 557 (1925). — CHIBA, M. u. F. PLATTNER: Über den Einfluss der Querdurchströmung des Nerven auf die Fortleitung von Erregungswellen. Z. Biol. **83**, 507 (1925). — UMRATH, K.: Über die elektrische Erregung motorischer Nerven nach der NERNST-HILLschen Theorie. Z. Biol. **84**, 1 (1926). — KODERA, Y.: Über den Verlauf der Reizzeit-Spannungskurve des motorischen Froschnerven. Pflügers Arch. **219**, 174 (1928). — KODERA, Y.: Über die Reizzeit-Spannungskurve des polarisierten Nerven. Pflügers Arch. **219**, 163 (1928). — UMRATH, K.: Das Refraktärstadium quergestreifter Muskeln bei Alkoholeinwirkung. Pflügers Arch. **217**, 11 (1927). — KODERA, Y.: Über die Reizzeitspannungskurve des curaresierten Froschmuskels. Pflügers Arch. **220**, 268 (1928). — UMRATH, K.: Zum Kondensatormodell der elektrischen Erregbarkeit. Pflügers Arch. **224**, 441 (1930). — Mit CH. L. HOU: Reizversuche an Vorticellen Alles-oder-Nichts-Gesetz, Dekrement der Erregungsleitung in der Narkose, Chronaxie. Pflügers Arch. **226**, 411 (1931). — HOU, CH. L.: Über die Veränderungen der Reizzeit-Spannungs-Kurve durch Narkose, Kälte und Veratrin. Pflügers Arch. **226**, 676 (1931). — Mit A. R. MOORE: Über Unterschiede zwischen direkter und indirekter Erregung eines Muskels und seiner einzelnen Fasern. Pflügers Arch. **228**, 619 (1931). — Mit M. EARLY and A. FORBES: Recovery of responsiveness in motor and sensory fibers during the relative refractory period. J. Neurophysiol. **4**, 80 (1941).

9. *Humorale Reizübertragung:*

CHIBA, M.: Über den Nachweis der Vagusstoff-Bildung während der Vagusreizung. Pflügers Arch. **212**, 158 (1926). — PLATTNER, F.: Über eine Bestätigung der „humoralen Übertragbarkeit der Herznervenwirkung“. Z. Biol. **83**, 544 (1925). — Der Nachweis des Vagusstoffes beim Säugetier. Pflügers Arch. **214**, 112 (1926). — BRÜCKE, F. TH.: Über die Wirkung von Acethylcholin auf die Pilomotoren. Klin. Wschr. **1935 I**, 7.

10. Zusammenfassendes:

Der Säugetierorganismus und seine Leistungen. Reclam's Bücher der Naturwissenschaft 2. Aufl. — Über die Grundlagen und Methoden der Grosshirnphysiologie und ihre Beziehungen zur Physiologie. Slg anat u. physiol. Vortr. **1914**, H. 24. — Allgemeines über Tatsachen und Probleme der Physiologie nervöser Systeme; Summation (Förderung) und Bahnung; Hemmung; Refraktäre Phase und Rhythmizität; Beziehungen zwischen Ganglienzellen, Grau und langen Bahnen; Diffuses und zentralisiertes Nervensystem. Handbuch der Physiologie, Bd. 9. 1929. — Dorsale und ventrale Wurzeln (BELLsches Gesetz). Handbuch der Physiologie, Bd. 10. 1927. — Fortschritte in der Erkenntnis des vegetativen Nervensystems. Naturwiss, **1928,** 923. — Die Leistungen des normalen Rückenmarks. Handbuch der Neurologie, Bd. 2, S. 88. 1937.

11. Gedanken über Sinn und Bedeutung des Sportes. Wien: Springer 1926. — Die Heilwerte Tirols. Innsbruck 1929.

12. Biographisches:

EWALD HERING †: Z. ärztl. Fortbildg **15,** 1 (1918). — Deutsches biographisches Jahrbuch 1917—1920. — FRANZ HOFFMANN †: Klin. Wschr. **1926 II,** 1398. — SIR CHARLES SCOTT SHERRINGTON u. EDGAR DOUGLAS ADRIAN: Die Träger des Nobel-Preises für Physiologie und Medizin im Jahre 1932. Münch. med. Wschr. **1933,** Nr 9. — ERNST BRÜCKE: Wien: Springer 1928.

FREDERIC BATTELLI
(1867—1941).

Par

MARCEL MONNIER-Zürich.

FRÉDÉRIC BATTELLI nacquit en Italie, à Maceratafeltria (Province de Pesaro) le 8 avril 1867. Il fit ses études classiques à Urbino d'abord, puis à Turin où il acquit, en 1885, son diplôme de baccalauréat. Inscrit d'abord à la Faculté de Médecine de l'Université de Turin, il émigra pour des raisons politiques en Suisse, où il s'inscrivit la même année à la Faculté de Médecine de Genève. Pendant l'hiver 1888—1889, il suivit les cours de la Faculté de Médecine de Munich. Après une interruption de trois ans, il reprit ses études à Genève où il passa, en 1895, ses examens de Médecine.

Il fut l'un des élèves préférés de MAURICE SCHIFF, qui occupa la chaire de physiologie de Genève de 1876 à 1896, puis de son successeur, J. L. PREVOST, dont il devint plus tard le gendre. Il présenta en 1896 une thèse sur «L'influence des médicaments sur les mouvements de l'estomac», qui lui valut le grade de Docteur et le Prix de la Faculté de Médecine.

De retour dans sa patrie, il travailla pendant une année dans les laboratoires de Physique, Chimie et Physiologie de l'Université de Pise. Il y fit quelques travaux sur la perméabilité des divers tissus animaux aux rayons X (1896) et publia en collaboration avec son frère, ANGELO BATTELLI, Professeur de Physique, un important traité sur l'électricité (1897).

Il fut alors rappelé par le Professeur PREVOST à Genève, où il exerça les fonctions d'Assistant au Laboratoire de Physiologie. Il y dirigea les travaux pratiques de physiologie expérimentale et de chimie physiologique, inspira le sujet de nombreuses thèses de doctorat et donna, depuis 1899, en qualité de privat-docent, des cours de physiologie très fréquentés.

En collaboration avec son maître et de nombreux élèves, il exécuta de 1897 à 1902 une série de travaux sur les conditions de la mort par les courants électriques industriels et la foudre. Ces expériences démontrèrent entre autres que les courants industriels sont mortels quand ils passent par le cœur et produisent des trémulations fibrillaires ventriculaires. Si la densité du courant qui traverse le cœur est forte, le sujet peut en supporter le passage pendant plusieurs secondes; les trémulations fibrillaires n'apparaissent pas; si elles existaient antérieurement déjà, elles peuvent cesser instantanément. La fulguration par contre ne provoque pas de trémulations du myocarde, mais une inhibition mortelle des centres nerveux, notamment du centre respiratoire. Elle peut produire également une contracture musculaire instantanée, qui expliquerait pourquoi certains quadrupèdes foudroyés restent érigés longtemps après leur mort. Les travaux de Battelli et Prevost sur la mort par les courants électriques suscitèrent, par leurs applications pratiques, un grand intérêt, à une époque où l'électrification était à l'ordre du jour. Les grands traités de physiologie leur consacrèrent d'importants chapitres (Fulguration. Dictionnaire de Physiologie de Richet, 1904; Die Schädigungen durch Elektrizität. Handbuch der gesamten medizinischen Anwendungen der Elektrizität, 1909).

En 1904, conscient du rôle qu'allait jouer la chimie physiologique en biologie, Battelli entreprit avec Lina Stern, sa principale collaboratrice qui devint par la suite professeur de Physiologie à Moscou, une série de travaux classiques sur les mécanismes de l'action des ferments. Les premières expériences eurent pour objet les ferments oxydants — la catalase entre autres — leurs propriétés et leur richesse dans les différents tissus animaux. Ces patientes recherches aboutirent à la publication de deux importants mémoires dans les „Ergebnisse der Physiologie“ d'Asher et Spiro: Die Katalase, 1910 et Die Oxydationsfermente, 1912.

Les processus d'oxydation de certaines substances chimiques bien définies peuvent être activés par deux types distincts de catalyseurs cellulaires: les oxydases, ferments contenus dans l'extrait aqueux des tissus, et les oxydones, catalyseurs contenus dans la fraction de tissu insoluble dans l'eau. Les oxydases présentent les propriétés générales des ferments, entre autres celle d'être soluble dans l'eau. Elle ne provoquent pas d'oxydations très profondes et n'existent que dans quelques organes où elles paraissent exercer une fonction de défense. On les classe suivant la substance chimique oxydée en alcooloxydase, uricoxydase, xanthinoxydase, thyrosinoxydase, phénoloxydase. A côté des substances oxydables par les ferments solubles, il existe des substances qui ne sont oxydées que par des catalyseurs contenus dans la fraction de tissu insoluble dans l'eau. Ces catalyseurs, appelés oxydones par Battelli et Stern, sont labiles, détruits par l'alcool, l'acétone, la trypsine, les températures élevées. Ils existent dans tous les tissus où ils favorisent les oxydations profondes.

On peut distinguer une respiration tissulaire principale, du type oxydonique, et une respiration tissulaire accessoire, du type oxydasique. Les deux savants entreprirent à ce propos l'étude de la respiration élémentaire de différents tissus, chez diverses espèces animales et dans diverses conditions. Ils découvrirent qu'une substance contenue dans l'extrait aqueux de certains tissus, notamment des muscles rouges, avait la propriété d'augmenter considérablement la respiration tissulaire. Ils appelèrent cette substance « pnéine », découvrant ainsi, avant la lettre, le principe des ferments de la respiration. Ils furent chargés alors de rédiger pour le „Handbuch der biochemischen Arbeitsmethoden" le chapitre consacré aux méthodes de la respiration des tissus animaux (1910).

BATTELLI et STERN découvrirent plus tard un ferment, la fumarase, qui a la propriété de transformer l'acide fumarique en acide malique (1919). La fumarase est le type des ferments hydratants, qui rendent possibles l'addition ou la soustraction d'eau sans décomposition de la molécule, contrairement à l'action des ferments hydrolysants.

En 1913, BATTELLI succéda à son maître, le Professeur PREVOST, qui avait atteint la limite d'âge. Son bagage scientifique comportait à cette époque déjà 140 travaux publiés dans les principales revues françaises, allemandes ou italiennes: Comptes-rendus de l'Académie des Sciences de Paris, Comptes-rendus de la Société de Biologie, Journal de Physiologie et de Pathologie générales, Archives internationales de Physiologie, Biochemische Zeitschrift, Ergebnisse der Physiologie, Comptes-rendus de l'Académie de Médecine de Turin, Archivio di Fisiologia. Il était membre collaborateur de plusieurs revues scientifiques entre autres des Archives Internationales de Physiologie et des Annales de Physiologie et de Physicochimie biologique.

Il continua pendant 10 ans, en collaboration active avec LINA STERN, les travaux qu'il avait entrepris sur les ferments oxydants et réducteurs. On lui doit aussi des travaux sur les substances qui donnent à la viande son goût (carnisapidine), des expériences complémentaires sur les contractures muscuaires par les courants électriques, les lois de l'excitation des centres nerveux, les réflexes toniques etc....

Comme professeur, il se voua avec une conscience et un dévouement exemplaires à l'enseignement de la physiologie et de la chimie physiologique. Il contribua activement au développement de cette dernière discipline en Suisse. Son cours de physiologie générale, très apprécié des étudiants, se caractérisait par une ordonnance rigoureuse et un exposé systématique des faits expérimentaux, un souci constant des définitions précises, procédant toujours du cas général au cas particulier Profondément épris d'humanisme et doué d'une culture classique étendue, il s'efforçait, dans son cours, d'élever la physiologie au plan de la philosophie et des idées générales. Il en élargissait le cadre en puisant une documentation fructueuse aux sources de la physiologie comparée et de l'histoire de la médecine. Au cours des séminaires qui le mettaient en contact étroit avec les étudiants, il cherchait à développer en eux les facultés de raisonnement logique et d'expression verbale précise, qu'il plaçait bien-au-dessus de la seule mémoire des faits scientifiques.

Ceux qui eurent le privilège de l'approcher et de s'entretenir avec lui ont pu apprécier les qualités cartésiennes de sa pensée, un sens critique acéré, un goût de l'antithèse, une intelligence vive et encyclopédique.

Le Professeur BATTELLI cachait, sous une apparence austère, réservée et volontaire, un tempérament ardent, une sensibilité d'artiste. L'enthousiasme qui, dans sa jeunesse, s'était extériorisé sous forme de ferveur patriotique pour la cause de la liberté, ne l'abandonna jamais; il le reporta plus tard dans son labeur scientifique et le sublima, au cours des dernières années de sa vie, en un intérêt grandissant pour l'histoire de la maison de Savoie — dont il collectionnait les tableaux — et dans laquelle il voyait le symbole de l'unité italienne.

Il mourut à Genève en pleine activité, le 5 septembre 1941, après avoir analysé l'un après l'autre, avec une curiosité d'expérimentateur stoïque, les progrès de son mal.

FILIPPO BOTTAZZI

(1867—1941).

Del

G. QUAGLIARIELLO-Napoli.

1 Porträt.

Il 19 settembre 1941, a Diso (provincia di Lecce) dove era nato 74 anni innanzi, finiva la sua vita terrena FILIPPO BOTTAZZI, professore emerito di Fisiologia presso la R. Università di Napoli.

Laureato a Roma in medicina e chirurgia nel 1893, esercitò per qualche mese l'arte sanitaria, ma la passione per la ricerca scientifica, che era nata in Lui frequentando i laboratori della Università romana nei quali aveva già compiuto indagini sperimentali i cui risultati furono oggetto delle sue prime pubblicazioni, lo indusse ad accettare con entusiasmo l'offerta del posto di aiuto nell'Istituto dı Fisiologia di Firenze diretto da GIULIO FANO. Egli aveva trovata la sua via che doveva percorrere tanto luminosamente.

A Firenze Egli rimase otto anni, svolgendo una attività veramente prodigiosa. Sono die questo periodo le ricerche sulla funzione della milza e le prime sulla funzione del sarcoplasma nel tessuto muscolare, come pure la scoperta della mobilitazione dei potassioioni nel cuore per eccitamento del vago, concezione ripresa più tardi dall'HOWELL e che contiene in sè il germe della modernissima dottrina della trasmissione chimica dell'eccitamento nervoso. In quegli stessi anni conduceva a termine (1896) la traduzione dal tedesco dell'opera di EDINGER „Sulla struttura degli organi nervosi centrali dell'uomo e degli animali" arricchendola di note e di figure originali, traduzione che, insieme con le sue prime ricerche dell'epoca romana sul cervello dei Selaci e sulle fibre nervose corticali, sta a dimostrare come Egli, prima di affrontare lo studio dei problemi funzionali, si fosse costituita una solida preparazione morfologica.

Nel 1896, a tre anni dalla laurea, conseguì la libera docenza in Fisiologia e l'anno seguente iniziò nell'Istituto di Fisiologia di Firenze un corso di Chimica fisiologica. Fu evidentemente nel dettare tale corso che Egli concepì l'idea di scrivere un trattato di Chimica fisiologica, e senza interrompere la sua opera di ricercatore e di insegnante si mise con entusiasmo alla nuova fatica. Ma intanto la rinomanza che le sue ricerche sperimentali e l'articolo magistrale pubblicato (in collaborazione con G. FANO) sulla „Fisiologia generale del cuore"

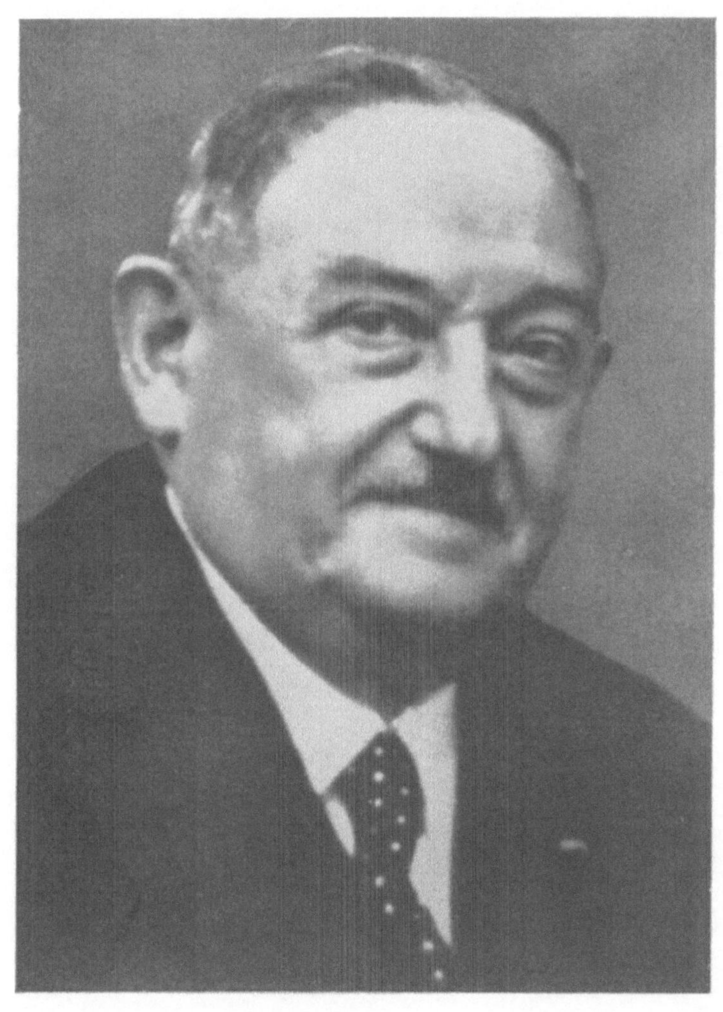

Fil. Bottazzi.

nel *Dictionnaire de Physiologie* di Ch. Richet, gli avevano procurata in Italia e fuori, gli valse l'onore di essere invitato da Sir Michael Foster a svolgere un corso pratico di Fisiologia per gli „advanced students" nell'Istituto di Fisiologia della R. Università di Cambridge. Invito che Egli accettò, trattenendosi a Cambridge un intero semestre.

Tornato a Firenze condusse a termine e pubblicò verso la fine dello stesso 1898 il Trattato di Chimica fisiologica, che fu il primo in Italia (dove unico rimase per moltissimi anni) e uno dei primi del genere e che rispondendo a un bisogno del mondo scientifico riscosse l'entusiastico generale consenso, di cui si fecero interpreti Ch. Richet, che lo definì il miglior trattato di Chimica fisiologica in tutte le lingue, e H. Boruttau che ne pubblicò una traduzione in lingua tedesca.

Aveva appena licenziato alle stampe il suo Trattato, che il Bottazzi intraprese una nuova fatica, la traduzione dall'inglese in italiano del classico Trattato di Fisiologia del Foster che l'anno seguente venne pubblicato dal Vallardi in 4 volumi.

E' veramente meraviglioso come questa intensa attività di trattatista e di traduttore non nuocesse a quella, a cui più teneva, di sperimentatore e di insegnante, chè anzi con l'approfondirsi ed allargarsi della sua cultura nuovi problemi si presentavano al suo spirito indagatore. Sono di questi anni, infatti, le sue prime ricerche di Chimica fisica e quelle di Fisiologia comparata, compiute nella Stazione Zoologica di Napoli dove ebbe occasione di conoscere e di legarsi in amicizia coi maggiori biologi stranieri che in quegli anni la frequentavano.

E nel campo dell'insegnamento, accanto al corso di Chimica fisiologica, nell'anno 1908—1909 ne dettò uno di Tecnica fisiologica, e nel 1901—1902, per incarico della Facoltà di Lettere e Filosofia, uno di Biologia generale, di cui ci resta la prolusione „Biologia e Filosofia" che è la prima manifestazione del carattere filosofico ed eminentemente generalizzatore della sua mente.

Ma intanto l'anno seguente (1902), a nove anni appena dalla laurea, riusciva primo nel concorso alla Cattedra di Fisiologia nella R. Università di Genova, cattedra che occupava sino al 1904 quando veniva trasferito all'Università di Napoli, chiamato per voto unanime di quella Facoltà Medica.

Giunto a Napoli nel pieno vigore delle sue forze fisiche ed intellettuali, riuscì in brevissimo tempo a fare di quell'Istituto di Fisiologia il più attivo centro di ricerche biologiche della Nazione e la più ricercata palestra per l'addestramento dei giovani che numerosi vi accorsero da tutte le parti d'Italia e dall'estero. E con vera passione, giovandosi delle sue numerose relazioni personali e della diffusione dei giornali da Lui fondati, curò l'arricchimento della Biblioteca che più tardi riuscì a collocare nel vecchio refettorio del Convento di S. Andrea delle Dame, per suo interessamento restaurato e dichiarato monumento nazionale, facendone la più completa e ricca Biblioteca biologica delle Università d'Italia.

Tanto fervore di organizzazione non Lo distolse dal lavoro scientifico. Nel 1906 pubblicava quell'aureo libretto che è „Il metodo sperimentale nelle discipline biologiche" che Gli valse il premio ventennale Bufalini, e gli „Elementi di Chimica fisica" che aprirono nuovi orizzonti ai giovani biologi italiani, e che furono accolti con grande favore anche dai chimici, che fino allora non avevano un trattato italiano della materia.

Le sue ricerche personali e quelle compiute sotto la sua direzione sulla costituzione chimica e chimico-fisica del citoplasma e dei liquidi dell'organismo Gli procurarono tale autorità nell'argomento, che tutti i compilatori di grandi trattati di Biologia che in quel tempo si venivano pubblicando in Germania richiesero la sua collaborazione, il cui frutto furono quattro magistrali monografie pubblicate tra il 1907 e il 1911 nel Trattato *Physikalische Chemie und Medizin* di Koranyi e Richter, negli *Ergebnisse der Physiologie*, nel Trattato *Der Harn* di Neuberg e nel grande Trattato di Fisiologia comparata di Winterstein, che ebbero fra l'altro il grandissimo merito di far conoscere all'estero la produzione biologica italiana.

E nello stesso giro di tempo (1911) pubblicava in collaborazione con G. Jappelli un manuale su la „Fisiologia dell'Alimentazione con speciale riguardo alla alimentazione delle classi povere" che rappresenta la prima manifestazione esteriore del suo orientamento verso questo fondamentale problema sociale, al quale, per altro, già dall'inizio del suo insegnamento a Napoli, dedicava ogni anno un certo numero di lezioni.

Ma fu in occasione della guerra europea del 1914 che apparve chiaro alla sua mente ed alla sua coscienza l'importanza del problema alimentare dal punto di vista sociale. Persuaso che tale problema andava non solo studiato nei laboratori ma agitato nel Paese, mentre promuoveva nel suo laboratorio ricerche sperimentali sulla nutrizione, iniziava un'attiva opera di propaganda con conferenze fatte da Lui stesso e dai suoi più immediati collaboratori, e con la pubblicazione (1919) di un manuale su „L'alimentazione dell'uomo" e di una serie di articoli divulgativi sui giornali professionali e politici. Fondato il Consiglio Nazionale delle Ricerche, Egli, chiamato a presiedere il Comitato Biologico, volle subito la creazione di una Commissione per lo Studio dei Problemi dell'Alimentazione alla quale procurò larghi mezzi di lavoro. Potè così chiamare intorno a sé una schiera di giovani, che nel suo laboratorio e in altri laboratori universitari ed extrauniversitari hanno compiuto e vanno tuttora compiendo ricerche chimiche e fisiologiche destinate, da una parte, a fare conoscere la composizione chimica ed il valore nutritivo delle sostanze alimentari prodotte nella nostra terra, dall'altra a far sì che il contributo dell' Italia al progresso della Scienza della Nutrizione sia degno della sua tradizione scientifica. E nel 1937, sotto gli auspici della R. Accademia d'Italia, organizzò e diresse i lavori del 7° Convegno Volta su „Lo stato attuale delle conoscenze sulla Nutrizione“ al quale intevennero i maggiori esperti di tutte le Nazioni e i cui atti, consegnati in un volume di circa 600 pagine, rappresentano una perfetta messa a punto dei problemi fondamentali della Scienza della Nutrizione.

Nel periodo turbinoso della guerra 1914—1918 e fino al 1923 Egli diresse anche la Sezione di Fisiologia della Stazione Zoologica di Napoli, e molto si deve alla sua opera se questo magnifico Istituto potè conservare intatta la sua fondamentale organizzazione.

A facilitare ai giovani ricercatori italiani la pubblicazione dei loro lavori, Egli fondò nel 1919 l'„Archivio di Scienze Biologiche“, che è ormai al suo 28° volume, e più tardi, nel 1934, i „Quaderni della Nutrizione“ che negli 8 volumi fin'oggi pubblicati raccolgono il meglio di quanto si è fatto in Italia, soprattutto per suo impulso, nella Scienza della Nutrizione. Ma soprattutto ha il merito di aver fondata nel 1925 e condotta a vita rigogliosa la Società Italiana di Biologia Sperimentale, che raccoglie in un'unica famiglia tutti gli italiani studiosi di scienze biologiche e che nelle brevi comunicazioni del suo „Bollettino“ — sino ad oggi 17 volumi di circa 1000 pagine ciascuno — esprime il pensiero e l'attività biologica del nostro Paese.

Dei molti onori conferitigli in Italia e fuori, basterà ricordare che Egli era Socio della Reale Accademia d'Italia, della Pontificia Accademia delle Scienze, della Physiological Society d'Inghilterra, della Société de Biologie di Parigi, della Deutsche Akademie der Naturforscher di Halle, della Societas Regia Edinensis di Edimburgo, dell'Accadémie Royale de Belgique ecc. ecc., nonchè dottoro honoris causa della Università di Edimburgo e della Università Cattolica del Sacro Cuore. Fu Presidente della Società Italiana per il progresso delle Scienze e Rettore della Università di Napoli. Nel 1932 organizzò e diresse in Roma il XIV Congresso internazionale di Fisiologia.

Ma gli onori non l'inorgoglirono, come le delusioni ed i dolori, che non mancarono nella sua vita, non fiaccarono la sua forte volontà e la sua fiducia nella bontà degli uomini. Colpito crudelmente nel più sacro degli affetti, quello di padre, seppe fare del suo dolore uno strumento di elevazione della sua anima verso Dio e a Dio offrì le atroci sofferenze della lunga malattia che lo ha condotto alla morte.

Ma Egli sopravvive nella sua opera di Maestro e di sperimentatore.

Come Maestro, oltre ad aver impartito per 40 anni — dal 1898 al 1938, anno in cui fu collocato a riposo per limiti di età — un insegnamento denso di dottrina, che per la virtù chiarificatrice della sua mente, per la padronanza della parola e per il fervore che l'animava affascinava la mente dei giovani uditori, Egli ha creata nel suo laboratorio una schiera di biologi che milita oggi con onore nella vita scientifica del nostro Paese.

Come ricercatore Egli, sperimentatore abile e sagace, non fu un arido elencatore di fatti, ma illuminò col suo pensiero i fatti osservati coordinandoli in unità armoniche per trarne nuove leggi e nuove ipotesi di lavoro. Rimontano ai primi anni della sua attività le ricerche sul metabolismo dei corpuscoli rossi e la scoperta dell'*azione emocatatonistica della milza:* la resistenza osmotica dei corpuscoli rossi del sangue reduce dalla milza è diminuita in confronto con quella dei corpuscoli del sangue della circolazione generale. E' questa scoperta che ha fornita la base a tante ulteriori ricerche sulla funzione detta poi *emocateretica* della milza, estesa più tardi a tutto il sistema reticolo-endoteliale.

E fra i risultati più brillanti delle sue ricerche di Fisiologia comparata va ricordata la scoperta della *legge dell'omeosmoticità e pecilosmoticità degli organismi animali.* Negli invertebrati acquatici i liquidi interni sono in equilibrio osmotico coll'ambiente liquido in cui essi vivono e lo stesso si verifica nei pesci cartilaginei; ma nei teleostei comincia ad affermarsi l'indipendenza osmotica dell'ambiente interno da quello esterno, e dagli anfibi in su tale indipendenza è piena ed assoluta. Perciò Egli distinse gli animali in omeosmotici e pecilosmotici, così come si distinguono in omeotermi e pecilotermi. Questa legge, largamente confermata dai ricercatori successivi, rappresenta una delle più belle acquisizioni della biochimica comparata.

Altro argomento sul quale il Bottazzi ha lungamente lavorato è quello sulle proprietà chimico-fisiche dei colloidi organici (proprietà ottiche, viscosità, tensione superficiale, imbibizione, elettroforesi, ecc.). Si deve a Lui la scoperta del caratteristico comportamento della tensione superficiale delle soluzioni proteiche la quale è minima in corrispondenza del punto isoelettrico quando cioè le molecole proteiche si comportano come molecole elettricamente neutre o come anfioni con neutralizzazione interna delle cariche, e si eleva col progredire della dissociazione della molecola sia come anione sia come catione proteico. L'azione batotona delle proteine — e in generale dei colloidi elettroliti — spetta dunque alle molecole e non agli ioni colloidali, perchè questi, per la loro maggiore affinità per i dipoli acquosi, hanno minore tendenza delle molecole a concentrarsi nella interfacie soluzione-aria.

Le sue ricerche sui colloidi lo condussero a enunciare nel 1911 una nuova definizione e classificazione dei sistemi colloidali in cui è chiaramente espresso, crediamo per la prima volta, il concetto se non la parola di molecola colloidale, definizione e classificazione che suscitò consensi e dissensi (fra l'altro una cortese polemica con Wo. Ostwald), ma la cui influenza sugli studi successivi e sull'attuale classificazione è innegabile. E più tardi enuncia ed illustra le sue idee sulla struttura del protoplasma, che Egli considera come un sistema omogeneo otticamente vuoto, che forma poi con le fasi di varia natura in esso disperse, un sistema otticamente pieno ed inomogeneo, che è il citoplasma.

Ma l'argomento sul quale il Bottazzi ha più lungamente e appassionatamente lavorato e fatto lavorare una schiera di allievi è quello della fisiologia muscolare. Sin dal 1896 lo studio delle oscillazioni del tono degli atri dell'*Emys europaea* lo indusse a formulare la teoria della contrattilità del sarcoplasma, che suscitò consensi e dissensi ma che valse a rendere assai noto nel mondo biologico il nome del giovane fisiologo italiano. I dissensi e le critiche lo incitarono a proseguire le sue ricerche, utilizzando i più diversi tipi di preparati muscolari e neuromuscolari, alcuni da Lui sagacemente sfruttati (esofago di Aplysia e di pulcino; retractor penis, ecc.) altri originalmente ideati (muscoli estrinseci dell'occhio, preparato frenico-diaframmatico). Dalle ricerche del Bottazzi risulta che i muscoli, indipendentamente dalla innervazione centrale, sono dotati di duplice contrattilità: contrattilità rapida e clonica e contrattilità lenta o tonica, e le due maniere di contrarsi possono essere provocate, se pure in grado diverso, in ogni specie di muscoli normali e denervati, e con ogni specie di stimoli (elettrici, meccanici, termici, chimici). Le contrazioni toniche sono tanto più facili a provocarsi quanto più il muscolo è ricco di sarcoplasma indifferenziato: quindi nel muscolo liscio più che in quello striato e fra i muscoli striati nel rosso più che nel bianco, nel muscolo fetale più che nel muscolo perfettamente sviluppato, nel muscolo degenerato più che nel normale.

Nei muscoli, dunque, esiste secondo Bottazzi un duplice substrato funzionale: il sarcoplasma, meno eccitabile, che compie le contrazioni lente, toniche, e la sostanza fibrillare anisotropa, più eccitabile, che compie le contrazioni rapide, cloniche. Il sarcoplasma darebbe così il sostegno naturale interno, sul quale si eleva la contrazione rapida delle fibrille anisotrope.

Non tutti i fisiologi hanno accolto favorevolmente la teoria del Bottazzi, ma in realtà più che di una contrapposizione di fatti si tratta assai spesso di una sostituzione di schemi e di parole che non è valsa a scuotere la base sperimentale della teoria. Sta di fatto che nessuna delle osservazioni sperimentali su cui essa si fonda è stata smentita, ed è indiscutibile che con la sua teoria il Bottazzi ha dato un nuovo impulso allo studio dei fenomeni tonici muscolari, riconducendo il concetto fisiologico di tono muscolare dal binario morto su cui giaceva fin dal 1896 su una via libera sulla quale poi moltissimi ricercatori lo hanno seguito.

In molte altre branche della Scienza fisiologica: fisiologia del cuore embrionale e dei vasi sanguigni, fisiologia delle ghiandole e del sistema nervoso simpatico, fisiologia della nutrizione, ecc. il Bottazzi ha recato pregevoli contributi personali e la sua attività è espressa in ben 325 pubblicazioni scientifiche.

Scrittore sobrio ed elegante di stile purissimo e limpido fu un divulgatore di scienza di eccezionale valore; profondo conoscitore della Storia del Rinascimento e particolarmente della Storia delle Scienze fu un felice evocatore dei maggiori scienziati del tempo. Ma la grande passione di tutta la sua vita fu Leonardo da Vinci, del quale ha illustrato in maniera magistrale l'opera di naturalista e particolarmente di inziatore del metodo sperimentale.

Il primo studio su LEONARDO: „LEONARDO DA VINCI naturalista e fisiologo" fu scritto da Lui nel 1902, quando pieno di speranze e di entusiasmo iniziava la sua carriera accademica; l'ultimo: „La mente e l'opera di LEONARDO", comparso postumo nelle Memorie della Pontificia Accademia delle Scienze, è stato scritto negli ultimi mesi della sua vita, quando la malattia ne aveva già fiaccate le forze fisiche, ma non la luce dell'intelletto e l'amore per l'arte e per la scienza. E certo a Lui, consapevole della prossima fine, consolatore sarà tornato nella mente il pensiero di LEONARDO: „Si come una giornata bene spesa dà lieto dormire, così una vita bene usata dà lieto morire", chè bene spese Egli la sua vita e serena fu la sua morte.

A noi torna in mente un altro pensiero di LEONARDO: „La misera vita non trapassi senza lasciare di noi alcuna memoria nella mente dei mortali", e la sicurezza che la sua opera non potrà essere dimenticata nella storia della Fisiologia ci allevia il dolore della sua dipartita.

Elenco delle pubblicazioni scientifiche.

1893.

Sulle alterazioni del tubo intestinale nella epatite interstiziale atrofica. Arch. Sci. med. **18**, **143**.

Intorno alla corteccia cerebrale e specialmente intorno alle fibre nervose intracorticali dei vertebrati. Ric. Labor. Anat. norm. Univ. Roma **3**, pp. 76.

Ricerche ematologiche. I. La resistenza dei globuli rossi del sangue di animali operati di tiroidectomia. Sperimentale (Sez. Biol.) **48**, 191.

1894.

Sulla tossicità dell'orina dei malarici. Sperimentale (Sez. Biol.) **48**, **232**. (In collaborazione con V. PENSUTI.)

Ricerche ematologiche. II. La milza come organo emocatatonistico. Sperimentale (Sez. Biol.) **48**, 192.

Il cervello anteriore dei selacei. Ric. Labor. Anat. norm. Univ. Roma **4**, 225.

L'Az total des globules rouges et son rapport avec l'Az hémoglobinique dans les différentes classes des vertébrés. Arch. ital. Biol. **24**, **207**.

Sur quelques altérations des globules rouges du sang à la suite de la thyrèoidectomie. Arch. ital. Biol. **23**, **360**.

Sopra alcune modificazioni degli eritrociti in seguito ad iniezione endovenosa di albuminosi-peptone. Sperimentale (Sez. Biol.) **49**, 151.

Di alcune alterazioni determinate dall'asfissia nelle emazie. Sperimentale (Sez. Biol.) **49**, 417.

Contributo alla fisiologia della milza. Sperimentale (Sez. Biol.) **49**, 408.

Sul metabolismo dei corpuscoli rossi del sangue. Comun. preventiva. Sperimentale (Sez. Clin.) **49**.

Sul metabolismo dei globuli rossi del sangue. Nota preventiva. Gazz. Osp. **16**.

Ricerche sul metabolismo dei corpuscoli rossi del sangue. Sperimentale (Sez. Biol.) **49**, 363.

Gli albuminosi della milza. Ann. Chim. e Farmac. **21**.

Sull'emisezione del midollo spinale. Riv. sper. Freniatr. **21**.

Über die Hemisection des Rückenmarks bei Hunden. Zbl. Physiol. **8**, 530.

1896.

Über die postcompensatorische Systole. Beitrag zur elektrischen Reizung des Herzens. Zbl. Physiol. **10**, **401**.

Sur le mécanisme d'action des sels de potassium sur le cœur. Contribution à la doctrine de l'inhibition. Arch. Physiol. norm. et path. Paris **1896**, 882.

Sur la pression osmotique du sérum du sang et de la lymphe en différentes conditions de l'organisme. Arch. ital. Biol. **26**, 45. (In collaborazione con G. Fano.)

Resistenza degli eritrociti, alcalinità del plasma e pressione osmotica del siero del sangue nelle differenti classi dei vertebrati. Sperimentale (Arch. di Biol.) **50**, 232. (In collaborazione con V. Ducceschi.)

Sullo sviluppo embrionale della funzione motoria negli organi a cellule muscolari, pp. 150. Firenze: G. Carnesecchi e F.

The oscillations of the auricular tonus in the batrachian heart with a theory on the function of sarcoplasma in muscular tissues. J. of Physiol. **21**, 1.

Le oscillazioni del tono atriale negli Anfibi con una teoria sulla funzione del sarcoplasma nei tessuti contrattili. Morgagni **39**, 535.

Sulla ritmicità del moto del cuore e sulle sue cause. (Del ritmo nei fenomeni biologici.) Sperimentale (Arch. di Biol.) **51**, 99.

Contributi alla conoscenza dell'importanza fisiologica delle sostanze minerali. I. Intorno allo stato dei sali minerali nei liquidi e nei tessuti. II. Sulle combinazioni ferruginose delle sostanze proteiche. Sperimentale (Arch. di Biol.) **51**, 239.

Le sostanze proteiche del miocardio. Morgagni **39**, 535. (In collaborazione con V. Ducceschi.)

Ricerche sull' attrito interno (viscosità) di alcuni liquidi organici e di alcune soluzioni di sostanze proteiche. L'Orosi **20**.

Contributi alla fisiologia del tessuto di cellule muscolari. Parti I, II e III, pp. 97. Firenze: G. Carnesecchi e F.

La pression osmotique du sang des animaux marins. Arch. ital. Biol. **28**, 61.

Sur la pression osmotique de quelques sécrétions glandulaires d'invertébrés marins. Arch. ital. Biol. **28**, 77.

Physiologie générale du cœur. Articoli: 1. Cœur embryonnaire. 2. Physiologie comparée du cœur. 3. Le cœur considéré comme un muscle. 4. Automatisme du cœur. Dictionnaire de Physiologie di Ch. Richet, pp. 163. Paris: Masson & Cie. (In collaborazione con G. Fano.)

Recherches sur les mouvements de l'oesophage de l'Aplysia depilans. Arch. ital. Biol. **28**, 81.

Articoli: 1. Supinazione. 2. Supplenze funzionali. 3. Ipersecrezione. 4. Sudoriferi. Enciclopedia Medica Ital., Casa editrice Fr. Vallardi, Milano.

Traduzione in italiano dal tedesco dell'opera: L. Edinger. Lezioni sulla struttura degli organi nervosi centrali dell'uomo e degli animali, pp. 436.

1898.

La fisiologia del simpatico secondo le ricerche di J. N. Langley e dei suoi collaboratori. Riv. Pat. nerv. **3**.

The action of electrical stimuli upon the oesophagus of Aplysia depilans and A. limacina. J. of Physiol. **22**, 481.

Trattato di Chimica fisiologica. Volumi due. Soc. Edit. Libr., Milano 1898/99. (Vol. I, pp. 248; Vol. II, pp. 465.)

Physiologische Chemie für Studierende und Ärzte. Deutsch von H. Boruttau. Leipzig und Wien 1901. (Traduzione in tedesco dell'opera.)

1899.

On plain muscle. J. of Physiol. **245**, 1. (In collaborazione con O. Grünbaum.)

Traduzione in italiano dall'inglese dell'opera: M. Foster, Trattato di Fisiologia. Volumi quattro. Milano, Fr. Vallardi.

Sur la toxicité des solutions aqueuses des savons sodiques. Arch. ital. Biol. **32**, 7.

Sulle proprietà dei nucleoproteidi. Rend. Accad. Lincei (5^a) 505.

Il sodio e il potassio negli eritrociti del sangue di diverse specie di animali e in varie condizioni fisio-patologiche. Rend. Acad. Lincei (5^a) **8**, 65. — Arch. ital. Biol. **38**, 115. (In collaborazione con lo stud. I. Cappelli.)

The action of the vagus and the sympathetic on the oesophagus of the toad. J. of Physiol. **25**, 157.

Ricerche fisiologiche sul sistema nervoso viscerale delle Aplisie e di alcuni Cefalopodi. Riv. Sci. biol. **1**.

1900.

Azione del vago e del simpatico sugli atrii del cuore dell'Emys europaea. Riv. Sci. biol. **2**.

Sull'azione fisiologica dei saponi. Risposta a I. Munk. Riv. Sci. biol. **2**.

Di una nuova nomenclatura nella fisiologia comparata del sistema nervoso. Riv. Sci. biol. **2**.

Sulle proprietà osmotiche delle ghiandole salivari posteriori dell'Octopus macropus, nel riposo e in seguito all'attività secretiva. Volume pubbl. in onore di L. Luciani. Milano, Soc. Editr. Libr. pp. 26. (In collaborazione con lo stud. P. Enriques.)

Ancora dell'azione del vago e del simpatico sugli atrii del cuore dell'Emys europaea. Riv. Sci. biol. **2**.

1901.

Contributi alla fisiologia comparata della digestione. I. La funzione digerente nell'Aplysia limacina. II. Composizione chimica dell'epato-pancreas. Sperimentale (Arch. di Biol.) **55**, 75.

Über die Innervation des Herzens von Scyllium canicula und Maja Squinado. Zbl. Physiol. **14**, 665.

Zur Chemie der glatten Muskeln. Zbl. Physiol. Nr **15**, 36.

Intorno all'origine dell'acetone nell'organismo. Rend. Accad. med.-fisica Firenze, 17 aprile. Sperimentale **55**.

Del tannino come mezzo per dealbuminizzare i liquidi organici. Sperimentale **55**.

L'innervazione viscerale nei Crostacei e negli Elasmobranchi. Comun. al V° Congresso intern. dei Fisiologi in Torino. Atti Congr. Arch. ital. Biol. **36**.

Sulle proprietà osmotiche delle membrane viventi. Comun. al V°. Congresso intern. dei Fisiologi in Torino. Atti Congr. Arch. ital. Biol. **36**.

Über die Wirkung des Veratrins und anderer Stoffe auf die quergestreifte, atriale und glatte Muskulatur. (Beiträge zur Physiologie des Sarkoplasmas.) Arch. f. (Anat. u.) Physiol. 1901, 377.

Über die Bedingungen des osmotischen Gleichgewichtes und des Gleichgewichtsmangels zwischen den organischen Flüssigkeiten und dem äusseren Medium bei den Wassertieren. I. Teil: Die osmotischen Eigenschaften der Magenwand der Aplysien. Arch. f. (Anat. u.) Physiol. **1901**, 61. (In collaborazione con lo stud. P. Enriques.)

1902.

Ricerche sull'acetonuria e sul metabolismo dei corpi azotati nei bambini difterici. Sperimentale (Arch. di Biol.) **55**, 888. (In collaborazione con U. Orefici.)

Ricerche chimiche in due casi di leucemia. Sperimentale (Arch. di Biol.) **55**, 93. (In collaborazione con U. Orefici.)

Biologia e Filosofia. Prolusione al corso di Biologia generale per gli stud. di Filosofia e Lettere, in Firenze. Rass. Nazionale **25**.

Leonardo da Vinci filosofo-naturalista e fisiologo. Arch. Antrop. ecc. **32**.

Zur Physiologie der perioesophagealen Ganglien von Aplysia limacina. Erwiderung. Zeit. Biol. **41**, 493.

Untersuchungen über das viscerale Nervensystem der Selachier. Zeit. Biol. **43**, 372.

Un mezzo assai semplice per ottenere grandi masse di cellule epiteliali. Boll. Accad. med. Genova **18**.

Gelatinificazione della soluzione d'un proteide epatico operata dall'idrato di potassio. Boll. Accad. med. Genova **18**.

Proprietà di nucleoproteidi estratti dalla placenta muliebre. Boll. Accad. med. Genova **18**.

Esperimenti di autodigestione in soluzioni di proteidi epatici. Boll. Accad. med. Genova **18**.

Presentazione di una cagna con fistola ureterale permanente. Boll. Accad. med. Genova **18**. (In collaborazione con R. Onorato.)

Ricerche sulla composizione chimica della placenta muliebre. Boll. Acead. med. Genova **18**.
Untersuchungen über das viscerale Nervensystem der decapoden Crustaceen. Zeit. Biol. **43**, 341.
Circa alla funzione biologica del calcio. Riv. crit. Clin. med. **3**, No 25.
Contributi alla conoscenza della funzione dei reni. I. Di alcune modificazioni del sangue e dell'orina nei nefritici. Sperimentale (Arch. di Biol.) **56**, 181. (In collaborazione con Gal. Pierallini.)

1904.

Azione della Paraganglina sull'esofago e sullo stomaco del Bufo vulgaris. Boll. Accad. med. Genova **19**.
Ricerche istologiche sull'atrio del cuore di Emys europaea. Boll. Accad. med. Genova **19**. (In collaborazione con C. Ganfini.)
Nuove ricerche sulle oscillazioni del tono degli atrii cardiaci di Emys europaea. Boll. Accad. med. Genova **19**.
Di un riflesso inibitorio nell'esofago del Bufo vulgaris. Boll. Accad. med. Genova **19**.
Ricerche sul sinus venosus dell'Emys europaea. Boll. Accad. med. Genova **19**.
Azione dell'adrènalina sulla muscolatura longitudinale dell'esofago di Bufo vulgaris. Arch. di Fisiol. **1**, 325. (In collaborazione con A. Torretta.)
Sulla funzione dei reni sperimentalmente alterati. I. Arch. di Fisiol. **1**, 273. (In collaborazione con R. Onorato.)
Proprietà chimiche e fisiologiche delle cellule epiteliali del tubo gastro-enterico. Arch. di Fisiol. **1**, 413.
Ricerche sulla genesi del tetano muscolare. Atti Soc. ligustica Sci. natur. **15**. — Arch. ital. Biol, **43**.
Le curve di secondo e di terzo ordine del tracciato della pressione arteriosa nei cani. Boll. Accad. med. Genova **19**.
Sui movimenti automatici di certi muscoli striati. Boll. Accad. med. Genova **19**.

1905.

La corrente dell'energia per gli organismi viventi. Prolusione al corso di Fisiologia, in Napoli. Gazz. internat. med.-chir. **8**.
Ancora delle relazioni di Leonardo da Vinci con Marco Antonio della Torre e Andrea Vesalio. Arch. ital. Anat **4**, 663.
Recherches sur la sécrétion du suc entérique. Arch. internat. Physiol. **3**, 156. (In collaborazione con lo stud. L. Gabrieli.)
Nuove ricerche sull'azione dell'adrenalina (Clin) e della paraganglina (Vassale). Il Tommasi **1**. (In collaborazione con lo stud. F. Costanzi.)

1906.

Sull'origine della pressione oculare. Arch. Ottalm. **13**. — Arch. ital. Biol. **45**. (In collaborazione con lo stud. E. Sturchio.)
Zur Genese der Blutdruckschwankungen dritter Ordnung. Zeit. Biol. **48**, 487.
Beiträge zur Physiologie der Nieren. II. Die Harnsekretion nach intravenösen Injektionen von hypo- und hypertonischen Salzlösungen bei Tieren mit durch NaF veränderten Nieren. Arch. f. (Anat. u.) Physiol. **1906**, 206. (In collaborazione con R. Onorato.)
Sulla regolazione della pressione osmotica degli organismi animali. I. Pressione osmotica e conduttività elettrica dei liquidi di animali acquatici. Arch. di Fisiol. **3**, 416.
Recherches sur les mouvements automatiques de divers muscles striés. J. Physiol. et Path. gén. **8**, 193.
Sulla regolazione della pressione osmotica ecc. II. Resistenza dei corpuscoli rossi di Scyllium e di Sipunculus a cedere rispettivamente l'emoglobina e l'emoeritrina. Arch. di Fisiol. **3**, 495.
Gli avvenimenti chimici nell'organismo animale e l'azione dei fermenti intracellulari. Prolusione al corso di Fisiologia. Il Tommasi **1**.
Il metodo sperimentale nelle discipline biologiche. Milano, Soc. Editr. Libr. (Un volumetto di pp. 128.)

Elementi di chimica fisica. Milano, Soc. Ed. Libraria. (Un volume di pp. 507.)

La Stazione Zoologica di Napoli e l'incremento della fisiologia comparata. Nuova Antologia.

Zwei Beiträge zur Physiologie der glatten Muskeln. Pflügers Arch. **113**, 136.

Ein Warmblütermuskelpräparat, das sich für Untersuchungen allgemeiner Muskelphysiologie besonders eignet. Vorl. Mitteilung. Zeit. Biol. **48**, 432.

Physiko-chemische Untersuchungen über das Glykogen. Pflügers Arch. **115**, 359. (In collaborazione con G. D'ERRICO.)

Sulla regolazione della pressione osmotica ecc. III. Pressione osmotica e conduttività elettrica del succo muscolare, del siero del sangue e dell'orina dei pesci. Arch. di Fisiol. **3**, 547.

1907.

LEONARDO DA VINCI. Conferenza. Riv. d'Italia **10**.

LEONARDO DA VINCI e la Biologia moderna. Conferenza. Nel volume: Il pensiero moderno ecc. Milano, Treves.

Rassegna scientifica. Riv. d'Italia **10**.

Rassegna di Fisiologia. Riv. di Scienza **1**.

Ricerche sulla muscolatura cardiaca dell'Emys europaea. Zeit. allg. Physiol. **6**, 140.

LEONARDO DA VINCI naturalista. Riv. d'Italia **10**.

Ein Warmblüter-Nervenmuskelpräparat. Zeit. Physiol. **21**, 171.

Problemi di Biologia. I. Riv. d'Italia **10**.

Grassi e glicogeno nel fegato dei Selacei. Rend. Accad. Lincei (5^a) **16**, 514.

Die Regulation des osmotischen Druckes im tierischen Organismus. In: Physikalische Chemie und Medizin di KORANYI e RICHTER, Vol. I, p. 475, 575. Leipzig: Georg Thieme.

Saggi su LEONARDO DA VINCI. I. LEONARDO DA VINCI anatomico. Arch. ital. Anat. **6**, 499.

Wirkung des Adrenalins auf die Speichel- und Harnabsonderung. Biochem. Zeit. **7**, 431. (In collaborazione con G. D'ERRICO e G. JAPPELLI.)

1908.

Ricerche sulla regolazione della pressione osmotica ecc. IV. Origine dell'urea nei Selacei. Arch. di Fisiol. **5**, 243.

Problemi di Biologia. II. Lo stato colloidale della materia nei suoi rapporti coi processi vitali. Riv. d'Italia **11**.

Osmotischer Druck und elektrische Leitfähigkeit der einzelligen, pflanzlichen und tierischen Organismen. Erg. Physiol. **7**, 161.

Rassegna di Fisiologia: La contrazione muscolare. Riv. di Scienza **2**.

Rassegna di Fisiologia: Teorie della funzione del cuore. Riv. di Scienza **2**.

Rassegna scientifica: Lo stato colloidale della materia ecc. Parte II. Riv. d'Italia **11**.

Proprietà chimiche e fisiologiche delle cellule epiteliali del tubo gastroenterico. II. Arch. di Fisiol. **5**, 317.

Physiko-chemische Eigenschaften des Blutes und der Lymphe nach Transfusion homogenen Blutes. Biochem. Z. **11**, 331. (In collaborazione con lo stud. A. JAPPELLI.)

Ricerche chimico-fisiche sui liquidi animali. I. Il tempo di deflusso del siero del sangue di alcuni animali marini e terrestri. Rend. Accad. Lincei (5^a) **17** (1), 707.

Ricerche ecc. II. Il contenuto in azoto proteico del siero del sangue dei diversi animali. Rend. Accad. Lincei (5^a) **17** (2), 16.

Ricerche ecc. III. Variazioni della conduttività elettrica, viscosità e tensione superficiale del siero del sangue durante la dialisi. Rend. Accad. Lincei (5^a) **17** (2), 49. (In collaborazione con G. BUGLIA e A. JAPPELLI.)

Rassegna di Fisiologia. Pressione osmotica e meccanismi regolatori di essa negli organismi viventi. Riv. di Scienza **2**.

Ricerche chimico-fisiche sulla lente cristallina. I. Alcune osservazioni preliminari sui liquidi oculari. Rend. Accad. Lincei (5^a) **17** (2), 153. (In collaborazione con N. SCALINCI.)

Rassegna di Fisiologia: Fisiologia della nutrizione. Riv. di Scienza **2**.

Ricerche chimico-fisiche sulla lente cristallina. II. Le proteine della lente cristallina. Rend. Accad. Lincei (5a) **17** (2), 305. (In collaborazione con N. Scalinci.)

Ricerche ecc. III. Imbibizione della lente cristallina in acqua e in vapore d'acqua. Rend. Accad. Lincei (5a) **17** (2), 445. (In collaborazione con N. Scalinci.)

Ricerche ecc. IV. Disimbibizione della lente in aria secca e riimbibizione di essa in acqua e in vapore d'acqua. Rend. Accad. Lincei (5a) **17** (2), 556. (In collaborazione con N. Scalinci.)

1909.

Ricerche ecc. V. Imbibizione della lente nei liquidi oculari. Rend. Accad. Lincei (5a) **18** (1), 225. (In collaborazione con N. Scalinci.)

Ricerche ecc. VI. Imbibizione della lente in soluzione di NaCl di diversa concentrazione. Rend. Accad. Lincei (5a) **18** (1), 326. (In collaborazione con N. Scalinci.)

Ricerche ecc. VII. Imbibizione della lente immersa per molte ore in due soluzioni di NaCl molto concentrate. VIII. Imbibizione della lente in vapor d'acqua a diversa tensione. IX. Imbibizione della lente scapsulata in soluzione 0,2 n e 1,709 n di NaCl e nel vapor d'acqua sopra queste soluzioni. Rend. Accad. Lincei (5a) **18** (1), 379. (In collaborazione con N. Scalinci.)

Sulla tecnica delle ricerche di trasporto elettrico (e di dialisi) dei colloidi organici. Rend. Accad. Lincei (5a) **18** (1), 485.

Azione coagulante e peptolitica di estratti pancreatici. Arch. di Fisiol. **6** (1), 469.

La chimica fisica e la biologia animale. Relazione fatta al Congresso di Firenze della Soc. Ital. per il Progr. delle Scienze. Atti della Società **2**. Riv. di Scienza **6**, No 12, 29.

Nuove ricerche sui muscoli lisci. Zeit. allg. Physiol. **9**, 368.

Fenomeni medianici. Napoli, Perrella 1909, pp. 249.

Untersuchungen über die Kolloide der Leibeshöhlenflüssigkeit und des Blutes der Seetiere. Kolloid-Z. **5**, 36.

Sul trasporto elettrico del glicogeno e dell'amido. Rend. Accad. Lincei (5a) **18** (2), 87.

Trasporto elettrico e scomposizione elettrolitica del cloroformio. Rend. Accad. Lincei (5a) **18** (2), 133.

Leonardo biologo e anatomico. Conferenza fiorentina. Nel volume: Leonardo da Vinci. Milano, Treves, pp. 40.

Ricerche sulle soluzioni di colloidi organici. Arch. di Fisiol. **7**, 579.

Ricerche chimico-fisiche sulla lente cristallina. XI. Imbibizione della lente in acqua a diverse temperature, in acidi e in alcali. Rend. Accad. Lincei (5a) **18** (2), 327.

Ricerche ecc. XII. Influenza del NaCl sull'imbibizione della lente immersa in soluzioni acide e di NaOH. Rend. Accad. Lincei (5a) **18** (2), 423.

Recensioni varie. Cultura **28**, No 12 u. 16.

1910.

Sulle proprietà colloidali e particolarmente sul trasporto elettrico dell'amido. Rend. Accad. Lincei (5a) **19** (2), 7. (In collaborazione von C. Victorow.)

Sopra alcune proprietà colloidali dei saponi solubili. Nota I. Rend. Accad. Lincei (5a) **19** (1), 659. (In collaborazione con V. Victorow.)

La mente e l'opera di E. F. W. Pflüger. Rend. Accad. Lincei (5a) **19** (1), 613.

Su una più precisa definizione dei sistemi colloidali. Atti Soc. ital. Progr. Sci. **4**.

Ricerche chimico-fisiche sulla lente cristallina. Nota XIII. Influenza di varii anioni e cationi sull'imbibizione della lente cristallina. Rend. Accad. Lincei (5a) **19**. 796. (In collaborazione con N. Scalinci.)

Fisiologia dell'alimentazione, con speciale riguardo all'alimentazione delle classi povere. Milano, Fr. Vallardi, 1910. Un volume di pp. 362. (In collaborazione con G. Jappelli.)

1911.

Physikalische Chemie des Harns und der anderen Körperflüssigkeiten, S. 1396—1761. In Neuberg: Der Harn usw. Berlin: Springer 1911.

Urinsekretion. Erg. wiss. Med. **2**, 341.

Le cellule viventi considerate come sede del metabolismo organico. Nel volume: Conferenze sulla fisiologia e patologia generale del ricambio, p. 71—132. Milano 1911.

Ricerche dilatometriche. Nota 1. Rend. Accad. Lincei (5^a) **20** (2), 623. (In collaborazione con G. BUGLIA.)

Ricerche dilatometriche. Nota 2. Rend. Accad. Lincei (5^a) **20** (2), 627. (In collaborazione con G. BUGLIA.)

Ricerche sull'importanza biologica e sul metabolismo delle sostanze proteiche. Arch. di Fisiol. **10**, 38.

La secrezione dell'urina. I. e II. Gazz. Osp. **31**, 1234—1247 u. 1275—1280.

Das Cytoplasma und die Körpersäfte. In WINTERSTEINS Handbuch der vergleichenden Physiologie, Bd. I, S. 1—460. Jena 1911.

L'integrazione umorale dell'organismo e la teoria degli ormoni. Gazz. Osp. 1911.

Metabolismo endogeno ed esogeno. Gazz. Osp. 1911.

1912.

Über eine genauere Definition der kolloiden Systeme und über die Systematik der Kolloide im allgemeinen. Kolloidchem. Beih. **3**, 161—184.

Recensione di opere di BECHHOLD, T. BR. ROBERTSON e M. H. FISCHER. Scientia (Milano) **12**.

Sulla tensione superficiale delle soluzioni proteiche. Nota I. Rend. Accad. Lincei (5^a) **21** (2), 221.

Sulla tensione superficiale delle soluzioni e sospensioni di saponi. Rend. Accad. Lincei (5^a) **21** (2) 365.

Sulla tensione superficiale delle soluzioni proteiche. Nota II. Rend. Accad. Lincei (5^a) **21** (2), 561. (In collaborazione con E. D'AGOSTINO.)

Proprietà chimiche e chimico-fisiche del succo di muscoli striati e lisci. II. Rend. Accad. Lincei (5^a) **21** (2), 493.

Recherches sur la constitution physique et les propriétés chimico-physiques du suc des muscles lisses et des muscles striés. Arch. internat. Physiol. **18**, 234. (In collaborazione con G. QUAGLIARIELLO.)

Contributi alla fisiologia dei muscoli. La contrazione dei muscoli fetali. Mélanges biologiques, p. 485—502. Livre dédié a CH. RICHET, Paris.

L'integrazione nervea dell'organismo. Gazz. Osp.

La narcosi. Gazz. Osp.

La linfogenesi e l'edema. Gazz. Osp.

Il sistema nervoso e gli organi dei sensi. I. Dati morfologici e fisiologici fondamentali. II. Gli elementi costitutivi del tessuto nervoso. Scienza per tutti 1912, No 82 u. 85.

1913.

Sur quelques concepts fondamentaux de la chimie des colloides. Scientia (Milano) **13**.

Recensione di opere di HÖBER e di v. FÜRTH. Scientia (Milano) **13**.

Viscosità e tensione superficiale di sospensioni e soluzioni di proteine muscolari sotto l'influenza di acidi e di alcali. Rend. Accad. Lincei (5^a) **22** (2), 183. (In collaborazione con E. D'AGOSTINO.)

Proprietà colloidali dell'emoglobina. Rend. Accad. Lincei (5^a) **22** (2), 141.

Sopra alcune proprietà colloidali dell'emoglobina. Modificazioni della viscosità e della tensione superficiale di sospensioni di metemoglobina per l'azione di HCl e di NaOH. Nota II. Rend. Accad. Lincei (5^a) **22** (2), 263.

Proprietà chimiche e chimico-fisiche del succo di muscoli striati e lisci. Nota II. Contenuto in proteine del succo e rapporti fra granuli (miosina) sospesi e mioproteina sciolta. Rend. Accad. Lincei (5^a) **22** (2), 52.

Proprietà chimiche e chimico-fisiche del succo di muscoli striati e lisci. Nota III. Variazioni di volume in alcuni processi colloidali. Rend. Accad. Lincei (5^a) **22** (2), 307. (In collaborazione con E. D'AGOSTINO.)

Physical Chemistry of muscle plasma. Biochemical Bulletin, II.

Sulle proprietà colloidali della emoglobina. Arch. di Fisiol. **11**, 397.

1914.

Le attività fisiologiche fondamentali. I. L'attività nervosa e i processi elementari su cui si fonda. Scientia (Milano) **15**.

Nuove ricerche sui muscoli striati e lisci di animali omeotermi. Prima memoria. Mem. Rend. Accad. Lincei (5ª) **10**, 489—630.

Idem. Nota III. La fatica studiata nel preparato frenico-diaframmatico. Rend. Accad. Lincei (5ª) **23** (2), 539; **24** (1), 27.

Idem. Nota V. Le contrazioni del preparato diaframmatico provocate da stimoli unici. Rend. Accad. Lincei (5ª) **24** (1), 172.

Idem. Nota VI. Il fenomeno dell' addizione di due contrazioni successive indagato nel preparato diaframmatico. Rend. Accad. Lincei (5ª) **24** (1), 559.

Idem. Nota IV. Azione dell'ammoniaca e di alcuni alcaloidi sul preparato frenico-diaframmatico. Ricerche di biologia dedic. al Prof. A. Lustig. Società Tipografica Fior., p. 717.

1915.

Nuove ricerche sui muscoli striati e lisci di animali omeotermi. Seconda Memoria: Ricerche sul m. retractor penis. Mem. Rend. Accad. Lincei (5ª) **11**, 43—154.

Nuove ricerche sui muscoli striati e lisci di animali omeotermi. Nota VII. Azione del nitrito di sodio sopra alcuni organi muscolari lisci. Atti Accad. med.-chir. Napoli **69**, 129—133.

1916.

Nuove ricerche sui muscoli striati e lisci di animali omeotermi. Nota VIII. Azione dei gas della respirazione sul preparato frenico-diaframmatico. Parte I. Rend. Accad. Lincei (5ª) **25** (1), 275.

Nuove ricerche ecc. Nota VIII. Parte II. Rend. Accad. Lincei (5ª) **25** (1), 485.

Nuove ricerche ecc. Nota VIII. Parte III. Rend. Accad. Lincei (5ª) **25** (2), 16.

Nuove ricerche ecc. Nota VIII. Parte IV. Rend. Accad. Lincei (5ª) **25** (2), 95.

Nuove ricerche sui muscoli striati e lisci degli animali omeotermi. Nota IX. Azione dei gas della respirazione sui muscoli lisci. Parte I. Rend. Accad. Lincei (5ª) **25** (2). 249

Nuove ricerche ecc. Nota IX. Parte II. Rend. Accad. Lincei (5ª) **25** (2), 477.

Ricerche chimiche e chimico-fisiche sul succo nervoso. Atti Accad. med.-chir. Napoli **70**, 11.

Ricerche sul tessuto nervoso. I. Proprietà chimiche e chimico-fisiche del succo nervoso. Rend. Accad. Lincei **25** (1), 73. (In collaborazione con A. Craifaleanu.)

Ricerche sul metabolismo dei grassi. I. Introduzione e scopo delle ricerche. Atti Accad. med.-chir. Napoli **70**, 67.

Ricerche sul metabolismo dei grassi. II. Sull'esistenza di una lipasi nel tessuto adiposo. Atti Accad. med.-chir. Napoli **70**, 77. (In collaborazione col Schifano.)

Ricerche sulla ghiandola salivare posteriore dei cefalopodi. I. Pubbl. Staz. zool. Napoli **1**, 59.

Le attività fisiologiche fondamentali. II. L'attività muscolare. Scientia (Milano) **19**, 101.

1917.

Nuove ricerche sui muscoli striati e lisci di animali omeotermi. Nota IX. Azione dei gas della respirazione sui muscoli lisci. Parte III. Rend. Accad. Lincei (5ª) **25** (2), 349.

Riviste varie. Scientia (Milano) **21**.

Les activités physiologiques fondamentales. III. L'activité sécrétoire. Scientia (Milano) **20**, 172.

Nuove ricerche sui muscoli striati e lisci di animali omeotermi. Nota X. Azione di varie sostanze e specialmente della pilocarpina e della atropina, sopra alcuni organi muscolari lisci. Atti Accad. med-chir. Napoli **71**, 53.

Nuove ricerche ecc. Nota XI. Sull'azione fisiologica dei sali di magnesio. Atti Accad. med.-chir. Napoli **71**, 157.

Pasquale Malerba. Discorso commemorativo. Atti Accad. med.-chir. Napoli **71**. 1—9.

1918.

Ricerche sulla ghiandola salivare posteriore dei cefalopodi. II. Pubbl. Staz. zool. Napoli. Ric. Fisiol. e Chim. biol. **1**, 69.

Ricerche sulla ghiandola salivare posteriore dei cefalopodi. Nota I. Rend. Accad. Lincei (5[a]) **27** (1), 191 u. 227.

Le attività fisiologiche fondamentali. IV. — Il metabolismo materiale. Parte I e II. Scientia (Milano) **23**, 1 u. 15.

Note critiche sull'alimentazione dell'uomo. Riforma med. **34**, 5.

Note critiche sull'alimentazione dell'uomo. Replica ai Proff. BAGLIONI e RHO. Riforma med. **34**, 3.

In memoriam. Pasquale Poso. Atti Accad. méd.-chir. Napoli **72**, 52.

Les problèmes modernes de la nutrition. Scientia (Milano) **23**, 311.

1919.

L'alimentazione dell'uomo, pp. 227. Edit. Giannini, Napoli 1919.

Commemorazione del socio Prof. OTTO V. SCHRÖN. Atti Accad. Pontaniana **49**, 1.

L'alimentazione e la guerra. Discorso letto per l'inaugurazione dell'anno accademico 1918/19, nelle R. Università di Napoli. Annuar. Univ. Napoli 1919, 1.

Recherches sur l'hémocyanine. I. Réduction de l'oxyhémocyanine par des moyèns physiques et biologiques. J. Physiol. et Path. gén. **18**, 1.

Un esperimento di LEONARDO sul cuore e un passo dell'Iliade. Raccolta Vinciana, p. 153.

La vie et l'œuvre de LEONARDO DA VINCI. A propos du quatrième centenaire de sa mort. Rév. gén. Sci. 1919, 1.

Nuove ricerche sui muscoli striati e lisci di animali omeotermi. XII. Azione delle alte e delle basse temperature sui muscoli lisci. Arch. di Sci. biol. **1**, 37.

Indipendenza dell'attività secretiva dalla presenza di ossigeno libero. Atti Accad. med.-chir. Napoli **73**, 1.

LEONARDO DA VINCI e ALCMÉONE DA CROTONE. (A proposito del sonno e della morte.) Per il IV Centenario della morte di LEONARDO DA VINCI, volume pubblicato a cura dell'Istituto di Studi Vinciani in Roma, p. 189.

1920.

Ricerche sulla ghiandola salivare posteriore dei Cefalopodi. Nota III. Rend. Accad. Lincei (5[a]) **29** (1), 32.

Nuove ricerche sui muscoli striati e lisci di animali omeotermi. XIII. Contrattura da freddo dei muscoli striati. Rend. Accad. Lincei (5[a]) **29**, (2) 105.

Sulla composizione chimica di alcuni invertebrati marini (Rend. Accad. Lincei. Estratto della pubblicazione del Comitato scientifico per l'Alimentazione, No 10, p. 1). (In collaborazione co G. RICCI.)

1921.

Ricerche sulla ghiandola salivare posteriore dei Cefalopodi. Nota IV. Attività secretiva della ghiandola in varie condizioni sperimentali. Rend. Accad. Lincei (5[a]) **30** (1), 9.

Le problème des Vitamines et des Avitaminoses. Bull. Soc. sci. Hyg. aliment. Paris **9**, 1.

Recherches sur la glande salivaire postérieure de l'Octopus macropus. Arch. internat. Physiol. **18**, 311.

Commemorazione del Socio Gino Galeotti. Atti Accad. Pontaniana 1921.

1922.

Problemi di alimentazione dell'uomo. Arch. di Sci. biol. **3**, 142.

Azione della temperatura sui tessuti e sui loro componenti colloidali. III. Azione della temperatura sui tendini e su altre strutture collagene. Parte I. Arch. di Sci. biol. **3**, **313**.

Die zirkulierenden Flüssigkeiten: Blut und Lymphe. Hämolymphe. Abdruck aus Handbuch der vergleichenden Physiologie, Bd. 1, S. 461—596.

1923.

La grotta Zinzulusa in terra di Otranto e il ritrovamento in essa di Typhlocaris. Riv. Biol. **5**, 301. (In collaborazione con P. de Lorentiis e G. Stasi.)

On the alleged sympathetic Innervation of striated muscle. Comunic. all' XI Congr. Intern. di Fisiol. Edimburgo. Quart. J. exper. Physiol. (Suppl.) 1923, 66.

On the mechanism of Muscle Contracture. Quart. J. exper. Physiol. (Suppl.) 1923, 67.

Heat and cold contracture of Striated Muscle. Quart. J. exper. Physiol. (Suppl.) 1923, 69.

I sistemi colloidali dell'organismo vivente. Arch. di Sci. biol. **4**, 424.

I sistemi colloidali dell'organismo vivente. Atti Soc. ital. Progr. Sci. 1923, 1.

Commemorazione di Luigi Pasteur. Rend. Accad. Lincei (5^a) **32** (1), 411.

Sulla tensione superficiale delle soluzioni proteiche. Giorn. Biol. e Med. sper. **1**.

On surface tension of Protein solutions. Quart. J. exper. Physiol. (Suppl.) 1923, 65.

Sulla supposta innervazione simpatica dei muscoli striati. Giorn. Biol. e Med. sper. **1**.

Sulle contratture da caldo o da freddo dei muscoli striati. Nota I. Giorn. Biol. e Med. sper. **1**.

1924.

Sulle contratture ecc. Nota II. Giorn. Biol. e Med. sper. **1**.

Riflessi respiratori. Inibizione del diaframma per stimolazione dello splancnico. Arch. di Sci. biol. **6**, 131. (In collaborazione con G. Bossa.)

Della supposta innervazione simpatica dei muscoli striati. Arch. di Sci. biol. **6**, 114.

Azione delle basse temperature sui sistemi colloidali liquidi. Arch. di Sci. biol. **6**, 74. (In collaborazione con G. Bergami.)

Nuove ricerche sul veleno della saliva di Octopus macropus. Arch. di Sci. biol. **6**, 155. (In collaborazione con V. Valentini.)

Riproduzione sperimentale di un fenomeno di apparente automatismo muscolare. Arch. di Sci. biol. **6**, 65. (In collaborazione con G. Bergami.)

1925.

Azione della temperatura sui tessuti e sui loro componenti colloidali. VII. Sulla rigidità da freddo. Rend. Accad. Lincei (6^a) **1**, 68.

Sulle variazioni della resistenza elettrica dei muscoli causate da diversi agenti fisici e chimici. Rend. Accad. Lincei (6a) **1**, 573. (In collaborazione con L. de Caro.)

Ancora sulle variazioni della resistenza elettrica dei muscoli causate da soluzioni aventi diverso valore di pH. Rend. Accad. Lincei (6a) **1**, 635. (In collaborazione con L. de Caro.)

Azione della temperatura sui tessuti e sui loro componenti colloidali. VII. Sulla rigidità da freddo. Erg. Physiol. **24**, 308.

1926.

Contrattura e rigidità muscolare. Arch. di Sci. biol. **8**, 347.

Il tono muscolare. Arch. di Sci. biol. **8**, 480.

Contrattura e rigidità muscolare. Parte I. Arch. di Sci. biol. **8**, 347.

La membrana protoplasmica. (Discorso letto alla XV Riun. della Soc. Ital. per il Progresso delle Scienze nel novembre del 1926.) Atti Soc. ital. Progr. Sci. **15**, 352.

1927.

The Colloidal Systems of the Living Organism. Colloid Chemistry, Vol. II.

On surface tension of protein solutions. Colloid Chemistry, Vol. II.

Il discorso del Rettore. Napoli, Inaug. dell'anno Accad. 1926/27.

Il metabolismo: generalità. Rass. Clin. Sci. No 9.

Il metabolismo: il metabolismo basale. Rass. Clin. Sci. No 10.

Il metabolismo: il metabolismo energetico totale. Anabolismo e Catabolismo. Rass. Clin. Sci. No 12.

1928.

Azione tonomeiotica delle proteine e teoria dell'azione delle sostanze tonomeiotiche in generale. Arch. di Sci. biol. **10**, 456.

Il problema nazionale dell'alimentazione. Atti Soc. ital. Progr. Sci. **16**.

Le Scienze biologiche in Italia nel secolo XIX. Discorso letto al Lyceum di Firenze, l' 8 aprile 1928.

Biologia descrittiva e biologia causale. Discorso letto nella Seduta Reale della R. Accad. naz. Lincei. Atti Accad. naz. Lincei **3**.

Il digiuno. Gazz. Sanitaria **2**.

1929.

La chimica della nutrizione. Discorso letto il 27 maggio al Congresso della Associazione Italiana di Chimica. Rass. Clin. Sci. No **7**.

La Società Italiana per il progresso delle Scienze e il mancato progresso della Scienza in Italia. Discorso inaugurale della XVII Riunione in Torino della Soc. Ital. Progr. Scienze. Atti Società **17**, 3.

Il metabolismo dello zolfo. Rass. med.

La Razione proteica giornaliera. Conferenza tenuta alla Scuola di Sanità Militare di Firenze il 13 maggio 1929. Volume Conferenze Cliniche e di Scienze Mediche edito a cura della Scuola d'Applicazione di Sanità Militare, Firenze.

Relazione del Presidente della Delegazione Italiana del XIII Congresso Internazionale di Fisiologia a S. E. il Capo del Governo. Boston, 19—24 agosto 1929.

1930.

LAZZARO SPALLANZANI nel secondo centenario della sua nascita. Riv. Fisiol. neoscolastica

Gli acidi nucleinici e la loro importanza biologica. Rass. Clin. Sci.

Il fosforo negli organismi viventi. Rass. med.

Fisiologia e lavoro muscolare. Atti XIX Riun. Soc. ital. Progr. Sci. Bolzano-Trento.

Vitamina A e Caroteni. Comunicazioni ai Signori Medici (Ditta CARLO ERBA-Milano).

Der Nährwert der Orangen. Wien. med. Wschr. No 46.

1931.

Azione delle basse temperature sui liquidi e sui tessuti degli animali. Gazz. Sanitaria

Gl'Istituti della Nutrizione. Gerarchia.

Nuove vedute circa la più opportuna composizione minerale dei nostri alimenti. Comunicazione ai Signori Medici (Soc. A. CARLO ERBA-Milano).

Origine della vita sulla Terra. Nuova Antologia.

1932.

Der Nähr- und Heilwert der Zitronen. Fortschr. Med. **50**, 8.

L'alimentazione del bambino. Politica Sociale, fasc. marzo-aprile dedicato al commento del discorso di S. E. il Capo del Governo ai Medici Italiani.

Il latte e i suoi derivati nell'alimentazione umana. Rass. Clin. Sci. No 8.

Di alcuni elementi chimici minerali esistenti in minima quantità negli alimenti e negli organismi animali. Comunicazioni mediche della CASA Erba, Milano.

1933.

Le vitamine. Discorso tenuto il 13 ottobre 1932 al Congresso della Società Italiana per il Progresso delle Scienze. Atti Società, 1.

Il valore nutritivo e terapeutico delle arance e dei limoni. Athena.

La materia vivente. Discorso letto nella Seduta inaugurale dell'anno accademico 1933 della R. Accad. d'Italia. Nuova Antologia.

Documenti per lo Studio dell'Alimentazione della popolazione italiana nell'ultimo cinquantennio (in coll. con A. NICEFORO e G. QUAGLIARIELLO). Edito a cura della Commissione Alimentazione del C.N.R.

1934.

Muscle contractures and their physiological significance. Scientia (Milano) p. 192.
Il succo di pomodoro A, B, C. Società Conserve Alimentari, Cirio.
Il latte. Rivista sintetica. Quad. Nutriz. 1, 201.
Le frutta. Rass. med.
Critica della zolfoterapia. Morgagni p, 29.
Latte crudo e latte bollito. Il latte 8, 9.
Proprietà chimicofisiche del siero di sangue concentrato per ultrafiltrazione e diluito con ultrafiltrato. Riv. Soc. argent. Biol. p. 182. (In collabvrazione con M. Laporta):

1935.

Potere calorifico e valore biologico degli alimenti. Athena.
Le frutta nella dieta e nella cura delle varie malattie. L'ortofrutticoltura ital. 4, 141.
Questioni concernenti la scienza della Nutrizione. Rass. Clin. sci. No 9 u. 10.
Produzione endogena ed esogena dell'acido urico. Morgagni No 38.

1936.

Le banane. Monografia n° 2 della R. Azienda Monopolio Banane.
Latte e banane nell'alimentazione del popolo italiano. Ricerca scient. 2.
Proprietà chimiche e nutritive del latte. Lezione inaugurale al Corso superiore di Igiene e Tecnica del latte alimentare. Milano, 25 aprile — 5 maggio 1936. Edit. S.A.P.P.I.A. Milano.

1937.

L'analyse éléctro-acoistique du langage. Scientia (Milano).
Il glutine di frumento e J. B. Beccari. Studi sulla alimentazione di Albertoni e Pugliese. Edito a cura della Commissione per lo Studio dei Problemi dell'Alimentazione, del Consiglio Nazionale delle Ricerche.
Lo stato attuale delle conoscenze sulla nutrizione. Discorso inaugurale del Presidente al VII° Convegno Volta. Atti Accad. Ital. 26 settembre — 2 ottobre 1937.

1938.

Osservazioni e pensieri di Leonardo sulla nutrizione. Rass. Med. No 2.
Leonardo e la fisiologia della respirazione. Sapere, 15 dicembre 1938 No 95, p. 397.
Il metabolismo di base nei climi tropicali africani. Atti Accad. Ital. VIII Convegno Volta, 4—11 ottobre 1938.

1939.

Commemorazioni Spallanzaniane (estratto dal vol. I). Orazione inaugurale. Pavia: Tip. B. Bianchi.
Leonardo e i medici del tempo suo. Progressi di terapia, No 4.
Il chicco del grano e il glutine di J. B. Beccari. Quad. Nutriz. 6, 256.
Il pane prodotto con miscela di farina di frumento e farina di granoturco. L'Attualità med. 4.
Da L. Galvani a G. Matteucci. Bibliogr. med. biol. 1.
Studi di Leonardo sull'apparato circolatorio sanguigno. Rass. Clin.-Sci. 17.

1940.

Fisiologia e chimica biologica. Ann. Univ. Italia, No 4, anno I.
Il pensiero scientifico di Leonardo da Vinci. Bibliogr. med.-biol. 2.

1941.

Meravigliose intuizioni di Leonardo nel campo della fisica e della chimica generali. Rass. med.
Latte e uova, Athena.
La mente e l'opera di Leonardo da Vinci. Memoria presentata il 3 agosto 1941 alle Pontificia Accademia delle Scienze. Commentationes, Vol. V, p. 503.

Lebensvorgänge unter der Einwirkung hoher Drucke.

Von

U. Ebbecke-Bonn.

Mit 77 Abbildungen.

Inhaltsverzeichnis.

Literaturverzeichnis.

BASSET, J. et M. A. MACHEBOEUF: Étude sur les effets biologiques des ultrapressions: Résistance des bactéries, des diastases et des toxines aux pressions très élevées. C. r. Acad. Sci. Paris **195**, 1431 (1932).

— — Études sur les effets biologiques des ultrapressions: Études sur l'immunité: influence des pressions très élevées sur certains antigènes et anticorps. C. r. Acad. Sci. Paris **196**, 67 (1933).

— M. LISBONNE et M. A. MACHEBOEUF: Action des ultrapressions sur le suc pancréatique. C. r. Acad. Sci. Paris **196**, 1540 (1933).

— — et G. SANDOR: Étude sur les effets biologiques des ultrapressions. Action des pressions très élevées sur les protéides. C. r. Acad. Sci. Paris **197**, 796 (1933).

— E. WOLLMAN, M. A. MACHEBOEUF et M. BARDACH: Études sur les effets biologiques des ultrapressions; action des pressions très élevées sur les bactériophages et sur un virus invisible (virus vaccinal). C. r. Acad. Sci. Paris **196**, 1138 (1933).

BEAN, J. W.: Oxygen poisoning and CO_2 transport. J. of Physiol. **72**, 27 (1931).

BENTHAUS, J.: Über den Einfluss hoher Drucke auf Gewebekulturen. Pflügers Arch. **239**, 107 (1937).

— Histo-physiologische Untersuchungen über die Druckbeeinflussbarkeit verschiedener Gewebe des Frosches. Pflügers Arch. **244**, 424 (1941).

— Über den Einfluss hoher komprimierender Drucke auf die Wirkung von Verdauungsfermenten. Biochem. Z. **311**, 108 (1942).

BERGENHEM u. R. FÅHRAEUS: Über spontane Hämolysinbildung im Blut. Z. exper. Med. **97**, 555 (1936).

BIZCEGLIE, V. u. IUHÁSZ-SCHÄFFER: Die Gewebszüchtung in vitro. Berlin 1928.

BRIDGMAN, P. W.: The coagulation of albumen by pressure. J. of biol. Chem. **19**, 511 (1914).

— General survey of the effects of pressure on the properties of matter. Proc. physic. Soc. Lond. **41**, 341 (1929).

— The physics of high pressure. New York 1931.

BROWN, D. E. S.: Pressure and the dynamics of cardiac muscle. Amer. J. Physiol. **97**, 508 (1931).

— The effect of rapid changes in hydrostatic pressure upon the contraction of skeletal muscle. J. cellul. a. comp. Physiol. **4**, 257 (1934).

— The pressure coefficient of „viscosity" in the eggs of Arbacia punctulata. J. cellul. a. comp Physiol. **5**, 535 (1934).

— The pressure-tension-temperature relation in cardiac muscle. Amer. J. Physiol. **109**, 16 (1934).

— and D. J. EDWARDS: A contracture phenomenon in cross-striated muscle. Amer. J. Physiol. **101**, 15 (1932).

— and D. A. MARSLAND: The viscosity of amoeba at high hydrostatic pressure. J. cellul. a. comp. Physiol. **8**, 159 (1936).

CATTELL, MCKEEN: Changes in the efficiency of muscular contraction under pressure. J. cellul. a. comp. Physiol. **6**, 277 (1935).

CATTELL, MCKEEN: The physiological effects of pressure. Biol. Rev. Cambridge philos. Soc. **11**, 441 (1936).

— and D. J. EDWARDS: The energy changes of skeletal muscle accompanying contraction under high pressure. Amer. J. Physiol. **86**, 371 (1928).

— — The influence of pressure on the refractory period and rhythmicity of the heart. Amer. J. Physiol. **90**, 308 (1929),

— — The influence of hydrostatic pressure on the contraction of cardiac muscle in relation to temperature. Amer. J. Physiol. **93**, 97 (1930).

— — Epinephrin action in relation to the hydrostatic pressure effect on the contraction of cardiac muscle. Amer. J. Physiol. **96** 657 (1931).

— — Conditions modifying the influence of hydrostatic pressure on striated muscle, with special reference to the rôle of viscosity changes. J. cellul. a. comp. Physiol. **1**, 11 (1932).

CERTES, A.: Note relative à l'action des hautes pressions sur la vitalité des microorganismes d'eau douce et d'eau de mer. C. r. Soc. Biol. Paris **36**, 220 (1884).

— Sur la culture, à l'abri des germes atmosphériques, des eaux et des sédiments rapportés par les expéditions du «Travailleur» et du «Talisman», 1882—1883. C. r. Acad. Sci. Paris **98**, 690 (1884).

— et D. COCHIN: Action des hautes pressions sur la vitalité de la levure et sur les phénomènes de la fermentation. C. r. Soc. Biol. Paris **36**, 639 (1884).

CHLOPIN, G. W. u. G. TAMMANN: Über den Einfluss hoher Drucke auf Mikroorganismen. Z. Hyg. **45**, 171 (1903).

CHWOLSON, O. D.: Lehrbuch der Physik, Bd. 1. Braunschweig 1905.

COHEN, E.: Über den Einfluss des Druckes auf die Viskosität von Flüssigkeiten. Ann. Physik. **45**, 666 (1892

— u. W. SCHUT: Piezochemie kondensierter Systeme. Leipzig: Akad. Verlagsges. 1919.

COLLINS, J. R.: The effect of high pressure on the near infrared absorption spectrum of certain liquids. Physic. Rev. **36**, 305 (1930).

DAVIES, P. A.: Effects of high pressure on germination of seeds (Medicago satira and Melilotus alba). J. gen. Physiol. **9**, 805 (1926).

DE VRIES, HUGO: Über künstliche Beschleunigung der Wasseraufnahme im Samen durch Druck. Biol. Zbl. **35**, 161 (1915).

DRAPER, J. W. and D. J. EDWARDS: Some effects of high pressure on developing marine forms. Biol. Bull. Mar. biol. Labor. Woods Hole **63**, 99 (1932).

DEUTICKE, H. J. u. U. EBBECKE: Über die chemischen Vorgänge bei der Kompressionsverkürzung des Muskels. Hoppe-Seylers Z. **247**, 79 (1937).

— u. F. HARREN: Über den Ablauf fermentativer Reaktionen unter Druck. Hoppe-Seylers Z. **256**, 169 (1938)

— u. O. HASENBRING: Über die chemischen Vorgänge bei der isotonischen und isometrischen Kompressionsverkürzung des Muskels. Hoppe-Seylers Z. **256**, 184 (1938).

DOW, R. B.: Einige interessante biochemische und physikalische Effekte bei hohem Druck. Physic. Rev. (2) **56**, 215 (1939).

— Die Verhinderung der Krystallisation von Gummi durch hohen Druck. J. Chem. Physic **7**, 201 (1939).

— and J. E. MATTHEWS: The disintegration of erythrocytes and denaturation of hemoglobin by high pressure. Philosophic. Mag. **27**, 637 (1939).

EBBECKE, U.: Wirkung allseitiger Kompression auf den Froschmuskel. Pflügers Arch. **157**, 79 (1914).

— Der idiomuskuläre Wulst und seine Beziehung zu Dauerverkürzung und Erregungsleitung. Skand. Arch. Physiol. (Berl. u. Lpz.) **43**, 138 (1923).

— Zur Lehre vom Elektrotonus. Erg. Physiol. **35**, 756 (1933).

— Das Verhalten von Paramäcien unter der Einwirkung hohen Druckes. Pflügers Arch. **236**, 658 (1935).

— Kompressionsverkürzung und idiomuskuläre Kontraktion und die Beziehung zwischen elektrischer und mechanischer Reizung. Pflügers Arch. **236**, 662 (1935).

EBBECKE, U.: Über das Verhalten des Zentralnervensystems (Rückenmarksfrosch) unter der Einwirkung hoher Drucke. Pflügers Arch. **237**, 785 (1936).
— Über Kompression und Narkose. Pflügers Arch. **238**, 441 (1936).
— Über plasmatische Kontraktionen von roten Blutkörperchen, Paramäcien und Algenzellen unter der Einwirkung hoher Drucke. Pflügers Arch. **238**, 452 (1936).
— Über das Verhalten der Querstreifung und des Muskelspektrums bei der Kompressionsverkürzung. Pflügers Arch. **238**, 749 (1936).
— Über Sphärocytenbildung und submikroskopische Feinstruktur der roten Blutkörperchen. Pflügers Arch. **239**, 533 (1937).
— Über den Verlauf der Plasmagerinnung in ruhender, bewegter und komprimierter Flüssigkeit. Pflügers Arch. **243**, 43 (1939).
— Über die Fibringerinnung als Polymerisations-Kristallisationsvorgang. Biochem. Z. **304**, 177 (1940).
— u. O. HASENBRING: Über die Kompressionsverkürzung des Muskels bei Einwirkung hoher Drucke. Pflügers Arch. **236**, 405 (1935).
— — Über die Wirkung hoher Drucke auf Herzschlag und Elektrokardiogramm. Pflügers Arch. **236**, 416 (1935).
— — Über die Wirkung hoher Drucke auf marine Lebewesen. Pflügers Arch. **236**, 648 (1935).
— — Muskelzuckung und Tetanus unter dem Einfluss der Kompression durch hohe Drucke. Pflügers Arch. **236**, 669 (1935).
— — Einwirkung hoher Drucke auf glattmusklige Organe (Froschmagenpräparat). Pflügers Arch. **237**, 771 (1936).
— — Über die Spannungsleistung bei der Kompressionsverkürzung. Pflügers Arch. **238**, 754 (1936).
— u. R. HAUBRICH: Über den Einfluss der Kompression auf die Viskosität verschiedener organischer Flüssigkeiten. Pflügers Arch. **238**, 429 (1936).
— — Weitere Untersuchungen über die Kompressionsbeeinflussung der Blutgerinnung. Pflügers Arch. **243**, 33 (1939).
— — Über das Viskositätsverhalten von Faden- und Kugelmolekülen, insbesondere Glykogen und Stärke, in komprimierten Flüssigkeiten. Biochem. Z. **303**, 242 (1939).
— u. F. KNÜCHEL: Photometrische Untersuchung der Blutgerinnung. Pflügers Arch. **243**, 54 (1939).
— — Über die Struktur des Fibringerüsts bei der Gerinnung. Pflügers Arch. **243**, 65 (1939).
— u. E. MUNDT: Blutkörperchenform und Senkungsgeschwindigkeit unter dem Einfluss der Kompression. Pflügers Arch. **239**, 526 (1937).
— u. H. SCHAEFER: Über den Einfluss hoher Drucke auf den Aktionsstrom von Muskeln und Nerven. Pflügers Arch. **236**, 678 (1935).
— u. H. ZIPF: Über Blutgerinnung unter dem Einfluß der Kompression. Pflügers Arch. **642**, 255 (1939).

EDWARDS, D. J.: The action of pressure on the tension response of smooth muscle. Amer. J. Physiol. **113**, 37 (1935).
— and D. E. S. BROWN: The action of pressure on the form of the electromyogram of auricle muscle. J. cellul. a. comp. Physiol. **5**, 1 (1934).
— and McK. CATTELL: The stimulating action of hydrostatic pressure on cardiac function. Amer. J. Physiol. **84**, 472 (1928).
— — The action of compression on the contraction of heart muscle. Amer. J. Physiol. **93**, 90 (1930).
— — Measurements on the visco-elastic changes in muscle under pressure. Amer. J. Physiol. **101**, 31 (1932).

EISEMANN, B. J.: Absorption spectra at high pressures and at low temperatures. J. amer. chem. Soc. **54**, 1778 (1932).

ERNST, E.: Untersuchungen über Muskelkontraktion. I. Volumänderung bei der Muskelkontraktion. Pflügers Arch. **209**, 613 (1925).

ERNST, E. u. J. KÖCZKÁS: Die Volumverminderung des Muskels als Erregungserscheinung. Pflügers Arch. **235**, 389 (1935).

FAWCETT, E. W. and B. O. GIBSON: The influence of pressure on a number of organic reactions in the liquid phase. J. chem. Soc. Lond. **1934**, 386.

FONTAINE, M.: Influence des fortes pressions sur le volume globulaire. C. r. Soc. Biol. Paris **97**, 1656 (1927).

— Sur la compressibilité comparée du serum et des globules du sang de cheval. C. r. Acad. Sci. Paris **184**, 627 (1927).

— De l'influence des fortes pressions sur l'imbibition des tissus. C. r. Acad. Sci. Paris **184**, 1198 (1927).

— De l'influence des fortes pressions sur les tissus musculaires immergés dans des solutions hypertoniques. C. r. Soc. Biol. Paris **98**, 28 (1928).

— Sur les analogies existant entre les effets d'une tétanisation et ceux d'une compression. C. r. Acad. Sci. Paris **186**, 99 (1928).

— Les fortes pressions et la consommation d'oxygène de quelques animaux marins. Influence de la taille de l'animal. C. r. Soc. Biol. Paris **99**, 1789—1790 (1928).

— De l'influence de la durée et de l'intensité de la compression sur l'imbibition de gastrocnémien de grenouille. C. r. Soc. Biol. Paris **101**, 32—33 (1929).

— De l'action des fortes pressions sur les cellules végétales. C. r. Soc. Biol. Paris **101**, 452—454 (1929).

— De l'influence comparée de la pression sur la respiration et la photosynthèse des algues. C. r. Soc. Biol. Paris **102**, 912—914 (1929).

— De l'augmentation de la consommation d'oxygène des animaux marins sous l'influence des fortes pressions. Ses variations en fonction de l'intensité de la compression. C. r. Acad. Sci. Paris **188**, 460 (1929).

— De l'augmentation de la consommation d'oxygène des animaux marins sous l'influence des fortes pressions. Ses variations en fonction de la durée de la compression. C. r. Acad. Sci. Paris 188, 662 (1929).

— De l'action des fortes pressions sur la respiration des algues. C. r. Acad. Sci. Paris **189**, 647 bis 649 (1929).

— Recherches expérimentales sur les réactions des êtres vivants aux fortes pressions. Ann. Inst. océanogr. Monaco 8, 1 (1930).

FRÖHLICH, F. W.: Das Prinzip der scheinbaren Erregbarkeitssteigerung. Erg. Physiol. **16**, 40 (1918).

GAERTNER, G.: Atmungsversuche bei sehr hohem Druck. Pflügers Arch. **180**, 90 (1920).

GASSER, H. S.: Contractures of skeletal muscle. Physiologic. Rev. **10**, 35 (1930).

GEIERSBACH, U.: Über den Einfluss der Narkose (Urethan) auf Gewebekulturen. Arch. exper. Zellforsch. **23**, 210 (1939).

GESELL, R.: Regulation der Atmung und des Kreislaufs. Erg. Physiol. **28**, 340 (1929).

GIDDINGS, H. I., H. A. ALLARD and B. H. HITE: Inactivation of the tobacco-mosaic virus by high pressure. Phytopathology **19**, 749 (1929).

GRUNDFEST, H. and McK. CATTELL: Some effects of hydrostatic pressure on nerve action potentials. Amer. J. Physiol. **113**, 56 (1935).

— Effects of hydrostatic pressures upon the excitability, the recovery and the potential sequence of frog nerve. Cold spring harbor symposia **4**, 179 (1936).

HARTMANN, H.: Die Änderungen des Muskelvolumens bei der tetanischen Kontraktion als Ausdruck der chemischen Vorgänge im Muskel. Biochem. Z. **270**, 164 (1934).

HASENBRING, O.: Die Latenzzeit bei der Kompressionsverkürzung (Druckzuckung) des Muskels. Pflügers Arch. **243**, 96 (1939).

HAUBRICH, R.: Über die Druckresistenz der Erythrocyten. Pflügers Arch. **239**, 304 (1937).

— Über die Retraktion bei der Blutgerinnung unter Druck. Pflügers Arch. **243**, 39 (1939).

HAUSER, L.: Über den Einfluss des Druckes auf die Viskosität des Wassers. Ann. Physik **5**, 597 (1901).

HEILMEYER, L.: Die Sphärocyten als Ausdruck einer pathologischen Funktion der Milz. Dtsch. Arch. klin. Med. **179**, 292 (1936).

HENDERSON, L. J. and F. N. BRINK: The compressibilities of gelatine solutions and of muscle. Amer. J. Physiol. **21**, 248 (1908).

— G. A. LELAND, JRand I. H. MEANS: The behavior of muscle after compression. Amer. J. Physiol. **22**, 48 (1908).

HITE, B. H., N. I. GIDDINGS and C. E. WEAKLEY: The effect of pressure on certain microorganisms encountered in the preservation of fruits and vegetables. Bull. W. Va. agricult. exper. Stat. **1914**, Nr 146.

— and W. MORSE: The effect of compression on tissue enzymes. Proc. Soc. exper. Biol. a. Med. **17**, 132 (1920).

HYDE, I. H.: On the viscosities and compressibilities of liquids at high pressures. Proc. roy. Soc. Lond. A **97**, 240 (1920).

KOHLRAUSCH, F.: Praktische Physik, S. 172. Leipzig 1935.

LARSON, W. P., T. B. HARTZELL and H. S. DREHL: The effect of high pressures on bacteria. J. inf. Dis. **22**, 271 (1918).

MACHEBOEUF, M. A. u. J. BASSET: Die Wirkung sehr hoher Drucke auf Enzyme. Erg. Enzymforsch. **3**, 303 (1934).

MARSLAND, D. A. and D. E. S. BROWN: Amoeboid movement at high hydrostatic pressure. J. cellul. a. comp. Physiol. **8**, 167 (1936).

MAST, O.: Structure, movement, locomotion and stimulation in Amoeba. J. Morph. a. Physiol. **41**, 347 (1926).

— Locomotion in amoeba proteus (Leidy). Protoplasma (Berl.) **14**, 321 (1931).

MATTHEWS, J. E., R. B. DOW and A. K. ANDERSON: The effects of high pressure on the activity of pepsin and rennin. J. of biol. Chem. **1940**, 697.

MEYER, K. H. u. HOPF: Narkose durch indifferente Gase unter Druck. Hoppe-Seylers Z. **126**, 281 (1923).

MEYERHOF, O. u. W. MÖHLE: Über die Volumenschwankung des Muskels in Zusammenhang mit dem Chemismus der Kontraktion. Biochem. Z. **261**, 252 (1933).

MÜCKTER, H.: Der Einfluss hoher Drucke auf den Ruhestrom der Froschhaut. Diss. Bonn 1939.

NOLL, A.: Probleme der Histophysiologie. Erg. Physiol. **35**, 50 (1933).

PONDER, E.: The kinetics of haemolysis. Physiol. Rev. **16**, 19 (1936).

POULTER, T. C.: A glass window withstanding pressures of 30000 atmospheres. Physic. Rev. **35**, 297 (1939).

REGNARD, P.: Note sur les conditions de la vie dans les profondeurs de la mer. C. r. Soc. Biol. Paris **36**, 164 (1884).

— Note relative à l'action des hautes pressions sur quelques phénomènes vitaux (mouvement des cils, fermentation). C. r. Soc. Biol. Paris **36**, 187 (1884).

— Sur la cause de la rigidité des muscles soumis aux très hautes pressions. C. r. Soc. Biol. Paris **36**, 310 (1884).

— Effet des hautes pressions sur les animaux marins. C. r. Soc. Biol. Paris **36**, 394 (1884).

— Recherches expérimentales sur l'influence des très hautes pressions sur les organismes vivants. C. r. Acad. Sci. Paris **98**, 745 (1884).

— Influence des hautes pressions sur l'éclosion des œufs de poisson. C. r. Soc. Biol. Paris **37**, 48 (1885).

— Phénomènes objectifs que l'on peut observer sur les animaux soumis aux hautes pressions. C. r. Soc. Biol. Paris **37**, 510 (1885).

— Action des hautes pressions sur les tissus animaux. C. r. Acad. Sci. Paris **102**, 173 (1886).

— Les phénomènes de la vie sous les hautes pressions sur la contraction musculaire. C. r. Soc. Biol. Paris **39**, 265 (1887).

— Influence des hautes pressions sur la rapidité du courant nerveux. C. r. Soc. Biol. Paris **39**, 406 (1887).

REGNARD, P.: Recherches expérimentales sur les conditions physiques de la vie dans les eaux. Paris: Masson & Cie. 1891.

— et PORTIER: Influence de la pression sur la vie. Traité Phys. biol. Tome II, p. 1029 bis 1098. 1903.

— et W. VIGNAL: Des lésions que produisent sur les tissus animaux les hautes pressions. C. r. Soc. Biol. Paris **36**, 403 (1884).

RIESSER, O.: Vergleichende Muskelphysiologie. Erg. Physiol. **38**, 133 (1936).

RÖNTGEN, W. C.: Über den Einfluss des Druckes auf die Viskosität der Flüssigkeiten, speziell des Wassers. Ann. Physik **22**, 510 (1884).

— Kurze Mitteilung von Versuchen über den Einfluss des Druckes auf einige physikalische Erscheinungen. Ann. Physik **45**, 98 (1892).

ROGER: Action des hautes pressions sur quelques bactéries. Arch. de Physiol. **1895**, 12.

ROLLETT, A.: Physiologie des Blutes. In HERMANNS Handbuch, Bd. 4/I, S. 14. 1880.

STRÖDER, J.: Über den Einfluss der Kompression auf Trypanosomen und den Verlauf einer experimentellen Trypanosomeninfektion. Z. Immun.forsch. **93**, 145 (1938).

SCHMIDT, W. J.: Molekulare Bauweisen tierischer Zellen und Gewebe und ihre polarisationsoptische Erforschung. Naturwiss. **26**, 481 (1938).

— Der molekulare Bau der Zelle. Nova acta Leopoldina. Halle 1939.

TAMMANN, G. u. A. ROHMANN: Der Einfluss des Druckes auf das Leitvermögen von Säurelösungen. Z. anorg. u. allg. Chem. **183**, 1 (1929).

— u. W. TOFAUTE: Der Druckeinfluss auf das elektrische Leitvermögen von Salzlösungen. Z. anorg. u. allg. Chem. **182**, 353 (1929).

THIESSEN u. KIRSCH: Krystallisation des Kautschuks durch Druck. Naturwiss. **26**, 287 (1938); **27**, 390 (1939).

VERNON: The solubility of air in fats and the relation to caisson disease. Proc. roy. Soc. Lond. B. **1907**, 366.

WAHL, W.: Physico-chemical Determinations at high pressures by optical methods. Trans. roy. Soc. Lond. A **212**, 117 (1912).

WARBURG, E. u. J. SACHS: Über den Einfluss der Dichtigkeit auf die Viskosität tropfbarer Flüssigkeiten. Ann. Physik **22**, 518 (1884).

ZIPF, H.: Restitutionsfähigkeit der Sphärocyten. Pflügers Arch. **241**, 449 (1938).

I. Einleitung.

Wenn ein hydrostatisch komprimierender Druck von einigen hundert oder tausend Atmosphären auf Lebensvorgänge einwirkt, ergeben sich mannigfache Erscheinungen, die eigenartig und neuartig sind. Es zeigt sich, dass eine Reizart gewonnen ist, die so universell die Lebensvorgänge von Organismen, Organen und Geweben des Tier- und Pflanzenreiches beeinflusst wie der elektrische Reiz oder die Narkotica, die gut zu physiologischen nicht schädigenden Wirkungsgraden abstufbar ist und tief in die Zellstruktur bis in die molekulare Feinstruktur eingreift. So ist sie, wenn auch zunächst ohne praktische Anwendung, von allgemeinphysiologischer und cellularphysiologischer Bedeutung. Die Untersuchung der biologischen Wirkung hoher Drucke ist bisher aus technischen Gründen noch das Sondergebiet einiger weniger Forschungsstellen. Dennoch hat sich in den letzten Jahrzehnten ein reichliches und verstreutes Tatsachenmaterial angesammelt, das zusammengestellt und geordnet werden muss, wie es der folgende Übersichtsbericht versucht.

Definition des allseitig komprimierenden hydrostatischen Druckes.

Zunächst ist der allseitig komprimierende hydrostatische Druck von andern Druckarten zu unterscheiden und abzusondern. Druck, definiert durch das Verhältnis von Gewicht zu gedrückter Fläche, entsteht, wenn eine Bewegung durch einen Widerstand (Gegenstand) gehemmt wird, und setzt den Gegenstand in Bewegung. Ist der Gegenstand unverschieblich festgehalten, so verschiebt der Druck dessen Teile, die in der Richtung des geringsten Widerstandes, dem Druckgefälle folgend, ausweichen, so dass eine Verformung (Deformation) eintritt. Wirkt der Druck gleichzeitig von allen Seiten, so verdrängt er durch Raumeinengung die Teilchen, die so lange nach innen unter Volumverminderung ausweichen, bis der Gegendruck gleich dem Aussendruck geworden ist. Nach der Leichtigkeit, mit der die Teilchen bei Druck sich verschieben und ausweichen, unterscheiden sich die Aggregatzustände. Grösste Ausweichmöglichkeit nach den Seiten und nach innen zeichnet die Gase aus, bei den festen Körpern ist sowohl die Verschieblichkeit wie die Komprimierbarkeit minimal, doch stuft sich die Verschieblichkeit und Deformierbarkeit von den starren und harten zu den plastischen und weichen Substanzen ab; Flüssigkeiten gelten wie feste Körper als praktisch unkomprimierbar, während ihre Teilchen leicht, mit geringer innerer Reibung ausweichen. Druck, durch einen festen Körper vermittelt und gegen eine feste Unterlage ausgeübt, wirkt gewöhnlich einseitig und lokal, verdrängend und bis zur Kontinuitätstrennung durchdringend, je nach Form und Größe der Berührungsfläche pressend, quetschend, schneidend, bohrend, stechend. Druck, durch Gase oder Flüssigkeiten vermittelt, wirkt allseitig komprimierend. Während er aber von einem gasförmigen Medium zunächst aufgefangen und verzögert weitergegeben wird, wird er von einem flüssigen Medium unverzüglich übertragen. Um den von Flüssigkeiten übertragenen, allseitig komprimierenden, reinen hydrostatischen Druck handelt es sich im folgenden.

Die Kräfte, die der Verschiebung der Teile bei äusserem Eingriff entgegenwirken, führen nach Beendigung des Eingriffes die Teile in ihre alte Lage zurück, sofern sie nicht überbeansprucht waren. Druck und Zug beanspruchen den Körper auf Gestalt- oder Formelastizität, Dehnungs-, Biegungs-, Torsionselastizität, deformieren ihn während der Einwirkung und hinterlassen, sofern die Elastizitätsgrenze überschritten war, bleibende Umformung. Der allseitig komprimierende Druck beansprucht auf Volumelastizität. Er kann niemals zerquetschen und zermalmen, er kann nur verfestigen, aus dem gasförmigen in den flüssigen, aus dem flüssigen in den festen Aggregatzustand verwandeln. Der einseitig komprimierende Druck wird selbst bei regelmässigster Anwendung, etwa bei Belastung eines Kubus von einer Fläche her, zugleich mit einer Längenabnahme in einer Dimension die Längenzunahme in einer andern Dimension herbeiführen. Zug und Druck, Dilatation und Kontraktion werden miteinander verbunden sein, es können sich mannigfaltige Spannungslinien herausbilden, eine Volumenänderung kann dabei fehlen, wegen der Ausweich- und Verschiebungsmöglichkeiten wird die Wirkung die einzelnen Teile ungleichmässig und auch ungleichzeitig treffen. Der allseitig komprimierende Druck wird eine Längenabnahme in allen drei Dimensionen und damit eine Volumenverminderung herbeiführen und wird sämtliche Teile gleichmässig und gleichzeitig betreffen. Er nimmt dadurch eine Sonderstellung ein.

Vergleich mit dem lokalen Druck und dem erhöhten und erniedrigten Luftdruck.

Von den verschiedenen Druckarten, die mit und ohne Deformation, mit und ohne Ausweichmöglichkeit, genauer mit allen Zwischenstufen grösserer und kleinerer Deformation und Ausweichmöglichkeit einhergehen, wird auch der lebende Organismus verschieden betroffen und reagiert auf sie mit verschiedener Empfindlichkeit. Gegenüber dem lokalen einseitigen Druck oder Zug ist er höchst empfindlich und besitzt besondere spezifisch reagierende Drucksinnesapparate und ferner Schmerzreceptoren, die eine Schädigung bei höheren Druckgraden anzeigen. Gegenüber dem allseitig komprimierenden Druck aber ist er äusserst unempfindlich, ohne spezifische Sinnesreceptoren, und reagiert erst auf Drucke. wie sie unter den gewöhnlichen Lebensbedingungen nicht vorkommen.

Auf den lokalen einseitigen Druck sprechen schon die freien Nervenstämme an, wie ein Druckversuch am menschlichen N. ulnaris anzeigt. Am Nerven eines Nervmuskelpräparates erzielt das Schlagen mit einem Strohhalm, das Auftropfen von Quecksilber, das Beklopfen mit einem Hämmerchen eine typische Zuckung und bei rhythmischer Wiederholung (Tetanomotor) auch einen Tetanus. Schonender als die Druck-, Stoss- oder Schlagreize wirken plötzliche leichte Erschütterungen (Druckwellen) wie bei dem v. Uexküllschen Neurokineten. Bei weiterer Verstärkung geht die Reizwirkung in reversible oder irreversible Lähmung über, wie sie am Nervmuskelpräparat oder auch am Menschen, unter Umständen mit den subjektiven Begleitsymptomen beim „Einschlafen“ eines Nerven, verfolgt werden kann. Wesentlich grösser ist die Empfindlichkeit des Tastsinnes mit seinen Drucksinnespunkten und am grössten ist die Druck- und Zugempfindlichkeit der Otolithen-, Ampullen- und Schneckenapparate, die, ähnlich wie die Seitenlinie der Fische, als verfeinerte Spezialisierung von Drucksinnesapparaten anzusehen sind. Bei manchen Fischen steht die Schwimmblase durch Röhrenleitung mit dem Labyrinth in Verbindung, so dass sich Volumänderungen der Schwimmblase in Druckänderungen und Strömungen des Labyrinthes übertragen und dadurch ein Anhaltspunkt für die jeweilige Wassertiefe gegeben ist. Der Wasserdruck allein bleibt wirkungslos, wie der bekannte Versuch mit dem in Quecksilber eintauchenden Finger ergibt, der nur an der Grenze von Flüssigkeit und Luft, also im Bezirk der Deformation, eine Berührung empfindet.

Unter der Wirkung allseitiger Kompression stehen die am Boden des Luftmeers wohnenden Lebewesen und stärker die Bewohner des Süss- und Meerwassers. Da das Gewicht der Luftsäule einer Quecksilbersäule von 76 cm, einer Wassersäule von 10 m das Gleichgewicht hält und auf jedes Quadratzentimeter mit 1 kg Gewicht lastet, beträgt der Druck, der auf die gesamte Körperoberfläche des Menschen von $1^1/_2$—2 qm ausgeübt wird, rund 15—20 Tonnen, ohne merklich zu sein. Eine Handfläche beispielsweise ist etwa 150 qcm gross und daher mit 150 kg belastet, ohne von diesem Druck etwas zu spüren. Auch Schwankungen des atmosphärischen, barometrisch angezeigten Luftdruckes bleiben unbemerkt. Abnahmen des komprimierenden Luftdruckes durch Erhebung in verschiedene Lufthöhen können sich in Bergkrankheit und Höhenkrankheit äussern und sind wegen ihrer grossen praktischen Wichtigkeit für das Flugwesen Gegenstand zahlreicher Untersuchungen in Flugzeug und Unterdruckkammer. Sie sind physikalisch-chemische Folgen der verminderten alveolaren Sauerstoff- und Kohlensäurespannung, von der weiterhin die Absorption im Blut, die Bindung und Dissoziation des Hämoglobins, die Sauerstoffversorgung der Gewebe, aber auch das Säure-Basengleichgewicht, die Erregbarkeit des Atemzentrums und allgemein der nervösen Zentren abhängig sind.

Wie schon früh die bei Freiballonfahrten erreichten Höhenrekorde (Spinelli, Sivel und Tissandier erreichten 1875 eine Höhe von 8500 m) zeigten, kommt es ohne besondere Atembeschwerden bei weit vorgeschrittener Cyanose und leicht euphorischer Benommenheit nach einem Stadium der Schwäche, Apathie und Schlafsucht zur Ohnmacht, die durch Sauerstoffatmung sogleich beseitigt werden, ohne Hilfsmassnahmen aber bald in Tod übergehen kann. Der mit dem Leben noch vereinbare Grenzpartialdruck des Sauerstoffes beträgt etwa $^1/_5$ des normalen. Durch zahlreiche Versuche in der Unterdruckkammer sind an Mensch und Tier die Beobachtungen unter Laboratoriumsbedingungen bis in die Einzelheiten verfolgt, wobei die psychischen Reaktionen besonders bedeutsam sind. Für unsere Übersicht ist nur hervorzuheben, dass hier die mechanische Druckänderung, indem sie nach dem Henry-Daltonschen Gesetz die Menge der in Flüssigkeit gelösten Gase bedingt, chemische Änderungen zur Folge hat, die ihrerseits den Erfolg herbeiführen. Ihnen gegenüber treten die unmittelbar mechanischen Wirkungen der Luftdruckabnahme in den Hintergrund. Nach dem Boyle-Mariotteschen Gasgesetz nehmen gasgefüllte Hohlräume, sofern nicht eine Kommunikation mit der Aussenluft für Ausgleich sorgt, schon bei halbem Atmosphärendruck in $5^1/_2$ km Höhe das doppelte Volumen ein. Als solche Hohlräume kommen in Betracht die Paukenhöhlen, deren Trommelfell wechselnd gedehnt wird und deren Eustachische Röhre beim Schluckakt den Ausgleich herstellt, die je nach Art der aufgenommenen Nahrung verschieden gasgefüllten Magen-Darmschläuche, deren Inhalt durch Dehnung der Bauchwand und Hochdrängung des Zwerchfells die Beschwerden des Meteorismus hervorruft, so dass entsprechende Diätvorschriften zu berücksichtigen sind, und in krankhaften Fällen ein Pneumothorax, der bei fehlender Aussenkommunikation durch seitliche Verlagerung des Herzens und Gefässabknickung gefährlich werden kann.

Zunahmen des atmosphärischen Luftdruckes um mehrere Atmosphären kommen bei Caissonarbeitern im Unterwassertunnelbau und bei den mit komprimierter Luft versorgten Tauchern vor und sind ebenfalls, wie sich herausgestellt hat, in ihrer biologischen Wirkung bedingt durch die vom Gasdruck abhängige, dem Henry-Daltonschen Gesetze folgende Absorption der Gase in den Körperflüssigkeiten.

Ein Flüssigkeitsquantum nimmt, entsprechend der spezifischen Absorption, ein gleichbleibendes Gasvolumen in Lösung auf, gleichgültig, wie hoch der Partialdruck ist. Durch eine Verdoppelung des Druckes, die das Gasvolumen auf die Hälfte zusammendrückt, wird das Gewichtsquantum des aufgenommenen Gases verdoppelt. Die Zahl der in der Flüssigkeit gelösten Gasmoleküle oder die Gasspannung in der Flüssigkeit entspricht dem äusseren Partialdruck. Bei der Zunahme des atmosphärischen Luftdruckes ist aber nicht die Kompression, sondern die Dekompression das wirksame und gefährliche Moment, wenn die entweichenden Gase, hauptsächlich der freiwerdende Stickstoff, nicht genügend Zeit haben, um in der Lunge ausgeschieden zu werden, und, gleichsam aufschäumend wie die Kohlensäurebläschen einer entkorkten Flasche, sich als Gefäss- oder Gewebsembolien einlagern und in mikroskopischem Massstab zahlreiche Verstopfungen, Dehnungen und Zerreissungen machen. Entsprechend besteht die Prophylaxe in der Langsamkeit, mit der stufenweise unter Umständen innerhalb mehrerer Stunden, die Dekompression geschieht, und die Therapie in einer beim ersten Auftreten von Symptomen wieder verstärkten Kompression.

In Tierversuchen unterwarf Gaertner (1914) Mäuse einem Druck bis 25 Atm., indem er in eine mit Sauerstoff unter Atmosphärendruck gefüllte Bombe, an deren Boden einige Stangen Kalilauge zur Kohlensäureabsorption untergebracht waren, Stickstoff bis zun Erreichen des gewünschten Druckes einströmen liess. Unter diesen Bedingungen, bei dem der Sauerstoffpartialdruck nicht über 1 Atm. hinausgeht, vertragen die Tiere den Druck von 25 Atm. ohne Schädigung, gleichgültig ob die Kompression rasch oder langsam erfolgt, lange oder kurze Zeit anhält, sofern nur die Dekompression langsam genug geschieht. Nach der Haldaneschen Methode wird der Druck auf die Hälfte reduziert, dann eine Weile gewartet, wieder halbiert usw., bis nur noch 1 Atm. Überdruck besteht. Ist die Dekompression zu rasch, so entwickeln sich nach einiger Zeit Lähmungen der Hinterextremitäten, die am folgenden Tage wieder geheilt sein können. In schweren Fällen tritt Tod unter Krämpfen ein; der Körper fängt allmählich an, anzuschwellen, der Unterleib ist mit trommelartig harten Bauchdecken aufgetrieben, die Augen treten wie luxiert aus den

Höhlen hervor, sogar die Extremitäten sind ein wenig gebläht. Das Herz findet sich prall mit blutigem Schaum gefüllt. Bei menschlichen Tauchern oder Caissonarbeitern sind die Hauptsymptome Muskel- und Gelenkschmerzen und Lähmungen spinalen Ursprungs, auch die Autopsie hat myelitische und hämorrhagische Veränderungen und Spaltbildungen im Rückenmark gefunden. Die schuldige Ursache ist die Stickstoffabsorption. Nach VERNON (1907) ist der Absorptionskoeffizient des Stickstoffes und Sauerstoffes für Fette erheblich grösser als für Wasser und Blutplasma. Bei 37° und Atmosphärendruck absorbieren aus Luft 100 ccm Wasser 0,5 ccm O_2 und 0,975 ccm N_2, Plasma um 2,5% weniger, Fett dagegen 2,2 ccm O_2 und 5,1 ccm N_2, etwa 5mal soviel. Da Fettgewebe etwa 83%, gelbes Knochenmark 96% und das Rückenmark nahezu 20% Fett und Lipoide enthält, ist die Gasmenge, die bei ausreichender Zirkulation und Sättigungszeit im Rückenmark absorbiert und bei der Dekompression in Freiheit gesetzt wird, etwa doppelt so gross wie für fettarmes Gewebe.

Andererseits gibt es Störungen, die während der Kompression entstehen und nicht auf der vermehrten Stickstoffabsorption, sondern auf dem verstärkten Sauerstoffdruck beruhen. Nach Versuchen in der Überdruckkammer wird bei Säugetieren ein erhöhter Luftdruck bei unveränderter prozentualer Luftzusammensetzung tödlich, wenn er 15 Atm. überschreitet, wobei tetanische Krampfanfälle mit Glykosurie und Temperatursturz auftreten; das gleiche Bild ergibt reiner Sauerstoff schon bei einem Druck von 3 Atm. Bei solchen Sauerstoffdrucken beträgt die Menge des im Blutplasma einfach gelösten Sauerstoffes 6% und reicht zur Sauerstoffversorgung des Gewebes aus, ohne dass es zur Dissoziation des Oxyhämoglobins kommt, daher fällt das Wechselspiel zwischen dem sauren Oxyhämoglobin und dem weniger sauren Hämoglobin und der Anteil des Hämoglobins am Kohlendioxydtransport fort, und das Säure-Basengleichgewicht wird gestört (GESELL 1929, BEAN 1931). Doch ist die toxische Wirkung des Sauerstoffes im einzelnen noch nicht geklärt. Bei Verwendung von reinem indifferentem Stickstoff schliesslich haben K. H. MEYER und HOPF (1923) am Kaltblüter (Frosch) in einem gefensterten Druckrohr, das mit einer Stickstoffbombe von 150 Atm. verbunden war, durch Druck von 90—100 Atm. eine narkoseähnliche Betäubung gefunden. Sie gehen von der MEYER-OVERTONschen Narkosetheorie aus und nehmen an, dass chemisch indifferente Gase narkotisch wirken, wenn sie in genügender Konzentration in den Lipoidmembranen der Nervenzellen gelöst sind. Ihr Befund hat grosse Ähnlichkeit mit der später zu beschreibenden Wirkung hoher Drucke auf das Zentralnervensystem, die ohne Mitwirkung von Gasen zustande kommt.

Eine Erhöhung des hydrostatischen Druckes findet sich bei allen Lebewesen, die von der Wasseroberfläche in grössere Tiefen hinuntertauchen und für je 10 m Wassersäule 1 Atm. Überdruck erfahren. Handelt es sich um Organismen mit luftgefüllten Hohlräumen, so spielt wiederum das BOYLE-MARIOTTEsche Gasgesetz seine Rolle, demzufolge durch Verminderung des

Paukenhöhlenvolumens, das Trommelfell eingedellt oder eingedrückt, durch Einengung des Thoraxvolumens das Herz beengt wird, so dass menschliche Taucher, die als Perlenfischer ohne weitere Ausrüstung auf höchstens 30—40 m Tiefe hinuntergehen, an Hörstörungen und Taubheit und an Herz- und Lungenleiden zu erkranken pflegen. Welche Vorrichtungen es dem Walfisch ermöglichen in Wassertiefen von $1^1/_2$—2 km zu tauchen und dort lange Zeit zu verweilen, ist auch bei Berücksichtigung der arteriellen Wundernetze, die ein Sauerstoffreservoir zu sein scheinen, noch unaufgeklärt. Dass umgekehrt Fische, die an den Aufenthalt in grösserer Tiefe angepasst sind und plötzlich an die Oberfläche gebracht werden, aufgebläht, mit abstehenden Schuppen und aus dem Maul hervorquellender Schwimmblase zum Vorschein kommen, wie schon an Fischen des Bodensees beobachtet werden kann, ist als Folge der Dekompression und Schwimmblasenvergrösserung schon nach wenigen Atmosphären Überdruck verständlich und weist auf die Regulierungsvorrichtungen hin, die normalerweise zur Abstufung der Schwimmblasengrösse zur Verfügung stehen müssen. In Zusammenhang damit steht, dass das Schwimmblasenepithel aktiv Sauerstoff sezerniert, der Schwimmblaseninhalt zu 80% aus Sauerstoff besteht und gerade der Sauerstoff am leichtesten resorbiert und verbraucht werden kann. Bei Fischen, die mit normal gefüllter Schwimmblase plötzlich in grössere Tiefen versenkt oder künstlich unter hohen Wasserdruck gebracht werden, löst sich der Inhalt der Schwimmblase im Blut und Gewebe, und bei rascher Dekompression ist zwar die Schwimmblase klein, das Blut aber durch Freiwerden der Gase schaumig, so dass die Zirkulation aufgehoben ist. Aber alle die bisher angeführten und nur zum Vergleich flüchtig angedeuteten Fälle, bei denen eine Gasphase mitwirkt, scheiden aus unserer weiteren Betrachtung aus, die die Wirkung des reinen hydrostatischen komprimierenden Druckes zum Thema hat. Freilich ist dann zu fragen, welche Motive dazu bewegen können, die so eingeschränkte Frage nach der reinen Druckwirkung in Angriff zu nehmen. Hier sind drei Motive wirksam.

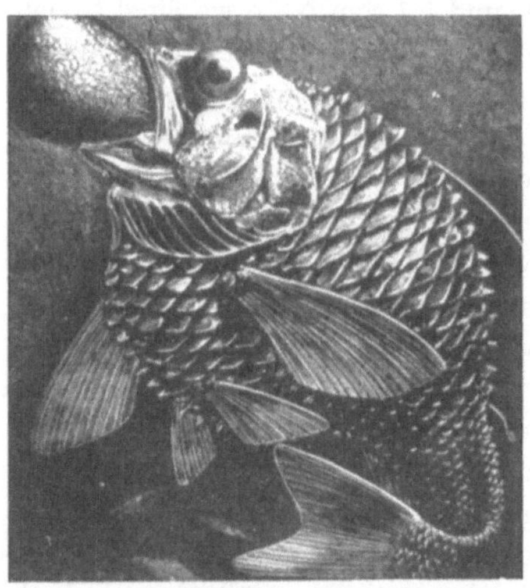

Abb. 1. Fisch mit Dekompressionserscheinungen. (Aus Regnard 1891.)

Die erste Anregung kam von der Tiefseeforschung und dem Wunsche, die unzugänglichen, kalten und lichtlosen Tiefen des Weltmeers zugänglich und vielleicht dem Nutzen des Menschen gefügig zu machen, zum mindesten aber in ihre Geheimnisse einzudringen. Mit den Meerestiefen wechseln die

Lebensformen, die ihnen angepasst sind, und im Bereich des Meeresgrundes, wo der dauernd herabrieselnde Regen abgestorbener Lebewesen einen organischen, an Nährwert reichen Schlamm schafft, scheint die Dichte der Meeresbevölkerung, die hauptsächlich aus einzelligen Planktonlebewesen besteht, wieder zuzunehmen. Während die Randmeere (Schelfgebiete) wie Nord- und Ostsee nicht über 300 m tief sind, ist die durchschnittliche Tiefe der Ozeane, die mit der Echolotmethode gegenwärtig leichter und reichlicher als früher gemessen werden können und deren Profil durch die Arbeit der deutschen Meteorexpedition im atlantischen Ozean aufgeklärt wurde, 4000 m, und die grössten Tiefen (Philippinentief) erreichen 10 km. Wenn in den grossen Meerestiefen noch Lebewesen existieren, müssen sie unter dem Druck von mehreren 100 bis zu 1000 Atm. stehen, und die Wirkung solcher Drucke kann im Experiment unter künstlichen Laboratoriumsbedingungen nachgeahmt werden.

Ein zweites Motiv liefert der Vergleich des für unsern Hautsinn wirksamen deformierenden Druckes, bei dem schon kleine Bruchteile einer Atmosphäre spürbar sind, mit dem für unsere Sinne unwirksamen allseitig volumvermindernden Druck, der erst bei viel höheren Druckwerten physiologische Wirkungen hat.

Ein drittes Motiv entspringt der allgemeinen physikalisch-chemischen Überlegung, dass Druck und Temperatur Faktoren sind, die alle chemischen Vorgänge beeinflussen und dass die Druckabhängigkeit der Lebensvorgänge sehr viel weniger untersucht und bekannt ist als die Temperaturabhängigkeit. Zwar hat es die Chemie, wenn sie mit hohen Drucken arbeitet, um die gewünschten Reaktionen durchzusetzen, wie bei Verwertung des Luftstickstoffes zu Ammoniak, der Fetthärtung, der Kohleverflüssigung, vorwiegend mit Gasen zu tun, die in ihrer Reaktionsbereitschaft druckabhängiger sind als die wenig komprimierbaren Flüssigkeiten. Aber auch für die Flüssigkeiten ist die Chemie und Physik der hohen Drucke in Entwicklung begriffen und zu immer höheren Drucken vorgeschritten. So wie jene Naturwissenschaften ihre Erfolge erzielen, indem sie, abweichend von den in der Natur vorkommenden Bedingungen, extreme Werte der Temperatur (20000° Anderson, 0,005° absol. Temperatur de Haas) der elektrischen Spannungen von Millionen Volt, der Drucke (Richards, Bridgman, de Haas) herstellen und aus dem Verhalten der Objekte unter diesen Bedingungen zu neuen Einsichten gelangen, so sind von einer erweiterten Versuchstechnik weitere Befunde, von einer neuen Frage neue Antworten zu erwarten und darf auch die Physiologie versuchen, Lebewesen und Organe derart extremen, natürlicherweise nicht vorkommenden Druckbedingungen zu unterwerfen, um die Lebensvorgänge von einer andern Seite und mit andern Reaktionen und Eigenschaften kennenzulernen und aus ihrem Verhalten unter ungewöhnlichen Bedingungen einen Einblick in ihre normale Funktionsweise zu gewinnen.

Historische Entwicklung der Hochdruckforschung.

Historisch betrachtet, war es das erste Motiv, die Fischerei, Meereskunde und Tiefseeforschung, die dem Zoologen, Physiologen und Bakteriologen den Anstoss zur Druckforschung gaben. In den 80er Jahren des vorigen Jahrhunderts, als grosse Tiefsee-Expeditionen ausgerüstet wurden und mit ihren Schleppnetzen und Fanggeräten unbekannte Lebewesen aus Tiefen herausbeförderten, in denen man kein Leben mehr vermutet hatte, als zugleich das Mikroskop und die von PASTEUR eingeleitete bakteriologische Ära ihren Siegeszug hielten und die Untersuchung der Flüssigkeiten auf Keimgehalt und Mikroorganismen erlaubten und als die Physik mit der noch heute gebräuchlichen, zunächst zur Verflüssigung der Gase benutzten CAILLETETschen Druckpumpe der Forschung das Mittel zur Herstellung hoher Drucke in die Hand gab, waren die Bedingungen vorhanden, die es französischen Forschern ermöglichten, die ersten und wichtigsten Schritte auf diesem Gebiete zu tun. Im Jahre 1884 entwarf CERTES, der die Bearbeitung der Wasserproben aus den Tiefsee-Expeditionen des Travailleur und Talisman übernommen hatte, den Plan, durch Verwendung von CAILLETET-Pumpe und Druckbombe eine künstliche Tiefseekammer unter Laboratoriumsbedingungen herzustellen, und noch im gleichen Jahre konnte P. REGNARD. ein Schüler des durch seine Luftdruckuntersuchungen bekannten Physiologen PAUL BERT, über seine ersten Befunde berichten. Er nahm systematisch die Untersuchungen in Angriff, indem er Protozoen, Bakterien, Hefe und die verschiedensten Lebewesen des Meer- und Süsswassers Drucken von mehreren 100 bis gelegentlich 1000 Atm. unterwarf und die Frage beantwortete, bis zu welchem Druck ein Leben möglich sei.

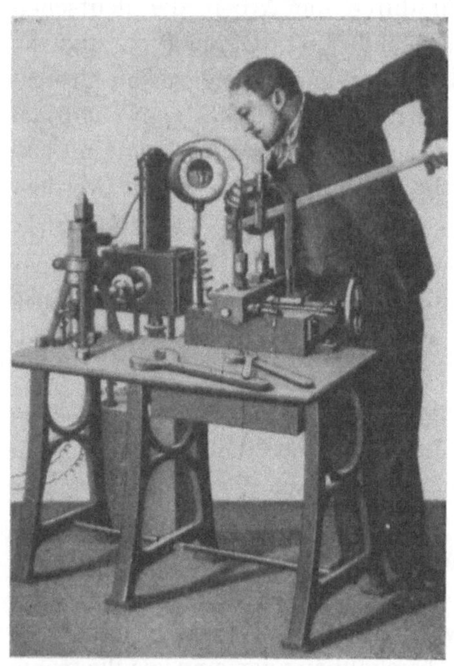

Abb. 2.
P. REGNARD an der CAILLETET-Druckpumpe.

Er konnte bereits feststellen, dass Fische, zum mindestens die an der Wasseroberfläche beheimateten Fischarten, einen Druck von 300—400 Atm. nicht überleben, also in grösseren Tiefen als 4000 m nicht lebensfähig sind, während eine Anzahl anderer mariner Lebewesen sich druckresistenter erwiesen. Bakterien und Hefezellen wurden selbst durch Drucke von 1000 Atm. noch nicht abgetötet, obgleich sie während des Druckes ihre Tätigkeit einstellten. Er fand merkwürdige reversible Veränderungen, die durch den Druck hervorgerufen wurden, eine Art Schlaf oder Scheintod oder latentes Leben, aus denen die Tiere, ohne Schaden erlitten zu haben, nach einiger Zeit erwachen konnten, und gab zuletzt eine Vorrichtung an, die es erlaubte, durch eingebaute Glasfenster in der Bombe die Vorgänge während des Druckes zu kontrollieren. Seine Befunde, die er 1891 in seinem Buch über die physikalischen Bedingungen des Lebens im Meer zusammenfasste, bestehen grösstenteils noch heute zu Recht und sind nur dadurch modifiziert, dass er seinerzeit ohne Rücksicht auf Salzgehalt und osmotischen Druck gewöhnliches oder sogar destilliertes Wasser als Flüssigkeit der Bombe und Umgebungsflüssigkeit der Lebewesen und Organe verwendete. So erklärt sich auch die von ihm vertretene, später nicht bestätigte Auffassung, die eine Wasseraufnahme und Quellung als wesentliche Druckwirkung ansieht und auf dieses Prinzip die biologischen Einflüsse zurückzuführen sucht. Hierauf hat erst 40 Jahre später M. FONTAINE (1927—1930) besonders aufmerksam gemacht, der mit den gleichen Hilfsmitteln die REGNARDsche Feststellung auf einige neue Objekte, insbesondere Pflanzenzellen und Sauerstoffverbrauch, ausdehnte. So bemerkenswert die Befunde REGNARDs waren, so blieb er, vielleicht infolge der mit der Methode verbundenen technischen Schwierigkeiten, auf seinem Gebiet lange isoliert und nur von bakteriologischer Seite wurden Untersuchungen, die er sowie CERTES und COCHIN (1884) begonnen hatten, in vereinzelten Arbeiten, so von ROGER (1895), von CHLOPIN und TAMMANN (1903), fortgesetzt und erweitert, um erst in jüngster Zeit am Pariser Pasteurinstitut einen neuen Aufschwung zu nehmen. Mit fortgeschrittener Technik und genügenden Hilfsmitteln untersuchten BASSET und MACHEBOEUF und Mitarbeiter seit 1932 die Druckwirkung auf Bakterien, Toxine und Fermente und erreichten Drucke von vielen 1000 Atm. Inzwischen hatte man von einem andern Gesichtspunkt, um die mechanische Reizwirkung verschiedener Druckarten zu vergleichen, und auf Anregung von P. JENSEN und G. TAMMANN in Göttingen Verf. die Wirkung komprimierender Drucke auf Nerven und Muskeln untersucht und dabei die eigenartige Kompressionsverkürzung des Muskels gefunden (1914). Seit 1933 sind die Druckuntersuchungen im Bonner physiologischen Institut auf breiter Basis an den verschiedensten Organen und Lebewesen wieder aufgenommen und zu einem wenn auch vorläufigen Abschluss gebracht, wobei dem Verf. eine Reihe von Mitarbeitern, vor allem O. HASENBRING, ferner BENTHAUS, HAUBRICH, HAYASHI, KNÜCHEL, MUNDT, REMBERG, SCHAEFER, ZIPF zur Seite standen. Aber auch amerikanische Physiologen der Cornell University New York CATTELL, EDWARDS und BROWN haben sich 1928 diesem Gebiete zugewandt und namentlich für den durch Drucke stark beeinflussbaren Herzmuskel, aber auch an anderen Geweben wichtige Befunde erhoben, wobei sich die unabhängig voneinander entstandenen Veröffentlichungen der in verschiedenen Ländern arbeitenden Autoren gelegentlich kreuzten und berührten. Es scheint, dass neuerdings auch von der technischen, industriellen und agrikulturchemischen Seite die Aufmerksamkeit dem Gebiet der hohen Drucke zugewendet wird, nachdem die Tätigkeit der Physiker, neuerdings besonders des ganz auf Druckuntersuchungen eingestellten amerikanischen Physikers Bridgman, die Möglichkeit eröffnet haben, die Drucke bis auf 21000 Atm. zu steigern. Obgleich immer noch eine Anzahl von Befunden isoliert und unerklärt nebeneinander stehen, und das Gebiet alles andere als abgeschlossen und erschöpft ist, ist doch das im Lauf der Zeit gesammelte Beobachtungsmaterial gross und gesichert genug, um eine die Ordnung und den Zusammenhang nach Möglichkeit herstellende und die Übersicht erleichternde zusammenfassende Darstellung zu rechtfertigen.

Physikalisch-technische Vorbemerkungen.

Im folgenden sind die Ergebnisse und nicht die den Experimentator am meisten beschäftigende Methodik darzustellen, doch gibt erst eine Bekanntschaft mit der Druckapparatur die Möglichkeit zu Beurteilung und Verständnis der Druckwirkung, so dass einige physikalisch-technische Bemerkungen unerlässlich sind. In der schematischen Abb. 3 (Kohlrausch) ist zu erkennen, dass die Cailletet-Pumpe wie jede andere Pumpe ausgerüstet ist mit einem Kolben, der sich im druckdichten Zylinder mittels langarmigen Hebels bewegt, und mit Ventilen, kleinen, aufs genaueste in ihr konisches Widerlager eingeschliffenen Metallkegeln, die sich nur nach einer Richtung öffnen. Die aus dem Flüssigkeitsreservoir beim Kolbenhub abgesaugte Menge wird beim Niederdrücken auf die andere Seite hinübergetrieben, und der Unterschied von einer gewöhnlichen Flüssigkeitspumpe ist nur, dass die Wandungen aus besonders starkem Stahl, die Dichtungen besonders druckdicht hergestellt sind und dass die hinübergepumpte Flüssigkeit nicht ins Freie getrieben, sondern in ein geschlossenes System hineingedrückt wird. Ist der geschlossene Raum leer, d. h. luftgefüllt, so wird das Gas allmählich auf einen verschwindend kleinen Bruchteil seines Volumens zusammengedrückt und in der Flüssigkeit gelöst. Ist aber der Raum von vornherein mit Flüssigkeit gefüllt, wie durchgehends in unsern Versuchen, so ist für weitere Flüssigkeit kaum noch Platz, da die Moleküle ohnehin schon eng gepackt liegen, und wenn auch nur wenig Flüssigkeit hinzukommt, steigt der Druck schnell und stark an. Wie hoch und rasch der Druck steigt, hängt vom Hubvolumen, vom Volumen des druckaufnehmenden Raums und von der Komprimierbarkeit der Flüssigkeit ab; je kleiner das Volumen des geschlossenen Systems und der angeschlossenen Druckbombe, um so grösser ist die Anstiegsgeschwindigkeit. Ausser durch Kolbendruck kann die Flüssigkeit auch durch Drehen einer Ventilschraube zusammengepresst und unter Druck gesetzt

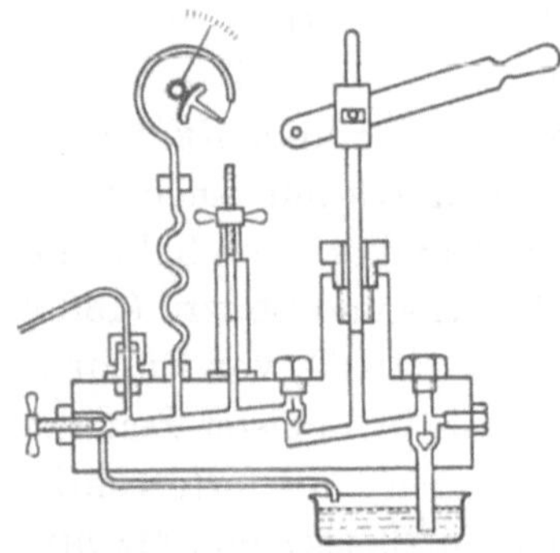

Abb. 3. Schema der Hochdruckpumpe. (Aus Kohlrausch.)

werden mit allmählichem Anstieg, wobei eine bestimmte Schraubdrehung mit zunehmender Druckhöhe einen grösseren Druckzuwachs ergibt, als Zeichen der mit der Kompression abnehmenden Komprimierbarkeit. Eine dritte Methode der Drucksteigerung besteht darin, eine flüssigkeitsgefüllte Bombe an eine grössere unter Druck gebrachte, als Druckreservoir dienende Bombe anzuschliessen und durch Öffnen eines Verschlusses die Verbindung zwischen beiden Behältern herzustellen, wobei der Druckanstieg momentan erfolgt. Haben die beiden Behälter gleiches Volumen und war im Druckreservoir ein Druck von 1000 Atm., so gleicht sich der Druck im Augenblick der Kommunikation beiderseits auf 500 Atm. aus. Ist das Volumen des Druckreservoirs beispielsweise 9mal grösser als das der anzuschliessenden Bombe, so tritt der Druckausgleich bei 900 Atm. ein. Der Druckablass geschieht durch Aufdrehen eines Schraubventils und kann unschwer momentan bewerkstelligt werden, da bei der geringen Komprimierbarkeit schon der Austritt kleiner Flüssigkeitsmengen zur Entlastung und Drucksenkung genügt. Derselbe Grund bewirkt, dass beim Bersten eines Wandteils die Explosionsgefahr wesentlich geringer ist als für komprimierte Gase, da der sich loslösende Teil nur für kurze Zeit und kurze Strecke beschleunigt wird. Immerhin wird in Fällen, in denen ein Druckrohr mit lautem Knall zerplatzt, die Flüssigkeit als feinster Sprühnebel mehrere Meter weit zerspritzt und kann in Ausnahmefällen auch ein schwerer Eisenteil über einige Meter Entfernung geschleudert werden. Über die bei höchsten Drucken auftretenden Rupturen an verschiedenen Materialien gibt BRIDGMAN in einem besonderen Kapitel seines Buches Auskunft. Infolge der schon durch Austritt kleiner Flüssigkeitsmengen bewirkten Drucksenkung machen auch geringfügige Undichtigkeiten des Systems sich lästig bemerkbar, um so mehr, je kleiner das Gesamtvolumen des Systems ist. Aus dem HAGEN-POISEUILLEschen Gesetz $Q = \frac{\pi}{8} \frac{P \cdot r^4}{\eta \lambda}$ ist abzulesen, dass auch bei engem Spalt (r) der Flüssigkeitsaustritt merklich ist, wenn der Druck P sehr gross wird, und dass sich zur Abdichtung eines Systems eine visköse Flüssigkeit mit grossem η mehr empfiehlt als eine weniger visköse. Schon um das Rosten der Metallteile zu vermeiden, dient statt salzhaltigen oder destillierten Wassers als Füllflüssigkeit eine die Wand nicht angreifende Substanz. Dabei zogen wir dem zähflüssigen Glycerin das weniger visköse, aber sich nicht mit Wasser mischende dünnflüssige Paraffinöl vor, dessen Viscosität vorteilhafterweise bei steigendem Druck rasch zunimmt. Die Verschraubung der Schraubdichtungen geschieht mittels schwerer langarmiger Sechskantschlüssel. Als Dichtungsscheiben kommen je nach Gebrauchszweck Scheiben aus paraffiniertem Kernleder, aus Aluminium oder weichem Elektrolytkupfer zur Verwendung, die beim Anziehen gegen ein mit konzentrischen Rillen versehenes Widerlager an- und eingepresst werden. Die Druckhöhe wird durch ein Manometer gemessen, das als Röhrenmanometer gebaut und geaicht ist und bei dem die durch Druck bewirkte Streckung der flüssigkeitsgefüllten Röhre auf einen Zeiger übertragen wird.

Ausser einer Cailletet-Pumpe der Firma Ducretet verwandten wir einen für höhere Drucke bis 2000 Atm. gebauten Apparat der Firma Schaeffer & Budenberg (Magdeburg), von der auch die benutzten Manometer stammten.

Für Drucke über 3000 Atm. genügt die durch Hebel verstärkte Muskelkraft nicht mehr zur Niederdrückung des Kolbens und wird durch den Druck der hydraulischen Presse ersetzt. Das Prinzip der von Basset konstruierten Pumpe für „Ultradrucke" bis zu 20000 Atm. zeigt die schematische Abb. 4.

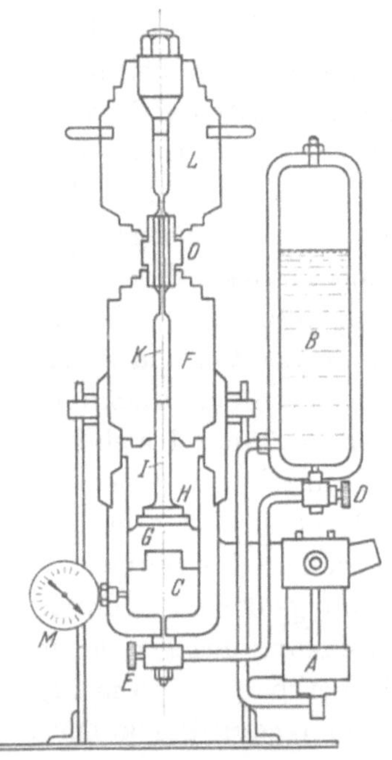

Abb. 4. Schema der Ultradruckpumpe nach Basset.

Die erste hydraulische Pumpe A setzt ein grosses Druckreservoir B unter Druck; dieser Druck kann mittels der Ventilschrauben D und E in den Druckzylinder C übergeleitet werden und treibt den Kolben GHI in die sehr viel kleinere Ultradruckkammer F hinein, deren Flüssigkeit zusammengepresst wird und die durch ein kleinlumiges Verbindungsrohr O mit der ebenfalls nur kleine Flüssigkeitsmengen enthaltenden, von dicken starken Wänden umgebenen Versuchskammer L kommuniziert.

Zur quantitativen Betrachtung der Druckwirkung ist der Begriff des Kompressionskoeffizienten β heranzuziehen, der ein Mass der Komprimierbarkeit gibt nach der Formel $\frac{\Delta V}{V} = \beta P$ und die relative Volumenänderung angibt, welche durch Änderung des Aussendruckes um eine Atmosphäre veranlasst wird. Im folgenden ist unter Atm. immer die technische Atmosphäre kg/qcm verstanden, zum Unterschied von der „physikalischen Atmosphäre" (1 physik. Atm. = 760 mm Hg = 1,033 techn. Atm.) (1 Atm. = 14,7 lbs/in^2, 1000 lbs/in^2 = 68 Atm.). Für Wasser ist der Kompressionskoeffizient bei 10° im Bereich bis 800 Atm. 1/48000000 oder rund $50 \cdot 10^{6}$, was bedeutet, dass 1 Liter Wasser durch den Druck einer Atm. auf ein 50 cmm kleineres Volumen zusammengepresst wird. 100 Atm. drücken 100 ccm um $^1/_2$ ccm zusammen, oder umgekehrt steigt beim Einpressen von $^1/_2$ ccm in einen geschlossenen Flüssigkeitsraum von 100 ccm der Druck um 100 Atm. Ein Druck von 1000 Atm. vermindert ein Wasservolumen um rund 4%, ein Druck von 12000 Atm. (Bridgman) um rund 20%, da mit steigender Kompression die Komprimierbarkeit abnimmt. Ist die Druckänderung plötzlich genug und erfolgt adiabatisch ohne Temperaturausgleich und Wärmeabfluss, so geht der Anstieg mit Temperaturerhöhung, der Abfall mit Temperaturerniedrigung einher, wobei die Temperaturänderungen zwar erheblich geringer als bei der Gaskompression aber bei hohen Drucken doch nicht zu vernachlässigen sind. Sie lassen sich thermogalvanisch oder an der elektrischen Widerstandsänderung eines Drahtes bolometrisch messen, betragen für Wasser 0,08° auf 100 Atm., für Öl rund das 10fache und sind bei genügend grosser Druckbombe schon dadurch nachzuweisen, dass man den Druck von 2000 Atm. auf 0 Atm. ablässt und in die rasch eröffnete Bombe ein Thermometer eintaucht, das die Temperaturerniedrigung und den Verlauf des Wärmeausgleiches anzeigt. Die Temperaturzunahme bei Druckanstieg und die Temperaturabnahme bei Druckablass sind spiegelbildlich gleich. Am Manometer verraten sie sich dadurch, dass ein rasch erhöhter Druck auch bei völlig dichthaltendem System im Lauf der ersten Minuten etwas absinkt, ein auf 0 gesenkter Druck von selbst wieder merklich ansteigt, weil die eingeschlossene Flüssigkeitsmenge sich durch Wärmeausgleich nachträglich im ersten Fall abkühlt, im zweiten erwärmt. Wo es auf Temperaturkonstanz bei den physiologischen Versuchen ankommt, ist daher durch Langsamkeit der Druckänderung dem durch die gutleitenden Stahlwände besorgten Wärmefluss genügend Zeit zu lassen.

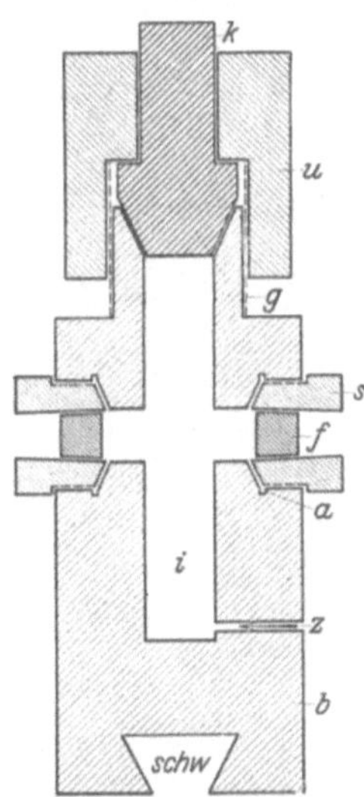

Abb. 5. Längsschnitt durch die Druckbombe. (E. und HASENBRING.)

Die an die Pumpe anzuschliessenden Druckbomben werden in verschiedenen, dem jeweiligen Gebrauchszweck angepassten Dimensionen angefertigt, da die aufzuwendende Druckarbeit mit dem Volumen der Druckbombe wächst. Wir verfügten über 6 Druckbomben von 30 bis 800 ccm Inhalt, von denen 3 mit Glasfenstern versehen waren. Eine Mikrodruckkammer und eine feste Anordnung nebeneinander an die Pumpe angeschlossener, gleichzeitig benutzbarer und durch Schraubventile isolierbarer Bomben war geplant aber nicht ausgeführt. Eine druckdichte Einführung elektrisch isolierter Drahtleitungen wird zur elektrischen Reizung oder zur Ableitung elektrischer Aktionsströme erforderlich. Die Verbindung zwischen Pumpe und Bombe wird für Druck unter 1000 Atm. durch eine bewegliche Kupferspirale mit winziger Bohrung, für höhere Drucke durch ein starres dickwandiges Stahlrohr hergestellt. Besondere Sorgfalt gilt der Anbringung druckdichter Fenster, die den Einblick in das Bombeninnere und damit die Beobachtung der druckbewirkten Erscheinungen während des Druckes ermöglichen. Bei Verwendung nur eines Fensters ist die Beobachtung mittels eingesetzter Spiegel oder auch nach der Augenspiegelmethode möglich; die Anbringung eines Paars gegenüberliegender Fenster gibt grössere Beobachtungsfreiheit, die durch Zuhilfenahme von Lupen und durch Lichtprojektion und Durchleuchtung der Druckkammer noch vervollständigt wird. Für die Art und Weise, Glasfenster druckdicht und haltbar einzusetzen, sind verschiedene Verfahren versucht.

Wie in der Abb. 5 zu sehen, ist die von innen nach aussen ganz schwach verjüngte konische Bohrung der Stahlwand durch eine genau eingepasste dicke konische Glasscheibe nach Art eines Stöpsels verschlossen, wobei der Druck selbst den Glasverschluss fester einkeilt und abdichtet. Splitterungen, Risse, Trübungen oder Zerstäubungen kommen am leichtesten beim ersten Ingebrauchsetzen vor, indem der, wenn auch nur winzig verschobene Glaskeil innere Spannungen erfährt, die sich im Auftreten NEWTONscher Interferenzfarben und noch deutlicher bei Betrachtung im polarisierten Licht verraten. Hat ein Glasfenster lange Zeit dichtgehalten, so pflegt es doch zu „altern" und undurchsichtiger zu werden und kann unter Umständen durch Druckanstieg aufgehellt, durch Drucksenkung stärker getrübt werden, was bei photographisch gewonnenen Lichtkurven als Drucksignal verwertbar ist. Rauhigkeiten der Glas-

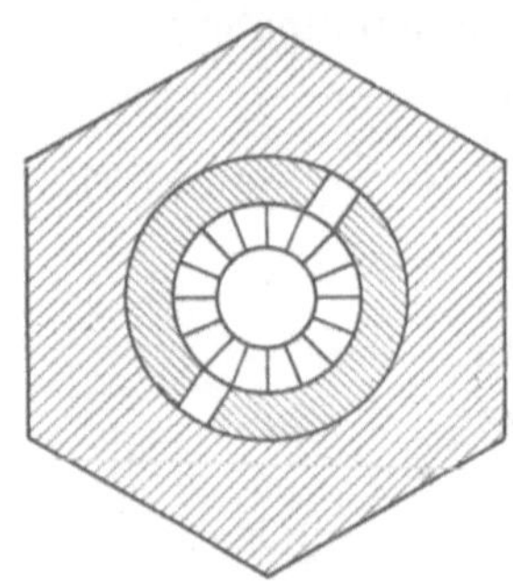

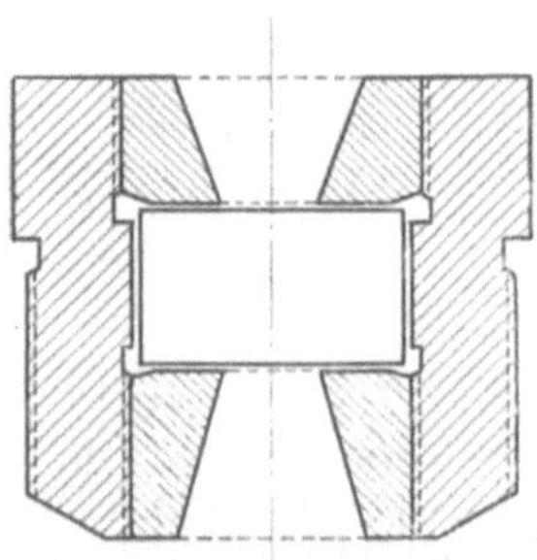

Abb. 6. Fensterfassung mit druckdichten zylindrischen Gläsern.

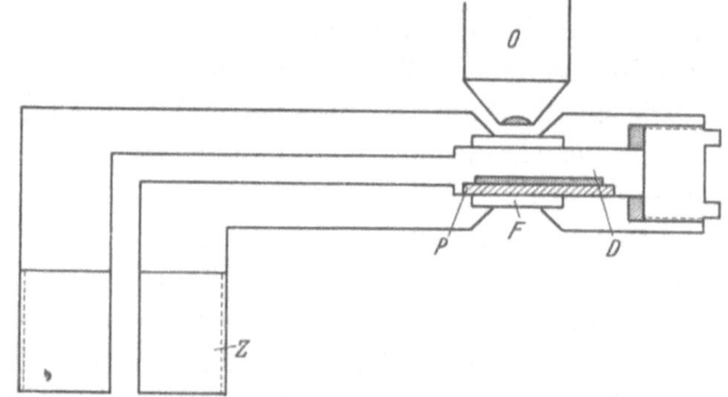

Abb. 7. Mikrodruckkammer nach BROWN. O Objektiv, F Fenster, P Präparat, D Druckraum, Z Druckzuleitung.

Stahlberührungsfläche führen zum Zersprengen des Glases bei Druckanstieg, daher sind beide Flächen feinst zu polieren und leicht einzuölen. Die Verwendung zylindrischer — an Stelle konischer — Gläser schränkt die Entstehung der Spannungen ein und gibt nach Art der Abb. 6 einen druckdichten Verschluss.

Weitere Einzelheiten über druckdichte Fenster finden sich bei W. WAHL (1912), T. C. POULTER (1930), I. R. COLLINS (1930), EISEMANN (1932) und bei EBBECKE und HASENBRING (1935). Besonders bemerkenswert ist, dass eine völlig flache Glasscheibe gegen eine ebenfalls ideal flache Metallwand gepresst an ihr haftet und eine in der Metallwand befindliche Öffnung druckdicht verschliesst, ohne einer Packung zu bedürfen. Nach diesem Prinzip ist die nebenstehend abgebildete, von BROWN konstruierte Mikrodruckkammer verschlossen (Abb. 7). Bei ihr sind die mit etwas Kanadabalsam versehenen Glasscheiben unmittelbar in die entsprechenden Vertiefungen der Metallwand eingefügt.

Von der einen Seite erfolgt die Druckzuleitung, von der andern nach Einbringen des Objektes oder des Objektträger-Deckglaspräparates der Verschluss.

Über die zur Unterbringung der verschiedenen physiologischen Objekte in der Druckkammer erforderlichen Vorrichtungen und Gestelle sei später an den betreffenden Stellen berichtet.

Modellversuch am Luft-Wassersystem.

Um die Funktionsweise der Druckapparatur zu veranschaulichen und zugleich als Modellversuch für das Verhalten zweiphasiger Luft-Wassergemische unter Druck seien die folgenden kleinen physikalischen Versuche vorausgeschickt. Hinter dem Fenster der Druckbombe, die mit Wasser oder Öl (Paraffinum liquidum) gefüllt ist, sei eine Luftblase gefangen und ihr Verschwinden und Wiederauftauchen bei Druckanstieg und Druckablass wird beobachtet. Sie folgt dem Boyleschen Gesetz, ohne ihren Platz zu ändern. Ist eine grössere Luftmasse in der Bombe eingeschlossen, so verzögert sie den Druckanstieg, da ihr Volumen erst durch Flüssigkeit ersetzt sein muss, bevor der Druck einen höheren Wert erreichen kann. Da mit der Anwesenheit komprimierter Gase auch die Abdichtung schwieriger und die Explosionsgefahr erhöht wird und bei den biologischen Versuchen ohnehin die Nebenwirkung des Gasgehaltes ausgeschaltet sein soll, wird regelmässig auf die vollständige Füllung mit Flüssigkeit geachtet. Bei dem Vorversuch wird absichtlich ein bestimmtes Luftquantum in Flüssigkeit eingeschlossen, indem ein dünnes, an einem Ende geschlossenes luftgefülltes Glasrohr mit dem offenen Ende nach unten in ein breiteres, wassergefülltes, aufrechtstehendes Glasrohr gesetzt wird. Beide werden unter Druck von einigen hundert Atm. gebracht, so dass während des Druckes auch das Innengefäss vollständig mit Flüssigkeit gefüllt ist (Abb. 8).

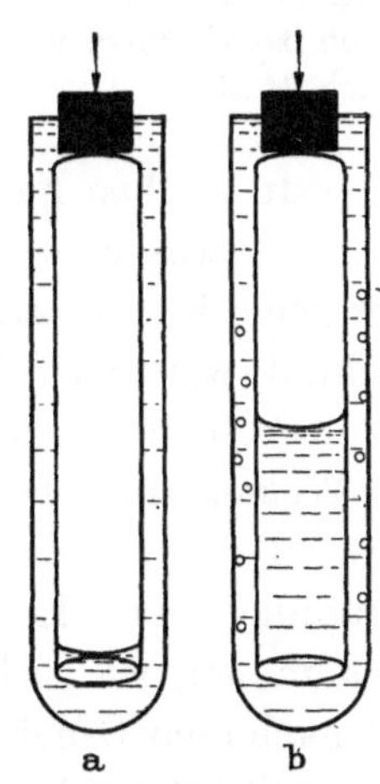

Abb. 8. Luft-Wassersystem vor (a) und nach (b) Druck.

Nach Druckablass ist das eingeschlossene Luftvolumen verringert, um so mehr, je länger der Druck angehalten hatte. Statt dessen finden sich einige Luftbläschen der Innenwand des grösseren Glasgefässes anhaftend. Bei genügend raschem Druckabfall war ein Teil der unter Druck gelösten Gase mit der entweichenden Flüssigkeit ins Freie transportiert worden, um so mehr, je länger die Diffusion zu einer gleichmässigen Verteilung der gelösten Gase Zeit gehabt hatte. Auf diese Weise können luftgefüllte Hohlräume oder auch mikroskopische Spalten durch Druck mehr oder weniger vollständig mit Flüssigkeit gefüllt werden. Nehmen wir statt eines starrwandigen Gefässes ein luftgefülltes Maschenwerk mit nachgiebig verschieblichen Wandungen, einen Korken, der in Wasser versenkt und dem Druck ausgesetzt wird, so sehen wir ihn nach dem Druck aus einem glattwandigen regelmässig konischen Stumpf in ein missgestaltig geschrumpftes Gebilde verwandelt. Da durch Diffusion ein Teil der gelösten Luft aus dem Korken herausgelangt war, hatte bei der Dekompression die übrigbleibende sich ausdehnende Luft nur teilweise die Maschen wieder ausweiten können. Nach der Dekompression sieht man noch minutenlang viele kleinste Luftbläschen aus der Umgebung des Korken im Wasser nach oben steigen, als Zeichen für die langsame Entmischung der unter Druck im Wasser gelösten Luft. Trotz der durch die Kompression bewirkten Volumabnahme hat das Gewicht des Korken zugenommen, wie die nebenstehenden Zahlen eines Versuchsbeispiels zeigen.

Tabelle 1.

Gewicht in mg	Korken 1	Korken 2
Anfangs	572	518
Nach 1 Stunde Wasser .	617	603
Nach weiteren 30 Min. .	622	—
Nach 20 Min. 1500 Atm. .	—	659
Nach 4 Std. Trocknen . .	578	561
Nach 24 Std. „ . .	578	536

In solchen Fällen begünstigt der Druck die Wasseraufnahme und „Imbibition", was aber nur bei Vorhandensein einer Gasphase zutrifft und nicht für reine Flüssigkeitssysteme gültig ist. Von diesen Modellversuchen führt ein Schritt weiter zu Versuchen am lebenden Pflanzenblatt, beispielsweise der Wasserpflanze Rhoeo discolor, aus dem ein Rechteckstück ausgeschnitten und in Wasser unter Druck gesetzt ist. Das Blattstück erscheint danach verfärbt, sowohl die vorher grüne Oberseite wie die rote Unterseite sehen schmutzigbräunlich aus. Es ist aber nicht etwa zum Farbaustritt aus den Vakuolen gekommen, wie sich mikroskopisch leicht feststellen lässt, sondern das Blatt ist nach dem Druck durchsichtig geworden, so dass bei Betrachtung der grünen Oberseite die rote Unterseite durchscheint und umgekehrt. Die vorher luftgefüllten Maschen der Intercellularräume im Pflanzenblatt sind durch genügend starken und lang anhaltenden Druck grösstenteils mit Flüssigkeit gefüllt. Auch hier hat durch den Druck das Volumen des Blattes, das deutlich dünner geworden ist, abgenommen, das Gewicht aber durch Wassereinlagerung zugenommen. Dass daneben auch noch eine Schädigung der Pflanzenzelle durch den Druck erfolgt ist, zeigt sich in der Konsistenzänderung — das vorher steife Blatt ist lederartig biegsam und schlaff geworden — und in der vergrösserten Verdunstungsgeschwindigkeit des der Austrocknung überlassenen Blattstückes.

Tabelle 2.

Gewicht in mg	Rhoeo discolor 1	Rhoeo discolor 2
Anfangs	481	468
Nach 1 Stunde Wasser . . .	484	—
Nach 20 Min. 1500 Atm. . .	—	485
Nach 4 Stunden Trocknen .	396	365
Nach 24 Stunden „ .	274	219
Nach 48 Stunden „ .	195	165

Obgleich es sich hierbei nur um einen rein physikalischen Druckerfolg handelt, zeigt sich doch sogleich eine Beziehung zur botanischen Praxis, zu

Versuchen von DE VRIES (1915), der schwerkeimende Pflanzensamen durch Vorbehandlung mit Wasserdruck zum Auskeimen brachte. Es gibt unter den Samenkörnern vieler Pflanzen einen wechselnden Prozentsatz „makrobiotischer" Körner oder „Trotzer", die erst mit Verspätung nach einem Jahr oder sogar nach einigen Jahren auskeimen. Die Erscheinung, die die Pflanzen wohl dazu befähigt, der Entwicklung ungünstige Jahre zu überschlagen und zu überleben und die bei den kleineren Kleearten [Arten von Trifolium, Medicago (Luzerne) und Melilotus (Steinklee)] am bekanntesten ist, geht auf die durch eine besondere Hartschicht des Samens erschwerte Wasseraufnahme zurück, die das Aufquellen der Keime verhindert. Durch chemische (Schwefelsäure) und mechanische (Anfeilen) Vorbehandlung vor der Aussaat ist mit Erfolg die Keimfähigkeit verbessert, so dass die Körner sofort nach der Aussaat keimen. Immerhin können diese Behandlungsarten auch leicht zu einer Schädigung der Samenkörner führen. DE VRIES fand statt dessen die einfache Methode geeignet, dass er die vorher etwa einen Tag in Wasser aufbewahrten (Oenothera-) Samen 2—3 Tage lang unter einen Druck von 6—8 Atm. setzte, wodurch die Ausbeute bis auf 95% anstieg und erklärt den Erfolg mit dem Einpressen des Wassers in sehr feine lufthaltige Risse der Hartschicht. Neuerdings hat DAVIES (1926) auf Anregung von BRIGDMAN den Versuch an Samen von Medicago und Melilotus wiederholt, aber mit den weit höheren Drucken von 500 und 2000 Atm., die er kurz für 1—10 Min. einwirken liess. Der Erfolg ist ungefähr der gleiche wie bei den niederen Drucken und wohl auch ebenso zu erklären. Da sich aber bei den hohen Drucken Anzeichen einer Schädigung hineinmischen, ist der DE VRIESsche Weg vorzuziehen. Schon REGNARD sah bei der Aussaat von Kressesamen, die einem Druck von 1000 Atm. unterworfen waren, eine Verzögerung des Wachstums. Bei eigenen Versuchen an Radieschensamen zeigte sich für Drucke über 1000 Atm., dass die gedrückten Samen in ihrer Entwicklung um 1—2 Tage hinter den Kontrollsamen zurückblieben, im übrigen aber normal wuchsen, so dass die Pflanzen sich später nicht mehr von den ungedrückten unterschieden.

II. Wirkung hoher Drucke auf Organismen.

1. Bakterien und Hefe unter Einwirkung von Drucken bis 1000 Atm.

Eine der ersten und auffälligsten Entdeckungen REGNARDs war die Beeinflussung von Gärung und Fäulnis durch Druck. Er brachte hefehaltige Zuckerlösungen, Fleisch, Eiweiss und Eigelb, Milch, Käse, Butter, Blut, allerlei fäulnis- oder gärungsfähige Substanzen in die Druckbombe, unterwarf sie Drucken über 600 Atm. die er für Minuten, Stunden oder Tage unterhielt, und stellte fest, dass unter diesen Umständen jede Gärung und Fäulnis ausbleibt. Die Flüssigkeiten und Substanzen, auch wenn sie vorher stark infiziert oder hefeversetzt waren und wenn die Kontrollproben alle Zersetzungserscheinungen aufweisen, verhalten sich wie steril. Wachstum und Stoffwechsel dieser kleinsten Lebewesen sistiert. Es ist daher möglich, wenn auch noch nicht bis zur praktischen Ausführbarkeit in grösserem Massstab durchgebildet, verderbliches Material in Druckräumen wie in Kühlräumen zu konservieren. Die dem Druck ausgesetzten Mikroorganismen sind aber nicht getötet. Denn auf normalen Druck zurückgebracht, leben sie wieder auf, erholen sich nach kürzerer oder längerer Zeit, vermehren sich, Fäulnis und Gärung kommen wieder in Gang. Der Versuch ist in mehrfacher Beziehung bemerkenswert. Die Höhe des Druckes, der erreicht sein muss, bevor überhaupt Wirkungen an den Mikroben auftreten, ist überraschend gross. Drucke unterhalb 400 Atm. haben noch keine merkliche Wirkung. Der Zustand reversibel sistierten Lebens ist vergleichbar etwa dem Zustand von Schlaf, Betäubung, Scheintod, latentem Leben, vita minima, die Wirkung des Druckes erinnert an die Wirkung von Narkose oder von niedriger Temperatur. Eine tödliche Dosis wird durch Drucke bis 1000 Atm. zunächst noch nicht erreicht.

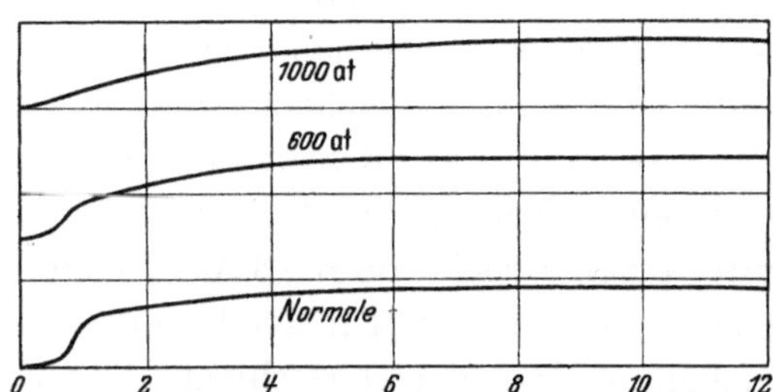

Abb. 9. Verlauf der Hefegärung nach Einwirkung von 600 und 1000 Atm. (Regnard).

Die Kurve der Abb. 9 zeigt die Gärungsintensität einer normalen hefehaltigen Zuckerlösung im Vergleich zu einer gleichartigen Lösung, die vorher 1 Stunde lang einem Druck von 600 und von 1000 Atm. ausgesetzt war und deren Gärung verlangsamt in Gang kommt, dann aber normale Stärke erreicht. Eine für 12 Tage mit 700 Atm. gedrückte Milchprobe brauchte 3—4 Tage, bis nach dem Druckablass die Durchsäuerung und Gerinnung eintrat. Ein durcheinandergerührtes Eiweiss-Eigelbgemisch zeigte nach 18 Tagen 700 Atm. noch keine Zersetzungserscheinungen, hatte sich aber in untenstehendes Eigelb und darübergeschichtetes Eiweiss entmischt. An Speichel, Magen- und Pankreassaft und Hefediastase konnte Regnard eine Verminderung ihrer Fermentaktivität nach Druck nicht feststellen und nahm an, dass diese Fermente auch in den grössten Meerestiefen wirksam sind und dort vielleicht von besonderen, den Tiefseebedingungen angepassten Bakterienarten sezerniert werden. Certes (1884) und Certes und Cochin (1889) fanden für Drucke von 300—400 Atm. die Lebensfähigkeit der Hefe unvermindert, aber die alkoholische Gärung während des Druckes beeinträchtigt. Wenn d'Arsonval und Charrin (1893) Drucke von 50 oder 12 Atm. für Bakterien tödlich sahen, so war es nur die Wirkung des von ihnen zur Druckübertragung benutzten Kohlensäure- oder Sauerstoffgases. Erst die hohen Drucke von 3000 Atm., die Roger (1895) auf Bakterienkulturen einwirken liess, indem er sie in fest zugebundenen dünnen Kautschuksäckchen in ölgefüllte Druckzylinder brachte, hatten einen deutlichen Einfluss. Der Druck stieg innerhalb 10 Min. auf 3000 Atm., blieb 2 Min. auf der Höhe und wurde dann rasch abgelassen. So gedrückte Streptokokkenkulturen, auf Agar ausgesät, kamen, verglichen mit ungedrückten, erst mit mehrstündiger Verspätung zum Auswachsen und gaben weniger zahlreiche Kolonien, wuchsen aber sonst normal. Subcutan in die Ohren von Kaninchen eingeimpft, riefen die gedrückten Kulturen ein lokales Erysipel hervor, das in 10—11 Tagen abheilte, während die mit den ungedrückten Kulturen geimpften Tiere ohne Lokalerscheinungen in 5—6 Tagen einer Allgemeininfektion erlagen. Milzbrandbacillen erfuhren ebenfalls eine Verzögerung und Abschwächung des Wachstums und der Virulenz, aber nur, wenn es sich um nicht sporenbildende Formen handelte. Die sporentragenden Formen dagegen und auch Kolibacillen und Staphylococcus aureus zeigten sich von diesen Drucken unbeeinflusst. In ausführlicher Untersuchung behandelten Chlopin und Tammann (1903) den Druckeinfluss auf Mikroorganismen, die sie nach mehrstündigen Drucken von 2000 und 3000 Atm. auf Agar-, Gelatine- oder Bouillonkulturen züchteten und im Tierversuch an Maus und Meerschweinchen auf Virulenz prüften. Weder Bakterien noch Schimmelpilze noch Hefe wurden durch die Drucke völlig abgetötet. Aber an der Schwächung der Bewegungen, an Verlangsamung oder Verlust der Vermehrungsfähigkeit oder typischer Reaktionen — Gärung von Hefe und Colibacillus, Pigmentbildung bei B. prodigiosus und Sarcina rosea — und an Schwächung der Virulenz war in vielen Fällen die lähmende Druckwirkung deutlich erkennbar. Dabei war die Druckdauer neben der Druckhöhe von wesentlichem Einfluss. Kurz dauernde Drucke wurden durch mehrfache Wiederholung wirksam. Es unterschieden sich nach ihrer Druckresistenz eine besonders empfindliche Gruppe (B. pyocyaneus, B. pneumoniae croup., V. cholerae, V. Finkleri), eine Gruppe mittlerer Resistenz, zu der unter andern die Coli- und Typhusbacillen, Staphylokokken und Tuberkelbacillen gehören, und eine besonders resistente Gruppe (sporentragende Milzbrandbacillen, Oidium lactis, Hefe), und es schien möglich, die druckbewirkte Abschwächung der Virulenz zu Impfzwecken heranzuziehen. In Versuchen am Bonner Institut hat Ströder (1938) an Kaninchentrypanosomen, die zu den tierischen Flagellaten gehören, niedrigere Druckdosen wirksam gesehen. Schon nach 1400 Atm. sind sie abgetötet, nach 1000 Atm. ist der Geisselschlag verlangsamt und finden sich neben normalen Formen viele, die plumper, kurz und gedrungen oder abgerundet aussehen. Namentlich ist die Zahl der in der Emulsion auffindbaren Trypanosomen stark vermindert, so dass viele Exemplare sich durch den Druck völlig aufgelöst zu haben scheinen. Wenn in dem Übergangsbereich zwischen 1100 und 1400 Atm. bei Impfung die Infektion überhaupt angeht, so ist die Inkubationsdauer erheblich verlängert. Diese Versuche heben nur den Gegensatz zu den soviel resistenteren Bakterien hervor, sind aber insofern verwertbar, als an den Trypanosomen besser als an den Bakterien zu sehen ist, wie ungleichmässig in einer und derselben Kultur die verschiedenen Exemplare vom Druck betroffen werden, so dass tote und geschädigte neben normalen vorkommen. Es besteht daher die Möglichkeit, die abgeschwächte Virulenz und verlängerte Inkubation auf die verminderte Zahl der überlebenden Erreger zurückzuführen.

2. Bakterien und Hefe nach Einwirkung von Ultradrucken (3000—17000 Atm.).

Bei den Bakterien erfordern die letalen Druckdosen weit höhere Drucke. Für Hite, Giddings und Weakley (1914) (West Virginia Agricultural Experiment Station) handelte es sich um den Versuch, Früchte und andere Lebensmittel durch hohe Drucke zu konservieren, wie es nach den Regnardschen Versuchen durchaus möglich ist, und sie durch die Druckmethode vielleicht in schonenderer Weise als durch Hitze oder Chemikalien zu sterilisieren. Als tödliche Druckmengen fanden sie für Hefezellen (Saccharomyces cerevisiae und S. albicans) 6000 Atm. 5 Min. oder 4500 Atm. 10 Min. oder 2500 Atm. 1 Stunde, für Typhus- und Diphtheriebacillen gegen 3000 Atm. 10 Min., für B. prodigiosus, B. fluorescens liquefaciens, B. lactis aerogenes, Streptococcus lacticus 6000—7000 Atm. 4 Min. oder 3500—4500 Atm. 10 Min. oder 2000—3000 Atm. 1 Stunde. Ihre Werte liegen verhältnismässig niedrig und stimmen mit den früheren Befunden von Chlopin und Tammann und den späteren von Basset und Macheboeuf nicht ganz überein. Basset und Macheboeuf (1932), die mit dem Bassetschen Druckapparat (1927) arbeiteten, unterwarfen Kulturflüssigkeiten, die sie in dünnsten Kautschuksäckchen oder Zinntuben unterbrachten, den bisher höchsten Drucken von vielen tausend Atmosphären. Der Druckanstieg und -abfall geschah allmählich innerhalb 3 Min., so dass bei der Grösse der ableitenden Oberfläche Temperaturänderungen, die mit der Kompression und Dekompression verknüpft sind, als unbeträchtlich vernachlässigt werden konnten. Die Druckdauer betrug bei ihren Versuchen meist 45 Min., seltener 30 Min., da sich die Druckwirkung in der ersten Zeit mit zunehmender Dauer deutlich vertieft und in $^1/_2$—$^3/_4$ Stunde ihrem Maximum nähert. Unter diesen Bedingungen fanden sie einen wesentlichen Unterschied zwischen den sporenlosen und den sporentragenden Bakterien. Die ersteren, zu denen die Tuberkel-, Coli-, Typhus-, Paratyphusbacillen, Pneumokokken und Staphylokokken gehören, bleiben lebensfähig und virulent nach Drucken bis zu 5000 Atm. und erliegen einem Druck zwischen 5000 und 6000 Atm. Die letzteren (B. subtilis, B. megatherium, Tetanusbacillen) konnten durch noch so hohe Drucke nicht abgetötet werden, obgleich für den B. subtilis der Druck bis auf 19000 bis 20000 Atm. gesteigert wurde. Die Resistenz der Sporen ist also, wahrscheinlich im Zusammenhang mit ihrem geringen Wassergehalt und Stoffwechsel, gegen Druck ebenso wie gegen Hitze, Austrocknung, Bestrahlung und chemische Desinfizienzien ungemein gross.

3. Fermente und Toxine, Virus und Bacteriophagen nach Ultradrucken.

Basset und Macheboeuf und Mitarbeiter haben weiterhin ihre Methode der Ultradrucke auf eine Reihe verwandter Fragen angewendet und haben Fermente und Toxine, Virus und Bakteriophagen auf ihre Druckresistenz geprüft.

Für die hydrolytisch spaltenden Verdauungsfermente, Saccharase, Laccase, Pankreaslipase, Pankreastrypsin, Pankreasamylase, Leberkatalase, liegt der zur Inaktivierung ausreichende Druckwert noch höher als für die gewöhnlichen Bakterien, im Bereich um 13000 Atm., am niedrigsten für die Pankreaslipase (11000 Atm.), am höchsten für das Pankreastrypsin (17000 Atm.). Ähnlich resistent erweisen sich die Toxine (Diphtherie- und Tetanustoxin), die erst zwischen 12000 und 15000 Atm., in ihrer Wirkung abgeschwächt, zwischen 16000 und 18000 Atm. vernichtet werden. Kobragift und Tuberkulin bleiben unbeeinflusst. Inaktivierte Toxine haben keine immunisierenden Eigenschaften mehr, sind also nicht zu Anatoxinen geworden. Die Antikörper in Immunseren werden durch die hohen Drucke nicht zerstört.

Die Bakteriophagen und die Virus„erreger", deren Natur noch strittig und von denen es zweifelhaft ist, ob sie als kleinste ultravisible Lebewesen oder nicht viel mehr als Zellteile und Zellprodukte, den Chromosomengenen und Entwicklungsfaktoren vergleichbar, oder als krystallisierbares Eiweiss anzusehen sind, bleiben in ihrer Druckresistenz hinter den Fermenten zurück. Der Staphylococcusbakteriophage wird nach Basset und Macheboeuf bei 3000 Atm., die Bakteriophagen des Typhusbacillus, B. megatherium und B. subtilis werden bei 5500 Atm. zerstört, und nur die in Sporen eingeschlossenen „lysigenen Faktoren" sind vor jeder Druckwirkung geschützt. Es sind hiernach die Bakteriophagen, die neuerdings das Elektronenmikroskop sichtbar gemacht hat und die sich von den Bakterien ausser durch ihre Kleinheit durch die Abwesenheit einer Membran oder Kapsel und durch ihre homogene Indifferenziertheit unterscheiden, in ihrem Druckverhalten und wohl auch in ihrer Wirksamkeit nicht mit Fermenten, eher mit den Bakterien vergleichbar.

Für das pflanzliche Virusprotein, das die Mosaikkrankheit der Tabakblätter hervorruft und das durch die Stanleysche Entdeckung aus dem Presssaft viruskranker Tabakpflanzen in Form krystallähnlicher Nadeln isolierbar ist, liegen Druckversuche von Giddings, Allard und Hite (1929) vor. Nach Drucken von 5000 Atm. blieb der Presssaft selbst bei mehrtägiger Druckdauer infektiös. Ein Druck von 10000 Atm. dagegen genügte bei eintägiger Dauer zur völligen Inaktivierung. Für die tierischen Virusüberträger (Pocken, Vaccine, Rabies, Aphten, Hühnerpest, Encephalomyelitis) liegt nach Basset und Macheboeuf die inaktivierende Druckdosis zwischen 4000 und 5000 Atm., beim Herpesvirus niedriger (3000 Atm.), beim Encephalomyelitisvirus höher (6500 Atm.), sie sind in ihrer Resistenz ebenfalls deutlich von Fermenten und Toxinen unterschieden. Den Virus und Bakteriophagen schliesst sich der filtrierbare Erreger des Rous-Sarkoms an, dessen Wirksamkeit durch einen Druck von 4000 Atm. vernichtet wird. Dagegen liegt für die andern malignen Tumoren, Krebs und Sarkom, die Druckhöhe, die ein Auswachsen bei der Überimpfung verhindert, erheblich niedriger, bei 1800—2000 Atm., bei einem Druck, der auch normale Gewebszellen abtötet, was nicht für das Vorhandensein besonderer Krebserreger spricht.

So ordnen sich die von Basset und Macheboeuf den Ultradrucken unterworfenen Objekte schematisch in folgende Reihe: Geschwulstzellen (und normale Zellen) 1800—2000 Atm., invisible Virus 4000—5000, Bakteriophagen 5000, nichtsporentragende Bakterien 5000—6000, hydrolysierende Enzyme 13000, Toxine 16000, Sporenbakterien >19000 Atm. Auf diese Weise hat die Klassifizierung nach der Druckresistenz zugleich einen Beitrag zur Charakterisierung der Krankheitserreger und Wirkstoffe geleistet.

4. Eiweiss und Ultradruck.

Die durch Ultradrucke erzielten Wirkungen stehen in enger Beziehung zu dem allgemeinen bedeutsamen Befund, dass Eiweisse durch solche Drucke verändert werden. Bridgman (1914) machte die überraschende Feststellung, dass Eiereiweiss durch einen Druck von 7000 Atm. bei Zimmertemperatur zur Gerinnung (Koagulation) gebracht wird und in Konsistenz und Aussehen fast den Eindruck von hartgekochtem Eiweiss macht, obgleich durch die Langsamkeit der Drucksteigerung eine Temperaturerhöhung vermieden war und bei niedriger Temperatur, 0° statt 20°, der Erfolg eher verstärkt wurde. Drucke von 6000 Atm. und 30 Min. Dauer gaben dem Eiweiss das Aussehen geronnener Milch, Drucke von 5000 Atm. bewirkten eine Zunahme der Steifigkeit (Viscosität), die nach 3000 Atm. und 16 Stunden Dauer vielleicht eben angedeutet war. Bei 7000 Atm. war die Gerinnung vollkommen und durch noch höhere Drucke nicht mehr zu steigern. Unabhängig davon stiessen Basset und Macheboeuf (1933) auf die Erscheinung, als sie versuchten, Immunsera durch Ultradrucke zu beeinflussen. Wie sie beschreiben, verliert Serum, das 35 Min. einem Druck von 10000 Atm. ausgesetzt war, seine klare und flüssige Beschaffenheit und wird zu einem sehr festen milchigen Gel, das sich in toto von der Gefässwand lösen lässt und beim Ausschütten sein eigenes Gewicht trägt. Das Koagulum bleibt, anders wie ein Blutkuchen, ohne Retraktion und Flüssigkeitsabsonderung (Bridgman sah an seinem Eiweisskoagulum innerhalb 24 Stunden eine kleine Menge wässeriger Flüssigkeit austreten). Durch Zerreiben in Wasser oder Kochsalzlösung lässt sich nur ein kleiner Teil des Eiweiss wieder auflösen. Drucke von 6000 Atm. machen das Serum leicht opalescent und merklich visköser, Drucke unter 4500 Atm. bleiben wirkungslos. Trennt man durch fraktionierte Ammonsulfatfällung die Albumine von den Globulinen, so zeigt sich, dass auch bei den höchsterreichbaren Drucken die Albumine unbeeinflusst bleiben und die Wirkung nur die Globuline betrifft, die bei 7000 Atm. koaguliert werden. Bei Drucken unter 5000 Atm. war aber auch an den Globulinen weder bei der elektrometrischen Titrierung des Pufferungsvermögens, noch am isoelektrischen Punkt oder Membrangleichgewicht eine Änderung zu bemerken. Demnach kann es sich nicht um einen tiefer greifenden chemischen Einfluss mit Bindung saurer und basischer Gruppen oder Ringbildung handeln, sondern eher um veränderte sterische Anordnung der Moleküle, die vielleicht wie Lipoideiweisskomplexe dichter ineinander verhakt oder verfilzt werden. Dass aber doch das Globulineiweiss umgewandelt wird, zeigt sich darin, dass ein Pferdeserum nach Drucken über 5000 Atm. zwar noch als Antigen positive Präcipitinreaktionen gibt, aber nicht mehr gegen gewöhnliches Pferdeserum sensibilisieren oder an einem mit normalem Pferdeserum sensibilisierten Tier einen anaphylaktischen Schock auslösen kann. Dagegen sensibilisiert es gegen gedrücktes Pferdeserum und löst an einem mit gedrücktem Pferdeserum sensibilisierten Tier den Schock aus. Es ist also durch eine sonst nicht nachweisbare kleine Änderung seiner sterischen Konfiguration in seiner Artspezifität modifiziert.

Die durch Drucke von 5000—7000 Atm. bewirkte leichte Umwandlung der Globuline ist aller Wahrscheinlichkeit nach ein Grundphänomen, das für die Wirkung des Druckes auf Virus, Bakteriophagen und Bakterien verantwortlich ist, das aber erst bei so hoch gesteigerten Drucken zum Vorschein kommt. Immerhin ist zu berücksichtigen, dass Basset und Macheboeuf, wie es aus technischen Gründen verständlich ist, ihre Substanzen immer nur nach Druck, nicht während des Druckes, also eigentlich nur die irreversibel dauernden Nachwirkungen, nicht die unmittelbaren Wirkungen des Druckes untersucht haben. Wie wenig diese beiden Wirkungen gleichgesetzt oder miteinander verwechselt werden dürfen, geht aus den anfangs geschilderten Befunden Regnards, der reversiblen, die Druckwirkung nur kurze Zeit überdauernden Gärungs- und Fäulnissistierung hervor. Insofern sind auch die wichtigen Befunde von Basset und Macheboeuf über die erstaunlich druckresistenten Verdauungsfermente, die doch auch zu den Eiweissen gerechnet zu werden pflegen, noch für die Zeit der unmittelbaren Einwirkung während des Druckes nachzuprüfen und zu ergänzen, wovon später noch die Rede sein soll. Im folgenden werden wir die Ultradrucke verlassen und es mit Drucken unterhalb 2000 Atm. zu tun haben, deren Wirkung mit der Fenstermethode direkt beobachtbar ist. Es zeigt sich, dass in diesem Druckbereich die meisten physiologischen Wirkungen liegen.

5. Einwirkung des Druckes von einigen 100 Atm. auf Organismen des Süss- und Meerwassers.

Als Beispiel sei das Verhalten von Süsswasserinfusorien, Paramäcien, geschildert, die, in einer winzigen Cuvette in die Nische der Bombenwand dicht hinter dem Fenster der Druckbombe gestellt, mit der Lupe beobachtet werden oder besser mit Projektion und Lupenvergrösserung auf einem Wandschirm erscheinen (E.[1] 1936). Sie schwimmen lebhaft und regellos nach allen Richtungen durcheinander, nun steigt der Druck auf 500 Atm., und wie mit einem Schlage stellen die Tierchen ihre Bewegung ein, ein leichter Regen von bewegungslosen Paramäcien rieselt sacht nach unten und setzt sich am Boden des Gefässes ab, wie abgestorbenes Plankton sedimentierend. Der Druck wird auf 0 gesenkt, und wieder wie mit einem Schlage erwachen die Tierchen aus ihrer Betäubung und schwimmen lebhaft, als sei nichts geschehen, umher. Der Versuch ist beliebig oft wiederholbar. Er lehrt eindringlich die Plötzlichkeit, mit der die Wirkung einsetzt, und die Plötzlichkeit, mit der sie auch wieder aufhört, sowie die Reversibilität und relative Unschädlichkeit der Betäubung. In dem ursprünglichen Versuch von REGNARD waren die Tierchen für 10 Min. einem Druck von 400—600 Atm. ausgesetzt und danach der Bombe entnommen, sie waren zunächst 1 Stunde lang bewegungslos eingeschläfert, erholten sich dann allmählich und waren nach 2 Stunden wieder normal. In der Tat ist die Nachwirkung der narkoseähnlichen Betäubung um so stärker und länger dauernd, je längere Zeit der Druck eingewirkt hatte. Die Druckwirkung vertieft sich mit der Dauer. Sie ist genau durch die Druckhöhe dosierbar. Bei feinerer Beobachtung der Schwimmgeschwindigkeit auf einer in Quadrate eingeteilten Projektionsfläche ist eine erste Verlangsamung der Bewegung schon bei 50 Atm. angedeutet und wird mit zunehmendem Druck deutlicher, zugleich kommt eine Tendenz zu Rollbewegungen und zu Thigmotaxis (Festsetzen an den Wänden, besonders an den oberen Winkeln der Cuvette) zum Vorschein, bis von etwa 400 Atm. an immer mehr Individuen von der völligen Lähmung ergriffen werden. Wird der Druck auf 800—1000 Atm. gesteigert, so fällt eine Gestaltänderung auf: die schlanken Paramäcien werden birnenförmig, keulenförmig plumper und nehmen schliesslich Kugelform an (E. 1935). Sie sind dann nicht mehr weit vom endgültigen Absterben entfernt, können sich aber selbst von diesem Stadium aus, unter normalen Druck gebracht, innerhalb einiger Stunden wieder erholen und zur Norm zurückkehren. Erst durch länger anhaltenden Druck werden sie getötet. Ähnlich verhalten sich andere Infusorien und Protozoen mit nur geringen Variationen der wirksamen Druckdosis.

Eine genaue Beschreibung der mikroskopisch beobachteten Druckreaktionen von Amöben (A. dubia und A. proteus) haben MARSLAND und BROWN (1936) gegeben. Drucke oberhalb 250 Atm. stellen die Protoplasmaströmung und amöboide Bewegung still, die aber sogleich bei Druckablass wieder in Gang kommt. Hält der Druck über 300 Atm. $^1/_2$ Stunde an, so braucht die Erholung viele Minuten; noch grössere Druckdauer tötet die Amöben. Plötzliche Drucksteigerung auf 400 Atm. führt zu einer innerhalb $^1/_2$ Sek. vor sich gehenden Verkürzung der Pseudopodien, deren Enden sich kugelig abrunden, wobei manche zylindrische Pseudopodien ganz zu Kugeln werden können.

[1] E. = EBBECKE.

Auch hier ist der Zustand noch reversibel, wenn er nur kurz bestanden hatte. Für untermaximale Drucke von 5 Min. Dauer stellt sich eine Amöbe in einen Gleichgewichtszustand von charakteristischer Form ein, wie es die Abb. 10 zeigt, gleichgültig, ob der Druck im Anstieg von niederen oder Abstieg von höheren Drucken erreicht war. Der Durchmesser der Pseudopodien nimmt mit wachsendem Druck ab und von 140 Atm. an nimmt auch die Länge der Pseudopodien ab, bis bei 400 Atm. sämtliche Pseudopodien eingezogen sind. Unterhalb 140 Atm. aber sind die Pseudopodien länger als normal ausgezogen, ohne die sonst die Spitze des Pseudopodium abgrenzende hyaline Kappe aus Plasmagel. Die wirksamen Drucke sind bei den Protozoen und auch bei den Metazoen ersichtlich von ganz anderer Grössenordnung als für eine Eiweissumwandlung erforderlich ist. Doch muss eine Erörterung des Wirkungsmechanismus

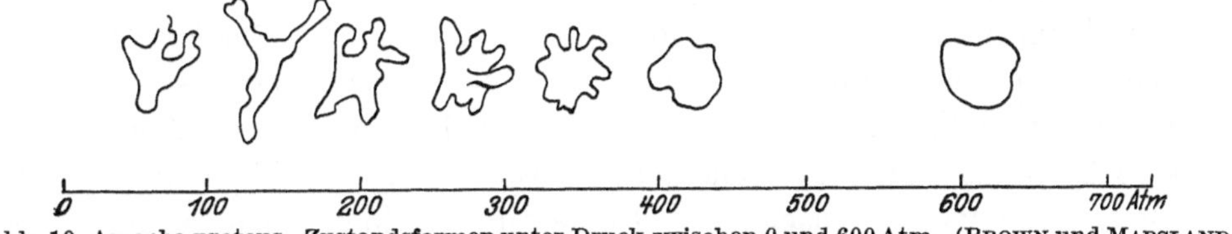

Abb. 10. Amoeba proteus. Zustandsformen unter Druck zwischen 0 und 600 Atm. (Brown und Marsland.)

zunächst noch verschoben werden, bis die Erfahrungen über die Drucksymptome genügend vollständig geschildert sind.

Für die wirbellosen Metazoen und die Fische des Meer- und Süsswassers hat schon Regnard an einer grossen Zahl von Arten die betäubende und tödliche Druckdosis bestimmt und in vereinzelten Fällen auch die unmittelbare Einwirkung während des Druckes beobachtet. Auf Grund der eigenen Beobachtungen mit der Fenstermethode lassen sich die verschiedenen Arten nach dem Grade ihrer Druckresistenz etwa in folgende Reihenfolge ordnen: Aktinien, Seesterne, Seeigel, Quallen, Schnecken, Würmer, Krebse, Fische. Von ihnen sind die Aktinien so unempfindlich, dass sie sich im Laufe einiger Stunden sogar von einem 1stündigen 1000 Atm. Druck erholen können, die Fische so empfindlich, dass ein kurz dauernder Druck von 250—400 Atm. sie tötet. Neben den in der ganzen Tierreihe immer wiederkehrenden Erscheinungen der reversiblen und irreversiblen Lähmung sind einige Besonderheiten bemerkenswert, für die kurze Beispiele angeführt seien. Eine Meduse, die mit den regelmässigen rhythmischen Kontraktionen ihrer Schwimmglocke fast nach Art eines Herzschlages ein äusseres Anzeichen ihres Lebenstempos gibt und von der die verschiedensten Arten und Grössen im Meeresplankton zur Verfügung stehen, reagiert in der Druckkammer auf die ersten wirksamen Grade der Drucksteigerung mit verstärkten Schwimmbewegungen, mit Zunahme der Frequenz und der Amplitude. Der betäubenden Wirkung geht eine Anregung, dem narkotischen Stadium ein Exzitationsstadium voraus. Waren vor dem Druck die Schwimmglockenbewegungen unregelmässig und durch längere

Pausen unterbrochen, so gehen sie unter mässigem Druck in längeren Serien gleichmässig weiter, um freilich bei Druckablass für einige Zeit völlig stillgestellt und erst allmählich wieder aufgenommen zu werden. Es macht den Eindruck, als wäre diese anregende und antreibende Druckwirkung, wenn sie etwas länger angehalten hat, zu einer notwendigen Bedingung geworden, bei deren Wegfall die spontane Automatie nicht mehr ausreicht. Die anregenden Druckhöhen liegen zwischen 100 und 200 Atm., gelegentlich noch tiefer. Schon bei 300 Atm. folgt der Umschlag der anregenden in die lähmende Wirkung, die rhythmischen Bewegungen kommen zum Stillstand und bleiben bei Druckablass mit Ausnahme eines gelegentlich die Drucksenkung begleitenden Einzelschlages (Entlastungsreiz) für kurze Zeit stillgestellt. Bei wenig höheren Drucken und jenseits 400 Atm. immer deutlicher werdend, kommt aber als eine neue Bewegungsform eine langsame kontinuierliche, mit der Druckdauer vertiefte Kontraktion zum Vorschein, die zu einer Verengung und Formänderung (Ausbeulung, Umkrempelung) der Schwimmglocke führt, sich als tonische oder krampfhafte Kontraktion oder Kontraktur von den gewöhnlichen Bewegungen mit ihrem raschen Rhythmus stark unterscheidet und sich bei Druckablass erst schnell, dann langsamer wieder ausgleicht. Immerhin ist auch noch nach kurzen 600-Drucken eine Erholung und Rückkehr zur Norm möglich. Wie das Beispiel zeigt, sind hier die durch Druck hervorgerufenen Erscheinungen wesentlich mannigfaltiger geworden. Zu der Lähmungswirkung kommen die Reizwirkungen hinzu, und zwar eine Reizwirkung, die einen schwächeren Wirkungsgrad darstellt und in ihrem Erfolg zweckmässig, normal, ähnlich etwa einer Flucht- oder Schreckreaktion, aussieht und nur den Erregungsablauf beschleunigt und verstärkt, und eine zweite Reizwirkung, die einen stärkeren Wirkungsgrad bedeutet, in dieser Form gewöhnlich nicht auftritt und keine biologische Aufgabe erfüllt. Es empfiehlt sich von vornherein diese beiden Reizwirkungen, als unternarkotisch und übernarkotisch, auseinanderzuhalten, und es ist wahrscheinlich und wird durch die spätere Analyse noch gestützt werden, dass die beiden ersten Stadien der Exzitation und Lähmung das zentrale, bei den Medusen in Form eines Gangliennetzes ausgebreitete, Nervensystem betreffen, während das dritte Stadium eine direkte Muskelwirkung ist.

Die am Beispiel der Meduse beschriebenen drei Druckstadien kommen an anderen Tierarten in ähnlicher Weise zur Beobachtung. Im Fall der Garnelen (Leander, Crangon, Pandalus) genügt schon ein Druck von nur 50 Atm., um das Tier in eine allgemeine lebhafte Unruhe zu versetzen, die bei Druckablass sofort aufhört. Der Versuch kann so oft, 10- und 20mal hintereinander, mit immer gleichem Erfolg wiederholt werden, dass an seiner Gesetzmässigkeit nicht zu zweifeln ist. Es macht nur einen kleinen Unterschied, ob der Druckanstieg plötzlich oder langsamer bewerkstelligt wird. Wenn der Druck von 50 Atm. längere Zeit andauert, beruhigt sich das Tier, wird aber durch jede leichte Drucksteigerung wieder aufgemuntert. Die Druckempfindlichkeit gegen

Kompression ist hier so gross, dass man geneigt ist, sie mit den gewöhnlichen Reaktionen auf Berührung und pathische Reize zu vergleichen. Auf plötzlichen Druckanstieg von 100 oder 150 Atm. macht das Tier durch heftige Schwanzbewegungen einen oder einige grosse Sätze. Aber schon 150 Atm. haben neben der Reizwirkung deutliche Lähmungswirkung, so dass das Tier bald zu Boden sinkt, unter lebhaftem Zittern und Flimmern aller Extremitäten, aber ohne Ortsbewegung. Bei Druckablass streckt sich das Tier ein wenig und bleibt dann regungslos und schlaff längere Zeit liegen. 200 Atm. und mehr stellen nach schnell vorübergehender Erregung alle Bewegungen still. Wird nach einem Druck von 500 Atm. die Garnele aus der Druckkammer genommen und in einen Wasserbehälter gesetzt, so findet man sie völlig regungslos, ohne Reaktion auf Schwanzkneifen, stockartig gestreckt und versteift. Nach etwa 10 Min. fangen die Strudelfüsschen wieder an ihre schnellen rhythmischen Bewegungen auszuführen, ohne dass das Tier auf Umdrehen oder Berührung reagiert. Innerhalb 1 Stunde aber erholt es sich und erscheint wieder völlig normal. Das Herz zeigt sich druckresistenter als das Nervensystem, da sein Schlag, der an dem durchsichtigen Tier durch Brustschild und Pigmentzellen hindurch mit mikroskopischer oder Lupenvergrösserung erkennbar ist, auch während des bewegungslosen, scheintoten Zustandes weitergeht. Auch in diesem Fall sind die drei Stadien der Reizwirkung, zentralen Lähmung und Muskelstarre deutlich zu erkennen, für die als letztes Beispiel noch das Verhalten der Fische angeführt sei.

Kleine Fische — Grundel (Gobius), Scholle (Pleuronectes platessa) und Seestichling (Spinachia vulgaris) — werden durch 50 Atm., mehr noch durch 100 Atm. zu lebhaften und wilden Zappel- und Schwimmbewegungen veranlasst. Nach Druckablass sinkt das Tier langsam und bewegungslos auf den Boden des Gefässes und bleibt einige Zeit still liegen. Schon 200 Atm. töten das Tier, wenn der Druck nur einige Zeit anhält, unter den Anzeichen der Erstickung. 500 Atm. töten sofort das Tier, es ist dann in gekrümmter Stellung völlig steif und hart. Bei den Fischen ist, wie hieraus hervorgeht, die Druckresistenz am kleinsten, die Muskelstarre und Steifigkeit, auf die schon Regnard als erster hingewiesen hatte, besonders stark ausgeprägt.

Solche Fische, die in den oberen Meeresschichten zu leben gewohnt sind, werden daher in einer grösseren Tiefe als 2 km nicht mehr lebensfähig sein. Welche Regulierungs- und Anpassungsvorrichtungen anderen Fischarten und Tiefseetieren den Aufenthalt in grösseren Meerestiefen erlauben und welche grössten Tiefen von Fischen noch bewohnt werden, ist noch nicht bekannt. So wie die in der ewigen Nacht der Tiefsee lebenden Tiere sich dem Lichtmangel entweder durch Ausbildung von Leuchtorganen und besonders grossentwickelte Augen oder durch Verkümmerung der Augen angepasst haben (augenlose Fische sind noch aus 5000 m Tiefe gefangen), so ist vielleicht auch eine Anpassung an den Druck möglich.

In Tiefen von mehr als 7000 m sind bisher noch keine Tiere gefangen worden. Die Beobachtungen Beebes, der in einer Tauchkugel eingeschlossen sich hinabgleiten liess und mit Scheinwerferlicht die merkwürdigen Formen der Leuchttiere in der dunklen Tiefe beobachtete, reichen bis 923 m, eine Strecke, die zwar die von ausgerüsteten Tauchern bisher begangenen Tiefen weit übertrifft aber doch mit ihrem Druck noch unter 100 Atm. bleibt. Durch die mehrjährigen Forschungsexpeditionen des dänischen Zoologen Johannes Schmidt auf dem Dampfer Thor, die die Heimat und Laichstätten des europäischen Flussaals in der Tiefe (2000 m und darüber) des westlichen atlantischen Ozeans und die langen Wanderungen der in Entwicklung begriffenen Aalbrut („Leptocephalus“, Montée) entdeckten, ist ein Fall bekannt geworden, in dem ein Tier im Laufe seiner Reife und seines Alterns aus der Lebensweise eines Tiefseebewohners in die eines Süsswasserfisches übergeht, um am Ende seines Lebens wieder zu seinen alten Brutstätten zurückzukehren.

Die Reiz- und Lähmungswirkung der Drucke, die sich an kleinen Krebsen, Garnelen und Fischen unmittelbar durch die Fenster der Druckbombe beobachten lässt, spiegelt sich sehr anschaulich in den Versuchen von Fontaine (1928), der nach der Winklerschen Methode der Sauerstoffbestimmung im Wasser die Sauerstoffzehrung solcher Tiere unter dem Einfluss des Druckes feststellte. An Pleuronectes platessa, Ammodytes lanceolatus, Gobius minutus, Crangon vulgaris, Palaemon serratus fand er während eines $^1/_2$stündigen oder 1stündigen Druckes von 100 Atm. eine Steigerung des Sauerstoffverbrauches um 40—110%. Beispielsweise betrug bei einem Pleuronectes der $^1/_2$stündige Sauerstoffverbrauch vor dem Druck 0,117 ccm, während des Druckes 0,182 ccm und nach dem Druck 0,102 ccm und war nach 10 Stunden wieder zum Ausgangswert zurückgekehrt, als Zeichen, dass auf die Reizwirkung des Druckes zunächst eine kompensatorische Ruhepause oder Erschöpfung gefolgt war. Die Abhängigkeit der Wirkung von der Druckhöhe gibt die Tabelle 3, die die Sauerstoffzehrung von Pleuronectes während eines 1stündigen Druckes mit dem normalen Stundenwert vergleicht.

Tabelle 3. Einfluss des Druckes auf den Sauerstoffverbrauch (Fontaine).

Druck in Atm.	Sauerstoffverbrauch in ccm		
	ungedrückt	gedrückt	Differenz in %
25	0,232	0,299	+28
50	0,224	0,311	+39
100	0,176	0,279	+58
125	0,172	0,268	+54
150	0,184	0,112	—39

Schon bei 150 Atm. ist die Reizwirkung in ihr Gegenteil umgeschlagen, und durch 1stündige Druckdauer der Fisch getötet. Die Versuche sind deswegen hervorzuheben, weil sie nach den Regnardschen Beobachtungen das erste Beispiel für die schon bei verhältnismässig so niedrigen Drucken auftretenden Reizwirkungen gaben. Sie sind, wie die spätere Analyse (S. 71) ergibt, auf die Reizung des Nervensystems zurückzuführen und fehlen bei vielen niederen Tieren und allgemein bei Pflanzenzellen, bei denen sich von vornherein nur eine Lähmungswirkung findet.

An pflanzlichen Zellen hat ebenfalls FONTAINE (1927—1929) eine Reihe wichtiger Versuche angestellt. Er betrachtet die Protoplasmaströmung in den Blättchen der Elodea canadensis vor und nach dem Druck und findet sie durch Drucke unterhalb 600 Atm. von beliebiger Dauer unbeeinflusst. Durch Drucke zwischen 700 und 900 Atm. kann die Protoplasmaströmung zeitweilig verlangsamt oder sistiert und nachträglich wieder normal werden, wobei es wesentlich auf die Druckdauer ankommt und die jüngeren, der wachsenden Blattspitze näheren Blättchen empfindlicher sind als die älteren. 900 Atm. für 2 Min. sind, wenigstens für die erst nach dem Druck erfolgende mikroskopische Betrachtung, wirkungslos, für 45 Min. sind sie tödlich unter Zusammenballung der Chloroplasten und Niederschlagsbildung in den Vakuolen. Zur Erklärung nimmt FONTAINE eine Viscositätserhöhung des Protoplasmas an und verweist auf die BRIDGMANschen Befunde über die hochgradigen Viscositätserhöhungen in komprimierten Flüssigkeiten und über die bei 5000 Atm. einsetzende, bei 7000 Atm. vollendete Verfestigung und Gerinnung von Eiereiweiss. An dem Farbaustritt bei roten Radieschen und der fleckig-bräunlichen Verfärbung gedrückter Lorbeerblätter, bei denen es durch Einwirkung von Emulsin auf Amygdalin zur Blausäurebildung kommt, weist er die mit der tödlichen Druckdosis verbundene Permeabilitätserhöhung nach. Eigene Versuche, die noch ohne Kenntnis der FONTAINEschen Befunde angestellt wurden (1936), bezogen sich auf Elodea, Spirogyraalgen, Rhoeo diskolor-Blätter und rote Rüben (Beta vulgaris) und hatten ein gleiches Ergebnis. Die Verklumpung des spiralig geschlungenen Chlorophyllbandes in den Spirogyrazellen zeigt Abb. 11. Sie ist ganz ähnlich den Bildern, die durch Einwirkung starker elektrischer Ströme zustande kommen, findet sich aber auch ohne heftige äussere Eingriffe nur in sehr viel längerer Zeit an den Spirogyrazellen, die bei Zimmertemperatur in kleineren Bechergläsern ohne Erneuerung des Wassers dem Absterben überlassen werden, so dass die Veränderung nicht als nur für den Druck spezifisch angesehen werden kann (vgl. S. 98). Im übrigen ergab sich eine starke Abhängigkeit der letalen Druckdosis von der jeweiligen Resistenz der gedrückten Objekte. Während an den längere Zeit gelagerten Rüben, die wie bei dem PFEFFERschen Versuch in feinen Schnitzeln in Wasser verteilt waren, durch den Druck leicht ein deutlicher Farbaustritt zustande kam, waren für ganz lebensfrisch entnommene Rhoeo discolor-Blätter selbst Drucke zwischen 1500—2000 Atm. noch unwirksam.

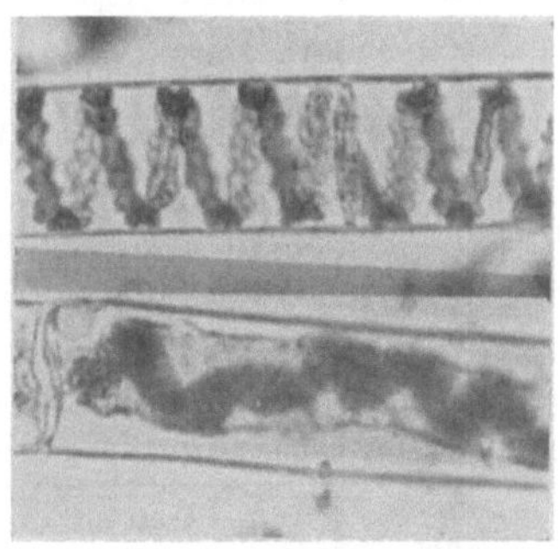

Abb. 11. Spirogyrazelle, oben normal, unten nach 10 Min. 2000 Atm. (E. 1936.)

Einen guten Einblick in den quantitativen Verlauf der Druckwirkung geben die Versuche von FONTAINE, der den Sauerstoffverbrauch mit seiner schon bei den Wassertieren angewendeten Methode an Meeresalgen bestimmte, indem er an rechteckig ausgeschnittenen, möglichst gleichartigen Stücke von Ulva lactuca die Atmung während 5 Stunden mit den Druckproben verglich. Die Zusammenstellung in der Tabelle 4 zeigt die Abhängigkeit von der Druckhöhe und zeigt ausserdem, dass auch schon die geringfügigen Drucke von 50 Atm., die bei nachträglicher Betrachtung wirkungslos scheinen, deutlichen Einfluss haben.

Tabelle 4. Einfluss des Druckes auf den Sauerstoffverbrauch von Ulva lactuca (FONTAINE).

Druck in Atm.	Sauerstoffverbrauch in ccm		
	ungedrückt	gedrückt	Differenz in %
50	0,317	0,282	—11
100	0,281	0,242	—14
200	0,289	0,253	—13
300	0,286	0,198	—31
400	0,334	0,226	—33
500	0,220	0,123	—44
675	0,374	0,127	—66
800	0,305	0,122	—60

Der kritische Druckbereich liegt für diese Druckdauer (5 Stunden) etwas oberhalb 600 Atm., wie Tabelle 5 veranschaulicht.

Tabelle 5. Restitution der Drucklähmung, gemessen am Sauerstoffverbrauch (FONTAINE).

Druck in Atm.	Differenzen des Sauerstoffverbrauches in %		
	während des Druckes	unmittelbar nach dem Druck	1 Tag später
200	—13	— 6	— 2
400	—34	—14	+ 5
500	—46	—10	0
675	—66	—27	—48
800	—60	—47	—84

Während nach Drucken bis 500 Atm. die Algenzellen schon am nächsten Tage wieder normal geworden sind, erholen sie sich nach den höheren Drucken, die den Sauerstoffverbrauch auf weniger als die Hälfte herabsetzen, nur unvollkommen, und die anfängliche Besserung des „Gesundheitszustandes" ist nur vorübergehend; sie erliegen nachträglich der „Druckkrankheit", was sich auch in einer Entfärbung der Algenzellen zeigt. Die Erholung geht mit vermehrter Photosynthese und Sauerstoffbildung einher. Denn wenn die Algenstücke nach 1stündigem Dunkelaufenthalt in sorgfältig zugestöpselten, vollständig mit Meerwasser gefüllte Flaschen übertragen und in diesen dem Licht ausgesetzt werden, so steigt, wie die Zahlen der Tabelle 6 ergeben, der Sauerstoffgehalt des Wassers in den Flaschen der Druckproben stärker an als in den Kontrollen, sofern der 1stündige Druck unter 600 Atm. blieb.

Tabelle 6.

Druck in Atm.	Differenz des O_2-Gehaltes in %
50	0
100	+10
200	+48
400	+16
600	—38
800	—90

Die durch Atmung verbrauchte Sauerstoffmenge und die durch Assimilation ausgeschiedene Sauerstoffmenge addieren sich algebraisch. Nach den höheren Drucken bleibt sowohl die Atmung als die Assimilation herabgesetzt, nach den geringeren Drucken, am besten nach 200 Atm., ist die Zunahme des O_2-Gehaltes soviel grösser als in den Kontrollen, dass sie nicht mehr als eine verminderte Sauerstoffzehrung gedeutet werden kann und eine nachträgliche Reizreaktion der in Erholung begriffenen Algenzellen anzeigt. Wie die Photosynthese während des Druckes verläuft, ist nicht bekannt, da die Versuche in undurchsichtigen Druckbomben stattfanden.

Gewiss lassen sich unter zoologischen und botanischen Gesichtspunkten die hier nur an einigen Beispielen veranschaulichten Druckuntersuchungen nach manchen Richtungen fortsetzen. Physiologisch ist es wichtig, in eine Analyse der am Gesamtorganismus zu beobachtenden Erscheinungen einzutreten und die einzelnen Organe gesondert auf ihre Druckreaktionen zu prüfen, womit sich der folgende Hauptabschnitt beschäftigen soll.

III. Wirkung hoher Drucke auf isolierte überlebende Organe.

Die Untersuchungen des Bonner Physiologischen Instituts an überlebenden isolierten Organen erstrecken sich auf Zentralnervensystem, periphere Nerven, glattmuskelige Organe (Magen), Herz, quergestreifte Muskeln, Blutzellen und Blutflüssigkeit, Gewebszellen, Gewebskulturen und Fermente und sollen in der angegebenen Reihenfolge unter Einfügung der von den amerikanischen Autoren erhobenen Befunde behandelt werden.

1. Druck und Zentralnervensystem.

Zur Beobachtung des Zentralnervensystems (E). dient ein Reflexpräparat, ein dekapitiertes Rückenmarkspräparat vom Frosch, das an der Wirbelsäule inmitten einer genügend geräumigen, mit 2 Fensterpaaren versehenen Druckbombe aufgehängt ist. Ohne Druck hängen die Beine schlaff und bewegungslos herunter, bei einem Druck von 100—200 Atm. geraten sie in zappelnde Bewegung, werden abwechselnd gebeugt und gestreckt, schwächer oder lebhafter, einmal oder in rhythmischer Wiederholung, für kürzere oder längere Zeit, nach Art von Schwimm- und Laufbewegungen. Bei Druckablass tritt sofort wieder Ruhe ein. Der Druck erzeugt also auch am Froschrückenmark einen Zustand entsprechend dem im vorigen Abschnitt an ganzen Organismen (Medusen, Garnelen, Fischen) beschriebenen Zustand der allgemeinen Bewegungsunruhe, eine ausgesprochene Reizwirkung, die nun aber sicherlich nicht mehr als eine willkürliche Flucht- oder triebhafte Schreckreaktion zu deuten ist. Evisceration, ja sogar Enthäutung des Wirbelsäule-Schenkelpräparates lässt den Erfolg unverändert und schliesst eine Beteiligung der inneren Organe oder der Hautsinnesreceptoren aus, nach Ausbohren des Rückenmarkes unterbleibt die Wirkung, die demnach ausschliesslich auf Rückenmarksreizung beruht. Die ersten schwächsten Reizwirkungen entstehen schon bei 50 Atm. Druck und beschränken sich auf leichte Zehen- oder

Pfotenbewegungen, die sogleich, auch bei Fortbestehen des Druckes, wieder zur Ruhe kommen (Anfangswirkung). Bei höheren Drucken, am besten zwischen 150 und 250 Atm., hält der Reizzustand je nach dem Kräftezustand minutenlang während der ganzen Druckdauer an oder schwächt sich ab und verliert sich. Der Rhythmus ist häufig unregelmässig, bei längeren Bewegungsserien aber auch gelegentlich recht regelmässig; in einem Fall konnten 93 in gleichem Takt aufeinanderfolgende Zehenbewegungen von der Frequenz 41 in der Minute gezählt werden, die an Regelmässigkeit einem Herzrhythmus oder Medusenrhythmus nicht nachstanden. Der kontinuierliche und stetige Druckreiz, gleichgültig ob er plötzlich oder langsam entstanden ist, regt das Zentralnervensystem zu seiner inneren Automatie und Eigenrhythmik mit abwechselnden Innervationskomplexen an, einigermassen vergleichbar den klonischen Bewegungen nach Phenolvergiftung, mehr noch den automatisch-rhythmischen Bewegungen wie sie in tiefen Narkosestadien vorkommen. Sehr leicht und schon bei verhältnismässig niedrigen Drucken geht das Reizstadium in das Lähmungsstadium über. Eine bei 200 Atm. lebhaft in Gang befindliche Bewegungsserie wird durch einen Druck von 300 Atm. sofort unterbrochen und sistiert. Die Toleranz gegen lähmende Drucke ist sehr gering, so dass die Präparate sich nach Druckablass von der Lähmung meist nur schlecht und unvollkommen erholen und leicht endgültig getötet werden. Schon bei einfachem Fortdauern des Druckes wird eine Exzitation leicht zur Lähmung, eine reversible Lähmung zur irreversiblen Schädigung. So zeigt das Zentralnervensystem besonders grosse Druckempfindlichkeit und geringe Druckresistenz.

2. Druck und periphere Nerven.

In ihrer Druckresistenz übertreffen die peripheren Nerven das Zentralnervensystem um das Mehrfache. 1000 Atm. machen erst nach einigen Minuten Dauer eine Lähmung, die bei Druckablass völlig zurückgeht. Für die Untersuchung der isolierten Nerven liefert die Registrierung der Aktionsströme ein quantitatives Mass, das genauere Einzelheiten festzustellen gestattet, zumal die neuen Methoden des Kathodenstrahloszillographen mit Verstärker- und Kippvorrichtungen mittels des massen- und trägheitslosen Elektronenstrahls den Aktionsstrom fast unverzerrt abbilden. Mit der Frage der Aktionsströme unter Druckeinfluss haben sich in Deutschland E. und Schaefer 1935, in Amerika Grundfest und Cattell 1935, Grundfest 1936 gleichzeitig beschäftigt, und die technischen Schwierigkeiten durch Anbringung eines Nervengestelles in der paraffinölgefüllten Bombe mit vier druckdicht zur Reizapparatur und zum Oszillographen führenden elektrischen Drähten überwunden, so dass ihre Befunde, die in den Hauptpunkten gut übereinstimmen, sich gegenseitig stützen und ergänzen. Sie betreffen die Nervenerregbarkeit, die Form und Grösse des Aktionsstroms und die Nachpotentiale.

Eine durch Druckanstieg bewirkte, sich im Aktionsstrom verratende Nervenerregung wurde niemals beobachtet und Anzeichen für eine druckbewirkte Potentialänderung nicht gefunden; die Wirkung des Druckes auf das Membranpotential ist also entweder zu gering oder zu gleichmässig über die ganze Nervenstrecke verteilt, um nachweisbar zu sein. Ob der Druck den Ruhestrom eines Nerven beeinflusst, ist noch nicht sicher. Dagegen verändert der Druck das Verhalten eines Nerven gegenüber einem Prüfreiz (Induktionsstromstoss, Kondensatorentladung). Die Erregbarkeit wird durch Druck gesteigert, so dass ein vorher eben unterschwelliger, für sich unwirksamer Reiz überschwellig wird und einen Aktionsstrom auslöst. Ein durch untermaximalen Reiz erzeugter Aktionsstrom wird durch Druck erhöht, wie die Abb. 12 zeigt, bei der vier mit konstanter Reizstärke und zunehmendem Druck entstandene Aktionsströme übereinander gezeichnet sind und die Aktionsstromspannung von knapp 3 mV auf 9 mV bei 400 Atm. ansteigt. Gelegentlich kann die Steigerung das 4fache der ursprünglichen Höhe betragen und ein vorher untermaximaler Aktionsstrom die Höhe des maximalen Aktionsstroms erreichen, als Zeichen dafür, dass nunmehr sämtliche Fasern des Nervenbündels, auch solche, die zunächst unerregt und unbeteiligt blieben, an der Aktion teilnehmen. Das Optimum der Erregbarkeitssteigerung liegt bei 400—500 Atm., jenseits dessen überschreitet ein untermaximaler Aktionsstrom seine grösste Höhe, aber selbst ein 1000 Atm. Druck kann einen unterschwelligen Reiz überschwellig machen, obgleich dann der Aktionsstrom sehr klein, flach und gedehnt ausfällt. Eigenartig ist auch die Nachwirkung länger dauernder und höherer Drucke, auch solcher, die während ihres Bestehens schon lähmend wirkten. Unmittelbar nach dem Druckablass ist die Erregbarkeit gut oder sogar etwas übernormal, um dann im Laufe einiger Sekunden abzunehmen und einer sich zunächst vertiefenden und dann langsam erholenden Erregbarkeitsherabsetzung Platz zu machen. Auch im Stadium herabgesetzter Erregbarkeit bewirkt ein erneuter Druck sogleich wieder eine Erregbarkeitssteigerung.

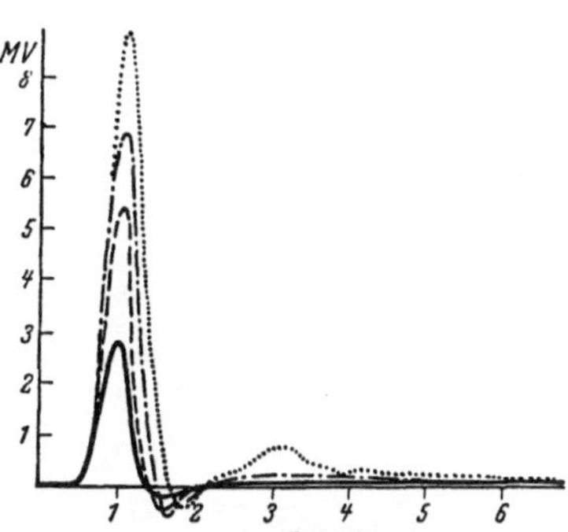

Abb. 12. Untermaximaler Nervenaktionsstrom bei gleicher Reizstärke und 0 (ausgezogen), 200 (gestrichelt), 300 (strichpunktiert) und 400 (punktiert) Atm. Druck. (E. und SCHAEFER).

Von der Wirkung des Druckes auf untermaximale Aktionsströme ist die Wirkung auf maximale Stromzacken deutlich verschieden, wie aus den Abb. 13a—d und Abb. 13e und f hervorgeht.

Die Höhe des durch maximalen Reiz entstandenen Aktionsstroms bleibt unverändert bis zu Drucken um 500 Atm. und nimmt erst bei noch höheren Drucken ein wenig ab. Zugleich nimmt seine Dauer zu, die Kurve wird auseinandergezogen und nach rechts verschoben, im Sinne einer trägeren Reaktion

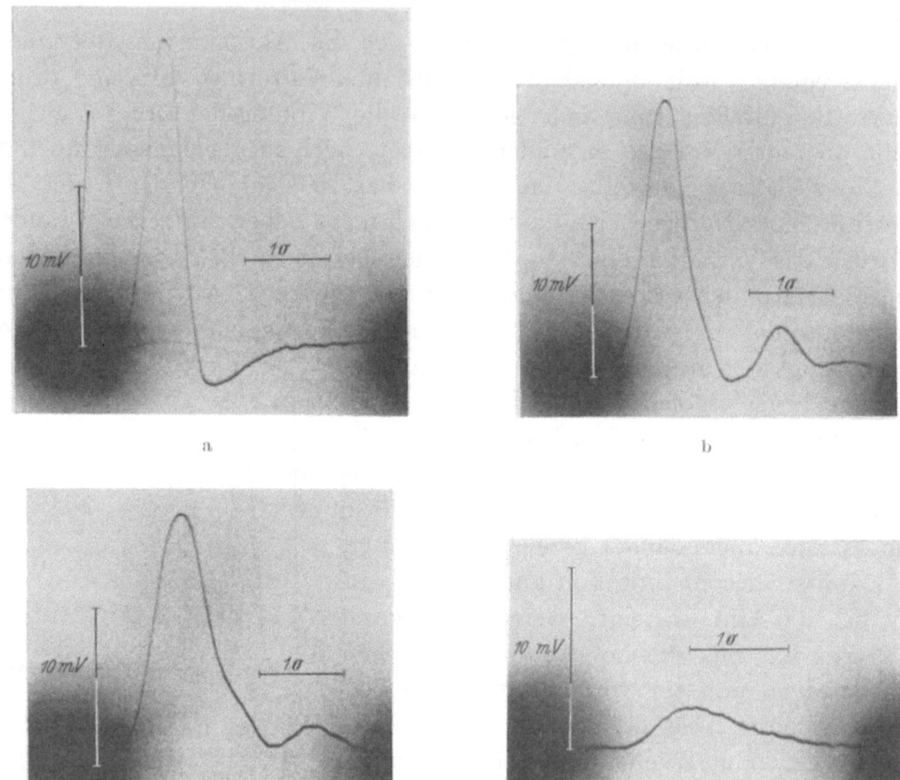

Abb. 13a—d. Negativkopien von Originalen. Nervenaktionsströme, unter verschiedenen Drucken aufgenommen. a normaler Nerv. Maximalreiz. b 600 Atm., Maximalreiz. c 1000 Atm., Maximalreiz. d nach $1^1/_2$ Min. langer Einwirkung von 1000 Atm., Maximalreiz.

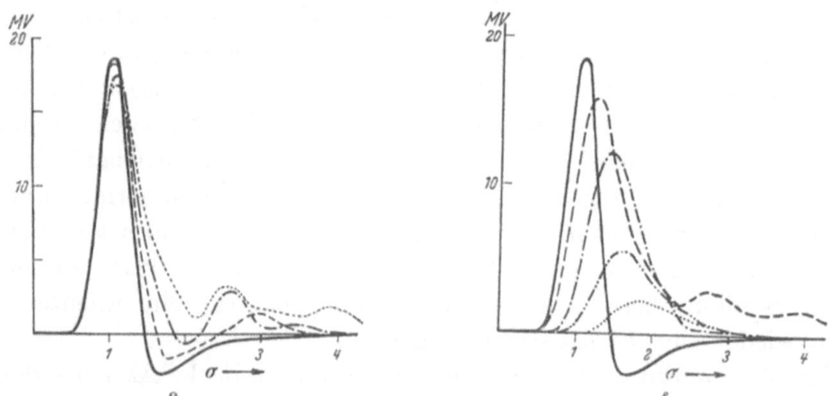

Abb. 13e und f. Aktionsströme des N. ischiadicus. Maximalreiz. e Bei 0 (ausgezogen), 400 (gestrichelt), 600 (strichpunktiert) und 800 (punktiert) Atm. f Bei 0 (ausgezogen), 1000 (gestrichelt) Atm., 1000 Atm. 1 Min. (strichpunktiert), 1000 Atm. $1^1/_2$ Min. (strichdoppelpunktiert) und 1000 Atm. 2 Min. (punktiert). (E. und Schaefer.)

mit verlängerter Latenz und verringerter Leitungsgeschwindigkeit. Grundfest findet für Drucke unter 400 Atm. eine wenige Prozent betragende Zunahme der

Höhe und Leitungsgeschwindigkeit, für die wir keine Anhaltspunkte haben. Für die höheren Drucke stimmen die Angaben überein. Der anfangs geringe Einfluss eines hohen (1000 Atm.) Druckes vertieft sich mit der Dauer, so dass im Laufe mehrerer Minuten die Aktionsstromwelle allmählich zum Verschwinden gebracht wird. Aber selbst danach kommt eine gute und vollständige Erholung zustande.

Eine dritte Gruppe von Erscheinungen betrifft die Nachschwankungen und Nachpotentiale, die auf die erste Zacke folgen, sich als positive Nachschwankung und Restnegativitäten lang hinziehen können und auf die besonders GASSER und ERLANGER und GASSER und GRAHAM hingewiesen haben. Als

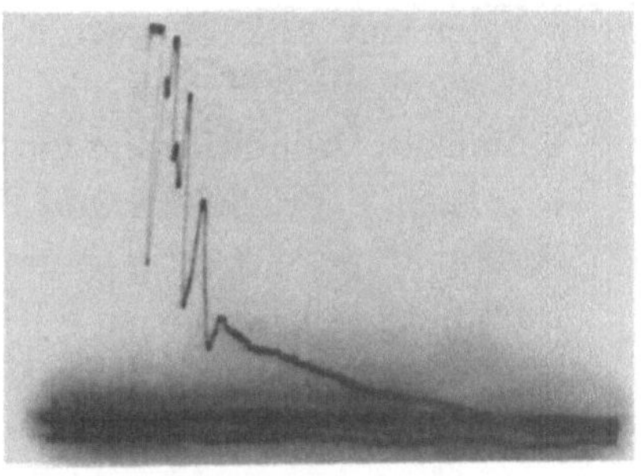

a

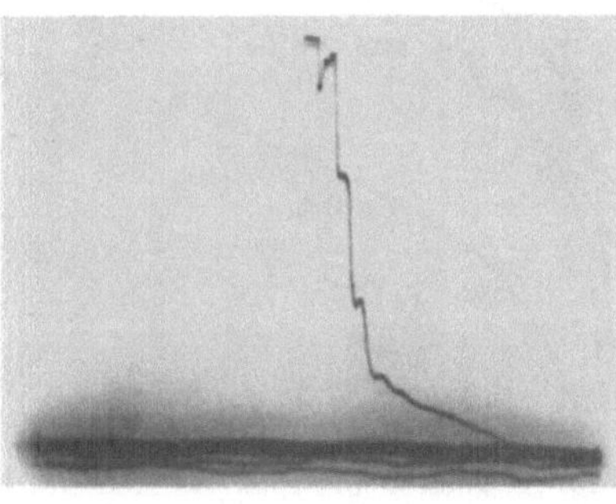

b

Abb. 14a und b. Negativkopien zweier Aktionsströme, bei langsamer Zeitgeschwindigkeit und hoher Empfindlichkeit des Verstärkers aufgenommen. Die erste Aktion ist zu groß und wird vom Aussteuerbereich des Verstärkers oben mit querem Strich abgeschnitten. Die Spannung des grössten Ausschlages auf dem Bild beträgt 1,5 mV in a, 1,6 mV in b. 1 cm der Abbildung = 17,1 σ. a 800 Atm. Druck. b 1000 Atm. Druck. (E. und SCHAEFER.)

neue Erscheinung unter Drucken oberhalb 400—500 Atm. treten im unmittelbaren Anschluss an die Hauptzacke Doppelwellen oder Mehrfachwellen auf, die schon in den vorhergehenden Abb. 12 und 13 zu sehen und in Abb. 14 besonders deutlich gezeigt sind. Die Höhe der zweiten Welle ist erheblich kleiner und beträgt maximal etwa ein Zehntel der Hauptzacke. Auch dann wenn der elektrische Reiz so wenig überschwellig gemacht ist, dass der minimale Aktionsstrom als von einer Einzelfaser herrührend angesehen werden kann, treten Doppel- oder Dreifachwellen auf, die in ihrer Höhe etwas hinter der ersten Welle zurückbleiben (GRUNDFEST). Es sieht so aus, als wäre ein Doppelreiz gesetzt, wobei der zweite Reiz in die relative Refraktärzeit des ersten Reizes fällt und nur einige wenige besonders empfindliche Fasern ansprechen. Da der äussere Reiz mit Sicherheit ein Einzelreiz ist, kann die Erregungswiederholung nur dem Nerven selbst und seiner eigenen inneren Rhythmik entstammen. Als Nachwirkung hinterlässt die Erregung eines unter Druck stehenden Nerven ferner besonders ausgeprägte und verlängerte Nachpotentiale, am stärksten nach vorausgegangener tetanischer Reizung, wobei wie es scheint, sowohl die anfangs auftretende positive Schwankung als auch die spätere langhingezogene Restnegativität verstärkt sein können, als Zeichen dafür, dass die Erholungs- und Restitutionsprozesse längere Zeit in Anspruch nehmen. Im gleichen Sinne spricht die von Grundfest nachgewiesene Zunahme der absoluten und relativen Refraktärzeit unter Druck, die an der Höhe der Aktionsstromzacke bei einer unmittelbar auf eine Erregung folgenden zweiten Erregung geprüft wird, wie es beistehende Abb. 15 veranschaulicht.

So ruft der Druck am Nerven eine Reihe merkwürdiger Symptome hervor, die dazu auffordern, eine Erklärung ihres Zustandekommens zu suchen, sie untereinander in Beziehung zu setzen, sie mit den durch andere, thermische, chemische, elektrische, Agenzien hervorgerufenen Änderungen zu vergleichen und sie womöglich auf eine physikalisch-chemisch definierte Druckwirkung zurückzuführen. Freilich kann diese Aufgabe gegenwärtig nur ein Postulat sein, und soweit genügend fundierte theoretische Erörterungen möglich sind, sollen sie auf einen späteren Abschnitt verschoben werden, da es zunächst darauf ankommt, das Erfahrungsmaterial zu sammeln und zu ordnen.

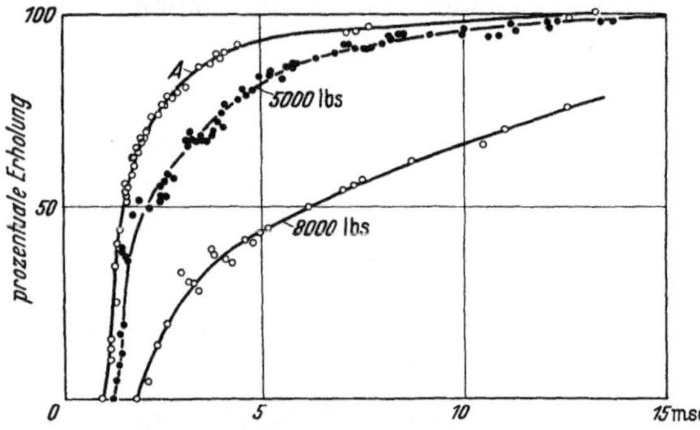

Abb. 15. Absolutes und relatives Refraktärstadium bei 0, 350 und 560 Atm. (Grundfest).

So viel geht aber schon aus den Untersuchungen hervor, dass der Druck in einer besonders prompten, gut abstufbaren und reversiblen Weise tief in den Fundamentalvorgang der Erregung eingreift und sowohl die Erregbarkeit wie die Erregungsleistung und die Restitution nach Intensität und zeitlichem Verlauf beeinflusst. Der Befund, dass Erregungsleistung (maximale Zackenhöhe) und Erregbarkeit keineswegs parallel gehen, dass die Erregbarkeit in einem Stadium gesteigert sein kann, wo die Abnahme der maximalen Zackenhöhe, die verlängerte Dauer des Aktionsstroms und die verzögerte Restitution auf eine Beeinträchtigung des Erregungsablaufes hinweisen, spricht für das Bestehen einer „reizbaren Schwäche", um einen neurologisch-psychiatrischen Ausdruck zu gebrauchen, und reiht das Syndrom der Druckwirkung in den Erscheinungskomplex ein, der ähnlich durch Erstickung, Ermüdung, Abkühlung, Narkose und namentlich auch durch elektrotonische Beeinflussung erzeugt und nach Wedenski unter den allgemeinen Begriff der „Parabiose" zusammengefasst werden kann. Inbezug auf die innere Rhythmik, die am Nerven unter Druck zum Vorschein kommt und die sonst ein Charakteristikum des Zentralnervensystems zu sein und dem peripheren Nerven zu fehlen pflegt, sei daran erinnert, dass rhythmische Aktionsströme infolge einer Gleichstromreizung sowohl am Muskel (Dittler und Tichomirow, Dittler und Oinuma) als am Nerven (Schaefer und Schmitz) vorkommen und sich motorisch in dem Schliessungstetanus, sensorisch in der durch galvanische Reizung sensibler Hautnerven erzeugten Empfindung des Kribbelns und Schwirrens äussern (E. 1923). Nimmt man die Schwirrempfindung als Indikator rhythmischer Entladung, so erscheint es charakteristisch, dass bei einem durch elektrische Durchströmung alterierten sensiblen Nerven schon ein einzelner Induktionsschlag genügt, um eine kurz dauernde Empfindung von Nervenschwirren zu geben, und dass in einem bestimmten Stadium der Drucklähmung eines „eingeschlafenen" Arms eine kurze leichte Berührung oder Bewegung eines Fingers eine länger dauernde Empfindung von Nervenschwirren auslöst. Die durch Abkühlung des Nerven entstehenden, in mancher Beziehung vergleichbaren Änderungen der Aktionsstromhöhe und -dauer hat Gasser (1931) beschrieben. Veratrinvergiftung, die am Muskel und Nerv den Erregungsablauf verzögert, ruft zugleich eine Tendenz zu rhythmischer Entladung hervor. Eine Möglichkeit, wie man sich das gleichzeitige Vorkommen von gesteigerter Labilität und verminderter Leistung, Zunahme der Erregbarkeit und Abnahme der Erregungshöhe unter dem Bilde der Membranlockerung vorstellen kann, hat Verfasser seinerzeit in den Abhandlungen über Membranänderung und Nervenerregung und über den Elektrotonus erörtert. Verwandte Anschauungen über rhythmische Entladungen, die von einer depolarisierten Stelle ausgehen, finden sich bei Lillie und bei Adrian. Sicherlich ist jedes Lebensgeschehen ein dynamisches Gleichgewicht, bei dem absteigende und aufsteigende, dissimilatorische und assimilatorische, katabolische und anabolische Änderungen sich die Waage halten, und jede Erregung eine physiologische Schwankung, bei der zuerst die Zerfalls- und danach die Wiederaufbauvorgänge überwiegen. So geringfügig und flüchtig auch die physiologische elektrische Schwankung eines Nerven ist, die der Aktionsstrom wiederspiegelt und die sich in der Hauptsache auf Ionenverschiebungen, Polarisierbarkeits- und Grenzflächenänderungen mit kaum nachweisbaren thermischen und Stoffwechselvorgängen beschränkt, so handelt es sich doch auch hier um das typische Hin und Her von Störung und Ausgleich, im Sinne des Absterbens und der schnell darauffolgenden Reparation und Regeneration. So betrachtet, ist vielleicht der allgemeinste und kürzeste Ausdruck für die Grundwirkung, dass der Druck den Nerven in einen allonomen Zustand versetzt, in dem die Zerfallsbereitschaft vermehrt und die Restitutionsbereitschaft verzögert und behindert ist.

Mit den am Nerven unter Druck auftretenden Erscheinungen, die mittels der Aktionskurven der Analyse zugänglicher sind, ist weiterhin ein Grundstock von Kenntnissen gesichert, der bei der Betrachtung der Druckerscheinungen an den komplexeren Organen verwertbar ist.

3. Druck und glattmuskelige Organe.

Ein Beispiel für das Verhalten glattmuskeliger Organe unter Druck geben die am ausgeschnittenen überlebenden Froschmagen angestellten Versuche.

Ein isolierter Magen und auch noch ein aus dem Magen ringförmig oder streifenförmig ausgeschnittenes Präparat ist mehr als eine Ansammlung glatter Muskeln, da sein Verhalten im wesentlichen durch das ihm eingelagerte intramurale Nervennetz mit Nervenfasern und Ganglienzellen bestimmt wird. Es ist ein Organ mit eigener Automatie und Rhythmik, das die Bewegungen seiner glatten Muskeln mit tonischen und spastischen Innervationen und mit periodischen, über die einzelnen Abschnitte hinüberlaufenden Erregungswellen steuert. In dieses automatische Geschehen greift der Druck in charakteristischer Weise ein.

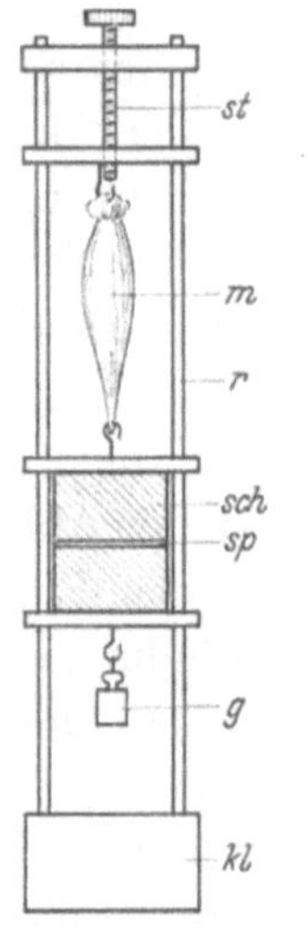

Abb. 16. Muskelhalter zur photokymographischen Registrierung von Bewegungsvorgängen in der Druckbombe. (E. und Hasenbring.)

Die Registrierung der Magenbewegungen in der Bombe geschieht mit Hilfe einer Vorrichtung, wie sie E. und Hasenbring zuerst am quergestreiften Muskel anwandten. Der Muskel oder das Magenpräparat ist zwischen dem oberen einschraubbaren Bombenverschluss und einem Schlitten befestigt, der in einem kleinen Gestell in Führung gleitet (Abb. 16). Der Schlitten besteht aus einer dünnen, mit angehängtem Gewicht beschwerbaren Metallplatte, die in ihrer Mitte einen schmalen horizontalen Spalt *sp* trägt. Durch diesen Schlitz fällt der Strahl einer elektrischen Projektionslampe, der mit Lupenvergrösserung abgebildete Lichtspalt wird durch einen senkrecht dazu gestellten Spalt in einen Lichtpunkt umgewandelt und schreibt mit der von der Elektrokardiographie her bekannten Methodik seine Kurven auf ein mit passender Geschwindigkeit bewegtes Photokymographion. Da die Belichtungsdauer mit der Umdrehungsgeschwindigkeit variiert, muss auch die Beleuchtungsintensität der Trommelgeschwindigkeit angepasst sein. Da die zwischengeschaltete Lupe das Bild umkehrt, bilden die folgenden Kurven jede Kontraktion und Muskelhub als eine Bewegung nach unten ab. Es ist zweckmässig, nach dem Präparieren und Einhängen $^1/_2$—$1^1/_2$ Stunde zu warten, bis der Tonus des Präparates sich auf einen mässigen Grad eingestellt hat. Die Umgebungsflüssigkeit ist hier wie auch in den Nerven- und den meisten Muskelversuchen dünnflüssiges Paraffinöl, in welchem das Präparat trotz mangelnder Sauerstoffzufuhr ungefähr 24 Stunden lebensfähig bleibt.

Schon ein geringer Druck von 50 Atm. hat eine ausgesprochene Reizwirkung. In Abb. 17d hatte das Präparat vorher ohne Druck 5 Min. lang eine gerade Linie geschrieben, die beiden Drucke von 50 Atm., die 150 Sek. und 50 Sek. anhalten, lösen Bewegungen aus. Auch das Präparat der Abb. 17c zeigte vorher keine spontanen Bewegungen. Dass es sich hierbei aber nicht um einfache, unmittelbar durch den Druck bewirkte Zuckungen handelt, geht aus der in Abb. 17d und c angedeuteten, in Abb. 17b deutlich zum Vorschein kommenden Rhythmik hervor. Auch die lange Latenzzeit, mit der die Kontraktion auf den plötzlichen und steilen Druckanstieg folgt und die in den Ver-

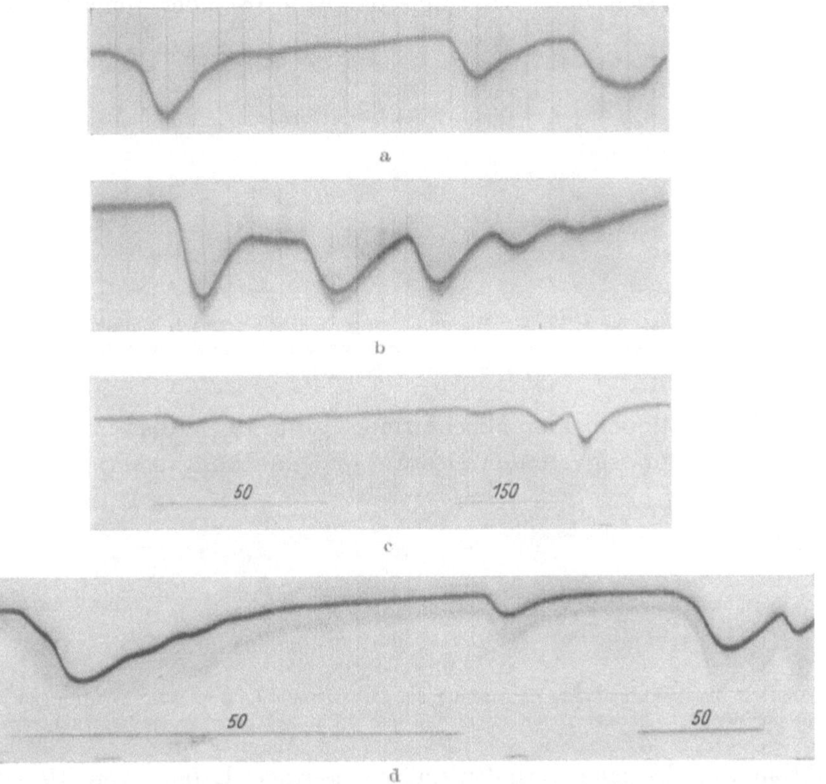

Abb. 17 a—d. a Spontane Kontraktionswellen. Zeit in 10 Sek. Photogramm. b Zwischen den Marken wirkt ein Druck von 100 Atm. ein. c Auslösung rhythmischer Wellen durch Drucke von 50 und 100 Atm. Die unteren Linien markieren die Druckdauer und Zeitstrecken von 10 Sek. d Ein langer und ein kurzer Druck von 50 Atm. Die Kurve verzeichnet rhythmische Wellen, die einer größeren Welle superponiert sind und noch während des Druckes sich glätten. Danach Entlastungszuckung. Druckzuckung und zweite Entlastungszuckung. (E. und HASENBRING.)

suchen zwischen 8 und 20 Sek. zu schwanken pflegte, spricht für die Zwischenschaltung einer Vermittlungsstation. Höhere Drucke von 200 und 300 Atm.

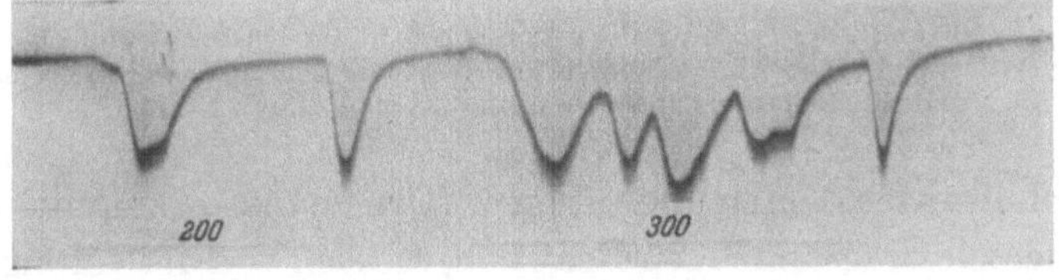

Abb. 18. Druck von 200 macht eine einzelne, etwas tonische Kontraktion und Entlastungszuckung. Der folgende Druck von 300 macht starke rhythmische Wellen mit Entlastungszuckung. (E. und HASENBRING.)

(Abb. 18, 19, 20) geben bei 200 Atm. Anfangskontraktionen als Zeichen, dass sich die anregende Wirkung des Druckes noch während seines Fortbestehens abschwächt oder, bei 300 Atm. Wirkungen, die während der ganzen, 90, 120 und 50 Sek. betragenden Druckdauer anhalten. Je nach dem Zustand der Präparate ergeben sich dabei rhythmische (Abb. 18) oder tonisch-spastische

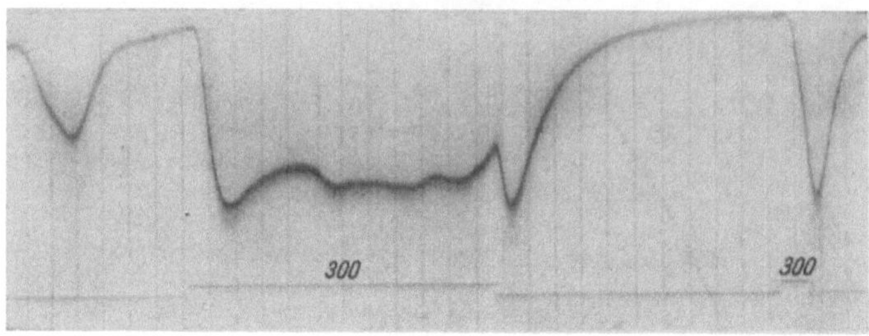

Abb. 19. Es folgen eine spontane Welle, eine durch längerdauernden Druck von 300 Atm. ausgelöste spastisch-rhythmische Kontraktion mit Entlastungszuckung und eine Zuckung durch Druckstoß (300 Atm. von 10 Sek. Dauer).

(Abb. 20) Kontraktionen oder Mischformen (Abb. 19). Aber in allen Fällen schliesst sich regelmässig an den Druckabfall eine kurz dauernde und steile

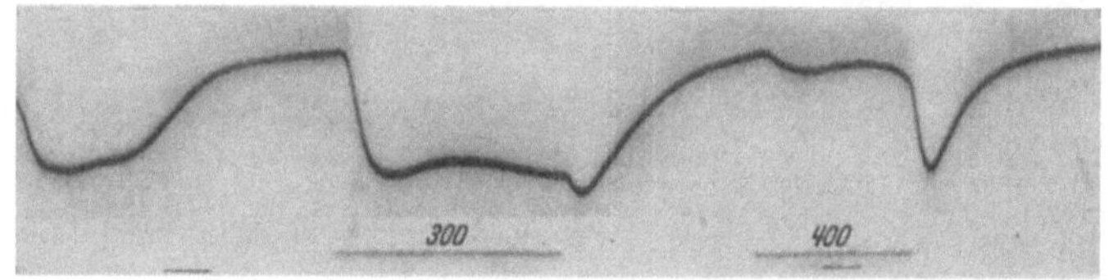

Abb. 20. Der auf die spontane Welle und auf den 300 Druck (tonische Kontraktion) folgende 400-Druck hat nur noch eine geringe Reizwirkung und macht hauptsächlich Entlastungszuckung.

Kontraktion an, die eine verhältnismässig geringe Latenz von $1^1/_2$—2 Sek. hat und als „Entlastungszuckung" bezeichnet sein mag. Wo Druckanstieg

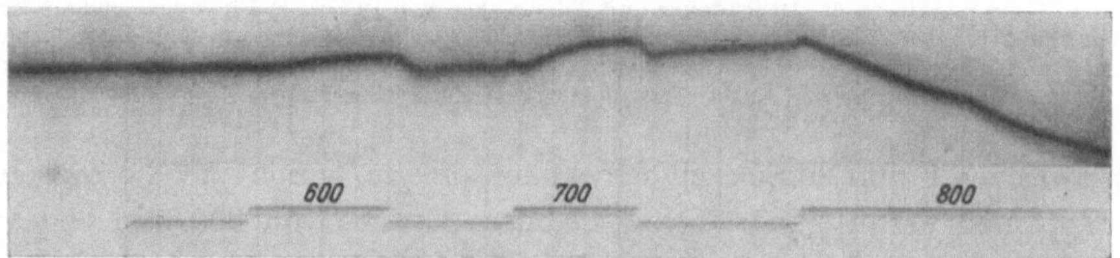

Abb. 21. Drucke von 600 und 700 Atm. setzen den Tonus herab, der 800-Druck gibt eine Kompressionsverkürzung. (Kleine Unregelmäßigkeiten im Anstieg der Kompressionsverkürzung durch Undichtigkeit und Nachdrücken). (E. und Hasenbring.)

und Druckabfall rasch aufeinanderfolgen (Druckstoss), kommt es, wie in Abb. 19 zu einer zuckungsähnlichen Reaktion, die sich von der vorangegangenen, spontanen Zuckung durch ihre grössere Höhe und Steilheit unterscheidet. Bei 400 Atm. erfährt die Druckwirkung, statt sich weiter zu verstärken, einen Umschlag ins Gegenteil, die Kontraktion bleibt aus, und bei noch höheren Drucken von 600 und 700 Atm. (Abb. 21) wird sogar die sonst so regelmässige Entlastungszuckung unterdrückt und der Tonus des Präparates für die Dauer des Druckes gesenkt. Es ist eine ausgesprochene Lähmungswirkung, die aber bei nicht zu langer Dauer oder nicht zu häufiger Wiederholung noch gut reversibel ist. Und schliesslich tritt (Abb. 21) bei 800 Atm., also bei den übernarkotischen Dosen, eine neue andersartige Kontraktionsform auf, die sich in vielen Kennzeichen von den durch niedere Drucke ausgelösten Kontraktionen unterscheidet und ebenso wie die analoge, später zu beschreibende Kontraktionsform des quergestreiften Muskels als „Kompressionsverkürzung" bezeichnet sei. In kurzer Zusammendrängung wird die geschilderte Aufeinanderfolge durch die Abb. 22 und 23 vorgeführt, bei denen mit langsamerer

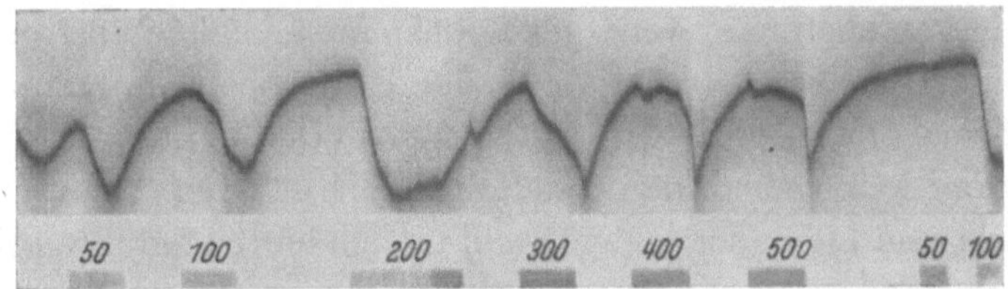

Abb. 22. Zeit in Minuten, Druckdauer als Lichtstreifen markiert. Die Drucke folgen in Abständen von 1 oder 2 Min. aufeinander. (E. und HASENBRING.)

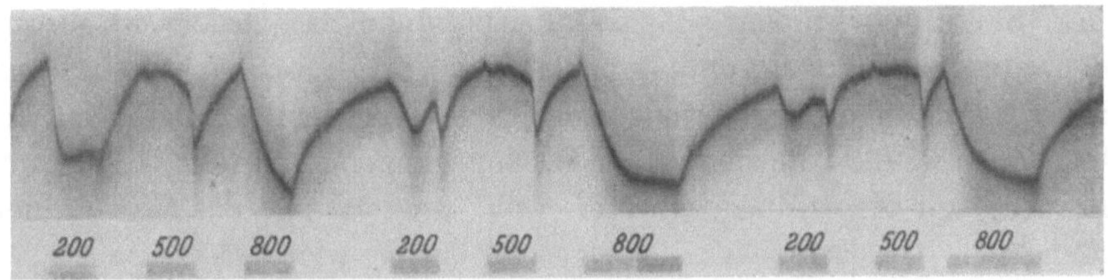

Abb. 23. Ebenso. 3 Druckserien von je 200, 500 und 800 Atm. (E. und HASENBRING.)

Trommelumdrehung Druckzeiten und Pausen von je 1 oder 2 Min. Dauer sich abwechseln. Die Anfangswirkung der schwachen Drucke verstärkt sich zur tonisch-spastischen Wirkung; die Entlastungszuckung, die Lähmung treten auf und jenseits der Lähmung folgt die besonders hohe und kräftige Kompressionsverkürzung. Die in kurzem Abstand aufeinanderfolgenden Wiederholungen zeigen, dass auch die höchsten Drucke die Reaktionsfähigkeit des Präparates nicht dauernd aufgehoben haben, obgleich eine gewisse Beeinträchtigung bei den übrigen Kontraktionen an der verminderten Hubhöhe, bei der Kompressionsverkürzung an der Verlangsamung des Anstieges und Abstieges erkennbar ist.

So finden sich als Druckwirkungen am Magenpräparat zuckungsähnliche Einzelreaktionen, repetierende rhythmische Reaktionen, anhaltende tonisch-spastische Reaktionen, Entlastungszuckungen, Lähmungen und Kompressionsverkürzungen. Allgemeiner ausgedrückt, es finden sich Reizwirkungen, positive und negative Erregbarkeitsänderungen, positive und negative Nachwirkungen und schliesslich die stärksten Formen, von denen noch zweifelhaft ist, ob sie zu den Lähmungs- und Schädigungs- oder zu den Reizwirkungen zu rechnen sind. Nach dem Ort der Wirkung sondern sich die nervösen Reaktionen des intramuralen Plexus von den direkten Muskelwirkungen.

Dass es sich bei der Kompressionsverkürzung um eine Sonderform der Magenkontraktion handelt, geht aus vielen Symptomen hervor. Sie hat einen viel trägeren, lang ausgezogenen Verlauf, sowohl in der Kontraktions- wie in der Erschlaffungsphase, setzt aber mit ihrem ersten Anfang fast unmittelbar mit dem Druck, mit einer viel kleineren Latenzzeit ein. Die Kurve steigt langsam und stetig während der ganzen Druckdauer an, niemals ist sie rhythmisch oder von kleinen superponierten Wellen begleitet. Sie kommt auch dann noch oder erst dann zustande, wenn der Druck eine alle anderen Kontraktionen lähmende Höhe erreicht hat, bleibt als einzige Reaktionsform dann übrig, wenn das Präparat nach langem Lagern infolge von Erstickung, Absterben oder Druckschädigung keine spontanen oder durch Druck hervorrufbaren Wellen mehr produziert und bleibt sogar, was wohl am eindeutigsten ihren rein muskulären Ursprung anzeigt, auch am atropinvergifteten Präparat erhalten.

Mit der Absonderung dieser Verkürzungsform, die im übrigen ihre Eigenschaften mit der Kompressionsverkürzung des quergestreiften Muskels gemeinsam hat, nur durch grössere Langsamkeit und höhere Druckschwelle unterschieden, sind zugleich die andern als Druckwirkung beobachteten Kontraktionen als Reaktionen des Nervengeflechtes gekennzeichnet. Bei ihnen kehren dieselben Züge wieder, die sich in den vorangegangenen Abschnitten an ganzen Organismen, am Zentralnervensystem und am peripheren Nerven herausgestellt hatten. Die Erregbarkeitssteigerung der niedrigen Druckstufen schlägt in eine Erregbarkeitsherabsetzung bei höheren Druckstufen um. Zwischen Erregung und Erregbarkeitssteigerung ist hier nicht leicht zu entscheiden. Denn in der Reaktionskette einer rhythmischen Reaktion sind reizbildende, erregungsleitende und -übertragende und Endglieder zu trennen, und derselbe Erfolg kann durch verstärkte Impulsaussendung der ersten oder durch erleichtertes Ansprechen der zweiten Glieder zustande kommen. Dass die Endglieder an dem Enderfolg beteiligt sind, ist, unter Berücksichtigung des genauer analysierten Verhaltens vom quergestreiften Muskel, am wenigsten wahrscheinlich. EDWARDS hat am Schildkrötenmagen elektrische Prüfreize angewandt und teilt in einer freilich nur kurzen Bemerkung mit, dass er bei 100 Atm. Lähmung, bei 350 Atm. Kontraktur beobachtet hat. Im ganzen ist das Verhalten des Magens bei den niederen Drucken so sehr dem am Beispiel einer Meduse oder eines Rückenmarkspräparates geschilderten oder dem im nächsten Abschnitt zu behandelnden Verhalten des Herzens verwandt, dass auch ein gleichartiger Angriffspunkt an automatisch-rhythmisch arbeitenden, gelegentlich auch mit Einzelentladungen reagierenden „Zentren“ wahrscheinlich ist.

Die von einem Druck hinterlassene Nachwirkung äussert sich in zwei Erscheinungen, in der Entlastungszuckung und der länger anhaltenden und langsam ausgeglichenen Erregbarkeitsherabsetzung. Beide Symptome treten sowohl nach einer positiven als nach einer negativen Phase der Druckwirkung auf. Nur ist nach den grösseren lähmenden Drucken die Erregbarkeitsherabsetzung tiefer, die Entlastungszuckung schwächer und in einzelnen Fällen unterdrückt. Die Erregbarkeitsherabsetzung äussert sich darin, dass eine vorher bestehende, spontane Rhythmik für einige Zeit abgeschwächt oder stillgestellt bleibt, dass nach Druckende der Tonus sich in manchen Fällen unter das Anfangsniveau senkt und dass die Auslösung einzelner oder rhythmischer Wellen durch den Druck für einige Zeit erschwert oder unvollkommen ist. Sie findet ihr vollkommenes Gegenstück in der an den Aktionsströmen des Nerven beobachteten Erregbarkeitssenkung nach dem Druck. Hiermit verglichen, erscheint die Entlastungszuckung als ein nur ungewöhnlich stark ausgeprägter Fall der supernormalen Phase, die sich als erste unmittelbare Nachwirkung anschliesst und nach KEITH LUCAS regelmässig auf eine Nervenerregung folgt. Am meisten vergleichbar ist die Wirkung eines gewöhnlichen deformierenden Druckes auf den Nerven, wobei sich auch Anfangsreiz, Druckadaptation und Entlastungsreiz folgen können. Denn sowohl an den Tastsinnesorganen der menschlichen Haut wie am Nervmuskelpräparat des Frosches ist nach länger dauerndem gleichmässigem Druck, der selbst unwirksam geworden war oder gelähmt hatte, im Augenblick der Druckbeseitigung die Reizwirkung feststellbar. Es ist möglich, dass die gute Wirksamkeit des Entlastungsreizes mit der durch einfaches Drehen des Schraubventils erzeugten Plötzlichkeit des Druckablasses zusammenhängt, obgleich im übrigen keine Anzeichen für geringere Wirksamkeit ein- und ausschleichender komprimierender Drucke gefunden wurden. Im ganzen kehren die Druckreaktionen des glattmuskeligen Organs mit verhältnismässig geringen Modifikationen in den Druckreaktionen des Herzens wieder.

4. Einfluss des Druckes auf Herzschlag und Elektrokardiogramm.

REGNARD hatte bei seinen Druckversuchen gesehen, dass an Fischen und Fröschen, die durch hohe lang dauernde Drucke betäubt, in Starre versetzt und getötet waren, das Herz noch weiter schlagen kann. Kardiogramme, die nachträglich aufgenommen wurden, zeigten ihm als Folge der Drucke immer nur Abschwächung und Verlangsamung des Herzschlages. Er hatte nur die Nachwirkungen des Druckes und die lähmende und schädigende Seite des Druckeinflusses beachtet und die grosse Druckresistenz des Herzens, die er irrtümlich auf die geschützte Lage zurückführte, hervorgehoben. Demgegenüber war es ein grosser Fortschritt, als EDWARDS und CATTELL (1928) die unmittelbare Druckwirkung beobachteten und schon während verhältnismässig recht niedriger Drucke von 50 Atm. an isolierten Herzen eine Verstärkung und Frequenzzunahme des Herzschlages fanden. Sie gaben damit ein besonders deutliches und auffälliges Beispiel für die positive und gleichsam physiologische

Seite der Druckwirkung, durch deren Berücksichtigung erst ein richtiges Gesamtbild gewonnen wird.

Da sie es mit geringeren Drucken zwischen 50 und 100, gewöhnlich 60 bis 70 Atm. zu tun hatten, konnten sie sich auf die Druckquelle einer käuflichen Stickstoffbombe (etwa 150 Atm.) beschränken, deren Druck mittels eines zwischengeschalteten Reservoirs von RINGER-Lösung auf die kleine Druckkammer übertragen wurde, in der hinter einem eingeschraubten Glasfenster ein isoliertes Herz das Spiegelchen einer Manometermembran oder eines Torsionshebels in Bewegung setzt. An der aus ihrer Arbeit wiedergegebenen Kurve (Abb. 24) lassen sich aus der Änderung von Zackenhöhe und Abstand schon

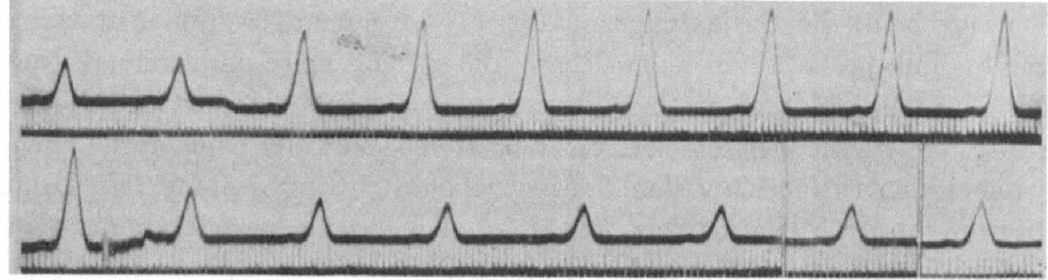

Abb. 24. Amplitude (Kraft) und Frequenz des Froschherzens vor, während (zwischen den Pfeilen) und nach einem Druck von 60 Atm. Am Schluss der Kurve fortschreitende Erholung nach 2 Pausen von je 10 Herzschlägen. (EDWARDS und CATTELL 1928.)

als wesentliche Züge ablesen die Gegensätzlichkeit von Wirkung und Nachwirkung und die verschiedenen Phasen, die ein Druckeinfluss durchläuft, indem seine Reizwirkung zwar schlagartig mit dem Anstieg des Druckes einsetzt, sich aber weiterhin zunächst vertieft, dann wieder abschwächt, um nach Druckabstieg über eine kurze Phase erhöhter und eine länger dauernde Phase herabgesetzter Erregbarkeit zur Norm zurückzukehren. Es sind ganz dieselben Züge der Erregbarkeitsänderung, wie sie sich im Verhalten der Aktionsströme eines gedrückten Nerven äussern oder uns am Magenpräparat begegnen, wo die eigene Automatie und Rhythmik die inneren Reize erzeugt. Mittels der von E. und HASENBRING angewandten Zweifenstermethode lassen sich an dem aus der Bombe gegen einen Wandschirm projizierten Herzschatten die Änderungen der Amplitude und Frequenz leicht und anschaulich demonstrieren. Auch wenn an einem spontan nicht schlagenden isolierten Kammerpräparat von aussen zugeführte elektrische Reize die Auslösung der Erregung übernehmen, treten die gleichen Änderungen auf. Die durch Druck bewirkte Verstärkung der Herzkraft geht mit einer zunehmenden Schlagdauer einher, so wie am Aktionsstrom eines gedrückten Nerven die Zacke erhöht und gleichzeitig verbreitert wird, und zwar ist hauptsächlich der absteigende Schenkel, weniger der aufsteigende Schenkel betroffen. Hierin erinnert die Druckwirkung an die Wirkung niedriger Temperatur, die ebenfalls die Kurve des Herzschlages erhöht und, wenn auch erheblich stärker, verbreitert. In der Tat lassen sich, wie beistehende Abb. 25

zeigt, die beiden gleichsinnigen Einwirkungen der Temperaturerniedrigung und Druckerhöhung miteinander kombinieren und summieren, ihr gemeinsamer Erfolg ist grösser als der jedes einzelnen Faktors. Noch stärker ist die Kombinationswirkung von Adrenalin und Druck, die sogar, wenigstens bei den niedrigen Drucken, die algebraische Summe der beiden Einzelwirkungen noch übertrifft. Wenn sich aber höhere Drucke oder grössere Temperaturerniedrigungen (unter 5° C), miteinander kombiniert, in ihrer Wirkung beeinträchtigen oder sogar eine herzschlagfördernde Wirkung in das Gegenteil umkehren, so

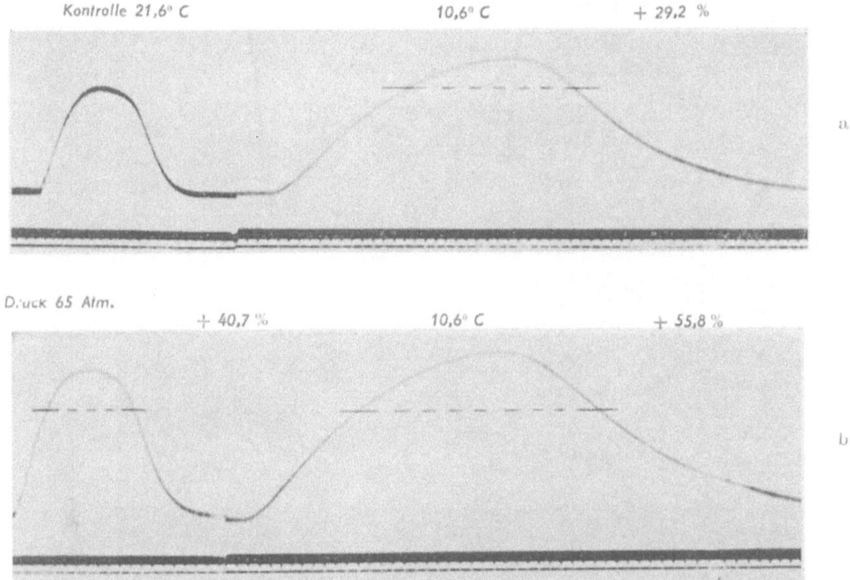

Abb. 25 a und b. Spannungskurve der Schildkrötenherzkammer unter der Einwirkung von Abkühlung, Druck (65 Atm.) und Abkühlung + Druck. Spannungszunahme in %. (CATTELL und EDWARDS 1930).

ist das nur scheinbar ein Widerspruch; denn es wird nur unter Mitwirkung der niedrigen Temperatur schon bei einer niedrigeren Druckhöhe derselbe Umschlag der Druckwirkung erreicht, der ohne diese Mitwirkung erst bei einer grösseren Druckhöhe, aber mit gleicher Sicherheit eintreten würde. Zunächst freilich nimmt mit Zunahme des Kompressionsdruckes auch seine herzfördernde Wirkung zu und erreicht zwischen 300 und 400 Atm. ein Maximum, bei dem die isometrisch registrierte Spannungsleistung in günstigen Fällen auf das 4 bis 6fache des Kontrollwertes gesteigert sein kann (Abb. 26). Unter diesen optimalen Bedingungen ist neben der Spannungsleistung und Frequenz auch die Leitfähigkeit, die Überleitung von einem Herzabschnitt zum nächsten verbessert, was sich darin zeigt, dass ein partieller Herzblock mit einem nur jeden zweiten Vorhofschlag beantwortenden Kammerschlag unter Druck ausgeglichen und eine normale Schlagfolge hergestellt wird. Freilich erreicht der Druck diese die Leistung anregende und antreibende Wirkung auf Kosten der Nachwirkung, während welcher für längere Zeit das Herz auf ein unter dem vorherigen Leistungsstand gelegenes niederes Niveau herabsinkt.

Für die Drucke über 400 Atm., wie sie später E. und HASENBRING und EDWARDS und BROWN verwendeten, tritt schon während des Druckes die Leistungssenkung auf und vertieft sich um so mehr, je länger der Druck dauert.

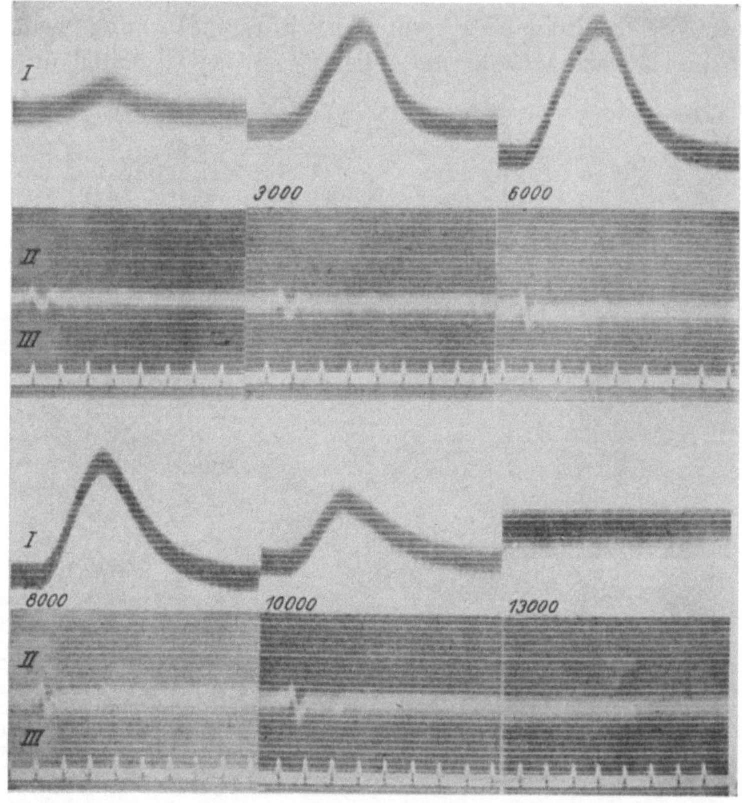

Abb. 26. Spannung und Aktionsstrom vom Sinoauricularstreifen der Schildkröte unter Drucken von 0, 200, 400, 550, 700 und 900 Atm. Zeit in $^1/_5$ Sek. (EDWARDS und BROWN 1934.)

Schliesslich wird zwischen 600 und 1000 Atm. eine Druckhöhe erreicht, die das Herz überhaupt für die Druckdauer und für eine auf den Druck folgende Erholungszeit zum Stillstand bringt. Erst bei noch höheren Drucken, meist jenseits 1500 Atm. verfällt das Herz in Muskelstarre und wird rasch endgültig getötet. In welcher Druckhöhe der Umschlag von der positiven zur negativen Druckwirkung und die bis zum Stillstand führende Lähmung auftritt, ist weitgehend von dem Kräftezustand des Herzens und des Tieres abhängig und individuell variabel. Von dem auch sonst uns immer wieder begegnenden Umschlag ist nur die Wirkung auf die Schlagdauer ausgenommen; die schon bei den niedrigen Drucken zu bemerkende Verbreiterung der Kurvenzacke nimmt mit wachsender Druckhöhe nur immer weiter zu.

Die gleiche druckbewirkte Umstimmung des Herzens, die sich in seiner mechanischen Leistung spiegelt, findet auch in seiner elektrischen Leistung ihren Ausdruck. Die Registrierung der Herzaktionsströme haben E. und HASENBRING am Froschherzen, EDWARDS und BROWN am Sinus-Vorhofs-präparat des Schildkrötenherzens vorgenommen, wobei die Verwendung von Paraffinöl als Umgebungsflüssigkeit oder die Überschichtung von RINGER-Serum mit Paraffinöl den inneren Kurzschluss in der flüssigkeitsgefüllten Kammer vermeidet. In der einfachen Vorrichtung der Abb. 27 dienen die das Herz tragenden Haltedrähte zugleich als Ableitungselektroden. Aus den Abb. 28, 29, 30 sind neben der Frequenzänderung und der Zunahme der Hauptzacke charakteristische Änderungen der Kurvenform zu sehen, die sich mit der Dauer des Druckes immer mehr entwickeln und auf eine Verlangsamung der Erregungsausbreitung hindeuten: Die Kammerzacke wird auseinandergezogen und bekommt in der Mitte ihres sonst S-förmig verlaufenden Abstieges eine Terrasse oder zweiten Gipfel, die Vorhofzacke rückt bei Frequenzsteigerung auf Kosten der Pausenlänge in die Kammerzacke hinein. Zugleich ist zu bemerken, wie rasch sich die Änderung nach Druckanstieg ausbildet und nach Druckablass zurückbildet. In Abb. 30 findet sich eine selten vorkommende Entlastungsextrasystole. In der Abb. 31 ist die Aktionsstromzacke bei (14000 „Pfund pro Quadratzoll“) 980 Atm. bis auf einen winzigen Rest unterdrückt aber 2 Min. danach schon wieder fast normal. Da die elektrischen Kennzeichen der Erregung mit den Initialstadien der Erregung verknüpft sind, ist ihre Änderung unter Druck ein Anzeichen dafür, wie tief der Druck in den Erregungsvorgang eingreift.

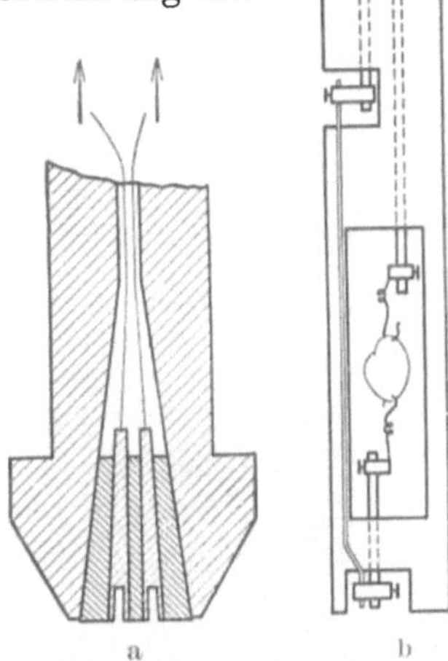

Abb. 27 a und b. a Druckdichte elektrische Zu- leitung in dem die Bombe verschliessenden Co. nus. b Herzsuspension zwischen polarisierbaren Drahtelektroden.

Nach wiederholten oder länger dauernden Einwirkungen hoher Drucke hinterbleibt das Herz in einem ermüdungsähnlichen Zustand der Schädigung, in dem es „hypodynam“ arbeitet oder zu schlagen aufhört. Gerade am hypodynamen Herzen ist die anregende Wirkung mässiger Drucke besonders ausgesprochen und erreicht die Frequenzsteigerung höhere Grade. Das Herz wird durch den Druck „wiederbelebt“ und arbeitet, auch wenn es vorher stillgestanden war, unter Druck erneut in regelmässigem Rhythmus. Zugleich ist aber ein hypodynames Herz auch empfindlicher für die lähmende Wirkung höherer Drucke und wird, leichter als ein frisches kräftigeres Herz, schon durch Drucke unter 500 Atm. stillgestellt. An einem solchen vorbehandelten Herzen findet sich ein besonders eindrucksvolles Stadium, in dem es nur noch in einem kleinen Druckbereich, etwa zwischen 100 und 250 Atm. schlägt, ohne Druck und bei höheren Drucken dagegen stillsteht, so dass es durch Steigen und Senken des Druckes beliebig rasch und mehrfach abwechselnd zum Schlagen und zum Stillstand gebracht werden kann. Es gibt auch Fälle, in denen ein Herz, durch eine zufällige Störung etwa bei der Präparation zum Stillstand gekommen, durch einen Kompressionsdruck, fast wie eine Uhr, die angestossen wurde, wieder für lange Zeit regelmässig weitergeht.

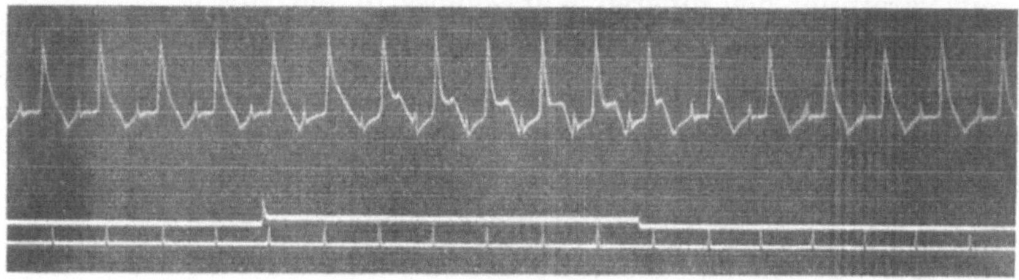

Abb. 28. Druck 0—300—0. Das Signal markiert die Druckdauer. Zeit in Sekunden. Herzaktionsströme vom Froschherzen. (E. und Hasenbring.)

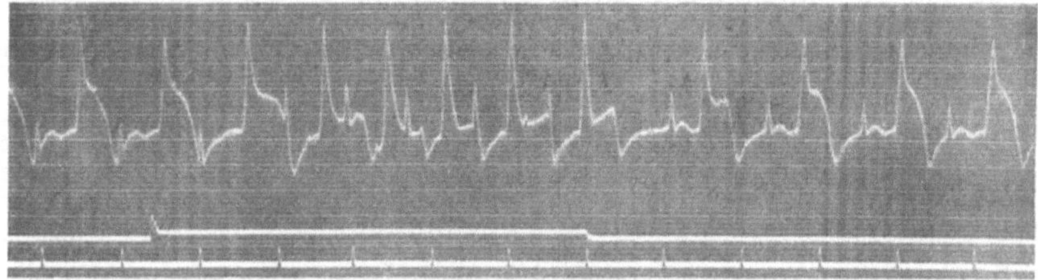

Abb. 29. Druck 0—400—0.

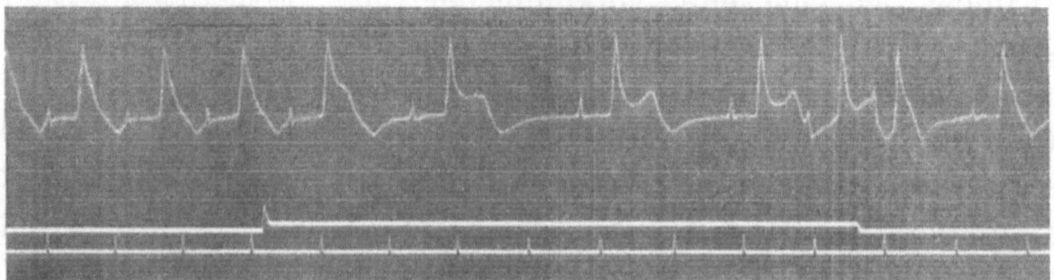

Abb. 30. Druck 0—500—0.

Im Gegensatz zu den geschilderten Befunden, die am isolierten Herzen oder Streifenpräparat von Frosch, Land- und Seeschildkröte und Haifisch (in harnstoffhaltiger Führerscher Lösung) in übereinstimmender Weise wiederkehren, steht ein Befund am ganzen Organismus (Garnelen), dessen Herzschlag in der Druckkammer durch den matt durchsichtigen Chitinpanzer hindurch beobachtet werden kann, nachdem das Tierchen in einem kleinen Garnschlingapparat eingewickelt und befestigt ist (E. 1934). Hier fand sich der Herzschlag, der normal die hohe Frequenz von rund 200 in der Minute hat, durch niedrige wie durch höhere Drucke immer nur verlangsamt, z. B. auf 134 bei 100 Atm., auf 96 bei 300 Atm., und kehrte nach Druckablass innerhalb 2 Min. auf die alte hohe Frequenz zurück. Auch wenn das Segment des Tieres, in dem sich das Herz befindet, herausgeschnitten war, ohne dass das Herz zu schlagen aufhörte, gab die Druckwirkung eine Herzverlangsamung.

Dass diese frequenzherabsetzende Druckwirkung keinen Sonderfall darstellt, zeigen Versuche von Draper und Edwards (1932) an Fundulusembryonen. Wenn die Eier des Fundulus, eines zu den Zahnkarpfen gehörenden Brackwasserfisches, sich entwickeln, ist die automatische Herzbewegung fast

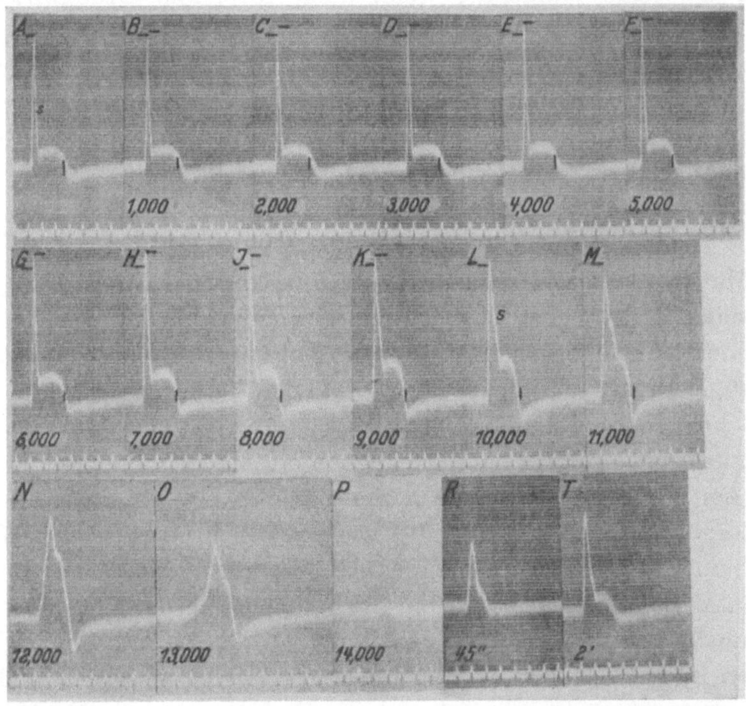

Abb. 31. Aktionsströme vom Vorhofstreifen (Schildkröte) bei Drucken zwischen 0 und 1000 Atm. (1000 lbs/in² = 68 Atm.). Die letzten beiden Kurven zeigen die Erholungswirkung. Zeit in $^1/_5$ Sek. (Edwards und Brown 1934.)

von ihrem ersten Auftreten an und noch bevor sich ein vollständiges Kreislaufsystem herausgebildet hat, an wenige Tage alten Embryonen zu beobachten. Schon Drucke von 100 Atm. setzen die Herzfrequenz um 10% und bei etwas längerer Dauer (10 Min.) um 16% herab und im Bereich zwischen 30 und 140 Atm. fand sich niemals ein frequenzsteigernder Druckeinfluss. Im Gegenteil gelang es durch Drucke über 100 Atm. das Herz für mehrere Minuten zum Stillstand zu bringen oder als geringere Grade der Wirkung Arrhythmie, partiellen und vollständigen Herzblock zu erzeugen, ohne das Herz dauernd zu schädigen; das stillgelegte Herz nahm bei Druckablass erst teilweise und dann ganz seine Funktion wieder auf. Ebenso verhielt sich das isolierte Embryonenherz, was gegen die Beteiligung herzhemmender Nerven spricht. Wenn also die Druckverlangsamung des Herzschlages weder eine Eigentümlichkeit des embryonalen Herzens allein, wie der Garnelenversuch zeigt, noch des in situ befindlichen, mit dem Nervensystem verbundenen Herzens ist, wie der Embryonenversuch zeigt, so ist zu fragen, welche Eigenschaften dem embryonalen Wirbeltierherzen und dem erwachsenen Wirbellosenherzen gemeinsam sind und sie von dem erwachsenen Wirbeltierherzen unterscheiden. Es scheint hiernach, dass nur ein genügend entwickeltes Reizleitungssystem auf den Druck mit der positiven Phase der Frequenzsteigerung reagieren kann, während sonst von vornherein die reine lähmende, wenn auch reversible Druckwirkung zum Vorschein kommt.

Es wäre lehrreich, hiermit die Wirkung der Narkotica zu vergleichen, die am Wirbeltierherzen anfänglich Amplitude und Frequenz des Herzschlages steigern und bei höheren Dosen herabsetzen, deren Wirkung am embryonalen oder wirbellosen Herzen aber noch nicht festgestellt ist.

5. Verhalten des quergestreiften Muskels unter Druck.

Der Muskel als das klassische Objekt der Experimentalphysiologie, der in seinen mechanischen, elektrischen, thermischen und chemischen Äusserungen und in seiner makroskopischen und mikroskopischen Beschaffenheit so vielseitig zugänglich und durchforscht ist, bietet auch für die Druckuntersuchungen ein weites Feld, auf dem sich eine besonders grosse Reihe von Erfahrungen und Befunden angesammelt hat. Verglichen mit einem Organ wie Magen und Herz erscheint er als ein einfacheres, wenn auch keineswegs einfaches System. Auch ein Nervenmuskelpräparat mit Nerven, Myoneuralverbindung, Rezeptivsubstanzen und Fasern ist noch mannigfach zusammengesetzt, und die Klärung des Kontraktionsproblems ist gegenwärtig, nachdem die Theorien der Verkürzungssubstanzen und die scheinbar so gut übereinstimmenden chemisch-thermischen Energiebilanzen erschüttert und hinfällig geworden sind, wieder in grössere Ferne gerückt. So ist nicht zu hoffen, dass die Reaktionen des Muskels auf den Druck bis zur physikalisch-chemischen Verständlichkeit erklärbar werden. Nicht einmal alle Befunde und Tatsachen sind restlos sichergestellt und unbestritten, und noch weniger die Deutungen. Aber sicherlich gibt der Muskel in seiner vielfältigen und eigenartigen Druckbeeinflussbarkeit einen lehrreichen Einblick in die Wirkungsweise des Druckes, und umgekehrt vermehrt die Anwendung des neuen und ungewöhnlichen Mittels die Kenntnis von der Funktionsweise des Muskels, so dass der Versuch unternommen werden muss, durch Ordnung und Zusammenstellung der Befunde zu zeigen, wieweit sich die Druckmethode als fruchtbar bewährt und wieweit die neuen Befunde sich in den Bestand einfügen und mit den alten Anschauungen vereinigen lassen.

Die angestellten Versuche unterscheiden sich, je nachdem der Druck für sich allein den Muskel in einen veränderten Zustand versetzt oder der Druck nur eine Umgebungsbedingung darstellt, deren Einfluss die Reaktion auf einen elektrischen Prüfreiz verändert. Es zeigt sich, dass schon durch den Druck allein der Muskel in kräftige Kontraktion gerät und dass auch die auf gewöhnliche Weise elektrisch ausgelösten Zuckungs- und Tetanuskontraktionen während und nach Kompression deutlich in Erregbarkeit, Hubhöhe, Spannungsleistung, Kontraktions- und Restitutionsdauer beeinflusst werden. Im zweiten Fall, bei der Kombination von Druck und elektrischem Reiz, sind schon verhältnismässig niedrige Drucke wirksam, im ersten Fall, der reinen Druckwirkung sind höhere Drucke erforderlich, um genügend grosse Ausschläge zu geben. Wenn wir, abweichend von der in den vorhergehenden Abschnitten befolgten Regel, die Befunde nicht in der Reihenfolge der aufsteigenden Drucke behandeln, so geschieht es, weil die reine Druckwirkung der einfachere Fall ist und seine Kenntnis und Berücksichtigung die Daten des zweiten Falles erläutern hilft. Wie vorwegnehmend bemerkt sei, ist auch ein curarisierter Muskel oder ein vorbehandelter Muskel, der einen elektrischen Reiz nicht mehr mit Zuckung und Tetanus beantwortet, durch Druck nach wie vor in Kontraktion zu versetzen; es handelt sich daher um eine den muskulären Kontraktionsvorgang unmittelbar treffende Wirkung.

a) Die Kompressionsverkürzung.

Regnard fand, dass an Fischen und Fröschen nach hohen tödlichen Drucken die Muskeln steif und hart waren; sie waren in Starre verfallen. Nach seiner Deutung handelte es sich um eine Art Wasserstarre, durch das Einpressen von Wasser in den Muskel hervorgerufen. Regnard stützte seine Ansicht durch die grosse, nachweisbar mit der Starre verbundene Gewichtszunahme, durch mikroskopische Befunde, und durch die Beobachtung, dass ein in Kautschuk wasserdicht eingeschlossener und dadurch vor dem Wasser geschützter Muskel von der Starre verschont blieb. Da aber Regnard seinerzeit noch reines Wasser statt Salzlösung verwandte, sind seine Beobachtungen, wie später noch näher zu zeigen ist, dahin zu deuten, dass in der Tat destilliertes Wasser als Umgebungsflüssigkeit das Eintreten der Kompressionsstarre fördert, dass daher ein kautschukgeschützter Muskel erst bei höheren Drucken und weniger vollständig der Starre verfällt und dass die Kompression die Wasseraufnahme eines Muskels, wenn auch nicht direkt mechanisch, so doch indirekt osmotisch, fördert. Regnard hatte es also bei der Untersuchung isolierter Muskeln mit einer Kombination von Wasser- und Druckwirkung, bei dem Befund an ganzen Organismen mit einer reinen Kompressionsstarre zu tun. An den Befund der Druckstarre knüpfen die Untersuchungen an, die statt der Nachwirkungen die während des Druckes eintretenden Änderungen und ausser den irreversiblen Schädigungen die reversiblen, ins physiologische hineingehende Wirkungen feststellten (E. 1914). Zur Beobachtung der Vorgänge in der dickwandigen, drucksicheren Stahlbombe diente zunächst eine elektrische Registriermethode, bei der der Muskel bei seiner Kontraktion entweder einen Metallstift aus einer

Quecksilberoberfläche heraushob und dadurch einen Kontakt unterbrach, oder ein isolierendes zwischen Metallfasern eingeklemmtes Hartgummiplättchen hochzog und dadurch einen Kontakt herstellte. Später wurden die Befunde mit der Zweifenstermethode und der Lichtspaltprojektion ergänzt und die Bewegungen in Kurvenform photographisch registriert. Der Schlitten mit Lichtschlitz (vgl. Abb. 16) wurde für isotonische Kontraktionen mit Gewichten belastet, für isometrische Kontraktionen durch geeichte Spiralfedern festgehalten. Der Muskel mit seinem Gestell befindet sich entweder in physiologischer Kochsalz- oder Ringer-Lösung oder in dünnflüssigem Paraffinöl. Letztere Flüssigkeit, die eine Wasseraufnahme und Gewichtszunahme des Muskels ausschliesst und die durch Schütteln an der Luft mit Sauerstoff gesättigt werden kann, ist für Muskel und Nerv ein gut brauchbares, das Überleben lange Zeit ermöglichendes Medium.

Ein erster Erfolg des Druckanstieges in Form einer Kontraktion, die infolge der optischen Umkehr durch Linsenabbildung nach unten verzeichnet wird, findet sich, wenn der Druck eine Höhe von 150, 180 oder in den meisten Fällen etwas über 200 Atm. erreicht hat. Die Hubhöhe ist bei dieser eben wirksamen Druckhöhe, die als „Druckschwelle" bezeichnet sei, klein und nimmt mit Verstärkung des Druckes zu, mit Druckablass ist auch die Kontraktion beendet. Die Kontraktion tritt ein, gleichgültig ob der Druckanstieg plötzlich oder langsam erfolgt; sie ist im ersten Fall steil, im zweiten flach, erreicht aber die gleiche Höhe. Die Dauer der Kontraktion richtet sich nach der Druckdauer. Solange die Kompression anhält, bleibt auch der Muskel verkürzt. Nur bei den schwellennahen Drucken kehrt noch während der Druckdauer der Muskel zu seiner Ruhelänge zurück. Ebenso folgt die Expansion in Ausmass und Verlauf dem Tempo des Druckabsinkens. Der Erfolg lässt sich bei mässigen und kurzdauernden Drucken beliebig oft wiederholen, ohne eine Schädigung zu hinterlassen. Bei höheren Drucken über 500 Atm. und bei längerer Dauer bleibt während des gleichmässig anhaltenden Druckes das Kontraktionsniveau nicht mehr genau horizontal; die Kontraktion verstärkt sich mit flachem Anstieg, oder sinkt noch während der Druckdauer ab; das erste bei einem frischen, kräftigen, das zweite bei einem schwachen, erschöpften Muskel. Danach geschieht auch die Expansion bei plötzlichem Druckabfall nicht mehr momentan, sondern in Form einer erst steiler, dann flacher sich ausgleichenden Kurve, ähnlich wie nach einem länger unterhaltenen Tetanus mit Verkürzungsrückstand, und es machen sich Anzeichen von Schädigung bemerkbar. Derselbe Druck, der bei kurzer Dauer physiologisch wirkt, schädigt bei längerem Bestehen. Am physiologischsten wirken daher Drucke mit plötzlichem Anstieg und gleich darauf folgenden plötzlichem Abstieg, Druckstösse, die eine zuckungsähnliche Kontraktion oder „Druckzuckung" hervorrufen. Das Zustandekommen und die Eigenschaften der Druckzuckungen sollen zunächst beschrieben werden.

Druckzuckung. Die Abb. 32 veranschaulicht eine Reihe von Druckzuckungen, die durch Druckstösse im Abstand von 3 Sek. in beliebig häufiger Wiederholung ausgelöst wurden und bei denen unter Überwindung einiger

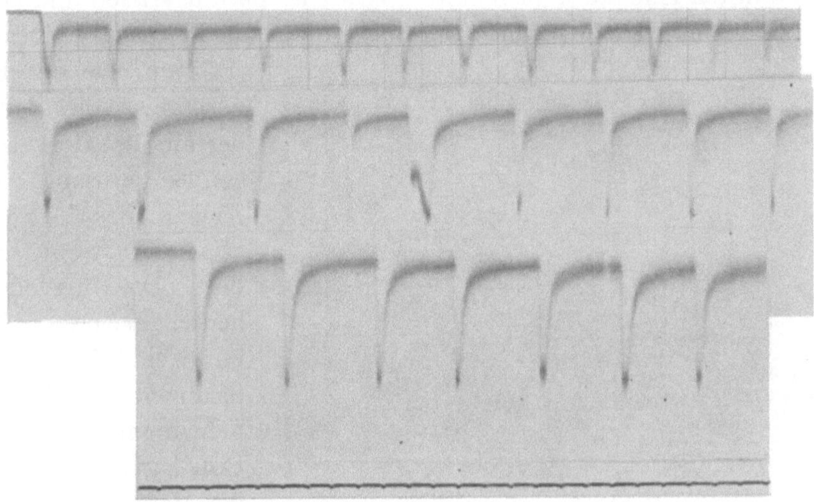

Abb. 32. Ausschnitt aus längeren Druckstoßreihen von 400, 500 und 600 Atm. Zeit in Sekunden. (E. und HASENBRING.)

technischer Schwierigkeiten erreicht war, dass der Druck in weniger als $^1/_2$ Sek. auf 400, 500 oder 600 Atm. anstieg und wieder auf 0 absank. Trotzdem sich kleine Schwankungen in der Druckhöhe oder Druckdauer nicht ganz vermeiden liessen, ist doch die Regelmässigkeit der Kurven genügend deutlich. In der 500er-Kurve der zweiten Reihe geriet bei der mittelsten Zuckung zufällig der Druckanstieg nur bis 450 Atm. und wurde durch etwas langsameres Nachdrücken auf 500 Atm. gebracht, was sich in der Muskelkurve ausdrückt, trotzdem wird auch in diesem Falle die gleiche Endhöhe erreicht. Die Zuckungshöhe ist für 600 Atm. ungefähr doppelt so gross wie für 400 Atm. und hält sich während einer Reihe konstant, wenn auch ein kleiner Verkürzungsrückstand die Basis ein wenig verschiebt und sich besonders in der 600er-Reihe im Verlauf der Wiederholungen verstärkt. Solche Druckzuckungen sind in ihrem Verlauf den gewöhnlichen elektrisch ausgelösten Zuckungen sehr ähnlich, wie Abb. 33 a und b zeigt, übertreffen aber bei den höheren Drucken die elektrisch auslösbaren Zuckungen beträchtlich an Höhe.

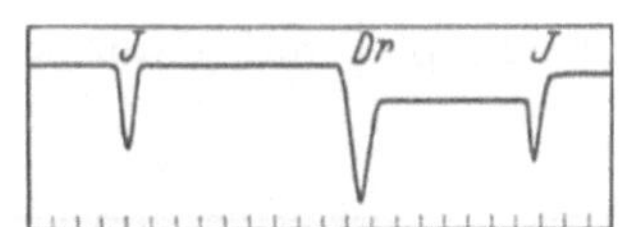

Abb. 33a. Zwei Zuckungen durch Öffnungsinduktionsschlag, in der Mitte eine Zuckung durch Druckstoß von 400 Atm. Zeit in $^1/_5$ Sek.

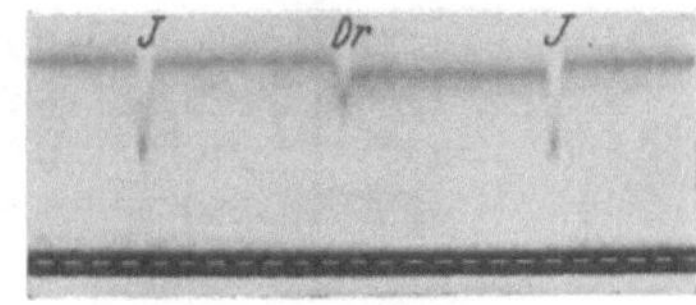

Abb. 33b. Ähnlicher Versuch.

Am vollkommensten wird eine Druckzuckung nach der Art der Abb. 34 wiedergegeben (HASENBRING 1939), wobei statt eines Lichtspaltes ein mit

Ammonsulfit geschwärzter, im Rahmen des Muskelschlittens eingespannter 0,1 mm dicker Silberdraht durch Schattenprojektion in 9facher Vergrösserung abgebildet und das Ablassventil automatisch bei Erreichung einer bestimmten Druckhöhe durch eine stark gespannte Spiralfeder herumgerissen und geöffnet wird. In der Abb. 34 folgen von oben nach unten die Kurve der Muskelkontraktion, die des Druckverlaufes, die Zeitkurve der mit 100 Hertz schwingenden Stimmgabel, die Zacken des $^1/_5$ Sek. anzeigenden JAQUET-Schreibers. Die Unregelmässigkeiten am Ende der Druckkurve sind durch Erschütterungen und durch die Schwingungen des in die Ruhelage zurückschnellenden Manometerzeigers veranlasst. An den Kurven sind die Zeiten vom Beginn des Druckstosses bis zum Druckgipfel, zum Beginn der Kontraktion und zum Gipfel der Kontraktion ausmessbar, und es ergibt sich, dass der Kontraktionsbeginn dem Beginn des Druckstosses und ebenso der Kontraktionsgipfel dem Druckgipfel mit einer kleinen aber merklichen, nur wenig variierenden Verspätung nachfolgt. In der Tabelle 7 beziehen sich Nr. 124 und 125 auf den linken nicht curarisierten, Nr. 126—128 auf den rechten curarisierten Gastrocnemius desselben Frosches. Als mittlerer Wert aus 90 Versuchen findet HASENBRING eine Anstiegslatenz und eine Gipfellatenz von 0,035 Sek. ($\pm$ 0,01 Sek.), und auch eine „Abstiegslatenz" von gleicher Grösse kann aus einem Versuch der Abb. 35 entnommen werden. Diese Latenzzeit lässt eine kleine Temperaturabhängigkeit, aber keine Abhängigkeit von Überlebens-

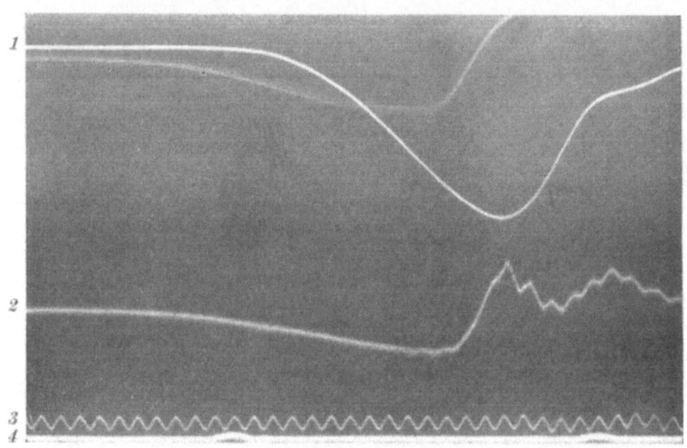

Abb. 34.
Druckzuckung. Kurve *1* Muskelkontraktion, *2* Druckänderung, *3* Zeit in $^1/_{100}$ Sek., *4* Zeit in $^1/_5$ Sek. (HASENBRING.)

Tabelle 7. (HASENBRING.)

Versuch		Druckstoss				Druckzuckung			
Nr.	Zeit	Anfangsdruck atü	Gipfel		Gesamtdauer Sek.	Anstiegsbeginn		Gipfel bei Sek.	Gipfellatenz Sek.
			Sek.	atü		Sek.	atü		
124	11^{30}	230	0,17	545	$0{,}19_9$	0,04	265	$0{,}20_4$	$0{,}03_4$
125	11^{40}	235	$0{,}22_4$	650	$0{,}25_2$	0,04	270	0,25	$0{,}03_4$
126	12^{05}	215	$0{,}22_2$	525	0,25	$0{,}03_3$	235	$0{,}25_6$	$0{,}03_3$
127	12^{16}	200	$0{,}21_2$	645	$0{,}24_4$	$0{,}03_9$	240	$0{,}25_8$	$0{,}04_4$
128	12^{25}	215	$0{,}17_1$	525	$0{,}20_6$	0,04	260	0,21	$0{,}03_9$

dauer, Ermüdung und Curarisierung erkennen und ist im Vergleich zu der bei der gewöhnlichen Hebel- und Kymographionregistrierung gefundenen Latenzzeit der elektrischen Zuckung (etwa 0,01 Sek.) verhältnismässig lang, wobei vielleicht die Trägheit der bewegten Masse mitspricht.

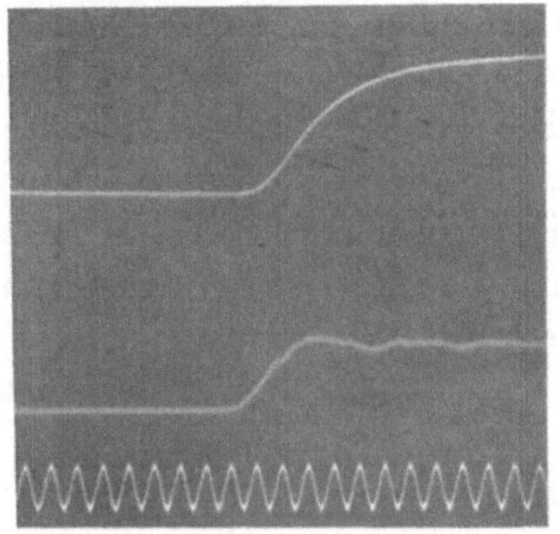

Abb. 35. Abstieglatenz, Abstieg einer Kontraktionskurve nach einem Druckstoß von 0,89 Sek. Dauer. (HASENBRING.)

Dauerverkürzung. So wie die Druckzuckung mit der elektrischen Zuckung, so lässt sich die durch länger

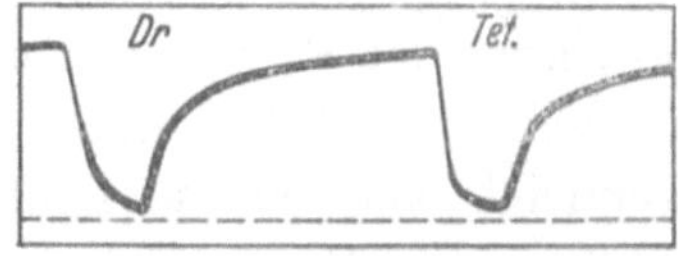

Abb. 36. Vergleich von Kompressionsverkürzung und faradischen Tetanus. Zeit in $^1/_5$ Sek. (E. und HASENBRING.)

anhaltenden Druck erzeugte Kontraktion mit einem Tetanus vergleichen, dem sie wenigstens äusserlich in ihrem Verlauf und ihrer Leistung ähnelt. Abb. 36 zeigt die beiden elektrisch und mechanisch ausgelösten Kontraktionsarten eines Muskels, die kurz aufeinander folgen, Abb. 37 die je 10 Sek. anhaltenden isometrisch registrierten Spannungsleistungen einer Kompressionsverkürzung, die mit der Druckhöhe zunehmen und die Maximalleistung eines faradischen Tetanus erreichen. EDWARDS und BROWN geben für den quergestreiften Retraktorpenismuskel der Schildkröte eine durch Druck erreichbare Leistung von 90% der maximalen Tetanusspannung an. Aber 10 Sek. Dauer sind bei höheren Drucken nicht ohne schädliche Nachwirkung, so dass im Beispiel der Abb. 37b die Leistung des 800er Druckes keinen hohen Grad mehr erreicht und noch während des Druckes nachlässt. Vergleicht man die isotonisch und die isometrisch registrierten Kompressionsverkürzungen miteinander, so ist auffällig, dass eine Schädigung und Schwächung als Folge vorausgegangener Reizungen oder auch als Zeichen eines von vornherein geringen

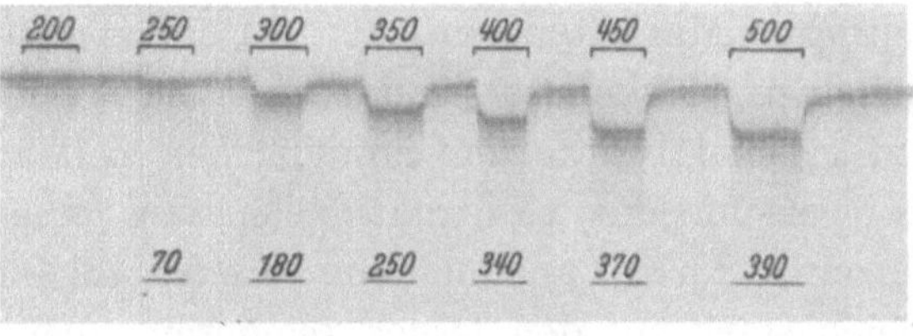

a

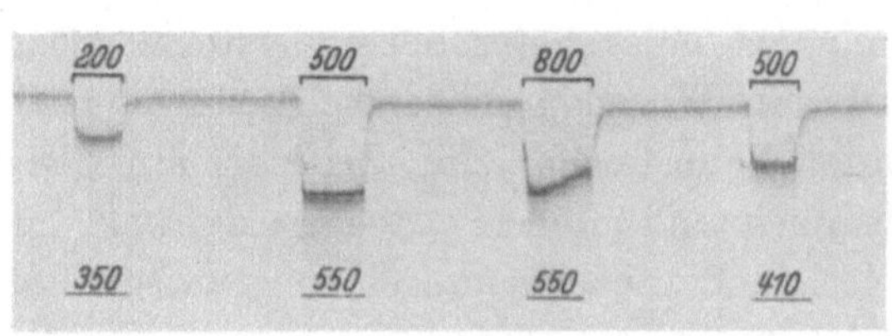

b

Abb. 37a und b. Spannungskurven der Kompressionsverkürzung bei Rechtecksdrucken zwischen 70 und 800 Atm. von je 10 Sek. Dauer. Obere Zahlen Druck in Atm., untere Zahlen Spannung in Gramm. Verkürzungsrückstand. (E.)

Kräftezustandes sich an der isometrischen Verkürzungskurve viel rascher und deutlicher bemerkbar macht als an der isotonischen. Ein erschöpfter Muskel von geringer Spannungsleistung gibt noch ausgiebige Verkürzung. Vergleicht man die Druckzuckungen mit den länger anhaltenden Kompressionsverkürzungen, so zeigt die Druckzuckung für jeden Druckwert dieselbe Hubhöhe und Leistung wie die Dauerverkürzung. Der grosse Unterschied, der für Zuckung und Tetanus so charakteristisch ist, fällt hier weg. Waren zunächst die Gemeinsamkeiten, die zwischen den physiologischen, elektrisch ausgelösten Zuckungen und Tetani und den mechanisch bewirkten Druckzuckungen und Dauerverkürzungen bestehen, hervorgehoben, um die weitgehend physiologische Natur der Kompressionsverkürzung zu betonen, so sind andererseits die Unterschiede nicht weniger bedeutsam.

Vergleich der Kompressionsverkürzung mit der elektrisch ausgelösten Kontraktion. Die Kompressionsverkürzung folgt nicht dem Alles-oder-Nichts-Gesetz. Während es schwierig ist, einen elektrischen Induktions- oder Kondensatorreiz so abzustufen, dass überschwellig-untermaximale Reizerfolge erhalten werden, da der Reiz bald maximal und übermaximal wird, ist leicht durch Abstufung der Druckhöhe der Reizerfolg von der kleinsten Andeutung einer Kontraktion bis zu immer grösseren Werten zu steigern, ohne dass ein ausgeprägtes Maximum vorliegt. Da der allseitige hydrostatische Druck an jeder einzelnen Muskelfaser und sogar an jedem kleinsten Teil einer Muskelfaser mit gleicher Stärke und zur gleichen Zeit angreift, liegt kein Grund vor, für die verschiedene Kontraktionsleistung eine verschiedene Druckschwelle der einzelnen Fasern anzunehmen. Es ist wohl möglich, dass die Fasern nicht alle gleich stark auf den Druck reagieren, aber diese der Druckdosierung so fein und gleichmässig folgende Kontraktionsabstufung spricht für eine Reaktion nach Art eines heterobolen Systems. Dabei kann die Druckabstufung auf mehrerlei Wegen geschehen. Ausser den Druckstössen und den Drucken, die plötzlich ansteigen, eine Zeitlang auf gleicher Höhe anhalten und plötzlich absinken und die als „Rechtecksdruck“ zu bezeichnen sind, ist es möglich, den Druck zunächst um einen gewissen Betrag zu steigern und ihn auf dieser Höhe zu halten, dann aber nach einer bestimmten Zeit um einen gleichen Druckzuwachs hinaufzugehen, also „Stufendrucke“ zu erzeugen mit beliebig variierbarer Höhe (50, 100 oder 200 Atm.) und Breite (Zeit) der aufeinanderfolgenden Stufen. In ebensolchen Stufen kontrahiert sich dann auch der Muskel. Und schliesslich lässt sich die steilere oder flachere Drucktreppe durch Verkleinerung der Stufen und Vermehrung der Stufenzahl in einen linearen Anstieg überführen, dem die Muskelkontraktion in gleich kontinuierlicher Weise nachfolgt („Dreiecksdruck“). Auch der Abstieg kann in Stufen oder linear geschehen. Wie die in starker Verkleinerung reproduzierte Kontraktionskurve der Abb. 38 veranschaulicht, folgen sich 5 verschiedene Kontraktionsformen, die alle durch einen Druck von 400 Atm. hervorgerufen sind und auch alle die gleiche Hubhöhe erreichen, obgleich 1 und 5 durch Druckstösse, 4 durch Rechtecksdruck von 1 Sek. Dauer, 2 durch Dreiecksdruck mit verzögertem Anstieg, 3 durch Rechtecksdruck mit verzögertem Absinken zustande gekommen sind. In der folgenden Abb. 39 sind die Kontraktionen verzeichnet bei Stufendrucken, mit Stufen von je 50 Atm. Höhe und 1 Sek. Dauer (etwa $^1/_{10}$ Sek. Druckanstieg, $^9/_{10}$ Sek. unverändertes Niveau), die bei 400, 500 und 600 Atm. mit plötzlichem Druckabfall enden. Auch die Kontraktionsstufen sind, wie man sieht, recht gleichmässig, nur bei den Drucken über 500 Atm. zu hoch und abgerundet, weil dann noch während der Druckdauer die Verkürzung zunimmt. Während bei den unteren Drucken der Druckabfall mit plötzlicher Erschlaffung beantwortet wird, unter Hinterlassung eines kleinen Verkürzungsrückstandes, braucht die Erschlaffung nach 600 Atm. längere Zeit mit langsamem Ausgleich einer Kontraktur und unter Erhöhung der Druckschwelle. So folgt der Kontraktionsverlauf nicht in allen Einzelheiten dem Druckverlauf, aber doch genau genug, um den Satz zu rechtfertigen, dass für die Kompressionsverkürzung das Alles-oder-Nichts-Gesetz nicht zutrifft, und zugleich den hiermit nahe verwandten zweiten Satz zu begründen, der ebenfalls den Unterschied gegenüber der elektrisch ausgelösten Kontraktion hervorhebt: Für die Kompressionsverkürzung gibt es kein Ein- und Ausschleichen.

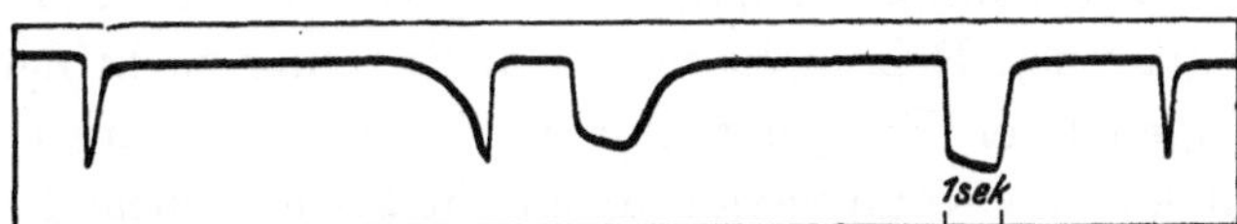

Abb. 38. Isotonische Kompressionsverkürzung bei Druckstoss, einschleichendem und ausschleichendem Druck und Rechtseckdruck von 400 Atm. Gleiche Hubhöhe. (E. und HASENBRING.)

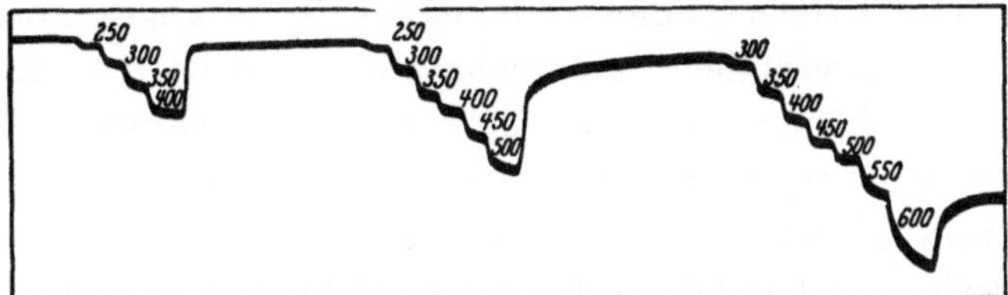

Abb. 39. Kompressionsverkürzungen bei Stufendruck bis 400, 500 und 600 Atm. (E. und HASENBRING.)

Die Kompressionsverkürzung zeigt keinen inneren Rhythmus und geht nicht mit Aktionsströmen einher. Auch dann, wenn ein elektrischer Gleichstrom statt mit Anfangszuckung mit Dauerwirkung beantwortet wird, zeigt der Schliessungstetanus noch immer seinen intermittierenden Charakter, der sich häufig schon im Mechanogramm, sicher aber im Elektrogramm verrät. Bei der Kompressionsverkürzung ist nichts dergleichen aufzufinden. Weder während noch nach der Druckwirkung finden sich spontane Unregelmässigkeiten der Hubhöhe oder auch nur fibrilläre Zuckungen, wie sie etwa bei osmotischer Reizung vorkommen. Weder in der Druckbombe noch an dem nach Druckablass herausgenommenen in Kontraktur begriffenen Muskel lassen sich elektrische Aktionsströme ableiten, selbst dann nicht, wenn dieser Muskel auf einen elektrischen Reiz prompt mit Zuckung und Aktionsstrom antwortet.

Die Kompressionsverkürzung ebenso wie ihr als Nachwirkung hinterbliebener Kontraktionsrest sind völlig stetige Zustände, abweichend von der Regel, dass der quergestreifte Muskel eine länger andauernde Zusammenziehung nur durch eine genügend rasche Aufeinanderfolge rhythmischer Entladungen unterhält.

Die Kompressionsverkürzung tritt auch an einem Muskel ein, der durch elektrischen Reiz nicht mehr zur Zuckung zu bringen ist, und geht nicht mit fortgeleiteter Erregung einher. Dass ein curarisierter Muskel nicht weniger gut auf die Kompression anspricht als ein normaler, war schon erwähnt und ist ein Zeichen dafür, dass es sich um eine direkte Muskeleinwirkung handelt. Es scheint sogar, dass unter Curare die Druckschwelle eher etwas herabgesetzt ist. Es gibt aber ausserdem mehrere Arten der Vorbehandlung, die einen Muskel lähmen, ohne ihn zu töten, so die schwachen Grade der Narkose durch Einlegen in Alkohol-Ringer-Lösung, die Elektrolytentziehung durch Einlegen in salzlose isotonische Rohrzuckerlösung oder auch das Liegenlassen in einer indifferenten Umgebungsflüssigkeit (Ringer-Lösung, Paraffinöl), in der ein Muskel im Laufe vieler Stunden oder einiger Tage langsam erstickt, ohne noch in Totenstarre zu verfallen. In solchem Zustand ist der Muskel elektrisch unerregbar oder vielmehr antwortet nicht mehr mit Zuckung, gibt aber noch gute Kompressionsverkürzung, reagiert auch noch auf die Durchströmung durch Gleichstrom mit einem lokalen, auf die Kathode beschränkten Wulst und ist mechanisch erregbar, da auf lokales Beklopfen ein auf die betroffene Stelle beschränkter, sich langsam ausgleichender idiomuskulärer Wulst entsteht, und ist thermisch erregbar, so dass er beim raschen Durchtauchen durch heisses Öl (Jensen) eine kräftige reversible Verkürzung erfährt. Durch den Umstand, dass bei ihr die elektrische Erregbarkeit entbehrlich ist, unterscheidet sich die Kompressionsverkürzung vielleicht am schärfsten von Zuckung und Tetanus und tritt in nähere Beziehung zu jenen Verkürzungsformen, die bei lokaler Beschränktheit als idiomuskuläre Wulstbildung und, wenn sie den ganzen Muskel ergreifen, als Kontraktur bezeichnet werden und die zu den irreversiblen Verkürzungsformen der Starre überleiten.

Kompressionsverkürzung, idiomuskulärer Wulst, Kontraktur und Starre. Derselbe Druck von etwa 500 oder 600 Atm., der bei kurz dauernder Einwirkung den Muskel zu einer reversiblen, ohne Schädigung vorübergehenden Kontraktion veranlasst, versetzt ihn bei länger andauernder Einwirkung in eine langsamer ausgeglichene, die Druckwirkung einige Zeit überdauernde Kontraktur, und schliesslich wird bei noch längerer Einwirkungsdauer die Rückbildung immer langsamer und unvollkommener und endet in die das Absterben begleitende Starre. Statt durch Verlängerung der Druckdauer lässt sich dieselbe Stufenfolge auch in kürzester Zeit durch Erhöhung der Druckstärke erreichen, so dass bis zu einem gewissen Grade Druckdauer und Druckhöhe sich gegenseitig vertreten können. Vom Muskel aus gesehen, wird dieselbe Zustandsänderung, die für kurze Zeit als physiologisch gut vertragen wird, zu einem schädlichen oder tödlichen Ereignis, wenn sie nicht rasch genug von Restitution gefolgt ist, und vertieft sich die für mässige Drucke in physiologischen Grenzen bleibende Zustandsänderung bei stärkeren Drucken zur Pathobiose und Nekrobiose. Ein Muskel, der auch nur kurze Zeit auf 1500—2000 Atm. gedrückt ist, sieht aus wie ein maximal totenstarrer Muskel; er ist unförmig und kurz und dick, weniger durchscheinend, gelblich-weisslich getrübt, brüchig, wenig dehnbar und leicht zerreisslich. Welchen Verkürzungsgrad dabei der Muskel aufweist, ist stark individuell variabel. Am meisten verkürzt finden sich im Durchschnitt solche Muskeln, die wie bei frisch gefangenen Herbstfröschen eine gute Glykogenreserve vermuten lassen. Durch längeres Liegenlassen in RINGER-Lösung nimmt an isolierten Muskeln die Kontrakturneigung ab. Nach weniger starken Drucken ist die Kompressionsverkürzung von der ihr folgenden Kontraktur durch eine mehr oder weniger grosse, bei Druckabfall entstandene Stufe abgesetzt. Aber wo bei den stärksten Drucken die Stufe klein wird oder verschwindet, gehen Wirkung und Nachwirkung fast unmerklich ineinander über und erscheinen Kompressionsverkürzung, Kontraktur und Starre aufs engste miteinander verbunden.

Die Fragen, ob normale Muskelkontraktion und Muskelstarre den gleichen Kontraktionsmechanismus haben oder nicht, ob die Totenstarre als letzte Kontraktion des absterbenden Muskels zu werten oder als eine etwa auf Eiweissgerinnung beruhende Strukturzerstörung anzusehen sei, ob die Kontrakturen im allgemeinen eine Verwandtschaft mit der normalen Kontraktion haben und für deren Verständnis lehrreichen Aufschluss bieten oder ob sie scharf von ihr abzugrenzen und als eine Zustandsänderung sui generis zu betrachten seien, diese Fragen sind immer wieder viel diskutiert und doch strittig geblieben. Bei der Kompressionsverkürzung ist die Beziehung zur normalen Kontraktion einerseits, zur Kontraktur und Starre andererseits so eng und offensichtlich, dass sie dazu nötigt, diesen Fragen nachzugehen und die Druckkontrakturen mit den anderen Kontrakturformen zu vergleichen.

Die Zahl der Agenzien, die einen Muskel in Kontraktur oder Starre versetzen können, ist sehr gross. Es kann hier auf die Zusammenfassungen von RIESSER und von GASSER verwiesen werden. Kurz dauernde plötzliche Erwärmung und Abkühlung (Eintauchen in flüssige Luft), hypotonische (destilliertes Wasser) und hypertonische (10% NaCl) Lösungen, Säuren und Laugen, Ammoniak, Chloroform, und eine Reihe schon in geringen Konzentrationen wirksamer chemischer Mittel wie Coffein und Acetylcholin seien nur erwähnt, um die bunte Zusammensetzung der Mittel zu kennzeichnen, die nichts miteinander gemeinsam haben als dass sie den Muskel schädigen und töten können. Der Versuch, unter den Säuren eine spezifische Verkürzungssubstanz zu finden, hat nur zu der Einsicht geführt, dass das Einbringen eines Muskels in eine saure Flüssigkeit schon darum ein unvollkommener Modellversuch sein muss, weil die wirksame Substanz von aussen an die Fasern herangeführt wird, statt in ihnen selbst, vielleicht sogar an bestimmten Stellen, zu entstehen. Überhaupt besteht die Hauptschwierigkeit darin, dass die wirksamen Stoffe oder auch die Wärme Zeit brauchen, um durch Diffusion von der Muskeloberfläche ins Innere einzudringen, und dass sie, einmal eingedrungen, Zeit brauchen, um wieder herauszugelangen. Dadurch ist eine exakte zeitliche Begrenzung ihrer Wirkungsdauer verhindert und stehen oberflächennahe und tiefe Muskelfasern unter verschiedenen Bedingungen. Wenn nunmehr zu den vielerlei kontrakturerregenden Mitteln auch die Kompression hinzukommt, so wird sie ebensowenig als ein spezifisch wirksames Agens anzusprechen sein wie die anderen. Dass sie aber die anderen Mittel in Stärke, Exaktheit und Reversibilität der Wirkung wesentlich übertrifft, liegt in ihrer Wirkungsweise begründet. Sie braucht keine Zeit, um von aussen nach innen oder von innen nach aussen zu gelangen, sondern erfasst jede Faser und jeden Faserteil gleichzeitig und gleich stark. Am ehesten sind daher die Chloroform- und Ammoniakkontraktur mit der Druckkontraktur zu vergleichen, weil die Substanzen besonders leicht flüchtig und permeierend sind; aber auch sie bleiben in der Abstufbarkeit und Promptheit ihrer Wirkung hinter der Kompression zurück. Wie BETHE hervorgehoben hat, unterscheiden sich die Kontrakturen von den normalen Kontraktionen darin, dass sie trotz grosser Verkürzung nur eine geringe Spannungsleistung aufbringen, und nur die Chloroformkontraktur nähert sich der Spannung eines Tetanus. Macht man sich klar, dass das Ausmass einer Kontraktion von der Faserlänge, die Kraft vom Querschnitt oder der Faserzahl abhängt, so leuchtet ein, dass schon wenige sich stark verkürzende Fasern genügen, um unter Mitnahme der übrigen unbeteiligten und passiv folgenden Fasern den Gesamtmuskel zu verkürzen, dass aber zur Erzeugung einer genügenden Kraft viele Fasern gleichzeitig beteiligt sein müssen. Da aber bei den übrigen Kontrakturen die Wirkung nur allmählich von aussen nach innen fortschreitet und auch die in ihrem Anfangsstadium noch reversible Totenstarre keineswegs alle Fasern gleich schnell und stark erreicht, ist bei ihnen immer nur eine kleine Anzahl der Fasern in Kontraktur, während ein anderer Teil schon abgestorben, ein dritter Teil vielleicht noch nicht ergriffen ist. Aus demselben Grunde ist verständlich, dass die Spannungsleistung einer Kompressionsverkürzung bei einem durch wiederholte vorangegangene Druckeinflüsse beanspruchten oder sonst erschöpften und ermüdeten Muskel schneller nachlässt als die Hubhöhe, weil in der Reihenfolge ihrer Widerstandsfähigkeit immer mehr Fasern als zeitweilig oder dauernd unerregbar bei der Gesamtaktion ausfallen. So führt der Vergleich der Druckkontraktur mit den anderen Kontrakturformen zu dem Schluss, dass auch die Kompression kein spezifisches Verkürzungsagens ist, dass sie aber in ihrer Wirkung die anderen Mittel wesentlich übertrifft. Sie ergreift alle Fasern gleich stark und alle Fasern zur gleichen Zeit, ist ebenso plötzlich ein- wie auszuschalten und aufs feinste abstufbar.

Den Kontrakturen seien hier die Formen idiomuskulärer Wulstbildung angeschlossen, die wir wohl mit gutem Recht als lokal beschränkte, nicht fortgeleitete Kontrakturen auffassen dürfen und die ebenso wie die Kontrakturen auch am elektrisch unerregbar gewordenen Muskel erzeugbar sind. Von ihnen ist der durch lokalen mechanischen Klopfreiz entstandene idiomuskuläre Wulst der bekannteste, bei dem auch noch in seltenen Fällen eine sich ganz langsam fortpflanzende Kontraktionswelle auftritt (E. 1923). Für unseren Vergleich ist aber der elektrisch entstandene „lokale Kathodenwulst“ besonders lehrreich, über den aus der Untersuchung der elektrotonischen Einflüsse am elektrisch durchströmten Muskel Erfahrungen gesammelt sind (E. 1933). An ihnen finden sich die charakteristischen Züge wieder, die zur Unterscheidung der Kompressionsverkürzung von Zuckung und Tetanus hervorgehoben wurden. Denn auch der lokale Kathodenwulst, der neben einer inscriptio tendinea des M. rectus abdominis an einer physiologischen Kathode am leichtesten zu beobachten ist, folgt nicht dem Alles-oder-Nichts-Gesetz, sondern ist ganz der Stärke des durchströmenden Gleichstroms entsprechend in Höhe und Breite variierbar. Es gibt für ihn kein Einschleichen und Ausschleichen: Die Geschwindigkeit seines Entstehens und Vergehens spiegelt die Geschwindigkeit des Stromanstieges und Stromabsinkens wieder, und der erreichte Wirkungsgrad ist unabhängig vom Tempo des Stromanstieges. Er ist ferner ein stetig kontinuierlicher Vorgang ohne Zeichen rhythmischer Unterbrechung und ohne Begleitung von Aktionsströmen, und er ist auch noch an einem Muskel hervorzurufen, der auf elektrischen Reiz beliebiger Stärke nicht mehr mit Zuckung reagiert, etwa an einem durch Narkose unerregbar gemachten Muskel, ohne dass dabei die zur Wulstbildung erforderliche Gleichstromstärke, die Wulstschwelle, erheblich heraufgesetzt zu sein braucht.

Weiter sind noch folgende Punkte zu erwähnen, in denen Kompressionsverkürzung und idiomuskuläre Kontraktion übereinstimmen: Bei länger anhaltender Wirkung eines genügend überschwelligen Durchströmungs- oder Kompressionsreizes verstärkt sich in der ersten Zeit noch der Kontraktionserfolg. Die Hubhöhe der Kompressionsverkürzung, die mikroskopisch an der Vertikalverschiebung der Oberfläche und am Heranfliessen der Querstreifung zu beobachtende Höhe und Breite des Wulstes nimmt zu. Die idiomuskuläre Kontraktion ist, verglichen mit einem Tetanus, schwerer ermüdbar; es dauert lange Zeit, bis bei fortgesetzter Durchströmung oder Kompression die Kontraktion erschöpft ist. Bei übermässig hoher Volt- oder Atm.-Zahl nimmt die Hub- oder Wulsthöhe schon in kürzerer Zeit ab unter dem Anzeichen der Schädigung. Bei geringen Druck- oder Stromstärken hört die Verkürzung sofort bei Druckablass oder Stromunterbrechung auf. Dagegen hinterlassen Reize von grösserer Stärke und Dauer eine anhaltende Nachwirkung, die sich in einer die Reizung überdauernden Restverkürzung ausdrückt. Sowohl die Wirkungen der Durchströmung und Kompression wie ihre Nachwirkungen gehen mit charakteristischen Erregbarkeitsänderungen — Umschlag von Erregbarkeitssteigerung in Erregbarkeitsherabsetzung — einher, die durch einen der Grundwirkung superponierten zuckungsauslösenden elektrischen Reiz geprüft werden können und von denen im folgenden Abschnitt die Rede sein soll. Die Gemeinsamkeiten sind so zahlreich, dass auf eine wesentliche Übereinstimmung von Kompressionsverkürzung und idiomuskulärem Wulst geschlossen werden muss. Auch die Kompressionsverkürzung ist eine idiomuskuläre Kontraktion.

Der äusserlich auffälligste Unterschied, dass in einem Fall der ganze Muskel, im anderen nur ein kleiner Bereich erfasst ist, erscheint daneben unwesentlich und leicht erklärlich. Denn auch bei der Kompressionsverkürzung bleibt die Wirkung auf den unmittelbar gereizten Bezirk beschränkt; nur trifft der hydrostatische Druck jeden kleinsten Muskelbezirk gleichzeitig, im Gegensatz zu einem mechanischen Klopfreiz oder einer polaren Kathodenwirkung. In beiden Fällen fehlt die Negativitäts- und Aktionsstromwelle, die eine Erregung von einer Stelle zur nächsten überträgt. Die Kompressionsverkürzung vermag keine fortgeleitete Erregung zu produzieren, die auf der elektrischen Verschiedenheit aneinandergrenzender Bezirke beruht, und sie bedarf der fortgeleiteten Erregung nicht, um den ganzen Muskel in Aktion zu setzen, da sowieso sämtliche Einzelbezirke zugleich affiziert sind. Sie ist daher auch am „elektrisch unerregbaren" Muskel möglich. Denn ein solcher Muskel kann zwar an der Stromaustrittsstelle beliebigen Reizspannungen ausgesetzt sein, alle anderen Bezirke aber werden nur mittelbar durch die Spannung des lokalen Aktionsstroms gereizt, dessen Stärke nach dem Alles-oder-Nichts-Gesetz festgelegt ist und bei sinkender Erregbarkeit unterschwellig wird. Daher gelten für die Kompressionsverkürzung, die nur eine lokale Dauererregung (local excitatory state) ohne fortgeleitete Erregung (propagated disturbance) darstellt, nicht die Regeln, die sonst für eine den ganzen Muskel ergreifende Kontraktion zutreffen. Oder umgekehrt mit Rücksicht auf die normale Kontraktion ist zu formulieren, dass die Eigentümlichkeiten der Anfangswirkung, Akkomodation, des Einschleichens und des Alles-oder-Nichts-Gesetzes sich ausschliesslich auf die fortgeleitete Erregung beziehen. Noch eine zweite Nutzanwendung für die normale Kontraktion kann aus dem Verhalten der Kompressionsverkürzung gezogen werden. Bei dieser wird die gleiche Hubhöhe erreicht, ob nun die Kompression möglichst kurz, etwa $^1/_5$ Sek., oder mehrere Sekunden lang anhält; eine Druckzuckung bleibt nicht hinter einer Dauerverkürzung von gleicher Atm.-Zahl zurück, da eine Kontraktionswelle fehlt und jedes Teilchen unmittelbar in gleicher Stärke reagiert und im gleichen Reizzustand beharrt. Für die normale Muskelzuckung, die soviel weniger leistet als der durch Superposition entstandene Tetanus, folgt daraus wohl mit Notwendigkeit, dass während des Durchlaufens einer einzelnen Aktionsstrom- oder Kontraktionswelle nicht alle Teilchen einer Muskelfaser zugleich in den maximalen Reizzustand geraten, indem der Gipfel der Kontraktionswelle nur einen kleinen Teil der Faser überdeckt. Diese Ansicht widerspricht zwar der herrschenden Meinung, wonach eine Kontraktionswelle bei einer Fortpflanzungsgeschwindigkeit von mehreren m/Sek. und einer Kontraktionsdauer von $^1/_{10}$ Sek. eine die Faserlänge weit übertreffende Wellenlänge haben müsse. Der Fehler liegt vermutlich darin, dass die Kontraktionsdauer des ganzen Muskels gleich der eines einzelnen Bezirkes gesetzt wird und die letztere in Wirklichkeit erheblich kleiner, etwa gleich der Dauer ihres Aktionsstroms sein kann. Mit der Annahme einer die Faserlänge nicht erreichenden Kontraktionswellenlänge findet die sonst mit dem Alles-oder-Nichts-Gesetz schwer vereinbare Tatsache der Superposition ihre einfachste Erklärung.

So ergibt der Vergleich mit Zuckung und Tetanus einerseits, Kontraktur und idiomuskulärer Kontraktion andererseits ein Gesamtbild der Kompressionsverkürzung, das ihre Eigentümlichkeiten in verständlichen Zusammenhang setzt. Die zunächst überraschende Genauigkeit, mit der die Kompressionsverkürzung in ihrer Dauer, Anstiegs- und Abstiegsgeschwindigkeit und Höhe der Druckdauer, dem Druckan- und -abstieg und der Druckhöhe folgt, legt den Gedanken nahe, dass es sich bei ihr um eine rein physikalische Druckwirkung, um eine unmittelbar bedingte Zustandsänderung handeln könnte, die mechanisch erklärbar wäre. So verlockend der Gedanke ist, da eine solche Erklärung auch den Mechanismus der Kontraktion aufhellen und die physikalisch-chemisch nicht fassbaren Begriffe von Reiz und Erregung entbehrlich machen würde, so muss er doch bei näherer Kenntnis der Einzelheiten fallen gelassen werden. Die Kompressionsverkürzung als eine Form idiomuskulärer Kontraktion ist in ihrem Zustandekommen nicht einfacher und erklärbarer als ein durch lokalen Stoss hervorgerufener idiomuskulärer Wulst oder eine der vielen Kontrakturen. Die Kompression, so wirksam sie ist, ist doch ebensowenig ein spezifisches Verkürzungsmittel wie die anderen kontrakturerregenden Substanzen oder Agenzien. Jeder Eingriff, der das Gleichgewicht des Muskels stört und in verstärkter Form den Muskel schädigt oder tötet, wird vom Muskel mit seiner Reaktion der Verkürzung beanwortet. Es ist die spezifische Energie des Muskels, nicht die spezifische Natur des äusseren Agens, die sich auch in der Kompressionsverkürzung äussert. Was die Wirkung des komprimierenden hydrostatischen Druckes auszeichnet, ist nur seine mehrfach erwähnte örtliche und zeitliche Verteilung und Ausbreitung.

Dementsprechend ist der wesentliche Unterschied zwischen einer gewöhnlichen Zuckung und einer Druckzuckung das Vorhandensein und Fehlen einer Kontraktionswelle. Gerade weil bei der Kompressionsverkürzung die wellenförmig fortgeleitete Erregung mit all ihren Begleiterscheinungen fehlt und entbehrlich ist, bedeutet sie gegenüber der gewöhnlichen Kontraktion einen vereinfachten Fall. Was für die Kompressionsverkürzung des Gesamtmuskels gilt, muss ebenso für jeden mikroskopisch kleinen Faseranteil gelten. Insofern führt uns die Kompressionsverkürzung bis an den *Elementarvorgang der Kontraktion* heran und wird dadurch besonderer Beachtung wert. Sie ist ein reversibler, nicht schädigender, physiologischer Vorgang, wenn sie nur kurz anhält, und wird allein durch die Dauer zur parabiotischen oder pathobiotischen Schädigung. Aber auch diese Eigentümlichkeit scheint physiologisch. Gerade weil der Elementarvorgang der Kontraktion, der für die normale und für die Kompressionsverkürzung derselbe ist, physiologischerweise nur kurze Zeit dauern darf, wenn er nicht in schwer reversible Form übergehen soll, wirkt als physiologische Reizart der kurz über jede Faserstelle hinübergreifende Reizstoss des elektrischen Aktionsstroms, dessen Wirkung sofort von Restitution gefolgt ist. Schon dann wenn diese elementare Kontraktion zu dicht und häufig wiederholt ist, entwickelt sich eine Kontraktur, die während der Dauer eines maximalen Tetanus die Hubhöhe zunächst noch steigert und am Ende des Tetanus sich als Verkürzungsrückstand mit langsamem Ausgleich verrät. Die Tendenz zu dieser Kontraktur, die keineswegs übermaximale Reize erfordert und individuell stark variiert, findet sich am ausgeprägtesten an solchen Muskeln, die auch auf die Kompression mit einer länger anhaltenden Nachwirkung und Restverkürzung reagieren. Dass es sich bei Kompressionsverkürzung und normaler Kontraktion um den gleichen Elementarvorgang handelt, zeigt sich besonders deutlich in der gegenseitigen Beeinflussung, die sie aufeinander ausüben. Eine Kompression von über 500 Atm. und einiger Dauer hinterlässt für längere Zeit den Muskel in einem Zustand, in dem sowohl die Druckschwelle für einen neuen Kompressionsreiz als auch die Reizschwelle für einen tetanisierenden faradischen Reiz heraufgesetzt ist, und umgekehrt ist nach einem Tetanus der Muskel auch für einen Kompressionsreiz erschöpft, so dass eine vorher wirksame Druckhöhe unwirksam geworden und erst ein stärkerer Druck wirksam ist. Von diesen erregbarkeitsändernden Einflüssen soll in einem folgenden Abschnitt die Rede sein. Vorher soll die Betrachtung der Kompressionsverkürzung, von der bisher die mechanischen Äusserungen berücksichtigt waren, noch nach ihrer chemischen Seite ergänzt werden.

Chemismus der Kompressionsverkürzung. Wäre die Kompressionsverkürzung eine rein physikalische Druckwirkung, so könnte in der langen Kette der chemischen Reaktionen, die eine Kontraktion verursachen oder begleiten, das eine oder andere Glied ausfallen und überflüssig werden. Auch die Möglichkeit, durch die Kompression einen Muskel für längere Zeit stetig verkürzt zu halten, ohne dass Expansions- und Erholungsphasen wie bei intermittierender Reizung zwischengeschaltet sind, liess erwarten, dass vielleicht der Ablauf der chemischen Vorgänge charakteristisch verschoben würde. Es zeigte sich aber (Deuticke und E.), dass auch bei der Kompressionsverkürzung alle die chemischen Veränderungen nachweisbar sind, die bei der normalen Kontraktion gefunden werden.

Untersucht wurden der Gehalt an Glykogen (nach PFLÜGER-WEBER), Lactazidogen (nach JOST) und Milchsäure (nach LEHNARTZ) und die verschiedenen Phosphorsäureanteile, die anorganische Phosphorsäure des SCHENCK-Filtrates (nach EMBDEN), die Phosphokreatin-Phosphorsäure (nach LEHNARTZ), die Pyrophosphorsäure (nach LOHMANN) und die säurelösliche Phosphorsäure, und schliesslich die Proteinlöslichkeit (nach DEUTICKE). Der Gehalt des druckbehandelten Muskels wurde mit dem des unbehandelten Muskels verglichen. Beide Muskeln wurden zu gleicher Zeit in flüssige Luft versenkt, die zerfrorenen Muskeln im Porzellanmörser zerrieben und das Muskelpulver zur Analyse verwendet. Es liess sich nicht vermeiden, dass zwischen dem Augenblick des Druckablasses und dem Gefrieren eine Zeit von 25—50 Sek. verging, die zum Eröffnen der Druckbombe und Abtrocknen des paraffinbefeuchteten Muskels gebraucht wurde. Es ist daher nicht ganz ausgeschlossen, dass in der Zwischenzeit weitergehende Änderungen oder auch rückgängig machende Resynthesen hinzukamen, und es ist wahrscheinlich dadurch bedingt, dass erst bei überphysiologischen Druckwerten und namentlich nach langen Druckzeiten die chemischen Befunde immer deutlicher wurden.

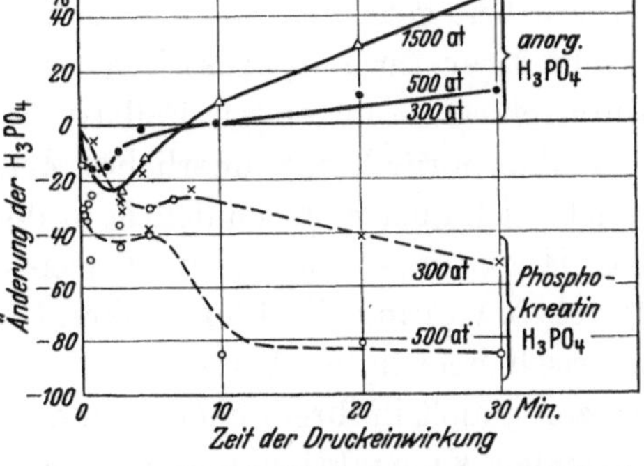

Abb. 40. Gehalt des Muskels an „anorganischer" und Phosphorkreatin-Phosphorsäure nach Einwirkung von 300, 500 und 1500 Atm. (DEUTICKE und E.)

Ein mässig überschwelliger Druck von 300 Atm. lässt selbst bei halbstündigem Bestehen, während welcher Zeit sich die Kompressionsverkürzung allmählich zurückzubilden und zu verlieren pflegt, den Gehalt an Glykogen und an anorganischer Phosphorsäure und die Proteinlöslichkeit noch unbeeinflusst, macht aber schon eine Phosphokreatinspaltung bis 50% und eine beträchtliche Zunahme des Milchsäuregehaltes. 500 Atm., die stets eine starke Druckverkürzung und nach längerem Bestehen Verkürzungsrückstand machen, greifen auch den Bestand an anorganischer Phosphorsäure und an Glykogen an, vermindern die Proteinlöslichkeit und geben viel höhere Milchsäurewerte. Der höhere Druck erreicht in Sekunden, was der niedrigere Druck in Minuten erreicht. Die Abb. 40, die eine grosse Anzahl gravimetrisch bestimmter Zahlenwerte zusammenfasst, zeigt übersichtlich, wie sich die chemisch erfasste Druckwirkung mit der Zeit vertieft, ein Befund, der allein schon ausreicht, um die Deutung der Kompressionsverkürzung als einer rein physikalischen Druckwirkung zu widerlegen. Der steilste Kurvenverlauf findet sich in den ersten Sekunden, es folgt dann in den ersten Minuten eine Zeit, in der Phosphokreatinspaltung und -resynthese sich die Waage zu halten scheinen, danach schreitet der Zerfall weiter. Nach 30 Min. 300 Atm. sind 50%, nach 30 Min.

500 Atm. 85% des Phosphokreatins gespalten. Bei den Phosphorsäurefraktionen wechselt Zerfall und Synthese ab. Eine Pyrophosphatvermehrung erreicht ihr Maximum nach 8 Sek. 500 Atm. oder 3 Sek. 800 Atm., bei längeren Druckzeiten nimmt der Pyrophosphatgehalt wieder ab. Auch eine Synthese von Hexosemonophosphat (Zunahme des Lactazidogengehaltes) ist innerhalb der ersten Minuten bei den höheren Drucken zu beobachten. Bemerkenswert ist, dass selbst der rasch tödlich wirkende Druck von 1500 Atm. den Muskelstoffwechsel keineswegs ganz zum Stillstand bringt und dass selbst unter den Bedingungen, die eine Erschlaffung und Restitution während der ganzen Druckdauer verhindern, alle die chemischen Umsetzungen, die nach der geltenden Anschauung zu den Erholungsvorgängen zu rechnen sind, ihren weiteren Verlauf nehmen. Ob der Muskel während der Kompressionsverkürzung Spannungsarbeit geleistet hat oder sich unbelastet ungehindert verkürzen konnte, macht zwar für sein Aussehen nach Entnahme aus der Druckbombe einen Unterschied — im ersten Fall ist der Muskel lang und weich und äusserlich scheinbar normal (mit innerlichen Zerreissungen), im zweiten kurz und hart —, drückt sich aber nicht eindeutig in den chemischen Änderungen aus (Deuticke und Hasenbring 1938). Im Gegenteil fand sich innerhalb der ersten Minute Druckeinwirkung die Phosphokreatinspaltung und Milchsäurebildung des isometrisch befestigten Muskels geringer als die des unbelastet verkürzten. Im ganzen ähnelt in ihrem chemischen Verhalten die Kompressionsverkürzung der normalen Kontraktion und ist ebenfalls den Kontrakturen vergleichbar, für die seit langem die starke Milchsäurebildung bekannt ist.

Während der Kompressionsverkürzung nimmt auch der osmotische Druck zu. In Fortsetzung der Regnardschen Versuche hat Fontaine (1927—1929) die Wasseraufnahme in druckbehandelten Froschmuskeln einer genauen Analyse unterworfen. Auch in isotonischer Salzlösung kommt es durch Druck von 500—600 Atm. zu einer Gewichtszunahme, die aber gegenüber einer durch hypotonische Lösungen bewirkten Gewichtszunahme langsam und geringfügig ist. In Kautschuksäckchen eingeschlossene Muskeln, die während des Druckes keine Umgebungsflüssigkeit aufnehmen konnten, nehmen nachträglich in isotonischer Salzlösung an Gewicht zu. An Lebergewebe oder roten Blutkörperchen bleibt unter gleichen Druckwirkungen eine Gewichts- oder Volumenzunahme aus. Am Muskel gibt selbst nach 6stündiger Dauer ein Druck von 160 Atm. noch keine Imbibition. Sie beginnt erst mit 170 Atm., hat also einen Schwellenwert, der mit der von uns unmittelbar beobachteten Druckschwelle der Kompressionsverkürzung sehr genau übereinstimmt. Oberhalb der Schwelle wird bei steigendem Druck eine gleich starke Imbibition in abnehmender Zeit erreicht. Die beistehende Abb. 41 zeigt in II die Gewichtsabnahme eines Froschschenkelpräparates in hypertonischer Kochsalzlösung, III. die Gewichtszunahme eines gleichen Präparates, das nach 1stündigem Druck von 500 Atm. in isotonischer Lösung liegt und I. die Gewichtszunahme eines ebenso gedrückten

Präparates in der hypertonischen Lösung. Diese Kurve fällt fast mit der durch algebraische Summation von Kurve II und III konstruierten gestrichelten Kurve zusammen, was beweist, dass sich die Wirkungen des Druckes und der Hypertonie kompensieren. Ganz ähnlich ist das Verhalten des Muskels, der durch elektrische Reizung während 30 Min. tetanisiert war und der ebenso wie ein gedrückter Muskel das p_H der Umgebungsflüssigkeit zum Sauren verschiebt. Der einfachste Schluss, den wir hieraus ziehen können, ist, dass es sich auch bei der druckbewirkten Gewichtszunahme um eine Zunahme des osmotischen Druckes im Muskel handelt, der durch die Kompressionsverkürzung bewirkt wird, wobei die Wasseraufnahme ein Zeichen der mit der Kontraktion verbundenen chemischen Änderungen und ein Symptom, aber nicht, wie REGNARD meinte, die Ursache bedeutet.

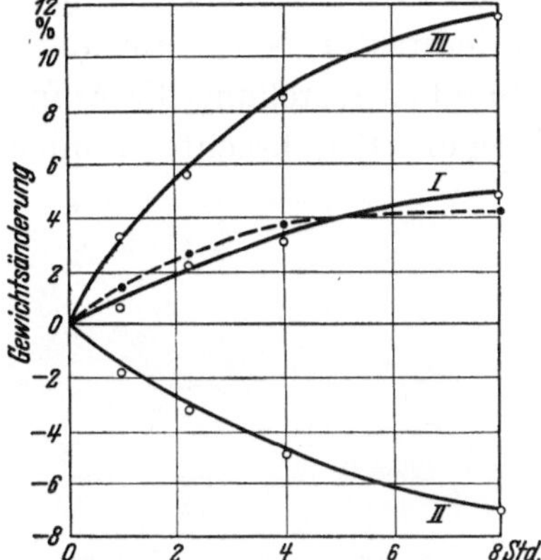

Abb. 41. Gewichtsänderung eines Froschschenkelpräparats in isotonischer (*III*) und hypertonischer (*I*) Lösung nach 1 Std. 500 Atm. *II* ungedrückte Kontrolle in hypertonischer Lösung. (FONTAINE.)

In Anbetracht der starken chemischen Umsetzungen ist eine entsprechende Wärmebildung bei der Kompressionsverkürzung anzunehmen. Sie zu messen; wurde bisher durch den technischen Umstand verhindert, dass die rein physikalisch entstehende Kompressionswärme die vom Muskel selbst produzierte Wärme übertrifft und verdeckt.

b) Zuckung und Tetanus unter dem Einfluss der Kompression.

Wenn der komprimierende Druck, für sich allein wirkend, den Kontraktionszustand fördert und erhält und die Erschlaffung und Restitution, selbst bei fortdauernden chemischen Restitutionsprozessen, verhindert, so hat er ebenfalls einen Einfluss, wenn er sich mit einem elektrischen kontraktionsauslösenden Reiz kombiniert, und zwar je nach Druckhöhe sowohl im positiven wie auch im negativen Sinne. Er verändert die Leistung einer Zuckung und die Erregbarkeit für den elektrischen Reiz.

REGNARD fand an isolierten Muskeln, die längere Zeit Drucken zwischen 200 und 400 Atm. in freilich unphysiologischer Umgebungsflüssigkeit ausgesetzt waren, als Nachwirkung des Druckes die Kurve der Muskelzuckung verändert, gedehnter, flacher und niedriger mit verlängerter Latenzzeit, vergleichbar der Wirkung einer starken Ermüdung. Auch bei Verwendung physiologischer Salzlösungen ist leicht zu zeigen, dass eine Vorbehandlung mit genügend hohen Drucken über 500 Atm. eine Beeinträchtigung der Zuckung hinterlässt. Gelegentlich war nach mässigen Drucken auch eine Erregbarkeitssteigerung bemerkt (E. 1914). CATTELL und EDWARDS (1928 u. ff.) fanden die ausgeprägten Änderungen der während des Druckes isometrisch registrierten Zuckungskurven und machten auf die Wirkung verhältnismässig niedriger Drucke aufmerksam. Ihre Untersuchungen am isolierten Froschmuskel, die sie in Analogie zu ihren in einem vorhergehenden Abschnitt (S. 83 f.) beschriebenen Herzversuchen durchführten, ergaben für niedrige Drucke eine Erhöhung, für hohe Drucke, über 300 und 400 Atm., eine Erniedrigung der Zuckungskurve bei indirekter Nervenreizung. Ihre Versuchseinrichtung, mit der sie durch Schraubeneinstellung die Anfangsspannung jeweilig auf den gewünschten Grad einregulierten, brachte es mit sich, dass sie die bei höheren Drucken zugleich

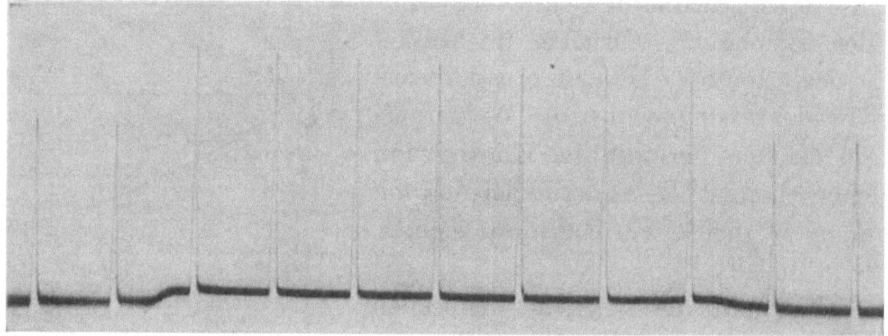

Abb. 42. Spannungskurve eines Muskels bei elektrischer Reizung (58mal in der Minute) vor, während und nach 68 Atm. Druck. (Cattell und Edwards 1928.)

auftretende Kompressionsverkürzung ausser acht liessen. Ausser der Spannung massen sie thermogalvanisch am Galvanometerausschlag den relativen Wert der Initialwärme, um über das Verhältnis von Spannung zur Wärme und über den Nutzeffekt Auskunft zu erhalten. In der beistehenden Abb. 42 wurde der Muskel 58mal in der Minute gereizt, in der durch die mechanische Verschiebung der Basislinie angezeigten Zeit wirkte ein Druck von 68 Atm. ein. Der Druck steigert während seines Bestehens die Spannungshöhe und hinterlässt eine leichte Beeinträchtigung, wobei die Plötzlichkeit, mit der die Wirkung einsetzt und aufhört, charakteristisch ist. Eine erste nachweisbare Steigerung fanden Edwards und Cattell schon bei einem Druck von nur 20 Atm. (Abb. 43). Dass die Leistungssteigerung wie im abgebildeten Beispiel schon während der Druckwirkung etwas nachlässt und nachträglich ins Gegenteil umschlägt, erinnert an manche in den vorigen Abschnitten erwähnte Befunde und kommt bei den niedrigen Drucken nicht regelmässig, nur an wenig leistungsfähigen Muskeln vor. Bei höheren Drucken kann der Umschlag ins Gegenteil schon während der Druckwirkung selbst auftreten, so dass im Anfang einer längeren Zuckungsreihe die ersten Zuckungen erhöht, die späteren erniedrigt sind. Im übrigen gibt es nicht seltene Fälle, in denen eine Leistungssteigerung durch Druck von vornherein ausbleibt, mit individuellen Variationen in Abhängigkeit vom Kräftezustand der Muskeln und dem jahreszeitlich bedingten Zustand der Frösche. Regelmässig ist die druckbewirkte Zunahme am quergestreiften Muskel verhältnismässig klein, günstigenfalls 30—40%, gegenüber der bis zum 4—6fachen des Kontrollwertes führenden Steigerung am Herzen. Den durch Drucke von 350 und 408 Atm. bewirkten Umschlag in die Leistungsminderung veranschaulicht Abb. 44.

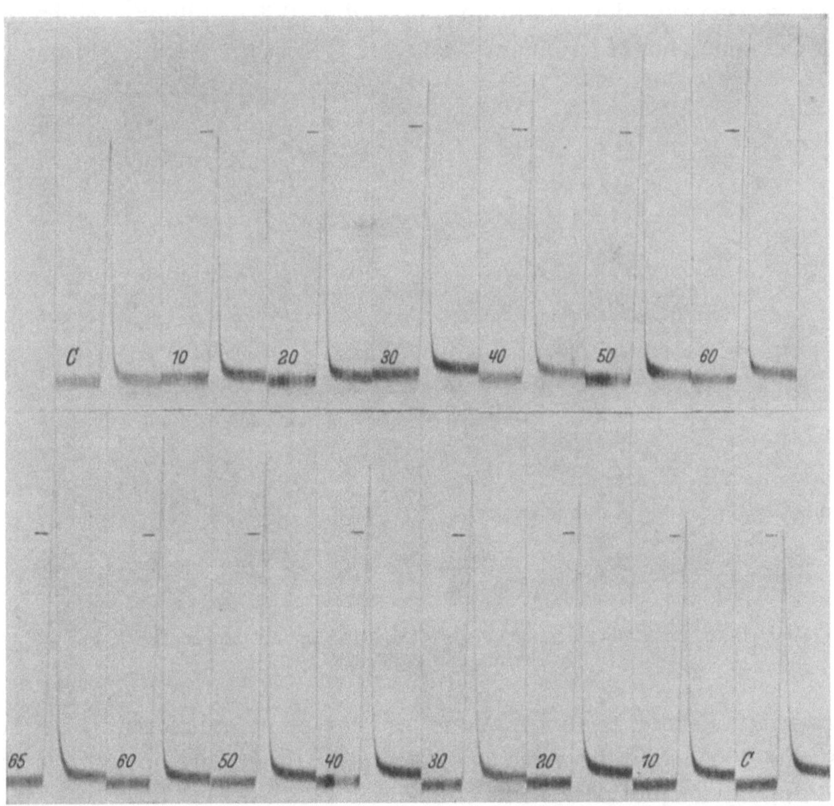

Abb. 43. Isometrische Muskelzuckung bei elektrischer Reizung und einem Druck von 10—65 Atm. (CATTELL und EDWARDS.)

Tabelle 8. Zuckungsdauer unter dem Einfluss des Druckes. (CATTELL und EDWARDS.)

Druckhöhe	0	68	136	204	272	340	408
Zuckungsdauer . . .	0,17	0,19	0,21	0,23	0,27	0,38	0,70

Was aber in jedem Falle durch den Druck bewirkt wird, ist die Zunahme der Zuckungsdauer, wie die Tabelle 8 zeigt. Hier gibt es keinen Umschlag, die Zuckungsdauer erreicht das 4fache des Kontrollwertes, die Wirkung ist der Druckhöhe nicht proportional, sondern ist bei den höheren Drucken unverhältnismässig stärker und bleibt bei allen sonstigen individuellen Variationen konstant, so dass, wie wir meinen möchten, diese Wirkung als eine Grundwirkung besonders zu betonen ist. Es ist charakteristisch, dass die Verzögerung hauptsächlich den absteigenden Schenkel der

Zuckung betrifft und wenigstens bei den niedrigen Drucken den aufsteigenden Schenkel noch verschont.

Während der positiven oder negativen Beeinflussung der Zuckungsspannung ist auch die Wärmebildung verändert. Nur für die niedrigen Drucke geht die Steigerung der Spannung und der Wärmebildung einigermassen parallel, bei den höheren Drucken — 250 Atm. — ist die Wärmebildung weniger

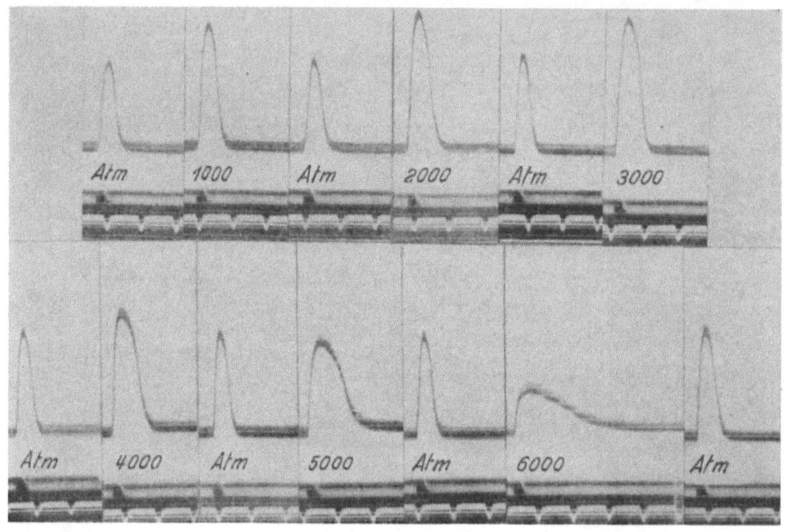

Abb. 44. Isometrische Muskelzuckung bei elektrischer Reizung und einem Druck von 70—420 Atm. (CATTELL und EDWARDS 1932.)

beeinträchtigt als die Spannung, und es gibt einen mittleren Druckbereich, in dem die Wärmebildung noch gesteigert, die Spannung erniedrigt ist. Der Wärme-Spannungsquotient sinkt also.

Bei welcher Druckhöhe der Umschlag aus der reversibel fördernden in die reversibel lähmende Wirkung erfolgt, hängt ausser von unkontrollierbaren Begleitumständen in experimentell sicher zu beherrschender Weise vom Grade der Ermüdung oder Erstickung und von der Umgebungstemperatur ab. Die Abb. 45, die den Einfluss der Abkühlung auf den Druck zeigt, kann in fast gleicher Weise für das Verhalten eines durch tetanische Reizung ermüdeten Muskels gelten. Abkühlung und Ermüdung summieren sich in ihrem Erfolg mit der Druckwirkung. CATTELL und EDWARDS meinen als die allen drei Faktoren gemeinsame Grundwirkung eine Viskositätssteigerung der Fasersubstanz ansehen zu dürfen, und glauben, für höhere Drucke mit Elastizitätsmessungen eine vermehrte innere Reibung des Muskels nachgewiesen zu haben, wobei sie es freilich in Wirklichkeit mit der von ihnen nicht beachteten Kompressionsverkürzung zu tun hatten. Doch behält unabhängig von der Deutung die Feststellung von der gleichartigen und summierbaren Wirkung von Ermüdung, Abkühlung und Druck ihren Wert.

Als ein auch für die Deutung der Erscheinungen wichtiger Punkt ist schliesslich der Befund hervorzuheben, dass für den Tetanus im Gegensatz zur Zuckung die Leistungssteigerung bei den niedrigen Drucken wegfällt und bei den höheren Drucken, selbst solchen, die eine Zuckung bis auf einen kleinen Rest zum Verschwinden bringen, die Leistungsminderung geringfügig ist.

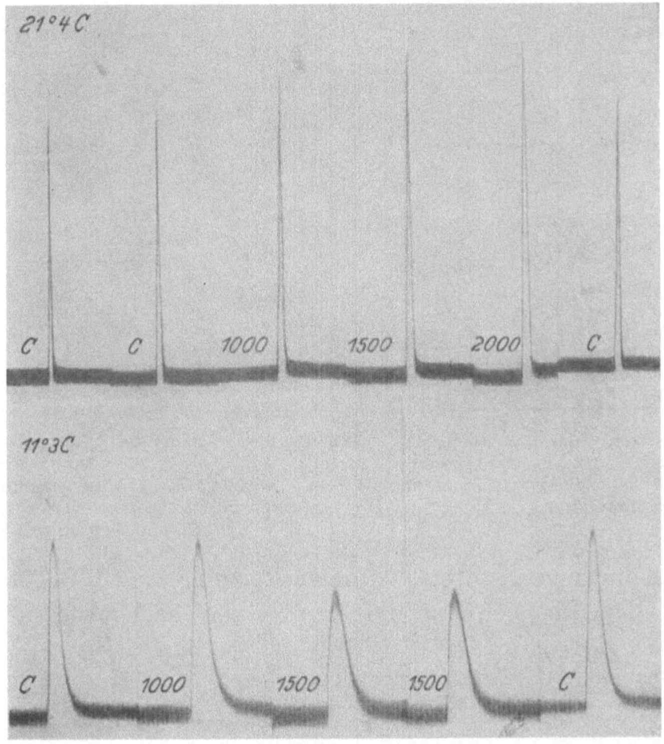

Abb. 45. Isometrische Zuckung unter der kombinierten Wirkung von Druck (70, 105, 140 Atm.) und Abkühlung. (CATTELL und EDWARDS.)

Wie BROWN (1934) findet, genügt es für den Druckerfolg, wenn der Druck nur während der Latenzzeit und des ersten Teils der Zuckung einwirkt und schon früh im aufsteigenden Schenkel der Zuckung wieder unterbrochen wird, was leicht durch plötzliches Aufdrehen des Druckventils zu bewerkstelligen ist. Ob die im Augenblick des Druckabfalles eintretende Änderung der Kurvensteilheit mechanisch durch das plötzliche Ausströmen der Flüssigkeit oder als ein Anzeichen einer Viskositätsänderung oder einer Entlastungswirkung zu deuten ist, muss dahingestellt bleiben.

Diesen Befunden der amerikanischen Autoren fügten eigene Untersuchungen einige Punkte hinzu. Im Verhalten der Muskelaktionsströme, die bei elektrischem Reiz von einem unter Druck gesetzten Muskel abgeleitet wurden und von denen die Abb. 46 und 47 eine Vorstellung geben, ist die negative Seite des Druckeinflusses deutlich, der den Aktionsstrom erniedrigt, verlangsamt und abflacht und in einigen Fällen die gemeinsame Aktion der Fasermasse in nicht synchrone Einzelaktionen von Fasergruppen auseinander legt. Dagegen wurde eine Zunahme der Aktionsstromhöhe, die doch bei Prüfung der Herz- und Nervenaktionsströme so ausgesprochen ist, beim Muskel vermisst, und wo sie

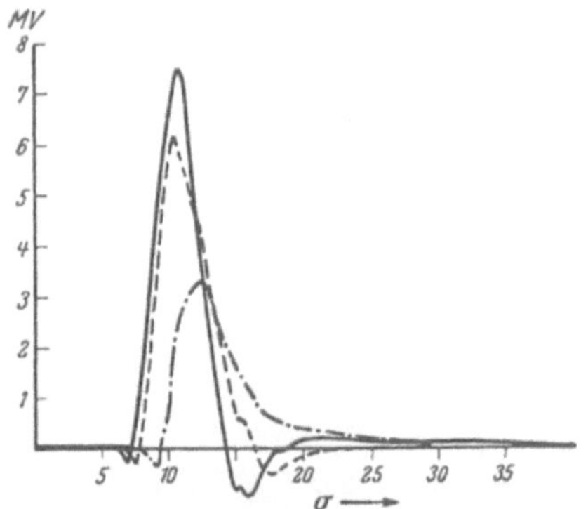

Abb. 46. Aktionsstrom des M. sartorius, direkter Maximalreiz, bei 0 (ausgezogen), 200 (gestrichelt) und 300 (strichpunktiert) Atm. (E. und Schaefer.)

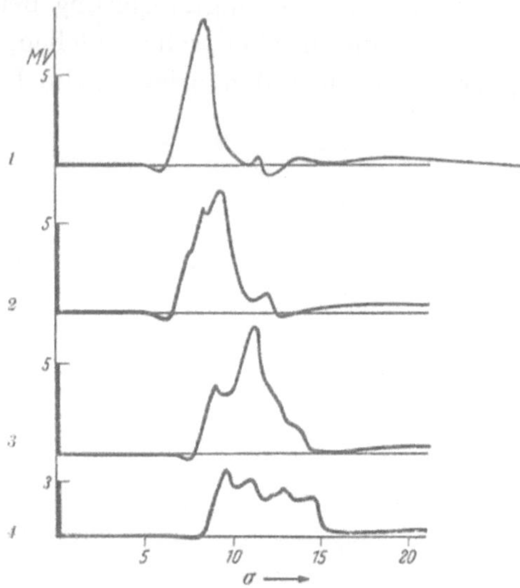

Abb. 47. Aktionsstrom des M. sartorius, direkter Maximalreiz. *1* normal, *2* 200 Atm. 2 Min., *3* 200 Atm. 4 Min., *4* 200 Atm. 7 Min. Zunahme der Latenz. Nach 20 Min. Aktion fast aufgehoben. (E. und Schaefer.)

gelegentlich bei indirekter untermaximaler Reizung und 100 Atm.-Druck angedeutet war, liess sie sich auf die am Nerven nachgewiesene, erhebliche

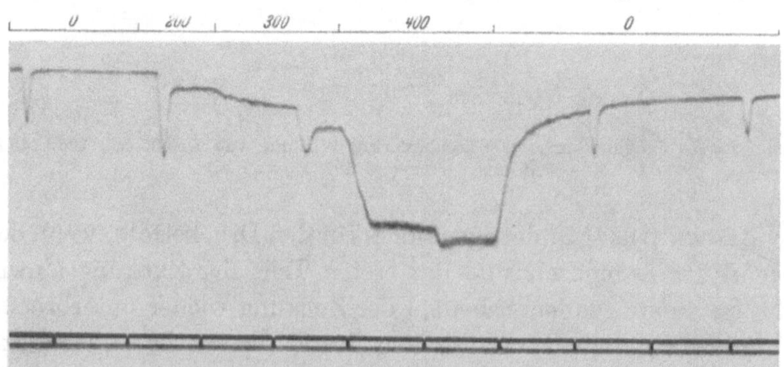

Abb. 48. M. gastrocnemius, direkte Reizung durch Öffnungsinduktionsschlag. Zeitschreibung hier wie auch bei den folgenden Kurven in Sekunden. Zuckungen bei 0, 200, 300, 400. 0,0-Atm. Hubhöhe bei 200 vergrößert, bei 300 und 400 verkleinert und verlängert. Verkürzungsrückstand. Superposition. Die beiden letzten 0-Zuckungen kleiner als die erste.

Steigerung des Nervenaktionsstroms zurückführen. Der Unterschied im Verhalten des Muskels und des Nervens ist auffällig und die Druckresistenz des Muskels so gering, dass unter Umständen schon ein Druck von 200 Atm. bei genügend langer Dauer die Lähmung bis fast zum Verschwinden des Aktionsstroms steigern kann.

Dagegen ist in der mechanischen Äusserung sowohl die positive als auch die negative Leistungsbeeinflussung durch Druck auch bei isotonischer Registrierung gut nachweisbar, wie in kurzer Zusammenfassung die Abb. 48 zeigt. In dem innerhalb 10 Sek. ablaufenden Versuch folgen sich eine Normalzuckung, ein Druckanstieg auf 200 Atm., der für sich noch unterschwellig bleibt, aber die Höhe der ihm aufgesetzten Zuckung fast auf das doppelte vermehrt, eine zweite Druckstufe von 300 Atm., die eine mit der Druckdauer etwas zunehmende Kompressionsverkürzung macht, und, ihr aufgesetzt, eine erniedrigte Zuckung; die dritte Druckstufe von 400 Atm. bewirkt eine die Zuckung an Höhe übertreffende typische Kompressionsverkürzung, die von einer superponierten Zuckung nur noch einen kleinen Rest übrig lässt; doch kommt nach Druckablass die Zuckung erst abgeschwächt und bald wieder normal zum Vorschein. Allen den mit Druck kombinierten Zuckungen ist die Verzögerung des Zuckungsablaufes gemeinsam und die nach Ablauf der Zuckung übrigbleibende Verkürzung, die als Verkürzungsrückstand oder auch als eine durch die Summation mit der Zuckung zum Vorschein kommende Kompressionswirkung, sicherlich aber als eine Restitutionsbehinderung durch den Druck aufzufassen ist. Durch die gleichzeitige Berücksichtigung und Registrierung der Zuckung und Kompressionsverkürzung kommt die Wechselwirkung, die zwischen beiden besteht, deutlich zum Ausdruck.

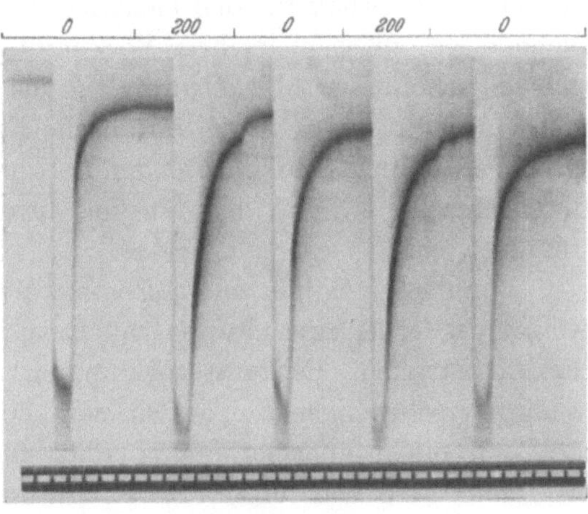

Abb. 49a. M. gastrocnemius, direkte Reizung, Tetanus bei 0, 200, 0, 200 und 0-Atm., Hubhöhe durch mäßigen Druck kaum vergrößert. (E. und HASENBRING 1935.)

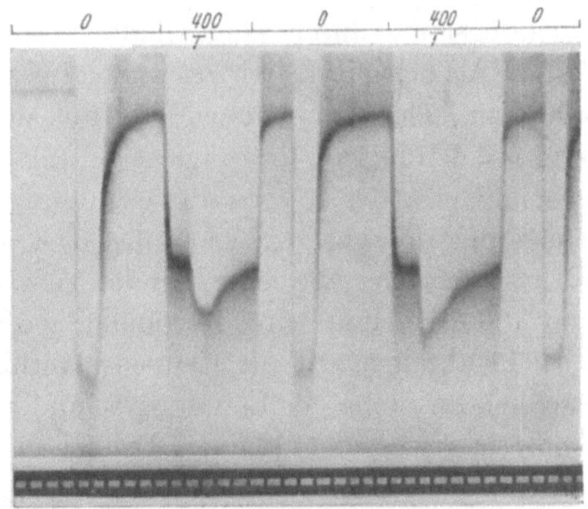

Abb. 49b. Dasselbe bei stärkerem Druck. Tetanus bei 0, 400, 0, 400, 0-Atm., Hubhöhe verkleinert. Zeit in Sekunden. Beim 2. Druck nimmt der Tetanus schon während der Reizung ab. Stark verzögerte Erschlaffung. Dauer der Druckwirkung: Markierung nach oben. Dauer des Tetanus (T): Markierung nach unten.

Im Gegensatz hierzu ist ein Tetanus (Abb. 49) während einer begleitenden Kompression von 200 Atm. wenig oder auch gar nicht erhöht, während eines 400er Druckes dagegen so sehr erniedrigt, dass die Summe von Kompressionsverkürzung und Tetanus eine niedrigere Höhe ergibt als der Tetanus allein. Ähnlich ist als Nachwirkung einer langdauernden und wiederholten Druckeinwirkung ein, nachfolgender Tetanus abgeschwächt oder aufgehoben, der Muskel durch Druck für den elektrischen Reiz ermüdet, oder auch eine nachfolgende Kompression in ihrer Verkürzungswirkung abgeschwächt, die Druckschwelle erhöht, der Muskel durch Druck für Druck ermüdet. Umgekehrt ist nach einem kräftigen, durch faradische Reizung für mehrere Sekunden unterhaltenen Tetanus eine nachfolgende Kompressionsverkürzung erniedrigt, die Druckschwelle erhöht, der Muskel durch elektrischen Tetanus für Druck ermüdet.

Von den geschilderten Einflüssen, die die Muskelkurve unter Kompression erfährt, ist ferner eine Gruppe von Erscheinungen abzutrennen, die die Erregbarkeit betreffen. Es kann vorkommen, dass ein Druck von 300 Atm. einen wenig überschwelligen Reiz unwirksam, einen maximalen Reiz schwächer wirksam und einen übermaximalen Reiz stärker wirksam macht. Der vorher maximale Reiz war unter Druck untermaximal geworden, bei genügender Stärke des direkten Muskelreizes war aber die Leistung der Zuckung erhöht. Am deutlichsten zeigt sich die erregbarkeitsherabsetzende Wirkung eines Druckes bei der indirekten Reizung vom Nerven aus, so dass eine fortlaufende Zuckungsreihe durch eingeschaltete Drucke zeitweilig unterbrochen werden kann. Als erregbarkeitsherabsetzend erweisen sich schon Drucke unter 200 bis 300 Atm., also Druckhöhen, die auf den Nerven nur erregbarkeitssteigernd und auf den Muskel leistungssteigernd wirken, so dass ihr Angriffspunkt wahrscheinlich in der Myoneuralverbindung zu suchen ist. Eine Erregbarkeitssteigerung dagegen in dem Sinne, dass ein vorher unterschwelliger Reiz unter Druck überschwellig wird, findet sich nur in Ausnahmefällen bei Drucken um 100 Atm. und wird gewöhnlich vermisst. So finden sich nebeneinander Druckwirkungen auf die Myoneuralverbindung und die Aktionsströme hauptsächlich im Sinne der Lähmung schon bei Druckhöhen, die sonst nur noch das Zentralnervensystem lähmen, Druckwirkungen auf die Muskelleistung, die nach ausgesprochener Förderung erst bei höheren Drucken in Beeinträchtigung umschlagen, und schliesslich jenseits der für elektrische Kontraktion lähmenden Drucke, Druckwirkungen im Sinne der idiomuskulären Kontraktion, die mit steigendem Druck an Höhe zunimmt. Derselbe Druck, der in bezug auf die elektrische Reizwirkung lähmt, erscheint in bezug auf die Kompressionsverkürzung als Reiz.

Dass die Druckwirkung vom Positiven ins Negative umschlägt, fand sich regelmässig auch in den vorhergehenden Abschnitten; insofern nimmt der Muskel keine Sonderstellung ein und ist nur durch seine besonders geringe Druckresistenz auffällig und vom Nerven verschieden. Eine Erklärung für seine Erregbarkeits- und Aktionsstromänderungen müsste auch für die übrigen Organe gültig sein und muss noch verschoben werden. Die Erklärung der

Leistungssteigerung durch eine unter Druck vermehrte Viskosität, wie sie Cattell und Edwards versucht und ausführlich erörtert haben, muss schon deshalb abgelehnt werden, weil der Druck im Bereich von wenigen 100 Atm. nach Aussage des Experimentes weder an Eiweisslösungen und Hydrosolen noch an protoplasmatischen Substanzen die Viskosität erhöht, wie noch zu zeigen sein wird. Die Beziehung zu den in mancher Hinsicht gleichartigen Wirkungen von Abkühlung, Ermüdung und Erstickung, die sämtlich ein Stadium verzögerter Reaktion mit erhöhter Leistung und ein späteres Stadium stark verzögerter Reaktion mit verminderter Leistung durchlaufen, ist aber für die Analyse lehrreich. Sowohl die „Treppe" im Anfang einer ermüdenden Zuckungsreihe als auch die Zunahme von Hubhöhe und Spannung bei mässigen Graden der Abkühlung sind seit langem bekannt. Und wenn die Kombination von Druck und Abkühlung, von denen jeder Faktor für sich die elektrische Kontraktion erhöht, gemeinsam die Kontraktion erniedrigt, so ist auch hierin eine reine Summation zu sehen, da der gleichsinnige Druck nur die Wirkung der Abkühlung (oder Ermüdung) vertieft hat, so dass der wenig abgekühlte Muskel wie ein stark abgekühlter Muskel reagiert. Dass die genannten Faktoren, deren schädigende Wirkung und lähmende Wirkung natürlich und einleuchtend ist, trotzdem eine Leistungssteigerung mit sich bringen können, ist als scheinbare Erregbarkeitssteigerung für Abkühlung und Ermüdung schon mehrfach diskutiert (Fröhlich). Unter der Annahme, dass die Gipfelbreite der Kontraktionswelle kleiner ist als die Faserlänge (vgl. S. 103) und daher nicht alle Elementarteile einer Faser bei einer Zuckung gleichzeitig in maximaler Kontraktion begriffen sind, folgt eine Zunahme von Hubhöhe und Spannung aus einer verminderten Restitutionsgeschwindigkeit der Elementarteile, deren Kontraktion infolgedessen länger anhält, so dass die Gipfelbreite die Faserlänge erreicht. Erst dann, wenn die Fortpflanzungsgeschwindigkeit, die anfangs ebenso wie der aufsteigende Schenkel noch wenig betroffen ist, stärker verlangsamt wird, wie sich in den Aktionsstromkurven an der Zunahme der Latenz zeigt, wird trotz zunehmender Kontraktionsdauer die Wellenlänge wieder kleiner. Mit dieser Erklärung wird ohne weiteres die Tatsache verständlich, dass derselbe Druck, der die Zuckungshöhe steigert, die Tetanushöhe fast oder ganz unbeeinflusst lässt, da beim Tetanus die Kontraktionswellen ohnehin dicht genug aufeinanderfolgen, um die Fasern in ihrer ganzen Länge gleichzeitig in Aktion zu halten. Mit der Zunahme der Erregungsdauer für jede einzelne Faserstelle hängt die Steigerung der Initialwärme zusammen. Später wird der Aktionsstrommechanismus, der die Überleitung besorgt, nicht nur immer mehr verlangsamt, sondern auch so weit geschwächt, dass der physiologische Reiz der elektrischen Lokalströme für die einzelnen Faseranteile untermaximal und schliesslich unterschwellig wird. Trotz erhaltener Kontraktilität bleibt die Erregung stecken, und nur in einem kurzen Intervall lässt sich bei direkter elektrischer Reizung die Erregbarkeitsherabsetzung durch Verwendung übermaximaler Reize kompensieren und die noch immer vorhandene Leistungssteigerung zum Vorschein bringen. Erst bei Druckhöhen, die den Aktionsstrommechanismus lähmen und ausschalten, kommt die der Erregungsleitung nicht bedürfende Kompressionsverkürzung immer stärker zur Geltung. Das Übereinandergreifen beider Wirkungen auch bei den niedrigen Drucken zeigt sich darin, dass ein für die Kompressionsverkürzung noch unterschwelliger Druck durch die Zuckung überschwellig wird als ein die Zuckung überdauernder Verkürzungsrückstand.

So ergibt am Muskel die Analyse der Druckwirkung, die entweder für sich allein oder in Kombination mit einem elektrischen Prüfreiz oder mit einem anderen Umgebungsfaktor (Abkühlung, Sauerstoffentziehung) appliziert wird, eine scharfe Trennung zwischen den beiden bei einer gewöhnlichen Kontraktion miteinander verbundenen Vorgängen, der Kontraktionswelle und der jeden elementaren Faseranteil erfassenden Kontraktion, dem Aktionsstrommechanismus und der idiomuskulären Reaktion, der fortgeleiteten und der lokalen Erregung. Von diesen beiden Vorgängen ist der Aktionsstrommechanismus der empfindlichere, weniger resistente und wird schon durch Drucke gelähmt und ausgeschaltet, die für die idiomuskuläre Lokalerregung schwach wirksam sind. Aber in beiden Fällen liegt eine Reaktionsverlangsamung und Restitutionsbehinderung zugrunde. Welche physikalische oder physikalisch-chemische Grundwirkung vorliegt, bleibt noch zu erörtern, aber sicherlich greift diese Grundwirkung nicht unmittelbar ein, sondern wird durch eine Reihe von Zwischengliedern im lebendigen System übermittelt. Die Druckwirkung ist nicht spezifisch. Vergleichbar ist die Wirkung einer grossen Anzahl von Kontrakturmitteln, die alle das Gemeinsame haben, dass sie schädigen, sobald ihre Einwirkungszeit einen sehr kleinen Betrag überschreitet. Auch ein erstickender und absterbender Muskel verliert erst den Aktionsstrommechanismus und später die idiomuskuläre Reaktion, und erst die hohen Grade der Erstickung werden mit Erstickungsverkürzung und Totenstarre beantwortet. Auch ein der Narkose unterworfener Muskel büsst zuerst seinen Aktionsstrommechanismus ein und gerät bei höheren Narkoticumkonzentrationen in Kontraktur. Die Begriffe Reizung, Lähmung und Schädigung verlieren ihre scharfe Abgrenzung, da es wie bei Gift und Medikament nur auf die nach Stärke und Dauer abgestufte Dosierung ankommt. Die Reizwirkung wird zur tödlichen Lähmung, wenn sie genügend lange anhält, die Schädigung ist ein physiologischer Reiz, wenn sie auf kurze Dauer beschränkt ist. Durch ihre gute Abstufbarkeit in Stärke und Dauer unterscheidet sich die Druckwirkung von andern Kontrakturmitteln und kommt dem elektrischen Reiz gleich. Von dem elektrischen Reiz unterscheidet sie sich durch das Fehlen jeder Polarität und durch die Gleichmässigkeit und Gleichzeitigkeit, mit der jede kleinste Stelle unmittelbar betroffen wird. Auf welche Weise sich die physikalische Grundwirkung der Kompression in ihre mannigfaltigen Symptome umwandelt, ist weiterhin zu erörtern. Zu ihrer Beurteilung wird es nützlich sein, die histophysiologische Untersuchung der mikroskopischen druckbewirkten Zelländerungen zu Hilfe zu nehmen.

6. Mikroskopisch sichtbare Druckeinflüsse.

Über die Natur der Druckwirkung muss auch die histophysiologische Methode Auskunft zu geben suchen, die den durch Druck hervorgerufenen Veränderungen bis in die mikroskopischen Dimensionen der Zellstruktur und Feinstruktur nachgeht. Da die ersten Untersuchungen von Regnard und Vignal (1884), die allerlei durch eingedrungenes Wasser und Quellung bewirkte Läsionen ergaben, durch Nichtberücksichtigung der isotonischen Umgebungsflüssigkeit zu stark beeinflusst waren, sind im folgenden hauptsächlich die Befunde von E. und von Benthaus zu schildern, die an den verschiedenen Zell- und Gewebsarten gewonnen sind. Freilich beziehen sich die bisher vorliegenden mikroskopischen Untersuchungen, mit Ausnahme der Brownschen Beobachtung an Amöben, auf die Stadien nach und nicht während der Druckeinwirkung, sind aber insofern gültig, als wenigstens für die hohen Druckstufen Wirkungen und Nachwirkungen dem Wesen nach gleichartig sind.

a) Histophysiologische Änderungen bei der Kompressionsverkürzung.

Die Beobachtungen an der quergestreiften Muskelfaser seien im Anschluss an das vorige Kapitel vorangestellt, obgleich die Muskelfaser mit ihrer ausgeprägten Differenzierung besonders verwickelte Verhältnisse bietet. Dass eine Strukturverschiebung während der Kompressionsverkürzung eintritt, zeigt auf einem optischen Umwege das von Ranvier entdeckte und später auch von Bernstein, Zoth und Nicolai angewendete Verfahren des Muskelspektrums (E. 1936). Der Muskel, in dessen Fasern in regelmässigen Abständen von wenigen μ optisch dichtere und dünnere Schichten abwechseln, wirkt in seiner Gesamtheit wie ein Rowland-Gitter und liefert bei seiner Durchleuchtung durch Interferenz ein Beugungsspektrum, das zwar weniger lichtstark aber doch genügend deutlich ist, um durch die Fenster der Druckbombe hindurch betrachtet zu werden. Am parallelfaserigen Sartoriusmuskel, der dicht hinter dem Fenster der Bombe in einem Gestell isometrisch fixiert angebracht und von rückwärts genügend stark beleuchtet ist, verschwindet das Muskelspektrum bei kräftigem Druck von etwa 500 Atm., um nach Druckablass abgeschwächt wiederzukehren. Da der Sartorius weniger druckresistent ist als der Gastrocnemiusmuskel, kann der Versuch nicht beliebig oft wiederholt werden und bleibt das Spektrum nach einigen Wiederholungen dauernd verschwunden. Die Zerfaserung des gedrückten Sartorius in isotonischer Lösung zur Anfertigung eines Zupf- und Frischpräparates zeigt dann nur noch an einzelnen Stellen gut erhaltene Querstreifung. Aber der Versuch lässt zwei Deutungen zu. Entweder hatte sich während des Druckes der Unterschied in der optischen Dichte der aufeinanderfolgenden Schichten ausgeglichen, um nach dem Druck wiederzukehren; die Möglichkeit einer solchen reversiblen Änderung liegt auf Grund der schon von ENGELMANN gegebenen Abbildungen einer in Kontraktion begriffenen Muskelfaser vor. Oder die sonst gut ausgerichteten Fibrillen, deren Querstreifen durch die ganze Faserbreite auf gleicher Linie liegen, waren während der Kompressionsverkürzung durch ungleiche Kontraktion der einzelnen Fibrillen aus der Ordnung gekommen — mikroskopisch erscheint dann ein einzelner Querstreifen als eine Zickzacklinie —, so dass das Beugungsgitter gestört ist. Eindeutiger ist der folgende Versuch: Von den beiden Sartorien eines Frosches wird der eine gedrückt (10 Min. 1500 Atm.), danach werden beide auf einem Objektträger der Lufttrocknung überlassen. Bei Betrachtung im Polarisationsmikroskop zeigt der ungedrückte Muskel leuchtende satte Farben, die beim Drehen des Objektes in typischer Weise umschlagen und wiederkehren; der gedrückte Muskel hat fast keine Farben mehr, es wechselt nur ein wenig die Helligkeit. Die Anisotropie ist also bis auf einen kleinen Rest verschwunden, wozu freilich ein übermässig starker Druck erforderlich ist. Damit ist ein Strukturzerfall als Wirkung des Druckes erwiesen. In der Tat sind vorher durch Zupfen isolierte Einzelfasern oder kleine Faserbündel nach dem Druck mit grobschollig-wolkigen oder feinkörnig-gleichmässigerem Zerfall bis zur Auflösung der Fibrillen alteriert. Nur der Sarkolemmschlauch bleibt als Hülle unverändert erhalten und ist gelegentlich mit schmalen Spalten von dem scholligen Inhalt abgehoben. Oft ist in der Fasermitte noch Längsstreifung erkennbar, wenn von den Seiten her schon starker Zerfall eingesetzt hat. Oder es ist noch deutliche Querstreifung vorhanden, die aber nur auf einige Fibrillenbündel beschränkt ist, ohne die ganze Faserbreite zu durchziehen. Die axialen Fasern, die am längsten von der Auflösung verschont bleiben, scheinen auch am stärksten kontrahiert, so dass am Sehnenansatz-Faserende die peripherischen Fasern axialwärts gekrümmt und die Fasermitte trichterförmig eingezogen ist. Dies alles sind deutliche Zeichen einer Muskeldegeneration.

Wie weit diese Degeneration fortgeschritten ist und welchen Anteil der Faser sie, von den Seiten und Enden zur Mitte fortschreitend, ergriffen hat, hängt ausser von der Druckmenge wesentlich von der Art der Präparation ab. Denn Fasern oder besser Faserbündel, die in feiner Glascapillare dem Druck ausgesetzt und mikroskopiert wurden, zeigen sich am besten erhalten. Jedes leichte Zupfen und Zerren mit der Präpariernadel, schon ein vorsichtiges Strecken zum Ausglätten der Faser, sogar nur der Druck des Deckglases genügt, um stärkere Zerfallsformen hervorzubringen. Der Muskel ist ungemein brüchig und zerreisslich geworden, so dass mechanische Beanspruchungen, die an einer normalen Faser spurlos vorübergehen, die durch den Druck labil gewordene Struktur vollständig zerstören. Ebenso scheinen, worauf der Unterschied von Fasermitte und -peripherie hindeutet, leichte chemische Störungen (RINGER-

Lösung statt Serum) den druckgeschädigten Muskel viel stärker zu betreffen. Was schon makroskopisch an einem bis zur Starre komprimierten Muskel auffällt (vgl. S. 99), die Trübung, die geringe Dehnbarkeit und Zerreissfestigkeit, kommt mikroskopisch nur noch stärker zum Ausdruck. Wenn durch Druck das Sarkolemm nicht merklich beeinflusst, der Faserinhalt dagegen geschädigt ist, so ist der äussere Schlauch dehnbar, der Inhalt brüchig, aber dem Sarkolemm verwachsen, und eine Dehnung ergibt ein charakteristisches Bild. Der Faserinhalt zerreisst segmentartig, so dass in ziemlich regelmässiger Anordnung hellere und dunklere Abschnitte abwechseln, ähnlich wie an einem mit Paraffinkruste überzogenen Gummifaden bei Dehnung die dem Faden anhaftende Kruste in kleine segmentartig angeordnete Stücke auseinanderbricht. Der Druck hat, wie sich zeigt, die Konsistenz des Faserinhaltes tiefgreifend verändert. Wenn am Gesamtmuskel Dehnungsversuche oder Schwingungsversuche mit plötzlicher Belastung und Entlastung auf eine Änderung der Elastizität und Viskosität am kompressionsverkürzten Muskel hinweisen, so liegt im mikroskopischen Bild die Konsistenzänderung klar vor Augen, allerdings nur für die höchsten, irreversibel schädigenden Grade der Druckwirkung.

Sicherlich handelt es sich bei der durch Druck bewirkten Konsistenzänderung und Muskeldegeneration nicht um eine unmittelbare physikalische Druckwirkung. Ähnliche mikroskopische Bilder ergeben sich auch durch die verschiedensten anderen Einwirkungen, durch sämtliche Kontrakturmittel und sind dem Pathologen in Fällen degenerativer Muskelerkrankung oder auch als Symptome des einfachen Absterbens und der Totenstarre bekannt. Spezifisch ist für den Druck wiederum die Plötzlichkeit und Schnelligkeit, mit der die Faserdegeneration herbeigeführt wird. Im ganzen können die Veränderungen unter dem Begriff der Pathobiose und Nekrobiose zusammengefasst werden.

In diesem Sinne sprechen auch die Befunde, die F. Knüchel kürzlich, in Fortsetzung der Benthausschen Untersuchungen und einem Hinweis von Noll-Jena folgend, über die mikroskopische Fett- und Glykogenverteilung in der gedrückten Muskelfaser erhoben hat. Noll hat die Fettphanerose und Glykogenphanerose an Muskelfasern durch Behandlung mit Chemikalien (Kalilauge, Pepsin-Salzsäure u. a.) hervorgerufen, wodurch erst der starke, sonst dem mikroskopischen und zum Teil auch dem chemischen Nachweis entgehende Fett- und Glykogengehalt auffällig wird, und gezeigt, dass es sich hierbei um eine tropfige Entmischung handelt, wobei die sonst bis ins Molekulare gehende feine Verteilung, wie sie zur Vergrösserung der Oberfläche und zur Verwertungsbereitschaft der Depotsubstanzen erforderlich ist, einer gröberen Zusammenballung durch Konfluieren in feinere oder dickere Tropfen Platz macht. Ganz ähnliche Entmischungen und Phanerose liefert auch die Druckbehandlung. Der fortschreitende Zerfall mit dem Verschwinden erst der Quer-, dann der Längsstreifung, das Auftreten erst zahlreicher feinster, später weniger zahlreicher gröberer Tropfen, die Anordnung in Längsreihen durch die Faserlänge, das stärkere Betroffensein der schmalen trüben gegenüber den dickeren durchsichtigeren Fasern ist bei der Nollschen Methode und der Kompressionsbehandlung so übereinstimmend, dass auf einen gleichen Grundvorgang geschlossen werden muss. Der wesentliche Unterschied ist, dass bei der Druckbehandlung keine äusseren Chemikalien oder Verdauungsfermente zugesetzt werden und die Auflösung nur dem Wirken intracellulärer, in Freiheit gesetzter, Fermente zugeschrieben werden kann.

b) Histophysiologische Änderungen bei Gewebszellen und einzelligen Lebewesen mit Eigenbewegung.

Bei der Untersuchung anderer mikroskopischer Objekte kann man die Zellarten, die durch Bewegungen ihre Lebenstätigkeit anzeigen, von den unbeweglichen unterscheiden. Als Vertreter beweglicher Zelltypen sind untersucht Leukocyten, Flimmerzellen, Spermatozoen und die entsprechenden einzelligen Formen, Amöben und Paramäcien. Am leichtesten ist die letale Druckdosis an der irreversiblen Bewegungslähmung festzustellen. An Leukocyten des Froschblutes sieht man noch nach Drucken bis zu 1500 Atm. 10 Min. an vielen Zellen normal starke Bewegungen, nach 2000 Atm. 10 Min. nicht mehr. Die Zellen sind zum Teil kuglig, zum Teil mit kugeligen Abschnürungen versehen oder völlig zerstört. Am gefärbten Ausstrich sind nur die Lymphocyten gut erhalten, die Leukocyten teils mit etwas wolkig getrübtem Protoplasma und vereinzelten Vakuolen leicht verändert, grossenteils aber aufgelöst mit einzeln oder in kleinen Klumpen zerstreuten Granula. Flimmerzellen von der Rachenschleimhaut des Frosches werden nach 1500 Atm. 10 Min. fast sämtlich stillgestellt, nach 1000 Atm. 10 Min. in ihrer Bewegung stark verlangsamt. Die Abrundung ihrer Form, die radiäre Stellung der Cilien (Abb. 50) zeigt tiefgreifende Strukturveränderungen an. Die gleiche Druckdosis lähmt die Spermatozoen, die aus dem Froschhoden zur Laichzeit entnommen werden.

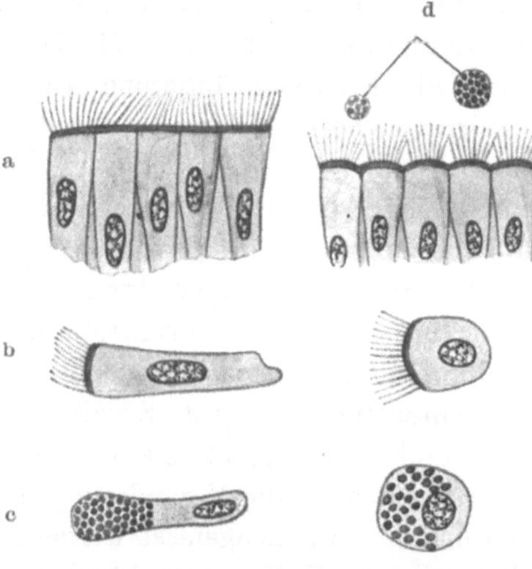

Abb. 50a—d. Rachenschleimhautzellen links vor, rechts nach der Kompression. a Zellen im Zusammenhang, b isolierte Flimmerzelle, c isolierte Schleimzelle, d Sekretkugeln. (Benthaus.)

Demgegenüber sind einzeln lebende Zellen erheblich druckempfindlicher. Besonders eingehende Beobachtungen liegen an der Amöbe (A. Proteus und A. Dubia) vor, wo Brown mit seiner Mikrodruckkammer die Wirkung des Druckes unmittelbar beobachtet hat (vgl. S. 65, Abb. 10). Schon 300 Atm.

können bei genügender Druckdauer (1 Stunde) die Amöben töten, während sie bei kurzer Dauer reversibel lähmen. Bei Paramäcien wirken 600—800 Atm. 30 Min. tödlich. Über die Formänderungen, die die Pseudopodien der Amöben unter Druck erfahren, wurde schon berichtet; das Endstadium ist die Kugelform. Aber auch die Paramäcien, die doch mit ihrer festen wimperbesetzten Cuticula sonst eine charakteristische schlanke Gestalt bewahren, verändern sich unter Druck, wie noch während des Druckes durch vergrössernde optische Projektion zu beobachten ist, und werden plumper, dicker, kürzer und rundlicher, nehmen Keulen- oder Birnenform an, zeigen gelegentlich kleine beulenartige Verwölbungen oder eckigere Umrisse (E. 1936). Werden sie für kürzere Zeit Drucken von 1000 Atm. und höher unterworfen, etwa 1000 Atm. 5 Min., so sind danach einige Paramäcien zerfallen, die meisten aber am Leben geblieben und in Kugeln verwandelt, die von allen Seiten im optischen Durchschnitt kreisrund erscheinen und nur die Stelle des Cytostoms als kleinen Einschnitt im Umriss der Kugel erkennen lassen. Ihr Wimperschlag ist erhalten, so dass sie als kleine Bälle unablässig bald im Sinne des Uhrzeigers, bald im entgegengesetzten Sinne rotieren. Bemerkenswerterweise unterbleibt die Abkugelung oder tritt nur angedeutet ein, wenn die Paramäcien rasch auf einen Druck von 2000 Atm. gebracht werden; sie sind dann leblos, aber in annähernd normaler Form wie erstarrt und fixiert, als hätten sie keine Zeit mehr zur Abkugelung gehabt. Obgleich die zur Abkugelung erforderliche Druckdosis nach der jeweiligen Paramäcienkultur (Temperatur, Alter, Nahrungsbedingungen) und auch für die einzelnen Individuen etwas variiert, lässt sich doch das Kugelstadium mit Sicherheit hervorrufen. Von hier aus ist nachträglich eine Veränderung entweder im Sinne des Absterbens oder auch im Sinne einer Erholung möglich. Im ersten Fall wird die rotierende Bewegung immer träger, gelegentlich zeigt das Auftreten einer übermässig grossen hellen Vakuole eine Störung der inneren Bewegung, eine Lähmung der rhythmischen Vakuolenentleerung an, schliesslich zerfällt das Paramäcium, indem sein Plasma in einem grösseren oder kleineren Bezirk austritt, sich ausbreitet und als körniger Detritus auflöst. Im anderen Falle gestattet die fortgesetzte mikroskopische Beobachtung der auf dem hohlgeschliffenen Objektträger in feuchter Kammer aufbewahrten Paramäcien im Verlaufe vieler Stunden oder sogar erst nach 1—2 Tagen, die Rückbildung der rotierenden Kugeln in schlanke, normal gestaltete und normal bewegliche Paramäcien zu verfolgen. Die Tierchen waren, wie man wohl sagen darf, „druckkrank“ geworden, waren in ein Stadium der Pathobiose versetzt, von dem aus einige der Nekrobiose und dem Tod verfielen, andere unter Überwindung der Druckkrankheit sich erholten. Dass es sich hierbei nicht um einen einzeln stehenden Sonderbefund handelt, geht daraus hervor, dass die Abkugelungsreaktion an Paramäcien in ähnlicher Weise auch durch andere dosierbare Eingriffe, wie Erwärmung, Bestrahlung, chemische Einwirkungen, hervorgerufen werden kann, also nicht eine spezifische Druckwirkung sondern allgemeiner die Pathobiose kennzeichnet, und zweitens, dass ähnliche Abkugelungsreaktionen durch Druck ausser an Paramäcien an zahlreichen anderen Zellarten zu erzielen sind, wovon weiter berichtet werden soll.

c) Histophysiologische Änderungen bei Gewebszellen und einzelligen Lebewesen ohne Eigenbewegung.

Für Pflanzenzellen geben die langgestreckten Zellfäden von Wasseralgen ein deutliches Beispiel für den Druckeinfluss (E. 1936) (vgl. S. 69, Abb. 11). Nach Drucken zwischen 1500 und 2000 Atm. ist bei Spirogyra die Spiralfigur des Chlorophyllbandes mit unschärferen Umrissen plumper und klumpiger geworden, und das Protoplasma (Kinoplasma) hat sich zuerst von den schmalen

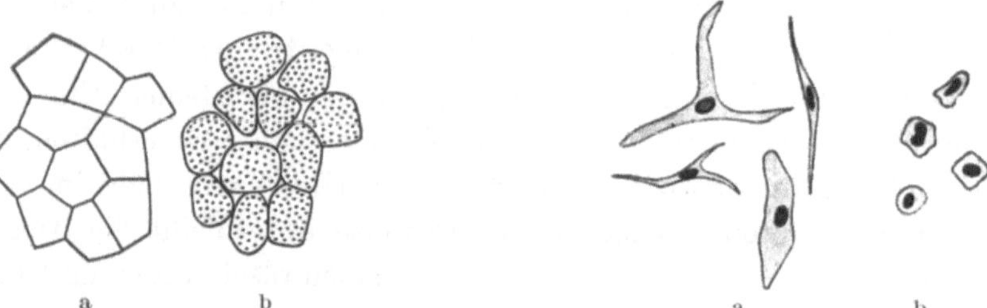

Abb. 51a und b. Corneaepithel, a vor und b nach der Kompression des Auges. (Benthaus.)

Abb. 52a und b. Corneazellen, a vor und b nach der Kompression des Auges. (Benthaus.)

Querwänden, mit denen die langgestreckten Zellen aneinanderstossen, dann auch von den Längswänden abgehoben und abgelöst und sich in dickeren, zum Teil kugeligen Strängen zurückgezogen und verklumpt. Eine ähnliche Verklumpung, Abkugelung und Retraktion des Protoplasmas stellt sich innerhalb einiger Tage in einem ohne Erneuerung des Wassers sich selbst überlassenen Algenglas durch Absterben ein. Am meisten erinnert das Verhalten an die zuerst von W. Kühne durch elektrische Reizung und Schädigung an Pflanzenzellen hervorgerufenen und z. B. an Zellen von Tradeskantia-Staubfäden abgebildeten Änderungen. Auch hier handelt es sich um Konsistenzänderungen des Zellinnern, die durch Druck oder andere Reizarten im Sinne des Absterbens auftreten.

An tierischen Geweben sind hierfür eine Reihe weiterer Beispiele anzuführen. Zwar gibt es einige Gewebsarten, an denen auch nach den stärksten angewandten Drucken von 2000 Atm. noch keine Veränderungen erkennbar sind, wie Nervenfasern, Bindegewebsbündel und Sehnenfasern, also Gebilde mit besonders geringem Stoffwechsel. Dagegen reagieren Epithelzellen und Drüsenzellen so, wie es schon bei den Flimmerzellen angedeutet war, in typischer Weise. Das Hornhautepithel eines dem Druck von 2000 Atm. 15 Min. unterworfenen ausgeschnittenen Froschauges lässt sich als feiner Schleier leicht abheben und erscheint getrübt; wie nach Anfärben mit Nilblau und anderen Vitalfarbstoffen noch deutlicher wird, haben sich die sonst polyedrischen platten

Epithelzellen abgerundet und sind durch stärkere Granulierung undurchsichtiger geworden (Abb. 51). Auch die zwischen den Faserbündeln der Substantia propria in den Gewebsspalten liegenden Hornhautzellen, die sonst ihre feinen Fortsätze nach allen Richtungen ausstrecken, sind nun als mehr oder weniger kugelige Gebilde in den Lücken zu sehen (Abb. 52). An Drüsenzellen der Glandula intermaxillaris aus der Kieferhöhle des Frosches sind nach der Kompression im Zupfpräparat alle Übergangsformen von der normalen schlanken Drüsenzelle bis zur ausgesprochenen Kugelform erkennbar, mit lang- und kurzovalen Zwischenstufen und der den früheren Zellpol markierenden exzentrischen Lage des Kerns (Abb. 53). Ausserdem finden sich viele isolierte Kerne und frei in der Flüssigkeit schwimmende Körnchen als Zeichen, dass auch hier die Zellen gegen nachträgliche mechanische Schädigung empfindlicher geworden sind. Wo die Zellen nicht isoliert, sondern noch in Drüsenpaketchen verkittet sind, erscheinen die freien Flächen der Zellen etwas vorgewölbt. Wie an den halbschematischen Abbildungen erkennbar, sind in allen diesen Fällen die Kerne im Sinne der Pyknose kleiner und dichter geworden mit unregelmässigen Konturen. So finden sich als Folgen der Kompression histologische Zelländerungen, Zellabkugelungen, Konsistenzänderung, Trübung, Kernpyknose und Zellzerfall, die als unspezifische Symptome der Nekrobiose erklärbar, durch Druck aber beschleunigt und verstärkt herbeigeführt sind.

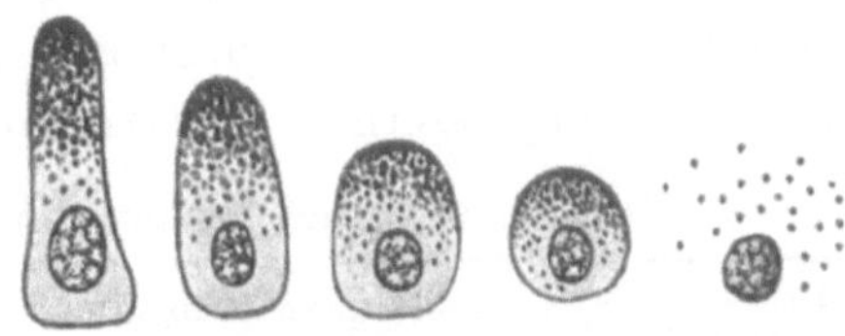

Abb. 53. Verschieden resistente Speicheldrüsenzellen nach Kompression der Glandula intermaxillaris. (BENTHAUS.)

d) Einfluss der Kompression auf Wachstum und Entwicklung (Gewebskulturen und Eizellen).

Für den tief in das Leben jeder Zelle eingreifenden Einfluss des Druckes bietet das Verhalten der in Gewebskultur gezüchteten Zellen oder der in Entwicklung begriffenen Eizellen weitere Beispiele. Den Einfluss hoher Drucke auf Gewebekulturen hat BENTHAUS an embryonalem Herzgewebe und den daraus gewachsenen Fibroblastenkolonien untersucht und einerseits die zur reversiblen Betäubung und Wachstumshemmung und irreversiblen letalen Schädigung erforderliche Druckdosis bestimmt, andererseits die nach Druck bemerkbaren mikroskopischen Zelländerungen beobachtet. Die dem Embryo entnommenen Herzstückchen kamen in ringergefüllten, mit schwerer schmelzendem Paraffin verschlossenen Reagensgläsern in die mit leichtflüssigem Paraffin beschickte Druckbombe, wodurch sowohl die Sterilität als die Fortleitung des Druckes auf das Versuchsmaterial gesichert war, und wurden nach Einwirkung des Druckes mit der Methode der Deckglimmerkultur im hängenden Tropfen in dem geronnenen Gemisch von Hühnerblutplasma und Hühnerembryonalextrakt bei 39° zugleich mit ungedrückten Kontrollen gezüchtet. Drucke bis zu 800 Atm. blieben ohne merkliche Wirkung. Nach 1100 Atm. erscheinen die ersten Fibroblasten am Rand des Mutterstückes statt nach wenigen Stunden erst nach 20 Stunden Bebrütungszeit, nach 1500 Atm. nach 2 Tagen und nach 1850 Atm., wenn überhaupt, nach 4 Tagen. Trotz stark verzögertem Wachstumsbeginn (1500 Atm.) unterscheiden sich später die Kulturen weder in Flächengrösse noch im Aussehen von normalen Kulturen. Erst nahe der oberen Druckgrenze (1700 Atm.) zeigt sich die Nachwirkung in der Wachstumszone darin, dass sich nur ein relativ grobes undichtes Maschenwerk mit spärlichen, später fettig degenerierenden Zellen bildet. Die letale Druckgrenze liegt zwischen 1800 und 1900 Atm., in Übereinstimmung mit einem nur als kurze Bemerkung erwähnten Befund von Thomas, Macheboeuf und Basset, die nach 1800 Atm. 30 Min. die kleinen Herzfragmente „negativ" und Drucke von 1000 und 1500 Atm. wirkungslos fanden. Eine beschleunigende, die Wachstumszone vergrössernde Reizwirkung des Druckes schien sich in einem Fall herauszustellen, liess sich aber trotz mehrfacher Wiederholung des Versuches nicht bestätigen. In einem Fall, wo Milzgewebe aus einer erwachsenen Maus gezüchtet wurde, unterblieb nach 1500 Atm. sowohl das fibroblastische Wachstum wie das Abwandern der Lymphocyten aus den Milzstückchen, so dass hier die Druckresistenz geringer scheint. In schematisierter Zusammenstellung der Beobachtungen von 120 Kulturen gibt die Tabelle 9 eine kurze Übersicht.

Tabelle 9. (Nach Benthaus.)

Druck in Atm. je 15 Min.	Bebrütungszeit in Stunden					
	24	48	72	96	120	144
0	b	c	c	c	—	—
800	b	c	c	c	—	—
1150	a	b	c	c	c	—
1500	—	a	b	c	c	c
1700	—	—	a	n	n	n
1850	—	—	—	—	—	—
				(a	n	n)[1]

a Auswandern der ersten Fibroblasten. b Wachstumsbeginn, Randschleierbildung. c Ausbildung einer breiten Wachstumszone. n Netzartige Wachstumszone. Bei 0 und 800 ist nach 24 Stunden bereits das Stadium b erreicht.

Freilich kommt in der summarischen Betrachtung noch nicht die für die einzelnen Fibroblasten individuell verschiedene Druckresistenz zum Ausdruck. So wie in einer gedrückten Blutprobe mit steigendem Druck erst einige, dann mehr und schliesslich alle Blutkörperchen in Sphärocyten verwandelt werden (Minimal- und Maximalresistenz), in einem gedrückten Muskel gut erhaltene neben weitgehend zerstörten Fasern vorkommen oder in einer Paramäcienkultur nach Druck einige zerfallene, andere wenig veränderte Exemplare und in der Mehrzahl kuglig deformierte Individuen zu finden sind, so werden von dem physikalisch gleichen Druck doch nicht alle Fibroblasten gleich stark beeinflusst. Zwar die erste Wirkung eines genügenden Druckes (um 1500 Atm.) ist eine sämtliche Zellen erfassende Betäubung, die ihnen die Fähigkeit zur

[1] Von 4 Kulturen wächst nur noch eine schwach.

amöboiden Auswanderung nimmt. Aber aus diesem narkoseähnlichen oder druckkranken Zustand erholt sich ein Teil der Zellen, während ein anderer Teil der Krankheit erliegt. Dadurch ist die Zahl der auswachsenden Zellen vermindert. So kommt es, dass ein aus einer Fibroblastenkultur rechteckig ausgeschnittenes und unter Druck gesetztes Stück noch tagelang seine Form, dunkel und scharf abgegrenzt von der sich neubildenden Wachstumszone, beibehält, weil die sonst erfolgende Auflockerung des Mutterstückes durch Verminderung der Zellabwanderung unterbleibt. Oder nach Halbierung einer Kultur, die sich aus einem gedrückten Gewebestück gebildet hatte, erfolgt bei der nächsten Umsetzung das Wachstum unsymmetrisch, wie es Abb. 54 zeigt, während eine ungedrückte halbierte Kultur eine kreisförmige Wachstumszone liefert, als Zeichen dafür, dass zwar die Wachstumszone I voll erholte und wachstumsfähige Zellen enthält, das an der Schnittkante gelegene gedrückte Gewebestück dagegen vorwiegend aus nicht mehr lebensfähigen Zellen besteht.

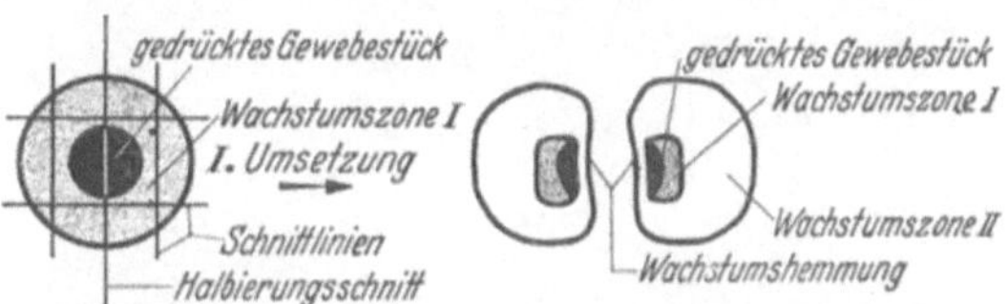

Abb. 54. Schema der Wachstumshemmung. Die Wachstumszone I (nach Druck erholte Zellen) der Gewebskultur ist normal gewachsen, das gedrückte Gewebsstück kaum noch. (Benthaus.)

Über die Änderungen, die die einzelnen Zellen infolge des Druckes erfahren, unterrichten Gewebekulturen, die nach 2tägiger Bebrütung samt Glimmerplättchen und dem umgebenden Medium dem Druck ausgesetzt und anschliessend in „Carnoy" fixiert und mit Heidenhain-Eisenhämatoxylin gefärbt wurden. Der Vergleich der beiden abgebildeten Präparate (Abb. 55 und 56), die von dem vorwiegend einschichtigen äusseren Rand der Wachstumszone einer normalen und einer mit 1500 Atm. gedrückten Kultur stammen, zeigt das einheitliche Bild der Normalkultur mit ihren in der Wanderungsrichtung radiär gestellten schmalen langgestreckten spindligen Zellen und langen, in feine Fäden auslaufenden Fortsätzen und, auf den ersten Blick von ihm verschieden, das uneinheitliche Bild der Druckkultur ohne jede Ausrichtung, mit der Fülle und dem Durcheinander der verschiedenen Zellformen und der grösseren Isoliertheit der einzelnen Zelle. Nur wenige Zellen sind noch schlank und normal, die meisten gedrungener und plumper, lang- oder kurzoval oder kreisrund und kuglig mit teilweise eingezogenen Fortsätzen; an den Zellwänden finden sich Protoplasmatröpfchen, die noch durch einen feinen Stiel mit der Zelle in Verbindung stehen oder, rundlich abgeschnürt, neben und zwischen den Zellen liegen. Im ganzen ein Bild, das nach den Betrachtungen des vorhergehenden Abschnittes verständlich ist. Ein Unterschied kommt durch die zähgallertige Beschaffenheit des durch den Druck nicht verflüssigten Kulturmediums zustande, das der Formänderung der eingeschlossenen Zelle Widerstand entgegensetzt. Daher betrifft die Formänderung hauptsächlich die an der Oberfläche des Glimmers gewachsenen Zellen, die schon normalerweise etwas kürzer, breiter und flacher und in dichterem membranartigen Verband wachsen, während die in der Tiefe des hängenden Tropfens gewachsenen Zellen rings auf allen Seiten von dem Kulturmedium umgeben, gestützt und behindert sind. Recht charakteristisch sind die durch den Druck bewirkten Kernänderungen. Die Kerne, die normalerweise kurzelliptisch, scharf und glattwandig begrenzt inmitten der Zelle liegen, mit zwei Nukleolen in der Gegend der Kernpole und feinem Chromatingerüst, sind nach Druck verkleinert mit unregelmässigen leicht eingekerbten Rändern und verdichtetem, dunkler gefärbten Chromatingerüst und sind schliesslich ausgesprochen pyknotisch, so dass sie als kleine scharfbegrenzte, unregelmässig geformte und stark gefärbte Körperchen in der Zelle liegen, ohne zu ihr im rechten Grössenverhältnis zu stehen. Die Druckpyknose der Kerne ist auch in der Abb. 57 zu sehen, wo nach einem jenseits der tödlichen Dosis liegenden Druck von 1950 Atm. alle Zellen in fast gleicher Weise verändert sind und, durch den Tod überrascht, keine Zeit mehr zu ihrer Umformung gehabt haben. Bis zu einem gewissen Grade sind die druckbewirkten Zelländerungen reversibel und restitutionsfähig (Abb. 58). Unmittelbar nach der Einwirkung von 1500 Atm. findet sich in der Kultur kaum ein normaler Kern. Alle Kerne sind verkleinert oder weisen schwerere Erscheinungen auf. Nach 14stündiger Bebrütung ist etwa die Hälfte der Kerne wieder völlig normal, gross und rundlich.

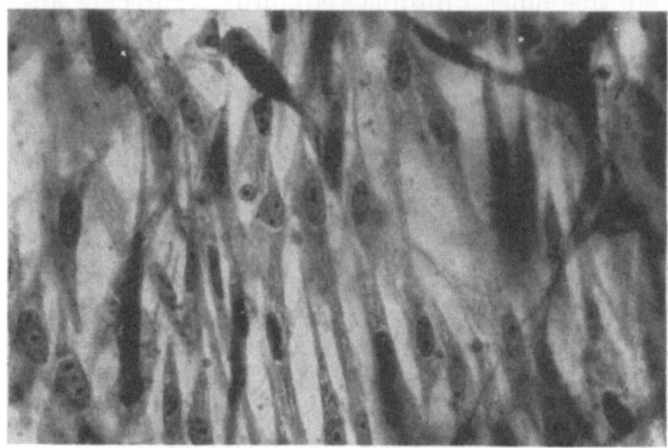

Abb. 55. Herzfibroblastenkultur Nr. 8130. 2 Tage gezüchtet. Fixierung: Carnoy. Färbung: Fe-Hämatoxylin. Leicaaufnahme. Vergrößerung: 1:450. Unbehandeltes Kontrollpräparat. (BENTHAUS.)

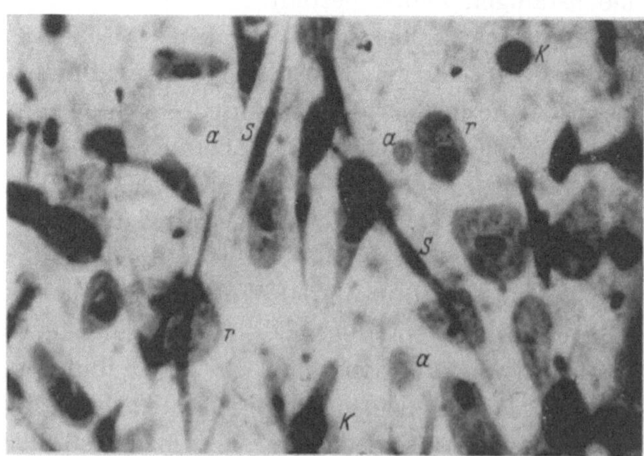

Abb. 56. Nr. 8131. 2 Tage gezüchtet. 1500 Atm. 8 Min. Spindelzellen in tieferer Schicht (S). Flache Rundzellen (r) und Übergangsformen. Kugelzelle (K). Protoplasmaabschnürungen (a). Teilweise Auflösung des Zellverbandes. (BENTHAUS.)

In dieser Zeit hat sich entschieden, ob die Zelle wieder voll lebensfähig geworden oder irreversibel geschädigt ist. Die Übergangsformen sind verschwunden, die Zellen haben die normale Gestalt zurückgewonnen oder sind abgestorben. Sie verfallen dann der Autolyse mit hochgradig pyknotischen Kernen und mazeriertem Protoplasma und zwischen den Zellen verstreuten Plasmaresten und isolierten Kernen. Die übriggebliebenen Zellen, die sich ähnlich wie die Poikilocyten der roten Blutkörperchen von der Druckkrankheit oder Drucknarkose erholt haben, können nun mit der Auswanderung und Zellvermehrung beginnen, ohne dass die vorübergehend aufgetretenen Degenerationserscheinungen weiter nachwirken. Im Hinblick auf die mit der Degeneration verbundene fettige Entartung und mit Bezug auf die Untersuchungen von Noll und Knüchel über tropfige Entmischung und Fettphanerose (S. 119) ist die an der Gewebskultur nicht weiter verfolgte Beobachtung hervorzuheben, dass an unfixierten und ungefärbten Präparaten unmittelbar nach dem Druck viele kleine Tröpfchen im Plasma auffallen, die innere Zelleinschlüsse sind, wie Fetttröpfchen aussehen und an den fixierten Präparaten wohl durch das chloroformhaltige Fixierungsmittel aufgelöst und nicht mehr zu sehen sind. Höchstwahrscheinlich sind es Fetttröpfchen, die bei der durch Druck bewirkten beschleunigten und plötzlichen inneren Zelländerung und

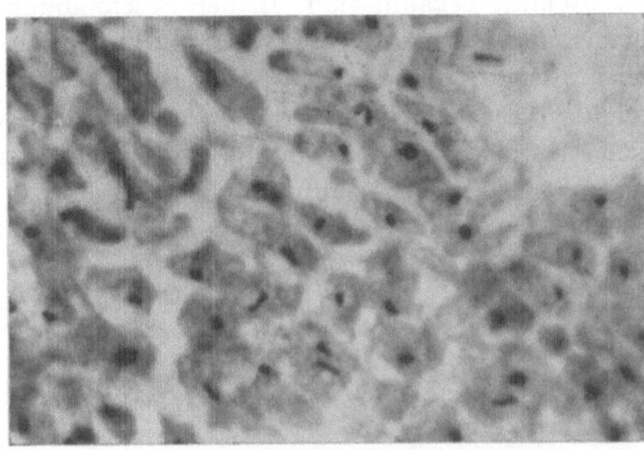

Abb. 57. Nr. 8166. 3 Tage gezüchtet. 1950 Atm. 12 Min. Zellen abgerundet (nicht kugelig). Kerne pyknotisch. Zellverband weitgehend aufgelöst. Intercellularräume regelmäßig. (Benthaus.)

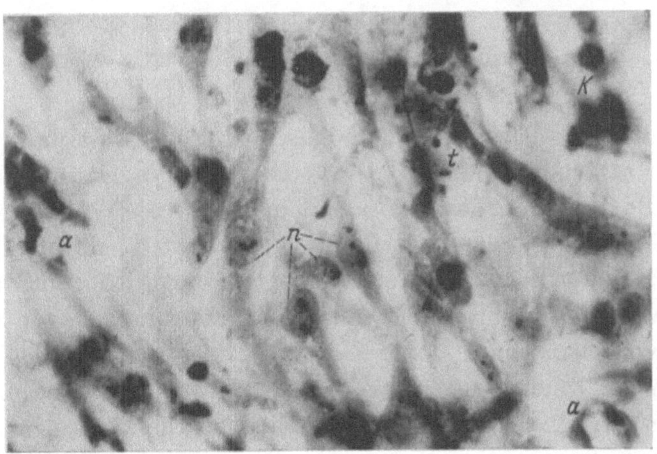

Abb. 58. Nr. 8132. 2 Tage gezüchtet. 1500 Atm. 8 Min. 14 Stunden nachgebrütet. Abgestorbene Kugelzellen in tieferer Schicht (*K*). Zellen in Autolyse (*a*). Ausgetretene Protoplasmatröpfchen (*t*). Zahlreiche normale (regenerierte) Kerne (*n*). Der Zerfall eines Teiles der Zellen bedingt eine gewisse Unklarheit des Bildes. (Benthaus.)

Verflüssigung so auftreten, wie sie sonst in langsam allmählicher Entwicklung als Zeichen einer der Altersdegeneration und dem Absterben verfallenden Gewebskultur bekannt sind. In der Beschreibung der Absterbeerscheinungen an einer ohne Erneuerung des Kulturmediums sich selbst überlassenen Kultur, wie sie Bizceglie und Romanese geben, finden sich die gleichen Symptome angeführt, Erscheinen sehr kleiner, stark lichtbrechender Körnchen, die sich mit der Zeit zu Tröpfchen vergrössern, Zurückziehen der Fortsätze, Tendenz zu kugeliger Form, schliesslich autolytische Auflösung. Es sind demnach die als Druckwirkungen beschriebenen regressiven Veränderungen nicht als für den Druck spezifisch anzusehen und wiederum nur die Geschwindigkeit ihrer Entstehung, die Abstufbarkeit und weitgehende Reversibilität der druckbewirkten funktionellen und morphologischen Zelländerungen hervorzuheben.

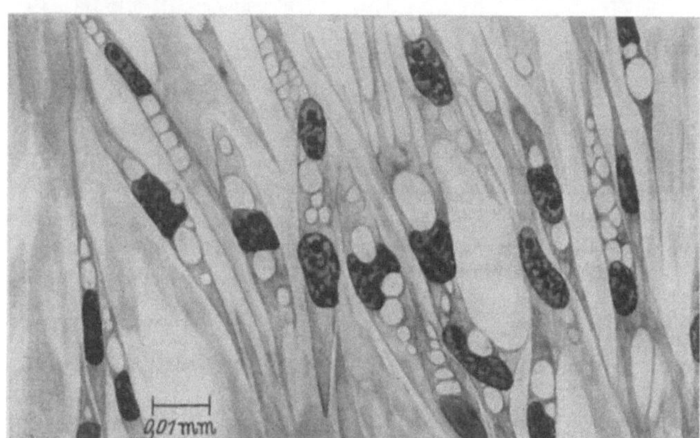

Abb. 59. Gewebskultur nach 12stdg. Narkose mit 0,75 % Urethan. Vakuolenbildung, Kerndeformierung. (U. Geiersbach.)

In einer Paralleluntersuchung hat U. Geiersbach (1939) das physikalische Betäubungsmittel des Druckes durch das chemische Betäubungsmittel des Narkoticums ersetzt und auf die Beeinflussung des Wachstums und der Zellform geachtet. Die Kulturen kamen, nachdem sie in 2—3 Passagen ihre gute Wachstumsfähigkeit gezeigt hatten, für einige Zeit in ein Medium, dem Urethan in bestimmter Konzentration zugesetzt war. Konzentrationen bis 0,25 % bleiben wirkungslos, bis 0,75 % machen sie vorübergehende Wachstumshemmnug. In Konzentrationen von 1 % und darüber wachsen die Kulturen überhaupt nicht mehr, solange sie unter der Einwirkung des Urethans stehen, erwachen aber in der urethanfreien Passage aus der narkotischen Lähmung, wobei die mit dem Leben noch verträgliche Dosis ausser von der Konzentration auch stark von der Narkosedauer abhängt. Von den sich ergebenden mikroskopischen Bildern sei nur ein Beispiel angeführt (Abb. 59), das die Änderung der Zellform und der Kerne, die Lösung des Zellverbandes und die Isolierung der Zellen und dazu stark ausgeprägt das Auftreten kleinerer und grösserer Vakuolen zeigt. Nach ihrer Lichtbrechung im frischen ungefärbten Präparat und nach ihrer Sudanfärbbarkeit erweisen sie sich als Fetttröpfchen. Auch in diesem Fall schreitet die Veränderung bis zu stärkster Kernpyknose und autolytischem Zellzerfall weiter oder wird bei rechtzeitiger Unterbrechung der Narkose wenigstens teilweise restituiert.

Bei so tiefgreifenden Einwirkungen ist zu erwarten, dass der Druck auch die natürliche Zellproliferation der Eientwicklung und Ontogenese beeinflussen kann. Doch liegen hierüber erst wenige vorläufige Untersuchungen vor. Regnard unterwarf befruchtete Lachseier einem 6 Stunden anhaltenden Druck von 100—650 Atm. und fand, dass die mit 650 Atm. gedrückten Eier nach 2 Tagen, die mit 500 und 400 Atm. gedrückten nach 5 Tagen abgestorben waren. Nach 3 Wochen schlüpften die Embryonen der ungedrückten Kontrolleier und ebenso der mit 100 und 200 Atm. gedrückten Eier aus. Die mit 300 Atm. vorbehandelten Eier waren um 2 Tage verspätet, gaben aber gut lebensfähige Tiere ohne Missbildungen. Draper und Edwards (1932) behandelten Eier des Meerwasserfisches Fundulus mit verhältnismässig niedrigen Drucken bis zu 110 Atm. und sahen beim Vergleich der gedrückten und Kontrollproben die ersten Stadien der Zellteilung um mehrere Minuten verzögert. Es kamen gelegentlich, wenn auch selten, Missbildungen, unsymmetrische Entwicklungen der Augen und der Gefässe vor. An jungen Embryonen fanden sie den Herzschlag während des Druckes verzögert oder stillgestellt (vgl. S. 89) und Cattell der durch einen Druck von 100 Atm. das Herz von Embryonen für 15 Stunden stillstellte, fand danach häufigere Entwicklungsstörungen. Auf die an Kressesamen (Regnard) und Radieschensamen (E.) durch Druck bewirkten Verzögerungen des Wachstums wurde schon hingewiesen. Versuche an Seeigeleiern durch Druck eine parthenogenetische Entwicklung anzuregen, misslangen. Es ist zu erwarten, dass das experimentelle Werkzeug der Kompression auch für die Entwicklungsphysiologie noch mit Nutzen angewandt werden kann.

e) Histophysiologische Druckwirkung auf die roten Blutkörperchen (Sphärocytenbildung, Senkungsgeschwindigkeit und Hämolyse).

Wohl am stärksten kommen diese Druckeinflüsse auf die Zellstruktur bei den roten Blutkörperchen zum Vorschein, wo sie uns zuerst aufgefallen waren und am eingehendsten untersucht sind (E. 1936 und 1937, Haubrich, Zipf). Auch die roten Blutkörperchen sind recht druckresistent, so dass erst nach Drucken von 1500—2000 Atm. die Änderungen deutlich werden. In eine kleine unmittelbar an die Druckpumpe angeschraubte Stahlbombe von 10 cm Länge und 0,8 cm Lumendurchmesser kommt ein Glasröhrchen oder eine Glascapillare, die mit Blut oder Blut-Ringer-Mischung gefüllt sind; zur Gerinnungsverhinderung ist in manchen Fällen Citrat zugesetzt oder die Gefässwand mit Paraffin ausgekleidet. Zur Untersuchung dienen neben Ausstrich- und Deckglaspräparaten kleine Tropfen auf dem Objektträger, bei denen jede mechanische Deformation vermieden ist. Als ein Endstadium nach 2000 Atm. 10—20 Min. sind dann, wie die Abb. 60 zeigt, die normalen elliptischen Scheiben des Froschblutes in lauter glatte runde und völlig homogene Kugeln umgewandelt. Aus den normalen Erythrocyten sind Sphärocyten geworden. Die gleiche

Umwandlung erfahren die Blutkörperchen von Menschen (Abb. 61), Kaninchen, Meerschweinchen, Hund und Rind. Am resistentesten erwies sich Pferdeblut. Wegen ihrer Grösse und Kernhaltigkeit seien die Froschblutkörperchen zur näheren Beschreibung gewählt. Die Kugelzellen haben in der Mehrzahl eine ziemlich übereinstimmende Grösse, ihr Durchmesser ist, wie den Abmessungen der Abb. 60 entnommen werden kann, kleiner als der kleinste Durchmesser der ursprünglichen Ellipse. Daneben kommen aber auch kleinere und kleinste bis zu Kügelchen mit Brownscher Molekularbewegung vor. Die homogenen Kugelzellen enthalten, wie gefärbte Trockenpräparate zeigen, einen ebenfalls runden Kern, der nur durch den dichten Hämoglobinfarbstoff überdeckt und verborgen ist; die kleineren Tröpfchen und Kügelchen sind kernlos, aber immer noch blutfarbstoffhaltig. In den Kugelzellen erscheint der Farbstoff konzentrierter als in den normalen, so dass sie kräftiger gelb oder rötlich-gelblich aussehen, weil infolge der Abkugelung die optische Schichtdicke zugenommen hat. Die Abkugelung ist auch ersichtlich der Grund für die scheinbare Verkleinerung („Mikrocyten"). Knetet man ein nach den Welkerschen Blutkörpermodellen in 5000facher Vergrösserung angefertigtes Lehmmodell in Kugelform um oder berechnet man aus dem nach der Wasserverdrängung bestimmten Volumen und der Formel $4/3\,\pi\,r^3$ den Durchmesser der entsprechenden Kugel, so findet man das Verhältnis der Ellipsen-Längsachse zum Kugeldurchmesser (2,2) gleich dem Verhältnis, das die Ausmessung der vergrösserten mikrophotographischen Abbildungen ergibt. Das Volumen ist trotz des kleinen Durchmessers in Wirklichkeit gleich geblieben, weder geschrumpft noch gequollen, nur umgelagert. Über die Konsistenz des umgelagerten Inhaltes ist ein Anhaltspunkt der Beobachtung zu entnehmen, dass in einem kleinen, auf den Objektträger gebrachten Tropfen, in dem sich die Kugelzellen am Boden abgesetzt haben, die dichtbenachbarten Kugelzellen sich gegenseitig semmelförmig

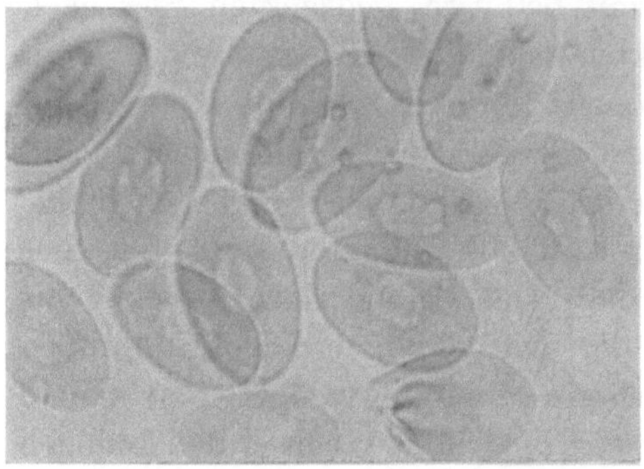

Abb. 60a. Normale rote Blutkörperchen vom Frosch. Stark vergrößert.

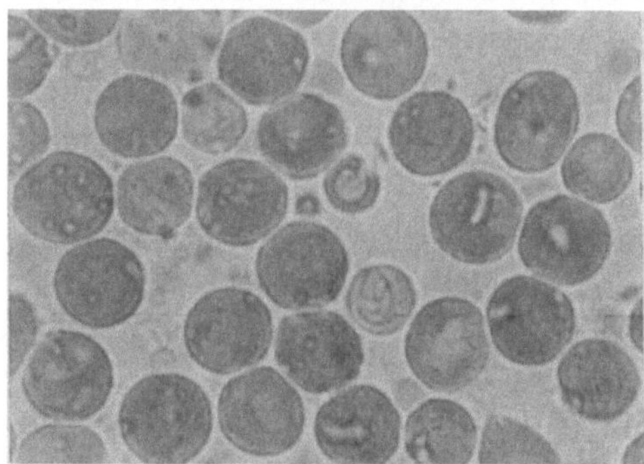

Abb. 60b. Dieselben nach 20 Min. Druck von 2000 Atm. Kugeln von durchschnittlich gleicher Größe. Daneben einige kleine und kleinste Kugeln. Die in der Abbildung wie Einschlüsse aussehenden Kügelchen sind größtenteils nur angelagert. Man sieht die semmelförmige Abplattung benachbarter Kugeltropfen und die stärkere Färbung. (E. 1936.)

abplatten. Der Inhalt der Blutkörperchen ist unter Druck *verflüssigt* worden, die fest und wohlgeformten Scheiben sind zu Kugeltropfen geworden. Trotzdem ist die Membran noch erhalten, das Hämoglobin nicht ausgetreten. Infolge der inneren Verflüssigung haben die Blutkörperchen — und dasselbe gilt für die schon erwähnten anderen Zellarten, deren Abkugelungstendenz beschrieben und abgebildet war — die natürliche, von der Oberflächenspannung und dem Prinzip der kleinsten Oberfläche diktierte Kugelform angenommen.

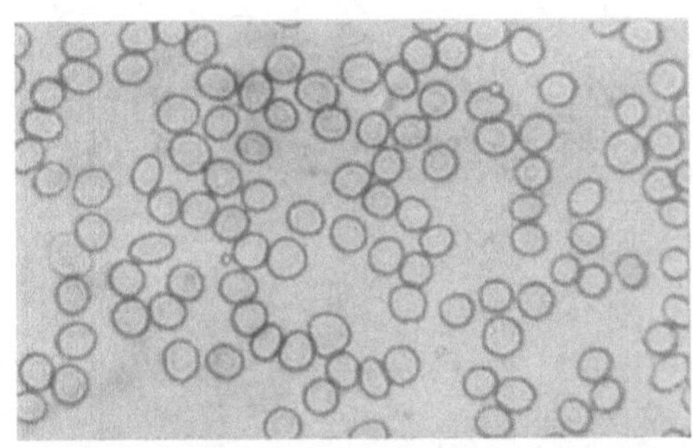

Abb. 61 a. Normales Kontrollpräparat, unverdünnt. Ungef. Ausstrich. Vergrößerung 450fach.

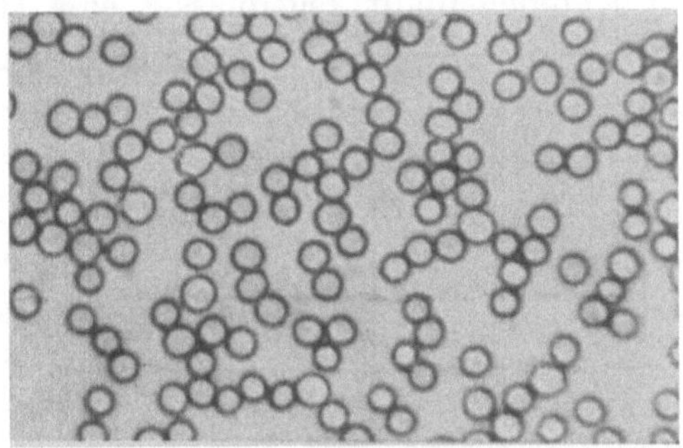

Abb. 61 b. Ungef. Ausstrichpräparat nach 25 Min. 1500 Atm. Druck. Vergrößerung 450fach. Unverdünntes Blut. — Kugelzellen.

Über die Genese dieser Sphärocyten unterrichten Versuche mit abgestuften schwächeren Druckdosen. Die erste mikroskopisch sichtbare Veränderung zeigt der Kern, der sonst nur andeutungsweise erkennbar ist, nun aber sich deutlicher abhebt und dann inmitten eines noch elliptischen oder nur leicht deformierten Blutkörperchens kreisrund und kugelig wird. Er ist als erster der Oberflächenspannung gefolgt, was zur Voraussetzung hat, dass der ihn umgebende Zellinhalt schon verschieblich und flüssig genug geworden war, um seiner Formänderung nicht zu widerstreben. Es folgen dann allerlei Gestaltänderungen der Zelle, die zunächst noch nicht auf eine Verkleinerung der Oberfläche hinauslaufen. Die Zellen sind geschwänzt oder eingekerbt, mit umgebogenen oder umgeklappten Rändern und nehmen unregelmäßige Formen an mit teils langen, teils kurzen Fortsätzen und Ausläufern, von denen die dünnsten einen Zerfall in Tropfen zeigen können. Sie scheinen amöbenähnlich auseinanderzufliessen. Es ist ein Übergangsstadium, das in Analogie zu dem klinischen Begriff als Poikilocytose bezeichnet werden kann und aus dem sich erst das Stadium der gleichförmigrunden Kugeln, die Sphärocytose entwickelt. Gelegentlich sieht man noch nachträglich unter dem Mikroskop ein unregelmässig deformiertes Blutkörperchen sich in eine Kugelzelle umwandeln, wie in dem skizzierten Fall der Abb. 62, wo zugleich aus einem Fortsatz eine angelagerte Nebenkugel abgeschnürt wird.

Aber auch die Sphärocytose ist noch nicht der endgültige Zustand. Überlässt man die der Druckbombe entnommene Flüssigkeit mehrere Stunden sich selbst, so finden sich neben den homogenen mit Blutfarbstoff gefüllten Kugeln andere, die heller, schliesslich glashell geworden sind und in deren Mitte ein kleiner runder, durch reichliche Körnelung gut sichtbarer Kern zum Vorschein kommt. Der Farbstoff ist ausgetreten und zuletzt liegen die Kerne isoliert und lösen sich in körnigen Detritus auf. Was so nach dem Druck als Alters- und Absterbeveränderung in längerem Zeitraum eintritt, kann schon während des Druckes in viel kürzerer Zeit sich entwickeln. Immerhin bedarf auch die Druckhämolyse einer etwa 1stündigen Druckdauer von 2000 Atm.

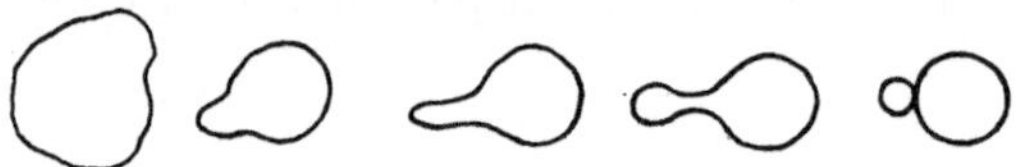

Abb. 62. Fünf aufeinanderfolgende Stadien eines sich abkugelnden und eine Nebenkugel abschnürenden Blutkörperchens, auf das ein Druck von 10 Min. 2000 Atm. eingewirkt hatte. Die Verwandlung von 2—5 nahm in dem beobachteten Beispiel eine Zeit von etwa 2 Min. in Anspruch. (E. 1937.)

Neben der Formänderung sind für die Sphärocyten zwei weitere Symptome charakteristisch, die osmotische Resistenz und die Senkungsgeschwindigkeit. Die Bestimmung der osmotischen Resistenz der Drucksphärocyten nach der klinisch ausgebildeten Methode von Hamburger (Zusatz von Citratblut zu Salzlösungen abgestufter Konzentration und Zentrifugieren) ergab in den Untersuchungen von Zipf am Kaninchenblut regelmässig eine starke Verminderung der Minimal- und Maximalresistenz. Wenn für normale Erythrocyten die erste Hämolyse bei einer Kochsalzkonzentration von 0,44 % einsetzte, so stellte sie sich bei den Drucksphärocyten schon bei 0,70 % ein. Die völlige Hämolyse (Maximalresistenz) war für jene bei 0,34 %, für diese bei 0,42 % erreicht. An der Besserung der Maximalresistenz, wie sie die nebenstehende Abb. 63 zeigt, ist eine weitgehende, wenn auch nicht ganz vollkommene Restitution der Blutkörperchen erkennbar, unter denen sich einige von ihrer „Druckkrankheit" im Laufe einiger Stunden erholen.

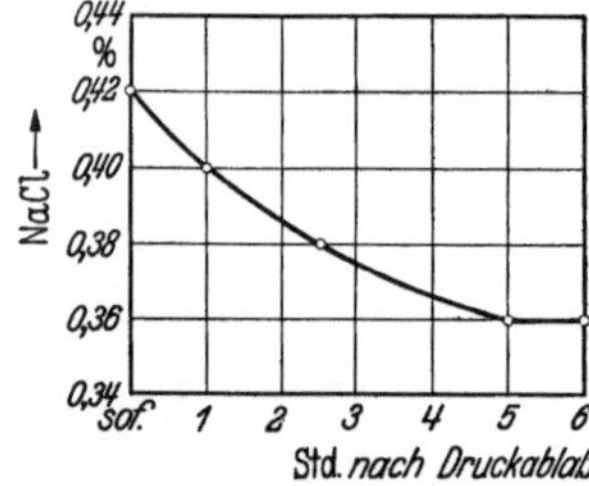

Abb. 63. Verhalten der osmotischen Maximalresistenz der Sphärocyten nach Druckablaß. Normal: 0,34 % NaCl. (Zipf.)

Mit der Formänderung geht ferner eine deutliche Abnahme der Senkungsgeschwindigkeit einher, wie mittels der Westergrenschen Senkungsprobe von E. und Mundt festgestellt wurde. Durch einen Druck von 2000 Atm. wird die Senkungsgeschwindigkeit auf einen Bruchteil ($^1/_5$) des Normalwertes herabgesetzt. Am Pferdeblut (Abb. 64) mit seiner normalerweise schnellen Senkung bleiben Drucke von 1500 Atm. noch fast wirkungslos und geben Drucke von 2000 Atm. eine um so stärkere Verzögerung, je länger sie andauern. Gegenüber Pferdeblut ist Menschenblut, das weniger druckresistent ist, in seiner Senkungsgeschwindigkeit leichter zu beeinflussen, am leichtesten, wie es scheint, bei Schwerkranken mit erhöhter Senkungsgeschwindigkeit. In dem Beispiel (Abb. 65) genügen schon 750 Atm. 10 Min., um die Senkung zu verzögern, und 1500 Atm., um sie bis auf kleinste Werte herabzusetzen. Die Erklärung für die Änderung der Blutkörperchensenkung durch Druck ist einfach. Das Plasma, das im übrigen für das Verhalten der Senkung und Blutkörperagglutination massgebend ist, wie aus den Untersuchungen von FÅHRAEUS bekannt ist, wird vom Druck nicht betroffen. Eine Mischung von ungedrückten Blutkörperchen mit gedrücktem Plasma behält den ursprünglichen Senkungswert. Eine Mischung von gedrückten Blutkörperchen mit ungedrücktem Plasma dagegen zeigt den ungeschwächten Druckeinfluss. Dass diese Senkungsverzögerung auf die Formänderung der Blutkörperchen zurückgeht, zeigt schon das mikroskopische Präparat, in welchem bei Drucksphärocytose jede Neigung zur Geldrollenbildung fehlt, und geht aus dem Befund hervor, dass Froschblut in seiner Senkung im Gegensatz zum Säugetierblut durch Druck nicht beeinflusst wird. Denn Froschblutkörperchen haben schon normalerweise eine gewölbte Oberfläche und agglutinieren nicht, und Kugeln können sich natürlicherweise nicht in Geldrollen zusammenlegen, wie es flache mit ihrer Breitseite aneinanderhaftende Scheiben tun. So ist der Begriff der „Ballungsbereitschaft" der roten Blutkörperchen, den FRIMBERGER in die klinische Bewertung der Senkungsproben einführte, in diesem Falle auf eine einfache Formänderung der Blutkörperchen zurückgeführt.

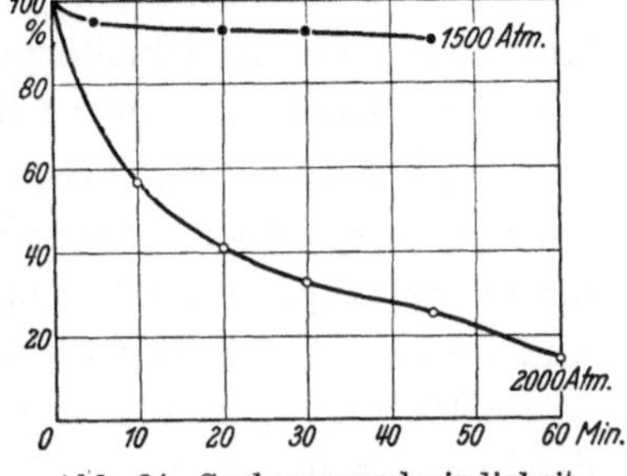

Abb. 64. Senkungsgeschwindigkeit von Pferdeblut bei 1500 und 2000 Atm. in Abhängigkeit von der Druckdauer. Abszisse = Zeit in Min., Ordinate = Senkungswerte nach 1 Stunde in % des Ausgangswertes. (E. und MUNDT.)

Bleibt Kaninchencitratblut, dessen Blutkörperchen durch 2000 Atm. 1 Stunde vollständig abgekugelt waren, sich nach Druckabfall selbst überlassen, so ergibt eine nach mehreren Stunden angestellte Senkungsprobe, dass die Grenze zwischen dem zellfreien Plasma und der abgesetzten roten Blutkörperchensäule nicht mehr scharf ist. Es findet sich eine Zwischenschicht, die, wie die mikroskopische Beobachtung lehrt, aus den sich langsamer absetzenden Sphärocyten besteht, während die Hauptmasse sich mit Häufchenaggregation schneller abgesetzt hatte. Es ist zu einer weitgehenden Rückbildung der druckbewirkten Formänderung gekommen, die freilich bei den in RINGER-Lösung suspendierten Blutkörperchen unvollkommen ist und nur bei den in Plasma suspendierten höhere Grade erreicht. In den Versuchen von HAUBRICH, der RINGER-suspendierte Froschblutkörperchen mit mittleren Druckmengen behandelte und die Zahl der im Blutbild ausgezählten normalen, kugeligen und Übergangsformen unmittelbar nach Druckablass und nach Ablauf vieler Stunden verglich, fand sich eine Zunahme der normalen und der Kugelzellen

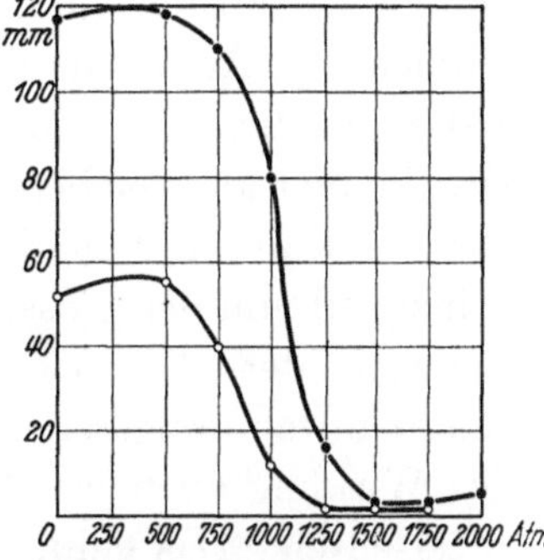

Abb. 65. Senkungsgeschwindigkeit von Menschenblut in ihrer Druckabhängigkeit. Blutproben von 2 Patienten mit erhöhter Senkungsgeschwindigkeit. Druckdauer 10 Min., Abszisse = Druck in Atm., Ordinate = Senkungsbetrag in mm nach 1 Stunde. (E. und MUNDT.)

auf Kosten der Übergangsformen als Zeichen, dass die Übergangsformen sich nachträglich zum Teil in der Richtung des Absterbens, zum Teil im Sinne der Erholung verändert hatten, während eine Restitution der Sphärocyten nicht mehr zu bemerken war. In den Versuchen von Zipf dagegen, der am Kaninchenblut die Blutkörperchen in ihrer normalen Plasmaflüssigkeit beliess und den Druck bis zur völligen Abkugelung sämtlicher Blutkörperchen verstärkte, kehrten die Sphärocyten innerhalb einiger Stunden zum grössten Teil auf dem Wege über mannigfach und unregelmässig eingedellte Zwischenformen bis zu den Napf- und Glockenformen zurück, die der normalen Form nahestehen und seinerzeit von Weidenreich als noch normal beschrieben wurden.

Das angesammelte Beobachtungsmaterial erlaubt nunmehr, die Fragen, die hier wie in den vorangehenden Abschnitten immer wiederkehren, im Fall der Blutkörperchen mit einiger Sicherheit zu beantworten. Handelt es sich um spezifische Druckwirkungen oder sind ähnliche Wirkungen auch durch andere Agenzien erzielbar? Handelt es sich um eine direkte physikalische Wirkung des Druckes oder um eine Reaktion der lebenden Zelle auf Druck? Welche Geschehnisse in der Zelle mögen der Umwandlung zugrunde liegen?

Es ergab sich die geschlossene Reihe Erythrocyt, Poikilocyt, Sphärocyt, hämolysiertes Blutkörperchen und zerfallenes Blutkörperchen, die verschiedene Grade der absteigenden Entwicklung anzeigt. Umbau, Auflockerung, Einschmelzung, Auflösung und Zerfall folgen aufeinander, wobei wenigstens in den ersten Stadien die Richtung umkehrbar ist. Es hängt von Druckhöhe und Druckdauer ab, welches Stadium erreicht wird. In seiner stärksten Form wirkt der Druck als ein hämolytisches Agens, und es ist die Frage, ob sich der Druck prinzipiell von der grossen Zahl der sonst zur Verfügung stehenden Hämolytica unterscheidet. Wenn die Hämolyse wie beim Druck nur den stärksten Grad einer Umwandlungsreihe darstellt, sollte es möglich sein, durch Abschwächung der Wirkung auch bei den anderen Hämolytica die Anfangsglieder der Reihe zu erhalten. Das gelingt in der Tat. Es ist leicht, die Blutkörperchen durch Galle oder Seifenlösung zum „Platzen“ zu bringen; sie sind augenblicklich spurlos verschwunden und in toto aufgelöst. Der Vorgang spielt sich zu rasch ab, um der Beobachtung und Analyse zugänglich zu sein, lässt sich aber durch Anwendung der schwächsten Wirkungsgrade verzögern und in seine Zwischenstadien zerlegen, wofür die Abb. 66a—c ein Beispiel geben. Die verschiedensten Ingredienzien, Atropin, Narkotica, Farbstoffe wie Methylenblau und Eosin, hypertonische und hypotonische Salzlösungen, aber auch Erwärmung und Belichtung vermögen bei vorsichtiger Dosierung Kugelzellen oder andere Übergangsformen zu erzeugen, oder die Umwandlung tritt an Blutproben, die nach der Entnahme längere Zeit sich selbst überlassen bleiben, im Verlauf des Absterbens auf. Hierfür liegen schon aus der älteren Literatur zahlreiche Angaben vor und hat neuerdings besonders E. Ponder eingehende Untersuchungen angestellt. An Säugetier-Blutkörperchen genügt schon das Einbringen zwischen Objektträger und Deckglas, vielleicht durch eine Alkaliwirkung des Glases, um Formänderungen hervorzurufen. Die in Salzlösungen kugelig gewordenen Blutkörperchen können, in ihr eigenes Serum zurückgebracht, wieder normale Scheibenform annehmen, wie schon HAMBURGER (1895) angibt. M. SCHULTZE (1865), der den heizbaren Objekttisch in die Mikroskopie einführte, beschreibt als Wirkung erhöhter Temperatur kugelige Abschnürungen, perlenschnurartige Fäden, Zerfall der Blutkörperchen in grössere und kleinere kugelige, gefärbte, erst später den Farbstoff abgebende Teilstücke. BERGENHEM und FÅHRAEUS (1936) analysieren die durch Erwärmung stagnierenden Blutes im Laufe mehrerer Stunden hervorgebrachte Herabsetzung der Senkungsgeschwindigkeit, die mit Verminderung der Geldrollenbildung und Abkugelung der Blutkörperchen einhergeht, und führen die Temperaturwirkung auf eine, durch eine Lecithinase des Plasmas bewirkte fermentative Aufspaltung des Lecithins und Lysolecithinbildung zurück, in Analogie zur Wirkung von Kobragift und anderen tierischen (Bienen-, Skorpion-) Giften und zur normalen und krankhaften Milzfunktion. Wie Versuche über die Druckresistenz der Blutkörperchen zeigen, nimmt die Druckmenge, die erforderlich ist, um von der Blutkörperchenpopulation die empfindlichsten (Minimalresistenz) oder sämtliche Zellen (Maximalresistenz) zu verwandeln, bei erhöhter Temperatur ab (HAUBRICH). Temperatur- und Druckwirkung summieren sich. PONDER (1936) beschreibt an Säugetierblutkörperchen die reversible Umwandlung in die Kugelform durch Lecithin und fluorescierende Farbstoffe. MARAGLIANO (1892) untersucht die Degenerations- und Absterbeformen an vor Vertrocknung geschützten Blutpräparaten, die er über viele Stunden hin mikroskopisch verfolgt. Auf die klinischen Beziehungen zu dem Blutbild der Poikilocytose, die zu den Symptomen der Anämie gehört, zu den „Mikro-

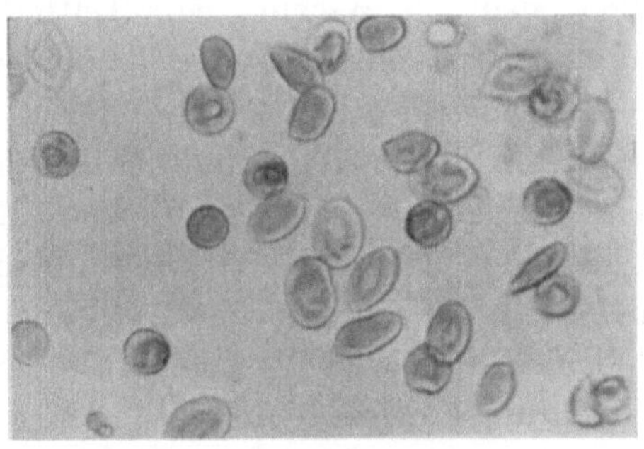

Abb. 66a. Rote Blutkörperchen vom Frosch in Seifenlösung (1:20000 0,7 % NaCl). Dunkle Kugeln mit kaum sichtbarem Kern, hellere Kugeln mit kleinem rundem, auch exzentrisch verschobenem Kern. (E. 1937.)

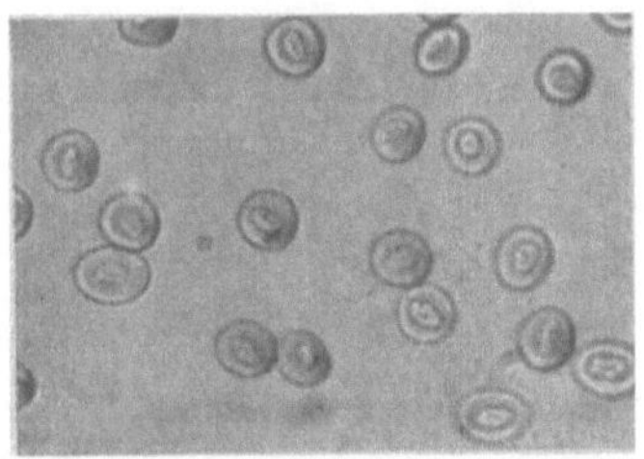

Abb. 66b. Einwirkung von 8 % Urethan in physiologischer NaCl-Lösung.

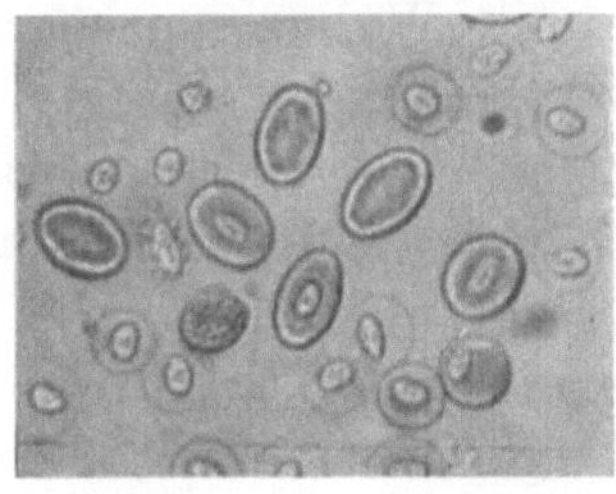

Abb. 66c. Ebenso. Die verschiedenen Stadien bis zur Hämolyse nebeneinander. Scheiben, Kugeln und isolierte Kerne. Beachte die verschiedene Deutlichkeit der Kerne und der Schatten.

cyten“ und besonders zu den Sphärocyten, die Nägeli als charakteristisch für den konstitutionellen hämolytischen Ikterus nachwies und die Heilmeyer (1936) eingehend untersucht hat, sei nur kurz hingewiesen. Rollett (1876, 1880) sieht als Wirkung von Entladungsschlägen der Leidener Flasche nach allerlei Vorstadien gefärbte Kugeln auftreten, die dann verblassen, und bemerkt, ebenso wie Löhner (1907), dass die durch elektrische Einwirkung erzeugten Kugeln gelegentlich miteinander zu einer grösseren Kugel verschmelzen und zusammenfließen können. Wenn soviele verschiedenartige Agenzien sich in ihrer Wirkung auf die Blutkörperchen ähneln, so wird es sich nicht um eine spezifische Wirkung dieser Agenzien handeln, sondern das Spezifische ist die Reaktion, mit der diese Zelle auf den Eingriff antwortet. Wiederum kommen wir, wie auch schon in früheren Fällen, zu dem Schluss,

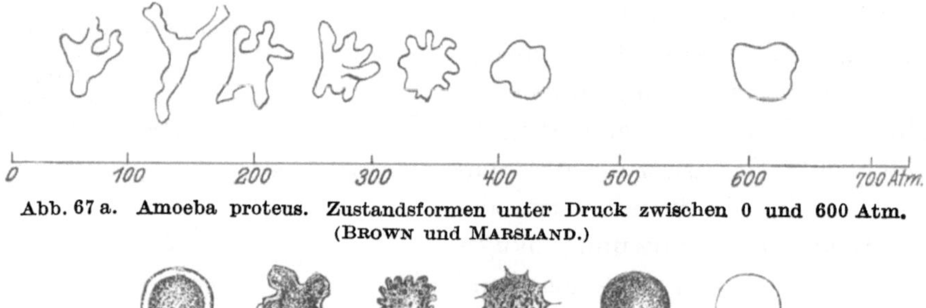

Abb. 67 a. Amoeba proteus. Zustandsformen unter Druck zwischen 0 und 600 Atm. (Brown und Marsland.)

Abb. 67 b. Umwandlung roter Blutkörperchen (vom Menschen oder Säugetier) aus Scheiben in Kugeln. (Nach Rollett aus Hermanns Handbuch.)

dass die Kompression, so sehr sie sich durch die gute Abstufbarkeit nach Stärke und Wirkungsdauer von anderen Eingriffen unterscheidet, doch in ihrer Wirkung nicht spezifisch ist, sondern eine Zellreaktion in Richtung der absteigenden Veränderung auslöst. Auch die lange Zeit, die hier zu der allmählich fortschreitenden Umformung der Blutkörperchen und anderer Zellarten beansprucht wird, spricht im selben Sinne; denn die physikalischen Druckwirkungen selbst haben keine Latenz.

Vergleichen wir die Reihe der durch Kompression bewirkten Blutkörperchenformen mit der durch Kondensatorentladung oder Induktionsschläge erzeugten Übergangsreihe, wie sie Rollett abgebildet hat (Abb. 67), so ist die Ähnlichkeit auffällig. Nehmen wir sogar noch die Reihe der Zustandsformen hinzu, die, wie Brown fand, Amöben in dem Druckbereich zwischen 68 und 400 Atm. annehmen (Abb. 10), so werden wir zwar nicht den seinerzeit viel erörterten aber schon von Rollett widerlegten Schluss ziehen, dass die roten Blutkörperchen amöboid beweglich seien. Die entwickelten roten Blutkörperchen sind sicherlich keine aktiv beweglichen contractilen Gebilde. Dennoch werden wir nach dem Grund der merkwürdigen Übereinstimmung zu suchen haben und die Frage stellen, welche inneren Zellvorgänge die Formänderung veranlassen. Die Frage berührt das Problem der Struktur und des Feinbaues der normalen roten Blutkörperchen, die so dehnbar und elastisch, so leicht deformierbar sind und beim Durchtritt durch enge Kanälchen die verschiedensten Formen annehmen können, sofort nach dem Durchtritt aber ihre regelmässige Form wiedererlangen. Dass eine Zelle mit viskös verschieblichem Inhalt Kugelform hat, ist als rein physikalische Folge des Oberflächenspannungsgesetzes verständlich. Von dieser passiv erteilten Form weicht die normale Blutkörperchenform wesentlich ab. Wenn infolge äusserer Einwirkungen die Sphärocyten die passive Form annehmen, so ist zu folgern, dass Hindernisse und Gegenkräfte, die als elastische Versteifungen und Strukturen der passiven Form entgegenwirken, beseitigt worden sind. In der Tat sprechen mehrere Anzeichen für die Auflockerung solcher Strukturen.

Eine Versteifung, die bei der Aufrechterhaltung der normalen Gestalt mitwirken kann, findet sich in der „Membran“, die wohl nach der Ansicht der meisten Autoren und auch nach den jüngsten elektromikroskopischen Untersuchungen (WOLPERS) als eine Art crusta und ektoplasmatische Verdichtung angesehen werden kann. Beim Übergang der Zelle aus der Scheiben- in die Kugelform nimmt die Grösse der Oberfläche ab, und die Membran müsste Falten werfen. Vielleicht treten auch zeitweilig in der Randkräuselung oder in radiären und unregelmässigen Streifen angedeutete Fältelungen auf. Im Endstadium hat aber der Sphärocyt eine völlig glatte gleichmässige Oberfläche. Zu diesem Zwecke muss sich entweder die Membran elastisch zusammengezogen haben; dann würde sie normalerweise nicht zur Versteifung beitragen. Oder sie ist der Verkleinerung gefolgt, indem Teile von ihr abgebaut, ins Zellinnere eingezogen und eingeschmolzen sind. Sicherlich ist die Vorstellung eines Blutkörperchens als eines von semipermeabler Membran umgebenen Flüssigkeitssäckchens ein zu stark vereinfachtes, nur auf das osmotische Verhalten bezogenes schematisches Modell. Zu den Eigentümlichkeiten der submikroskopischen formgebenden Strukturen gehört es, labil und umbaufähig dem Stoffwechsel unterworfen zu sein. Die Auflockerung und Umlagerung beschränkt sich nicht auf die Membran allein. Denn wenn der Kern innerhalb einer noch nicht zum Sphärocyt gewordenen Zelle anfängt, kuglig zu werden, wie es häufig der Fall ist, so deutet diese Umwandlung nicht nur auf eine zur Tropfenform führende Kernänderung, sondern auch auf eine entsprechende Umwandlung der protoplasmatischen Umgebung, die der Gestaltsänderung des Kerns nachgibt. Nach Einwirkung chemischer Agenzien (2%ige Borsäure, BRÜCKE) kann es vorkommen, dass der gefärbte Zellinhalt sich von einem ungefärbten Rest, als „Zooid“ vom „Oiköid“, absondert und kuglig zusammenballt und entweder in der Zelle bleibt oder ausgestossen wird. Als stärkster Fall der die Tropfenform bedingenden inneren Verflüssigung erscheint die Abkugelung der Gesamtzelle. Das an Drucksphärocyten bisher nicht beobachtete, aber an den elektrisch erzeugten Sphärocyten hervorgehobene Zusammenfliessen zweier Kugelzellen in eine gemeinsame grössere Kugel bietet einen anschaulichen Beleg für die Verflüssigung des Zellinhaltes. An den Drucksphärocyten ist die gegenseitige Abplattung benachbarter Kugelzellen (vgl. Abb. 60b, S. 130) charakteristisch.

Die Wirkung des Druckes auf die lebende Zelle erblicken wir somit in einer Umlagerung, Auflockerung, Einschmelzung und Verflüssigung der im Ruhezustand vorhandenen, als Pfeiler, Streben und Stützen formgebenden, als kleinste Kammern die Organisation des Protoplasmas differenzierenden gelatinösen oder fibrösen elastischen submikroskopischen Strukturen. Der Umbau setzt eine lebhafte Stoffwechseltätigkeit voraus, wie sie am Muskel als Folge der Kompression nachgewiesen ist. Es ist auch auf Grund der Hofmeisterschen Vorstellung von der inneren Organisation der Zelle denkbar, dass infolge der Auflockerung intracelluläre Fermente, die sonst in protoplasmatischen Sonderabteilungen eingekammert und in ihrer Wirksamkeit eingeschränkt waren, nun in Freiheit gesetzt werden und eine Art fermentativer autolytischer Zersetzung bewirken. Die an den Sphärocyten nachgewiesene Abnahme der osmotischen Resistenz ist als Ausdruck der Auflockerungsreaktion erklärlich. Ebenso ist verständlich, dass als Endstadium der Verflüssigung des Zellinhaltes die Zelle sich schliesslich selbst auflöst, in der Hämolyse ihren Farbstoff abgibt und ganz zerfällt. In diesem Zusammenhang ist es wichtig, dass die histochemische Färbemethode an druckbehandelten Muskelfasern nach den Untersuchungen von Knüchel die gleiche, am Auftreten von Fett- und Glykogentröpfchen erkennbare tropfige Entmischung und Phanerose unmittelbar nachweist, die Noll als Folge zugesetzter Kalilauge oder äusserer Verdauungsfermente gefunden hatte. Hier wird die zur Granulation, Trübung und Tröpfchenbildung führende autolytisch bewirkte Strukturänderung mikroskopisch sichtbar. Andererseits ist die bis zu einem gewissen Grade reversible Natur der inneren Umlagerung hervorzuheben, die in der Restitutionsfähigkeit der Sphärocyten und in der vielleicht noch anschaulicheren Rückbildung der kugelig umgewandelten Paramäcien (S. 121) nachgewiesen ist.

Es fragt sich nun, inwiefern die Übergangs- und Zwischenstadien zwischen der normalen und der Kugelform mit der geschilderten Vorstellung übereinstimmen. Die Rosetten-, Maulbeer- und Stechapfelformen der Rollettschen Abbildung haben mit den Variationen der Amöbenfortsätze in der Brownschen Abbildung gemeinsam, dass an Stelle weniger breiter zahlreiche schmalere und spitzere Fortsätze treten. Die groben runden Höcker verwandeln sich schliesslich in kurze Stacheln. Eine weitere Gemeinsamkeit ergibt sich, wenn wir der Entstehung der amöboiden Bewegung die von Montgomery (1881) und Mast (1926, 1931) vertretene Anschauung zugrunde legen, nach der die Bildung und Einziehung von Fortsätzen eine Solgelumwandlung des Protoplasmas zur Voraussetzung hat. Das Ektoplasma der Wandschicht verdichtet sich und versteift Basis und Ränder eines sich entwickelnden Pseudopodiums, oder es wird eingeschmolzen und erlaubt die Zurückziehung eines alten oder den Durchbruch eines anderen Pseudopodiums. Hier wird neben der physikalischen Wirkung der Oberflächenspannung der mit der chemischen Stoffwechseltätigkeit zusammenhängende Wechsel von Aufbau und Abbau, Verfestigung und Lockerung, Strukturbildung und Einschmelzung als wirksam angesehen. Sowohl bei den Blutkörperchen wie bei den Amöben treten Fortsätze dann auf, wenn Ungleichmässigkeiten der Oberflächenfestigkeit vorliegen, so dass die vorhandene Protoplasmaströmung oder der Druck der Oberflächenspannung die schwächeren Stellen vorwölbt. Wenige breite und stumpfe Fortsätze bedeuten dann eine auf grössere Bezirke gleichmässig verbreitete Einschmelzung, kurze spitze Stacheln bedeuten eine nur noch auf kleine Stellen der Oberfläche beschränkte Ungleichmässigkeit. Die Kugelform kann daher ein Ruhestadium mit allgemein versteifter und verfestigter Ektoplasmaschicht oder crusta darstellen oder auch ein die Schädigung durch Druck und andere Agenzien anzeigendes Stadium mit allgemein verdünnter, geschwächter und aufgelockerter Ektoplasmaschicht. Es ist auf diese Weise möglich, einen Zusammenhang zwischen den verschiedenen Wirkungsgraden und Zellformen abzuleiten.

Die histologischen Untersuchungen über die durch Druck herbeigeführten mikroskopischen Zelländerungen haben somit zu einer cellularphysiologisch und cellularpathologisch begründeten Anschauung über reversible Umwandlungen der cellularen submikroskopischen Feinstruktur geführt, die auf Reizung und Schädigung hin eintreten. Für die aus dem Verhalten der Zellformen abgeleitete innere Auflockerung und Verflüssigung der Zelle liegt aber für Amöben und Eizellen ein unmittelbarer experimenteller Nachweis vor in den Vicositätsuntersuchungen von Brown (1934) und Brown und Marsland (1936).

Nach Heilbronn und F. Weber gibt die Zentrifugiermethode Aufschluss über die „Protoplasmaviscosität", indem unter Einwirkung der die Schwerkraft vielfach übertreffenden Zentrifugalkraft die Verschiebung von Zelleinschlüssen, die leichter oder schwerer als das umgebende Protoplasma sind, mikroskopisch beobachtet wird. Nach der Stokesschen Formel $V = \frac{2\,g\,(s_1 - s)\,r^2}{g\,\eta}$ ist unter sonst gleichen Bedingungen von Zentrifugalkraft, Differenz der spezifischen Gewichte und Teilchendurchmesser die Verlagerung in der Zeiteinheit umgekehrt proportional der Viscosität und daher die Zeit, die gebraucht wird, um eine bestimmte gleiche Verlagerung herbeizuführen, ein relatives Mass der Viscosität. Da ein physikalischer Einfluss der Kompression auf die Viscosität von Flüssigkeiten bekannt ist und da Cattell und Edwards die Kompressionsbeeinflussung der Muskelzuckung auf eine Zunahme der Muskelviscosität zurückführen zu können glaubten, konstruierte Brown einen Apparat, bei dem wie bei einem Hämotokrit ein T-förmiger Ansatz aufgeschraubt ist und bei dem die Zentrifugenachse zugleich die Druckzuleitung besorgt. In dem einen Schenkel des Ansatzes befindet sich die unter Druck gesetzte Probe, in dem anderen Schenkel die gegen den Druck abgeschlossene Kontrolle. Die Versuche wurden an Amöben (A. proteus und A. dubia) und an Seeigeleiern (Arbacia punctulata) durchgeführt, deren Granula bzw. Chromatophoren an den zentrifugalen Pol, deren leichtere „Öl"-Einschlüsse an den zentripetalen Pol geschleudert werden, und ergaben einen deutlichen und übereinstimmenden Befund. Die Zeit, die erforderlich ist, um aus der gleichmässigen Verteilung die Sonderung in eine Ölzone, hyaline Zone und granuläre oder Pigmentzone

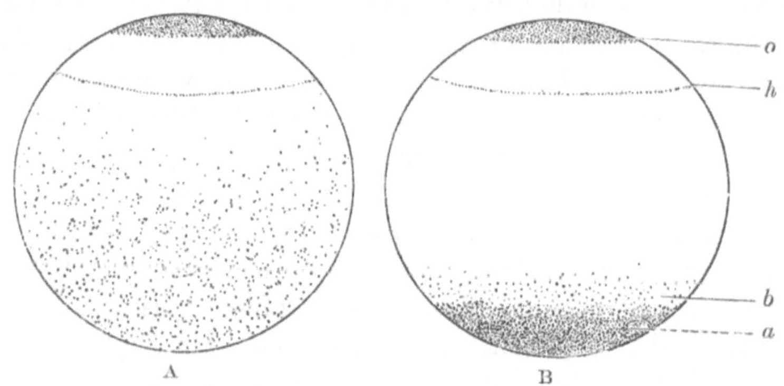

Abb. 68. Seeigelei (Arbacia punctulata). Durch Zentrifugieren werden die roten Chromatophoren zentrifugal, die Öltröpfchen zentripetal verlagert. A ohne Druck, B unter Druck. (Brown.)

herbeizuführen (Abb. 68), ist in den Druckproben erheblich abgekürzt, die Sonderung der Schichten schärfer als ohne Druck. Der Viscositätsbestimmung wurde der Wert für 68 Atm. $\left(= 1000 \frac{\text{lbs}}{\text{in}^2}\right)$ Druck, bei dem die Schichten genügend scharf abgesetzt sind, als Vergleichsmassstab zugrunde gelegt, und aus

Tabelle 10. (Nach Brown und Marsland 1936.)

Druck in Atm.	Arbacia punctulata		Amoeba dubia		Amoeba proteus		Durchschnittswert
	Zeit Sek.	$\frac{\eta_p}{\eta_o}$	Zeit Sek.	$\frac{\eta_p}{\eta_o}$	Zeit Sek.	$\frac{\eta_p}{\eta_o}$	$\frac{\eta_p}{\eta_o}$
1	180		180		145		
68	135	1,0	90	1,0	90	1,0	1,0
136	100	0,74	60	0,66	50	0,55	0,65
204	70	0,52					
272	55	0,40	35	0,38	28	0,31	0,36
340	40	0,30					
408	30	0,23	20	0,22	17	0,19	0,21
476	25	0,18					
544	20	0,14	8	0,088	10	0,11	0,11
680	15	0,11	6	0,066	6	0,066	0,081

längeren Versuchsreihen ergaben sich die Zahlen, die die Tabelle 10 zusammenfasst, für die mit dem Druck fortschreitende Abnahme der Sedimentierungszeit und der relativen Viscosität. In der Kurve kommt die Viscositätsabnahme bei

Drucksteigerung anschaulich zum Ausdruck. Brown berechnet daraus den auf 1 Atm. bezogenen „Druckkoeffizient der Viscosität“ $\frac{\eta_p}{\eta_0}$, der für die höheren Drucke geringer wird (Abb. 69), und ist der Ansicht, dass es sich hierbei um die primäre Druckwirkung handele. Der Befund war der Erwartung, dass der Druck an den Zelleiweissen eine Versteifung und Verfestigung hervorrufe, entgegengesetzt. Es handelt sich aber in Wirklichkeit nicht um eine primäre Wirkung. Wie später noch zu zeigen sein wird, kommt eine solche Viscositätsherabsetzung an nicht lebenden Systemen als physikalische Druckwirkung niemals vor. Die zweifelsfrei festgestellte Viscositätsabnahme ist aber als Zeichen für die als Reaktion der lebenden Zelle eintretende Konsistenzänderung von grossem Wert. Es sei daran erinnert, dass auch unter anderen Bedingungen plötzliche, ausgiebige und reversible Änderungen in der „inneren Verschieblichkeit des Zellprotoplasmas“ — das Wort „Viscosität“ bedeutet physikalisch etwas andres — vorkommen, wie zahlreiche Versuche verschiedener Autoren ergeben haben. So sind nachweisbar von Einfluss elektrische Durchströmung, hypotonische Lösungen, die Wasserstoffionenkonzentration, verschiedene Salze, Narkotica, die Temperatur, Bestrahlung mit Licht, mit ultravioletten, Röntgen- und Radiumstrahlen. Auch für die Erschütterung hat Angerer an Amöben, die er mit einem besonderen Schüttelapparat vorbehandelte und dann mit der Zentrifugiermethode prüfte, eine hochgradige Herabsetzung der sogenannten Viscosität gefunden, die sich nach längerer Vorbehandlung bis zum Zellzerfall steigern konnte, die sich aber nach weniger schweren Veränderungen unter Wiederkehr der Bewegungsfähigkeit bis zur Norm restituierte. Wiederum finden wir hier eine Vielzahl verschiedener Agenzien, die in ihrer Wirkung weitgehend übereinstimmen und deren Wirkung wir daher nicht der Spezifität des angewandten physikalischen oder chemischen Mittels zuschreiben dürfen. Auch ohne äussere Einwirkungen und Reize kommen spontan solche Konsistenzänderungen des Zellinhaltes vor, am ausgesprochensten an befruchteten, in Entwicklung begriffenen Eizellen, wo diese Änderungen zugleich mit Änderungen des osmotischen Druckes, des Wassergehaltes und der Sauerstoffzehrung die wechselnden Stadien der Zellteilung begleiten. Bei Amöben wechselt normalerweise die protoplasmatische Konsistenz, das Verhältnis zwischen dem fast wässerig flüssigen Plasmasol und dem zähen, elastisch verschieblichen Plasmagel ausserordentlich stark. Nicht nur dass einige Amöbenarten (A. dubia) überwiegend Plasmasol, andere (A. Proteus) mehr Plasmagel enthalten, auch

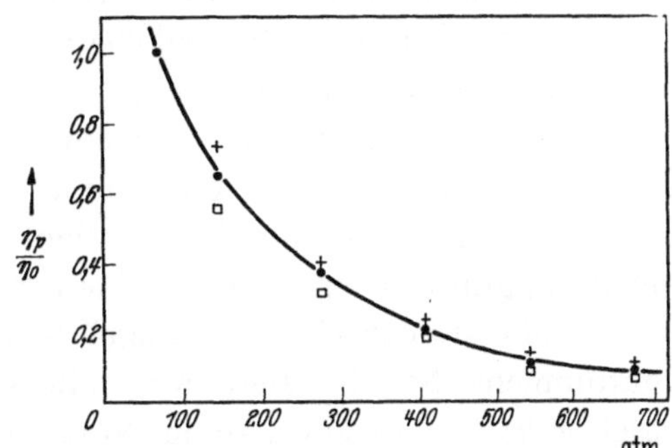

Abb. 69. Erniedrigung der „Protoplasmaviscosität“ durch Druck. η_0 Viscosität bei 68 Atm., η_p bei den höheren Drucken. □ Amoeba dubia, • Am. proteus, + Arbacia punctulata. (Brown und Marsland.)

für die einzelne Amöbe ist die Dicke der vom Plasmalemm eingeschlossenen Schichten von hyaliner Flüssigkeit, Plasmagel und Plasmasol an den Pseudopodien an Vorderende und Hinterende verschieden und in ständigem Wechsel begriffen. Das granuläre festere Plasma des Hinterendes verwandelt sich in flüssiges Plasmasol und strömt in der Zellachse in das Innere eines im Wachsen begriffenen Pseudopodiums hinein, dessen Spitze es vortreibt, verwandelt sich aber, von der Spitze zum Rande des Pseudopodiums zurückfliessend, wieder in Plasmagel zurück, bildet und verfestigt die Wand des auswachsenden Pseudopodiums. Ein Stoffwechsel steht hier in Form eines Aggregatwechsels vor Augen, der sich schnell in der einen oder anderen Richtung abspielt. Es kann daher nicht gut von einer Gesamtviscosität des Protoplasmas gesprochen werden, da, wie aus der Beweglichkeit der Zelleinschlüsse oder der Brownschen Bewegung kleinster Körnchen geschlossen wird, die einzelnen Schichten und Abschnitte des Protoplasmas verschiedene Viscosität haben. Auch im Plasmagel, in dem bei der Strömung und Verschiebung die Zelleinschlüsse nicht beliebig durcheinandergerührt werden, sondern ihren gegenseitigen Abstand behalten, gibt es noch kleinere Flüssigkeitsbezirke, wie Mast aus der Beobachtung schliesst, dass im Plasmagel Kryställchen mit Brownscher Bewegung vorkommen. Nur ist diese Kryställchenbewegung auf einen winzigen Raum beschränkt, so dass Mast zu der Vorstellung eines feinsten unsichtbaren Gerüstwerkes kommt, das im Plasmagel kleinste Unterabteilungen bildet und als festere Substanz den flüssigen Vakuoleninhalt umgrenzt und für die Konsistenz des Plasmagels verantwortlich ist. Dieses Gerüstwerk hätten wir uns demnach in einem fortwährenden Abbau, Aufbau und Umbau zu denken. Ähnliche Verflüssigungen des Zellinhaltes, des Stroma und der Feinstruktur sind es, mit denen sich dieser ganze Abschnitt über die mikroskopischen durch Druck bewirkten Zelländerungen beschäftigte.

7. Einfluss der Kompression auf die Blutgerinnung.

Die Betrachtung der histologischen Änderungen, die durch den Druck bewirkt werden, führt in die mikroskopischen Dimensionen der Zelle und schliesslich in die submikroskopischen Dimensionen der Feinstruktur hinein. Das Bestreben wird dahin gehen, die Druckwirkung bis in den molekularen Bereich der Chemie und Molekülphysik zu verfolgen. Als eine Brücke, die zwischen den beiden weit getrennten Bereichen vermittelt, ist vielleicht die Untersuchung der Blutgerinnung in ihrer Druckbeeinflussung anzusehen, da sich der Gerinnungsvorgang an einem System abspielt, das, ohne selbst lebend zu sein, den lebenden Systemen eng verknüpft und verwandt ist und schon ein chemisches, wenn auch gegenüber gewöhnlichen chemischen Reaktionen sehr zusammengesetztes System darstellt. Der Druckeinfluss auf die Gerinnung wird deutlich bei Verwendung der hohen Drucke von 1500 und 2000 At. Wie E. und Zipf (1939) fanden, wird Blut, das unmittelbar nach der Entnahme durch

Venenpunktion im Reagensglas in die Bombe gebracht und dem hohen Druck ausgesetzt wird, durch die Kompression an der Gerinnung verhindert und bleibt flüssig, solange der Druck anhält, um nach Druckablass nachträglich zu gerinnen. Nach sehr langer Druckdauer kann es auch ohne Druck endgültig flüssig bleiben. Ist der Druck niedriger, 800—1000 Atm., so ist die Gerinnung während des Druckes nur stark verzögert, so dass es vor der Gerinnung zur Sedimentation und zur Ausbildung einer Crusta phlogistica kommt. Welche Druckhöhe noch gerinnungshemmend wirkt, hängt von der Gerinnungsvalenz des Blutes ab; bei Blutproben, deren Gerinnung durch Zusatz chemischer Mittel mässig verzögert ist, sind schon Drucke von 200 Atm. im Sinne einer verstärkten Gerinnungshemmung wirksam (E. und HAUBRICH). Gerinnungsfördernde Wirkung niedriger Drucke war nicht nachweisbar. Einem nach hohem Druck nachträglich geronnenem Koagulum fehlt die Retraktion; die Verkleinerung des Blutkuchens und das Auspressen von Serum unterbleibt. Das Koagulum hat eine weichere Konsistenz, ist weniger formbeständig und leichter zerreisslich. Sogar an einem normal ohne Druck geronnenen Koagulum kann die sonst im Laufe einiger Stunden sich vollziehende Retraktion, wie HAUBRICH (1939) fand, durch Druck für die Zeit der Druckeinwirkung oder für immer sistiert werden. So greift der Druck in abgestufter Weise in den Gerinnungsvorgang ein, verhindert die Gerinnung und die Retraktion oder verzögert sie, hat hemmende Wirkung und Nachwirkung. Doch zerstört er die Bestandteile des Gerinnungssystems nicht; denn seine gerinnungshemmende Wirkung kann durch einfache Mittel (mechanisches Quirlen, Schütteln mit Luft) wieder rückgängig gemacht werden (E. 1939). Es liegt eine reversible Hemmung vor. In Analogie zu der Druckwirkung auf Lebensvorgänge auf Lebewesen und überlebende Organe könnte man auch hier von einer Lähmung oder Betäubung sprechen. Der Gerinnungsvorgang wird gleichsam eingeschläfert, um nach Druckablass wieder zu erwachen, und wie eine Narkose hinterlässt der Druck eine Nachwirkung, die um so länger überdauert, je stärker der Druck eingewirkt hatte. Freilich kann bei der Gerinnung der Ausdruck nur bildlich gemeint sein und muss in die chemische Ausdrucksweise übertragen werden. Eher ist umgekehrt von einer genaueren Analyse und chemischen Deutung der Gerinnungswirkung eine einfachere Erklärung und besseres Verständnis der biologischen Druckwirkungen zu erwarten.

Wenn auch bei dem Stand des Gerinnungsproblems mit seinen vielen Unsicherheiten, Widersprüchen und theoretischen Deutungsmöglichkeiten das Ziel, den Gerinnungseinfluss des Druckes aufzuklären, nicht völlig erreichbar ist, so muss doch nach der kurzen Zusammenstellung der Haupttatsachen eine Erörterung und Analyse der Einzelheiten versucht werden. In der Tabelle 11 kommt die Abhängigkeit der Gerinnungshemmung von Druckhöhe und Druckdauer zahlenmässig zum Ausdruck. Als druckfreie Zeit ist die Zeit bezeichnet, die zwischen der Blutentnahme und dem Verschluss der mit der Blutprobe beschickten Druckbombe vergeht. Der Druckanstieg geschah verhältnismässig langsam, so dass die Temperaturerhöhung zu vernachlässigen ist. Im übrigen könnte eine Temperaturerhöhung ebenso wie die als Begleiterscheinung langdauernder hoher Drucke auftretende Hämolyse (H der Tabelle) für sich nur gerinnungsfördernd wirken. Nur in einem Falle der Tabelle findet die Gerinnung während des Druckes statt, in allen andern erst, nachdem das

Tabelle 11. (E. und ZIPF).

Nr.	Blutspender	Zimmertemperatur in °C	Druckfreie Zeit in Min.	Anstiegszeit in Min.	Druckhöhe	Druckdauer in Min.	Gerinnungszeit in Min.		Gerinnungsverzögerung
							ungedrückt	gedrückt	
1	Z.	17	2	2	1000	62	21	70	49
2	D.	—	2	2	1000	122	17	(ind. Bombe geronnen)	—
3	Z.	17	2	2	1000	120	65	128	63
4	Br.	22	3	2	1500	14	17	20	3
5	Br.	22	1	7	1500	120	29	131	102
6	Z.	19	3	6	2000	15	18	33	15
7	C.	21	1	5	2000	18	19	33	14
8	C.	19	4	4	2000	31	23	61	38
9	D.	23	2	5	2000	30	15	49	34
10	Z.	20	4	3	2000	60	23	125 H	102
11	Bo.	20	2	4	2000	120	54	540 H	486
12	C.	21	3	4	2000	180	21	360 H⌓	339
13	Z.	22	2	5	2000	240	20	480 H⌓	460

Blut aus der Druckbombe herausgenommen ist. In den Fällen, wo die Gerinnungsverzögerung kleiner ist als die Druckdauer, ist die Gerinnung schon während des Druckes wenigstens in ihren vorbereitenden Stadien fortgeschritten und braucht nach Druckablass nur noch kurze Zeit, um die letzten Schritte zurückzulegen. Bei 2000 Atm. ist die Gerinnungsverzögerung gleich oder grösser als die Druckdauer, der Druck hat eine Pause in den Gerinnungsablauf eingeschoben oder, nach längerer Einwirkung den Ablauf noch nachträglich erschwert. Dann braucht das Gerinnungssystem Zeit, um sich zu „erholen". Im Vergleich dazu zeigt die folgende Tabelle (E. und HAUBRICH) die während des Druckes in der Bombe beobachtete gerinnungsverzögernde Wirkung niedrigerer Drucke an Citratblut, das durch unter- oder überoptimalen Zusatz von Calciumchlorid in ein System von abgeschwächter Gerinnungsvalenz verwandelt war. Während bei nahezu-optimalen Ca-Konzentrationen erst Drucke von 800 Atm. die Gerinnung ein wenig verzögern, genügen bei den schlecht und langsam gerinnenden Proben schon 200 Atm. zur Verzögerung und 400 Atm., um das Blut für die ganze Zeit der Druckdauer flüssig zu halten. Die Druckwirkung hat sich mit der Ca-Wirkung summiert, so wie sich auch eine Mg-Wirkung mit der Ca-Wirkung summieren kann. Damit rückt der für das

Tabelle 12. (E. und HAUBRICH 1939). Einfluss des Druckes auf die Gerinnungszeit bei verschiedenen Calciumkonzentrationen (∞ bleibt während des Druckes flüssig).

Druckhöhe in kg/qcm	Gerinnungszeit in Min. für Calciumchlorid-Endkonzentration in %							
	$^1/_{64}$	$^1/_{48}$	$^1/_{32}$	$^1/_{16}$	$^1/_8$	$^1/_4$	$^1/_2$	$^2/_3$
	40	27—31	10—11	5		7—8	19—21	23
0		25—30		5	3	5—6		
	35	23—26	10—11	4—5		6	22—23	24
200	50	27	10—11	5	—	7—8		39
400	∞	35—40	10	4—3	—	5—6	40	∞
600	∞	∞	15		—	7		∞
800	∞	∞	∞	8	—	10	80—82	∞

Gerinnungssystem wirksame Druck in den gleichen Druckbereich von wenigen 100 Atm., der sich in den Untersuchungen an Muskeln und Nerven als wirksam erwiesen hatte, so dass eine Verbindung zwischen den verschiedenen Untersuchungsreihen hergestellt ist. Statt am Blut lassen sich die Versuche an Citratplasma mit Ca-Zusatz oder an Fibrinogenlösungen mit Serumzusatz ausführen; beide Systeme sind druckresistenter als natives Blut. Am Fibrinogen-Serumsystem sind weiter vier Kombinationen möglich: Ungedrücktes Fibrinogen und ungedrücktes Serum, gedrücktes Fibrinogen und ungedrücktes Serum, ungedrücktes Fibrinogen und gedrücktes Serum, gedrücktes Fibrinogen und gedrücktes Serum. Wie sich zeigt, wird eine Fibrinogenlösung in ihrer Gerinnungsfähigkeit durch Druck nicht oder kaum merklich beeinflusst, das Serum dagegen in seiner Wirksamkeit wesentlich abgeschwächt, wenn auch niemals völlig unwirksam gemacht. Die Abschwächung, die ein Serum schon durch längeres Stehen erleidet, ist durch den Druck stark beschleunigt, das Serum ist schnell „gealtert", wobei dahingestellt bleibt, ob es zu einer Metathrombinbildung gekommen ist. Für die merkwürdige Beseitigung des Kompressionseffektes durch Luftdurchmischung sei folgendes Beispiel angeführt. Citratplasma, das 6 Stunden unter 2000 Atm. Druck gestanden hatte, wurde ebenso wie ungedrücktes Citratplasma mit gleichen Teilen $CaCl_2$-Lösung von verschiedener Konzentration versetzt. Die Gerinnungszeiten im Standrohr waren (s. Tabelle 13).

Tabelle 13.

$CaCl_2$ konz. in %	Gerinnungszeit in Min.	
	ungedrückt	gedrückt
1	14	20—30
$^1/_2$	7	11—15
$^1/_4$	10	14—19
$^1/_8$	18	28—40

Der Einfluss des Druckes von so langer Dauer ist im Vergleich zum Blut verhältnismässig gering, wenn auch deutlich, die Lage des Ca-Optimums durch die Vorbehandlung nicht verschoben. Nun wurden beide Plasmaarten gründlich mit Luft durchquirlt und danach mit der optimalen Calciumdosis behandelt. Die Gerinnung des ungedrückten Plasmas verkürzte sich dadurch von 7 auf 5 Min., die des gedrückten Plasmas, die sich vorher in ihrem Beginn und besonders in ihrem Abschluss länger hingezogen hatte, verkürzte sich von 15 auf

6 Min., also auf die normale Gerinnungszeit. Ein anderes Beispiel liefert nebenstehende Abb. 70, die die mit Photozelle galvanometrisch gemessene Trübung, wie sie als Begleiterscheinung einer Plasmagerinnung auftritt, als Mass des

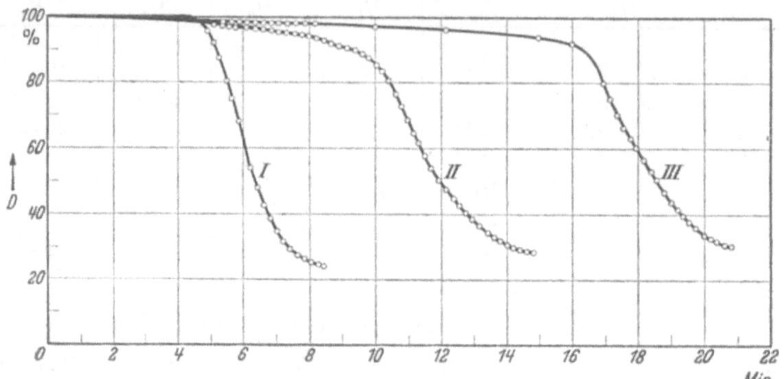

Abb. 70. Aufhebung der Kompressionswirkung durch Schütteln mit Luft. *I* Normale Kontrolle (Plasma + $CaCl_2$), *II* nach Kompression (12 Std. 1500 Atm.) und Luftmischung. *III* nach Kompression (12 Std. 1500 Atm.). (E. und KNÜCHEL.)

Gerinnungsverlaufes benutzt (E. und KNÜCHEL 1939). Nach der Trübung beurteilt, betrifft die druckbewirkte Verzögerung nicht das sichtbare Endstadium der Gerinnung, sondern die vorangehenden Vorbereitungsstadien, was übrigens auch für die Wirkung der Temperatur oder der Ca-Konzentrationen gilt, und wird die nach 12stündiger Kompression hinterbleibende Gerinnungshemmung durch den Schütteleffekt grossenteils beseitigt. Aus beiden Beispielen geht hervor, dass es sich bei der Gerinnungshemmung durch Kompression nicht um die Zerstörung eines Gerinnungsagens oder Fermentes handelt, sondern nur um eine rückgängig zu machende Veränderung.

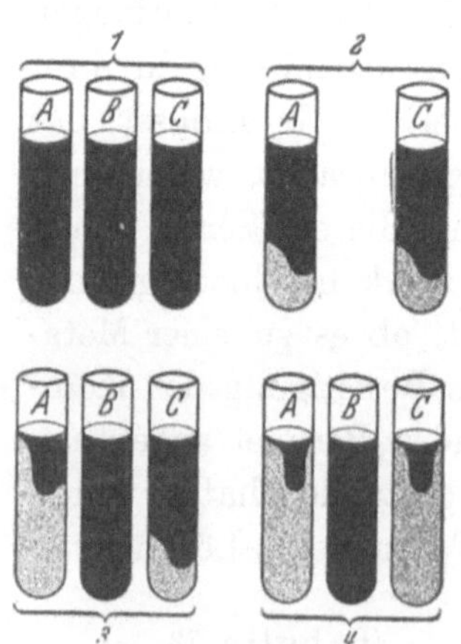

Abb. 71. Zeitweilige und dauernde Retraktionsaufhebung der Blutkoagula durch Druck. (HAUBRICH.)

Das Verhalten der Retraktion, die am leichtesten durch Druck zu hemmen ist und auch an geronnenen Druckproben unterbleibt, wird nach HAUBRICH durch nebenstehende Abb. 71 veranschaulicht. Nachdem das mit Kochsalzlösung 1:5 verdünnte und auf 3 Reagensgläser verteilte Blut geronnen ist (Nr. 1 der Abb.), kommt eine Probe (*B*) unter 800 Atm. Druck. 1 Stunde nach der Blutentnahme ist die Retraktion in *A* und *C* in Entwicklung begriffen, während *B* in der Bombe ist (Nr. 2). Danach kommt auch Probe *C* unter 800 Atm. 4 Stunden nach der Blutentnahme werden *B* und *C* entlastet und befinden sich noch in demselben Retraktionszustand wie vor dem Druck, während *A* fast vollständig retrahiert ist (Nr. 3). Nach drei weiteren Stunden hat aber Probe *C* das Retraktionsmaximum der Probe *A* erreicht, *B* ist unretrahiert geblieben

(Nr. 4). *C* war zeitweilig, *B* dauernd gehemmt worden. Im ganzen gelten die gleichen Gesetzmässigkeiten für die Beeinflussung der Retraktion und für die Beeinflussung der Gerinnung selbst. In beiden Fällen schiebt der Druck bei mässiger Einwirkung nur eine Pause in den Verlauf ein, bei stärkerer Einwirkung hat er eine die Druckzeit überdauernde Nachwirkung und bei den stärksten Graden hebt er den Vorgang dauernd auf. Nur wenn der Druck frühzeitig genug in den Vorgang eingreift, wird der stärkste Grad erreicht. Um schon die erste Phase und damit den ganzen Gerinnungsverlauf dauernd aufzuheben, bedarf es der frühesten und stärksten Druckeinwirkungen. Nach ihrer Druckbeeinflussbarkeit erscheinen Gerinnungs- und Retraktionsvorgang nahe verwandt.

Es fragt sich nun, auf welche Art und Weise der Druck die Gerinnungshemmung bewirkt und mit welcher der bestehenden Gerinnungstheorien die Druckwirkung am besten verständlich oder in Zusammenhang zu bringen ist. Freilich muss sich hier die Erörterung, ohne auf die vielen strittigen Fragen in der Gerinnungslehre einzugehen, auf wenige Hauptpunkte beschränken. Die Gerinnung spielt sich normalerweise in mehreren vorbereitenden Stufen als eine Kette von Reaktionen ab, von denen die Fibrinogen-Fibrinumwandlung die letzte und vielleicht einfachste ist, da sie in Fibrinogenlösungen nicht selten spontan und unbeabsichtigt auftritt. Das lösliche Fibrinogen, ein besonders leicht durch Aussalzen fraktioniert fällbares Globulin, degeneriert oder denaturiert in unlösliches Fibrin. Damit dieses Ereignis nicht gefährlicherweise unzeitgemäss im Kreislauf als Thrombose auftritt, muss das Fibrinogen geschützt oder abgeschlossen sein. Damit das Ereignis jederzeit und rechtzeitig bei der Blutstillung auftreten kann, muss das Fibrinogen zugänglich sein oder schnell zugänglich gemacht, „aufgeschlossen", werden. Der Schlüssel hierzu, das Thrombin, muss selbst wiederum unter Verschluss bewahrt werden oder sogar im Bedarfsfall erst aus vorgebildeten Teilen rasch zusammengesetzt werden. Das Fibrinogen, das in den künstlichen Lösungen infolge mehrfacher Fällungen und Wiederauflösungen schon weitgehend seines natürlichen Schutzes beraubt scheint, wird durch den Druck am wenigsten betroffen; die hier verwendeten Drucke bis 2000 Atm. sind von den globulinkoagulierenden Drucken von 7000 Atm. (vgl. S. 62) noch zu weit entfernt. Die vorbereitenden Bestandteile dagegen, die in der bildlichen Ausdrucksweise die Zusammensetzung des Schlüssels erlauben, werden durch den komprimierenden Druck zwar nicht zerstört aber unzugänglicher, reaktionsträger, beschränkt, stabilisiert, maskiert, geschützt, stärker verschlossen, in ihrem Verschluss abgedichtet. Denn auf eine Verdichtung wird die raumeinengende Kompression letzten Endes immer hinauslaufen. Hiermit wird sich der folgende physikalisch-chemische Abschnitt beschäftigen. Wie sich zeigen wird, unterliegen dieser Verdichtung am stärksten die Fette, Lipoide und Eiweiss-Lipoidkomplexe, die durch die Kompression in den Zustand grösserer Zähigkeit, geringerer Beweglichkeit versetzt werden. Die allgemeine Feststellung von Sörensen, dass Eiweisskörper in Verbindung mit Lipoiden vorzukommen pflegen, ist von Theorell insbesondere für das Fibrinogen bewiesen, das lipoidhaltig ist und Cholesterin in gebundener Form enthält, und wird für viele Wirkstoffe zutreffen. Hiernach kämen wir zu dem Schluss, dass die verschiedenen Bestandteile, die im Gerinnungsverlauf aufeinander einwirken und zusammengefügt werden müssen, normalerweise eine lipoidhaltige Schutzhülle tragen und unter der verdichtenden Einwirkung der Kompression schlechter und schwerer aus der Schutzhülle befreit werden können. Es wäre weiter zu sehen, inwiefern diese Vorstellung, die zunächst als eine Erklärung der gerinnungshemmenden Druckwirkung gebildet ist und mit den Tatsachen und Theorien des Gerinnungsvorganges wenigstens nicht in Widerspruch zu geraten scheint, auch sonst mit Nutzen für das Verständnis der Gerinnung anwendbar ist oder mit dem Druckeinfluss auf Fermente und Wirkstoffe in Beziehung gesetzt werden kann. Hier greifen die Untersuchungen, die der Zukunft überlassen sind, wieder auf die im ersten Abschnitt der Abhandlung beschriebenen Untersuchungen über die Druckbeeinflussung der Fermentwirkungen zurück und münden auch, da es sich nicht mehr um Lebensvorgänge, sondern um molekularkinetisch einfachere Gleichgewichte handelt, in die Betrachtung der physikalisch-chemischen Grundlage der Druckwirkung ein.

Mit der druckbewirkten reversiblen oder irreversiblen Reaktionsträgheit der Gerinnungsglieder ist die Gerinnung unter Druck als hämophilieähnlich charakterisiert, da auch für das hämophile Blut die fehlende Retraktion und die geringe Festigkeit und Formbeständigkeit des Koagulums bekannt ist. Bei den geringen Kenntnissen über die Natur der Hämophilie ist einfacher und lehrreicher der Vergleich mit der Temperaturwirkung. In so vielen Punkten stimmt die gerinnungshemmende Wirkung der Abkühlung mit der Kompressionswirkung überein, dass es naheliegt, an eine Ähnlichkeit im Wirkungsmechanismus der beiden physikalischen Mittel zu denken und daran zu erinnern, dass wiederum gerade die Fette in ihrer Konsistenz am stärksten temperaturabhängig sind. Ohne den Vergleich im einzelnen zu verfolgen, sei nur kurz erörtert, wie mit der Gerinnungshemmung, auf welche Weise sie auch erzielt sein mag, die Beschaffenheit des Koagulums in Beziehung steht. Wie die ultramikroskopische Beobachtung gelehrt hat (E. und Knüchel 1939), hängt es von der Gerinnungsgeschwindigkeit ab, ob als Produkt der Gerinnung ein dicht verfilztes Haufwerk unregelmässig durcheinanderliegender kleinster unzähliger Fibrinnadeln resultiert oder dickere langausgezogene in gewundenem Verlauf durcheinandergeschlungene Fibrinfäden von geringerer Zahl entstehen oder eine körnige Gerinnung eintritt, bei der viele kleine rundliche Körnchen und unregelmässige Körnchenhaufen nebeneinander liegen. Im ersten Fall macht das Gerinnungsbild den Eindruck einer Krystallisation, im letzten Fall sieht es ganz den sonst bekannten Gelierungsformen an Gelatine-, Agar-Agar- und Kieselgelen oder auch der Labgerinnung der Milch ähnlich. Im ersten Fall der prompten vollkommenen Gerinnung ist infolge der dichtverfilzten engen Maschen der innere Zusammenhalt des Gels und auch die Wandverwachsung und -anheftung am festesten und härtesten, das von der Wand losgelöste Koagulum am formbeständigsten, die Verdunstung der capillar festgehaltenen Serumflüssigkeit am langsamsten. Im zweiten Fall, wo sich die Gerinnung länger hinzieht, kann aus den weiten Maschen leichter Flüssigkeit ausgepresst werden, dann kommt es aber auch zu einer in ihrem Abschluss schwer zu fassenden, in einem sehr langsamen Tempo sich über viele Stunden erstreckenden „Nachgerinnung“. Obgleich in der Hauptsache das Ende der Gerinnung ziemlich scharf ist und nach Durchlaufen der Vorstadien die eigentliche Gerinnung, sobald nur erst das Stadium des „Profibrins“ (APITZ) erreicht ist, mit lawinenartiger Beschleunigung abläuft (Kurve 1 der Abb. 70), zeigt sich die Nachgerinnung trübungsphotometrisch nach Art der Tabelle 14 in der noch immer etwas zunehmenden Lichtundurchlässigkeit, ultramikroskopisch in einer geringen Verdichtung des Maschenwerkes, wobei Fäden zu einem Fadennetz in Verbindung getreten sind, und makroskopisch daran, dass eine aus einem frischen Koagulum künstlich ausgepresste Serummenge noch nachträglich eine langsame, schwache, unvollkommene Gerinnnung erfahren kann. Im selben Zeitraum pflegt die Retraktion einzusetzen, die wie die ihr verwandte „Synärese“ anorganischer Gele (LAMPERT) ein langsamer Vorgang ist. Da nun, wie gezeigt, die Bedingungen für die Retraktionsverhinderung, nur in abgeschwächtem Grade, dieselben sind wie für die Gerinnungsverhinderung, was sowohl für die Druckwirkung als auch für die Wirkung zugesetzter Salze (Kochsalz, Magnesiumsulfat u. a.) gilt, so ist der Schluss, der die verschiedenen Tatsachen zusammenfasst: Die Retraktion ist selbst ein nur stark verlangsamter, restlicher Gerinnungsvorgang, eine Nachgerinnung. Sie unterbleibt, wenn wegen der Vollkommenheit der Reaktion nur noch geringste Fibrinogenreste übriggeblieben sind oder wenn die spärlich gebildeten Fäden sich nur durch Apposition langsam verdicken. Dazwischen liegt das Retraktionsoptimum, bei dem durch Verknüpfung sich entgegenwachsender Fäden das Maschenwerk verdichtet, die Zwischenflüssigkeit ausgepresst wird. Es sind die letzten Fibrinogenreste, die gegenüber den Gerinnungseinflüssen am stärksten geschützt und am schlechtesten zugänglich waren, die sich verspätet anschliessen und die von dem gerinnungsbehindernden Einfluss der Kompression am leichtesten betroffen werden.

Tabelle 14.
(E. und KNÜCHEL.)
Nachgerinnung.

Zeit nach Rekalzifizierung	Lichtdurchlässigkeit D in Skalenteilen
0 Min.	200
5 Min.	191
10 Min.	145
15 Min.	130
20 Min.	125
30 Min.	122
40 Min.	122
3 Stunden	117
14 Stunden	104

Nachdem die Druckwirkung in ihrem gerinnungshemmenden Einfluss festgestellt ist, kann diese Tatsache, die sich auf ein nichtlebendiges System bezieht, vielleicht nunmehr auch zum Verständnis der an lebenden Organen und Zellen bewirkten Druckerscheinungen herangezogen werden, wenn wir von der früher erörterten Vorstellung ausgehen, dass eine Sol-Gelumwandlung, Lockerung und Verfestigung, Auflösung und Aufbau, Zerfall und Restitution submikroskopischer Feinstrukturen zu den normalen, sich dauernd in beiden Richtungen abspielenden intracellulären Lebensvorgängen gehört. Histologisch eingestellten Untersuchern ist schon seit langer Zeit die Faserbildung bei der Fibrinogengerinnung als eine Art organischer Krystallisation erschienen (Virchow, Ranvier, Eberth und Schimmelbusch, Stübel) und eine neue Arbeit (E. 1940) versuchte zu zeigen, wie sie sich auf einen Polymerisations-Krystallisationsvorgang zurückführen lässt. Andererseits hat man bei Betrachtung der Skelet- und Stützsubstanzen die Entstehung der Fasern und Fibrillen verfolgt und ihr in gesetzmässiger Anordnung und Anlagerung geschehendes Wachstum mit dem Krystallwachstum verglichen (Biedermann, Hansen). Neuerdings hat Nageotte, dem es gelang, durch Auflösung und Rekoagulation von Sehnensubstanz mikroskopisch gut ausgebildete Kollagenfibrillen zu erhalten, den Zusammenhang zwischen Fibringerinnung und Faserwachstum durch einen besonders sinnfälligen Beleg gestützt. Wenn wir bis in die kleinsten Dimensionen hineingehen, so denken wir an das submikroskopische Faden- und Netzwerk, das als intracelluläre Stützsubstanz und Stromagerüst die roten Blutkörperchen und andere Zellen durchzieht, ihnen ihre Form gibt und die Kammerung der Zelle in viele Sonderabteilungen besorgt oder das als eine Art Schaumstruktur dem flüssigen Inhalt die gelatinös-fibrinöse Konsistenz Biegsamkeit und Elastizität verleiht, das zwar stabiler ist als seine Umgebung aber doch auch noch am Stoffwechsel teilnimmt. Seine Regeneration und Reparation, die bei dem notwendigen Umbau dauernd zu erfolgen hat, ist, wie es scheint, sehr wohl der Fibringerinnung zu vergleichen. Auf Grund des festgestellten Gerinnungseinflusses ist die Druckwirkung und ihr Eingreifen in das Leben jeder Zelle dahin zu deuten, dass der Druck die in absteigender Richtung geschehenden Strukturänderungen unbeeinflusst lässt oder unterstützt, die in aufsteigender Richtung vor sich gehenden Strukturänderungen dagegen deutlich verzögert und beeinträchtigt. Das innere dynamische Gleichgewicht im Leben der Zelle ist dadurch verschoben und die daraus resultierende Störung um so grösser, je länger diese passive erzwungene Verschiebung andauert. Im selben Augenblick, wo der Druck wegfällt, sind auch die Aufbaubedingungen wieder vorhanden. Die narkoseähnliche Lähmung und Betäubung und ihre prompte Reversibilität, die bis zur letalen Schädigung fortschreitenden schwersten Grade und die Reizreaktionen auslösenden leichtesten Grade der Druckwirkung sind hiermit in Zusammenhang zu setzen.

8. Druckbeeinflussung von Ferment-Substratgemischen.

Nach einer weitverbreiteten Deutung ist die Gerinnung als ein Fermentvorgang aufzufassen, bei dem das Thrombinferment das Fibrinogen denaturiert, spaltet oder polymerisiert. Danach ist auch die druckbewirkte Gerinnungshemmung als eine Fermenthemmung deutbar. Noch näher liegt diese Deutung bei der durch Labferment bewirkten Gerinnung der Milch, die ebenfalls nach unveröffentlichten Versuchen (E. 1939) ähnlich wie die Blutgerinnung durch Druck hintangehalten wird. Nach den im ersten Abschnitt erörterten Untersuchungen von BASSET und MACHEBOEUF tritt eine Abschwächung der Aufhebung der Fermentwirkungen erst bei erheblich höheren Drucken von mehreren tausend Atm. ein. Doch ist ihre Versuchsanordnung wesentlich verschieden, da sie zuerst die reine Fermentlösung für sich dem Druck unterwerfen und danach die Aktivität der gedrückten Fermentlösung bei normalem Druck prüfen. Der während des Druckes beobachteten biologischen Wirkung ist die Versuchsanordnung eher vergleichbar, bei der ein fermenthaltiger Komplex oder eine künstliche Mischung von Ferment und Substrat unter Druck gesetzt und untersucht wird, wie weit in der Druckzeit die fermentativ bewirkte Veränderung fortgeschritten ist. Hierbei wird die Unsicherheit in Kauf genommen, ob der Druckeinfluss das Ferment oder das Substrat oder die Vereinigung beider trifft. Mit solchen Untersuchungen befassten sich am Bonner Institut DEUTICKE und HARREN, die Rohrzuckerlösungen, Blut und Muskelpresssaft analysierten, und BENTHAUS, der hydrolytisch spaltende Verdauungssäfte unter Druck auf ihr Substrat einwirken liess. Hierbei stellte sich ein Druckeinfluss schon in einem verhältnismässig niedrigen Druckbereich heraus.

Für Rohrzuckerlösungen findet sich eine ältere Angabe von ROTHMUND (1896), wonach die durch Säure herbeigeführte Spaltung in Frucht- und Traubenzucker unter Druck von 500 Atm. verzögert ist. DEUTICKE und HARREN konnten an Rohrzuckerlösungen, die mit Fermentlösung nach WILLSTÄTTER, SCHNEIDER und BAMANN versetzt und mehrere Stunden unter 800 Atm. Druck belassen werden, keine an der optischen Drehung gemessene Verschiedenheit gegenüber den ungedrückten Kontrollproben bemerken, vielleicht weil die Druckhöhe noch nicht ausreichte. Am Blut, dessen Zuckergehalt sich durch Glykolyse nach der Blutentnahme vermindert, sahen sie noch nicht bei 800 Atm., wohl aber bei 2000 Atm. eine deutliche Wirkung, da die Bestimmung sowohl des Blutzuckers als auch der dabei entstehenden Milchsäure und des mitbeteiligten Phosphates eindeutig eine Hemmung der Glykolyse durch den Druck anzeigte. Während des 60 Min. anhaltenden 2000 Atm. Druckes tritt zwar Sphärocytenbildung und Hämolyse aber noch keine Abnahme des Blutzuckers ein, die erst nachträglich langsam in Gang kommt. Am Muskelpressaft, der nach Zusatz von Glykogen und Bicarbonat mit m/10 oder m/100 Natriumfluorid behandelt und sich selbst überlassen wird, vollziehen sich nach EMBDEN und Mitarbeitern Phosphorylierungen (Veresterung zu Phosphoglycerinsäure), Dephosphorylierungen (Spaltung zugesetzter Phosphoglycerinsäure) und Oxydoreduktionen (Brenztraubensäurebildung), die sich chemisch verfolgen lassen. Alle diese Vorgänge verliefen während eines Druckes von 800 Atm. abgeschwächt und verzögert. Der Gegensatz ist auffällig zu den früheren Untersuchungen am ganzen Muskel, dessen Stoffwechsel (vgl. S. 106) während der Druckbehandlung und Kompressionsverkürzung erheblich beschleunigt war (Deuticke und E.), und zeigt, dass sich die Untersuchungen am Fermentsystem nicht ohne weiteres auf das Verhalten eines strukturierten lebenden Organs und einer Zelle übertragen lassen. Benthaus (1941) untersuchte die Fettspaltung durch Lipase (Pankreonlösung), die peptische und tryptische Eiweissverdauung und den Stärkeabbau unter Druck und sah die beiden ersten Prozesse durch Drucke bis zu 1500 Atm. deutlich gehemmt. Zum Nachweis diente an einer Emulsion von Tributyrin in schwach alkalischer Kochsalzlösung, die mit Pankreonlösung versetzt war, das Auftreten freier Fettsäure und die Entfärbung eines Bromthymolblauindikators, oder die mit der Fettverdauung einhergehende, stalagmometrisch an der Tropfenzahl verfolgte Zunahme der Oberflächenspannung. Zur quantitativen Beurteilung der Eiweissspaltung wurden dünne, mit Trypanblau gefärbte lufttrockene Gelatinefolien in kleine Stückchen zerschnitten und nach Zusatz von Pepsinsalzsäure oder von Pankreonlösung die Farbintensität der gedrückten und ungedrückten Lösung verglichen. Während bei diesen Versuchen die Druckprobe hinter der Kontrolle zurückblieb, zeigte sich bei Stärkeabbau das Gegenteil, sowohl bei Verwendung von Diastase (Handelspräparat von Merck) als von Pankreonlösung oder Speichel. Die Farbtönung des mit stark verdünnter Lugolscher Lösung versetzten Gemisches und die photometrisch bestimmte Lichtdurchlässigkeit dienten als Anhaltspunkte. Hier zeigte die Druckprobe einen Vorsprung vor der Kontrolle. Während nach Basset und Macheboeuf infolge eines Druckes von 13000 Atm. die Hydrolasen ihre Aktivität dauernd verlieren, sind schon weit geringere Drucke im Ferment-Substratgemisch wirksam und hemmen für die Dauer des Druckes, ohne eine Beeinträchtigung zu hinterlassen, oder bewirken in dem bisher vereinzelt dastehenden Fall des Stärkeabbaus eine Beschleunigung. Im letzteren Fall scheint eine „Reizdosis“ zu bestehen, die erst bei höheren Drucken in eine „Lähmungsdosis“ umschlägt. Es scheint demnach nicht ausgeschlossen, dass auch eine Fermentbeeinflussung bei den biologischen Druckwirkungen mitspricht. Der Mechanismus dieser Fermentbeeinflussung bleibt freilich noch ungeklärt.

IV. Physikalisch-chemische Grundlagen der biologischen Druckwirkungen.

1. Kompressionskoeffizient und Binnendruck.

Aufgabe des letzten Abschnittes soll es sein, die physikalisch-chemischen Wirkungen des Druckes, die von seiten der exakten Naturwissenschaft festgestellt sind, heranzuziehen, sie nach Möglichkeit mit den biologischen Druckwirkungen in Zusammenhang zu bringen und die primären Druckwirkungen aufzusuchen, auf welche die lebende Zelle mit so mannigfaltigen Reiz- und Lähmungserscheinungen reagiert. Die Grundwirkung des allseitig komprimierenden hydrostatischen Druckes ist die Raumeinengung und Volumverminderung. Das gedrückte System wird auf Volumelastizität beansprucht. Wie gross die Druckwirkung ist, hängt vom Gefüge und Aggregatzustand des gedrückten Systems, von seiner Komprimierbarkeit, ab. In der Formel $\Delta_v = -\beta v p$ bedeutet Δ_v diejenige Volumänderung, die durch Erhöhung des Aussendruckes um den Betrag p bewirkt wird. $\beta = -\frac{1}{p}\frac{\Delta v}{v}$ ist der Proportionalitätsfaktor oder Kompressibilitätskoeffizient und numerisch gleich der relativen Volumenänderung, die durch Änderung des Aussendruckes um einen Atmosphärendruck veranlasst wird. Er entspricht dem Elastizitätskoeffizienten, sein reziproker Wert $\frac{1}{\beta}$ ist der Kompressions- (Elastizitäts-) Modul. Von der Grössenordnung des Kompressionskoeffizienten bei Flüssigkeiten geben folgende abgerundete Zahlenwerte (nach CHWOLSON) eine Vorstellung. Die Komprimierbarkeit von Flüssigkeiten ist also im Vergleich zu den Gasen verschwindend gering — 1 Liter Wasser wird durch den Druck 1 Atm. auf ein 48 cmm kleineres Volumen zusammengedrückt — und kommt der Komprimierbarkeit der festen Körper, von der Grössenordnung des Quecksilbers, sehr nahe. Schon bei den Gasen entspricht das reale Verhalten nicht ganz dem Idealfall des BOYLE-GAY-LUSSACschen Gesetzes. In der VAN DER WAALSschen Formel $\left(p+\frac{a}{v^2}\right)\cdot(v-b)=RT$ ist der Ausdruck $\frac{a}{v^2}$ als Vertretung des Binnendruckes oder Kohäsionsdruckes eingeführt, der bei den Gasen mit dem weiten Molekülabstand, der geringen intermolekularen Anziehungskraft und dem grossen Volumen, nur klein ist und erst bei zunehmender Druckverdichtung und in der Nähe des Verflüssigungspunktes grösser wird. Bei den Flüssigkeiten und festen Körpern übertrifft der Binnendruck den gewöhnlichen äusseren Druck bei weitem und muss der äussere Druck sehr hohe Grade erreichen, wenn er neben dem Binnendruck ins Gewicht

Tabelle 15. (Nach CHWOLSON.)

	$\beta \cdot 10^6$
Wasser	48
Glycerin	21
Olivenöl	56
Flüssiges Paraffin	63
Chloroform	63
Schwefelkohlenstoff	70
Alkohol	90
Äther	140
Quecksilber	3,4
Glas	2,5
Eisen	0,6

fallen und sich in Volumenänderung auswirken soll. Die Moleküle liegen schon bei normalem Druck dichtgepackt nebeneinander. In einer Wasserkugel von der Grösse eines Fussballes, die man sich auf die Grösse des Erdballes erweitert denkt, würden nach William Thomson die einzelnen Wassermoleküle durch Zwischenräume voneinander getrennt sein, die zwischen dem Durchmesser feinster Schrotkugeln und dem eines Fussballes variieren. Der von den Molekülen eingenommene Raum b ist nun nicht mehr wie bei den Gasen neben dem Gesamtvolumen V zu vernachlässigen. Einer dichteren Annäherung setzen die Moleküle Widerstand entgegen, teils infolge der Wärmebewegung, teils infolge der auf geringe Entfernung wirksamen abstossenden Kräfte. Daher ist das jeweilige Volumen die Resultante aus dem äusseren Druck und dem Kohäsionsdruck, die in derselben Richtung wirken, und dem thermischen Druck und dem Abstossungsdruck, die entgegenwirken. Nach Tammann geht die Gleichsinnigkeit in der Wirkung des Aussen- und Binnendruckes bis zur Gleichwertigkeit. Er nimmt an, dass eine Flüssigkeit, die durch Erhöhung des äusseren Druckes ihre Eigenschaften um bestimmte Beträge ändert, sie um die gleichen Beträge ändern würde, wenn sich ihr Binnendruck so stark wie der äussere Druck erhöhte. Diese Vorstellung erlaubt eine übersichtliche Zusammenfassung der Druckwirkungen. Obgleich der Binnendruck, der auch in dem Symptom der Oberflächenspannung zur Wirkung kommt, sich nicht unmittelbar zahlenmässig bestimmen lässt, ist ein Mass für ihn die Arbeit, die ihm entgegen bei der Entfernung von Flüssigkeitsteilchen aus dem Innern an die Oberfläche und aus der Flüssigkeitsoberfläche heraus geleistet werden muss (Verdampfungswärme), und auch die experimentell bestimmbaren Konstanten der van der Waalsschen Zustandsgleichung ermöglichen eine Berechnung. Beide Wege führen für den Binnendruck des Wassers zu Werten um 10000 Atm., für Äther und Schwefelkohlenstoff zu Werten um 1800 und 3000 Atm.

Ein zweites Prinzip, das die Wirksamkeit der Kompression übersichtlich darstellt, ist die aus dem 2. Hauptsatz der Thermodynamik ableitbare Regel von Braun und Le Chatelier (d'Alembert und Gauss), nach dem eine Erhöhung des Druckes das System mit kleinerem Volumen begünstigt. Ausführlicher ausgedrückt heisst es: Wenn man ein chemisches System bei konstant erhaltener Temperatur allseitig zusammendrückt, so findet eine Verschiebung des Gleichgewichtes nach derjenigen Seite hin statt, nach welcher die Reaktion mit einer Volumenverminderung verknüpft ist. Dieses Prinzip, das ebenso für die thermische Gleichgewichtsverschiebung gilt und an das mechanische von actio und reactio erinnert, ist auch als Prinzip des kleinsten Zwanges formulierbar. In jedem im Gleichgewicht befindlichen System erfolgt unter der Einwirkung äusseren Zwanges eine Verschiebung in dem Sinne, dass hierdurch der äussere Zwang vermindert wird. Bei den Gasen, bei denen der Druck soviel wirksamer ist als bei den Flüssigkeiten, bietet das bekannte Haber-Bosch-Verfahren der Ammoniaksynthese ein anschauliches Beispiel. Die Reaktion

$N_2 + 3H_2 = 2\,mol\ NH_3$ (+ 22 Cal) geschieht unter Volumenabnahme, indem aus 4 Gasvolumina 2 Vol. entstehen. Die Temperaturerhöhung, die erforderlich ist, um katalysatorartig die Zeit zur Herstellung des Gleichgewichtes abzukürzen, wirkt an sich im entgegengesetzten Sinne zersetzungsfördernd. Bei 536° wird die sonst geringfügige Ausbeute an Ammoniak durch einen Druck von 200 Atm. auf 13 %, durch einen Druck von 1000 Atm. auf 41 % erhöht. Ähnlich wird der hohe Druck in den Verfahren der Kohlenverflüssigung oder Fetthärtung herangezogen. Bei den Flüssigkeiten mit ihrer so geringen Komprimierbarkeit wirkt der Druck erheblich geringer. In der PLANCKschen Formel, welche die Verschiebung des Gleichgewichtes durch Druck beschreibt, $\frac{d\,l\,K}{d\,p} = \frac{\Delta v}{R\,T}$ ist Δv, die Volumenänderung in Kubikmeter bei Umwandlung eines Kilomols des ersten Systems in das zweite, in flüssigen Systemen nur klein. Da wir es bei den biologischen Systemen mit Wasser und wässerigen Lösungen, Hydrosolen und Hydrogelen zu tun haben, ist zunächst das Verhalten des Wassers bei Kompression ins Auge zu fassen, obgleich das Wasser in dieser wie in mancher anderen Beziehung gegenüber den übrigen Flüssigkeiten Anomalitäten aufweist.

Tabelle 16. (Nach AMAGAT.)

Druck in Atm.	Wasser	Äther	Alkohol	CS_2
1— 500	47,5	107,2	76,9	65,7
500—1000	41,6	70,8	56,6	52,7
1000—1500	35,8	53,7	45,8	42,9
1500—2000	32,4	45,2	38,5	36,7
2000—2500	29,2	37,1	33,1	32,9
2500—3000	26,1	31,7	28,4	29,9

Die Komprimierbarkeit des Wassers nimmt mit steigendem Druck ab wie auch bei anderen Flüssigkeiten, und bei den sehr hohen Drucken werden die Kompressionskoeffizienten der verschiedenen Flüssigkeiten einigermassen gleich. Bis zu 6000 Atm. ist der Kompressionskoeffizient des Wassers $\beta \cdot 10^6$ von 45 auf rund 15 gesunken und ändert sich weiterhin nur noch langsam. Bei 12000 Atm. ist $\beta \cdot 10^6 = 9$ (BRIDGMAN). Ein Druck von 1000 Atm. vermindert das Volumen des Wassers um rund 4 %, ein Druck von 12000 Atm. um rund 20 %. Mit steigender Temperatur nimmt bei allen Flüssigkeiten die Komprimierbarkeit zu, was bei Wasser für hohe Drucke ebenfalls zutrifft, für niedrige Drucke aber erst jenseits eines bei 60° gelegenen Minimum. Ein den Binnendruck und die Oberflächenspannung erhöhender Salzzusatz setzt die Komprimierbarkeit herab. Auch konzentrierte Zuckerlösungen haben geringere Kompressibilität. HENDERSON und BRINK fanden die vorstehenden Zahlen für Gelatinelösungen und Froschmuskeln im Druckbereich bis 500 Atm. Die

	$\beta \cdot 10^6$
0,2 % Gelatine . .	41
10 % Gelatine . .	39
Muskel	36

Atm.	$\beta \cdot 10^6$	
	Serum	defibrin. Blut
1—200	44,0	42,3
200—500	39,3	37,1
500—800	36,4	34,1

Abweichung von der Kompressibilität des Wassers ist also nicht beträchtlich. FONTAINE gibt für die Komprimierbarkeit von Blut umstehende Werte, und zeigt, dass die Kompressibilität von Kochsalzlösung durch Hinzufügen suspendierter roter Blutkörperchen deutlich erniedrigt wird.

2. Wirkung des Druckes auf Schmelzpunkt, Löslichkeit, Dissoziation, hydrolytische Spaltungen und andere chemische Reaktionen.

Ein Körper, der sich bei der Erwärmung ausdehnt, erwärmt sich bei der Kompression, und umgekehrt. Dementsprechend bewirkt der Druck bei Wasser unter 4° eine Abkühlung, über 4° eine Erwärmung. Für Öl (flüssiges Paraffin, Thran) ist die Erwärmung durch Kompression verhältnismässig gross, rund 0,8° für 100 Atm., was wohl mit seinem grossen thermischen Ausdehnungskoeffizienten zusammenhängt. In der Formel (CLAPEYRON) $\varDelta T = \frac{T}{C_p}\left(\frac{\delta v}{\delta T}\right)_p \varDelta p$ ist T die Temperatur vor der Kompression, C_p die spezifische Wärme des Stoffes bei konstantem Druck und $\left(\frac{\delta v}{\delta T}\right)_p = \alpha$ der Ausdehnungskoeffizient. Geht das Schmelzen einer Substanz mit Volumenzunahme einher, so steigt bei Druckzunahme der Schmelzpunkt oder erstarrt die Substanz. Geht das Schmelzen mit Volumenabnahme einher, wie im Ausnahmefall des Wassers, so sinkt der Schmelzpunkt bei Drucksteigerung und kann sich die Substanz verflüssigen. Die Schmelzpunkterniedrigung für den Druck 1 Atm. beträgt hier 0,0075°, für 132 Atm. sinkt der Schmelzpunkt des Eises um 1°. Unter einem Druck von 2000 Atm. schmilzt Eis nach TAMMANN bei —20°. Mit der durch Druck bewirkten Verflüssigung und folgenden Regelation hängt die Gletscherbildung aus Firnschnee und die Wanderung der Gletscher, aber auch das Vereisen eines gedrückten Schneeballs, das Gleiten der Schlittschuh auf dem Eise zusammen. Wegen seiner Bedeutung für die Beziehung zwischen lokalem und allseitig komprimierendem Druck sei der Versuch von BOTTOMLEY ausführlicher mitgeteilt. Um einen horizontal gelegten, durch hohe Unterlagen an den Ecken gestützten Eisblock von 0° wird eine Drahtschlinge gelegt, die durch ein angehängtes Gewicht nach unten gezogen wird. Die Drahtschlinge durchschneidet allmählich das Eis und fällt schliesslich unter dem Eisblock heraus, ohne den Block zertrennt zu haben; die noch sichtbare Schnittfläche ist durch Regelation zusammengewachsen. Freilich gilt die Druckverflüssigung nur für das gewöhnliche Eis. TAMMANN fand durch hohe Drucke drei, BRIDGMAN noch zwei weitere verschiedene Eismodifikationen, von denen allein das gewöhnliche Eis eine geringere Dichte und geringeres spezifisches Gewicht hat als Wasser. Bei 21000 Atm. erstarrt Wasser bei einer Temperatur von +75° (BRIDGMAN).

Entsprechend dem allgemeinen Prinzip fördert der Druck in den Fällen, wo die Auflösung eines Stoffes in einem Lösungsmittel mit einer Volumenabnahme einhergeht, die Löslichkeit und umgekehrt. Er fördert die Dissoziation schwach dissoziierter Substanzen in ihre Ionen, also auch den Aktivitätsgrad schwacher Säuren und Laugen, da die Ionenbildung durch elektrische Anziehung der umgebenden Wasserdipolhüllen mit Elektrostriktion verbunden ist. Er kann daher die elektrische Leitfähigkeit von Salzlösungen vermehren. Er vergrössert, in derselben Richtung wie der Binnendruck wirkend, die Oberflächenspannung und wirkt vielleicht auf die mit einer geringfügigen Volumenkonstriktion einhergehende Quellung. Alle diese Wirkungen wären im einzelnen daraufhin zu prüfen, wieweit sie auf die physiologischen Verhältnisse anwendbar sind und eine physiologische Bedeutung haben.

Da soviele Beispiele für die Wirksamkeit des LE CHATELIERschen Prinzipes vom kleinsten Zwang vorliegen, erscheint es denkbar, das Prinzip unmittelbar auf die Kompressionsverkürzung anzuwenden. Denn der Muskel erfährt bei seiner Kontraktion, wie E. ERNST (1925) nachgewiesen hat, eine Volumenverminderung; der Druck, der das System von kleinerem Volumen begünstigt, könnte dadurch die Kontraktion fördern. In der Tat gab uns der Befund von ERNST seinerzeit den Anstoss, die älteren Untersuchungen über die Kompressionsverkürzung (1914) zu erneuern und fortzusetzen, und die Frage, ob es sich bei den physiologischen Druckerscheinungen um primäre Druckwirkungen oder um Reizreaktionen handelt, begleitete dauernd die Untersuchung. Die Möglichkeit, die Kompressionsverkürzung als eine direkte Folge der Volumenverminderung anzusehen, wurde seinerzeit abgelehnt (Diskussionsbemerkung von v. MURALT) durch den Hinweis auf die quantitativ verschiedene Grössenordnung. Bei der Einzelzuckung beträgt die Volumenabnahme im Mittel $2 \cdot 10^{-5}$ ccm pro Gramm Muskel und obgleich sie im Tetanus grösser ist, erreicht sie nur einen Betrag, der einer äusseren Kompression durch 2 Atm. entspricht. Der für eine Kompressionsverkürzung eben wirksame Druck beträgt aber 170 bis 200 Atm. (Schwellendruck), und erst mehrere 100 Atm. geben kräftige Verkürzung. Dennoch wurde die Möglichkeit weiter verfolgt durch Versuche am gespannten Kautschukfaden, der in mancher Beziehung ein gutes Kontraktionsmodell gibt und der, nach Art eines Muskels in der Druckbombe untergebracht und unter Projektion beobachtet, in der Tat bei Druck eine geringfügige Verkürzung zeigte. Hier schien eine direkte Bestätigung vorzuliegen, und erst bei länger fortgesetzten Versuchen stellte sich heraus, dass eine thermische Wirkung, die Temperaturerhöhung der Umgebungsflüssigkeit bei Druckanstieg die Ursache war. Der in Öl getauchte Kautschukfaden gab die Verkürzung, der in Wasser getauchte nicht. Die Kompression brachte nur den GOUGH-JOULE-Effekt zum Vorschein. Leider war eine kurze Bemerkung über die Kompressionsverkürzung des Kautschukfadens (E. 1935), die später korrigiert wurde (E. 1938) der Anlass, dass WÖHLISCH (1940) diese Erklärungsmöglichkeit mit ausführlicher physikalisch-mathematischer Begründung erörterte und bejahen zu können glaubte, ohne freilich die experimentell festgestellten Einzelheiten der Kompressionsverkürzung, die gleichzeitig stattfindenden chemischen Vorgänge, den Einfluss der Druckdauer, die bei gleichbleibendem Druck zunehmenden oder abnehmenden Verkürzungsgrade, die Beziehung zu anderen Kontrakturformen und zur idiomuskulären Verkürzung, die unspezifische Natur der Druckwirkung, das Verhalten des glatten Muskels zu berücksichtigen, die in ihrer Gesamtheit zu einer Ablehnung der rein mechanischen Deutung zwingen (vgl. S. 103). Noch weniger lässt sich die Deutung auf die Druckbeeinflussung einer elektrisch ausgelösten Zuckung, die schon im Latenzstadium der Zuckung erfolgt (BROWN), oder auf die mannigfaltigen Druckeinflüsse an anderen Geweben und Organen anwenden. Es bleiben aber zwei Möglichkeiten bestehen, mit denen die mechanische Volumenänderung in das Getriebe des lebenden Systems eingreifen und den Anlass zu einer Störung geben kann. Obgleich der allseitig komprimierende Druck im ganzen keine Gestaltänderung und Deformation schafft, könnte er Strukturen, die aus ungleich komprimierbaren Bestandteilen zusammengesetzt sind, verschieben und zerstören und namentlich mechanisch anisotrope Strukturen, die, wie es bei Krystallen der Fall ist, in ihrer Längsachse anders als in der Querachse komprimierbar sind, beeinflussen. Die Möglichkeit muss offengelassen werden. Die zweite Möglichkeit bezieht sich auf die Beeinflussung chemischer Reaktionen, die in der Zelle ablaufen und mit Volumenverminderung einhergehen.

Die Annahme einer Quellung und Wasseraufnahme, die REGNARD als primäre Druckwirkung zugrunde legte, wurde widerlegt durch CHLOPIN und TAMMANN (1903), nach deren Versuchen an Gelatine der Druck die Quellung vermindert und der Druckeinfluss auf die Quellung eines im Quellungsgleichgewicht befindlichen Stoffes nur geringfügig sein kann, durch Versuche von E. an Muskeln, die in eine dünne Gummihülle eingeschlossen, in Öl statt in Wasser gedrückt und in ihrem Gewicht beobachtet wurden, und durch die Gewichtsbestimmungen von FONTAINE und ENDERS, durch die sich eine in Salzlösung eintretende Gewichtszunahme an gedrückten ebenso wie an einem in Tetanus versetzten Muskel auf die durch den Zersetzungsstoffwechsel bewirkte Zunahme des osmotischen Druckes zurückführen liess, so dass sie nur ein Symptom und nicht die Ursache der Veränderung ist.

Dass eine Vergrösserung der Oberflächenspannung durch Druck keine physikalische Erklärung der häufig an Zellen zu beobachtenden Abkugelungsreaktion geben kann, wurde am Beispiel der roten Blutkörperchen und Amöben gezeigt, die bei hohem Druck mit Verkleinerung der Oberfläche, bei mittlerem Druck aber mit Vergrösserung der Oberfläche reagieren. Der Druckeinfluss auf den Dissoziationsgrad kann sehr wohl von physiologischer Bedeutung sein. Starke Elektrolyte sind bei Konzentrationen unter 0,5 n ohnehin so gut wie vollständig dissoziiert, für schwache Elektrolyte dagegen ($K = 0{,}00001$) wird der Dissoziationsgrad bei Konzentrationen oberhalb 0,001 n um 11% für 500 Atm. gesteigert. Dadurch werden die schwächsten Säuren und Basen den stärksten Säuren und Basen ähnlicher. Im Innern der Zelle kommen solche schwachen Elektrolyte vor, so Kohlensäure, Milchsäure, Monocarbonate und

Monophosphate als schwache Säure, ferner die amphoter reagierenden aber mehr sauren Eiweisse und die Bicarbonate und Biphosphate als schwache Alkalien, davon besonders die Eiweisse und Phosphate in Konzentrationen oberhalb 0,001 n. Wie freilich in dem zusammengesetzten System der Gleichgewichtszustand verschoben und ob durch den Druck die Wasserstoffionenkonzentration verändert wird, lässt sich schwer übersehen. Es finden sich noch manche andere Druckwirkungen, so auf die Dielektrizitätskonstante, die optische Dichte und den Brechungsindex und auf die elektromotorische Kraft galvanischer Ketten, die vielleicht nicht gleichgültig für die Lebensvorgänge sind. Eigene Untersuchungen über das Verhalten von Ruheströmen und Membranpotentialen unter Druck führten trotz mehrfacher Inangriffnahme infolge technischer Schwierigkeiten zu keinem sicheren Ergebnis. Es ist zu hoffen, dass von seiten der Physik und Chemie, wenn erst die Aufmerksamkeit auf die biologisch so mannigfaltigen Druckwirkungen gelenkt ist und wenn die Druckmethode allgemeineren Eingang und Verwendung gefunden hat, noch manche Aufklärung kommen wird. Das gilt besonders für den Druckeinfluss auf chemische Reaktionen in Flüssigkeiten, wofür bisher einige, kurz anzuführende Ansätze vorliegen.

Die erste Untersuchung von Roentgen (1892), der die Inversion von Rohrzuckerlösung durch Salzsäure bei einem Druck von 500 Atm. verlangsamt fand, wurde in der Folgezeit bestätigt und erweitert (Rothmund 1896, Stern 1896, Cohen und de Boer 1913, Cohen und Kaiser 1914/15). Die Abnahme der Inversionsgeschwindigkeit beträgt nach Rothmund 5 %, nach Cohen und de Boer 8 % für 500 Atm., gilt aber nur, wenn der hydrolysierende Katalysator Salzsäure, Schwefelsäure oder Oxalsäure ist, während der Druck die Inversionsgeschwindigkeit vermehrt, wenn die Hydrolyse durch Phosphorsäure und Essigsäure herbeigeführt wird (Stern), deren Stärkegrad gleichzeitig durch den Druck erhöht ist. Im allgemeinen wird die hydrolytische Spaltung und Verseifungsgeschwindigkeit durch Druck gefördert, so für die Verseifung von Methyl- und Acethylacetat durch verdünnte Salzsäure oder Natronlauge um 20—37 % (Rothmund, Cohen und Kaiser) bei 500 Atm., in einem Fall, bei der Verseifung von Bornylacetat in einer 19 % igen Lösung von Propylalkohol, sogar um das 4,5fache bei 1500 Atm. Verschiedene allotrope und polymorphe Umwandlungen werden durch den Druck beeinflusst (Tammann), so bei Schwefel, Ammoniumnitrat, Jodquecksilber, Jodsilber, Phenol, Jodmethylen ebenso wie bei den Eismodifikationen. Vom thermodynamischen Standpunkt des Le Chatelierschen Grundsatzes gesehen, erscheinen diejenigen organisch-chemischen Reaktionen bedeutsam, die im Organismus vorkommen können und mit Volumenkontraktion verbunden sind. Eine Reihe solcher Reaktionen haben Meyerhof und Moehle (1933) und H. Hartmann (1934) im Anschluss an den von Ernst erhobenen und von ihnen genauer untersuchten Befund der die Muskelkontraktion begleitenden Volumenabnahme zusammengestellt. Dazu gehören die Inversion des Rohrzuckers mit einer Volumenkontraktion von etwa 6 ccm pro Mol (GALEOTTI), andere Kohlehydrathydrolysen und hydrolytische Eiweissspaltungen (RONA und Mitarbeiter), die Spaltung von Adenylpyrophosphat und von Kreatinphosphorsäure. Bei der letzteren gibt die Spaltung von einem Mol durch Enzym bei p_H 7 eine Volumenkontraktion von —14 ccm, durch Säure bei p_H 1 eine Volumendilatation von fast +7 ccm. Die Milchsäurebildung, in gepufferter Lösung aus Glykogen, Hexosediphosphorsäure und Hexosemonophosphorsäure, geht mit Dilatation von etwa 24 ccm pro Mol Milchsäure einher. Entsprechend finden MEYERHOF und MOEHLE bei der ohne Milchsäurebildung geschehenden Jodessigsäurestarre des Muskels eine Volumenabnahme, bei der mit Milchsäurebildung verbundenen Coffeinstarre eine Volumenzunahme. [Die Kompressionsstarre geht, wie gezeigt (S. 105) mit reichlicher Milchsäurebildung einher.) Dass der Druck diese Reaktionen die zu Volumenabnahme führen, begünstigt, ist denkbar, aber unseres Wissens noch nicht im einzelnen experimentell untersucht. Jedenfalls ist der Gesichtspunkt der Volumenänderung für sich allein noch nicht ausreichend, wie CONANT (1930) in verschiedenen Fällen festgestellt hat. Von den beiden Isomeren der Formel $C_4H_4O_4$, Fumarsäure und Maleinsäure, hat die Maleinsäure ein 2,8% kleineres Volumen, dennoch bewirkt der Druck keine Umwandlung von Fumarsäure in Maleinsäure. FAWCETT und GIBSON fassen ihre Befunde, die sich auf 50 verschiedene Reaktionen unter Drucken bis 3000 Atm. beziehen, dahin zusammen, dass alle Reaktionen, die bei Atmosphärendruck langsam verlaufen, unter höherem Druck beschleunigt werden, dass dagegen die Reaktionen, die bei Atmosphärendruck und ohne Katalysator nicht ablaufen, auch durch Drucke bis 3000 Atm. nicht erzielt werden. Der Druck kann also für sich allein einen fehlenden Katalysator nicht ersetzen. Besonders deutlich ist der Einfluss des Druckes auf Kondensationen und Polymerisationen. Zwar in mehreren Fällen, wie bei Phenol in Formaldehydlösung, bleibt der Druck ohne Wirkung, dagegen Isopren, Dimethylbutadien, Styrol und Indol werden teilweise polymerisiert. Die Polymerisation von Isopren zu durchscheinendem festem Kautschuk erfolgte bei einem Druck von 6000 Atm. 48 Stunden zu 10%, bei 20000 Atm. 3 Stunden zu 70% und bei 12000 Atm. 50 Stunden praktisch vollständig (BRIDGMAN und CONANT). Auch TAMMANN hat die Isoprenpolymerisation bei Drucken bis 3000 verfolgt. Acetaldehyd, das bei 40° und 9000 Atm. bis 100 Stunden unverändert bleibt, polymerisiert bei 150° und 3000 Atm. innerhalb 16 Stunden zu einer viskösen, stark nach Krotonaldehyd riechenden wasserhaltigen Flüssigkeit, indem wahrscheinlich erst Krotonaldehyd kondensiert und dieses dann weiter polymerisiert (FAWCETT und GIBSON). Akrylaldehyd polymerisiert leicht unter Druck zu einer weisslichen etwas plastischen festen

Temperatur in Grad	Druck in Atm.	Polymerisation in %
70	1	0
70	3000	20,2
110	1	3,6
110	3000	87

Substanz. Die innerhalb 16 Stunden erreichte Ausbeute gibt vorstehende Zahlen (FAWCETT und GIBSON).

Die Anwesenheit eines Stabilisators (Hydrochinon) verzögert diese Druckpolymerisation, ohne sie gänzlich verhindern zu können. Eine reversible unbeständige Umwandlung erfährt das n- und iso-Butaldehyd, das, nach BRIDGMAN und CONANT, durch 12000 Atm. 40 Stunden zu einer weichen wachsartigen Masse wird und sich beim Stehen unter gewöhnlichem Druck langsam wieder in die ursprüngliche Flüssigkeit zurückverwandelt.

Vielleicht dürfen diese Befunde in Beziehung gesetzt werden zu der schon mehrfach erwähnten Druckverfestigung oder Druckgerinnung des Eiweisses (BRIDGMAN 1914) oder vielmehr der Globuline (BASSET, MACHEBOEUF und SANDOR 1933), durch die Hühnereiweiss in eine feste, dem gekochten Eiweiss äusserlich ähnliche Masse und Blutserum in eine Gallerte verwandelt wird. Für Serum, das in dünne Kautschuksäckchen eingeschlossen, für 30 Min. dem Druck ausgesetzt wird, geben BASSET, MACHEBOEUF und SANDOR die folgende Beobachtung:

Tabelle 17.

Druck in Atm. . . .	3000	5000	7000	9000	11000	13000
Aussehen des Serums nach dem Druck .	klar	leicht opalescent	opalescent	viskös opalescent	viskös opalescent	vollständige Gelbildung

Auch der Einfluss der Druckdauer kommt zur Geltung. Ungefähr der gleiche Druckerfolg kommt zustande durch 14 Stunden 5000 Atm., 30 Min. 6000 Atm. und 4 Min. 9000 Atm. Blut wird durch 6 Stunden 3500 Atm. oder $3^1/_2$ Stunden 13000 Atm. unter Auflösung der Blutkörperchen in eine rötlichbraune gummiartig gallertige Masse verwandelt (DOW und MATTHEWS 1939) und auch Hämoglobinlösungen werden unvollkommen koaguliert und ausgeflockt, so dass sie ähnlich aussehen wie nach Behandlung mit Alkohol oder Äther. Die Eiweisse werden „denaturiert" und unlöslich gemacht, womit freilich über die Art der Umwandlung noch wenig gesagt ist. Während DOW und MATTHEWS bei dem Denaturierungsvorgang an eine Spaltung von Polypeptidbindungen denken, weisen BASSET und MACHEBOEUF nach, dass die Ausflockung, die in der Nähe des isoelektrischen Punktes am vollständigsten ist, das Pufferungsvermögen unverändert lässt, und halten die Änderung für mehr physikalischer Art. Ebenso diskutierbar wie eine Spaltung ist die Anlagerung und Assoziation zu grösseren wasserunlöslichen Molekülen, nachdem die bisher vorliegenden experimentellen Erfahrungen einen Druckeinfluss einerseits in Richtung der hydrolytischen Spaltung, andererseits in Richtung der Polymerisation ergeben haben. Hier ist wohl von den neueren Fortschritten der Eiweissstrukturchemie, die durch die Röntgenmethode (ASTBURY) erzielt sind, eine weitere Klärung zu erhoffen.

Die theoretischen Voraussetzungen, von denen die Richtung des Druckeinflusses abhängig ist, haben MOESVELD und DE MEESTER (1928) und FAWCETT und GIBSON erörtert. Der Druck, der das Volumen vermindert, steigert die Zahl der Moleküle in der Volumeneinheit, die Konzentration und damit auch die Kollisionshäufigkeit der sich begegnenden Moleküle. Der Einfluss ist bei den Flüssigkeiten entsprechend ihrer geringen Komprimierbarkeit klein, wird aber dadurch grösser, dass bei ihnen die Entfernung zwischen den Molekülen ohnehin gering ist, so dass schon eine geringe Herabsetzung der durchschnittlichen Entfernung eine grössere Zahl von Molekülen in ihren gegenseitigen Wirkungsbereich bringt. Ausserdem führt der Druck vielleicht zu einem Gewinn an potentieller Energie und vermehrt die Zahl der aktivierten Moleküle, die mit dem erforderlichen Energieminimum an der Reaktion teilnehmen können. Schliesslich deformiert der Druck auch die Moleküle selbst oder das sie umgebende elektrostatische Feld, so dass sie eine Polarität oder stärkere Polarität erhalten, was die optischen Indices, die Dielektrizitätskonstante, aber auch die Reaktionsbereitschaft beeinflusst. Alle diese Einflüsse würden die Reaktionen fördern. Ihnen müssen andere verzögernde Einflüsse entgegenstehen. Eine Übertragung auf die unübersichtlichen Verhältnisse des physiologischen Stoffwechsels ist, auch wenn es schon eine Chemie der hohen Drucke wie eine Chemie der hohen Temperaturen gäbe, unmöglich. Namentlich können die mit Drucken von mehreren tausend Atm. erzielten Erfolge nicht mit den physiologisch wirksamen Drucken von wenigen hundert Atm. verglichen werden.

In einem Fall liegen die Bedingungen etwas klarer vor Augen, da sie physikalischer Art sind. Nichtvulkanisierter Kautschuk (Latex) macht während des Lagerns bei niedriger Temperatur eine spontane Umwandlung im Verlauf des „Alterns" durch, wobei die Proben lederartig, trübe, brüchig und unelastisch werden. Das Röntgendiagramm ergibt dann statt eines breiten Halo die typischen DEBYE-SCHERRER Interferenzringe. Der Kautschuk ist langsam „gefroren" und krystallisiert. THIESSEN und KIRSCH (1938) fanden, dass durch Drucke von 10—30 Atm. das Krystallisieren begünstigt, die Unterkühlungstemperatur und der Schmelzpunkt heraufgesetzt wird; die Krystallisation tritt dann auch bei Temperaturen, z. B. 10^0 und 25 Atm. ein, wo sie spontan nicht mehr zustande kommt. Hiernach scheint der Druck in seiner Wirkung einer Temperaturerniedrigung vergleichbar. Bei der Keimbildung, die der Krystallisation vorausgeht, ist das Zusammentreten mehrerer Elementarteilchen in ganz bestimmter Ordnung die Vorbedingung. Die Teilchen müssen sich begegnen, zugleich darf ihre Berührung oder ihr Zusammenprall bei der Molekularbewegung nicht zu flüchtig und zu heftig sein, so dass sich die Attraktions- oder Kohäsionskräfte auswirken können und die Teilchen aneinander haften bleiben, und die Berührung muss zu einer bestimmten sterischen Konfiguration führen. Auch die unspezifische Oberflächenkatalyse schafft durch Adsorption für die in ihrer BROWNschen Bewegung gehemmten, angereicherten und dichter gelagerten Moleküle günstigere Vorbedingungen zur Keimbildung. So wie niedrige Temperatur und Adsorption ist der Druck ein die Krystallisation begünstigender Faktor. Andererseits hat Dow (1939) gefunden, dass durch Aufbewahren unter hohem Druck von 8000 Atm. das spontane Altern und Krystallisieren des unvulkanisierten Gummi (smoked sheet) verhindert wird, weil, wie auch der Autor meint, durch die zu hohe Viscosität die zur Krystallisation erforderliche innere Beweglichkeit zu sehr vermindert ist. Halten wir die beiden Versuchsreihen nebeneinander, so scheint ein Druckoptimum vorzuliegen, bei dem nach der Haberschen Regel das Verhältnis von Häufungs- und Ordnungsgeschwindigkeit am günstigsten ist und bei dem die innere Beweglichkeit nicht so gross ist, dass die Berührungsdauer sich begegnender Moleküle zu kurz wird und die Ordnung sich aneinanderlagernden Aggregate immer wieder zerstört wird, und nicht so klein ist, dass die Begegnungs-Berührungsmöglichkeiten zu gering sind. In dem angeführten Fall ist verständlich, wie ein und dasselbe Agens je nach der Intensität im positiven oder negativem Sinne wirken kann. Zugleich lenkt das Beispiel die Aufmerksamkeit auf jene Druckwirkung, die wohl am stärksten ausgeprägt ist und die als letzte noch etwas genauer verfolgt werden soll, weil von ihr aus eine zusammenfassende Übersicht über die physiologischen Druckwirkungen möglich scheint; das ist die Wirkung auf die Viscosität.

3. Druckbeeinflussung der Viscosität.

Die Fundamentaltatsache der Druckkoagulation von Eiweiss, so wenig sie noch in ihren Vorstufen und in ihrem Zustandekommen aufgeklärt ist, begründet, dass jenseits von Drucken, die die Globuline ausfällen (7000 Atm.), das Leben aufhört. In dem verhältnismässig niedrigen Druckbereich der physiologisch wichtigen Wirkungen — die ersten Wirkungen kommen, worauf besonders die amerikanischen Autoren mit ihren Herz- und Muskeluntersuchungen hingewiesen haben, schon zwischen 20 und 100 Atm. zum Vorschein — versagt die Erklärung; es könnte höchstens vorübergehend eine schwache Wirkung auftreten und sich etwa in Aggregation und Teilchenvergrösserung der kolloidalen Lösung und Zunahme der Viscosität andeuten. Eine druckbewirkte „Viscositätserhöhung des Protoplasmas" als Grundwirkung wurde von Fontaine unter Hinweis auf die Versuche von Bridgman zur Erklärung der durch Druck sistierten Protoplasmaströmung an Pflanzenzellen erörtert und von Cattel und Edwards für den Muskel angenommen. Unsere Untersuchungen stellten im Gegenteil eine Auflockerung und Verflüssigung des Zellinhaltes als eine wenn auch sekundäre Folge der Druckwirkung fest. Um so wichtiger ist es, die zutreffenden Daten für die Viscositätsverhältnisse herbeizuschaffen. Denn bei der Feinheit der viscosimetrischen Methoden, die in dem weiten Bereich zwischen dem zähflüssigen Glycerin und den leichtflüssigen Gasen die Messung erlauben, sind auch kleine Viscositätsänderungen feststellbar.

Von physikalischer Seite liegen eine Anzahl von Viscositätsmessungen unter Druck an Wasser (Roentgen, Warburg und Sachs), Salzlösungen (Hauser), Alkohol, Äther, Paraffin, Terpentinöl, Schmieröl (Cohen, Hyde, Faust) vor, und zuletzt hat besonders Bridgman in systematischen Versuchsreihen die Kenntnisse erweitert und 43 reine Flüssigkeiten in dem Druckbereich bis 12000 Atm. untersucht. Es ergibt sich, dass bei sämtlichen Flüssigkeiten der Druck die Viscosität steigert, wie es molekularkinetisch als natürliche Folge der grösseren Molekülannäherung gut vorstellbar ist, mit der einen Ausnahme des Wassers, dessen Viscosität erst unter bestimmten Bedingungen von Salzgehalt und Temperatur und von einer bestimmten Druckhöhe an der allgemeinen Gesetzmässigkeit folgt, in dem physiologisch wichtigen Druckbereich unterhalb 2000 Atm. aber ein wenig herabgesetzt wird. Die Viscositätszunahme, die bei vielen Flüssigkeiten die gröbste Druckwirkung ist, sich mit der Druckzunahme in geometrischer Proportion steigert und früher oder später bis zur Verfestigung führt. — ein Druck von 3000 Atm. erhöht den Schmelzpunkt der meisten Substanzen um 40—80° — lässt sich daher auf die Verhältnisse in der lebenden Zelle mit ihren 80% Wassergehalt nicht ohne weiteres übertragen, so dass eine genauere Analyse erforderlich ist.

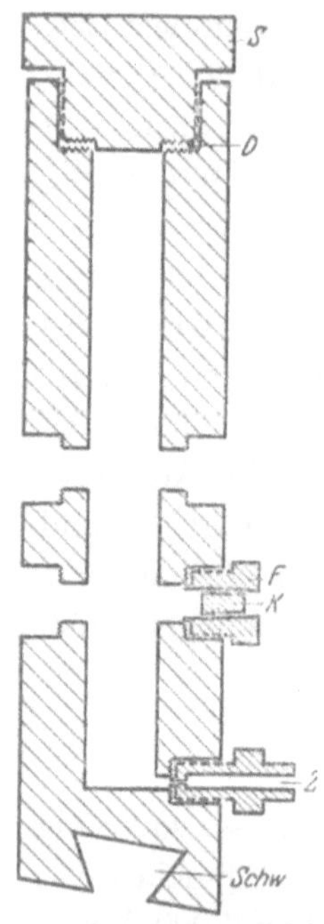

Abb. 72. Viscosimeterbombe, 1/4 natürl. Größe. *Schw* Schwalbenschwanz, *Z* Druckzuleitung, *F* Fensterfassung, *K* Glaskonus, *D* Dichtungsscheibe aus Leder oder Kupfer, *S* Schraubverschluß. (E. und Haubrich.)

An Stelle der älteren Untersuchungsmethoden, die die Ausflussgeschwindigkeit aus capillaren Röhren als Mass der Viscosität benutzten und nach jeder einzelnen Bestimmung ein Aufschrauben der Druckbombe und Neujustieren erforderten, setzten die neueren Untersucher (Hyde) eine Vorrichtung, die das Kippen der Druckbombe um 180° und dadurch beliebig wiederholbare Messungen ermöglichten, und liessen eine stählerne Fallkugel in einer schräg gestellten Röhre an der Wand entlang rollen (Hersey und Shore) oder einen zylindrischen Hohlkörper senkrecht durch die Flüssigkeit fallen (Bridgman), wobei die Unterbrechung und Schliessung eines elektrischen Kontaktes die Fallzeit als relatives Mass der Viscosität registrierte. Nach dem gleichen Prinzip arbeitet das neuerdings eingeführte Höppler-Viscosimeter (1933), bei dem in einem genau kalibrierten und geschliffenem Glasrohr von konstantem Neigungswinkel eine Glas- oder Stahlkugel unter Führung an der Wand entlang rollt und fällt. Die Fallgeschwindigkeit ist nach dem Stokesschen Gesetz vom Durchmesser der Kugel, vom Unterschied der spezifischen Gewichte und von der Viscosität abhängig, aber auch nach dem Hagen-Poiseuilleschen Gesetz von der Weite des Spaltes zwischen Kugel und Röhrenwand, durch den hindurch die verdrängte Flüssigkeit ausweicht; sie ist daher durch Auswechseln der Fallkugel für einen weiten Viscositätsbereich variierbar und wird, nachdem die Kugel durch Kippen des Apparates in Gang gesetzt und die Geschwindigkeit konstant geworden ist, in einer zwischen zwei Marken festgelegten Fallstrecke durch Stoppuhr abgelesen. Es gelang uns (E., HASENBRING und REMBERG), die Methode für die Druckmessung verwendbar zu machen mit Hilfe einer besonders langen (24 cm) Druckbombe, die im Markenabstand (5 cm) zwei Paar gegenüberstehender Glasfenster trägt und das im Stativ befestigte Fallrohr aufnimmt (Abb. 72). Die Modifikation war notwendig, weil die BRIDGMANsche Methode nur für elektrisch nichtleitende Flüssigkeiten anwendbar war und es für die physiologischen Zwecke auf die elektrischleitenden Lösungen und Gemische ankam, und ermöglichte, wenn auch im beschränkten Bereich bis 800 Atm., die Viscosität statt im relativen Mass in Centipoise zu bestimmen.

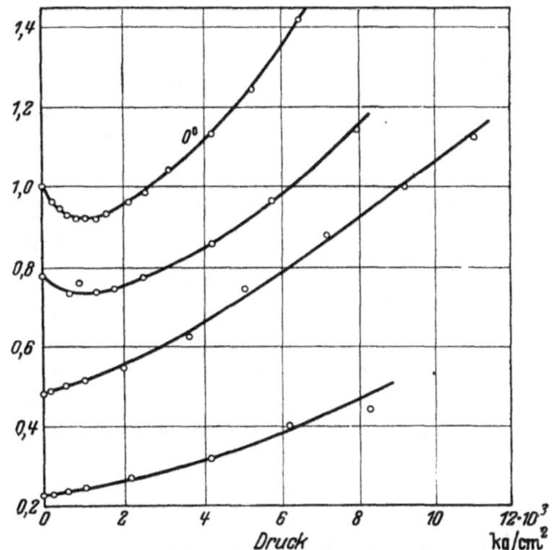

Abb. 73. Viscositätsänderung des Wassers durch Druck bei verschiedenen Temperaturen; von oben nach unten: 0°, 10,3°, 30° und 75°. (BRIDGMAN.)

Das Verhalten des Wassers wird durch nebenstehende Abb. 73 veranschaulicht. Das bei 0° ausgeprägte Minimum der Viscosität, die durch den Druck von 1000 Atm. um etwa 8% herabgesetzt wird, flacht sich bei höheren Temperaturen ab und ist schon bei 30° verschwunden. Im Bereich bis 2000 Atm. finden sich weder starke Viscositätssenkungen noch -steigerungen. Überhaupt ist für Wasser der Druckeffekt im Vergleich zu anderen Flüssigkeiten gering, nur bei Quecksilber noch geringer und wird vom thermischen Effekt erheblich übertroffen. Auch durch Salzzusatz wird das Minimum abgeflacht oder beseitigt (HAUSER). So sahen wir z. B. bei 20° C und 800 Atm. für destilliertes Wasser eine Viscositätsabnahme von 2%, für RINGER-Lösung eine Viscositätszunahme von 1,6%. Für die organischen Flüssigkeiten verläuft die Kurve für die unteren 3000 Atm. einigermassen geradlinig, danach aber mit einer starken gegen die Abszissenachse konvexen Krümmung. Aus den ausführlichen Zahlenangaben BRIDGMANs ist nachstehende kurze Übersichtstabelle für den untersten Druckbereich zusammengestellt. Schon bei 1000 Atm. ist die Viscosität in vielen Fällen auf über das Doppelte des Anfangswertes gesteigert.

In den eigenen Versuchen an Gelatinelösungen, Hühnereiweiss, Milch, Blut und Serum fanden wir (E. und HAUBRICH) nur ganz geringfügige Viscositätsänderungen durch Druck. Die erwartete Viscositätssteigerung blieb aus. Bei Gelatinelösungen und Eiereiweiss entstanden durch den Kugelfall selbst Störungen, da eine längere Zeit stillgestellte Lösung, eine etwas grössere Fallzeit und Viscosität gab als eine Lösung, die durch den Messvorgang durcheinander gerührt war, so dass die Viscosität im Verlauf mehrerer rasch aufeinanderfolgender Messungen abnahm. Die wenige Prozent betragende

Tabelle 18. Druckabhängigkeit einiger organischer Flüssigkeiten. (Nach Bridgman.)

Untersuchte Substanz	Viscosität bei 0 Atm. und 30°	$\frac{\eta_{1000}}{\eta_0} \cdot 100$	Untersuchte Substanz	Viscosität bei 0 Atm. und 30°	$\frac{\eta_{1000}}{\eta_0} \cdot 100$
n-Pentan	0,22	207	Chloroform	0,25	163
n-Hexan	0,296	215	Aceton	0,29	168
n-Octan	0,48	212	Glycerin	380	182
i-Pentan	0,198	221	Äther	0,21	211
Methylalkohol	0,52	147	Toluol	0,52	188
Äthylalkohol	1,0	159	m-Xylol	0,55	195
n-Propylalkohol	1,78	192	Benzol	0,57	222
n-Butylalkohol	2,24	210	Anilin	3,19	238
n-Amylalkohol	etwa 4	220	Eugenol	—	348
i-Propylalkohol	1,76	221			
i-Butylalkohol	2,86	244			
i-Amylalkohol	etwa 4,3	243			

Störung war grösser als ein etwa vorhandener Druckeinfluss und deutet auf eine Art Thixotropie, die durch die mechanische Erschütterung die in der Lösung gebildeten Strukturen oder Aggregate mit Verschiebungselastizität zerstört. Jedenfalls wird durch diese Versuche die Zurückführung der an lebenden Zellen vorkommenden druckbewirkten Konsistenzänderungen auf einen primären, das Protoplasma und seine Eiweisse treffenden Viscositätseinfluss des Druckes ausgeschlossen.

In der folgenden Tabelle sind einige Zahlenwerte unserer auf Eiweisse, Kohlehydrate und Fette gerichteten Untersuchungen enthalten. Wie sich zeigt, ist der Druckeffekt für Kuhmilch und andere Eiweisslösungen und ebenso für Lösungen von Mono- und Disacchariden geringfügig, sehr gross dagegen für alle Öle, gleichgültig ob es sich um aromatische oder aliphatische, flüchtige oder zähflüssige Öle handelt. Wo, wie bei Eigelb und Fischleim, der Druckeinfluss grösser ist, liegt ebenfalls eine Beimengung von Fett oder Lipoiden vor. Die Unterschiede sind so auffällig, dass sie einer näheren Erörterung bedürfen.

Für das Verhalten des Wassers geht die Deutung auf die schon von Röntgen (1892) gegebene Erklärung zurück, dass das Wasser ein Gemisch von Molekülen verschiedener Grösse ist. Von ihnen nehmen die am meisten assoziierten oder polymerisierten Moleküle, die Trihydrole — nach Röntgen die Eismoleküle — ein grösseres Volumen ein als die enger aneinander gelagerten, dichter gepackten Dihydrol- und Hydrol- (Dampf-) Moleküle. Obgleich die Abnahme der Temperatur bei Wasser wie bei allen anderen Flüssigkeiten durch Verminderung der Wärmebewegung unter Dichtezunahme das Volumen vermindert, wird dieser Einfluss verdeckt und schliesslich bei Annäherung an den

Tabelle 19. Druckabhängigkeit von organischen Lösungen und Fetten. (E. und HAUBRICH.)

Nr.	Untersuchte Flüssigkeit	η_0 in c_p	η_{800} in c_p	$\frac{\eta_{800}}{\eta_0} \cdot 100$
1	Kuhmilch	2,27	2,53	111
2	Eigelb	465	738	160
3	Fischleim	1333	1778	133
4	5% Glucose	1,276	1,253	98
5	n-Glucoselösung	1,088	1,733	103
6	2 n-Glucoselösung	3,49	3,76	108
7	5% Rohrzucker	1,229	1,261	103
8	n-Rohrzuckerlösung	3,39	3,75	111
9	2 n-Rohrzuckerlösung	27,0	29,9	111
10	Gesättigte Rohrzuckerlösung	51,5	62,0	120
11	2,5% Glykogen	1,560	1,612	103
12	5% Glykogen	2,229	2,428	109
13	10% Glykogen	4,194	4,648	111
14	Gesättigtes Glykogen	71,2	224,0	316
15	2,5% lösliche Stärke	1,46	1,53	105
16	2,5% Dextrin	1,803	1,935	108
17	2,5% Stärke	29,19	66,5	228
18	Honig	3473	7880	227
19	Erdnussöl	79,43	228,3	288
20	Lebertran	53,88	156,6	291
21	Olivenöl	83,51	264,7	317
22	Ricinusöl	1016	3238	318
23	Pfefferminzöl	4,65	15,61	336
24	Paraffin Liqu.	16,5	79,2	480

Gefrierpunkt überkompensiert durch das Überwiegen der schlechter und sperriger zu verpackenden Trihydrole (Dichtemaximum bei 4°). Der Druck, der auch das Dichtemaximum zu niedrigeren Temperaturen verschiebt und das System kleineren Volumens begünstigt, verwandelt die Trihydrole in die kleineren, leichter beweglichen, verschieblichen, sich gegenseitig weniger störenden Wassermoleküle, und dieser viscositätserniedrigende Effekt wirkt dem einfachen, immer vorhandenen viscositätssteigernden Effekt der Raumbeschränkung entgegen, solange noch genügend Trihydrole vorhanden sind. Ist ihre Zahl vermindert, was durch den Druck selbst (> 1200 Atm.), durch Zusatz gelöster Substanzen unter Dichtezunahme, Hydration und Elektrostriktion oder durch die Temperatur (30°) geschehen kann, so kommt der einfache Effekt zum Vorschein.

Der Einfluss, den Molekülgrösse und Molekülgestalt auf die Viscosität ausüben, kommt in dem bekannten Beispiel der homologen Kohlenwasserstoffreihe zum Ausdruck, deren Viscosität von der Leichtflüchtigkeit des Petroläthers bis zur festen Konsistenz schwer schmelzender Paraffine variiert und spiegelt sich in ihrer Druckbeeinflussbarkeit, wie die BRIDGMANsche Tabelle an der Paraffin- und der Alkoholreihe zeigt. Hier drückt sich der reine Einfluss der Molekülgestalt in der höheren Viscosität und Druckabhängigkeit der verzweigten Isomere aus. Mit wachsender Kettenlänge nimmt der Wirkungsbereich und die Kollisionsmöglichkeit der in Molekularbewegung, Rotation und inneren Schwingungen begriffenen Teilchen immer mehr zu. Wo die grossen Moleküle in wässeriger Lösung auf allen Seiten von den kleinen leicht ausweichenden Wassermolekülen umgeben sind, behindern sie sich gegenseitig weniger und erst bei höheren Konzentrationen begegnen sie sich häufiger und macht sich der kollisionssteigernde Einfluss der raumbeschränkenden Kompression bemerkbar. Wo aber die Moleküle nur von ihresgleichen umgeben sind, wie es bei den Ölen der Fall ist, kommt die Viscositätszunahme der druckbewirkten gegenseitigen Annäherung deutlicher zum Vorschein. Wenn über die allgemeine molekularkinetisch begründete Anschauung von der Viscosität auch wohl Übereinstimmung besteht — BRIDGMAN spricht von einem „interlocking effect" der Kompression, ANDRADE von einem zeitweiligen Zusammenfrieren der Flüssigkeitsmoleküle zu grösseren, nahezu krystallinen Aggregaten — so steht doch noch in vielen Einzelheiten die Erklärung aus, etwa für die in den Tabellen gezeigte fehlende Übereinstimmung von Anfangsviscosität und Druckeffekt beim Glycerin oder bei den freilich nur nach ihrem physikalischen Verhalten von Durchsichtigkeit, Löslichkeit, Gewicht, Leitfähigkeit unter einem Sammelnamen zusammengefassten Ölen. Es scheint, dass ein Zusammenhang besteht zwischen dem Temperatureinfluss und dem Druckeinfluss auf die Viscosität. Beide sind für Fette und Öle viel grösser als für wässerige Lösungen und Glycerin, wie es von den Schmierölen bekannt und von technischer Bedeutung ist. Sowohl Temperaturabnahme wie Druckzunahme bewirken eine grössere Annäherung der Moleküle und Volumenverminderung der Flüssigkeit und können intermolekulare Anziehungskräfte zur Wirksamkeit bringen. Im einen Fall ist die Molekularbewegung verlangsamt, im anderen nur indirekt behindert. Die Sonderstellung

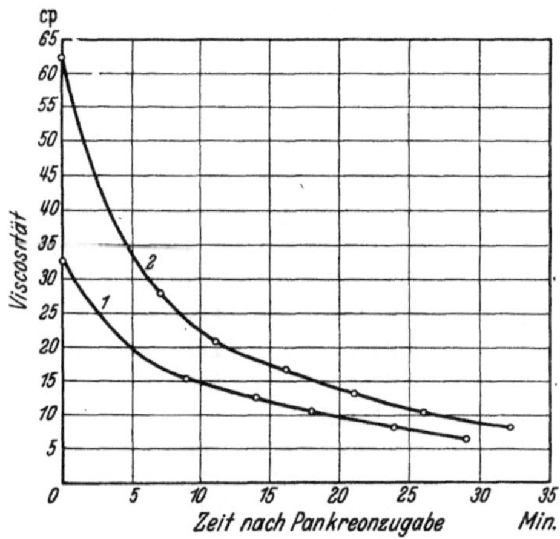

Abb. 74. Viscositätsänderung einer in fermentativer Spaltung begriffenen 2,5 %igen Stärkelösung unter gewöhnlichem Druck (1) und unter 800 Atm. (2). (E. und HAUBRICH.)

der Fette und Öle und damit auch der fettähnlichen Lipoide ist aber zweifelfrei erwiesen.

Für den Einfluss der Molekülgestalt, auf den STAUDINGER in seinen Viscositätsmessungen wiederholt hingewiesen hat, gibt der Vergleich von Glykogen und Stärke (Nr. 11—17 der Tabelle 19) ein charakteristisches Beispiel. Glykogen sowohl wie Stärke sind hochpolymere Riesenmoleküle und haben ungefähr gleiches Molekulargewicht, das Glykogen wird aber nach STAUDINGER und HUSEMANN als ein Kugelmolekül und Sphärokolloid, die Stärke als ein nach den Seiten verzweigtes Molekül angesehen, womit der Druckeffekt in Übereinstimmung steht. Bei der fermentativen Spaltung der Stärke geht die starke Druckbeeinflussbarkeit verloren, wie die beistehende Kurve zeigt (Abb. 74). In dem Versuche war die nach Pankreonzusatz abnehmende Viscosität einer Stärkelösung im Viscosimeter der Druckbombe abwechselnd bei gewöhnlichem Druck und bei 800 Atm. gemessen. Umgekehrt geht die Polymerisation mit einer Zunahme der Viscosität und zugleich des Druckeffektes einher.

Tabelle 20. Verhalten des in Polymerisation begriffenen Monostyrols im Viscositätsdruckversuch. (E. und HAUBRICH.)

η_0 in c_p	η_{800} in c_p	$\frac{\eta_{800}}{\eta_0} \cdot 100$
1,310	2,225	169
32,20	60,72	188
118,3	236,6	200
in p	in p	
1088	2665	244

In dem Beispiel der Tabelle nahm durch Spontanpolymerisation einer Monostyrolflüssigkeit, die sich zum Schluss in ein klares Glas verwandelte, die Viscosität innerhalb von 10 Tagen von 1,3 auf 118,3 Centipoise, bei einer anderen Probe innerhalb 25 Tagen von 8 auf 1088 Poise zu, und die Kompressionsbeeinflussbarkeit der Viscosität hielt hiermit Schritt.

Druckbeeinflussung der Viscosität in der lebenden Zelle.

Nachdem die vorangehenden Untersuchungen unsere Anschauungen von der Druckbeeinflussung der Viscosität vervollständigt haben, ist die Frage, wie nun dieser Druckeffekt im Leben der Zelle zur Wirkung kommt, erneut in Angriff zu nehmen. Von den Eiweissen des Protoplasmas, die von den verhältnismässig niedrigen Drucken unbeeinflusst blieben, war der Blick auf die Fette und Lipoide gelenkt, deren Bedeutung für die lebende Zelle kaum minder gross ist. Statt das Protoplasma als Gesamtbegriff zu nehmen, ist auf die Einzelheiten der Zellstruktur, den submikroskopischen Feinbau bis in die molekularen Dimensionen einzugehen. Denn im molekularen Bau der Zelle spielen die Fette und Lipoide nicht nur als energieliefernde Betriebsmaterial, als Nähr- und Speicherstoffe sondern auch als Baustoffe eine wichtige Rolle, da sie sich in monomolekularer oder bimolekularer Schicht an Oberflächen und Grenzflächen ansammeln und zusammen mit den Eiweissen die Zel membran aufbauen. Alle Membrantheorien rechnen mit diesem Faktor. So wie bei der elektrischen Reizung die Polarisation der selektiv ionendurchlässigen Membran, bei der Narkose die Adsorption und Lösung des Narkoticums in der Lipoid- oder Eiweisslipoidmembran der Wirkung zugrunde gelegt wird, so führt der vorwiegend auf die Fette gerichtete Viscositätseinfluss des Druckes zu einer Membrantheorie der Kompressionswirkung, wie im folgenden zu zeigen versucht sei. Als Ausgangspunkt dienen die bekannten Untersuchungen von Langmuir über die Orientierung der Fettmoleküle in Grenzflächen und die Anwendung dieser Vorstellung auf den molekularen Zellbau, worüber kürzlich W. I. Schmidt in anschaulicher Übersicht berichtet hat. Im Gegensatz zu den Fadenmolekülen der Proteine und linearkolloiden Kohlehydrate, die sich an der Zelloberfläche oder an inneren Grenzflächen stets längs der Oberfläche anordnen und durch Parallelisierung in der einen Ebene, bei wirrem Verlauf in den beiden anderen Richtungen, Folien bilden können, stellen sich die Lipoidmolekeln, die einen aktiven und einen inaktiven Pol haben, senkrecht zur Fläche. Während sie an einer Grenzfläche von Wasser und Luft in pallisadenförmiger Anordnung den hydrophilen Glycerinrest dem Wasser, den hydrophoben Paraffinrest der Luft zukehren und eine unimolekulare Lamelle bilden, kommen im wässerigen Medium nur bimolekulare Schichten vor, in denen die inaktiven Pole einander zugekehrt, die aktiven Pole zum Wasser hin gerichtet sind. So kann, wie die Abb. 75 veranschaulicht, das Wassertröpfchen einer Zellvakuole gegen das Plasma oder das Plasma gegen das umgebende Wasser durch eine bimolekulare Lamelle abgegrenzt sein. Oder es lagern sich mehrere solche Lamellen übereinander, die dort, wo sich die inaktiven Pole treffen, smektische Gleitflächen und dort, wo sich die aktiven und wie bei Lecithin quellbaren Enden treffen, durch eindringendes Wasser aufzulockernde Spaltflächen haben. Die Verschieblich-

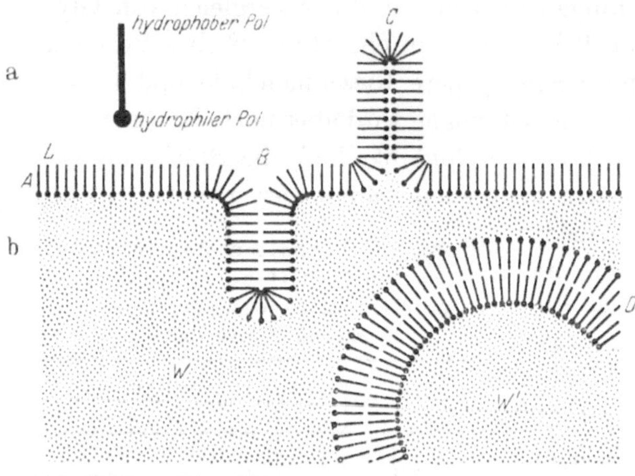

Abb. 75. Lamellärer Feinbau (Lipoide): a Schema einer Lipoidmelekel mit hydrophobem und hydrophilem Pol; b *A* unimolekulare Lamelle auf der Grenze Wasser (*W*)-Luft (*L*). *B* Bimolekulare Falte in Wasser (hydrophile Molekelprobe nach außen), *C* bimolekulare Falte in Luft (hydrophile Pole nach innen), *D* bimolekulare Lamelle einen — nur zum Teil dargestellten — Wassertropfen (*W'*) umschließend. (W. J. Schmidt.)

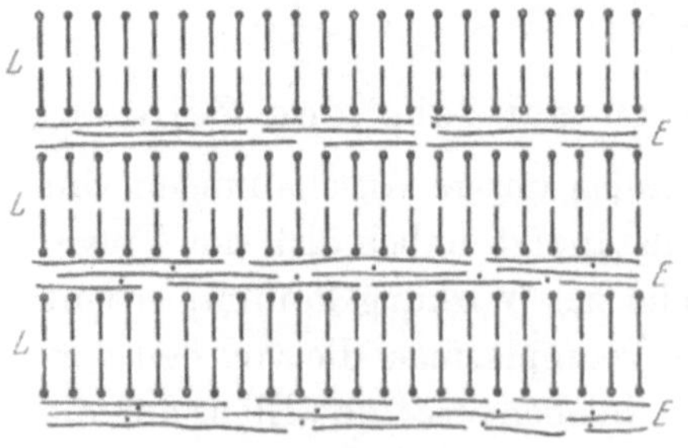

Abb. 76. Eiweißlipoidsystem: *L* Lipoidlamellen, *E* Eiweißfolien. (W. J. Schmidt.)

keit und innere Beweglichkeit dieser Lamellen ist also charakteristisch, was besonders vorhergehoben sei.

Indem sich an den Spaltflächen die flächenparallel angeordneten Eiweissmoleküle zwischenschieben, entstehen Eiweisslipoidsysteme nach Art des abgebildeten Schemas (Abb. 76), wie sie an manchen Stellen (Aussenglieder der Sehzellen, Markscheide des Nerven, Erythrocytenstroma) optisch nachgewiesen sind und wie sie ähnlich als Begrenzung von Zellen und Zelleinschlüssen für

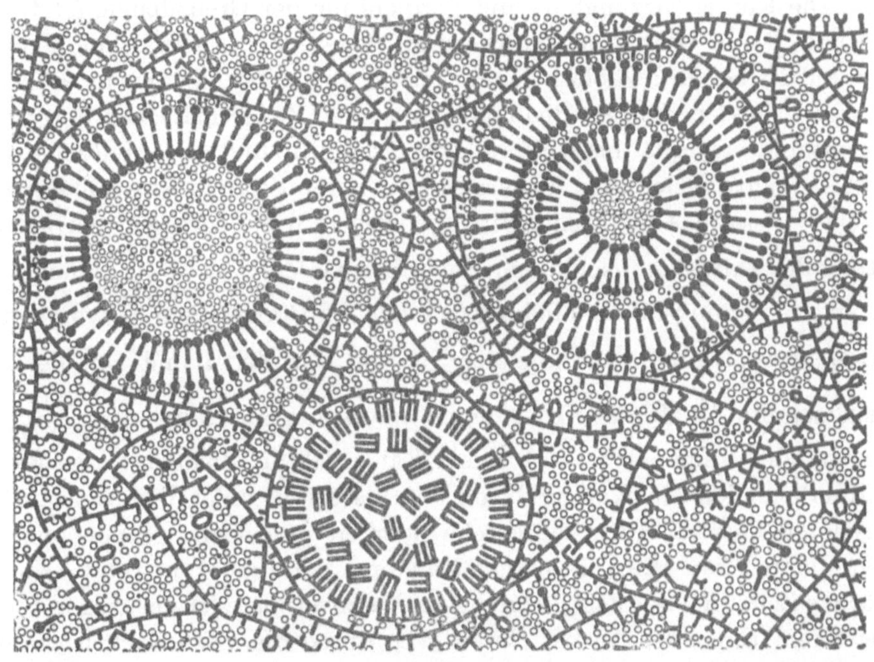

Abb. 77. Erläuterung des Feinbaus des Cytoplasmas: Protein-, Lipoid-, Triglycerid-, O Wassermolekeln, Ionen. Vakuole mit wässerigem Inhalt, umschlossen von einer bimolekularen Lipoidlamelle, Öltropfen, Lipoidtropfen. Dazwischen das Proteinfasergerüst aus Polypeptidfadenmolekeln, das in seinen Lücken Wasser und andere Stoffe enthält. (W. J. Schmidt 1939.)

den Stoffaustausch von massgebender Bedeutung sind. Wegen seiner Anschaulichkeit, die das Denken in den molekularen Dimensionen erleichtert, sei das von I. W. Schmidt gegebene Schema angeführt, das die kleinen Wassermoleküle und Ionen, die langen Eiweissfadenmoleküle des Zellgerüstes und, worauf es hier ankommt, eine von bimolekularer Lipoidschicht eingerahmte Wasservakuole, einen Fetttropfen und einen Lipoidtropfen darstellt (Abb. 77). Ferner sei auf die experimentell durch Messung von Grenzflächenspannungen begründete Vorstellung von Danielli und Harvey und Danielli und Dawson hingewiesen, die die niedrige Grenzflächenspannung zwischen Öl und eiweisshaltiger wässeriger Lösung auf die Adsorption einer annähernd unimolekularen Proteinschicht zurückführen und die Permeabilität eines solchen Films, der aus einer Lipoidlamelle mit adsorbierter Eiweissschicht besteht, mit den Permeabilitätseigenschaften der Zelle in Einklang finden.

In derartige Lipoidstrukturen greift nun der komprimierende Druck ein, der ihre Viscosität um das 2—5fache steigert. Denn da die Protoplasmakonsistenz flüssig und nur durch das Proteinfasergerüst gelartig verfestigt ist, haben wir uns auch die Lipoide nicht als starre Gebilde, sondern als flüssig, verschieblich, in Molekularbewegung befindlich und in den Stoffwechsel einbezogen vorzustellen. Ihre Beweglichkeit wird durch den Druck — und in mancher Beziehung ähnlich auch durch Temperaturerniedrigung — herabgesetzt. Die Konsistenzzunahme und Verdichtung der Grenzlipoide folgt nach Grösse und Dauer passiv der Stärke und Dauer des Druckes, hat keinerlei Latenz und ist bei Druckablass augenblicklich reversibel. Unter der Wirkung des Druckes müssen sich die Bedingungen an den Zellgrenzflächen und damit die Permeabilitätsverhältnisse grundlegend ändern, und die Änderung wird sich auf die ganze Zelle, ihren äusseren und inneren Stoffaustausch auswirken. In welcher Weise das geschieht, wird vielleicht am einleuchtendsten bei Betrachtung der Diffusion. Nach dem Fickschen Gesetz $d_m = Dq\frac{dc}{dx}d_t$ hängt die durch eine Trennungsfläche hindurchtretende Substanzmenge ab vom Querschnitt q, vom Konzentrationsgefälle $\frac{dc}{dx}$, von der Zeit t und von der Diffusionskonstante D. Diese wiederum ist nach der Gleichung $D = \frac{RT}{N} \cdot \frac{1}{6\pi\eta r}$ ausser von der Temperatur und einem Zahlenfaktor abhängig vom Radius des diffundierenden Moleküls und von der Viscosität η des Diffusionsmittels. Daraus folgt, dass die Diffusionsgeschwindigkeit umgekehrt proportional der inneren Reibung ist. Eine 2—5fache Zunahme der Lipoidviscosität bedeutet also für die Zelle eine 2—5fache Durchgangsverzögerung aller derjenigen Stoffe, die bei ihrem Ein- oder Austritt ihren Weg durch die Grenzflächen nehmen. Da die Zelle als ein stationäres System in dynamischem Gleichgewicht jeden Augenblick auf den Austausch angewiesen ist, bringt die Austauscherschwerung eine einschneidende Umstellung mit sich. Bei den niederen Graden wird die Störung des inneren Gleichgewichtes allerlei aktive Gegenregulationen und Ausgleichreaktionen in der lebenden Zelle mit ihrer Selbststeuerung hervorrufen; die Wirkung kommt als Reizung, Erregbarkeitssteigerung und Erregung zum Vorschein, wie sie so häufig bei Organismen und Organen, besonders bei den impulsgebenden Organen, Zentralnervensystem, Nervenplexus und Reizleitungssystem als erste Stufe der Druckwirkung anzutreffen sind, und ist mit Aufhebung der Grenzsperre sogleich wieder beseitigt. Bei den höheren Graden äussert sich die Betriebsstörung in einer Einstellung normaler Zellfunktionen als Lähmung und führt zu inneren Umlagerungen, Umordnung, Auflockerung und Verflüssigung feinster Zellstrukturen, wie sie bei der mikroskopischen Betrachtung der Zelländerungen erörtert wurden und auf die auch die Muskelkontraktion der Kompressionsverkürzung zurückführbar ist. Der stärkste Grad ist die irreversible Schädigung, die mit autolytischer Zersetzung und Auflösung oder auch mit Eiweissgerinnung und Ausflockungen tödlich endet. Doch kommt es neben der Druckhöhe ebensosehr auf die Druckdauer an, während welcher der normale Austausch gehemmt ist. Die Zeit des anhaltenden Druckes entscheidet darüber, ob mit Aufhebung des Druckes auch die Lähmung aufgehoben und die Restitution hergestellt ist oder ob langsam zu beseitigende Restsymptome zurückbleiben. Im ganzen richtet sich der Wirkungsgrad nach der Stoffwechselhöhe des betroffenen lebenden Systems und ist für Zellen niedrigen Stoffwechsels (Bakterien, Sporen) am kleinsten. — Mit Hilfe der hier gegebenen Erörterung ist ein theoretischer Gesichtspunkt gewonnen, von dem aus eine einheitliche und übersichtliche Betrachtung der mannigfaltigen biologischen Druckwirkungen möglich ist.

V. Beziehung der Kompression zu anderen Reizwirkungen.

1. Vergleich der elektrischen, narkotischen und Druckwirkungen.

In ihrer allgemeinen Form kommt die Membrantheorie der Kompressionswirkung den für die elektrische Reizung und die narkotische Lähmung geltenden Deutungen recht nahe. Auch bei ihnen gilt die Membran als der in erster Linie betroffene Ort, von dem aus die Reaktionen der Gesamtzelle ausgelöst werden. So sind auch die Symptome für die drei Reizarten untereinander vergleichbar. Die Reizerscheinungen der Kompression finden sich bei Organismen und Organen als erste Anzeichen der Druckwirkung in den heftigen Bewegungen und in der allgemeinen Unruhe, in die manche Wassertiere durch den Druckanstieg geraten, und in der Beschleunigung rhythmischer Bewegungen, wofür das Verhalten der Krebse und der Medusen als Beispiel dienen kann. Das Zentralnervensystem reagiert mit rhythmischen Impulsen und klonischen Krämpfen, das intramurale Nervennetz des Magenringpräparates mit Belastungs- und Entlastungszuckungen und mit Verstärkung der rhythmischen Automatie, das Reizleitungssystem des Herzens mit Verstärkung und Beschleunigung, unter Umständen Wiederbelebung des Herzschlages, die periphere Nervenfaser mit Zunahme der Aktionsströme nach untermaximalen Reizen und mit rhythmisch wiederholten Aktionsströmen nach einmaligem elektrischen Reiz. Die Lähmungserscheinungen der Kompression treten als höhere Grade der Druckwirkung auf und sind so auffällig, dass man von einer *Mechanonarkose* sprechen kann. In der Reihenfolge ihrer Druckresistenz ordnen sich Zentralnervensystem, intramurales Nervennetz, Reizleitungssystem, periphere Nervenfaser, Gewebszellen und Gewebskulturen, von denen die ersten schon bei 250 Atm., die letzten jenseits 1500 Atm. gelähmt werden. Das Lähmungsstadium kann bei genügend raschem Druckanstieg für sich allein auftreten oder es kann sich im Laufe einer längeren Druckdauer aus dem Reizstadium entwickeln. In manchen Fällen (Hefe, Bakterien, Paramäcien, Aktinien, Gewebskulturen, Eientwicklung, Pflanzenzellen) fehlt ein Reizstadium, und auch die niedrigst wirksamen Drucke geben von vornherein Verlangsamung und Lähmung. Im Vergleich zu den Druckwirkungen sind bei der elektrischen Wirkung die Reizerscheinungen auffälliger, aber auch die Lähmungsstadien fehlen nicht, wie die depressive Kathodenwirkung, die Elektronarkose (Leduc, Scheminski) und die Wirkung von Starkströmen beweist. Bei der depressiven Kathodenwirkung ist besonders gut der Übergang aus dem Reizstadium in das Lähmungsstadium zu beobachten. In bezug auf den Muskel stimmen Druck und elektrisches Agens in der ersten unmittelbaren lokalen Reizwirkung (local excitatory state nach Keith Lucas) überein. An sie schliesst sich normalerweise die fortgeleitete Erregung (propagated disturbance), die sich bei der Kompression deshalb nicht entwickeln kann, weil bei ihr sämtliche benachbarte Abschnitte zugleich in denselben Reizzustand versetzt sind. In ihrer lokalen idiomuskulären Wirkung sind Druck und elektrisches Agens bis in die Einzelheiten vergleichbar. Der Hauptunterschied in der Wirkung der beiden Agenzien liegt darin, dass der elektrische Reiz in seiner unmittelbaren Wirkung auf die Stromaustrittsstelle beschränkt, der Druckreiz über den ganzen Umfang des betroffenen Gebildes verteilt ist. Bei der Wirkung der Narkotica, bei denen aus praktischen Gründen der Lähmungseffekt in den Vordergrund tritt, ist für den Vergleich das allgemeine Vorkommen der Reizsymptome hervorzuheben, das durch viele Befunde belegt ist. So lässt sich am Rückenmarkpräparat durch Äther in schwacher Konzentration eine Steigerung der Reflexerregbarkeit (Storm van Leeuwen), durch den Dampf einer 5—10%igen Alkohollösung eine Steigerung des Sauerstoffverbrauches (Winterstein) hervorrufen. Am Darmpräparat geben eben noch wirksame Konzentrationen von Methyl- und Äthylalkohol eine Erregung (Kuno), am isolierten Herzen vermehrte Frequenz und verstärkte Kraft des Herzschlages (Dold); am peripheren Nerven ist nach 1—2%igen Alkohollösungen eine lang anhaltende Erregbarkeitsteigerung beobachtet (Biedermann, Mommsen, Breyer). Nach ihrer Narkoseempfindlichkeit ordnen sich die Organe und Organismen in derselben Reihenfolge wie nach ihrer Druckempfindlichkeit. Die gute Vergleichbarkeit von Chloroformkontraktur und Kompressionsverkürzung wurde schon betont. In bezug auf die histologische Wirkung sind die durch elektrische Stromstösse, Narkotica und Druck in ähnlicher Weise zu erzielenden Stufen der Erythrocytenbeeinflussung anzuführen, die bis zum Endstadium der Hämolyse fortschreiten können, oder die mikroskopischen Bilder von Pflanzenzellen (Spirogyra, Tradescantia) mit der Verklumpung des Zellinhaltes. Als ein Beispiel für Feinstrukturbeeinflussung durch Narkose kann angeführt werden, dass die radiäre fibrillenartige Streifung, die bei der Zellteilung von den Zentrosomen ausgeht, unter Äthereinwirkung verschwindet. Die unmittelbar durch den Druck bewirkte Viscositätssteigerung der Grenzflächen ist von der den verschiedenen Reizmitteln gemeinsamen, als physiologische Reaktion der lebenden Zelle auftretenden Konsistenzänderung des Zellinhaltes und des Zellgerüstes zu unterscheiden, die sich den als pathologisch bekannten Erscheinungen der Hämolyse, Cytolyse, trüben Schwellung und tropfigen Entmischung, Granula- und Vakuolenbildung nähert. Durch die zur Diffusion benötigte Zeit des Eindringens und Austretens ist die Wirkung der Narkotica die langsamste der drei verglichenen Agenzien. Gemeinsam ist ihnen die universelle Wirkung auf die verschiedensten Lebensvorgänge des Tier- und Pflanzenreiches. Obgleich sie in dieser Form in der Natur nicht vorkommen und nicht zu den normalen Lebensbedingungen gehören, vermögen sie in das Lebensgetriebe jeder Zelle reversibel einzugreifen.

2. Einseitig lokaler und allseitig komprimierender Druck.

Von Anfang an war der Gegensatz zwischen dem deformierenden, seitlich verdrängenden, die Teile bis zur Kontinuitätstrennung ungleichmässig beanspruchenden Druck und der reinen Kompression hervorgehoben. Aber vielleicht ist die Beziehung der vorangegangenen Untersuchungen zu dem gewöhnlichen alltäglichen Druck nicht so fern, wie es zunächst scheint. Denn ausser den Begleiterscheinungen, die durch das Druckgefälle und das Ausweichen der Flüssigkeit hinzukommt, steckt doch auch in jedem lokalen Druck die komprimierende Komponente. Der S. 156 angeführte Versuch mit der einen Eisblock durchschneidenden Drahtschlinge ist ein physikalisches Beispiel dafür. Liegt etwa der Draht in einer Länge von 10 cm und mit einer Dicke von 0,3 mm dem Eisblock auf und ist die Schlinge mit 10 kg belastet, so beträgt der Druck bereits $\frac{10\ \text{kg}}{10 \cdot 0{,}03\,\text{qcm}} = 30^1/_3$ Atm. Eine Nadelspitze von 0,2 mm Durchmesser, einer Fläche von etwa 0,04 qmm, drückt bereits bei dem mässigen Gewicht von 100 g mit $\frac{0{,}1\ \text{kg}}{4 \cdot 10^{-4}\,\text{qcm}} = 250$ Atm. und ein Rasiermesser kann leicht einen Druck von mehreren tausend Atm. entwickeln. Wenn nur die Berührungsfläche genügend klein ist, erreichen die Werte die Grössenordnung der hier untersuchten Drucke. Ein Tasthaar, das als Hebel wirkend, die Berührung auffängt, und unter Verstärkung am Ende des kurzen Hebelarmes auf einen mikroskopischen Bezirk überträgt, die Cilie eines mit Thigmotaxis reagierenden Infusors, das Sinneshärchen einer in der Endolymphströmung gelegenen Sinneszelle konzentrieren den Druck auf einen winzigen Bereich. Auch die Deformation, bei der ein ausweichender Teil an einem anderen, im Ausweichen verhinderten Teil zerrt, geht mit Kompression, oft in mikroskopischen Dimensionen, einher, da die Dehnung in der Längsrichtung zugleich mit Querkontraktion einer elastisch dehnbaren organischen Faser verbunden ist. So wird der zunächst so auffällige Unterschied in der wirksamen Grössenordnung des lokalen und allseitigen Druckes wenigstens teilweise überbrückt, und es bedarf einer geringen Empfindlichkeitssteigerung, damit die Tastsinnesapparate ihre normale hohe Berührungsempfindlichkeit erreichen. Eine Übertragung der für den komprimierenden Druck gewonnenen Vorstellungen auf die physiologische

Wirksamkeit des gewöhnlichen Druckes erscheint daher nicht mehr ausgeschlossen. Ein Vergleich der beiden Druckarten weist manche Übereinstimmung auf. Der lokale idiomuskuläre Wulst eines Muskels, der, einer harten Unterlage anliegend, durch Schlagen oder Klopfen gereizt wird, ist mit dem generellen idiomuskulären Wulst des komprimierten Muskels wesensgleich. Die bekannten Symptome des Nervendruckes, die subjektiv an den Parästhesien eines gedrückten Armnerven und objektiv an einem Nervenmuskelpräparat verfolgt werden können, lehren die Reizwirkung eines Druckstosses, die in schnellem Rhythmus wiederholte Reaktion des Nervenschwirrens, die Erregbarkeitssteigerung durch mässigen Druck, die Lähmung und reversible Leitungsanästhesie durch stärkere und länger anhaltenden Drucke, die rasche oder auch verzögerte Restitution, das „Erwachen" des in der Drucknarkose „eingeschlafenen" Armes, schliesslich die irreversible Leitungsunterbrechung zu starker und zu lang dauernder Drucke. Sogar für die Entlastungszuckung, die nach v. Uexküll als Folge der plötzlichen Druckbeseitigung an einem lokal gedrückten Nervmuskelpräparat entsteht, findet sich in der unmittelbar auf den Druckablass folgenden rasch vorübergehenden Erregbarkeitssteigerung eines allseitig komprimierten Nerven und in der Entlastungszuckung eines komprimierten Magenpräparates ein Gegenstück. Daneben erscheint es von sekundärer Bedeutung, dass für den lokalen mechanischen Reiz die bei der Kompression fehlende fortgeleitete Erregung ebenso wie beim elektrischen Reiz möglich ist und nur bei langsam ansteigendem „Einschleichen" die fortgeleitete Erregung ausbleibt. So altbekannt und alltäglich die physiologischen Wirkungen des lokalen Druckes sind, so sind sie doch im Grunde nicht weniger wunderbar und erklärungsbedürftig als die Kompressionswirkungen, und ist vielleicht die Erklärung für beide Arten mechanischer Reizwirkung in einer Richtung zu suchen.

3. Mechanonarkose und Commotio cerebri.

Ausser zur Physiologie des Drucksinnes ergibt sich eine vielleicht klinisch und pathologisch anwendbare Beziehung zur Commotio cerebri. Aus der Chirurgie der Schädelschussverletzungen, bei denen das aus nächster Nähe abgefeuerte Projektil mit grosser Anfangsgeschwindigkeit und Durchschlagskraft in das Schädelinnere eindringt und explosionsartige Zerstörungen anrichtet, ist die mit den mechanischen Druckverhältnissen rechnende Erklärung bekannt, für die die ähnlich wirkende Zerstörung einer mit Flüssigkeit gefüllten Holzkiste oder die zerstörende Wirkung einer Bologneser Glasträne in einem Wasserglas ein physikalischer Modellversuch ist. Durch die eindringende Gewehrkugel wird das Wasser um den Betrag des Kugelvolumens zusammengepresst. Denn obgleich die Kiste oben offen sein kann, fehlt die Zeit zum Ausweichen der Flüssigkeit und durch den entstandenen hohen Druck wird der Behälter von innen her zersprengt. Durch die beim Abbrechen des Schwanzes zerknallende Glasträne, die der umgebenden Flüssigkeit eine Geschwindigkeit erteilt, entsteht eine kurz dauernde Druckwelle. Die Kapazität der menschlichen Schädelkapsel, die zwischen 1300 und 1450 ccm zu variieren pflegt, sei zu $1^1/_2$ Liter, das Kugelvolumen zu 9 ccm angenommen, der Kompressionskoeffizient des Schädelinhaltes, der in der Hauptsache bei der weichverschieblichen Konsistenz des Gehirns als flüssig angesehen werden kann, sei gleich dem einer Gelatinelösung etwa $30 \cdot 10^{-6}$ gesetzt. Dann ergibt die Rechnung eine durch die eindringende Kugel hervorgerufene plötzliche Drucksteigerung auf 200 Atm. Im Gegensatz zu diesen rasanten Geschossen stehen die stumpfen Gewalten, die breitflächiger wirken und nicht einmal zu Frakturen zu führen brauchen, da sie die Festigkeit des Schädels noch innerhalb der Elastizitätsgrenze beanspruchen, die aber doch zu einer Gehirnerschütterung führen. Ihr Hauptsymptom, die Bewusstlosigkeit, kann zwischen einer flüchtigen Betäubung und einer tagelang anhaltenden tiefen Bewusstlosigkeit die verschiedensten Grade aufweisen. Der Sturz des Reiters vom Pferde, des Arbeiters vom Baugerüst, der Gummiknüttel, der Faustschlag, der Kinnhaken geben bekannte Beispiele, und die Boxerfahrungen, bei denen vielerlei Bezeichnungen für die Grade der Lähmung vom Weichwerden der Knie bis zum plötzlichen Umsinken üblich sind und die Dauer der Bewusstlosigkeit ausgezählt wird, können für die noch fast physiologischen Grade der gleichen Erscheinung herangezogen werden. Ein pathologisch-anatomischer Befund kann fehlen oder stellt rückgängige Metamorphosen der Ganglienzellen, die nachträglich degenerieren, absterben und verkalken können, und Veränderungen an den Gefässen fest. Aber immer sind die Folgen des Stosses über einen grossen Bezirk der Hirnsubstanz ausgebreitet. Für die Deutung liegen verschiedene Versuche vor, von denen die einen an eine reflektorisch nervös vermittelte, nach Art des Schocks vasomotorisch bedingte Paralyse denken, die anderen die durch den Stoss entstandenen, von Gehirn und Cerebrospinalflüssigkeit fortgeleiteten Schwingungen berücksichtigen. Von unserem Standpunkt betrachtet, erscheinen die Fälle von Commotio cerebri als ebensoviele Beispiele für eine Mechanonarkose der Grosshirnnervenzellen. Mit dieser Deutung der Commotio stimmen die Mechanik ihrer Entstehung die pathologisch-anatomischen Befunde und die klinischen Symptome überein.

Der erste mechanische Erfolg einer stumpfen Gewalt ist die Eindellung der Schädelkapsel, deren elastische Deformierbarkeit die Versuche der Chirurgen erwiesen haben. v. Bruns, der den Schädel in einen Schraubstock spannte, zeigte, wie ein Druck den Schädeldurchmesser in der Richtung des Druckes verkürzt, in der Richtung quer dazu verlängert; Felizet, der einen berussten Schädel auf eine Marmorplatte fallen liess, untersuchte die beim Aufprall und Rückprall entstehenden kreisförmigen oder ovalen Figuren. Auch für bleibende Eindellungen der Schädelkapsel liegen Beispiele vor. Eine reversibel elastische Eindellung des Schädels am Orte der Gewalt wirkt zwar viel weniger plötzlich als ein rasantes Geschoss, dafür aber mit um so grösserer Fläche und entsprechend grösserer Raumverdrängung. Es liegt ein typischer Druckstoss vor, der zwar nicht ganz die Verschiebung des Gehirns gegen das Foramen magnum und das Ausweichen von Cerebrospinalflüssigkeit verhindert aber doch in der Hauptsache als ein hydrostatisch komprimierender Druck wirkt. Seine Stärke kann, wenn wir wieder die Rechnung anwenden, ebenfalls die 100 Atm. erreichen. Hier können wir auf ein schon von Roger verwendetes, auf Gozand (1893) zurückgehendes Verfahren zur Erzeugung von Druckstössen hinweisen. Eine wassergefüllte Stahlbombe ist oben verschlossen durch einen Kupferzylinder, der hermetisch dicht schliesst, aber doch nach Art eines Kolbens gleiten kann. Wenn auf ihn eine schwere Metallmasse aus 3—4 m Höhe herabfällt, so ist die plötzliche Druckerhöhung so flüchtig, dass sie den trägen Zeiger des Manometers kaum in Bewegung setzt. Luftgefüllte Stahlkapseln im Inneren der Bombe, die auf einer Seite durch Glas von bestimmter Dicke verschlossen und auf ihre Druckresistenz geeicht sind, zeigen aber einen auf diese Weise erzeugten Druckstoss von 200—250 Atm. an. Hiermit sind die Verhältnisse der Schädelkapsel und des Schädelinneren vergleichbar, wenn eine eindellende, raumbeengende stumpfe Gewalt den Schädel trifft. So können Brüche und Einrisse (Fissuren) fern vom Ort der unmittelbaren Gewalteinwirkung auftreten. Aber auch ohne solche reagieren die empfindlichen Nervenzellen mit typischen Erscheinungen auf die Druckerhöhung.

Eine solche plötzliche Drucksteigerung müsste auch durch plötzliches Einpressen einer Flüssigkeitsmenge in die Cerebrospinalflüssigkeit erreichbar sein, und nach älteren Versuchen von Duret scheint in der Tat experimentell hierdurch das Bild der Commotio hervorrufbar, was im Tierversuch nachzuprüfen wäre.

Unsere Druckversuche zeigten, dass funktionelle und organische Zelländerungen entstehen, ohne dass eine Quetschung im Sinne einer Deformation oder Kontinuitätstrennung vorliegt, allein durch den allseitig komprimierenden Druck, und aus der Untersuchung ganzer Organismen und von Rückenmarkspräparaten ging die besonders grosse Empfindlichkeit des Zentralnervensystems hervor, die für die Grosshirnrinde noch grösser als für die Rückenmarkszelle angenommen werden kann. Wie bei den gedrückten roten Blutkörperchen, die bei gleicher Druckwirkung ungleich reagieren, so dass von einem mittleren Wirkungsgrad aus sich ein Teil erholt, ein anderer Teil der Pathobiose und Nekrobiose verfällt, werden auch die Grosshirnrindenzellen ungleich teils reversibel, teils irreversibel betroffen, womit die histopathologischen Befunde in Übereinstimmung stehen. Was die klinischen Symptome betrifft, so sind die Eigentümlichkeiten der Drucklähmung mit ihrem schlagartigen Einsetzen und ihrer je nach der Stärke des Eingriffes ebenso rasch erfolgenden oder auch länger sich hinziehenden Restitution in den vorangegangenen Abschnitten so häufig beschrieben, dass sie nur auf diesen Fall übertragen zu werden brauchen. Wenn beispielsweise beschrieben wird, dass ein Mann, dem ein schweres Gewicht, aus grosser Höhe fallend, am Hinterkopf traf, einen epileptiformen Anfall erleidet, aber nach halbstündiger Bewusstlosigkeit sich erhebt und bis auf bald vorübergehende Kopfschmerzen später dauernd gesund bleibt, so kommt hierin neben der Lähmung auch die Reizwirkung der Mechanonarkose zum Ausdruck. Dass Kranke aus einer Commotio nach einer lang anhaltenden Bewusstlosigkeit schliesslich wie aus einer Narkose erwachen und fast wie nach einem Schlaf normal erscheinen, ist mehrfach beschrieben und macht den Vergleich mit der Chemonarkose, deren an sich schädliche Folgen durch einen anschliessenden langen tiefen Schlaf ausgeglichen werden, noch zutreffender. Zwar pflegt die Amnesie der Narkose und des Rausches nicht retrograd zu sein wie bei der Commotio; die Spätfolgen einer schweren Hirnerschütterung, die einen typischen KORSAKOW-Symptomenkomplex ergeben können, sind aber wieder denen des chronischen Alkoholismus nah verwandt und ebenso wie der presbyophrene KORSAKOW-Komplex ein Zeichen für eine diffuse generelle degenerative Beeinträchtigung der Grosshirnrinde. So liegen übereinstimmend Anzeichen vor, nach denen eine Commotio cerebri als eine, freilich sehr ungenügend dosierte, Drucknarkose erscheint.

Schlußbetrachtung.

Die vorangegangenen Abschnitte führten durch zoologische und botanische und vergleichend-physiologische Gebiete, in Bakteriologie und Immunlehre, in Fragen der Cellularphysiologie und Cellularpathologie und in die verschiedensten Kapitel der Physiologie von Organfunktionen und führten auch in die Physik und Chemie hinein. So ist mit der Druckforschung ein Gebiet im Entstehen und in Entwicklung begriffen, an dem viele Wissenschaftsbezirke Anteil haben und weiter nehmen können. Die im wesentlichen schon erprobte Methodik ist in manchen Punkten der Vereinfachung und handlicheren Ausgestaltung fähig, so dass sie im Gebrauch auf eine weitere Ausbildung hoffen kann. Der Biologe hat in ihr ein Mittel, das er allgemein zur Steuerung von Zell- und Organfunktionen benutzen kann, und erwartet von der Physik und Chemie weitere, in die molekularen Dimensionen reichende Aufschlüsse über die Natur der Druckwirkung. Mit Sicherheit ist festgestellt, dass der hohe allseitig komprimierende Druck, so unnatürlich er zunächst erscheint und so wenig er als normale Umgebungsbedingung vorkommt, in allgemein verbreiteter Wirksamkeit die Lebensvorgänge beeinflusst, so allgemein wie der lokale Druck, als dessen von störenden Begleitbedingungen gereinigte Grundform der komprimierende Druck sich nun herausstellt. Er ist daher den chemischen und thermischen, den narkotischen und elektrischen biologisch wirksamen Agenzien an die Seite zu stellen und nimmt durch seine Eigenart unter ihnen eine Sonderstellung ein. In seiner Abstufbarkeit sind ihm ebenso wie dem elektrischen

Reiz nur durch die Genauigleit der Messinstrumente Grenzen gesetzt, in der Geschwindigkeit, mit der seine Wirkung einsetzt und aufhört, in der Exaktheit, mit der die Wirkung nicht nur der Stärke, sondern auch der Zeit nach abstufbar ist, übertrifft er die chemischen und auch noch die thermischen Agenzien, da er keine Zeit zum Ausgleich eines Konzentrations- oder Temperaturgefälles beansprucht. Während der elektrische Reiz an den Stromein- und Austrittsstellen, an den physiologischen Anoden und Kathoden seine Wirkung ausübt, erfasst der komprimierende Druck jeden kleinsten Teil des betroffenen Gebildes gleichzeitig und gleich stark. Besonders aber ist die Unschädlichkeit, die in weiten Grenzen reversible Art seiner Wirkung hervorzuheben, die für Drucke von mehreren 100 Atmosphären zunächst überrascht und die der Kompression mit der Narkose und der elektrischen Wirkung gemeinsam ist. Die Kompression ist daher ein allgemein anwendbares Reizmittel, ob es sich nun um Einzeller oder Gewebszellen, um Organe oder ganze Organismen handelt, und ebenso allgemein ist die Mechanonarkose, wobei die Anwendung sich freilich auf Flüssigkeitssysteme beschränkt und sich nicht auf Wasser-Luftgemische erstreckt. Für die Reiz- und Lähmungswirkungen der hohen Drucke liegt nach den vorstehend geschilderten Untersuchungen bereits ein reichliches Tatsachenmaterial vor.

Auf dem Wege über die Viscositätsuntersuchungen, die uns einen vorwiegend auf die Fette, Öle, Lipoide gerichteten starken Viscositätseinfluss der Kompression ergaben, gelangten wir zu einer Anschauung, die auch inbetreff der Natur der biologischen Druckwirkung eine Gemeinsamkeit mit den narkotischen und elektrischen Reiz- und Lähmungswirkungen herstellt, zu einer Art Membrantheorie der Kompression. Die Zelloberfläche mit ihren Grenzlipoiden wird durch die mechanische Raumbeschränkung verdichtet und durch ihre erhöhte innere Reibung und Unbeweglichkeit für den Austausch unzugänglicher und undurchlässiger, so wie bei der Narkose durch Adsorption und Lösung, beim elektrischen Reiz durch Polarisation und Ionenverschiebung die Zellgrenze verändert wird. Auf diesen unspezifischen Grenzflächeneinfluss, der als Primärwirkung angesehen wird, reagiert die lebende Zelle mit ihren aktiven Gegenregulationen, mit ihren spezifischen Leistungen und Umstellungen des Zellgetriebes, die nach aussen in vielen Fällen zunächst als Reizerscheinungen, in allen Fällen weiterhin als Lähmungserscheinungen zutage treten.

Die für die meisten Zellarten gegebene Möglichkeit, die Kompression nach Höhe und Dauer von der Reizdosis zur Lähmungsdosis und zur schädlichen und letalen Dosis abzustufen, erlaubt, aus den bei den höheren Druckgraden histologisch zu beobachtenden Zelländerungen auf die Art der Zellreaktion zu schliessen. Es kommt zu einer Konsistenzänderung des Zellinhaltes, die merkwürdigerweise der primären Druckwirkung entgegengesetzt ist, zur Auflockerung und in höheren Graden Verflüssigung des Sol-Gelsystems infolge einer Änderung der cellulären submikroskopischen Feinstruktur. Für die zugrunde liegende Feinstruktur kann die Sol-Gelumwandlung von Blutplasma bei der Gerinnung als Modellbeispiel dienen, das zeigt, wie eine Flüssigkeit allein durch die Einlagerung feinster, kaum ultramikroskopisch sichtbarer, sehr zahlreicher, elastisch-biegsamer Eiweissfäden so in ihrer Verschieblichkeit beschränkt wird, dass sie im ganzen wie ein homogenes, festweiches, gallertig-elastisches Gebilde wirkt. Zum Unterschied von dem vergröbernden Modell treten in der Zellstruktur an Stelle der Eiweissmizellen und Krystallite die langen Fadenmoleküle und an Stelle des wirr durcheinander liegenden Filzwerkes die Ordnung eines Zellgerüstes. So entspricht das Bild der Vorstellung, die auf Grund der polarisationsoptischen, röntgenoptischen und elektronenoptischen Untersuchungen immer mehr Boden gewinnt und die ähnlich von W. I. SCHMIDT in seiner Lehre vom molekularen Bau der Zelle, in der Cytoskelettheorie von NEEDHAM oder der Haftpunkttheorie von FREY-WYSSLING vertreten wird. Wie die histophysiologischen Druckuntersuchungen an einzelnen lebenden Zellen (Amöben, Paramäcien) und Gewebszellen, an Gewebskulturen und Eizellen und in besonders eingehend analysierbarer Weise am Erythrocyten zeigen, werden infolge der Kompression, aber auch nach allerlei anderen unspezifischen Eingriffen, solche als Stützen und Streben dienende, formgebende faserige Elemente eingeschmolzen, wodurch die einfacheren Oberflächenspannungsgesetze ungehinderter zur Wirkung kommen. Da aber die Mikrofasern der Zellstruktur ebensowenig wie die Plasmahaut tote Gerüstbestandteile sind, sondern am Leben der Zelle teilnehmen, herrscht zwischen Einschmelzung und Wiederaufbau ein Wechsel und Gleichgewicht, wie es in den „Viscositätsänderungen" des Plasmagels einer Amöbe (O. MAST) vielleicht am ursprünglichsten und deutlichsten zum Ausdruck kommt und in das die äusseren Störungen eingreifen. Die reversibeln, der Restitution fähigen Erscheinungen des cellulären Umbaus und die schwer oder nicht mehr reversiblen ins Pathologische gehenden Erscheinungen der „Druckkrankheit", Pathobiose und Nekrobiose, bei denen unter Freiwerden intracellularer Fermente die Einschmelzung bis zu völliger Auflösung und Zellzerfall, unter Umständen verbunden mit sekundären Koagulationen, fortschreiten kann, sind daher die biologische Grundwirkung, die sich an die primäre physikalische und physikalisch-chemische Druckwirkung anschliesst. Umwandlung von „Stereoplasma" in „Kinoplasma" und umgekehrt erscheint demnach als die allgemeinste Reaktionsform, die durch die Kompression ausgelöst wird, aber auch nach allerlei anderen Einwirkungen, nur in weniger akuter, experimentell weniger beherrschbarer Weise vorkommt. Hierbei unterscheiden sich die einzelnen Zell- und Gewebsarten nach der Labilität oder Festigkeit ihrer Feinstruktur, nach der Leichtigkeit, mit der die Umwandlung und Rückverwandlung eintritt, und nach der Dauerhaftigkeit, mit der innerhalb der Zelle differenzierte umwandlungsfähige Strukturen neben dem weniger differenzierten Protoplasma bestehen bleiben. Die „animalen" Gewebe der Reizgebung und Erregungsleitung zeigen die empfindlichsten Reizsymptome, während an vegetativen Zellen, Pflanzenzellen oder undifferenzierten Zellen von Gewebskulturen, Bakterien und Hefezellen, Reizerscheinungen vermisst werden.

So sind es das Zentralnervensystem, das Reizleitungssystem des Herzens, der intramurale Nervenplexus des Magens, das Gangliensystem der Wirbellosen, die schon auf die niedrigsten Druckdosen unter 100 Atm. mit Erregung und Erregbarkeitserhöhung antworten, während die stoffwechselarmen peripheren Nerven höhere Drucke beanspruchen, Zellen wie die roten Blutkörperchen erst jenseits 1000 oder 1500 Atm. anfangen, betroffen zu werden, und Bakterien Drucke von anderer Grössenordnung erfordern. Bakteriensporen haben sich auch für die höchsten Drucke resistent erwiesen. Bei den animalen Systemen kommt unter Druck sehr früh neben der gesteigerten Zerfallsbereitschaft die verzögerte Restitutionsfähigkeit zum Vorschein, die sich in der Verlängerung der Aktion, Verbreiterung der Aktionsstromzacke, ausgeprägten Restnegativitäten oder Nachpotentialen, Verlangsamung der Erregungsfortpflanzung äussert.

Für den Muskel als das auf Kontraktilität spezialisierte System ist es fraglich, ob bei ihm reine Erregbarkeitssteigerungen durch Kompression hervorgerufen werden, da schon verhältnismässig niedrige Drucke seine elektrische Erregbarkeit und die Fortleitung der lokalen Aktion aufheben und die in Anfangsstadien zu beobachtenden Leistungssteigerungen sich als scheinbare Erregbarkeitsteigerung deuten und auf Verlangsamung der Aktion zurückführen lassen. Mit seiner jenseits der Druckschwelle einsetzenden und mit Druckzunahme verstärkten Kompressionsverkürzung reiht sich aber der glatte und quergestreifte Muskel ganz in jene Systeme ein, bei denen die Feinstrukturänderungen und besonders deren ins Pathologische übergehenden höheren Grade in Formänderungen und mikroskopischen Änderungen sichtbar werden. Die Kontraktion erweist sich dadurch als eine Zerfallsreaktion, mit der allein der Fibrillenapparat eine Störung des dynamischen Zellgleichgewichtes gleich welcher Art beantworten kann. Das gilt auch für die normale Kontraktion, die sich nur durch die Schnelligkeit ihrer Restitution vor anderen Zerfallsreaktionen auszeichnet. Die Restitution wird dadurch zu der hauptsächlichen aktiven Phase; unterstützt durch die Dehnung, spannt sie, bildlich gesprochen, die Feder, die bei der Reaktion von selbst nach Art einer Entsperrung zusammenschnurrt. Im übrigen wird durch die idiomuskuläre Kompressionsverkürzung der Unterschied zwischen der lokalen Antwort und der fortgeleiteten Erregungswelle, der ähnlich auch für die Vorgänge bei der Nervenerregung eine Rolle spielt, besonders hervorgehoben. Es zeigt sich, dass das Alles-oder-Nichts-Gesetz, die Akkommodation, das Ein- und Ausschleichen, Refraktärstadium und rhythmische Aktion sich auf die fortgeleitete Erregung beziehen und nicht für die lokale Antwort gelten, was mit von anderen Seiten kommenden Untersuchungen gut übereinstimmt. Die Tatsache, dass für eine bestimmte

Druckhöhe die Kompressionszuckung und die Kompressionsdauerverkürzung gleiche Hubhöhe und Spannungsleistung haben, ohne den sonst für Zuckung und Tetanus charakteristischen Unterschied, erweckt Zweifel an der geltenden Meinung, wonach die Wellenlänge der Erregungswelle ein Mehrfaches der Faserlänge beträgt. Die Art der Fibrillenänderung bei der Kontraktion zu erörtern, würde hier zu weit führen; so sei nur bemerkt, dass an Stelle der ENGELMANNschen Inotagmen heutzutage mit guter Berechtigung die langgestreckten Polypeptidkettenmoleküle gesetzt werden dürfen, die, nach den Untersuchungen von ASTBURY am Keratin, durch Pseudodiketopiperazinbildung verschiedene Längen einnehmen, und dass auch die beim Dehnen von Kautschuk entstehenden geordneten krystall- und faserähnlichen Strukturen als gutes Modell für Doppelbrechung und Kontraktilität verwertbar sind. Die längere Zeit als widerlegt geltende thermische Auslösung der Verkürzung rückt nunmehr wieder in den Bereich der grösseren Wahrscheinlichkeit.

In die so bedeutsamen Fragen der Eiweissstruktur und Stereochemie führen schliesslich die bei wesentlich höheren Drucken um 7000 Atm. auftretenden, an Hühnereiweiss (BRIDGMAN) und Serumglobulinen (BASSET, MACHEBOEUF und SANDOR) nachgewiesenen Druckwirkungen, die an der Grenze von Molekularphysik und Chemie stehen und zwar nicht für die soeben erwähnten biologischen Zellwirkungen eine Erklärung geben, wohl aber für die Wirkungen der Ultradrucke auf Bakterien und Fermente, in ihrer chemischen Eigenart aber selbst noch der Erklärung bedürfen. In der Beeinflussung der Blutgerinnung und in der Beeinflussung von Fermentreaktionen durch Drucke in der biologischen Grössenordnung sind im Reagensglas zu untersuchende Druckwirkungen gegeben, die den biologischen Reaktionen nahestehen und die ebenso wie die grosse Zahl der hier nicht mehr einzeln angeführten physikalischen und chemischen Druckwirkungen zu weiteren Untersuchungen auffordern.

Die normale und pathologische Physiologie der Schilddrüse.

Von

R. ISENSCHMID-Bern.

Mit 1 Abbildung.

Inhaltsverzeichnis.

Literaturverzeichnis[1].

Zusammenfassende Arbeiten.

1. Abelin, I.: Die Physiologie der Schilddrüse. Handbuch der normalen und pathologischen Physiologie (Bethe, Bergmann, Ellinger), Bd. 16/I. 1930.
2. — Die Physiologie der Schilddrüse. Handbuch der normalen und pathologischen Physiologie (Bethe, Bergmann, Ellinger), Bd. 18. 1932.
3. Asher, L.: Physiologie der Schilddrüse. Handbuch der inneren Sekretion, Bd. 2. 1929.
4. — Physiologie der inneren Sekretion. Leipzig u. Wien 1936.
5. Bischoff: Die Bedeutung der Hormone im Kindesalter. Z. f. ärztl. Fortbildg **1939**.
6. Blanchard, L., H. Penau et H. Simonet: La Thyroide. Paris 1931.
7. Boothby, W. M. and W. A. Plummer: Diseases of the Thyroid Gland. New York 1936.
8. — Diseases of the Thyroid Gland. Arch. int. Med. **56**, 136 (1935).
9. Crile, G.: Diagnosis and Treatment of Diseases of the Thyroid Gland. Philadelphia 1932.
10. Curschmann, H.: Die Hyperthyreose der Erwachsenen. Handbuch der inneren Sekretion (H. Hirsch), Bd. 3/I. Leipzig 1928.
11. — Endokrine Krankheiten, 2. Aufl. 1936.
12. Deusch, G.: Die Hyperthyreosen. Handbuch der inneren Sekretion (Hirsch), Bd. 3/I. Leipzig 1928.
13. Eggenberger, H.: Kropf und Kretinismus. Handbuch der inneren Sekretion, Bd. 3/I. Leipzig 1928.
14. Eggert, B.: Morphologie und Histophysiologie der normalen Schilddrüse. Leipzig 1938.
15. Fischer-Wasels, B. u. J. Berberich: Schilddrüse und innere Sekretion. Handbuch der inneren Sekretion (Hirsch), Bd. 1. Leipzig 1927.
16. Florentin, P.: La glande thyroide des mammifères. Nancy 1932.
17. Giersberg, H.: Hormone. 1936.
18. Hanke: Innere Sekretion und Chirurgie. Berlin 1937.
19. Harington, Ch. R.: The Thyroid Gland. London 1933.
20. Hanström, B.: Inkretorische Organe und Hormonfunktion bei den Wirbellosen. Erg. Biol. **14**, 143 (1937).
21. Hertzler, A. E.: Diseases of the Thyroid Gland, 3. Aufl. London 1935.
22. Jagic u. Fellinger: Die endokrinen Erkrankungen. Berlin-Wien 1938.
23. Joll, C. A.: Diseases of the Thyroid Gland. London 1932.
24. Jores, A.: Klinische Endokrinologie. 1939.

[1] Einige erst nach Abschluss des Manuskriptes zur Kenntnis gelangte Arbeiten werden in Fussnoten angeführt werden.

25. Isenschmid, R.: Pathologische Physiologie der Schilddrüse. Handbuch der Physiologie, Bd. 16/I. Berlin 1930.
26. Kemp, T. u. H. Okkels: Lehrbuch der Endokrinologie. Leipzig 1936.
27. Klose, H. u. G. Büttner: Kachexia strumipriva. Handbuch der inneren Sekretion, Bd. 3/I. Leipzig 1928.
28. Laquer, F.: Hormone und innere Sekretion, 2. Aufl. Dresden-Leipzig 1934.
29. Leschke, E.: Die Wechselwirkungen der Blutdrüsen. Leipzig 1933.
30. Marine, D.: Die Physiologie der Thyreoidea. Sammelwerk der Amer. med. Assoc. Wien-Leipzig 1937.
31. Means, J. H.: The Thyroid and its Diseases. Philadelphia 1937.
32. Nobel, E., W. Kornfeld u. A. Ronald: Schilddrüsenerkrankungen im Kindesalter. Wien 1935.
33. Nothmann, M.: Thyreogene Erkrankungen. Handbuch der Neurologie (Bumke-Förster), Bd. 15, Berlin 1937.
34. Raab, W.: Innersekretorische Störungen und Organtherapie. Berlin 1932.
35. Roussy, Aron u. Mitarbeiter: Les Régulations Hormonales en Biologie, en Clinique et en thérapeutique. Paris 1937.
36. Siegert, F.: Die Athyreose im Kindesalter. Handbuch der inneren Sekretion (Hirsch), Bd. 3/I. Leipzig 1928.
37. Trendelenburg, P.: Die Hormone, Bd. 2. Berlin 1934.
37a. Wegelin, C.: Schilddrüse. Handbuch der speziellen pathologischen Anatomie. Berlin 1926.
38. Wieland, E.: Die Hypothyreosen im Kindesalter. Handbuch der inneren Sekretion (Hirsch), Bd. 3. Leipzig 1928.
39. Zondek u. Koehler: Handbuch der normalen und pathologischen Physiologie, Bd. 16, S. 1. Berlin 1930.

Einzelarbeiten.

40. Abderhalden, E.: Pflügers Arch. **206** (1924).
41. — Z. exper. Med. **68**, 1 (1929).
42. — u. E. Gellhorn: Pflügers Arch. **210**, 462 (1926).
43. — u. Wertheimer: Pflügers Arch. **219**, 595 (1928).
44. Abelin, I.: Biochem. Z. **228**, 166 (1930).
45. — Biochem. Z. **242**, 189 (1931).
46. — Biochem. Z. **242**, 411 (1931).
47. — Schweiz. med. Wschr. **1932 I**, 441.
48. — Biochem. Z. **257**, 213 (1933).
49. — Arch. f. exper. Path. **175**, 146 (1934).
50. — Arch. f. exper. Path. **175**, 151 (1934).
50a. — Klin. Wschr. **1934 I**, 940.
51. — Z. exper. Med. **94**, 353 (1934).
52. — Schweiz. med. Wschr. **1935 I**, 872.
53. — Z. Vitaminforsch. **4**, 120 (1935).
54. — Klin. Wschr. **1935 II**, 1777.
55. — Schweiz. med. Wschr. **1936 II**, 1106.
56. — Wien. klin. Wschr. **1936 II**.
57. — Verh. Ver.igg schweiz. Physiol. Jan. **1936**.
58. — Arch. f. exper. Path. **181**, 250 (1936).
59. — Biochem. Z. **286**, 160 (1936).
60. — Arch. f. exper. Path. **181**, 250 (1936).
61. — Schweiz. med. Wschr. **1938 I**, 478.
62. — Schweiz. med. Wschr. **1939 II**, 1241.
63. — Biochemic. J. **34**, 229 (1940).
64. — Helvet. med. Acta **9**, 406 (1942).
65. — Z. exper. Med. **99**, 681 (1936).
66. — Schweiz. med. Wschr. **1942 I**, 799.

66a. ABELIN, I., Helvet. chim. Acta **24**, 1298 (1941).
67. — u. U. ALTHAUS: Helvet. chim. Acta **25**, 205 (1942).
68. — u. A. KELLER: Helvet. chim. Acta **22**, 1365 (1939).
69. — M. KNUCHEL u. W. SPICHTIN: Biochem. Z. **228**, 189 (1930).
69a. — u. G. GIORDANENGO: Z. exper. Med. **99**, 681 (1936).
70. — u. A. NEFTEL: Arch. f. exper. Path. **189** (1938).
71. — u. C. I. PARHON: Klin. Wschr. **1933 II**, 1167.
72. — u. A. SCHÖNENBERGER: Z. exper. Med. 88, 528 (1933).
72a. — — Z. exper. Med. **90**, 489 (1933).
73. — u. C. WEGELIN: Klin. Wschr. **1932 II**, 2103.
74. — u. E. WEHREN: Arch. internat. Pharmacodynamie **64** (1940).
75. — u. E. WIEDMER: Arch. f. exper. Path. **166** (1932).
76. ALTHAUSEN, T. L., J. C. LOCKHARD and M. H. SOLEY: Amer. J. med. Sci. **199**, 342 (1940).
77. ALWALL, MANSFELD u. SCHEFF-PFEIFER: Arch. f. exper. Path. **187**, 486 (1937).
78. ALWALL, N. u. I. SCHEFF-PFEIFER: Arch. f. exper. Path. **184**, 296 (1936).
79. AMIBIA, DE E., M. M. MENDIZABEL u. J. BOTELLA-LLUSIA: Klin. Wschr. **1936 I**, 1001.
80. AHLGREN, G.: Skand. Arch. Physiol. (Berl. u. Lpz.) Suppl. **47**, 1 (1925).
81. ANDERSON, J. P.: Amer. Heart J. **8**, 128 (1938).
82. ANDERSON, R. K. and H. L. ALT: Amer. J. Physiol. **119**, 67 (1937).
83. ANDERSON, E. M. and J. B. COLLIP: Proc. Soc. exper. Biol. a. Med. **30**, 680 (1933).
83a. — — J. amer. med. Assoc. **104**, 965 (1935).
84. — — Amer. J. Physiol. **82**, 11 (1934).
85. — and H. M. EVANS: Amer. J. Physiol. **119**, 260 (1937).
86. ANDRUS, E. C.: Amer. Heart J. **8**, 128 (1932).
87. — and MCEACHERN: Ann. int. Med. **9**, 579 (1935).
88. ANSELMINO, K. J. u. F. HOFFMANN: Arch. Gynäk. **143**, 310 (1930).
89. — — Klin. Wschr. **12**, 99 (1933).
90. — — Die Wirkstoffe des Hypophysen-Vorderlappens. Handbuch der experimentellen Pharmakologie, Ergänzungswerk, Bd. 9. Berlin 1941.
91. APPEL, S.: Arch. f. exper. Path. **168**, 726 (1932).
92. ARLART: Münch. med. Wschr. **1941 I**, 577.
93. ARON, M.: C. r. Soc. Biol. Paris **103**, 145 (1930).
94. — C. r. Soc. Biol. Paris **103**, 148 (1930).
95. — C. r. Soc. Biol. Paris **103**, 151 (1930).
96. — C. r. Soc. Biol. Paris **104**, 96 (1930).
97. — C. r. Soc. Biol. Paris **106**, 1044 (1931).
98. — C. r. Soc. Biol. Paris **106**, 609 (1931).
99. — C. r. Soc. Biol. Paris **109**, 218 (1932).
100. — C. r. Soc. Biol. Paris **110**, 716 (1932).
101. — et J. BENOIT: C. r. Soc. Biol. Paris **109**, 923 (1932).
102. — et W. DOBRZANIECKI: C. r. Soc. Biol. Paris **104**, 1323 (1930).
103. — et M. KLEIN: C. r. Soc. Biol. Paris **103**, 702 (1930).
104. ARTUNDE et C. SOLARI: C. r. Soc. Biol. Paris **115**, 1727 (1934).
105. AESCHLIMANN, H.: Endokrinol. **12**, 101 (1933).
106. ASHER, L.: Z. Biol. **100** (1939).
107. — u. K. NAKAYAMA: Biochem. Z., **155**, 387 u. **436** (1925).
108. — u. F. RUETSCH: Z. Biol. **100** (1939).
109. ASSMANN, H.: Münch. med. Wschr. **1931 I**, 221.
110. AZEVEDO DE, A. P. et G. G. VILLELA: C. r. Soc. Biol. Paris **108**, 1075 (1931).
111. BACH, E., L. LOVAS u. L. NEUFELD: Arch. f. exper. Path. **165**, 614 (1932).
112. BALO, I., L. LOVAS, E. BACH u. L. NEUFELD: Arch. f. exper. Path. **165**, 594 (1932).
113. BANSI: Dtsch. med. Wschr. **1941 I**, 10.
114. BARATH, E.: Wien. klin. Wschr. **1936 I**, 739.
115. BARKER, S. B., I. F. FAZIKAS and H. E. HIMWICH: Amer. J. Physiol. **115**, 415 (1936).

116. Barnes, R.: Trans. amer. Assoc. study Goiter **1940**, 110.
117. Barnes, B. O. and M. Jones: Amer. J. Physiol. **105**, 556 (1933).
118. — and T. H. Chang: Amer. J. Physiol. **105**, 3 (1933).
119. — I. F. Reyan and J. G. Bueno: Amer. J. Physiol. **105**, 559 (1933).
120. Bartels, E. C., C. K. Stuart and E. C. Johnson: Trans. amer. Assoc. study Goiter **1940**, 133.
121. Bastaine, P. et F. Maes: C. r. Soc. Biol. Paris **123**, 532 (1936).
122. Bauer, J.: Wien. klin. Wschr. **1936 I**, 700.
123. — E. Kunewalder u. F. Schächter: Wien. klin. Wschr. **1936 I**, 39.
124. — — — Wien. klin. Wschr. **1937 I**, 339. — J. amer. med. Assoc. **109**, 1442 (1937).
125. Baumann, E. J., Cipra and D. Marine: Proc. Soc. exper. Biol. a. Med. **28**, 1017 (1931).
126. Beilby, G. E.: Trans. amer. Assoc. study Goiter **1933**.
127. Benoit, J.: C. r. Soc. Biol. Paris **123**, 243 (1936).
128. — et S. B. Bogdanovitch: C. r. Soc. Biol. Paris **125**, 891 (1937).
129. Berg, H.: Arch. f. exper. Path. **185**, 359 (1937).
130. Berger, W. u. H. Schnetz: Verh. dtsch. Ges. inn. Med. **1937**, 331.
131. Bergfeld, W.: Verhber. Tagg dtsch. Ges. inn. Med. **1940**, 412.
132. — Endokrinol. **6**, 269 (1930).
133. — Strahlenther. **39**, 245 (1931).
134. Bergwall, A. u. G. Kuschinsky: Arch. f. exper. Path. **162**, 169 (1931).
135. Beringer, H.: I. D. Bern **1934**.
136. Berlin, D. D., I. E. Risemann and H. L. Blumgart: Trans. amer. Assoc. study Goiter **1940**.
136a. Berman, L.: Inaug.-Diss. Bern 1935.
137. Bialet-Laprida, Z.: C. r. Soc. Biol. Paris **114**, 733 (1933).
138. Biasotti, A.: C. r. Soc. Biol. Paris **115**, 329 (1934).
139. Bisgard, I. D.: J. amer. med. Assoc. **106**, 1639 (1936).
140. Bishop, L. F.: 3. internat. Kropfkongress, S. 346. Washington 1938.
141. Bleyer, B. u. F. Fischler: Münch. med. Wschr. **1931 I**.
142. Blinoff, A.: C. r. Soc. Biol. Paris **103**, 188 (1938).
143. Blum, F.: Schweiz. med. Wschr. **1933 I**, **777**.
144. — Endokrinol. **19**, 19 (1937).
145. — Schweiz. med. Wschr. **1941 II**, 1612.
146. — F. A. Lehman u. W. Leistner: Endokrinol. **13**, 250 (1933).
147. Blumgart, H. L., I. E. F. Riseman, D. Davis and D. D. Berlin: Arch. int. Med. **52**, **165** (1933).
148. — S. A. Levine and D. D. Berlin: Arch. int. Med. **51**, 866 (1933).
149. Bock, K.: Klin. Wschr. **1932 I**, 102.
150. Bodart, F. u. K. Fellinger: Klin. Wschr. **1936 I**, 1005.
151. — — Wien. klin. Wschr. **1925 II**, 1286.
152. Bøe, I. u. A. W. Elmer: Biochem. Z. **240**, 187 (1931).
153. Bokelmann, O. u. W. Scheringer: Arch. Gynäk. **148**, 1 (1932).
154. — — Arch. Gynäk. **151**, 190 (1932).
155. Bomskov: Deutsch. med. Wschr. **1941 I**, 148.
156. Bomskov, Ch. u. R. Spiegel: Endokrinol. **23**, 225 (1941).
157. Bomskov u. B. Hölscher: Pflügers Arch. **245**, 455 (1942).
158. Bomskov, Ch. u. H. G. Lipps: Endokrinol. **23**, 239 (1941).
159. — K. Nikolai u. v. Kaulla: Pflügers Arch. **245**, 493 (1942).
160. Bomskov u. L. Sladovic: Dtsch. Z. Chir. **253**, 592 (1940).
161. — u. F. Brachat: Endokrinol. **23**, 145 (1940).
162. Bomskov, Ch., B. Hölscher u. I. Hartmann: Pflügers Arch. **246**, 483 (1942).
163. Boothby, W. M., J. Berkson and W. A. Plummer: Verh. amer. Assoc. study Goiter **1937**, 143.
164. Borak: Strahlenther. **53**, 73 (1935).
165. — Wien. klin. Wschr. **1936 I**, 701.

166. Bourg, R.: C. r. Soc. Biol. Paris **104**, 105 (1930).
167. Boyksen: Virchows Arch. **293**, 342 (1934).
168. Brandt, W.: Z. exper. Med. **98**, 489 (1936).
169. Brazioli, G.: Endocrinologia **11**, 185 (1936).
169a. Breitner, B.: Wien. med. Wschr. **1935 I**.
170. — Arch. klin. Chir. **191**, 754 (1938).
171. Brenner, O.: Brit. med. J. **1935 II**, 199.
171a. Bruman, F. u. A. Blomberg: Z. exper. Med. **97**, 229 (1935).
171b. — u. A. Mildwurf: Z. exper. Med. **96** (1935).
172. — Helvet. med. Acta **3**, 227 (1936).
173. Buadze, S.: Z. exper. Med. **90**, 762 (1933).
174. Buck, F., E. Blum et M. Aron: C. r. Soc. Biol. Paris **130**, 920 (1939).
175. Buell, M. V. and M. B. Strauss: Bull. Hopkins Hosp. **55**, 22 (1934).
176. Bürger, M.: Verhber. dtsch. Ges. inn. Med. **1937**, 360.
177. — u. Moebius: Klin. Wschr. **1934 II**, 1349.
178. Burr and Burr: J. of biol. Chem. **86**, 887 (1931).
179. Cahane, M. u. T. Cahane: Acta med. scand. (Stockh.) **94**, 320 (1938).
180. Calvin, B. D.: Proc. Soc. exper. Biol. a. Med. **34**, 724 (1936).
181. Calvin, D. B. and K. Kaufmann: Amer. J. Physiol. **119**, 286 (1937).
182. Cenzanelli, A. and D. Rapport: Endocrinology **21**, 779 (1937).
183. Carr and O. Connor: Ann. int. Med. **6**, 1225 (1933).
184. McCarrison, R.: Indian J. med. Res. **20**, 633 (1932).
185. — 2. Internationale Kropfkonferenz. Bern 1933.
186. — and K. B. Madhava: Indian J. med. Res. **18**, 1 (1930).
187. — and Madhava: Indian J. med. Res. **20**, 637 (1932).
188. Mac-Cartney: 3. internationaler Kropfkongress. Washington 1938.
189. Castex, M. R. et M. Schteingart: C. r. Soc. Biol. Paris **109**, 327 (1932).
190. Cattell, R. B.: Trans. amer. Assoc. study Goiter **1933**, 239.
191. — u. H. J. Perkin: 3. internationaler Kropfkongress, S. 407. Washington 1938.
192. Caulaert, Van., M. Aron et J. Stahl: C. r. Soc. Biol. Paris **106**, 607 (1931).
193. Chahovitch, X. et K. Frajnd: C. r. Soc. Biol. Paris **115**, 329 (1934).
194. Chamberlain, Ch. F., S. Jacobs and M. F. Buker: Amer. J. med. Sci. **191**, 66 (1936).
195. Chapman, A.: Trans. amer. Assoc. study Goiter **1941**, 169.
196. Chatel, A. de u. W. Molnar: Virchows. Arch. **289**, 557 (1933).
197. Chesky, V. P., C. R. Schmidt and W. R. Walsh: Trans. amer. Assoc. study Goiter **1941**, 11.
198. Clausen, E. M.: Proc. Soc. exper. Biol. a. Med. **26**, 77 (1928).
199. Clure Mc, R. D.: Trans. amer. Soc. study Goiter **1937**, 101.
200. Coelho, E.: C. r. Soc. Biol. Paris **105**, 143 (1930).
201. Collin, R., P. L. Drouet, J. Watrin et P. Florentin: C. r. Soc. Biol. Paris **108**, 64 (1931).
202. Collip and M. Anderson: J. amer. med. Assoc. **104**, 965 (1935).
203. Collip u. Anderson: Lancet **1934 I**, 784.
204. Collip, J. M.: 3. internationale Kropfkonferenz, S. 247. Washington 1938.
205. — Lancet **1934 I**, 76.
206. Costa da, E. and A. J. Carlson: Amer. J. Physiol. **104**, 247 (1933).
207. Courcy de, J. L.: Trans. amer. Soc. study Goiter **1937**, 133.
208. Clendon Mc: 3. internationaler Kropfkongress. Washington 1938.
209. Cowgill, G. B.: J. amer. med. Assoc. **14**, 355 (1937).
210. — J. amer. med. Assoc. **111**, 1009 (1938).
211. — and M. L. Palmieri: Amer. J. Physiol. **105**, 146 (1933).
212. Cramer, W.: Fever, Heat Regulation, Climate and the Thyreoid-Adrenal Apparatus. London 1928.
213. Crile, G.: Trans. amer. Assoc. study Goiter **1940**, 42.
214. — Trans. 3. internationale Kropfkonferenz, 1938.

215. CRILE, G.: Trans. amer. Assoc. study Goiter **1940**.
216. CROTTI, A.: 3. internationaler Kropfkongress. Washington 1938.
217. — Trans. amer. Assoc. study Goiter **1933**, 89.
217a. CRUZ-COKE et J. CABELLO: C. r. Soc. Biol. Paris **110**, 633 (1931).
218. CURSCHMANN, H.: Dtsch. Kongr. inn. Med. **1937**, 335.
219. — Arch. Verdgskrkh. **20** (1914).
220. CURTIS, M. and I. D. PUPPEL: Arch. int. Med. **60**, 498 (1937).
221. — — Verhandlungsbericht der 3. internationalen Kropfkonferenz. Washington 1938.
222. DANFORTH, D. N. and S. LOUMOS: Proc. Soc. exper. Biol. a. Med. **34**, 870 (1936).
223. DAVIS, A. C.: Trans. amer. Assoc. study Goiter **1940**, 312.
224. DAVIS, I. E. and A. B. HASTINGS: Amer. J. Physiol. **105**, 110 (1933).
225. — — Amer. J. Physiol. **114**, 618 (1935).
226. DEFAUW, J.: C. r. Soc. Biol. Paris **105**, 228 (1930).
226a. DENNING, H.: Med. Klin. **1935 II**, 1291.
227. DEMOLE u. IPPEN: Hoppe-Seylers Z. **235**, 226 (1936).
228. DEMUTH: Arch. exper. Zellforsch. **13**, 329 (1932).
229. DIETRICH, H. E.: Münch. med. Wschr. **1936 I**.
229a. DIECKHOFF, J.: Arch. f. exper. Path. **182**, 293 (1936).
230. DIETRICH, S. u. H. SCHWIGK: Arch. f. exper. Path. **165**, 53 (1932).
231. DINSMORE, R. S.: Trans. amer. Assoc. study Goiter **1941**, 55.
232. DIRNER, Z.: Arch. f. exper. Path. **176** (1934).
233. DOBRZANIECKI et ARON: C. r. Soc. Biol. Paris **104**, 1321 (1930).
234. DON, C. and J. LANGLEY: Quart. J. Med. **1**, 9 (1932).
235. DONOVAN O', D. K. and J. B. COLLIP: Trans. amer. Soc. study Goiter **1937**, 152.
236. DREXLER, E. u. B. v. ISSEKUTZ: Arch. f. exper. Path. **177**, 435 (1935).
237. DRILL, V. A.: J. Nutrit. **14**, 355 (1937).
238. DROUET: Rev. franç. Endocrin. **12**, 101 (1934).
239. DUDLER: Inaug.-Diss. Bern 1942.
240. DUERST, J. U.: Ursachen der Entstehung des Kropfes. Bern 1941.
241. EGGENBERGER, H. and F. M. MESSERLI: 3. internationale Kropfkonferenz, S. 64. Washington 1938.
242. EICHBAUM, F., E. KINDERMANN, F. OESTERREICHER u. M. REISS: Endokrinol. 18, 375 (1937).
243. EICKHOFF, W., A. SUNDER-PLASSMANN u. W. STECKER: Frankf. Z. Path. **52**, 303 (1938).
244. EGGS, F. D.: Dtsch. Z. Chir. **242**, 321 (1934).
245. EITEL, H. u. A. LOESER: Arch. f. exper. Path. **167**, 381 (1932).
246. EITEL, H.: Dtsch. Z. Chir. **242**, 377 (1934).
247. EITEL, H., G. LÖHR u. A. LOESER: Arch. f. exper. Path. **173**, 204 (1933).
248. — H. KREBS u. A. LOESER: Klin. Wschr. **1933 I**, 615.
249. — u. A. LOESER: Klin. Wschr. **1934 II**, 1742.
250. — — Klin. Wschr. **1934 II**, 1677.
251. — — Arch. f. exper. Path. **177**, 737 (1935).
252. ENDERLEN u. BOHNENKAMP: Dtsch. Z. Chir. **200** (1927).
253. EIMER, K.: Z. exper. Med. **77** (1931).
254. ELMER, A. W. et M. SCHEPS: C. r. Soc. Biol. Paris **114**, 350 (1933).
255. ELMER, W.: C. r. Soc. Biol. Paris **114**, 348 (1933).
256. ELMER, A. W. et Z. LUCZYNSKI: C. r. Soc. Biol. Paris **114**, 351 (1933).
257. — et M. SCHEPS: C. r. Soc. Biol. Paris **115**, 968 (1934).
258. ELMER, GIEDOZ et SCHEPS: C. r. Soc. Biol. Paris **120** (1935).
259. ELTERICH, CH.: Endokrinol. **18**, 531 (1936).
260. EPPINGER, H.: Wien. klin. Wschr. **1937 I**, 289.
261. EUFINGER u. GOTTLIEB: Klin. Wschr. **1933 II**. 1397.
262. EUFINGER, H., H. WIESBADEN u. L. FOCSANEANU: Arch. Gynäk. **136**, 12 (1929).
263. — WIESBADER u. N. SMILOVITS: Arch. Gynäk. **143**, 338 (1930).
264. EUGSTER, J.: Schweiz. Z. Hyg. **13** (1933).

265. Eugster, J.: Arch. Klaus-Stiftg **9**, 275 (1935).
266. — Arch. Klaus-Stiftg **10**, 101, 369 (1935).
267. — Arch. Klaus-Stiftg **11**, 369 (1936).
268. — Verh. dtsch. Ges. inn. Med. **49**, 252 (1937).
269. — 3. internationaler Kropfkongress. Washington 1938.
270. — Arch. Klaus-Stiftg **13**, 383 (1938).
271. — Beitr. path. Anat. **100** (1938).
272. Euler, U.S. v.: Arch. f. exper. Path. **171**, 186 (1933).
273. — Klin. Wschr. **1933 I**, 671.
274. — u. A. G. Holmquist: Arch. f. exper. Path. **171**, 201 (1933).
275. Euler, H. v. u. E. Klussmann: Hoppe-Seylers Z. **213**, 21 (1932).
276. — Erg. Physiol. **34**, 361 (1932).
277. Ewald, C.: Wien. klin. Wschr. **1937 I**, 217.
278. Fahr: 2. internationale Kropfkonferenz, S. 202. 1933.
279. Falta, W.: Wien. klin. Wschr. **1936 I**, 701.
280. — Schweiz. med. Wschr. **1937 I**, 1013.
281. — Verhber. dtsch. Kongress inn. Med. **1937**.
282. — Dtsch. Kongress inn. Med. **1940**, **424**.
283. Falta, Eppinger and Rudinger: Proc. Soc. exper. Biol. a. Med. **32**, 392 (1932/33).
284. Falta, W. u. E. Fenz: Klin. Wschr. **1938 I**, 148.
285. Fasold: Mschr. Kinderheilk. **62**, 28 (1934).
286. — u. Heidemann: Z. exper. Med. **92** (1933).
287. — u. Peters: Z. f. exper. Med. **92**, 57 (1933).
288. Fellenberg, Th. v.: Schweiz. med. Wschr. **1925 I**.
289. — Erg. Physiol. **25**, 178 (1926).
290. — u. F. Grüter: Mitt. Lebensmittelunters. **23** (1932).
291. Fellinger, K.: Wien. klin. Wschr. **1936 I**, 700.
292. — Wien. klin. Wschr. **1936 I**, 937.
293. — u. O. Hochstädt: Wien. klin. Wschr. **1936 II**, 1339.
294. — Wien. klin. Wschr. **1937 I**, 557.
295. — u. R. Pfleger: Wien. klin. Wschr. **1936**, 1044.
296. Fenz, E. u. F. Zell: Arch. f. exper. Path. **185**, 71 (1937).
297. — — Klin. Wschr. **1936 II**, 1133.
298. Ferrio: Note Psichiatr. **62**, No 1 (1933).
299. Fetscherin, H.: Z. Biol. **95**, 257 (1934).
300. Fieschi, A.: Z. exper. Med. **86**, 398 (1932).
301. Fleischmann, W. u. S. Kann: Wien. klin. Wschr. **1936 II**, 1488.
302. Florentin, P. et K. Watrin: C. r. Soc. Biol. Paris **112**, 670 (1932).
303. — et M. Weis: C. r. Soc. Biol. Paris **103**, 601 (1930).
303a. — — C. r. Soc. Biol. Paris **115**, 1446 (1934).
304. Fluch, M., H. Greiner u. O. Loewi: Arch. f. exper. Path. **177**, 166 (1934).
305. Flück, W.: Schweiz. med. Wschr. **1928 I/II**.
306. Fonio, A. u. G. Scheurer: Mitt. Grenzgeb. Med. Chir. **42**, 467 (1931).
307. Frey, W.: Herz- und Gefässkrankheiten, S. 315. Berlin 1936.
308. Friedgood, H. B.: Bull. Hopkins Hosp. **54**, 48 (1934).
309. Friedgood: J. of Pharmacol. **53**, 46 (1935).
310. Friedgood, H. B.: Trans. amer. Assoc. study Goiter **1941**, 128.
311. Froboese, C.: Verh. dtsch. path. Ges. **27**, 204 (1934).
312. Fuchs. G., D. Santenoise, P. Varé et M. Vidacovitch: C. r. Soc. Biol. Paris **103**, 603 (1930).
313. Gegenbauer, V. u. K. Gottlieb: Wien. klin. Wschr. **1937 I**, 292.
314. Gehri, G.: Schweiz. med. Wschr. **1930 II**.
315. Genitis, V., J. Towne, M. C. Patras and A. D. Templeton: Amer. J. Physiol. **116**, 58 (1939).
316. Gentzen, G. u. Th. Mohr: Klin. Wschr. **1938 II**, 1293.

317. GERLEI, F.: Endokrinol. **19**, 387 (1938).
318. GHALIOUNGUI, P. u. F. ZELL: Arch. f. exper. Path. **185**, 71 (1937).
319. GIGON, A. u. O. MERKELBACH: Neue deutsche Klinik, Bd. 7, S. 657. 1931.
320. GILLETTE, N. W.: Trans. amer. Assoc. study Goiter **1937**, 87.
321. GLANZMANN, E.: Z. Vitaminforsch. **3**, 167 (1934).
322. GLAUBACH u. E. P. PICK: Arch. f. exper. Path. **173**, 571 (1933).
322a. GLAUBACH, S. u. E. P. PICK: Arch. f. exper. Path. **162**, 537 (1931).
323. GOETSCH, E.: Trans. amer. Assoc. study Goiter **1941**, **144**.
324. GOETSCH, E. and A. J. RITZMANN: Trans. amer. Assoc. study Goiter **1933**, 65.
325. GOLDNER, M.: Z. klin. Med. **114**, 456 (1930).
326. GOLDSCHMIDT, RUTH: Inaug.-Diss. Basel 1934.
327. GOORMAGHTIGH, W. et H. HANDOVSKY: C. r. Soc. Biol. Paris **123**, 268 (1936).
328. GORDON, M. B.: Verhandlungsbericht über die 3. internationale Kropfkonferenz. Washington 1938.
329. GOTTDENKER, FRIEDR.: Klin. Wschr. **1936**, 1014.
330. GRAB, W.: Arch. f. exper. Path. **162**, 103 (1931).
331. — Arch. f. exper. Path. **167**, 313 (1932).
332. — Arch. f. exper. Path. **167**, 413 (1932).
333. — Arch. f. exper. Path. **168**, 715 (1932).
334. — Klin. Wschr. **1933 I**, 1102.
334a. — Arch. f. exper. Path. **172**, 586 (1933).
335. GRAND, LE A. et LOUIS AUJOULAT: C. r. Soc. Biol. Paris **108**, 1263 (1931).
336. — et SILVEIRA RAMOS: C. r. Soc. Biol. Paris **104**, 1302 (1930).
337. GRÄNI, A.: Z. Biol. **96** (1935).
338. GREGOR MC, J. K.: Trans. amer. Soc. study Goiter **1940**, 119.
338a. — Trans. amer. Soc. study Goiter **1941**, 62.
339. GREGORY, R. A. u. D. H. K. LEE: J. of Physiol. **85**, 39 (1935).
340. GRESSNER, H.: Inaug.-Diss. Berlin 1934.
341. GRUMBRECHT, P. u. A. LOESER: Arch. f. exper. Path. **189**, 345 (1938).
342. GUDERNATSCH, F.: Handbuch der inneren Sekretion (HIRSCH), Bd. II/2, S. 1493. 1933.
343. GUGGISBERG, H.: Endokrinol. **13**, 73 (1933).
344. — Geburtsh. u. Frauenheilk. **1**, H. 9.
345. GUTZEIT, K.: Verh. dtsch. Ges. inn. Med. **1937**, 298.
346. HABERER V., H.: Dtsch. Z. Chir. **242**, 77 (1934).
347. HAINES, S. F.: Trans. amer. Soc. study Goiter **1940**, 310.
348. HAMEL, I. et M. CHAVAROT: C. r. Soc. Biol. Paris **115**, 1450 (1934).
349. HANEY, F. H.: Amer. J. Physiol. **102**, 249 (1932).
350. HANKE, H.: Klin. Wschr. **1936**, 1121.
351. HARROP, H. WIDENHORN u. A. WEINSTEIN: Münch. med. Wschr. **1932 I**, 171.
352. HASAMA: Pflügers Arch. **237**, 438 (1936).
353. HAUSBERGER, F. X.: Arch. f. exper. Path. **186**, 327 (1937).
354. HECHST: Z. Neur. **141** (1932).
355. HEINEMANN, K.: Endokrinol. **19**, 1 (1937).
356. HEINLEIN, H. u. J. DIECKHOFF: Virchows Arch. **297**, 252 (1936).
357. HELLWIG, C. A.: Arch. of Path. **11**, 709 (1931).
358. — 3. internationale Kropfkonferenz, S. 535. Washington 1938.
359. HENDRICK, J. W.: 3. internationale Kropfkonferenz, S. 518. Washington 1938.
360. HENDRICKS, W. A.: Amer. J. Physiol. **105**, 678 (1933).
361. HENTSCHEL u. STEUBER: Arch. f. exper. Path. **160**, 4 (1931).
362. HEPLER, O. E.: Arch. int. Med. **55**, **979** (1935).
363. HEROLD, L.: Arch. Gynäk. **154**, 256 (1933).
364. — Klin. Wschr. **1934 II**, 1242.
365. — Z. exper. Med. **90**, 684 (1933).
366. HERRICK, I. F., H. E. ESSEX, FRANK C. MANN and EDW. J. BOLDES: Amer. J. Physiol. **105**, 435 (1933).

367. HERTZ, S.: Trans. amer. Assoc. study Goiter **1941**, 146.
368. — J. H. MEANS and R. H. WILLIAMS: Trans. amer. Assoc. study Goiter **1941**, 115.
369. — A. ROBERTS and R. D. EVANS: Proc. Soc. exper. Biol. a. Med. **38**, 510 (1938).
370. HERTZLER, A. E.: Trans. amer. Assoc. study Goiter **1933**, 150.
371. HERZFELD, E.: Schweiz. med. Wschr. **1933 I**, 781.
372. HESSE: Arch. f. exper. Path. **170**, 13 (1933).
373. HESSE, ERICH, I. CARPUS u. L. ZEPPMEISEL: Arch. f. exper. Path. **176**, 283 (1934).
374. HESSE, E., H. VONDERLINN u. L. ZEPPMEISEL: Arch. f. exper. Path. **173**, 192 (1933).
374a.— K. R. JAKOBI u. G. BREGULLA: Arch. f. exper. Path. **170**, 13 (1933).
375. HEYMANN, A. M.: Trans. amer Assoc. study Goiter **1933**, 153.
376. HIGGINS, W. M.: Amer. J. med. Sci. **191**, 80 (1936).
377. HIMWICH, H. E., W. GOLDFARB and G. R. COWGILL: Amer. J. Physiol. **99**, 689 (1932).
378. HINSCHBERGER, G.: C. r. Soc. Biol. Paris **106**, 234 (1931).
379. HOCHE: Arch. klin. Chir. **168**, 294 (1931).
380. HODENBERG, v.: Dtsch. med. Wschr. **1941 I**, 706.
381. HOEN, E., H. LANGFELD u. C. OEHME: Endokrinol. **21**, 305 (1939).
382. HOFF, F.: Verh. dtsch. Ges. inn. Med. **49**, 254 (1937).
383. HOFFMANN, O. u. F. GUDERNATSCH: Endokrinol. **18**, 96 (1936).
384. HÖJER, J. A.: Z. Hyg. **110**, 239 (1929).
385. HÖJER, A.: Z. Hyg. **112**, 370 (1931).
386. HÖPFNER: Veröff. Med.verw. **1927**.
387. — Sitzungsbericht über die 1. internationale Kropfkonferenz. Bern 1927.
388. HORANYI-HECHST: Beitr. path. Anat. **98**, 163 (1936).
389. HORSTERS, H.: Arch. exper. Path. **169** (1932).
390. HOUSSAY, B. A. et A. ARTUNDO: C. r. Soc. Biol. Paris **114**, 79 (1933).
391. — — C. r. Soc. Biol. Paris **114**, 391 (1933).
392. — A. BIASOTTI et A. MAGDALENA: C. r. Soc. Biol. Paris **110**, 142 (1932).
393. — — — C. r. Soc. Biol. Paris **110**, 834 (1932).
394. — — et B. MAZOCCO: C. r. Soc. Biol. Paris **110**, 832 (1932).
395. — et C. T. RIETTI: C. r. Soc. Biol. Paris **110**, 144 (1932).
396. HURXTHAL, L. M.: Arch. int. Med. **51**, 22 (1933).
397. — Arch. int. Med. **52**, 86 (1933).
398. JANN, W.: Helvet. med. Acta **4** (1936).
399. JANSSEN, S. u. A. LOESER: Arch. f. exper. Path. **163**, 517 (1932).
400. JAENSCH, W.: Bericht über die 2. internationale Kropfkonferenz, S. 549. Bern 1933.
401. — u. Mitarbeiter: Hautkapillarmikroscopie. Halle 1929.
402. JONAS, S. u. J. HOREJSI: Z. exper. Med. **92** (1933).
403. JONES, M. S.: Endocrinology **24**, 665 (1939).
404. JORDI, A.: Arch. int. Med. **49**, 541 (1932).
405. INDOVINA, R.: Biochem. Z. **267**, 389 (1933).
406. INTYRE MC, M.: Amer. J. Physiol. **99**, 261 (1941).
407. ISENSCHMID, R.: Arch. f. exper. Path. **98**, 221 (1923).
408. ISSEKUTZ, v.: Wien. klin. Wschr. **1935 II**, 1325.
409. ISSEKUTZ, B. v. u. B. v. ISSEKUTZ jr.: Arch. f. exper. Path. **177**, 442 (1934).
410. — u. Z. DIRNER: Arch. f. exper. Path. **185**, 685 (1937).
411. — u. M. v. HARANGOZO-OROSZY: Arch. f. exper. Path. **199**, 292 (1942).
412. — M. LEINZINGER u. B. v. ISSEKUTZ jr.: Arch. f. exper. Path. **185**, 673 (1937).
413. KADEN, E., C. OEHME u. K. WEBER: Arch. f. exper. Path. **184**, 573 (1937).
414. KAHLER, O. H.: Arch. f. exper. Path. **175**, 241 (1934).
415. KAMPELMANN, F.: Arch. f. exper. Path. **184** (1937).
416. KARP, L. et B. KOSTKIEVICZ: C. r. Soc. Biol. Paris **114**, 1339 (1933).
417. KARRER, P., H. v. EULER u. K. SCHÖPP: Helvet. chim. Acta **15**, 493 (1932).
418. KASTERT: Virchows Arch. **302**, 728 (1938).
419. KEESER, ED.: Arch. f. exper. Path. **198**, 536 (1941).
420. KENDALL, E. C.: J. amer. med. Assoc. **105**, 1486 (1935).

421. KEPLER, E. J.: Trans. amer. Assoc. study Goiter **1940.**
422. KIMBALL, O. P.: 3. internationaler Kropfkongress. Washington 1938.
423. KING, J. D. and F. E. HAMILTON: Trans. amer. Assoc. study Goiter **1940**, 272.
424. KIRSCHNER: Med. Klinik **1935**, 1291.
425. KISCH, F.: Klin. Wschr. **1936 I**, 342.
426. KLEITMAN, N. and S. TITELBAUM: Amer. J. Physiol. **115**, 162 (1936).
427. KOELSCHE, G. A. and U. E. KENDALL: Amer. J. Physiol. **113**, 335 (1935).
428. KOMMERELL, B.: Pflügers Arch. **227**, 1 (1931).
429. — Arch. f. exper. Path. **161**, 141 (1931).
430. — Arch. f. exper. Path. **165**, 169 (1932).
431. — Arch. f. exper. Path. **161** (1931).
432. KOTSCHNEFF, N. u. B. M. SCHLEPAKOFF: Z. exper. Med. **95**, 403 (1935).
433. KRAUSS, W. E. and C. F. MONROE: J. of biol. Chem. **89**, 581 (1930).
434. KRAYER, O.: Arch. f. exper. Path. **171**, 473 (1933).
435. KREITMAIR, H.: Arch. f. exper. Path. **176**, 329 (1934).
436. KREUZFUCHS, S.: Wien. klin. Wschr. **1936 I**, 1314.
437. KRIZENECKY, I.: C. r. Soc. Biol. Paris **106**, 325 (1931).
438. KROGH, M. u. A. L. LINDBERG: Acta path. scand. (København.) **9**, 21 (1932).
438a. — — et H. OKKELS: Acta path. scand. (København.) **9**, 37 (1932).
439. — et H. OKKELS: C. r. Soc. Biol. Paris **112**, 1694 (1933).
440. KUCERA, C.: C. r. Soc. Biol. Paris **114**, 822 (1933).
441. KUMMER, H. J.: Endokrinol. **20**, 326 (1938).
442. KUSCHINSKY: Arch. f. exper. Path. **170**, 510 (1933).
443. LANDOLDT, H.: Z. Biol. **90**, 327 (1930).
444. LANG, THEO: Z. Neur. **135**, 515 (1931).
445. — Z. exper. Med. **95**, 378 (1935).
446. — 3. internationaler Kropfkongress, S. 20. Washington 1938.
447. LAUENER, P.: Schweiz. med. Wschr. **1936 I**, 207.
447a. LAURENT-GÉRARD, J. P. et H. WELTI: C. r. Soc. Biol. Paris **130**, 506 (1939).
448. LAUTERBURG, W.: Mitt. Grenzgeb. Med. u. Chir. **41**, 715 (1930).
449. LEBEDEWA, N. S.: Arch. f. exper. Path. **183** (1936).
450. LEHMAN, J. A.: Trans. amer. assoc. study Goiter **1932**, 247.
451. LEISINGER, F.: Inaug.-Diss. Zürich 1936.
452. LEITES, S., E. SORKIN u. A. AGALETZKAJA: Z. klin. Med. **128**, 407 (1935).
453. LELKES, Z.: Endokrinol. **13**, 34 (1933).
454. — Endokrinol. **17**, 161 (1936).
455. LEONARD, S. L.: Endocrinology **24**, 679 (1939).
456. LERMAN, J. and H. D. STEBBINS: Trans amer. assoc. study Goiter **1941**, 1.
457. LEVIS, J. K. and D. MCEACHERN: Bull. Hopkins Hosp. **48**, 504 (1931).
458. LIEBOLD, I.: Inaug.-Diss. Heidelberg 1935/36.
459. LITCHFIELD, H. R.: 3. internationale Kropfkonferenz, S. 414. Washington 1938.
460. LITZKA, G.: Arch. f. exper. Path. **183**, 436 (1936).
461. LOEB, L.: Klin. Wschr. **1932 II**, 2121 u. 2156.
462. — and H. FRIEDMAN: Proc. Soc. exper. Biol. a. Med. **295**, 648 (1932).
463. LOEPER, M., A. LEMAIRE, R. DEGOS et A. LESURE: C. r. Soc. Biol. Paris **104**, 1200 (1930).
464. LÖHR, H.: Arch. f. exper. Path. **182**, 132 (1936).
465. — u. H. WILEMANNS: Dtsch. Kongress inn. Med. **1937**, 293.
466. LOESER, A.: Arch. f. exper. Path. **163**, 530 (1931).
467. — Arch. f. exper. Path. **164**, 579 (1932).
468. — Arch. f. exper. Path. **166**, 693 (1932).
469. — Arch. f. exper. Path. **173**, 62 (1933).
470. — Arch. f. exper. Path. **176**, 697 (1934).
471. — Arch. f. exper. Path. **176**, 728 (1934).
472. — Klin. Wschr. **1935 I**, 4.
473. — Arch. f. exper. Path. **181** 173 (1936).

474. LOESER, A.: Arch. f. exper. Path. **184**, 23 (1936).
475. — Arch. f. exper. Path. **186**, 663 (1937).
476. — 3. internationaler Kropfkongress, S. 492. Washington 1938.
477. — H. RULAND u. V. M. TRIKOJUS: Arch. f. exper. Path. **189**, 664 (1938).
478. — u. W. THOMPSON: Endokrinol. **14**, 144 (1934).
479. LOTMAR, F.: Z. Neur. **136**, 412 (1931).
480. — Z. Neur. **146**, 1 (1933).
481. LUDWIG, W. u. P. v. MUTZENBECHER: Hoppe-Seylers Z. **258**, 195 (1939).
482. — — Hoppe-Seylers Z. **261**, 253 (1939).
483. LUNDE, G.: 2. internationale Kropfkonferenz. Bern 1933.
484. LÜTOLF, W.: Z. Biol. **90**, 334 (1930).
485. MAGISTRIS, H.: Endokrinol. **11**, 176 (1932).
486. — Arch. f. exper. Path. **178**, 15 (1935).
487. MAHAUX, J.: C. r. Soc. Biol. Paris **133**, 77 (1939).
488. MANDL, F.: Wien. klin. Wschr. **1936 II**, 1453.
489. — Wien. klin. Wschr. **1937 I**, 536.
490. MANSFELD, G.: Klin. Wschr. **1935 I**, 884.
491. — Arch. f. exper. Path. **196**, 573 (1940).
492. — Arch. f. exper. Path. **196**, 598 (1940).
493. — u. G. HORWÁT: Pflügers Arch. **235**, 520 (1935).
494. — u. A. LÁNCZOS: Arch. f. exper. Path. **184**, 267 (1936).
495. — u. E. MÉSZÁROS: Arch. f. exper. Path. **196**, 567 (1940).
496. — — Arch. f. exper. Path. **196**, 590 (1940).
497. — u. L. v. PAP: Pflügers Arch. **184**, 281 (1920).
498. — I. SCHEFFER u. FR. v. TYUKODY: Arch. f. exper. Path. **176**, 344 (1934).
498a.— u. I. SCHEFF-PFEIFER: Arch. f. exper. Path. **190**, 565 (1938).
499. — u. J. SÓS: Klin. Wschr. **1938 I**, 386.
500. — FR. v. TYUKODY u. I. SCHEFF-PFEIFER: Arch. f. exper. Path. **181**, 376 (1936).
501. MARINE, D.: 3. internationale Kropfkonferenz. Washington 1938.
502. MARINE, BAUMANN, SPENCE and CIPRA: Proc. Soc. exper. Biol. a. Med. **29**, 822 (1932).
503. MARINE, D. and S. H. ROSEN: Proc. Soc. exper. Biol. a. Med. **30**, 901 (1933).
504. — — Amer. J. Physiol. **121**, 620 (1938).
505. — A. W. SPENCE and A. CIPRA: Proc. Soc. exper. Biol. a. Med. **29**, 822 (1932).
506. — S. H. ROSEN and A. CIPRA: Proc. Soc. exper. Biol. a. Med. **30**, 649 (1933).
507. MARKOFF, N. G.: Beitr. path. Anat. **94**, 377 (1935).
508. MARKOWITZ, C. and W. M. YATER: Amer. J. Physiol. **100**, 162 (1932).
509. MAURER, F. E.: Arch. Gynäk. **130** (1927).
510. MAY, W.: Klin. Wschr. **1935 I**, 790.
511. — Verhber. Tagg dtsch. Ges. inn. Med. **1937**, 353.
512. — Verh. dtsch. Ges. inn. Med. **1937**, 347.
513. MAYO, CH. H.: Trans. amer. Assoc. study Goiter **1933**.
514. MEANS, J. H.: 3. internationaler Kropfkongress, S. 343. Washington 1938.
515. — Trans. amer. Assoc. study Goiter **1941**, 143.
516. MEYER, A. E. and A. WEITZ: Proc. Soc. exper. Biol. a. Med. **38**, 843 (1938).
517. — and M. YOST: Endocrinology **24**, 806 (1939).
518. MEYER, H. H.: Arch. internat. Pharmacodynamie **38**, 1 (1930).
519. MITZKEWITSCH, M. S.: Arch. f. exper. Path. **174**, 339 (1933).
519a.MONTPELLIER et L. CHIAPPONI: C. r. Soc. Biol. Paris **104**, 375 (1930).
520. MOOR, P. DE: C. r. Soc. Biol. Paris **123**, 533 (1936).
521. — C. r. Soc. Biol. Paris **123**, 536 (1936).
522. MOREL, I. et P. I. GINESTE: C. r. Soc. Biol. Paris **130**, 456 (1939).
523. MOSCHINI, G.: Endokrinol. **3**, 28 (1929).
524. MOSENGYL, I.: Hoppe-Seylers Z. **237**, 173 (1935).
525. MOZO, F. G.: 3. internationaler Kropfkongress, S. 286. Washington 1938.
526. MÜHE, I.: Arch. klin. Med. **177**, 345 (1935).

527. MÜHLBACH, O. u. C. KAUFMANN: Biochem. Z. **238**, 377 (1931).
528. MÜLLER, C. u. TH. v. FELLENBERG: Mitt. Grenzgeb. Med. u. Chir. **42**, 661 (1932).
529. NEIDHARDT, K. u. M. SCHRÖCK: Z. klin. Med. **128**, 417 (1935).
530. NETER, E.: Arch. f. exper. Path. **174**, 416 (1933).
531. NEUHAUS, A.: Endokrinol. **22**, 90 (1939).
532. NEUWEILER, W.: Arch. Gynäk. **154**, 326 (1933).
533. NIELSEN, H.: Klin. Wschr. **1933 I**, 508.
534. NITSCHKE: Mschr. Kinderheilkde. **56**, 211 (1933).
535. — Dtsch. Kongress inn. Med. **46**, 437 (1934).
536. — Klin. Wschr. **1933 II**, 1793.
537. NONNENBRUCH: Schweiz. med. Wschr. **1941 I**, 1193.
538. NOSSEN, H.: Med. Klin. **1935 II**, 1406.
539. NUSSBAUM, I.: Inaug. Diss. Bern 1939.
540. OBERDISSE, K.: Arch. f. exper. Path. **162**, 150 (1931).
541. — u. E. RODA: Arch. f. exper. Path. **178**, 252 (1935).
542. — — Klin. Wschr. **1936**, 1094.
543. — u. S. THADDEA: Arch. f. exper. Path. **165**, 538 (1932).
544. OEHME, C.: Klin. Wschr. **1936 I**, 512.
545. — Arch. f. exper. Path. **184**, 558 (1937).
546. — Dtsch. med. Wschr. **1937 II**, 1573.
547. — H. PAAL u. H. O. KLEINE: Klin. Wschr. **1932 II**, 1449.
548. — — — Arch. f. exper. Path. **171**, 54 (1933).
549. — — Erg. inn. Med. **44**, 214 (1932).
550. OKKELS, H.: C. r. Soc. Biol. Paris **106**, 305 (1931).
551. — Acta path. scand. (København.) **9**, 1 (1932).
552. — Klin. Wschr. **1936 II**, 1905.
553. OUDET, P.: C. r. Soc. Biol. Paris **123**, 1177 u. 1180 (1936).
554. PAAL, H.: Arch. f. exper. Path. **173**, 513 (1933).
555. — Klin. Wschr. **1934 I**, 207.
556. — Arch. f. exper. Path. **177**, 367 (1934).
556a.— u. W. HUBER: Arch. f. exper. Path. **162** (1931).
557. — u. H. O. KLEINE: Beitr. path. Anat. **91**, 322 (1933).
558. PAPAYANOPULOS, G.: Klin. Wschr. **1940 I**, 396.
559. PARADE, G. W. u. H. R. FOERSTER: Z. klin. Med. **129**, 198 (1935).
560. PARADE: Verhandl. Ges. inn. Med. **1937**, 357.
561. PARHON, C. I. et R. CAHANE: C. r. Soc. Biol. Paris **106**, 758 (1931).
562. — H. DEREVICI et M. DEREVICI: C. r. Soc. Biol. Paris **104**, 437 (1930).
563. — — — C. r. Soc. Biol. Paris **109**, 1396 (1932).
564. — et I. ORNSTEIN: C. r. Soc. Biol. Paris **108**, 303 (1931).
565. PATTERSON, W. B.: Verhandlungsbericht über den 3. internationalen Kropfkongress, S. 16. Washington 1938.
566. — H. T. HUNT and R. E. NICODEMUS: Trans. amer. Assoc. study Goiter **1937**, 41.
567. PAULSON, D. L.: Trans. amer. Assoc. study Goiter **1940**, 309.
568. PECZENIK, O.: Pflügers Arch. **235**, 486 (1935).
569. PEMBERTON, I.: Trans. amer. Assoc. study Goiter **1941**, 61.
570. PERCY, N. M.: Trans. amer. Assoc. study Goiter **1937**.
571. PERKIN, H. I. and B. R. BROWN: Endocrinology **22**, 538 (1938).
572. PETIT-DUTAILLIS, D. et N. PÉRON: Progrès méd. **1935**, 44, 1011.
573. PETRARCA, T. A.: Inaug.-Diss. Lausanne 1931.
574. PFEIFFER, G.: Arch. f. exper. Path. **168**, 97 (1932).
575. — Klin. Wschr. **1932 I**.
576. — Endokrinol. **13**, 40 (1933).
577. PICADO, C. u. W. ROTTER: Endokrinol. **21**, 93 (1938).
577a.— — C. r. Soc. Biol. Paris **123**, 1111 (1936).
578. PIJOAN, M. et M. BÉRARD: Presse méd. **1936, 1324**.

579. Pincus, G. and N. Werthessen: Amer. J. Physiol. **103**, 631 (1933).
580. Plummer, W. A. and R. M. Wilder: Arch. of Ophthalm. **13**, 833 (1935).
581. Pollak, L. u. G. Fehér: Arch. f. exper. Path. **172**, 407 (1933).
582. Popow, N. A.: Z. Neur. **110**, 383 (1927).
582a.— Z. Neur. **115**, 131 (1928).
583. Pradervand, L.: Endokrinol. **23**, 1 (1941).
584. Priestley, I. F., H. Markowitz and F. C. Mann: Amer. J. Physiol. **98**, 357 (1931).
585. Quervain, F. de: Verhandlungsbericht über die 2. internationale Kropfkonferenz. Bern 1933.
586. — Münch. med. Wschr. **1934 II**, 1020.
587. — Schweiz. med. Wschr. **1938 I**, 815.
588. — u. I. Abelin: Handbuch der biologischen Arbeitsmethoden, Abt. VIII, Teil 1/II, S. 1587. Berlin 1933.
589. — u. G. Giordanengo: Mitt. Grenzgeb. Med. u. Chir. **44**, 538 (1936).
590. — u. C. Wegelin: Der endemische Kretinismus. Berlin u. Wien 1936.
591. Raab, W.: Wien. Arch. inn. Med. **23**, 321 (1932).
592. — Wien. klin. Wschr. **1937 I**, 218.
593. Rachromejew, R. u. A. Ter-Ossipowa: Endokrinol. **15**, 404 (1935).
594. Rappai, S. u. Paul Rosenfeld: Pflügers Arch. **236**, 464 (1935).
595. Rathcke, L.: Arch. klin. Chir. **190**, 241 (1937).
596. — Arch. klin. Chir. **191**, 769 (1938).
597. Ravdin, I. S. u. W. D. Frazier: 3. internationaler Kropfkongress, S. 319. Washington 1938.
598. Rawson, W. R., G. D. Sterne u. I. C. Aub: Trans. amer. Assoc. study Goiter **1941**, 159.
599. Reed, C. I., H. Deutsch and H. C. Struck: Amer. J. Physiol. **116**, 126 (1936).
600. Regan, I. F. and M. Wilder: Trans. amer. Assoc. study Goiter **1940**, 113.
601. Rein, H., K. Liebermeister u. D. Schneider: Klin. Wschr. **1932 II**, 1636.
602. Reiss, M. u. St. Fischer-Popper: Endokrinol. **18**, 92 (1936).
603. Reuter, A.: Z. exper. Med. **95**, 214 (1935).
604. Richter, O.: Endokrinol. **15**, 305 (1935).
605. Rihl, I., F. Oestreicher u. M. Reiss: Endokrinol. 18, 88 (1936).
606. Riehl, G.: Wien. klin. Wschr. **1935 II**, 1510.
607. Riml u. Wolf: Arch. f. exper. Path. **157**, 178 (1930).
608. Ring, G. C.: Amer. J. Physiol. **116**, 129 (1936).
609. Risak, E.: Wien. klin. Wschr. **1936 I**, 133.
610. Robinson, W. E.: Inaug.-Diss. Bern 1939.
611. Roch: Helvet. med. Acta **4**, 744 (1937).
612. Rohrer: Biochem. Z. **145**, 154 (1924).
613. Rolli, A.: Z. Biol. **93**, 356 (1933).
614. Roemmele, O.: Verh. 10. internat. milchwirtschaftl. Kongr. **2**, 205 (1934).
615. Rominger: Verh. dtsch. Ges. inn. Med. **46**, 437 (1934).
617. Rosen, S. H. and D. Marine: Amer. J. Physiol. **120**, 121 (1937).
618. Rosenblum, H., G. Hahn and S. A. Levine: Arch. int. Med. **51**, 279 (1933).
619. Rössle, R.: Virchows Arch. **291**, 1 (1933).
620. — Verh. dtsch. path. Ges. **27**, 152 (1934).
621. Rothschild, F. u. H. Staub: Arch. f. exper. Path. **178**, 189 (1935).
622. Rotter, G. u. E. Soos: Arch. f. exper. Path. **173**, 614 (1933).
623. Rutsch, W.: Z. Biol. **93**, 283 (1933).
624. Saegesser, M.: Klin. Wschr. **1933 I**, 672.
625. — Helvet. med. Acta, Beil. 2, **6** (1939).
626. Sainton, P. et H. Simonnet: C. r. Soc. Biol. Paris **112**, 773 (1933).
627. Scalabrino, R.: Endokrinol. **15**, 25 (1934).
628. Schäfer, A.: Klin. Wschr. **1936 I**, 406.
629. Schally, A. O.: Z. klin. Med. **128**, 377 (1935).
630. — Klin. Wschr. **1935 I**, 383.
631. Scheffer, L.: Biochem. Z. **259**, 11 (1933).

632. SCHEFFER, L. u. L. v. MEGAY: Klin. Wschr. **1935 II**, 1360.
633. — 3. internationale Kropfkonferenz, S. 514. Washington 1938.
634. SCHENK, P.: Arch. f. exper. Path. **92**, 1 (1922).
635. SCHERINGER, W.: Arch. Gynäk. **143**, 310 (1930).
636. SCHERER, TH. u. I. WAGNER-JAUREGG: Die Kropfbekämpfung in Voralberg. New York 1929.
637. SCHITTENHELM, A.: Münch. med. Wschr. **1940 I**, 465.
638. — u. F. BÜHLER: Z. exper. Med. **95**, 206 (1935).
639. — u. B. EISLER: Klin. Wschr. **1932**, 1092.
640. — — Z. exper. Med. **86**, 275 (1933).
641. — — Z. exper. Med. **86**, 290, 294 (1933).
642. — — Z. exper. Med. **86**, 299 (1933).
643. — — Z. exper. Med. **86**, 309 u. 368 (1933).
644. — — Z. exper. Med. **95**, 121 (1935).
645. — — Z. exper. Med. **95**, 124 (1935).
646. SCHMIDT, L. H.: Amer. J. Physiol. **116**, 139 (1936).
647. — and H. C. HUGHES: Endocrinology **22**, 474 (1938).
648. — and I. G. SCHMIDT: Endocrinology **23**, 553 (1938).
649a. SCHNEIDER, E.: Dtsch. Z. Chir. **242**, 189 (1934).
649. — 3. internationale Kropfkonferenz. Washington 1938.
650. — u. E. WIDMANN: Dtsch. Z. Chir. **238**, 206 (1932).
651. — — Z. exper. Med. **90** 45 (1933).
652. — — Klin. Wschr. **1933 I**, 631.
653. — — Klin. Wschr. **1934 I**.
654. — — Dtsch. Z. Chir. **244** (1934).
655. SCHNEIDERBAUR, A.: Med. Klin. **1935 II**, 1500.
656. SCHNETZ, A.: Endokrinol. **19**, 164 (1937).
657. SCHOKAERT, I. A.: Proc. Soc. exper. Biol. a. Med. **29**, 306 (1931).
658. SCHOEDEL, W.: Arch. f. exper. Path. **173**, 314 (1933).
659. — Arch. f. exper. Path. **175**, 233 (1934).
660. SCHÖNEBERG: Schweiz. med. Wschr. **1933 I**, 783.
661. SCHÖNHOLZER, G.: Beitr. path. Anat. **97**, 526 (1936).
662. — Z. exper. Med. **110**, 800 (1937).
663. SCHRÖDER, H. u. DÖRMANN: Endokrinol. **17**, 145 (1935).
664. SCHLULTZ, M. P.: 3. internationaler Kropfkongress, S. 355. Washington 1938.
665. SCHRUMPF, C. A. A.: Z. klin. Med. **129**, 95 (1935).
666. SCHULTZE, E.: Arch. f. exper. Path. **190**, 216 (1938).
667. SCHULTZE, K. W.: Arch. Gynäk. **158**, 555 (1934).
668. — Arch. Gynäk. **158**, 754 (1934).
669. SCHULZE u. LINNEMANN: Arch. f. exper. Path. **189**, 448 (1938).
670. SCHULZE, H.: Beitr. path. Anat. **92**, 329 (1933).
671. SCHUR, M.: Wien. klin. Wschr. **1936 I**, 589.
672. SCHÜTZ: Pflügers Arch. **216**, 341 (1927).
673. SCOWEN, E. F. and A. W. SPENCE: J. of Physiol. **86**, 109 (1936).
674. SHERWOOD, T. C. and L. M. BOWERS: Amer. J. Physiol. **115**, 645 (1936).
675. SHERWOOD, SAVAGE, HALL: Amer. J. Physiol. **105**, 241 (1933).
667. SHORR, W., H. B. RICHARDSON and I. S. MANSFIELD: Proc. Soc. exper. Biol. a. Med. **32**, 1340 (1935).
677. SHEIN, B.: Schweiz. med. Wschr. **1933 I**, 511.
678. SIEBERT, W. I. and R. S. SMITH: Proc. Soc. exper. Biol. a. Med. **27**, 622 (1930).
678a. SIEGERT, F.: Zbl. Gynäk. **1938/39**.
679. SILBERSTEIN, F. u. F. GOTTDENKER: Klin. Wschr. **1934 II**, 1434.
680. SPIELMANN, R.: Inaug.-Diss. Bern 1935.
681. STARLINGER, W.: Die Laboratoriumsmethoden der Wiener Kliniken. Leipzig u. Wien 1928.
682. STARR, P. and H. PATTON: Trans. amer. Assoc. study Goiter **1940**, 150.

683. Starr, P., R. W. Rawson, R. E. Smolley, E. Doty u. H. Patton: 3. internationaler Kropfkongress. Washington 1938.
684. Steffen, F. u. Th. Zois: Arch. f. exper. Path. **189**, 75 (1938).
685. Steinmann, B.: Endokrinol. **16**, 395 (1936).
686. Stepp, W., I. Kühnau u. H. Schroeder: Die Vitamine, 3. Aufl. Stuttgart 1938.
687. Sternheimer, R.: Endocrinology **25**, 899 (1939).
688. Sturm u. Schneeberg: Z. exper. Med. **86**, 665 (1933).
689. Sturm, A., W. Schmidt u. I. Beck: Endokrinol. **21**, 1 (1938).
690. Sunder-Plassmann, P.: Dtsch. Z. Chir. **244**, 736 (1935).
691. — Dtsch. Z. Chir. **245**, 756 (1935).
692. — Dtsch. Z. Chir. **252**, 1 (1939).
693. — Dtsch. Z. Chir. **252**, 210 (1939).
694. — Dtsch. Z. Chir. **252**, 257 (1939).
695. — Dtsch. Z. Chir. **253**, 435 (1940).
696. — Basedowstudien. Berlin 1941.
697. — Dtsch. med. Wschr. **1941 I**, 141.
698. — Zbl. Chir. **69**, 88 (1942).
699. — Münch. med. Wschr. **1942 I**, 217.
699a.— Dtsch. Z. Chir. **255**, 523 (1942).
700. — u. W. Eickhoff: Dtsch. Z. Chir. **252**, 197 (1939).
701. Sure, B. and R. M. Theis: Proc. Soc. exper. Biol. a. Med. **37**, 646 (1938).
702. — — Endocrinology **24**, 672 (1939).
703. Suzuki, Sh.: Arch. klin. Chir. **175**, 409 (1933).
704. Thaddea, S.: Arch. f. exper. Path. **166**, 276 (1932).
705. — Arch. f. exper. Path. **190**, 227 (1938).
706. Thauer, R.: Erg. Physiol. **41** (1939).
707. Thomas, E.: Handbuch der inneren Sekretion (Hirsch), Bd. II, 2. Teil. Leipzig 1933.
708. Thomas, H. M. jr.: 3. internationaler Kropfkongress. Washington 1938.
709. Thompson, W. O., Ph. K. Thompson and L. F. N. Dickie: Arch. int. Med. **52**, 576 (1933).
710. — — — and I. M. Alper: Arch. int. Med. **52**, 809 (1933).
711. — — and S. G. Taylor: Trans. amer. Assoc. study Goiter **1940**, 177.
712. — — — u. L. F. N. Dickie: 3. internationaler Kropfkongress, S. 250. Washington 1938.
713. — — — S. B. Nadler and L. F. Nickie: J. amer. med. Assoc. **104**, 972 (1935).
714. Tonutti, E.: Vortrag biochemische Vereinigung. Bern 15. Mai 1942.
715. Tubiasz, St.: 3. internationale Kropfkonferenz, S. 91. Washington 1938.
716. Uhlenbruk: Dtsch. Kongr. inn. Med. **1937**, 358.
717. Uhlenhuth, E.: Trans. amer. Assoc. study Goiter **1936**, 25.
718. Uhlenhuth: 3. internationale Kropfkonferenz. Washington 1938.
719. Uhlenhuth, E., K. Mech, I. U. Thompson u. I. E. Schenthal: 3. internationaler Kropfkongress. Washington 1938.
720. Uhlenhuth u. S. S. Schwartzbach: Endokrinol. **15**, 329 (1935).
721. Uiberall, H.: Pflügers Arch. **234**, 78 (1934).
722. Uotila, U.: Ann. Acad. Sci. Fennicae Helsinki **1935**.
723. Vannotti, A.: Dtsch. Arch. klin. Med. **178**, 610 (1936).
724. Velde, G.: Verh. dtsch. Ges. inn. Med. **1937**, 306.
725. Verschuer, v.: Erbpathologie, 2. Aufl. Dresden u. Leipzig 1937.
726. Verzár, F. u. B. Vasarhelyi: Pflügers Arch. **206**, 675 (1924).
727. — u. K. Wahl: Biochem. Z. **240**, 36 (1931).
727a. Vogt, M.: Arch. f. exper. Path. **162**, 129 (1931).
728. Voss, H.: Klin. Wschr. **1935 I**, 881.
729. Voss, O.: Dtsch. Z. Chir. **244**, 1 (1935).
730. Wachstein, M.: Klin. Wschr. **1934 II**, 1434.
731. Wagschal: C. r. Soc. Biol. Paris **1931**.
732. Wahlberg, I.: Arb. path. Inst. Helsingfors (Jena), N. F. **7**, 197 (1933).
733. Walder, E.: Mitt. Grenzgeb. Med. u. Chir. **39**, 626 (1926).

734. WALLIS, K.: Mschr. Kinderheilk. **61**, 171 (1934).
735. WALTHARD, B.: Z. exper. Med. **79**, 451 (1931).
736. — Gaz. méd. France **1933**, No 20.
737. — Endokrinol. **13**, 5 (1933).
738. WATERWORTH, S. J.: Trans. amer. Assoc. study Goiter **1933**, 140.
739. WATRIN, I. et P. FLORENTIN: C. r. Soc. Biol. Paris **110**, 1161 (1932).
740. WEBSTER, B.: Trans. amer. Assoc. study Goiter **1931**.
741. — TH. A. CLAWSON and A. M. CHESNY: Bull. Hopkins Hosp. **43**, 261, 278 (1928).
742. WEGELIN, C.: Schweiz. med. Wschr. **1935 I**, 556.
743. — 3. internationale Kropfkonferenz, S. 431. Washington 1938.
744. — Handbuch der biologischen Arbeitsmethoden (ABDERHALDEN), Abt. VIII, Teil I/II, S. 1289.
745. — Ann. d'Anat. path. **15**, 703 (1938).
746. — Bull. Acad. Méd. Roum. 1.
747. — 3. internationale Kropfkonferenz, S. 256. Washington 1938.
748. WEHREN, E.: Inaug.-Diss. Bern 1939.
749. WELTI, H.: 3. internationaler Kropfkongress, S. 101. Washington 1938.
750. WENDT, H.: Münch. med. Wschr. **1935 II**, 1160.
751. — Münch. med. Wschr. **1935 II**, 1679.
752. — Klin. Wschr. **1935 I**, 9.
753. — Med. Klin. **1936 I**, 27.
754. WERMER, P.: Wien. klin. Wschr. **1931 I**.
755. WERNER, S. C.: Proc. Soc. exper. Biol. a. Med. **34**, 390 (1936).
756. — Proc. Soc. exper. Biol. a. Med. **34**, 392 (1936).
757. WILDER, B. M.: Trans. amer. Assoc. study Goiter **1940**.
758. WILKINS, L.: Verhandlungsbericht über die 3. internationale Kropfkonferenz, S. 255. Washington 1938.
759. WILLER: Dtsch. Ges. inn. Med. **1937**, 360.
760. WINCHESTER, C. F.: Endocrinology **24**, 697 (1939).
761. WISHART, S. W.: Trans. amer. Soc. study Goiter **1933**, 24.
762. WITTGENSTEIN: Arch. f. exper. Path. **171**, 46 (1933).
763. WITTNEBEN: Sitzungsbericht der 1. internationalen Kropfkonferenz. Bern 1927.
764. WOHL, M. G.: J. amer. med. Assoc. **106**, 265 (1936).
765. — u. J. B. FELDMAN: 3. internationaler Kropfkongress. Washington 1938.
766. WOLFFE, S. B.: Verhandlungsbericht 3. internationale Kropfkonferenz, S. 500. Washington 1938.
767. WOLPERS u. ARNOLD: Dtsch. med. Wschr. **1941**, 5.
768. YRIART, M.: C. r. Soc. Biol. Paris **105**, 128 (1930).
769. ZAJÉC, F.: Pflügers Arch. **235** (1935).
770. ZAIN, H.: Arch. f. exper. Path. **187**, 289 (1937).
771. — Arch. f. exper. Path. **189**, 433 (1938).
772. ZAK, E.: Wien. klin. Wschr. **1936 I**, 787.
773. ZALKA, v.: Beitr. path. Anat. **95**, 590 (1938).
774. ZARDAY, I., v. u. P. WEINER: Wien. Arch. inn. Med. **26**, 363 (1935).
775. ZAYIC, F.: Pflügers Arch. **235** (1935).
776. ZECKWER, I. S.: Amer. J. Physiol. **121**, 224 (1938).
778. ZICKGRAF, G.: Z. Ernährung **1932**, 238.
779. ZIH, A. u. F. VERZÁR: Pflügers Arch. **214**, 449 (1926).
780. ZIMMERMANN, FR.: Biochem. Z. **206**, 369 (1929).
781. ZIMMERMANN, H.: Münch. med. Wschr. **1931 I**, 52.
782. ZIMMERMANN, O.: Med. Klin. **1935 II**, 1291.
783. ZIMMERN, CHAVANY et BRUNET: Bull. Soc. Radiol. méd. France **20**, 201 (1932).
784. ZUNZ, E. et J. LA BARRE: C. r. Soc. Biol. Paris **110**, 95 (1932).
785. ZWEMER, R.: Amer. J. Physiol. **79**, 658 (1927).

Die Aufgabe, die normale und pathologische Physiologie der Schilddrüse in ihrem heutigen Stand darzustellen, ohne die älteren, sozusagen klassischen Kenntnisse zu besprechen, wie sie etwa im Handbuch der Physiologie (1, 2, 25, 39) enthalten sind, ist reizvoll, verunmöglicht es aber, ein abgerundetes Bild der Funktion der Schilddrüse zu zeichnen.

Es wird im folgenden nur versucht, den jetzigen Stand der Forschung und die gegenwärtig aktuellen Probleme darzustellen. Die lebhafte Teilnahme so gut wie aller europäischer und so vieler aussereuropäischer Länder an der Erforschung der Schilddrüsenprobleme im letzten Jahrzehnt, macht es für den Einzelnen unmöglich, das gesamte Schrifttum gleichmässig zu überblicken. So wird die folgende Darstellung notgedrungen subjektiv und in manchem Punkte einseitig sein.

I. Sekretion, Innervation, Regulation der Durchblutung.

Die **Morphologie der Schilddrüse,** namentlich ihr feingeweblicher Bau, ist mehr und mehr als Ausdruck physiologischer Vorgänge verstanden worden. Der Anblick der „ruhenden" Schilddrüse, mit ihrem niedrigen Follikelepithel und den mit stark färbbaren Kolloid gefüllten Bläschen und derjenige der „tätigen" Schilddrüse, mit hohen Epithelzellen und spärlichem oder fehlendem Kolloid und den stark gefüllten Capillaren ist schon so lange bekannt, dass wir hier nur daran erinnern. Es war namentlich die Möglichkeit, die Schilddrüse durch das thyreotrope Hormon des Hypophysenvorderlappens zu „aktivieren" (vgl. S. 256ff), welche es mit sich gebracht hat, dass die Histologie der Schilddrüse von vielen Seiten erneut erforscht wird, und sie beginnt in den letzten Jahren in neuem Lichte zu erscheinen.

Das durch das Follikelepithel gebildete Sekret wird einerseits in die Lichtung des Follikels abgesondert und dort aufgespeichert, andererseits wird Sekret auch ins Blut und in die Lymphbahn abgegeben, teils direkt aus den sezernierenden Drüsenzellen, teils nach Resorption von dem oft grossen Kolloidvorrat im Follikel. Grab (334) trennte nach dem Verfahren von Tatum (Auswässern des Kolloides aus feinen Schnitten) das Kolloid von dem Schilddrüsengewebe und fand, dass bei gesunden Schlachttieren (Hammeln) das Kolloid 60—70% des Gesamtgewichtes ausmacht.

Über die Sekretion in den Follikeln besteht unter den Beobachtern im grossen ganzen Einigkeit, obschon vereinzelte Untersucher (303) dem gelegentlichen Vorkommen eines holokrinen Sekretionstypus das Wort reden. „Das Sekret sammelt sich in den Apices der sezernierenden Zellen in Form von Vakuolen an, deren Inhalt in den Follikelraum ausgestossen wird, wo er zuerst in Gestalt wohl abgegrenzter Tropfen auftritt, um dann in dem Kolloid aufzugehen" [Wahlberg (732), Wegelin (744)].

Nach Uotilas (722) Beobachtungen wären die Sekretvakuolen von verschiedener chemischer Beschaffenheit, je nachdem sie sich bei der Färbung acidophil, basophil oder chromophob verhalten. Die letzteren scheinen die Hauptrolle zu spielen.

Um so grösser sind die Widersprüche der Autoren bezüglich der Rückresorption des Kolloides und der direkten Abgabe von Sekret in den Blutkreislauf und in die Lymphbahn. Darüber besteht zur Zeit keine volle Klarheit. Wir geben also die zum Teil weit auseinandergehenden Ansichten verschiedener Beobachter wieder.

Okkels (551), Wahlberg (732) und mit ihnen die meisten Forscher (14, 744, 722) nehmen an, dass die gleichen Drüsenzellen, welche das Kolloid herstellen, die Follikelepithelzellen schlechthin, auch die Abgabe von Schilddrüsensekret in den Kreislauf besorgen, und zwar treten [z. B. Wahlberg (732)] an der Basis der zylindrisch gewordenen Epithelzellen Vakuolen auf, deren direkter Übergang in das Zwischengewebe, ja gelegentlich in Capillaren, sich nachweisen lässt. In dem Kolloid, welches dem apikalen Teil dieser Zellen anliegt, treten Vakuolen auf, welche auf Verdünnung des Kolloides beruhen. Dieses flüssiger gewordene Kolloid wird von der Epithelzelle „resorbiert, passiert in Tropfenform ihr Plasma, sammelt sich, nebst dem gleichzeitig neugebildeten Sekret in der Basis der Zellen in Form grösserer Vakuolen an und wird direkt oder über die Intercellularräume und Saftlücken in die Capillaren eingesondert" [Wahlberg (732)]. Die Schildrüsenepithelzelle kann also ihre Sekretionsrichtung aus der apikalen in die basale umkehren, kann auch gleichzeitig nach beiden Richtungen ausscheiden. Das in der Schilddrüse zurückbleibende Kolloid erfährt dabei eine Verdünnung, denn es enthält auch prozentual weniger Gesamtjod und weniger Thyroxinjod als vor Beginn der Resorption [Grab (334)].

Nach dieser, der herrschenden, Auffassung gibt es nur *eine* Art von Follikelzellen (14).

Im Gegensatz dazu nimmt Sunder-Plassmann (692, 693, 696, 697) an, dass die Epithelzellen, welche ihr Produkt in den Follikel abgeben, völlig verschieden sind von denjenigen, welche die Abgabe des Wirkstoffes an den Kreislauf besorgen. Letztere wären die neuro-hormonalen Zellen (nh. Zellen), eine Art von wandernden Zellen, welche in einer besonders engen Beziehung zum Nervensystem stehen, sich gewöhnlich, d. h. in der „ruhenden" Drüse, nur in sehr geringer Zahl im Follikelepithel, in dessen Verband sie sich einfügen, vorfinden, in Zuständen von Hyperaktivität der Drüse in grosser Zahl in diese einwandern, das Kolloid aufnehmen und durch Weiterwanderung an muskelfreie Gefässe (kleine Venensinus oder Lymphgefässe), welchen sie aufsitzen, das Inkret an diese abgeben.

Die nh. Zellen zeichnen sich aus durch einen sehr grossen, bläschenförmigen, hellen Kern und sind dadurch von den die Sekretion besorgenden „Thyreocyten", welche mit einem dichten Kerngerüst versehen sind, zu unterscheiden. Die nh. Zellen finden sich in der Ruhe-Schilddrüse hauptsächlich an der Peripherie, in den Follikeln, sonst vorwiegend im Interstitium. In der aktiven Drüse sind sie auch in den Follikelverbänden und überwiegen dann zahlengemäss über die Thyreocyten. Sunder-Plassmann lässt bei dieser Resorption die Lymphocyten eine besondere Rolle spielen, indem sie den nh. Zellen unter Umständen das Kolloid abnehmen.

Die beiden Zellformen wären unter sich auch genetisch völlig verschieden, indem die nh. Zellen grösstenteils von aussen in die Schilddrüse einwandern, besonders aus dem Thymus, mit dessen epitheloiden Zellen sie identisch wären. Wir werden auf die Resultate und Deutungen dieses Forschers später zurückkommen.

Wenn bezüglich der Natur der Zellen, welche die Rückresorption des Kolloids besorgen, also die denkbar grössten Differenzen der Meinungen bestehen, so stimmen doch alle darin überein, dass die Resorption des Kolloides, wenn sie bei aktiven Zuständen der Drüse in grösserem Massstabe vor sich geht, mit einer sehr starken Hyperämie einhergeht und dass bei diesem Prozess sehr viele Zellen zugrunde gehen. Sie finden sich zum Teil als „desquamierte" Zellen in den Follikeln, zum andern Teil auch in den Gewebslücken und den „muskelfreien Schilddrüsengefässen" (Sunder-Plassmann). Auch Eggert (14) gibt an, dass, ausser auf dem gewöhnlichen Wege, Kolloid auch durch Wanderzellen in die Blutbahn geschafft werden kann. Mit der gesteigerten Sekretion ausserhalb der Follikel gehen in den Epithelzellen Strukturveränderungen einher, über deren physiologischen Bedeutung nichts weiteres bekannt ist: Eine Vermehrung und Vergröberung der Mitochondrien, die stäbchenförmig, sogar langfadenförmig werden können, und eine Verstärkung, Ausdehnung und Verzweigung des Golgischen Apparato reticolare, jener durch Silberimprägnation sichtbar zu machenden Streifen und Körner in den Drüsenzellen (550).

Die Vermehrung der Zellen erfolgt durch mitotische Teilung; demgemäss findet man bei vermehrter Drüsentätigkeit zahlreiche Kernteilungsfiguren. Ob daneben noch eine amitotische Zellvermehrung eine grössere Rolle spielt, ist streitig.

Von besonderem Interesse, namentlich auch in bezug auf die Pathogenese des Kropfes des Neugeborenen und des Kretinismus ist die Frage, ob und von welchem Zeitpunkte an die fetale Schilddrüse sekretorisch tätig ist. Wenn sich schon beim menschlichen Embryo von 56 mm Länge [Bucciante und Maspes (573)] Kolloid nachweisen lässt und sich solches bei Feten von 12 cm Länge regelmässig zeigt, während Patterson (565) vom Kolloidgehalt der Schilddrüse des 11 Wochen alten Fetus spricht, wird nicht bezweifelt werden können, dass die Schilddrüse schon während des grössten Teils des intrauterinen Lebens eine gewisse Tätigkeit ausübt, zumal Pfeiffer (576) in frühfetalen Schilddrüsen einen erheblichen Thyroxingehalt festgestellt hat. Lelkes (453) fand, dass die fetale Schilddrüse etwa vom 4. Monat an ihren Jodgehalt elektiv steigert. Bei Thomas (707) findet sich sogar die Angabe, dass die fetale Schilddrüse schon vom 3. Monat an wirksames Sekret enthalten kann. Dieser Autor drückt aber die Meinung aus, dass normalerweise die mütterliche Schilddrüse bei der unzweifelhaft guten Durchgängigkeit der Placenta für innere Sekrete für beide Organismen aufkommen wird, und dass es höchstens unter pathologischen Verhältnissen vorkommen kann, dass der Fetus, wenn die mütterliche Schilddrüse insuffizient ist, mit seiner hypertrophischen Thyreoidea der mütterlichen zu Hilfe eilt. Lelkes (454) fand die Schilddrüsen von Feten von 6 und 7 Monaten im Kaulquappenversuch unwirksam.

Die Steigerung der sekretorischen Tätigkeit der Schilddrüse kann durch verschiedene physikalische und chemische Einwirkungen hervorgerufen werden. Schon lange bekannt (Mills 1918, Merk 1927) und immer wieder bestätigt (73, 212, 334, 461, 706) ist der Einfluss der Aussentemperatur. Abkühlung wirkt im allgemeinen „aktivierend", Erwärmung innerhalb physiologischer Grenzen „beruhigend" (179) auf die Schilddrüse. Auch dass die Winterschläfer sich umgekehrt verhalten, indem sie während des Winterschlafes eine „Ruhedrüse" aufweisen, wogegen beim Erwachen die Schilddrüse histologisch das Bild der „aktiven" Drüse annimmt, ist bekannt, ebenso dass die Schilddrüse der poikilothermen Tiere auf die wechselnden Aussentemperaturen sich ähnlich verhält wie diejenige der winterschlafenden Homoiothermen (14). Dagegen wird die Frage diskutiert, auf welchem Wege diese Temperatureinwirkung auf die Schilddrüse wirkt, namentlich ob auch diese Wirkung durch Vermittlung der Hypophyse erfolgt. Es wird darauf später zurückzukommen sein.

Ein weiterer Faktor, welcher auf die Struktur der Schilddrüse einwirken kann, ist das Licht.

Bergfeld (132, 133) fand, dass im Dunkeln gehaltene Ratten, ebenso wie dem Tageslicht ausgesetzte, von welchen aber das ultraviolette Licht von 310—280 $\mu\mu$ durch Filter abgeschirmt wurde, histologisch eine Epithelunruhe in der Schilddrüse aufwiesen, wogegen unter sonst genau gleichen Verhältnissen dem vollen Sonnenlicht ausgesetzte Tiere eine kolloidreiche, grossfollikuläre „Ruhedrüse" aufwiesen. Behandlung mit Extrakten aus der Haut der dem vollen Licht ausgesetzten Tiere vermochte die anderen Ratten vor dem „Unruhigwerden" der Schilddrüse zu bewahren. Bergfeld schliesst daraus auf humorale Übertragung eines in der Haut unter dem Einfluss der kurzwelligen Strahlen entstandenen Faktors (Vitamin D?).

McCarrisson (184) fand, dass die Schilddrüsen seiner im Dunkeln gehaltenen Ratten kleiner waren, seltener kropfig wurden, als die der dem Sonnenlicht ausgesetzten Tiere. Er fand, dass das Vitamin D bei Mangelernährung eher im Sinne der Volumenzunahme auf die Schilddrüse einwirkt. Untersuchungen des Feinbaus hat er nicht vorgenommen. Glanzmann (321) wies nach, dass die Schilddrüsenbläschen der im Dunkeln gehaltenen Ratten kolloidarm waren, und dass Bestrahlung mit ultraviolettem Licht zu Kolloidanhäufung führte. Florentin und Watrin (302) beobachteten Reizerscheinungen im Schilddrüsenepithel und Kolloidschwund nach Bestrahlung mit Röntgenstrahlen in schwacher Dosierung.

Mit den nach den Jahreszeiten wechselnden Verhältnissen der Temperatur, der Lichtstrahlung und anderer Faktoren, darunter auch der Ernährung, mag der *jahreszyklische Wechsel* der Schilddrüsentätigkeit zusammenhängen. Es wird namentlich von den vergleichenden Physiologen (Uhlenhuth u. a.) Wert auf die Feststellung gelegt, dass die Schilddrüsentätigkeit grundsätzlich einem zyklischen, mehr oder weniger regelmässigen Wechsel unterworfen ist. Die

Schilddrüse des Menschen dagegen und der höheren, namentlich der domestizierten Säugetiere, ist gleichmässiger tätig und die Drüse lässt die verschiedenen Aktivitätsstadien des Zyklus oft nebeneinander erkennen (14).

Dass die Schilddrüse im Hunger die Beschaffenheit der ruhenden Drüse annimmt, wogegen reichliche Nahrungsaufnahme zu Kolloidschwund und Erhöhung des Epithels führen kann, ist mehrfach bestätigt (727a). Dem Einfluss der Ernährung auf den Feinbau der Schilddrüse von Nagetieren haben Paal und Kleine (557) eine sorgfältige Studie gewidmet. Alle einseitigen Kostformen, namentlich solche mit hohem Eiweiss- oder Fettgehalt, verwandelten das histologische Bild der Schilddrüse im Sinne der Aktivierung, wogegen ein Vorwiegen der Kohlehydrate eher zur Stapelung von Kolloid Veranlassung gab, vorausgesetzt, dass die Kost nicht unter 9% Eiweiss enthielt. Zur „Ruhigstellung" der Schilddrüse eigneten sich am besten Kostformen mit mittlerem Gehalt der drei wichtigsten Nährstoffgruppen. Auf den Einfluss der Ernährung werden wir im letzten Abschnitt zurückkommen.

Es sei ferner daran erinnert, dass während der Geburt die menschliche Schilddrüse ihre Struktur verändert, kolloidarm und hyperämisch wird, ein Vorgang, den wir mit Eggert (14) und Sunder-Plassmann (696) wohl als Aktivierung der Schilddrüse ansehen dürfen, an welche im Augenblick des Eintrittes in die kalte Aussenwelt ja ohne Zweifel mannigfache neue Ansprüche gestellt werden.

Ein weiterer Faktor, welcher die Schilddrüse stark zu „aktivieren" vermag, ist nach Sunder-Plassmann (700) die Reinjektion von artfremdem Eiweiss, also Vorgänge, welche mit der Anaphylaxie zusammenhängen. Der genannte Forscher und seine Mitarbeiter versuchten bei Kaninchen besonders Schweineserum. Doch gelang die Sensibilisierung mit Einwirkung auf die Schilddrüse auch mit pflanzlichem Eiweiss.

Auch verschiedene toxische Stoffe vermögen die Schilddrüse histologisch zu aktivieren. Darunter auch das Acetonitril (136a).

Einer der interessantesten Faktoren, welcher die Schilddrüse zu aktivieren vermag und dies in spezifischer Weise tut, ist das thyreotrope Hormon des Hypophysenvorderlappens. Wir werden darauf zurückkommen.

Dass schliesslich auch vom Nervensystem aus die Schilddrüse im histologischen Sinn aktiviert werden kann, z. B. durch Reizung der parasympathischen Receptorenfelder des Sinus caroticus, hat Sunder-Plassmann (696) gesehen. Peczenic (568) gelang die Aktivierung der Schilddrüse durch Reizung des N. ischiadicus.

Loeb (461) und seine Schule haben als feingeweblichen Gradmesser der Aktivierung der Schilddrüse in besonderem Masse die Zählung der Kernteilungsfiguren — welche z. B. nach Anregung der Meerschweinchenschilddrüsen durch geeignete Joddosen von 100—200 auf bis zu 6000 ansteigen können, wogegen

Hungern die Kernteilungen aufhören lässt — benutzt und zu einem besonderen Verfahren ausgebaut.

Die Innervation der Schilddrüse. Daß sehr zahlreiche, vor allem dem vegetativen Nervensystem angehörende Nervenfasern in die Schilddrüse eindringen, ist seit langem bekannt. Wir erinnern nur daran, dass der sympathische Grenzstrang viele feine Äste aus allen drei Halsganglien in die Schilddrüse entsendet, dass viele Vagusfasern über den N. recurrens und besonders die Ni. laryngei superiores und inferiores in die Schilddrüse eindringen, einzelne auch direkt aus dem Vagusstamm in die Schilddrüse abgegeben werden. Auch zum Plexus caroticus bestehen Verbindungen; die Rami cardiaci zweigen Fasern zur Schilddrüse ab; und schliesslich sind auch Fasern aus der Ansa hypoglossi zur Schilddrüse beschrieben. Durch REIN und seine Mitarbeiter (601) und durch SUNDER-PLASSMANN (690) wissen wir ausserdem, dass eine direkte nervöse Verbindung vom Sinus caroticus zur Schilddrüse besteht.

Die Nerven treten meistens mit den Blutgefässen in die Drüse ein, zum Teil durchsetzen sie auch direkt die Kapsel (14).

Es hat den Anschein, als würden auch Schilddrüsentransplantate nach relativ kurzer Zeit mit dem Nervensystem in Beziehung gesetzt. Ob aber die Tatsache, dass Schilddrüsentransplantate nach dem 7. Tage auf thyreotropes Hormon reagieren können (378), als Beweis dafür angesehen werden darf, wird man, angesichts der Wirksamkeit dieses Hormons auf die Schilddrüse auch in vitro, nicht ohne weiteres gelten lassen dürfen.

Im Vergleich zu diesen grossenteils älteren Kenntnissen über die äussere Nervenversorgung der Schilddrüse war das Wissen von der Verteilung und Endigung der Nerven innerhalb der Schilddrüse bis vor kurzem auffallend unsicher, trotz mancher sorgfältiger Untersuchungen, unter welchen namentlich diejenigen von POPOW (582, 582a) hervorzuheben sind, welche die Tatsache einer Versorgung der Follikelepithelzellen mit Nervenfasern über jeden Zweifel festgestellt haben.

In den letzten Jahren hat SUNDER-PLASSMANN (690, 692, 696), dank einer hoch entwickelten histologischen Technik, einen grossen Fortschritt gebracht durch den Nachweis einer bisher ungeahnt fein verzweigten und überaus reichlichen Nervenversorgung aller Gewebe, aus welchen sich die Schilddrüse zusammensetzt. Es handelt sich um überaus komplizierte Nervengeflechte, mit einem besonders angeordneten Plasmodium SCHWANNscher Kerne und CAJALscher interstitieller Kerne. SUNDER-PLASSMANN unterscheidet einen Präterminalplexus mit etwas gröberen Nervenfaserbündeln und sehr vielen SCHWANNschen Kernen und ein Terminalretikulum, das als ungemein feines, reich gegliedertes Netz das gesamte Gewebe der Schilddrüse durchzieht. Es durchzieht jede Epithelzelle und jedes Gefäss. In den Zellen liegt es zum Teil auf dem Protoplasma des Zelleibes, teils intraplasmatisch. Es werden Präparate abgebildet, welche den Eindruck erwecken, als dränge das feine Nervennetz auch in die Epithelzellkerne ein. Die alte Frage, ob die Innervation der Schilddrüse nur die Blutgefässe betrifft oder auch das sezernierende Epithel, ist weit überholt durch den Nachweis dieses reichen und feinen Nervengeflechtes, welches gleichzeitig Epithel und Gefässe in einer Weise umfasst, die ohne weiteres erwarten lässt, dass die Gefässe und die Epithelien zu einer funktionellen Einheit zusammengeschlossen sind.

In besonders enger Beziehung zu diesem Nervengeflecht stehen nach SUNDER-PLASSMANN die schon erwähnten nh. Zellen, welche auf ihrer Wanderung das feine retikuläre nervöse Terminalgewebe als Leitplasmodium benutzen.

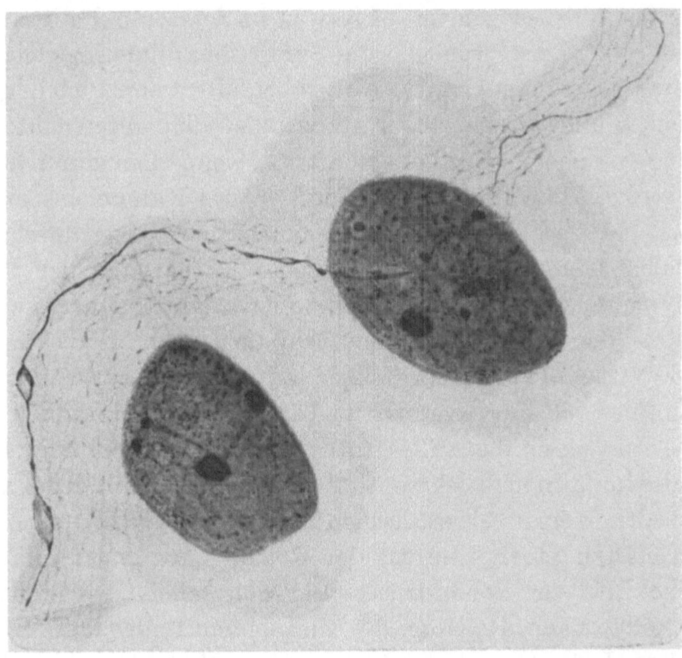

Abb. 1. Nervöses Terminalretikulum an und in einzelnen Schilddrüsen-Follikelzellen. 2400fache Vergrösserung. (Nach SUNDER-PLASSMANN.)

Bemerkenswert ist, dass das intraglanduläre Nervennetzwerk nach Durchtrennung aller zur Schilddrüse ziehenden Nervenfasern nicht zu degenerieren braucht, ferner, dass ihm eine grosse Regenerationsfähigkeit zuzukommen scheint.

Wenn bei einem Versuchstier, dessen Schilddrüse durch einen geeigneten Eingriff aktiviert worden ist, die Drüse also von den kolloidresorbierenden „nh. Zellen" förmlich überschwemmt und kolloidfrei ist, die Vagotomie ausgeführt wird, stellen diese Zellen ihre resorbierende Tätigkeit sofort ein. Es tritt innerhalb kürzester Zeit eine starke Kolloidstauung in den Follikeln auf [SUNDER-PLASSMANN (700)].

Auch auf anderen Wegen ist der Beweis dafür geführt worden, dass die Sekretion der Schilddrüse unter dem Einfluss des Nervensystems steht. So fanden Asher und Ruetsch (108), dass nach beiderseitiger Ausschaltung des sympathischen Grenzstranges, die Temperatursteigerung, welche sich durch Adrenalin in den Skeletmuskeln erzielen lässt, geringer (und verzögert) ausfällt als bei intaktem Nervensystem. Entfernung der Schilddrüse verminderte die Reaktion in noch höherem Grade. Hier wurde also der Einfluss, welchen die Schilddrüse auf die sympathische Muskelinnervation ausübt, als Reagens benutzt. Gräni (337) hat in analoger Weise die Indicarminausscheidung durch die Niere als Prüfstein für die Tätigkeit der normalen und der der sympathischen Innervation beraubten Schilddrüse benutzt und die Funktion auch nach Entfernung der Schilddrüse geprüft. Sie war im letzteren Falle am meisten abgeschwächt und verzögert, wogegen die Sympathektomie im gleichen Sinne auf die Farbstoffausscheidung wirkte, sie also ebenfalls, wenn auch in geringerem Masse, abschwächte und verzögerte. Fetscherin (299) untersuchte die Temperatursteigerung, welche in der Leber auftritt, wenn man durch Abkühlung der hinteren Extremitäten die Wärmeregulation des Kaninchens anregt. Die Steigung betrug bei der angewandten Versuchsanordnung durchschnittlich 0,95° bei normalen Tieren, nach sympathischer Entnervung der Schilddrüse 0,66°, nach Thyreoidektomie 0,37°. Auch weitere Untersucher wandten sich für den Nachweis der Innervation der Schilddrüse an den sympathischen Grenzstrang. So versuchte Hasama (352) durch elektrische Reizung des Halssympathicus Einfluss auf die sekretorische Tätigkeit der Schilddrüse zu gewinnen, als deren Ausdruck er das „Elektrothyreogramm" benutzte. Es trat bei Reizung des Halssympathicus Elektronegativität in der Schilddrüse auf, welche der Autor als Ausdruck einer sekretorischen Tätigkeit ansah. Dobrzaniecki und Aron (233) vermissten einen Einfluss der Reizung des Halssympathicus auf das histologische Bild der Schilddrüse. Dagegen sahen Rachromajew und Ter-Ossipowa (593) nach Reizung des peripheren Endes des N. laryngeus superior mit dem Induktionsstrom histologische Veränderungen der Schilddrüsen, im Sinne einer vermehrten Tätigkeit auftreten. Peczenik (568) hat bei Ratten und Mäusen nach Reizung des N. ischiadicus mittels des Fluorescenzmikroskopes stärkere Vascularisierung und Verkleinerung der Follikel als Ausdruck der Aktivierung der Schilddrüse festgestellt.

Es ist insbesondere Haney (349) gelungen, bei Kaninchen durch elektrische Reizung des Halssympathicus eine lang anhaltende Steigerung des Grundumsatzes hervorzurufen, welche bei Tieren ohne Schilddrüse ausblieb.

Es scheint also sowohl der Sympathicus als der Vagus massgebend an der Innervation der Schilddrüse beteiligt zu sein, wie bei Betrachtung der anatomischen Verhältnisse zu erwarten war. Ob eine Arbeitsteilung zwischen den beiden Bestandteilen des vegetativen Nervensystems bezüglich der Teilfunktionen der Schilddrüse stattfindet und in welcher Weise, steht für die nächste Zeit zur Diskussion. Gegenwärtig hat es den Anschein, als wäre die Regulation der Durchblutung der Schilddrüse (Rein) vorwiegend vom Sympathicus abhängend, während die Resorption des Kolloides ausschliesslich vom Vagus [Sunder-Plassmann (700)] abhängig wäre.

Regulation der Blutversorgung. Daß die Schilddrüse eines der am reichlichsten mit Blut versorgten Organe ist und dass sie ein enges Capillarnetz besitzt, welches bei vielen Zuständen lebhafter Tätigkeit strotzend mit Blut gefüllt dem Untersucher entgegentritt, ist seit langem bekannt. Ebenso wissen wir, dass dementsprechend das Gewebe der Schilddrüse zu den am meisten Sauerstoff verbrauchenden gehört (737).

Dietrich und Schwiegk (230) bestimmten mittels der Stromuhr die Durchblutungsgrösse der Schilddrüse des hungernden Hundes auf 3,2 ccm je Minute und Gramm Schilddrüse und den Sauerstoffverbrauch auf 2,7 ccm je Milligramm und Stunde. Bemerkenswert ist, dass diese Werte eine Zunahme erfahren bei Erregung der Wärmeregulation durch Abkühlung oder chemische Einflüsse.

Rein, Liebermeister und Schneider (601) haben die grundlegende Feststellung gemacht, dass die Durchblutung der Schilddrüse weitgehend durch die Pressoreceptoren im Carotissinus gesteuert wird. Es konnte gezeigt werden, dass eine rasche Zunahme des Druckes im Sinus zu einer Mehrdurchblutung der Schilddrüse und zu Vasodilatation führt, trotzdem der allgemeine Blutdruck gleichzeitig fällt. Auch die elektrische Reizung des Sinusnerven führte zu einer Vasodilatation in der Schilddrüse, zusammenfallend mit einem Abfall des Blutdruckes. Es konnte eine Durchblutungsgrösse der Schilddrüse beobachtet werden, welche der Ruhedurchblutung der gesamten Art. carotis communis entspricht. Während der Reizung beobachteten die Autoren im übrigen Aufspaltungsgebiet der Carotis communis Vasokonstriktion, also einen Antagonismus zwischen Kopf- und Schilddrüsengefässen.

Die Durchschneidung des Carotis-Sinusnerven führte zu einer Durchblutungsabnahme in der Schilddrüse. Es geht also von diesem Nerven eine dauernde Herabsetzung des Vasomotorentonus der Schilddrüsengefässe aus.

Es ergab sich aus diesen Untersuchungen weiter, dass die wichtigsten vasokonstriktorischen Fasern der Schilddrüse über den Halssympathicus verlaufen, wobei jeder Nerv zu den beidseitigen Drüsen Fasern abgibt. Es überwiegt aber der Einfluss auf die gleichseitige Drüse. Die reflektorische Wirkung geht über die Medulla oblongata, oberes Brustmark und den Halssympathicus zu der Schilddrüse. Ausserdem besteht noch eine einseitige direkte nervöse Verbindung zwischen Carotissinus und Schilddrüse, die nicht über den Halssympathicus führt. Die Impulse, welche über diese direkte Verbindung gehen, erwiesen sich als von mächtigerer Wirkung als die über die medullären Zentren gehenden. Die Autoren äussern in vorsichtiger Form die Vermutung, die mächtige, vom Sinus caroticus aus gesteuerte Vasodilatation in der Schilddrüse könnte die Aufgabe erfüllen, den Blutzufluss zum Kopfe zu entlasten, wodurch die uralte Auffassung der vorendokrinologischen Zeit, welche in der Schilddrüse ein hämodynamisch wirkendes Organ sah, wieder zu ihrem Rechte gelangen würde.

II. Die Hormone der Schilddrüse, ihr Schicksal im Organismus und über einige im Blut zum Ausdruck kommende Wirkungen.

Das Schilddrüsenkolloid besteht bekanntlich vorwiegend aus einem jodhaltigen, globulinartigen Eiweissstoff, aus welchem sich ohne tiefgreifende chemische Eingriffe das Oswaldsche Thyreoglobulin gewinnen lässt, welchem alle bis vor kurzem bekannten physiologischen Schilddrüsenwirkungen zukommen. Strittig sind die Fragen, in welcher Form das jodhaltige Schilddrüsenhormon sich im Organismus verbreitet und zur Wirkung gelangt, und ob neben den chemisch mehr oder weniger aufgeklärten Abkömmlingen des Thyreoglobulins noch weitere, davon verschiedene Wirkstoffe von der Schilddrüse abgesondert werden. Unbestritten ist, dass die meisten bekannten Schilddrüsenwirkungen in fast gleicher Weise bei Versuchstieren und beim Menschen erzielt werden können durch Darreichung gepulverter, getrockneter Gesamtschilddrüse, durch Aufnahme von Thyreoglobulin und durch Einspritzung von Thyroxin. Dieses Spaltungsprodukt des Thyreoglobulins hat sich in zahllosen Versuchen in kleiner Konzentration als so stark wirksam erwiesen, dass es von sehr vielen Autoren als das Schilddrüsensekret schlechtweg betrachtet wird, obschon nicht mehr angenommen werden kann, dass dieser sehr aktive Körper unverändert, namentlich ohne Bindung an Eiweiss, im Organismus zirkulieren und zur Wirkung gelangen kann (68). Das thyroxinartig gebundene Jod macht in der gesunden menschlichen Schilddrüse etwa 20—25% des gesamten Jodgehaltes aus (52). Es ist nicht wahrscheinlich, dass die übrigen 75—80% des Jods enthaltenden Schilddrüsenstoffe ohne physiologische Wirkung wären, d. h. nur aus Baumaterial für das Thyroxin bestehen sollten.

Mit Blut oder Serum vermischtes Thyroxin büsst nach mehr oder weniger langer Zeit seine physiologische Wirksamkeit ein. Müller und v. Fellenberg (528) sahen, dass zu normalem menschlichem Serum „in vitro" zugesetztes Thyroxin seine den Stoffwechsel steigernde Wirkung einbüsste. Wurde dagegen das Serum bei 56° inaktiviert, behielt darin das Thyroxin während 48 Stunden seine Wirkung unverändert. Dagegen behielt es im vollen Blut und im aktiven Serum seine Wirksamkeit auf die Entwicklung von Kaulquappen längere Zeit bei. Wurde Kaninchen in hohen Gaben Thyroxin in die Blutbahn gegeben und das Blut in der Folgezeit an Kaulquappen verfüttert, erwies sich dieses Blut, auch nach mehreren Stunden entnommen, noch wirksam. Damit ist der Nachweis geführt, dass Thyroxin in einer in dieser Richtung wirksamen Form während mehrerer Stunden kreisen kann. In welcher Form oder Bindung, oder ob gar etwas abgebaut, ist zur Zeit nicht bekannt. Auch ist damit nicht gesagt, dass die natürliche Ausscheidung der Schilddrüsenstoffe in das Blut solchen Versuchen irgendwie analog ist. Bisher scheint es nur mittels des AHLGRENschen (80, 274) Methylenblauverfahrens möglich zu sein, Thyroxin in so starker Verdünnung, wie es im menschlichen Blut natürlicherweise vorhanden sein kann, nachzuweisen. Insbesondere wissen wir auch nicht, ob das Thyroxin in den Kreislauf gelangt, ohne mehr oder weniger zwangsmässig von andern, anders wirksamen Schilddrüsensekreten begleitet zu sein. Die Meinung, dass nicht das Thyroxin als solches das eigentliche Schilddrüsenhormon sei, sondern ein grösserer Komplex von Stoffen, z. B. das Thyreoglobulin oder grössere Bruchstücke dieser Substanz, wird auch in neuerer Zeit immer wieder vertreten (117, 146, 182).

Neben dem Thyroxin findet sich in der Schilddrüse regelmässig Dijodtyrosin, dessen physiologische Bedeutung strittig ist. Es wird darauf und namentlich auf die Frage, ob ihm dem Thyroxin gegenüber antagonistische Bedeutung zukommt, im letzten Kapitel eingegangen werden. Bezüglich des Chemischen handelt es sich um eine Vorstufe, den wichtigsten Baustein des Thyroxins, und die Tatsache, dass beide Stoffe im tierischen Organismus immer nebeneinander gefunden werden (56, 59, 217a, 334a, 622), lässt sich wohl schon allein durch diese enge stoffliche Beziehung erklären, ohne dass strenggenommen dadurch schon eine physiologische Beziehung der beiden Körper bewiesen wäre.

Kurze Zeit nachdem das in die Blutbahn eingespritzte Thyroxin aus dieser verschwunden ist, werden jodhaltige Verbindungen in der Galle, dem Blut und im Harn in vermehrtem Masse nachweisbar, Stoffe, welche dem Thyroxin entstammen, eventuell mit ihm mehr oder weniger identisch sind. Die Fragen, welches das weitere Schicksal des Thyroxin im Körper ist, welche Wege es nimmt, welchen Abbau es erfährt, sind nur zum geringsten Teile geklärt: BØE und ELMER (152) fanden in Selbstversuchen, dass 1 Stunde nach Einspritzung von 2 mg Thyroxin der Blutjodspiegel auf das Doppelte angestiegen war, und zwar war es die alkoholunlösliche Jodfraktion, die ausschliesslich zugenommen hatte. Schon nach einer weiteren Stunde war die normale Höhe des Blutjodspiegels wieder erreicht. Im Harn erschien in den nächsten 24 Stunden nur $^{1}/_{5}$ des auf diese Weise zugeführten Jodes. MÜLLER und v. FELLENBERG (528) fanden in Tierversuchen schon 15 Min. nach der intravenösen Einspritzung von Thyroxin einen maximalen Jodgehalt des Blutes. Der Abfall erfolgte langsamer, so dass erst nach 24 Stunden ein Minimum erreicht wurde. SCHNEIDER und WIDMANN (650) betonen, dass im Blute das Schilddrüsensekret weder in Form von Thyroxin, noch von Dijodtyrosin kreist, sondern in einer bisher unbekannten Form. Jedenfalls besteht die Tatsache zu Recht, dass sich das Blut von mit Schilddrüsenstoffen überschwemmten Tieren oder Menschen im allgemeinen in den verschiedenen biologischen Prüfungsverfahren als unwirksam erwiesen hat. Die Reid-Huntsche Reaktion z. B. fällt kurz nach der Einspritzung negativ aus, um erst nach Tagen positiv zu werden, vermutlich nicht dank des Thyreoxingehaltes des Blutes, sondern infolge anderer durch das Thyroxin hervorgerufener Veränderungen (325). Wurden Versuchstiere nach reichlicher Einverleibung von Schilddrüsenstoffen nach kürzerer oder längerer Zeit getötet, gelang es auf chemischem Wege, thyroxinartig gebundenes Jod in verschiedenen Organen in recht grosser Menge aufzufinden. Namentlich in der Leber (528), im Muskelfleisch (relativ wenig, aber absolut viel) und besonders in der Haut (74, 748) und den Haaren, in letzteren möglicherweise infolge der Sekretion von jodhaltigem Schweiss, ferner in den Keimdrüsen, im Gehirn (625), besonders im Zwischenhirn (640). Vereinzelt gelang ausser diesem chemischen Nachweis auch der biologische Beweis für das Vorhandensein von Jodverbindungen mit schilddrüsenstoffähnlicher Wirksamkeit in Organen. So gewannen Müller und v. Fellenberg (529) aus der Haut von mit hohen Gaben von Thyroxin vorbehandelten Kaninchen Extrakte, welche, an Ratten verfüttert, deren Stoffwechsel um bis zu 30% in die Höhe trieb. Kommerell (429) beobachtete, dass man bei schilddrüsenlosen Hunden keinen vollen myxödematösen Zustand beobachtet, solange Fütterung mit Fleisch erfolgt. Fleischentzug führte zu einem weiteren Absinken des Umsatzes um 18—22%. Wurde Fleisch von thyreoidektomierten Tieren verabfolgt, blieb die Schutzwirkung aus, woraus auf die Gegenwart aus der Schilddrüse stammender stoffwechselwirksamer Stoffe in den Muskeln geschlossen werden darf.

Eine Fraktion von thyroxinartig gebundenem Jod erscheint nach Einverleibung von Schilddrüsenstoffen oder Thyroxin auch in der Galle, und zwar fanden Barnes und Chang (118, 257, 528), dass nach Verfütterung von getrockneter Schilddrüse oder nach Einspritzung von Thyreoglobulin, nur wenig „Thyroxinjod" in der Galle erschien, reichlichere Mengen dagegen nach Einspritzung von Thyroxin. Elmer und Luczynski (256) geben an, dass nach intravenösen Einspritzungen von Thyroxin die kleinere Hälfte des Gallenjodes unverändertes Thyroxin sei, die grössere Hälfte dagegen abgebautem Thyroxin entspreche.

Im Harn findet man dagegen nach Aufnahme von Schilddrüsenstoffen in der Regel keine „Thyroxin-Jodfraktion", sondern nur weit abgebaute Jodverbindungen (118). Darreichung von Thyroxin führt auch zu einer Vermehrung des Jodes im Liquor cerebrospinalis, und intralumbal eingespritztes Thyroxin führt zu einer Erhöhung des Blutjodspiegels. Thyroxin selbst oder seine Abbauprodukte durchschreiten also leicht die „Blut-Liquorschranke" (528).

Es ist also anzunehmen, dass das thyroxinhaltige Schilddrüseninkret auf dem Blutwege in einer wirksamen Form zu den Erfolgsorganen gelangt und dabei mehr oder weniger rasch einen Abbau erfährt. Dieser Abbau scheint beim schilddrüsenlosen Tiere langsamer vor sich zu gehen (625).

Es kann aber auch in verschiedenen Organen, besonders der Leber, der Haut, den Keimdrüsen und in anderen Inkretdrüsen, anscheinend auch im Gehirn und im Herzen in mehr oder weniger veränderter Form auf eine gewisse Zeit gespeichert werden (62, 625).

Neuerdings wird die Frage erörtert, ob nicht vielleicht auch ausserhalb der Schilddrüse im tierischen Organismus Thyroxin entstehen kann. Seitdem nachgewiesen worden ist, dass sich Thyroxin verhältnismässig leicht durch Jodierung natürlicher Eiweissstoffe (50, 58, 70, 481) erzeugen lässt [Ludwig und v. Mutzenbecher (481, 482], ist die Lehre von der exklusiv thyreogenen Entstehungsweise dieses Stoffes ins Wanken geraten. Abelin (62) spricht direkt von extrathyreoidalem Thyroxin im tierischen Organismus. Die Erforschung der extrathyreoidalen Entstehungsweise des Thyroxins und ihrer Bedeutung ist eine Aufgabe der Zukunft. Es wird sich dabei auch herausstellen müssen, ob das teilweise oder vollständige Ausbleiben der erwarteten Ausfallserscheinungen bei thyreopriven Menschen oder Versuchstieren vielleicht öfter in dem extrathyreoidalen Thyroxin seine Ursache hat, oder doch in der Regel nach der bisherigen Lehre im Zurückbleiben von Schilddrüsengewebe im Körper.

Noch leichter scheint der andere wichtige jodhaltige Bestandteil des Schilddrüsenkolloids, das Dijodtyrosin ausserhalb der Schilddrüse entstehen zu können. Sein schon alter Nachweis in Meeresschwämmen und Korallen ist bekannt, und im Reagensglas erfolgt die Halonierung des Tyrosins durch zwei Jodmoleküle ebenfalls leicht, scheint es doch bei künstlicher Jodierung natürlicher Eiweissstoffe fast regelmässig zu entstehen (Abelin).

Keinesfalls ist zu bezweifeln, dass ein Jodstoffwechsel auch unabhängig von der Schilddrüse stattfindet. Saegesser (625) fand, dass schilddrüsenlose Tiere nur ungefähr 10% ihres Jodbestandes verloren und dass die Verteilung dieses Elementes auf die Organe gegenüber der Norm wesentliche Verschiebungen erfuhr, dass aber eben doch weiterhin ein Stoffwechsel auch der organischen Jodverbindungen vor sich ging, wenn auch mit verändertem Verlauf.

Die Prüfung der physiologischen Wirkungen von chemisch thyroxinähnlichen Verbindungen, namentlich auch von künstlich modifiziertem Thyroxin, wurde von verschiedenen Forschern ausgeführt: Loeser, Ruland und Trikojus (477), welche verschiedene Thyroxinderivate untersuchten, fanden den Thyroxin-o-Methyläther auf den Kohlehydratstoffwechsel in der Leber, auf das Körpergewicht und den Energiewechsel stärker wirksam als unverändertes Thyroxin, wogegen andere geprüfte Derivate des Thyroxins meist von geringer Wirkung waren. Thompson und Mitarbeiter (713) haben besonders die Wirkung des Dijodtyronins und anderer modifizierter Thyroxine auf ihre calorigene Wirkung geprüft und durchweg eine sehr geringe Wirksamkeit festgestellt. Sie gelangen zu dem Schluss, dass die Aminogruppe, die Diphenyläthergruppe und alle vier Jodatome wesentlich sind für den maximalen Effekt des Thyroxins. Abelin (48) hat festgestellt, dass das Schilddrüseneiweiss auch durch höhere Jodierung und durch Einführung von Brom an Wirksamkeit stark einbüsst.

Praktisch wichtiger sind Versuche, die geringe oder fehlende Wirksamkeit des Thyroxins bei peroraler Darreichung durch Einverleibung in leichter löslicher Form zu verbessern. Das Mononatriumsalz erwies sich als stärker wirksam, noch wirksamer die Darreichung von Thyroxin in alkalischer Lösung (709, 710).

Ausser dem thyroxinartig gebundenen Jod und dem an Dijodtyrosin gebundenen findet sich noch weiteres Jod in der Schilddrüse in organischer Bindung. Über die Natur dieser Verbindungen ist nichts Sicheres bekannt, auch nicht, ob Dijodtyronin sich in dieser Fraktion findet, wie es Abelin (52) vermutet hat.

In der Schilddrüse findet sich auch Jod in *anorganischer* Form, als Jodsalz. In welchen Mengen, ist nicht genau bekannt, denn die alkohollösliche Fraktion der Jodanalysen ist damit nicht identisch. Es wird als Baustein von Thyroxin, Dijodtyrosin und vielleicht weiteren organischen Schilddrüsenwirkstoffen dienen. — In welcher Weise das anorganische Schilddrüsenjod darüber hinaus eine besondere biologische Wirksamkeit entfaltet, darüber ist zur Zeit nichts Sicheres bekannt. Man darf mit Abelin (52) vermuten, dass also die Schilddrüse normalerweise neben dem Thyroxin regelmässig auch Dijodtyrosin, weitere organische Jodverbindungen und vielleicht auch anorganisch gebundenes Jod in einem bestimmten Mischungsverhältnis in den Kreislauf abgibt. Dazu kommen noch die im Folgenden zu erwähnenden Schilddrüsenhormone. Wir wissen nichts darüber, ob diese Mischung von Schilddrüsenstoffen unter normalen Verhältnissen immer gleich zusammengesetzt wird, oder je nach dem Bedarf des Körpers wechselnd zusammengestellt in den Organismus abgegeben wird. Wir können daher auch nicht ermessen, ob es etwa pathologischerweise einen „Dysthyreoidismus" in dem Sinne gibt, dass die Schilddrüsenstoffe in einer unrichtigen Mischung abgegeben werden.

Ausser den schon länger bekannten Schilddrüsenstoffen scheint die Schilddrüse weitere Hormone abzugeben, deren chemische Natur noch wenig abgeklärt ist. Mansfeld und Sos (499) beschreiben das myelotrope Schilddrüsenhormon. Es zeigte sich, dass schilddrüsenlose Tiere durch das antiperniziöse Leberprinzip nicht vor der Saponin-Kollargolanämie geschützt werden konnten, dass aber Zufuhr eines „Vollextraktes" aus der Schilddrüse die Wirksamkeit des Leberprinzips gewährleistete. Dem reinen Thyroxin kam diese Wirkung nicht zu, dagegen einem Extrakt aus der säureunlöslichen sog. Thyroxinfraktion. Der fragliche Wirkstoff konnte aus dieser mittels Baryt und schwacher Säure abgetrennt werden.

Auf weiteren davon verschiedenen, der Schilddrüse entstammenden Hormonstoffen beruht nach Mansfeld (491, 492) die humorale Übertragbarkeit der chemischen Wärmeregulation, und zwar unterscheidet dieser Forscher zwei Stoffe: a) Einen bei Abkühlung der Tiere entstehenden Stoff, welcher, auf andere Tiere übertragen, imstande ist, bei diesen die Verbrennungen zu steigern. Dieser Stoff ist nicht mit Thyroxin identisch, seine Entstehung ist aber an die Gegenwart von Thyroxin gebunden und würde in der Schilddrüse infolge einer von der Hypophyse ausgehenden Anregung entstehen. b) Einen Stoff, welcher bei Tieren entsteht, welche erhitzt werden und welcher, anderen Tieren einverleibt, bei diesen die Verbrennung herabsetzt. Die Entstehung dieses Stoffes ist von der Hypophyse unabhängig. MANSFELD [1] nennt ihn „Thermothyrin". Wir werden darauf in den Abschnitten III und VIII zurückkommen.

Anhangsweise möchten wir kurz eingehen auf den Einfluss, welchen die Schilddrüse auf die Zusammensetzung des Blutes hat, insbesondere auf einige sich daraus ergebende, für die Klinik in Betracht kommende Befunde.

Wenn wir bedenken, dass die ganze Blutmenge eines Menschen mindestens 20mal täglich, ja wahrscheinlich noch öfter, die Schilddrüse durchströmt, dürfen wir wohl erwarten, dass die Drüse normalerweise und bei Störungen ihrer Funktion dem Blute irgendwelche Modifikationen aufprägt. Entsprechend dem Plan dieses Aufsatzes werden wir dabei nicht eingehen auf die Verfahren, welche darauf abzielen, die Schilddrüsensekrete im Blute nachzuweisen, denn diese Verfahren sind zum Teil seit beinahe 20 Jahren bekannt, wie die REID-HUNT-Reaktion und der GUDERNATSCHsche Kaulquappenversuch, die Bestimmung des Blutjodspiegels und andere, und sie sind im abgelaufenen Jahrzehnt in besonderen Darstellungen wiederholt ausführlich beschrieben und kritisch erörtert worden (342, 549, 588). Einzelne Ergebnisse, welche mit diesen Verfahren in neuester Zeit erzielt worden sind, werden wir später anführen. Wir übergehen auch die morphologischen Veränderungen des Blutes (704, 754), die Frage der Phagocytose (105) und die Untersuchungsverfahren, welche darauf abzielen, aus einer Veränderung der Beschaffenheit der Bluteiweissstoffe [Albumin-Globulinrelation, oder deren Dispersitätsgrad, KOTTMANN (348, 733), STARLINGER (681) u. a.] oder aus ihrer, durch die veränderte Sedimentationsgeschwindigkeit der Erythrocyten (189, 677) zum Ausdruck kommende Beschaffenheit, Rückschlüsse auf die Funktion der Schilddrüse zu ziehen. Alle diese Verfahren haben entweder keine für bestimmte Funktionszustände der Schilddrüse charakteristische Ergebnisse gehabt, oder sie sind zum Teil in ihrem Ausfalle von so vielen anderen, meist unübersehbaren Faktoren abhängig, dass sie sich nicht allgemein haben durchsetzen können.

Wir führen im Folgenden nur einige Befunde im Blute an, welche in neuester Zeit von verschiedenen Autoren als charakteristisch für abnorme Funktionszustände der Schilddrüse angesehen worden sind.

Am meisten Arbeit ist in letzter Zeit wohl der Prüfung des *Cholesterin*gehaltes des Blutes bei verschiedenen Funktionszuständen der Schilddrüse gewidmet worden. Entfernung der Schilddrüse führt bei Versuchstieren so gut wie regelmässig zu einer Vermehrung des Cholesterins im Blute (128, 562, 566), wogegen Zufuhr von Schilddrüsenstoffen im Übermass oft zu einem Absinken des Cholesteringehaltes des Blutes führt (142, 297, 318, 562). BLINOFF

[1] Vgl. auch: MANSFELD, G.: Die Hormone der Schilddrüse und ihre Wirkungen. Basel 1943.

(142) bestimmte den Cholesteringehalt des Blutes normaler Hunde auf 1,75 pro Mille und sah ihn auf z. B. 1,23 pro Mille zurückgehen, um so stärker, je intensiver die Schilddrüsenbehandlung gestaltet wurde. Fenz und Zell (296) fanden die Abnahme des Blutcholesterins bei Kaninchen sowohl nach Einspritzungen von Thyroxin wie nach solchen von thyreotropem Hormon. „Zwischenhirnnarkose" mittels Veronalnatrium verhinderte das Zustandekommen dieser Vermehrung, woraus auf eine Vermittlung dieser Wirkung durch das Zwischenhirn geschlossen wird. Ghaliungui und Zell (318) sahen auf Darreichung verschiedener thyroxinhaltiger Schilddrüsenpräparate die Esterfraktion des Cholesterins stärker abfallen als das freie Cholesterin. Dijodtyrosin wirkte in der gleichen Richtung, wenn auch wesentlich schwächer. Parhon (562) und Mitarbeiter berichteten, dass die senkende Wirkung des Aderlasses auf den Cholesteringehalt des Blutes durch reichliche vorgängige Gaben von Schilddrüsenstoffen verhindert werden konnte, dass aber bei Tieren ohne Schilddrüse der Aderlass von einer sehr starken Steigerung des Cholesterins im Blute gefolgt war. Patterson (565) stellte sogar eine Vermehrung des Blutcholesterins bei neugeborenen Tieren fest, deren Mütter der Schilddrüse beraubt worden waren. Schmidt und Hughes (647) konnten dagegen die den Cholesteringehalt des Blutes vermindernde Wirkung bei normalen Hunden durch Darreichung von Schilddrüsenstoffen nicht hervorrufen, wohl aber bei Hunden ohne Schilddrüse, deren Blutcholesterinsteigerung auf diese Weise rückgängig gemacht werden konnte. Okkels (552) nimmt wohl mit Recht an, dass die Hypercholesterinämie bei Hypothyreoidismus von der gestörten Funktion der Nebenniere abhängt. Es wird von den Wechselwirkungen zwischen Schilddrüse und Nebenniere später die Rede sein.

Die Ergebnisse der klinischen Untersuchungen an schilddrüsenkranken Menschen stehen im ganzen in guter Übereinstimmung mit den Tierversuchen. So ist von Pijoan und Bérard (578) bei thyreopriven Menschen gesteigerter Gehalt des Blutes an Cholesterin festgestellt worden. Besonders gross sind die Erfahrungen von Hurxtal (396, 397) bei Schilddrüsenkranken: Die niedrigsten Cholesterinwerte im Blut fanden sich in Zuständen von thyreotoxischer Krise, niedrige ebenfalls bei Basedow-Fällen mit Vorhofflimmern, eine etwas weniger beträchtliche Verminderung des Cholesterins wurde bei toxischen Kröpfen festgestellt. Bei nichttoxischen Kröpfen lagen die Cholesterinwerte in der normalen Breite, wenn auch mit grosser Streuung. Auf der anderen Seite fand er stark erhöhte Werte nicht nur bei Myxödem, sondern auch in Fällen von chronischer Thyreoditis. Die übliche wirksame Therapie der Schilddrüsenkranken hatte starken Einfluss auf den Cholesterinspiegel. Schon die präoperative Behandlung von Basedow-Fällen mit Lugolscher Lösung liess den Cholesterinspiegel etwas ansteigen, die „subtotale" Thyreoidektomie liess den Cholesterinspiegel in der Regel normal werden. Schally (629, 630) berichtet über ähnliche Ergebnisse: Er sah nach Strumektomien das Cholesterin im Blute sogar über die Norm ansteigen. Beide Autoren, und mit ihnen mehrere andere (194, 328,

758), halten die Bestimmung des Blutcholesterins für die Erkennung des Funktionszustandes der Schilddrüse für ebenso brauchbar wie die Bestimmung des Grundumsatzes. Einzelne Autoren betonen sogar, dass dieses Untersuchungsverfahren durch weniger Fehlerquellen gestört sei, als der übliche Gaswechselversuch (578). Einzelne Forscher halten zwar den gesteigerten Cholesteringehalt des Blutes für charakteristisch für die hypothyreotischen Zustände, dagegen nicht seine Senkung für ein Kennzeichen der übermässigen Tätigkeit (64). SCHMIDT und HUGHES (647) äussern die Vermutung, die Senkung des Cholesterinspiegels in Zuständen von menschlicher Hyperthyreose müsste durch andere Faktoren bedingt sein, als die Steigerung der Schilddrüsenfunktion.

Die den Cholesteringehalt senkende Wirkung von Schilddrüsenpräparaten wird auch gelegentlich zur Behandlung der Arteriosklerose benutzt (664).

Gleichzeitig mit dem gesteigerten Cholesteringehalt des Blutes bei verminderter Schilddrüsentätigkeit und der Verminderung bei hyperthyreotischen Zuständen haben manche Untersucher auch gleichlaufende Veränderungen des Fett- und Fettsäuregehaltes des Blutes festgestellt (128, 362, 452, 564). Doch hat diese Feststellung nicht in gleicher Weise wie die Cholesterinbestimmung zu einem gängigen klinischen Untersuchungsverfahren geführt.

Bemerkenswerte Befunde sind erhoben worden bei der Bestimmung des Fermentgehaltes des Blutes unter dem Einfluss der Zufuhr von Schilddrüsenstoffen.

So haben MÜHLBACK und KAUFMANN (527) nach Thyroxin eine Hemmung der spaltenden Wirkung der Lipasen feststellen können und in Übereinstimmung damit haben BACH, LOVAS und NEUFELD (111) bei der Thyroxinvergiftung des Kaninchens den Lipasespiegel um 30—60% zurückgehen sehen.

DUDLER (239) fand, dass bei der Hyperthyreose des Kaninchens die Serumphosphatase zunimmt und konnte den Befund auch in mehreren Fällen von menschlicher natürlicher Hyperthyreose regelmässig bestätigen.

In den Versuchen von KEESER (419) zeigte das Blut von durch Elityrandarreichung hyperthyreotisch gemachten Hunden kein vermehrtes cholesterinolytisches Vermögen.

Eine gewisse klinische Bedeutung hat die Feststellung der Schwankungen der *Kreatinin*- und *Kreatin*ausscheidung bei verschiedenen Funktionszuständen der Schilddrüse in den letzten Jahren gewonnen: Dass auf Zufuhr von Schilddrüsenstoffen bei Versuchstieren eine Vermehrung des Harnkreatinins auftritt, und nicht selten auch eine Kreatinurie, ist von verschiedenen Beobachtern festgestellt worden (253). BUADZE (173) sah, dass die Reaktion von Hunden auf Thyroxin während der Brunstzeit besonders stark ausfiel, indem die Tiere in diesem Zustande schon auf kleine Mengen Thyroxin mit einer sehr starken Vermehrung der Kreatin- und Kreatininausscheidung antworteten. SCHITTENHELM und BÜHLER (638) konnten auch mit thyreotropem Hormon Kreatinurie hervorrufen, sogar in Fällen von Myxödem, welche sonst niemals spontan Kreatin ausscheiden (676) [1]. Die Verfolgung der Kreatinausscheidung schild-

[1] WYSS, A. (Inaug.-Diss., Bern 1943) gelang es, den Kreatinverlust, welchen die Versuchstiere auf Vergiftung mit Schilddrüsenstoffen aufweisen, mittels Schutzkost zu beschränken.

drüsenkranker Menschen steht in so guter Übereinstimmung mit den experimentellen Erfahrungen, dass ein regelmässiges klinisches Untersuchungsverfahren darauf gegründet werden kann. Es ist unnötig hervorzuheben, dass Kreatinurie auch bei anderen Krankheiten vorkommen kann (Addison, Muskeldystrophie u. a.), doch beeinträchtigt dies den praktischen Wert der Feststellung in den meisten Fällen, in welchen Hyperthyreoidismus in Frage kommt, kaum. Kreatinurie gehört sowohl bei spontan hyperthyreotischen Patienten als auch nach Darreichung von Schilddrüsenpräparaten zu den sehr häufigen Befunden (676, 758).

Die Neigung mancher hyperthyreotischer Patienten zu *Ketonämie* und *Ketonurie*, die angesichts der Verminderung des Glykogenbestandes und der Störung des Fettstoffwechsels oft nicht ausbleiben kann, hat die Aufmerksamkeit verschiedener Kliniker erregt (452, 532). Sie ist aber eine zu vieldeutige Erscheinung, als dass etwa ein zur Erkennung von Schilddrüsenkrankheiten besonders wichtiges Untersuchungsverfahren darauf gegründet werden könnte!

Hyperthyreotische Zustände sind oft mit einer verzögerten *Blutgerinnung* verbunden[1]. Hypothyreotische Zustände, insbesondere auch der Kretinismus, führen zu einer Beschleunigung der Blutgerinnung (306). Thyroxinbehandlung verzögert sie bei Hypothyreosen auf das normale Zeitmass. Da die Frage der Prophylaxe der postoperativen Thrombose mittels Schilddrüsenpräparaten zur Diskussion steht, verdienen diese Tatsachen Beachtung.

III. Zur energetischen Wirkung, die Rolle im Wärmehaushalt, die Frage des Angriffspunktes.

Dass ein Überschuss an Thyroxin und anderen Schilddrüsenstoffen die Wärmebildung der homoiothermen Tiere und des Menschen steigert, und dass Schilddrüsenmangel die Wärmebildung herabsetzt, sind Erkenntnisse, die im Mittelpunkt der klassischen Lehre von der Schilddrüse stehen und die wir an dieser Stelle nicht auszuführen haben. Die heute zur Diskussion stehenden Fragen auf diesem Gebiete betreffen für den Kliniker die Wertung der Befunde bei Bestimmungen des Grundumsatzes von Kranken und die Beeinflussung der Abweichungen der Stoffwechselgrösse durch Heilmassnahmen.

Für den Physiologen sind zahlreiche Probleme entstanden, wie die Frage nach den Wegen, auf welchen die Steigerung der Verbrennungsgrösse zustande kommt, über die Stoffe, welche sie bewirken, oder auslösen und regulieren und andere mehr, und nicht zuletzt über die Rolle, welche die Schilddrüse in der Aufrechterhaltung der Körpertemperatur, in der Wärmeregulation, spielt. Wir werden im folgenden über die in den letzten Jahren am meisten erörterten Teilfragen kurz berichten.

Kommerell (428) hat überzeugend dargetan, dass Thyroxin den muskulären Wirkungsgrad nicht verändert, und dass die Steigerung des Arbeits-

[1] Nach einer persönlichen Mitteilung von Fonio sogar regelmäßiger, als mit einer Steigerung des Grundumsatzes.

stoffwechsels, wie sie unter dem Einfluss der Schilddrüsenvergiftung auftritt, auf einer Beeinflussung des Nervensystems beruht: Die Leerbewegungen werden schlechter ausgeführt, so dass die Schilddrüsenwirkung den gleichen Charakter hat wie ein Trainingsverlust.

Wichtig ist EPPINGERS (260) Feststellung, dass der Energieverbrauch bei der Arbeit bei Basedow gegenüber dem Gesunden stark erhöht ist, und dass namentlich die Sauerstoffzehrung *nach* der Arbeit, die Sauerstoffschuld, der „Debt" sich stark erhöht.

Heute, wo in allen grösseren und auch in vielen kleineren Krankenhäusern aller zivilisierten Länder die Bestimmung des Grundumsatzes zum täglich gebrauchten Handwerkszeug gehört, haben sich einige Grundregeln und allgemein anerkannte Kenntnisse herausgebildet, welche in der Frühzeit der Grundumsatzbestimmung vor 10 und 15 Jahren noch kaum berücksichtigt wurden: So, dass in der praktischen Grundumsatzbestimmung „einmal keinmal ist", dass nur eine wiederholte und den Verlauf einer Krankheit verfolgende Bestimmung vor Fehlschlüssen schützt und als Grundlage für ärztliches Handeln dienen kann (163).

Eine andere Erkenntnis, welche sich erst nach längerer allgemeiner Erfahrung mit diesem Untersuchungsverfahren einstellte, ist die, dass Kranke mit sehr lange bestehendem Hyperthyreoidismus häufig mit den Jahren keine Steigerung des Grundumsatzes mehr aufweisen, obschon sie keineswegs geheilt (359), ja vielleicht sogar besonders durch ihre Krankheit gefährdet sind.

Wir wenden uns zunächst der Frage zu, welche Rolle die Schilddrüse in der *Regulation der Körperwärme* spielt.

Für die Prüfung des viel umstrittenen Problemes der Teilnahme der Schilddrüse an der Wärmeregulation möchten wir ausgehen von der Forderung, welche THAUER (706) aufstellt: Dass die Hormone produzierenden Drüsen nur dann als Regulatoren der Körpertemperatur angesehen werden können, wenn sie in der Lage sind „bei Senkung der Aussentemperatur die Wärmebildung zu steigern und sie bei Erhöhung der Umgebungstemperatur herabzusetzen".

Wenn wir die Tatsachen, welche über die Schilddrüse zutage gefördert worden sind, nach diesem Gesichtspunkt auswählen, sehen wir, dass es mehrere gibt, welche dieser Forderung entsprechen: DIETRICH und SCHWIGK (230) haben durch Messung mittels der REINschen Stromuhr gezeigt, dass beim Hund die Durchblutung der Schilddrüse stark zunimmt, wenn das Tier abgekühlt wird, abnimmt, wenn man das Tier erwärmt. Sie haben auch festgestellt (mittels des Differentialmanometers), dass der Sauerstoffverbrauch der Schilddrüse sich fast genau proportional der Durchblutung änderte. Die gleiche Wirkung konnte erzielt werden, wenn anstatt des ganzen Tieres das Blut in der Carotis erwärmt oder abgekühlt wurde. Wenn Durchblutung und Sauerstoffverbrauch mit ihrer Steigerung und Verminderung auch nicht ohne weiteres identisch sind, mit Zunahme und Abnahme der Sekretion von Schilddrüsenhormon in das Blut, so sind sie doch ein fast sicheres Indizium dafür, besonders, da wir aus histologischen Untersuchungen wissen, dass bei sekretorischer Aktivierung auch durch Kälteeinwirkung die Schilddrüse ihre Gefässe sichtbarlich mit Blut füllt. Des weiteren geht aus diesen Versuchen von DIETRICH und SCHWIGK hervor, dass der Mechanismus der Schilddrüsen-Durchblutungsregelung vom Stromgebiet der Carotis aus in Tätigkeit gesetzt werden muss. (Also wohl entweder vom Sinus caroticus oder vom Gehirn aus.)

Wir wissen ferner aus schon weit zurückliegenden und immer wieder erneuerten Erfahrungen (14, 212), dass die Schilddrüse bei Abkühlung des Tieres in ihrem Feinbau die Zeichen vermehrter Tätigkeit, namentlich Kolloidresorption, Erhöhung des Epithels, vermehrte Mitosen usw. aufweist und bei länger andauernder Erwärmung in den Zustand der „Ruhe“ übergeht, mit Speicherung von dunkler färbbarem Kolloid und Abflachung der Follikelepithelzellen.

Sodann sprechen für eine regulierende Rolle der Schilddrüse im Wärmehaushalt verschiedene Versuche, welche dargetan haben, dass das Serum von abgekühlten oder erwärmten Tieren den Stoffwechsel anderer Tiere, auf welche es übertragen wird, im entgegengesetzten Sinne, also im Sinne des Ausgleiches des Wärmehaushaltes beeinflusst. Ich erinnere an die Versuche von SCHENK (634), welcher fand, dass das Serum eines abgekühlten Tieres, auf ein anderes übertragen, beim Empfänger Stoffwechselsteigerung hervorrief und dass diese Steigerung ausblieb, wenn das Spendertier durch Operation ohne Schilddrüse war. Analog zeigten die Versuche von MANSFELD und v. PAP (497) schon 1920, dass das Serum unterkühlter Kaninchen im überlebenden Herzen den Zuckerverbrauch steigerte, das Serum erwärmter Tiere ihn herabsetzte. Fehlte die Schilddrüse des Spenders, hatte sein Serum diese Wirkung nicht.

In neueren Versuchen konnte MANSFELD (491) zeigen, dass das Serum abgekühlter Kaninchen auch im überlebenden Skeletmuskel den Stoffwechsel steigerte (Sauerstoffverbrauch in der WARBURGschen Versuchsanordnung), und zwar trat die Steigerung des Stoffwechsels ohne Latenzzeit auf. Sie fehlte, wenn das Spendertier ohne Schilddrüse war. Wegen der fehlenden Latenz schloss MANSFELD, dass das Serum seine Wirksamkeit nicht einem Thyroxingehalt verdankte, sondern einem zweiten Stoff, welcher unter dem Einfluss des Thyroxin in der Schilddrüse gebildet werde. Wenn das Spendertier, anstatt abgekühlt zu werden, eine Thyroxineinspritzung bekommen hatte, ging von seinem Serum die gleiche Wirkung aus. Überlebende Stückchen der Leber reagierten unter den gleichen Bedingungen nicht mit Steigerung des Gasumsatzes. Die Wirkung des Thyroxins auf das Spendertier blieb auch aus, wenn die Hypophyse entfernt worden war. Dagegen änderte das Herausnehmen der Nebennieren nichts an dem Effekt. MANSFELD machte die Beobachtung, dass diese Versuche nur im Winter, nicht im Sommer, gelangen. In analogen Versuchen zeigte das Serum *erwärmter* Tiere die Fähigkeit, den Umsatz im überlebenden Muskel eines anderen Tieres zu *hemmen*. Auch diese Wirkung blieb aus, wenn die Schilddrüse des Spendertieres fehlte, dagegen änderte die Entfernung der Hypophyse den Ausfall dieses Versuches nicht.

Auch bei Hunden gelangen diese letzteren Versuche. Der Empfängerhund wurde in vivo auf seinen Gesamtumsatz untersucht und dabei eine Reduktion von 20—38% gefunden (496). Das enteiweisste Hundeserum wirkte auch bei Ratten auf den Stoffumsatz beschränkend ein. Mansfeld ging dann der Natur dieses von der Schilddrüse abhängigen Stoffes „Thermothyrin" und seinen Wirkungen nach. Wir werden darauf im letzten Abschnitt zurückkommen.

Fetscherin (299) konnte zeigen, dass die Temperatur in der Leber bei Abkühlung des Tieres steigt und dass diese Steigerung ausbleibt, wenn die Schilddrüse fehlt.

Wir sehen aus den bisher angeführten Versuchen, dass im Sinne der eingangs in Anlehnung an Thauer aufgestellten Forderung, der Rolle der Schilddrüse in der „chemischen" Wärmeregulation eine nicht unerhebliche Bedeutung zukommt.

Wir werden später sehen, dass Thyroxin unter gewissen Bedingungen auch eine verengernde Wirkung auf die Blutgefässe der Haut ausüben kann und dadurch ebenfalls an der Wärmeregulation, ihrem „physikalischen" Teil, beteiligt ist.

Weitere Versuche, die Rolle der Schilddrüse in der Regulation der Körperwärme zu erkennen, wurden an Tieren ausgeführt, deren Nervensystem durch einen Eingriff in einer Weise geschädigt ist, welche geeignet schien, die Wärmeregulation zu stören oder zu erschweren. Wird nämlich bei einem sonst intakten Tier die Schilddrüse entfernt, treten keine augenfälligen Störungen der Wärmeregulation ein. Ein solches Tier vermag gegen nicht allzu extreme Abkühlung oder Erwärmung seine Temperatur normal zu halten (Literatur bei 407, 706).

Glaubach und Pick (322) konnten zeigen, dass, wenn man bei Kaninchen nach dem Vorgange von Isenschmid und Krehl die Hirnbasis zwischen dem Thalamus opticus und den Vierhügeln durchschneidet, der sonst eintretende Temperaturabfall ausbleibt, wenn man die Tiere vorher mit Thyroxin behandelt. Ja, diese Tiere reagierten auf Thyroxin nach der Operation mit einem hohen Temperaturanstieg. Auch Tiere mit durchschnittenem Halsmark wurden durch Thyroxineinspritzungen vor der Unterkühlung bewahrt. Solche Tiere konnten ihre Temperatur regulieren. Wurde auch der N. vagus und der sympathische Grenzstrang beiderseits durchtrennt, wurde trotz Thyroxin „Poikilothermie" beobachtet (408, 412).

v. Issekutz und v. Issekutz jr. (409) fanden, dass Tiere, deren Cervicalmark durchschnitten war, ferner, dass dekapitierte und künstlich beatmete Tiere auf Thyroxin keine Steigerung des Stoffwechsels aufwiesen, während im oberen Brustmark durchschnittene Tiere in normaler Weise die Stoffwechselsteigerung auf Thyroxin aufweisen. Die Autoren schliessen daraus auf einen zentralen Angriffsort des Thyroxins für die Wirkung auf den Gesamtstoffwechsel. Auch die Möglichkeit, die Thyroxinwirkung auf die Wärmebildung durch das „Zwischenhirnnarkoticum" Luminal zu verhindern, wird als Beleg dafür gedeutet, dass das Thyroxin den gleichen zentralen Angriffspunkt habe (408). GLAUBACH und PICK (322a) hatten nachgewiesen, dass der Temperatursturz, welcher bei Meerschweinchen auf Einspritzung von Novocain eintritt, ausbleibt, wenn die Tiere vorher Thyroxin bekamen. MANSFELD (495) gelang der Nachweis, dass dieser Temperatursturz nicht auf einem Rückgang der Verbrennungen beruht, sondern auf gesteigerter Wärmeabgabe durch die Haut. Wenn also Thyroxin den Temperatursturz aufhebt, so geschieht es durch Verhinderung der Erweiterung der Hautgefässe, also durch Eingreifen in den physikalischen Teil der Wärmeregulation.

Wurde nun dieser Versuch an Tieren ausgeführt, deren Brustmark in mittlerer Höhe (D_5 und D_8) durchschnitten war, zeigte es sich, dass der auf Novocain eintretende Temperatursturz sich im Winter durch Thyroxin verhindern liess, während im Sommer selbst hohe Gaben von Thyroxin diese Wirkung nicht hatten. Wenn aber die Schilddrüse dieser Tiere entfernt worden war, reagierten sie im Sommer wie im Winter auf Thyroxin (498a). Daraus schloss MANSFELD, dass Thyroxin in der Schilddrüse zur Bildung eines Stoffes den Anstoss gibt, welcher ihm das Gegengewicht hält. Dass es MANSFELD gelang, einen solchen Stoff aus tierischen Schilddrüsen zu gewinnen (492), darauf wird im letzten Abschnitt zurückzukommen sein [1].

Es sei noch beigefügt, dass die Vorstellung, dass etwa die gesamte chemische Wärmeregulation von der Schilddrüse abhängig ist, durchaus unrichtig wäre. So hat neuerdings RING (608) festgestellt, dass die Erhöhung der Oxydationen bei Ratten, wie man sie nach wochenlangem Aufenthalt bei niedriger Temperatur während mehrerer Tage feststellen kann, in gleicher Weise auch bei schilddrüsenlosen Tieren vorhanden ist. Auch die Untersuchungen von UIBERALL (721) an Igeln haben dargetan, dass die Abkühlung und Erwärmung im Winterschlaf nicht die enge Abhängigkeit von der Schilddrüse zeigt, wie es früher auf Grund der Arbeiten von ADLER angenommen wurde.

Der Frage, *wo das Thyroxin und die übrigen Schilddrüsenstoffe angreifen*, ob zentral oder peripher, oder ob beides der Fall ist, ist in neuester Zeit sehr viel Arbeit gewidmet worden. Da von einigen Autoren der periphere Angriffspunkt bezweifelt wird, stellen wir im folgenden einige Ergebnisse von Untersuchungen über diese Frage zusammen:

Zur Prüfung der Frage, ob Thyroxin den Stoffwechsel in den Geweben mit peripherem Angriffspunkt und ohne Mitwirkung des Nervensystems beeinflusst, sind besonders zwei Verfahren angewandt worden.

1. Wurde geprüft, ob im feinverteilten überlebenden Gewebe in vitro die Oxydation von Methylenblau durch Zusatz von Thyroxin beschleunigt wird.

2. Wurde der Sauerstoffverbrauch im überlebenden Gewebe, besonders auch in Gewebsschnitten, nach dem von WARBURG angegebenen Verfahren

[1] Vgl. dazu auch G. MANSFELD: Die Hormone der Schilddrüse und ihre Wirkungen. Basel 1943.

gemessen, mit und ohne Zusatz von Thyroxin und anderen Schilddrüsenstoffen.

Zu 1. AHLGREN (80) und v. EULER (272, 273) fanden eine Beschleunigung der Entfärbung des Methylenblau nur durch stark verdünnte Thyroxinlösungen mit einem Gehalt von 10^{-11}—10^{-17}. AHLGREN sah sogar schon Wirkungen bei einer Verdünnung von 10^{-18} und berechnet, dass schon 1200 Moleküle Thyroxin in diesen Versuchen eine Wirkung ausüben dürften. Beim Warmblüter (Kaninchen) war die steigernde Wirkung auf die Oxydationen beträchtlicher, wenn die untersuchten Gewebe (Skeletmuskel, Leber und andere) von einem Tiere ohne Schilddrüse stammten. Stärkere Konzentrationen hemmten die Oxydationen. v. EULER sah die maximale Wirkung auf die Oxydation im Froschmuskel bei Konzentrationen von 10^{-14}—10^{-15}. v. EULER und HOLMQUIST (274) benutzten dieses Verfahren zum Nachweis von Thyroxin im menschlichen Blute und fanden die Reaktion im Venenblutserum von hyperthyreotischen Patienten verstärkt. MANSFELD (490) bestätigte diese Ergebnisse an Muskeln bei Thyroxinverdünnungen von 10^{-13}.

Zu 2. Sehr zahlreich sind die Versuche, durch Zusatz von Thyroxin zum überlebenden Gewebe einen vermehrten Sauerstoffverbrauch zu erzielen. Das Schrifttum ist durch verschiedene Autoren zusammengestellt worden, (z. B. 408, 490). Wir führen es daher nicht im einzelnen an. Hervorstechend ist vor allem der Widerspruch zwischen den verschiedenen Untersuchern, indem in scheinbar fast gleicher Zahl positive und negative Ergebnisse einander gegenüberstehen, wogegen eine erfreuliche Übereinstimmung darüber besteht, dass die überlebenden Gewebe von mit Thyroxin in vivo vorbehandelten Tieren eine Steigerung des Sauerstoffverbrauches zeigen.

Wir möchten im Folgenden nur auf Bemühungen eingehen, die wechselnden Ergebnisse bei Zusatz des Thyroxin zu den Geweben zu erklären: MANSFELD (490) hatte, ähnlich wie v. EULER (273) an Muskeln, bei Zusatz von Thyroxin zu überlebendem Hirngewebe, ebenso zu Gewebe von Muskeln, Leber und Nieren von Kaninchen bei Anwendung von Verdünnungen, wie sie v. EULER angegeben hat, zunächst im WARBURGschen Apparat völlig negative Ergebnisse. Nicht ein einziges Mal sah er Steigerungen des Sauerstoffverbrauches eintreten, solange er bei normalem Sauerstoffdruck arbeitete. Sobald er bei Anwesenheit von wenig Sauerstoff untersuchte (v. EULER hatte bei 5—10% Sauerstoffgehalt der Atmosphäre gearbeitet) und die Präparate vorgängig unter Zusatz von Thyroxin 20—30 Min. in einer Stickstoffatmosphäre bebrütete, konnte er Steigerungen des Sauerstoffverbrauches um 15—40% erzielen. Diese Wirkung klang schon nach 10—20 Min. ab, konnte aber in den gleichen Präparaten durch erneuten Thyroxinzusatz unter anaeroben Verhältnissen immer wieder hervorgerufen werden. MANSFELD schliesst daraus, dass das Thyroxin in den Zellen seine Wirkung auf einen anaeroben Prozess entfaltet und dieser „erst sekundär zur Beschleunigung der Atmung führt“. Um nachzuweisen, dass das Ausbleiben der Thyroxinwirkung beim normalen Sauerstoffdruck auf einer Hemmung der Gärungen durch die Oxydationsvorgänge beruht, setzte er den Präparaten (zur Lähmung der Pasteurschen Reaktion) Äthylcarbamin zu und sah, seiner Erwartung entsprechend, nunmehr, dass das Thyroxin auch bei Gegenwart von Sauerstoff seinen, die Verbrennungen erhöhenden Einfluss ausübte. Mit dem Prozess, welcher durch Thyroxin begünstigt wurde, ging eine Zunahme der Ammoniakbildung einher, so dass sich der Schluss ergab, dass die Thyroxinwirkung primär die Eiweissspaltung betrifft.

Reuter (603) hält die auch von ihm festgestellte Steigerung des Sauerstoffverbrauches nicht für spezifisch und sah, dass sie sich in ähnlicher Weise auch durch Zusatz von Aminosäuren erzeugen lässt.

Nach Paal (555) scheint das Gewebe der Schilddrüse sich anders zu verhalten als die andern geprüften Organe. Es zeigte in vitro auch bei direktem Zusatz von Thyroxin erhöhten Sauerstoffverbrauch. Dieser Forscher fand in Lebergewebe nur dann eine Steigerung der Oxydationen, wenn es vorgängig 24 Stunden mit Schilddrüsengewebe exponiert worden war. Dagegen wurde Lebergewebe durch Thyroxin aktiviert; durch Dijodtyrosin wurde unter gleichen Bedingungen der Stoffwechsel im Lebergewebe herabgesetzt!

Dass Thyroxin auch ohne Vermittlung des Nervensystems rein peripher angreifend seine Wirkung entfalten kann, ergibt sich eindeutig auch aus den Versuchen von Markowitz und Yater (508), welche sahen, dass sogar im Herzfragment von 2tägigen Hühnerembryonen, zu einer Zeit also, zu welcher noch kein Nervengewebe im Herzen ist, das Thyroxin die Kontraktionen beschleunigt. Die Wirkung trat in diesen Gewebskulturen mit einer Latenz von mehr als 6 Stunden auf und hatte ihr Maximum nach 24 Stunden. Auch die Versuche von Alwall und Scheff-Pfeifer (78), welche am künstlich durchströmten, isolierten Hundebein nach Zusatz von Thyroxin zum Durchströmungsblut eine Steigerung des Sauerstoffverbrauches auftreten sahen, können als Beleg für einen peripheren Angriffspunkt für die Stoffwechselwirkung des Thyroxins angeführt werden. Es bleibt allerdings bei solchen Versuchen noch die Möglichkeit offen, dass die peripheren Nervengeflechte auch ohne Zusammenhang mit dem zentralen Nervensystem sich an der Vermittlung zwischen Thyroxin und Zellen beteiligen. Wie schon erwähnt, ist die Tatsache, dass die überlebenden Gewebe von mit Schilddrüsenstoffen oder Thyroxin vorbehandelten Tieren, post mortem in vitro untersucht, eine Steigerung des Sauerstoffverbrauches aufweisen, mannigfach belegt (z. B. 87, 612). Sie belehrt uns aber nicht darüber, ob ein peripherer Angriff des Thyroxins im Spiele ist, wäre es doch möglich, dass ein im Leben auf dem Nervenweg ausgeübter Einfluss in den abgetrennten Geweben nachwirkt. Auch die von Markoff (507) festgestellte Vermehrung der Gewebsoxydasen in der Leber nach vorangegangener Thyroxinbehandlung kann uns nicht darüber Auskunft geben, ob die Schilddrüsenstoffe direkt oder auf dem Wege über das Nervensystem eingewirkt haben. Zur Entscheidung dieser Frage sind von verschiedenen Forschern Versuche mit Durchschneidungen und Ausschaltungen von Nervengewebe ausgeführt worden: Es besteht Übereinstimmung unter den Autoren darüber, dass eine Durchschneidung des Rückenmarks die steigernde Wirkung auf den Gesamtumsatz nicht aufhebt (408, 500, 540), dagegen besteht Uneinigkeit über die Frage, ob denervierte Organe, insbesondere die denervierte Niere und das denervierte Herz der Thyroxinwirkung unterliegen. OBERDISSE und RODA (541) denervierten die eine Niere und liessen die andere im normalen Zusammenhang mit dem Nervensystem. Wurde nun das Gesamttier mit Thyroxin behandelt und dann die überlebende Niere beiderseits auf ihre Sauerstoffzehrung untersucht, fand sich die Steigerung in beiden Nieren in gleicher Weise ausgeprägt. Im Gegensatz dazu fand MANSFELD (490), dass, wenn zwischen den beiden Nephrektomien eines Tieres Thyroxin eingespritzt wurde, die zweite Niere nur dann im WARBURG-Apparat erhöhten Sauerstoffverbrauch aufwies, wenn sie im normalen Zusammenhang mit dem Nervensystem gestanden hatte. In entnervten Nieren fehlte die Steigerung der Verbrennungen. Zur Erklärung der Abweichung von den Ergebnissen der Versuche von OBERDISSE beruft sich MANSFELD darauf, dass er Sorge trug, bei der Entnervung der Niere die peripheren Nervenendigungen durch Phenolpinselung abzutöten und dadurch eine Einwirkung des Thyroxins auf die Niere über die Nervenstümpfe zu verunmöglichen. Ob die mangelnde Übereinstimmung zwischen den beiden sorgfältigen Experimentatoren wirklich auf diese Weise erklärbar ist, darüber sind weitere Untersuchungen wünschbar. Die jahreszeitlichen Schwankungen der Thyroxinwirkung, auf welche namentlich v. ISSEKUTZ und MANSFELD wiederholt eindringlich aufmerksam gemacht haben, lassen mancherlei Schwankungen der Thyroxinwirkungen, darunter vielleicht auch regionale, erwarten. SCHMIDT und SCHMIDT (648) zeigten, dass Thyroxin bei hoher Aussentemperatur und hoher Luftfeuchtigkeit für Meerschweinchen besonders giftig ist.

Die Frage der Thyroxinwirkung auf das Herz schien durch die Versuche von ENDERLEN und BOHNENKAMP (252) im Sinne des Weges über das Nervensystem entschieden zu sein. Wir haben soeben an Hand der Ergebnisse von MARKOWITZ und YATER belegt, dass ein peripherer Angriffspunkt vorhanden ist. Ein solcher ist auch durch die schönen Versuche von PRIESTLEY, MARKOWITZ und MANN (584), welche wir im nächsten Abschnitt ausführlicher erwähnen, mit Bestimmtheit bewiesen.

Es kann aber keinem Zweifel unterliegen, dass Thyroxin Wirkungen auch mit zentralem Angriffspunkt ausüben kann. So ist die von MANSFELD und seinen Schülern nachgewiesene, die Hautgefässe erweiternde Wirkung des Thyroxins zentralen Ursprungs, denn sie wird durch eine Durchschneidung des Thorakalmarkes verunmöglicht (77). Als Indicator für die Annahme eines zentralen Angriffspunktes des Thyroxins muss auch die von SCHITTENHELM und Eisler (641) festgestellte Anhäufung von Jod im Hypothalamus einige Stunden nach Verfütterung von getrockneter Schilddrüsensubstanz und nach Einspritzung von Thyroxin gelten. Auch die erhöhte Wirksamkeit auf die Wärmebildung bei intracisternaler Einverleibung im Vergleich zur Einführung in den allgemeinen Kreislauf (412). Weitere Belege für die Beeinflussung des Zentralnervensystems durch Schilddrüsenhormone finden sich im Abschnitt V.

Versuche, den Wirkungsort des Thyroxins an Hand der Interaktion mit anderen Arzneimitteln und chemischen Einwirkungen zu ergründen, haben im ganzen nicht zu eindeutigen Ergebnissen geführt. Dies gilt namentlich von den Versuchen mit gleichzeitiger Anwendung von Narkoticis.

v. Issekutz (408, 410) gelang es, durch sehr hohe Gaben von Luminal die den Stoffwechsel steigernde Wirkung des Thyroxins zu unterdrücken. Da dem Luminal ein zentraler Angriffspunkt „Zwischenhirnnarkoticum!" zugeschrieben wird, lag es nahe, anzunehmen, dass diese Hemmung der Hormonwirkung auf einem gemeinsamen Angriffspunkt beruht, zumal Luminal, Prominal und die verwandten Arzneistoffe, für welche Falta besonders eingetreten ist, sich durch ihre beruhigende und den Grundumsatz herabsetzende Wirkung bei hyperthyreotischen Zuständen des Menschen ausgezeichnet bewährt haben. Mansfeld und Mitarbeitern (500) gelang der Nachweis, dass das Luminal in höherer Konzentration auch peripher hemmend auf den Stoffumsatz einwirkt. Wenn Narkotica überhaupt elektiv einwirken, so bestimmt nur in schwachen, therapeutischen Konzentrationen[1].

Zarday und Weiner (774) sahen, dass das Einschlafen von Versuchstieren auf Luminal durch Thyroxin stärker verzögert wurde als dasjenige auf Morphin oder Chloralhydrat. Für eine Vermittlung der Thyroxinwirkung durch das vegetative Nervensystem scheint die Tatsache zu sprechen, dass es bei manchen Tierarten gelingt, die typische Stoffwechselwirkung der Schilddrüsenstoffe durch Ergotamin zu verhindern (26).

Das unzweifelhaft mit peripherem Angriffspunkt den Stoffwechsel mächtig beschleunigende Dinitrophenol wurde von verschiedenen Forschern zum Vergleich mit der Wirkung des Thyroxins und zur Klärung der Frage des Angriffspunktes des Hormons angewandt. Das einschlägige Schrifttum ist bei v. Issekutz zusammengestellt (408). Alwall und Scheff-Pfeifer (78) konnten zeigen, dass die Wirkung von Thyroxin und diejenige von α-Dinitrophenol auf den Stoffwechsel des Hundes sich gegenseitig steigern. Dieser Synergismus fand sich auch bei peripherer Anwendung beider Agenzien im künstlich durchströmten überlebenden Beine des Hundes, was zur Bekräftigung der Annahme eines peripheren Angriffspunktes des Hormones verwandt wurde.

Die Wirkungslosigkeit des Thyroxins auf einige Stoffwechselvorgänge bei poikilothermen Wirbeltieren wurde von v. Issekutz (408) als Argument dafür in die Diskussion geworfen, dass das Hormon seine Wirkung auf den Stoffwechsel nur bei hoch entwickeltem, namentlich zur Regulierung der Wärme befähigtem Nervensystem entfalten könnte, also zugunsten der Annahme eines zentralen Angriffspunktes des Hormons für die Einwirkung auf den Stoffwechsel. Die

[1] Vgl. dazu auch R. Thauer: Pflügers Arch. **246**, 372 (1942).

Dinge scheinen aber zu kompliziert zu liegen und in manchen Punkten noch zu wenig abgeklärt zu sein, als dass diese Betrachtungsweise volle Überzeugungskraft beanspruchen könnte. Es ist wohl wahr, dass namentlich an Fröschen und Kröten, der Gesamtumsatz und auch der Gehalt der Leber an Glykogen durch Thyroxin nicht verändert zu werden scheint (Literatur bei 43, 104, 236, 361)[1]. Aber es gibt auch Ausnahmen. So sahen ABDERHALDEN und WERTHEIMER (43) beim Axolotl auf Thyroxin doch eine Steigerung des Gesamtumsatzes. In neuerer Zeit haben MANSFELD und LANCZOS (494) zeigen können, dass Thyroxin bei Fröschen eine erhebliche Steigerung der Stickstoffausscheidung zur Folge hat.

Die bekannte Wirkung des Thyroxins auf die Metamorphose der Amphibien ist anscheinend eine Folge einer peripheren, ohne Vermittlung des Nervensystems eintretenden Wirkung. HAUSBERGER (353) sah, dass die bei Axolotllarven auf Thyroxin eintretende Rückbildung der Kiemen in gleicher Weise erfolgt wie normal, wenn die Kiemenbüschel vom cerebrospinalen und dem sympathischen Nervensystem abgetrennt sind.

Thyroxin übt seine Wirkung auf die höheren Wirbeltiere ohne Zweifel sowohl durch Beeinflussung des Nervensystems als auch durch direkte Beeinflussung der einzelnen Zellen. Es will uns scheinen, es wäre verfrüht, allgemeine Grundsätze aufzustellen über die Art der Funktionen, für welche das eine oder das andere mehr zutrifft, wie es etwa H. H. MEYER (518) getan hat, indem er meinte, der *Ersatz* z. B. bei pathologischer Verminderung des Thyroxingehaltes der Gewebe erfolge direkt an der Peripherie, wogegen die *Steigerung der Wirkungen* des Thyroxins über das normale Mass hinaus an die Übertragung der Wirkung durch das Nervensystem gebunden wäre.

Von grossem Interesse scheint uns die Auffassung MANSFELDs und seiner Mitarbeiter (490, 493), welche sich auch die „peripheren" Thyroxinwirkungen durch Vermittlung des — peripheren — Nervensystems zustande kommend vorstellen. Den Beweis führten sie dadurch, dass sie die beiden Unterschenkel von Fröschen unter Schonung des N. ischiadicus abtrennten und das zentrale Ende des Nerven bei dem einen Tier in reine RINGER-Lösung eintauchen liessen, bei dem andern in RINGER-Lösung mit einem Zusatz von Thyroxin in der Konzentration von 10^{-12}. Wurde dann nach 30—40 Stunden in beiden Gastrocnemii nach WARBURG untersucht, stellte sich heraus, dass der Muskel, dessen Nerv in Thyroxinlösung eingetaucht war, im Vergleich zum andern, eine um 20—32% gesteigerte Sauerstoffzehrung hatte. MANSFELD nimmt an, dass diese Steigerung des Umsatzes die Folge einer Einwanderung des Thyroxins in den Muskel auf dem Wege des Nerven sei. Durch die Notwendigkeit einer Wanderung längs der Nerven wäre die bekannte lange Latenzzeit aller Thyroxinwirkungen zu erklären.

[1] Vgl. dazu auch B. v. JSSEKUTZ jr. und Mitarbeiter: Arch. f. exper. Path. **201**, 334 (1943).

Es werden weitere Untersuchungen nötig sein, um zu entscheiden, ob diese Erklärung zutrifft, oder ob vielleicht die Steigerung des Stoffwechsels im Muskel auf einer andern Zustandsänderung des Nerven durch das Thyroxin beruht. Durch v. ISSEKUTZ und DIRNER (410) wurde die MANSFELDsche Folgerung bestritten.

IV. Zur Einwirkung auf den Blutkreislauf.

Zahlreiche Untersuchungen befassten sich mit dem Einfluss des Sekretes der Schilddrüse auf den Blutkreislauf. Dass in der Erzeugung von Tachykardie neben Einflüssen, welche über das Nervensystem verlaufen [ENDERLEN und BOHNENKAMP (252)], vor allem den Herzmuskel direkt betreffende Wirkungen im Spiele sind, ist durch zahlreiche neuere Untersuchungen übereinstimmend belegt: So fanden RIML und WOLF (607), dass Thyroxin auf das Kaninchenherz noch wirksam ist nach Durchschneidung und Exstirpation des sympathischen Grenzstranges einschliesslich Ganglion stellatum und nach Durchschneidung der Ni. vagi. McINTYRE (406) brachte den Nachweis, dass das vollständig entnervte Hundeherz bei chronischem experimentellem Hyperthyreoidismus die gleiche Beschleunigung der Schlagzahl aufweist, wie das mit dem Nervensystem in normaler Verbindung stehende. In besonders eindrucksvoller Weise demonstrierten PRIESTLEY, MARKOWITZ und MANN (584) den von der Fortleitung durch das Nervensystem unabhängigen Einfluss der Schilddrüse auf das Herz durch die Feststellung, dass nicht nur das perfundierte überlebende Kaninchenherz und das Hundeherz im Herz-Lungenpräparat nach vorangegangener Thyroxinbehandlung schneller schlagen, sondern dass sogar das transplantierte und mit den Halsgefässen eines grösseren Hundes vereinigte Herz eines kleinen Hundes (das 8 Tage weiterschlug), ebenfalls auf Thyroxinbehandlung seines Wirtes in Tachykardie verfiel. Selbst Herzfragmente ohne Nervensystem des sehr jungen Hühnerembryos konnten durch Zusatz von Thyroxin zum Nährboden, in den sorgfältigen Untersuchungen von MARKOWITZ und YATER (508), zu rascherem Schlagen veranlasst werden. Diese Wirkung war nach 6 Stunden noch nicht vorhanden, nach 12 Stunden schon beträchtlich und nach 24 Stunden am erheblichsten.

DAVIS und HASTINGS (225) sahen, dass die Oxydationen im entnervten Herzmuskel von Limulus in der WARBURG-Apparatur 15—20 Stunden nach Thyroxinzusatz in die Höhe gingen. Es kann also keinem Zweifel unterliegen, dass das Thyroxin direkt auf die Muskelfasern einwirkt.

Dass das überlebende Herz von mit Thyroxin behandelten Kaninchen und Meerschweinchen noch stundenlang im beschleunigten Rhythmus schlägt, wie es ANDRUS (86) gesehen hat, wird man dagegen nicht mehr als Beweis für eine Einwirkung des Hormones ohne Mitwirkung des Nervensystems gelten lassen dürfen, denn es könnte sich auch um die Nachwirkung einer Zustandsänderung handeln, welche während des Lebens des Versuchstieres im Nervensystem eingeleitet worden oder durch dasselbe vermittelt war. Ähnliches gilt von der Beobachtung, dass der Ventrikel des überlebenden Herzens noch nach Durchschneidung des HISschen Bündels und

Eintritt von totalem Herzblock schneller schlägt als normal (171). Dass Thyroxin aber auch indirekt über das Nervensystem auf das Herz wirkt, scheint nicht nur hervorzugehen aus der alltäglichen Erfahrung über die emotionelle Tachykardie unserer hyperthyreotischen Patienten und aus älteren Tierversuchen, sondern es ist wiederum das Ergebnis auch einzelner neuer Untersuchungen. So sah NETER (530), dass bei Kaninchen und bei Hunden die Herzfrequenz nach Thyroxingaben bei allgemeiner Erregung des Nervensystems viel stärker anstieg als bei ruhigen Tieren. Man kann aber gegen die Beweiskraft solcher Versuche für die Übermittlung der Impulse der Schilddrüse auf das Herz einwenden, dass die Schilddrüsenstoffe das Herz schon vorgängig in einen erregbaren Zustand versetzt haben und es deshalb auf nervöse Impulse verschiedener Art stärker anspricht.

Jedenfalls ist der unmittelbare, von der Nervenleitung unabhängige Einfluss des Thyroxin auf den Herzmuskel unzweifelhaft bewiesen. Dieser Teil des Einflusses scheint so vorzuherrschen, dass der andere, durch das Nervensystem fortgeleitete Teil der Schilddrüsenwirkung auf das Herz schwer nachweisbar ist.

Dass auch die Ausschüttung von Schilddrüsenstoffen ins Blut durch Vermittlung von Einspritzungen von thyreotropem Hormon die Herzschlagzahl zu steigern vermag, zeigte sich in den Untersuchungen von JONAS und HOREJSI (402).

MEYER und YOST (517) machten die Beobachtung, dass verschiedene Schilddrüsenpräparate im Verhältnis zu ihrer Wirkung auf den Grundumsatz sehr verschieden stark auf die Herzfrequenz einwirken. So wirkten Thyroxin und Thyreoglobulin weniger stark als getrocknete Gesamtschilddrüse.

In noch weit höherem Grade als die Herzfrequenz steigt auf Zufuhr von Schilddrüsenstoffen die Durchblutungsgrösse z. B. der Extremitäten. So sahen HERRIG, ESSEX, MANN und BALDES (517) bei Messung mittels der REINschen Stromuhr, dass in der Femoralarterie des Hundes der Blutstrom um 2—300% anstieg, während die Herzfrequenz nur um 30—40% gestiegen war. Es wird also auch Erweiterung der Arterien durch das Thyroxin hervorgerufen.

Mannigfach waren auch in neuerer Zeit die Bemühungen, bei Versuchstieren mittels Thyroxineinspritzungen oder Schilddrüsenfütterung im Herzmuskel *anatomische Veränderungen* zu erzeugen, um womöglich die Vorgänge nachzuahmen, welche sich bei der BASEDOWschen Krankheit und andern Zuständen mit übermässiger Tätigkeit der Schilddrüse beim Menschen abspielen und diese einer Klärung zuzuführen. FAHR (278), welcher sich auch um die Klärung der Frage der Beteiligung des Herzmuskels an der BASEDOWschen Krankheit verdient gemacht hatte, berichtete 1933 über regressive Herzmuskelveränderungen bei Versuchstieren. Aus der ausführlichen Mitteilung von BOYKSEN (167) geht hervor, dass im Myokard seiner Versuchstiere degenerative Veränderungen der Muskelfasern auftraten. BOYKSEN ist der Meinung, dass das Thyroxin die Herzmuskelfasern direkt toxisch verändert und dass die gleichzeitig gefundenen perivaskulären Infiltrate sekundärer Natur sind. Die Veränderungen traten wesentlich schneller auf, wenn er die Versuchstiere im Tretrad laufen liess. Er nimmt infolgedessen an, dass es sich auch bei der Basedow-Myokarditis um das Zusammenwirken zweier schädigenden Ursachen handeln könnte. Die Schädigung des Herzmuskels drückte sich schon im Leben im elektrokardiographischen Befund aus.

v. ZALKA (773) hat das Problem an Kaninchen, Katzen und Meerschweinchen studiert. Es ist nicht ohne Interesse, zu sehen, dass die Meerschweinchen auch am Herzen (wie am Nervensystem) ohne sichtbaren Schaden blieben. Dagegen zeigten die meisten Kaninchen herdförmige akute und zu chronischen Veränderungen neigende Myokarditiden, schwielige Herde und Atrophie der Herzmuskelzellen. v. ZALKA hält die Schädigung der Herzmuskelzellen für das Primäre.

Er vermutet, dass der Glykogenschwund im Herzmuskel, welchen die Hyperthyreose hervorruft, eine Rolle bei der Entstehung dieser Veränderung spielt. Von 5 mit Pferdeschilddrüsen gefütterten Katzen zeigte nur *eine* entsprechende Veränderungen im Herzmuskel.

Im Gegensatz zu den bisher angeführten Untersuchern fanden HEINLEIN und DIECKHOFF (229a, 356) bei Katzen auch Zeichen einer Schädigung von Coronarästen, so dass sich die Frage stellte, ob die degenerativen Veränderungen, Hyalinisierung, Zerfall und Nekrose mit reaktiver Infiltration im Herzmuskel nicht diesen Gefässschädigungen gegenüber sekundär seien. Diese Untersucher beobachteten bei ihren Versuchstieren Störungen auch der Herzfunktion in Form einer Verminderung der Lebensdauer und der mechanischen Leistung im Herz-Lungenpräparat. Im Elektrokardiogramm trat ein Negativ- oder Isoelektrischwerden der T-Zacke als Zeichen der Schädigung des Myokards in Erscheinung. Die von fast allen Untersuchern gemachte Feststellung, dass sich auf diese Weise Myokardveränderungen nicht bei allen Tierarten, und bei den reagierenden Spezies nicht bei jedem Individuum, erzielen lassen, hat einzelne Untersucher dazu geführt, zusätzliche Schädigungen anzuwenden. SCHULTZ (664) verfütterte seinen Versuchstieren nur mässige Dosen von getrockneter Schilddrüse, setzte aber dazu „chronische fokale" Infektion mit hämolytischen Streptokokken. Seine Versuchstiere (Kaninchen und Meerschweinchen) zeigten bei Gaben von Schilddrüse, die für sich allein keine sichtbaren Störungen verursachen, seröse Myokarditis, aus deren Herden sich fibröse Schwielen entwickelten. Auch Herzklappenläsionen wurden beobachtet in Form von „subendokardialer, fibrinoider Degeneration". Der Autor legt Wert darauf, festzustellen, dass eine gleiche Infektion bei dem von ihm gewählten Verfahren keine Veränderung am Herzen setzte, sondern nur die Kombination von Schilddrüsenpräparaten und Infektion. Er glaubt damit die Umstände, welche bei Basedow-Kranken Schäden am Herzmuskel setzen, nachgeahmt zu haben.

Wenn BOMSKOW (vgl. den Abschnitt über die Wechselwirkungen) mit seiner Vorstellung von der Beteiligung des Thymus bei der BASEDOWschen Krankheit Recht hätte, so wäre die Schädigung des Herzens bei dieser Krankheit die Folge einer Schädigung des Zuckerstoffwechsels, die sich nicht durch Zufuhr von Schilddrüsenstoffen allein nachahmen liesse, eher noch durch Entfernung des Thymus [BOMSKOW und HÖLSCHER (157)].

FIESCHI (300) führte chemische Analysen des Herzmuskels aus und fand, dass bei Thyreotoxikose ausser der bekannten (226) Abnahme des Glykogens, auch eine leichte Abnahme des Trock nrückstandes, also eine Zunahme des Wassers stattfand, dazu eine mässige Vermehrung des Gesamtstickstoffes und des Gesamtphosphors, besonders der Acetonfraktion. Bei Tieren ohne Schilddrüse war die Zunahme des Wassergehaltes stärker, die Abnahme des Glykogens gering. Dazu bestand eine Verringerung der durch Alkohol ausziehbaren Phosphorfraktion. PARHON und CAHANE (561) fanden den Herzmuskel bei experimenteller Hyperthyreose reicher an Calcium und etwas wasserärmer als normal.

Besonderes Interesse beanspruchen die Untersuchungen, welche BERG (129) am Herzmuskel von mit Thyroxin vergifteten Meerschweinchen und Katzen ausgeführt hat. Er fand, dass die Adenosylpyro-Phosphorsäure durch diese Vergiftung um 25—50 % vermindert wurde, auch Behandlung mit thyreotropem Hormon hatte die gleiche Wirkung, wenn auch nur vorübergehend. Die Herzen hyperthyreotischer Katzen zeigten dementsprechend (im STARLINGschen Herz-Lungenpräparat) eine verminderte Leistungsfähigkeit. Auf die Tatsache, dass hier Askorbinsäure als Antagonist des Thyroxins sich erwies, werden wir später zurückkommen.

Die Veränderungen der Funktion des Herzens und der Blutgefässe bei Menschen mit hyperthyreotischen Zuständen und insbesondere bei der

Basedowschen Krankheit ist in den letzten Jahren wiederholt vorzüglich beschrieben worden (140, 171, 307, 421).

Es kann sich also hier nur darum handeln, eine kurze Zusammenfassung zu geben und auf einige neuere Beobachtungen hinzuweisen. Die Tachykardie und das gesteigerte Minutenvolumen, welches dem vermehrten Sauerstoffverbrauch entspricht, sind bekannt, ebenso die häufige Hörbarkeit eines, meist „akzidentellen" systolischen Geräusches. Brenner (171) gibt an, dass, solange das Herz gesund ist, das Herzminutenvolumen genau proportional dem Grundumsatz sei. Erst wenn infolge einer schwereren Herzstörung das Minutenvolumen nicht mehr entsprechend gesteigert werden kann, entzieht das Gewebe dem Blute auch relativ mehr Sauerstoff.

Der Herzspitzenstoss ist häufig verstärkt fühlbar. Bei der Röntgendurchleuchtung ist die grosse und rasch sich abspielende Exkursion des Herzrandes auffallend und charakteristisch. Entsprechend sieht man im Elektrokardiogramm eine Verkürzung der systolischen Kontraktion sich aussprechen, bei eher grossen Zacken. Besonders oft ist die T-Zacke gross (140). Es scheint mit der grossen Exkursion des Herzrandes zusammenzuhängen, dass man bei der Perkussion dazu neigt, die Herzgrösse der Hyperthyreotischen zu überschätzen. Die Durchleuchtung zeigt uns oft ein ausgesprochen kleines Herz, während die Perkussion eher für eine leichte Vergrösserung sprach.

Es herrscht Einigkeit darüber, dass ein bisher gesundes Herz die Mehrarbeit, trotz des aus den Tierversuchen bekannten schädlichen Einflusses sehr hoher Thyroxingaben und der zu vermutenden Verminderung des Glykogengehaltes, oft viele Jahre lang ohne merklichen Schaden, ja ohne Hypertrophie und Dilatation aushalten kann.

Der systolische Blutdruck ist oft leicht erhöht, der diastolische erniedrigt, so dass die Druckamplitude, bzw. der „Pulsdruck" vergrössert ist. Ob man wirklich den Grundumsatz, wie es in England vielfach geschieht, zuverlässig schätzen kann, wenn man die Pulszahl und den „Pulsdruck" kennt (171), erscheint uns zweifelhaft. Jedenfalls ist die Zahl der Kranken gross, in welchen diese Erscheinungen am Zirkulationsapparat nicht streng parallel gehen mit der Steigerung des Stoffwechsels. Immerhin mag die sog. Readsche Formel, nach welcher der Grundumsatz gleich $^3/_4$ (Pulszahl plus $^3/_4$ Pulsdruck) minus 72 ist, auf einen grösseren Teil der hyperthyreotischen Patienten zutreffen.

Eine Vergrösserung des Herzens bei der Hyperthyreose ist keineswegs regelmässig vorhanden. Man findet eine solche bei ungefähr 50% der Fälle, wobei die älteren Patienten und solche, deren hyperthyreotischer Zustand sehr lange angehalten hat, überwiegen. Dass vorbestehende Herzstörungen durch die hinzutretende Thyreotoxikose oft in beträchtlicher Weise verschlimmert werden, entspricht einer häufigen Beobachtung.

Man ist in den letzten 10 Jahren mehr und mehr darauf aufmerksam geworden, dass lange bestehender Hyperthyreoidismus überaus häufig zu

Vorhofflattern und -flimmern führt. Kepler (421) gibt an, dass in dem grossen hyperthyreotischen Krankengut der Mayo-Klinik der Eintritt von Vorhofflimmern direkt proportional dem Alter sei. Bishop (140) betont, dass man bei Personen von unter 50 Jahren mit Vorhofflimmern immer Hyperthyreoidismus in Betracht ziehen müsse, während Percy (570) sogar meint, dass ältere magere Patienten mit Vorhofflimmern bis zum Beweis des Gegenteils als schilddrüsenkrank anzusehen seien. Die einzelnen Autoren, welche viele Schilddrüsenkranke zu untersuchen haben, sehen Vorhofflimmern bei Hyperthyreoidismus in sehr verschiedener Häufigkeit. Einen relativ niedrigen Prozentsatz stellte Anderson (81) fest, nämlich 6—9% von 426 Patienten. Die relativ hohe Zahl von Brenner (171): 21% der mit der Diagnose Hyperthyreoidismus oder Basedow zur Elektrokardiographie geschickten Patienten, beruht wohl auf der besonderen Auswahl der Fälle. Männer waren darunter doppelt so zahlreich als Frauen. Die meisten Beobachter sehen die Häufigkeit des Vorhofflimmerns bei gesteigerter Tätigkeit der Schilddrüse zwischen diesen Zahlen liegen. Kepler meint, dass von den Fällen, welche überhaupt Vorhofflimmern aufweisen, etwa ein Zehntel auf Hyperthyreose beruht.

Es liegen viele Beobachtungen vor über das Auftreten von Vorhofflimmern nach Strumektomie bei vorher regelmässig schlagendem Herzen. Brenner sah diese Störung des Rhythmus als vorübergehende Erscheinung in ungefähr 7% der wegen Hyperthyreoidismus an der Schilddrüse operierten Fälle.

Da man bei hyperthyreotischen Kaninchen durch Adrenalininjektionen besonders leicht Vorhofflimmern erzeugen kann (618), ist es nicht ausgeschlossen, dass bei unseren Patienten die (anderswo besprochene) Sensibilisierung des Organismus gegen Adrenalin durch Schilddrüsensekret im Spiele ist.

Sehr zahlreich sind die Beobachtungen über günstige Beeinflussung des Vorhofflimmerns durch die Thyreoidektomie (81, 171, 539, 559, 570, 772). Die gute Hälfte der Patienten, bei welchen die Arrhythmie nicht allzu lange gedauert hat, werden durch Thyreoidektomie davon befreit. Bei einem grossen Teil der übrigen lässt sich nach der Operation das Flimmern durch Chinidin beseitigen, auch in Fällen, wo es vorher erfolglos versucht worden war (637). Die Jodbehandlung vor der Operation, die „Plummerung“, scheint das Verschwinden des Flimmerns zu begünstigen.

Es herrscht schon seit Jahrzehnten Übereinstimmung unter den Klinikern darüber, dass die Tachykardie der Schilddrüsenkranken durch Digitalis meistens kaum zu beeinflussen ist. Die Neigung zu Extrasystolie wird durch diese Behandlungsart oft ungünstig beeinflusst. Wenn aber einmal Vorhofflimmern vorhanden ist, leistet Digitalis oft gute Dienste durch Verlangsamung des Herzkammerrhythmus bei fortbestehendem Vorhofflimmern. Zum Beispiel Wishart (761).

Weniger sicher ist der Zusammenhang zwischen Schädigungen der Coronararterien und der Thyreotoxikose. Die schon angeführten durch Hein-

LEIN und DIECKHOFF (356) festgestellten Schädigungen der Kranzarterien im Tierversuch lassen an die Möglichkeit eines ursächlichen Zusammenhanges denken. Sicher ist, dass bei aus anderen Gründen geschädigten Kranzarterien die durch die Thyreotoxikose geforderte Mehrarbeit des Herzen besonders leicht zu den Erscheinungen der Coronarinsuffizienz führen kann [BISHOP (140), BRENNER (171)]. Umgekehrt wurde die Herabsetzung der Herzarbeit bei Schilddrüsenmangel therapeutisch zu Nutzen gezogen durch Ausführung der Thyreoidektomie bei nichtschilddrüsenkranken Herzpatienten. Wir werden darauf zurückkommen.

Bei *mangelhafter Schilddrüsentätigkeit* ist, wie längst bekannt, die Herzaktion verlangsamt, das Minutenvolumen verkleinert. Im Ekg sieht man niedrige Zacken. Arrhythmien sind selten, Coronarbeschwerden ebenfalls, trotzdem der Schilddrüsenmangel die Entstehung der Arteriosklerose eher begünstigt. Die verminderte Herzarbeit lässt auch eine für höhere Ansprüche ungenügende Lichtung der Kranzarterien den bestehenden Ansprüchen gerecht werden.

Myxödemherzen werden meistens klinisch und anatomisch vergrössert gefunden (171, 307, 761). Ebenso das Herz der Kretinen (610). Bei Myxödemkranken wird das Herz sehr häufig durch Schilddrüsenbehandlung zur Verkleinerung gebracht. BRENNER (171) gelang z. B. die Rückbildung der vergrösserten Herzen in 5 von 6 Fällen. GUGGISBERG (344) teilt Beobachtungen mit über Herzvergrösserungen, oft bedeutenden Grades, bei Struma congenita. Sie erwies sich ebenfalls meistens als rückbildungsfähig.

Die Einsicht, dass erhöhte Schilddrüsentätigkeit das Herz belastet, ferner die günstigen Folgen für die Herztätigkeit, welche sich fast regelmässig nach Schilddrüsenoperation wegen Hyperthyreoidismus einstellten, haben dazu geführt, dass namentlich in Nordamerika immer häufiger bei schweren *Herzkrankheiten ohne Zusammenhang mit Hyperthyreoidismus* zur *Behandlung* mittels *totaler Entfernung der Schilddrüse* geschritten wurde (147, 148). Die Erfolge waren im ganzen ermutigend. Besonders in Fällen von Angina pectoris und bei Herzinsuffizienz mit Stauungserscheinungen, welche sich durch die übliche Behandlung nicht beseitigen liessen, sind wiederholt gute, wenn auch nicht immer anhaltende Erfolge erzielt worden. BLUMGART und Mitarbeiter (148) sahen in mehreren Fällen den Erfolg so lange anhalten, als die Erniedrigung des Grundumsatzes als Folge der Operation dauerte. Bei Wiederansteigen des Grundumsatzes dagegen trat wiederum eine Verschlechterung der Herztätigkeit ein.

Es wird aber auch über mehrere lang anhaltende Erfolge berichtet. BRENNER (171), BISGARD (139) u. a. empfehlen die Operation besonders bei Coronarinsuffizienz. Katamnesen mit 5—7 Jahre anhaltender Besserung wurden von BERLIN, BLUMGART und Mitarbeitern (148) veröffentlicht. Auch MANDL (488) berichtete über günstige Erfolge nicht nur bei Herzkrankheiten, sondern auch bei Endarteritis obliterans. Die Frage, ob totale Schilddrüsenentfernung notwendig ist, wie sie die amerikanischen Autoren ausführen, oder ob auch „subtotale“ Thyreoidektomie die gewünschten Erfolge bringen kann, steht zur Diskussion (277, 489).

Der Einfluss der abnormen Schilddrüsenfunktion *auf die Arterien* ist seit langem aufgefallen und trotzdem noch nicht über jeden Zweifel erhaben festgestellt. WEGELIN (37a) führt an, dass bei menschlicher Athyreose öfter schon in frühem Alter schwere Arteriosklerose festgestellt worden ist. Doch ist dies kein regelmässiger Befund. Bei Kretinen wurde auch öfter in frühen Jahren Arteriosklerose festgestellt (590). Doch ist dies durchaus nicht die Regel. WEGELIN vermutet, dass die von EISELSBERG, PICK und PINELES beobachteten Arterienverkalkungen bei thyreoidektomierten Tieren, besonders Schafen, wahrscheinlich nicht mit der menschlichen Arteriosklerose übereinstimmen. Über ein häufiges Zusammentreffen von Myxödem und Arteriosklerose ist neuerdings von HIGGINS (376) berichtet worden.

GOLDSCHMIDT (326) konnte an einer grossen Zahl von Sektionsprotokollen umgekehrt statistisch einen Antagonismus zwischen Morbus Basedowi und der Atherosklerose feststellen.

SCHUR (671), BARATH (114) u. a. machten aufmerksam auf das ziemlich häufige Zusammentreffen von arteriellem Hochdruck und Hyperthyreoidismus. SCHUR (671) hält die gesteigerte Tätigkeit der Schilddrüse dem hohen Blutdruck gegenüber für sekundär und vermutet, dass die durch den Hochdruck verursachte Vermehrung der Durchblutung der Schilddrüse, wie sie von REIN nachgewiesen wurde, die Steigerung der Aktivität der Schilddrüse verursache.

Entfernung der Schilddrüse führte in mehreren Fällen zum Rückgang des gesteigerten Blutdruckes auf normale Höhe. KREUZFUCHS (436) führt manche Fälle von Pseudoangina pectoris auf mechanische Störung durch eine tiefstehende Struma zurück und behandelt sie erfolgreich mittels Röntgenstrahlen.

Der Feststellung der Beschaffenheit der *Capillaren* bei Krankheiten der Schilddrüse ist in letzter Zeit viel Arbeit gewidmet worden, besonders, seitdem die Capillarmikroskopie die Beobachtung der Haargefässe am lebenden Menschen ermöglicht.

Besondere Beachtung verdienen die Beobachtungen von EPPINGER, welcher in den Muskeln und in der Leber von Basedow-Kranken eine Verdikkung der Capillarwand feststellte. Eine ähnliche Verdickung der Capillarwände konnte dieser Forscher auch bei Meerschweinchen durch Vergiftung mit Elityran erzeugen, EPPINGER (260) bringt unter anderem die schlechte Ökonomie der Muskelarbeit bei Basedow-Kranken mit dieser anatomischen Veränderung der Blutgefässe in Zusammenhang.

JAENSCH (400, 401), WITTNEBEN (763), HÖPFNER (386, 387) u. a. haben wiederholt eindringlich auf Veränderungen des Nagelfalz-Capillarbildes, namentlich bei Kindern mit endemischer Thyreopathie hingewiesen, besonders auf ein Zurückbleiben der Capillaren auf einer primitiven Entwicklungsstufe. Diese Autoren haben auch die Beeinflussbarkeit dieser Entwicklungsstörungen durch Jodtherapie und durch Schilddrüsen-Substitutionstherapie hervorgehoben. GEHRI (314) hat diese Ergebnisse auch für erwachsene Hypothyreote bestätigt. Diese Entwicklungshemmung der Capillaren findet sich nicht regelmässig bei hypothyreotischen Individuen. Ob sie wirklich ein Ausdruck des Schilddrüsenmangels ist, kann nicht als streng bewiesen gelten. BOCK (149) hat auf Grund sorgfältiger Untersuchungen bestritten, dass es möglich sei, aus dem Capillarbild auf Störungen der inneren Sekretion zu schliessen. Das Stehenbleiben der Nagelfalzcapillaren auf einer frühen Entwicklungsstufe, kann aber nach den vorliegenden Ergebnissen bei Untersuchung grösserer Teile einer Bevölkerung und Bearbeitung der Ergebnisse nach statistischen Regeln den Wert eines Gradmessers für die Schädigung einer Volksgruppe durch die Kropfendemie beanspruchen. HOCHE (379) sah bei Basedow-Kranken und anderen Formen der Hyperthyreose in 70% der Fälle, ein völlig normales Capillarbild, wogegen bei anderen Kropfträgern weit häufiger Kümmer- und Hemmungsformen der Schlingen im Capillarbild zu sehen waren.

Die anatomische Untersuchung der Herzen von Basedow-Kranken und anderer an Hyperthyreosen verstorbener Kranker ergibt kein einheitliches Bild. Nach WEGELIN (37a) und andern Beobachtern wurde das Herzgewicht zwar in der Mehrzahl der Fälle, aber durchaus nicht regelmässig, erhöht gefunden (421). Auch die mikroskopische Untersuchung zeigt durchaus nicht regelmässig Veränderungen, ja die Mehrzahl der Fälle weist normale Verhältnisse auf (140). Immerhin haben, wie schon früher, so namentlich auch in neuester Zeit, mehrere namhafte Forscher Veränderungen beschrieben, welche ohne Zweifel mit der Thyreotoxikose zusammenhängen, zumal sich ähnliche Veränderungen, wenn auch, wie wir gesehen haben, ebenfalls keineswegs regelmässig, bei Versuchstieren durch Einverleibung grosser Mengen von Schilddrüsenstoffen erzeugen lassen: So sah FAHR (278) unter 25 Fällen 8mal Verfettung, 11mal Entzündung, am häufigsten aber regressive Muskelveränderungen und Schwielen, teils mit Zellinfiltraten kombiniert. Auch sah er braune Pigmentierung der Herzmuskelfasern ohne darin etwas Spezifisches zu sehen. RÖSSLE (620) beschreibt eine seröse Myokarditis in Basedow-Herzen und belegt sie durch gute Abbildungen.

KEPLER (421) fand häufig fettige Degeneration, Lymphocyteninfiltrate, Fibrose, ferner — wie ältere europäische Autoren — Fragmentierung und Segmentierung der Muskelfasern. Er hält diese Veränderungen nicht für spezifisch.

CHÂTEL und MOLNÁR (196) sahen bei der Untersuchung der Herzen von 17 Basedow-Fällen ausser mässiger Hypertrophie braune Pigmentierung der Herzmuskulatur und eine diffuse Zunahme des Bindegewebes. Dagegen sahen sie keine herdweise auftretenden und mit entzündlicher Reaktion einhergehenden Muskelentartungen und Nekrosen, konnten also keine thyreotoxische Myokarditis nachweisen.

Die Frage ist berechtigt, ob beim Menschen die Vergiftung mit Schilddrüsensekret allein genügt, um sichtbare Veränderungen des Myokards zu erzeugen, ob nicht weitere Faktoren: wie Überanstrengung, Infektion oder Miterkrankung anderer Drüsen (Thymus, Nebennieren) mitwirken müssen.

V. Einwirkung auf das Nervensystem. Hypothyreoidismus. Hyperthyreoidismus.

Dass überhaupt die Schilddrüse auf das Nervensystem einwirkt, hat an und für sich nie eines Beweises bedurft. Die Stumpfheit und Apathie des Athyreoten und die grosse nervöse Reizbarkeit der hyperthyreoten Menschen und Versuchstiere haben seit den Frühzeiten der Schilddrüsenforschung eine deutliche Sprache gesprochen. Die physiologische Forschung hat sich aber immer wieder bemüht, die Vorgänge, welche diesem Einfluss zugrunde liegen, zu ergründen und neben den qualitativen auch die quantitativen Verhältnisse klarzulegen.

Dass das Schilddrüsensekret auf das Zentralnervensystem direkt Einfluss hat, ergibt sich unter anderem aus den Untersuchungen von LANDOLT (443), welcher nachwies, dass Kaninchen nach Thyroxinbehandlung auf Steigerung der Lufttemperatur früher und ausgiebiger mit Beschleunigung der Atmung reagierten als normal. Es wird daraus mit Recht auf eine gesteigerte Erregbarkeit des Atemzentrums unter der Einwirkung von Thyroxin geschlossen. Bemerkenswert ist, dass diese Wirkung des Thyroxins sich schon nach 5 Stunden einstellte und nach ungefähr 24 Stunden am stärksten war. Dieser Befund wurde inzwischen mehrfach bestätigt, so durch v. ISSEKUTZ (409) an der Katze. Dass sich Menschen unter Thyroxineinfluss ähnlich verhalten, haben GREGORY und LEE (339) nachgewiesen. SPIELMANN (680) erzielte durch Thyroxin eine Steigerung der Empfindlichkeit des Atemzentrums auf erhöhte Kohlensäurespannung der Atemluft schon $3^3/_4$ Stunden nach der Einspritzung. Diese für eine Thyroxinwirkung ungewöhnlich früh eintretende Reaktion zeigt, dass das Zentralnervensystem anscheinend leichter und rascher auf Thyroxin anspricht als andere Gebiete.

ROLLI (613) konnte zeigen, dass der Pupillarreflex bei Kaninchen nach Entfernung der Schilddrüse und bei gleicher Lichteinwirkung später eintritt als bei normalen Tieren. Ferner, dass Vorbehandlung mit Thyroxin den Eintritt der Pupillenverengerung beschleunigte. Diese Wirkung trat schon in minimal $4^1/_2$ Stunden nach der Einführung des Thyroxins auf.

Dass auch weitere Teile des Zentralnervensystems durch Thyroxin beeinflusst werden, ergibt sich aus Versuchen mit quantitativ abgestufter Einwirkung narkotischer Arzneimittel, wie sie RUTSCH (623) und v. ZARDAY und WEINER (774) ausgeführt haben. RUTSCH konnte zeigen, dass sich schilddrüsenlose Meerschweinchen rascher und mit geringeren Dosen von Äther einschläfern liessen als normale, und dass mit Thyroxin behandelte Tiere einer längeren Einwirkung des Narkoticums und grösserer Mengen bedurften, um in Schlaf zu verfallen. Ähnlich waren die Ergebnisse von Versuchen mit Paraldehyd und mit Avertin.

v. ZARDAY und WEINER (774) stellten bei Tieren, welche mit Thyroxin vorbehandelt waren, fest, dass sie auf Luminal verzögert einschliefen, wogegen sie bei Anwendung von Morphin und Chloralhydrat eine entsprechende Wirkung nicht fanden. Letzteres im Gegensatz zu KUCERA (440). Sie sind daher geneigt, für Barbitursäure und ihre Derivate einen mit dem Thyroxin gemeinsamen Angriffspunkt im Zwischenhirn anzunehmen.

Eine im Gegenteil verstärkende Wirkung von Schilddrüsenstoffen unter dem Einfluss von Giften, welche die Erregbarkeit des Nervensystems erhöhen, wurde von INDOVINA (405) beobachtet, indem er Kaninchen ausser Thyroxin kleinste Gaben von Strychnin verabfolgte. Ihr Grundumsatz wurde dadurch stärker gesteigert als durch Thyroxin allein.

Mit der Einwirkung der Schilddrüse auf die Erregbarkeit der Pupille befassten sich auch BERGWALL und KUSCHINSKY (134). Sie prüften die Reaktion der Pupille auf Adrenalin vor und nach der Einwirkung von Thyroxin. Diese dem Gebiet des Sympathicus zugehörende Funktion erwies sich als unter dem Einfluss von Thyroxin gesteigert. Diese Steigerung der Adrenalinwirkung durch Thyroxin war in gleicher Weise bei anatomisch intakten Tieren nachzuweisen, wie bei solchen, deren Pupillen durch Exstirpation des obersten Halsganglion überempfindlich geworden waren.

Dass ASHER und RUETSCH (108) die Wirkung des Adrenalins auf die Temperatur in den Skeletmuskeln unter dem Einfluss der Schilddrüse höher fanden als ohne diese, haben wir auf S. 208 erwähnt.

Die Untersuchungen von NETER (530) zeigten, dass unter dem Einfluss von Thyroxin die Erregbarkeit des Herzens (an der Herzschlagzahl gemessen) auf seelische Erregung stärker steigt als normal. Bei Hunden war die Herzfrequenz unter Thyroxineinfluss gesteigert, selbst in der Narkose, der Blutdruck dagegen nicht höher als bei Vergleichstieren. Der Autor schliesst daraus auf eine verschieden starke Einwirkung des Thyroxins auf verschiedene Teile des dem Kreislaufsapparat dienenden sympathischen Nervensystems.

Ein besonderes Licht auf die Beziehungen der Schilddrüsenwirkstoffe zum Nervensystem wird geworfen durch die Versuchsergebnisse von SCHITTENHELM und EISLER (640, 641). Diese Forscher fanden, dass der Jodgehalt des Zwischenhirns von Kaninchen stark anstieg nach Zufuhr von Thyroxin oder Schilddrüsensubstanz. Wurde dagegen Dijodtyrosin oder Jodkali verabreicht, war kein Einfluss auf den Jodgehalt des Zwischenhirns zu erkennen. Schon normalerweise, d. h. ohne vorangegangene Behandlung, zeichnet sich das Zwischenhirn durch einen besonders hohen Jodgehalt aus, und zwar übereinstimmend bei allen von den Autoren untersuchten zahlreichen Säugetieren, mehreren Vogelarten und namentlich auch beim Menschen.

LE GRAND und Mitarbeiter (335, 336) machten die Beobachtung, dass beim Frosch die elektrische Erregbarkeit des Nervmuskelpräparates beim Tier ohne Schilddrüse ungefähr dreimal geringer war als normal, d. h. es wurde die dreifache Spannung benötigt, um Zuckungen hervorzurufen. Unter dem Einfluss von Thyroxin wurde eine geringe Senkung der Chronaxie festgestellt. Es wäre erwünscht, diese letzteren Befunde nachzuprüfen mit Berücksichtigung der Latenzzeit des Thyroxins.

FUCHS und seine Mitarbeiter (312) prüften die Chronaxie der motorischen Zentren des Gehirns und fanden, dass nach Einspritzung von Schilddrüsenextrakten die Erregbarkeit gesteigert, d. h. die Chronaxie verkürzt war, wogegen Thyroxin diese Wirkung nicht hatte.

Der Einfluss der Schilddrüsenstoffe auf höhere Leistungen des Nervensystems geht aus den Versuchen von KLEITMAN und TITELBAUM (426) an Hunden hervor, mit Dressur auf bedingte Reflexe. Die Zufuhr von Schilddrüsenstoffen erhöhte das akustische Unterscheidungsvermögen.

Mit der *anatomisch erkennbaren Wirkung* des experimentellen Hyperthyreoidismus auf das Nervensystem befassten sich die histologischen Untersuchungen von HORANYI und HECHST (388). Bei Kaninchen und Katzen wurden in den vegetativen Funktionen dienenden Teilen, namentlich in der intermediären Zone und in den Seitenhörnern des Rückenmarkes, aber auch den hypothalamischen und den Stammganglien, weniger ausgesprochen in anderen Teilen des Nervensystems, degenerative Veränderungen der Nervenzellen gefunden. Die Veränderungen waren am ausgesprochensten bei Kaninchen, von Fall zu Fall aber verschieden stark. Meerschweinchen zeigten im Nervensystem auf Thyroxin und Elityran keine Veränderungen.

Der Einfluss der Schilddrüse auf das Nervensystem wird nirgends deutlicher als bei der Betrachtung der Menschen mit fehlender oder hochgradig *herabgesetzter Schilddrüsenfunktion*, der Athyreoten durch Thyreoaplasie oder durch frühe Zerstörung der Schilddrüse und der Myxödematösen und Kretinen. Es kann sich hier nicht darum handeln, die Physiologie, die Pathogenese und Pathologie dieser Zustände darzustellen, sondern es soll nur auf einige Punkte hingewiesen werden, welche im letzten Jahrzehnt eine neue Beleuchtung erfahren haben.

Ausser den bisher bekannten Ursachen des Myxödems ist in letzter Zeit wiederholt darauf hingewiesen worden, dass auch ein Mangel an thyreotropem Hormon zu Myxödem führen kann. Mit anderen Worten: die Lehre von der gelegentlichen hypophysären Entstehung des Myxödems ist aufgestellt worden (456, 655, 716), allerdings nicht ohne Widerspruch (280). Auch die cerebrale Entstehungsweise durch Störung des Zwischenhirns ist beschrieben worden [1]. Wenn es, wie im Falle von SCHNEIDERBAUR (655) und in den Fällen von CROTTI (216), WACHSTEIN (730) u. a. gelingt, durch Einspritzungen von thyreotropem Hormon das Myxödem günstig zu beeinflussen, ja auf längere Zeit zu beheben, wird man dies als Beweis für die Rolle des Ausfalles der Hypophysenfunktion in der Entstehung des Myxödems betrachten dürfen [FALTA (280)]. Auch die Tatsache, dass bei Akromegalie nicht selten ein erniedrigter Grundumsatz festgestellt werden kann (223), muss als Beleg dafür angeführt werden, dass eine hypophysäre Genese des Myxödems möglich ist.

RISAK (609) sah 5 Fälle, in welchen dem Myxödem eine Encephalitis oder vasculäre Störungen im Mittelhirn vorangingen. Die Fälle zeichneten sich durch besonders ausgeprägte Oligurie aus, ferner dadurch, dass die Haut nicht trocken war, sondern — als encephalitisches Kennzeichen — eine ver-

---

[1] Vgl. H. MARX: Klin. Wschr. **1943 I**, 329.

mehrte Produktion der Gesichtstalgdrüsen zu einem „Salbengesicht" geführt hatte. FALTA (280) spricht ja von einem „cerebralen Schilddrüsensteuerungszentrum".

Wir haben also heute mit einer dreifachen Möglichkeit einer Entstehung des Myxödems zu rechnen: Der cerebralen, der hypophysären und der in der Schilddrüse selbst liegenden. Die letztere ist nach wie vor die häufigste und wichtigste. Werden doch immer wieder Belege dafür beigebracht, dass Störungen der Schilddrüse selbst zu Myxödem führen (589). Die Tatsache, dass in Myxödemfällen öfter eine Vermehrung des thyreotropen Hormons im Blute gefunden wird (280), spricht eindringlich dafür, dass bei ihnen die Schilddrüse zur Aktion unfähig ist. Der so gut wie regelmässige Befund einer vergrösserten Hypophyse bei Myxödem, wie bei anderenhypothyreotischen Zuständen (37a), spricht auch dagegen, dass eine verminderte Hypophysenfunktion mit irgendwelcher Häufigkeit dem Myxödem zugrunde liegt.

Unter den neueren Beobachtungen über die Entstehung des Myxödems ist auch die negative Feststellung bemerkenswert, dass unter den zahlreichen Patienten, welche, namentlich in den Vereinigten Staaten von Nordamerika, der totalen Thyreoidektomie unterworfen werden, manche nicht die geringsten Zeichen von Myxödem, auch keine Herabsetzung des Grundumsatzes, aufweisen (370).

Es wird Sache des Chirurgen sein, abzuwägen, ob die Ursache dafür in dem Zurückbleiben von geringsten Resten von funktionsfähigen Schilddrüsengeweben liegen kann, bei vermindertem Bedarf von Sekret in vorgerückterem Alter, oder aber zur Erklärung etwa eine extrathyreoidale Entstehung von Thyroxin oder verwandten Stoffen herbeigezogen werden muss.

CH. H. MAYO (513) betont, dass Myxödemzeichen erst auftreten, wenn der Grundumsatz um mehr als 20—22% gesunken ist und meint, dass die tiefsten Senkungen, welche bei schilddrüsenlosen Menschen vorkommen, 42% betragen. Da er annimmt, dass ein normaler Mensch etwa 14 mg Thyroxin enthalte, berechnet er, dass auf den Verlust von 1 mg Thyroxin eine Verminderung des Stoffwechsels um 2,8% entfällt. SCHITTENHELM und EISLER (642) gelangten an Hand der Untersuchung eines Myxödemfalles, der auf intravenöse Zufuhr von 26 mg Thyroxin eine Steigerung des Grundumsatzes um 42% erfuhr und dabei 5 mg retinierte, zu dem Schluss, dass auf 1 mg Thyroxinzufuhr 1,6% Steigerung des Grundumsatz entfielen, auf 1 mg *retiniertes* 8,4%. Man sieht aus der Gegenüberstellung solcher Zahlen, dass der einzelnen keine Allgemeingültigkeit zukommt. Ein ungefährer Anhalt für die zahlenmässige Beziehung zwischen Thyroxinmengen und der Höhe des Grundumsatzes wird aber dadurch doch gegeben. Die Autoren fanden, dass Myxödemkranke mit ihrem niedrigen Blutjodspiegel von dem zusätzlich zugeführten Jod 87% im Urin zur Ausscheidung brachten und nur den kleinen Rest im Stuhl, wogegen Gesunde unter gleichen Bedingungen gut $^3/_4$ ihres Jodes im Stuhl ausschieden und weniger als $^1/_4$ im Harn. Auf die Frage des Jodstoffwechsels bei Myxödem werden wir im Abschnitt VII zurückkommen.

Unter den anatomischen Veränderungen, zu welchen der Mangel der Schilddrüsentätigkeit beim Menschen führen kann, sind namentlich die Veränderungen bemerkenswert, welche LOTMAR (479, 480) an den Gehirnen von Fällen von Thyreoaplasie und von Kachexia thyreopriva erhoben hat. Es handelte sich vorwiegend um regressive Veränderungen: Pseudokalkkonkremente im Nucleus pallidus und in einem Falle auch Ablagerung von Kalk in der Dentataregion, im Pallidum und in der Kleinhirnrinde. Diese Veränderungen sind sehr ähnlich denjenigen, welche auch in Kretinengehirnen gefunden worden sind. Wir möchten daher noch einige Angaben machen, betreffend diese besondere Form, in welcher sich der Schilddrüsenmangel beim Menschen äussern kann, den *Kretinismus*.

LOTMAR fand in Kretinengehirnen ausser ähnlichen regressiven Veränderungen, für deren Entstehung er eine besondere Widerstandsunfähigkeit der Zellen und die dauernde Stoffwechselveränderung verantwortlich macht, auch Störungen der *pränatalen Hirnentwicklung*. Er charakterisiert sie als im ganzen nur mässiggradige aber durch ihre weite Ausbreitung doch die höheren Hirnleistungen stark beeinträchtigende zell- und faserbauliche Entwicklungshemmung, verbunden mit örtlichen Einzelzügen gröberer Rückständigkeit. Es handelt sich dabei um verminderte Zelldichtigkeit in gewissen Schichten der Grosshirnrinde, um eine Verminderung der Ganglienzellgrösse. Deutlich ausgeprägt, wenn auch nicht in gröberer Art fanden sich auch architektonische Abweichungen des Schichtenbaues in einzelnen Areae. Die 3. Hirnrindenschicht schien vorwiegend betroffen zu sein, eine Verbreiterung der Körnerschichten fiel auf. Auch atypisch gestaltete und gelagerte Ganglienzellen wurden gefunden. Die Hinterhauptslappen schienen weniger verändert als die übrigen Teile des Grosshirns. Auch in der Kleinhirnrinde fanden sich Entwicklungsstörungen in Form besonders von Ektopien der PURKINJE-Zellen (479). LOTMAR verlegt die Entstehung dieser Veränderungen in die Zeit um den 5.—6. Embryonalmonat. Man wird also, wenn man die *Genese des Kretinismus* ergründen will, den Vorgängen während der intrauterinen Entwicklung besondere Aufmerksamkeit schenken müssen. Denn die eigentliche Vererbung spielt bei der Entstehung des Kretinismus keine Rolle, wie namentlich EUGSTER (270) durch seine sehr eingehende Erhebung sicher festgestellt hat. Dagegen hält es dieser Forscher mit WAGNER-JAUREGG und DE QUERVAIN und WEGELIN (590) u. a. für möglich, ja sogar für wahrscheinlich, dass eine Schädigung des Cytoplasmas der Keimzelle im Sinne einer plasmatischen Übertragung (Paraphorie) die Hauptrolle in der Entstehung des Kretinismus spielen könnte.

Man wird gut tun, mit EUGSTER bei der Erwägung der *Genese des Kretinismus* die sicher bekannten Tatsachen und die nur indirekt erschlossenen Theorien streng auseinanderzuhalten: Sicher erwiesen ist, dass Kretinismus nur vorkommt in Gegenden, in welchen die Kropfendemie hohe Grade erreicht und dass er daher streng ortsgebunden ist. Bei aus einer kropffreien in eine von Kropf befallenen Gegend Eingewanderten kann Kretinismus frühestens in der ersten Filialgeneration, häufig erst in der zweiten, auftreten. Die Frage der Verursachung des Kretinismus fällt also zu einem wesentlichen Teil mit der Frage nach der oder den Kropfursachen zusammen, über deren Erforschung wir im Abschnitt VII kurz berichten werden. EUGSTER fand, dass in den Geschwisterreihen die später Geborenen öfter kretinisch sind als die ersten Kinder. Ferner sei festgestellt, dass eine strenge Vorbedingung für die Entstehung eines Falles von Kretinismus die endemische Thyreopathie der Mutter ist. Übertragungen von des Vaters Seite spielen keine Rolle. Man hat sich daher vielfach gefragt, ob eine verminderte oder auch abwegige Funktion der mütterlichen Schilddrüse während der Schwangerschaft den Fetus in der Weise schädigen könnte, dass Kretinismus die Folge ist. Ferner ist zu erwägen, ob auch die ungenügende Funktion der fetalen Schilddrüse eine Rolle spielen könnte. An und für sich ist es natürlich denkbar, dass angesichts der gewaltigen Wirkung der Schilddrüsenstoffe auf die Metamorphose, die Entwicklung und das Wachstum, jede Entwicklungsstörung des Fetus der gestörten Schilddrüsenfunktion der Mutter zur Last fallen könnte. Doch betont EUGSTER, dass kretinische Frauen mit atrophischer Schilddrüse auch normale Kinder gebären können. Es muss also zu der verminderten Funktion der mütterlichen Schilddrüse noch etwas weiteres hinzukommen. Mütterlicher Dysthyreoidismus? Wir wissen zur Zeit nichts Sicheres, weder im positiven, noch im negativen Sinne über eine qualitativ abnorme Sekretion von Schilddrüsenstoffen. Oder muss eine Störung der kindlichen Schilddrüsentätigkeit hinzutreten? Wenn die mütterliche Schilddrüse vermindert arbeitet, wird die fetale Schilddrüse den Versuch machen, für beide Organismen aufzukommen. (Darauf beruht sehr wahrscheinlich die Entstehung der Struma congenita). Je weniger die mütterliche Schilddrüse leistet, um so eher wird ein solcher Versuch missglücken. SAEGESSER (625) vermutet, dass der gestörte Jodstoffwechsel der kropfigen Mutter die kindliche Schilddrüse überanstrengt und zur Degeneration bringt. Jedenfalls wissen wir, wieder durch sorgfältige Untersuchungen von EUGSTER (271), dass die Schilddrüse des neugeborenen Kretinen oft sehr klein, atrophisch ist, mit vermehrtem Bindegewebe und mangelhaft ausgebildeten Follikeln, mit zahlreichen pyknotischen Zellkernen, und dass sie in anderen Fällen aber das Bild einer parenchymatösen Struma bietet. Wir hörten im ersten Abschnitt, dass die fetale Schilddrüse schon im Alter von 11 Wochen Kolloidgehalt aufweist, also wohl funktionieren kann. Es scheint uns also eine Erklärung der Entstehung des Kretinismus durch Zusammenwirken einer mangelhaften Funktion der mütterlichen Schilddrüse mit derjenigen der kindlichen Schilddrüse in Betracht zu kommen, selbst für die anscheinend in ein sehr frühes Entwicklungsstadium fallenden Entwicklungsstörungen des Gehörorgans. Wir möchten diese Möglichkeit neben derjenigen einer Schädigung des mütterlichen Keimplasma als wahrscheinliche Erklärung für die Entstehung des Kretinismus in Betracht ziehen. Für eine weitere Vermutung, welche es für möglich hält, dass die im Übermass wirkende Kropfnoxe auch ohne Umweg über die Schilddrüse den sich entwickelnden Organismus schädigen könnte, fehlen heute wohl noch fast alle Grundlagen.

Zu der pathologischen Physiologie des Kretinismus ist seit der gründlichen Monographie von DE QUERVAIN und WEGELIN (590) nichts wesentliches neues hinzugekommen. Wir verweisen auf diese. Es scheinen uns aber einige neuere Angaben über die *Verbreitung* des Kretinismus Erwähnung zu verdienen.

EUGSTER stellt in dem in der Nähe von Bern liegenden, maximal verseuchten Kropfdorf Bl. durch Untersuchung der gesamten Bevölkerung 35 pro Mille ausgesprochene Kretins und 15 pro Mille Grenzfälle, d. h. Kretinen ersten Grades fest, zusammen also eine Morbidität von 5%. Dies dürfte nahezu einem höchst möglichen Befallensein einer Ortschaft entsprechen. Dabei macht aber EUGSTER bei diesen scheinbar trostlosen Zuständen die Feststellung, dass auch hier jugendliche Kretins seltener geworden sind, namentlich Vollkretins unter 20 Jahren. Dies stimmt überein mit Nachrichten aus Baden und aus Franken, welche übereinstimmend über ein Seltenerwerden des Kretinismus berichten. Wie weit verbesserte Wohnungshygiene, wie weit bessere, namentlich vitamin- und jodreichere Ernährung zu dieser Abnahme beiträgt, wird sich kaum abschätzen lassen.

Es darf jetzt als sichergestellt gelten, dass der endemische Kretinismus in den Vereinigten Staaten von Nordamerika nicht vorkommt (328) und dass alle dort sog. Fälle dem sporadischen, nichtendemischen Frühmyxödem und der Athyreose angehören.

Ein Gebiet, auf welchem die Einwirkung der Schilddrüse auf das Nervensystem besonders augenfällig in Erscheinung tritt, ist der *Hyperthyreoidismus* des Menschen, am auffallendsten bei der BASEDOWschen Krankheit.

Da es vor allem neue physiologische Kenntnisse sind, welche das Verständnis dieser rätselhaften Krankheit zu fördern versprechen — ich nenne nur die Entdeckung des thyreotropen Hormons, die neu erworbenen Einsichten in die Rolle des Thymus im Organismus und die Erforschung des Jodstoffwechsels —, ist es wohl am Platze, dass wir uns kurz damit befassen.

Die Auffassung der eigentlichen BASEDOWschen Krankheit als Hyperthyreose schlechtweg hat in der Frühzeit der Schilddrüsenforschung vielleicht einigermassen befriedigen können, obschon die Stimmen, welche für ein Primat des Nervensystems eintraten, angesichts der immer wieder vorkommenden Ausbrüche eines Basedow unmittelbar nach einem psychischen Trauma, niemals verstummt sind. Heute ist es unerlässlich, die primären Hyperthyreosen, wie sie z. B. im Anschluss an Schilddrüsenkrankheiten, z. B. Thyreoiditis auftreten und auch auftreten bei Kropfträgern im Endemiegebiet, etwa in Anschluss an Jodaufnahme oder an Infektionskrankheiten, streng zu trennen von dem eigentlichen „genuinen“ Basedow. Auch bei ihm ist der Hyperthyreoidismus eine ungemein wichtige Komponente der Krankheit. Er scheint aber nicht primär vorhanden zu sein, sondern die Folge eines Komplexes anderer Vorgänge.

Es gibt ohne Zweifel einen primären *Hyperthyreoidismus* (der — was nicht zur Klarheit beiträgt — vielfach als sekundärer Basedow bezeichnet wird. Wir möchten in diesem Zusammenhang den Ausdruck „Basedow" lieber ganz vermeiden).

Wenn wir bei DE QUERVAIN und GIORDANENGO (589) lesen, dass von 62 Fällen von akuter und subakuter nichteitriger Thyreoiditis 7 an „Basedow" erkrankt sind, so werden wir wohl kaum fehlgehen, wenn wir hier von primärem Hyperthyreoidismus sprechen, wenn schon wir zu der Vermutung berechtigt sind, dass bei den 7 in dieser Weise Erkrankten, ausser der Entzündung der Schilddrüse irgendwelche disponierenden Eigenschaften des Nervensystems oder anderer Inkretdrüsen eine Rolle gespielt haben könnten. Über analoge Beobachtungen wird auch von anderen Seiten berichtet, z. B. von ARLART (92) über einen Fall von Schilddrüsentuberkulose mit nachfolgender Hyperthyreose.

Wir werden auch die Struma basedowificata von KOCHER, den Jod-Basedow der Kropfgegenden und das toxische Adenom der amerikanischen Ärzte grundsätzlich vom echten Basedow abtrennen müssen, ohne dabei zu verkennen, dass Übergangsformen vorkommen können.

Diese in Kropfgegenden überaus häufige Form einer Basedow-ähnlichen Krankheit stellt bezüglich der Pathogenese etwas Besonderes dar. Die *Jodthyreotoxikose* befällt ausschliesslich kropfige Individuen, ganz vorwiegend Frauen, am häufigsten im jugendlichen Alter von 20—40 Jahren, nicht selten auch 40—60 Jahre alte. SAEGESSER (625) hat die Erfahrung gemacht, dass ein bestimmter, geistig wenig reger, eher pastöser Frauentypus — im strikten Gegensatz zum genuinen Basedow —, besonders disponiert sei. Die erfahrensten Beobachter (585, 625) stimmen darin miteinander überein, dass es einer täglichen Jodaufnahme von mindestens 0,5 mg bedarf, um diese Krankheit hervorzurufen. Sie bricht aus, nachdem diese Jodaufnahme durchschnittlich 2—3 Wochen lang angedauert hat und weist alle bekannten klinischen thyreotoxischen Erscheinungen auf, wie Herzklopfen, allgemeinnervöse Übererregbarkeit, Zittern, Schlaflosigkeit, Abmagerung und Schwitzen. Es scheint uns bemerkenswert, dass geringer Exophthalmus dabei zwar häufig vorkommt, schwerere und namentlich irreversible Formen aber völlig fehlen. DE QUERVAIN (585) fand in den durch Operation entfernten Kröpfen ganz vorwiegend Knotenkröpfe von kolloidem Bau, vereinzelt auch diffuse Strumen mit stark kolloidgefüllten Bläschen, aber auch einige Fälle von typischer basedowoider, parenchymatöser Struktur. Zur Erklärung der zunächst rätselhaften Tatsache, dass im Gegensatz zum genuinen Basedow, bei welchem hohe Jodgaben, mindestens anfänglich, die Schilddrüsentätigkeit herabsetzen, hier schon mässige Mengen Jod eine beträchtliche Aktivierung der Schilddrüse hervorrufen, hat SAEGESSER bemerkenswerte Beobachtungen gemacht: Er sah, dass im Beginn der Krankheit der Jodgehalt des Blutes und des Harnes erhöht ist, im weiteren Verlaufe aber stark erniedrigt. Nach Jodbelastung wird das zugelegte Jod, wie beim Hypothyreoten, verlangsamt ausgeschieden. Er sieht also das Wesen der Krankheit in einer verminderten Fähigkeit, Jod umzusetzen und einer verminderten Fähigkeit der Gewebe, Jod zu binden, als Folge der endemischen Schädigung der Schilddrüse. Demgemäss wirken in solchen Fällen Joddosen von täglich 40—50 γ oft günstig, also $^1/_{10}$ der minimalen krankmachenden Dosis. Die Jodthyreotoxikose ist in den Gebieten am häufigsten, in welchen die Kropfendemie am schwersten auftritt.

Umgekehrt der *genuine, eigentliche Basedow,* dessen Hochburg die wirklich kropffreien Gebiete, z. B. die norddeutsche Tiefebene und das Küstengebiet ist. Die Entstehung ist dementsprechend eine völlig andere, allerdings auch keineswegs völlig aufgeklärte. Nur die Bevorzugung des weiblichen Geschlechtes scheint beiden Krankheiten gemeinsam zu sein. Wenn wir die physiologischen Grundlagen der Basedowschen Krankheit und einiger ihrer Symptome erwägen, so stossen wir zunächst auf die Tatsache, dass eine bestimmte Konstitution zur Erkrankung an Basedow disponiert, und dass diese Konstitution in manchen Familien vererbbar ist.

Über die zu Basedow disponierende Konstitution findet man in den verschiedensten Ländern die Angabe, dass es sich vorwiegend um nervöse, geistig bewegliche Frauen handelt (214). In den Vereinigten Staaten von Nordamerika (338) wird als Warthins Diathese eine zu Basedow besonders disponierende Konstitution, mit etwa folgenden Merkmalen beschrieben: Puerile Gestalt, zartes Skelet, übergrosse Beweglichkeit der Gelenke, lange, schmale Hände, gut ausgebildetes Haupthaar, Zähne und Nägel, zarte, durchscheinende, warme Haut mit Neigung zu Schweiss, lebhaftes Wesen, glänzende Augen. Dazu wird betont, dass häufig Halslymphdrüsen palpabel seien.

Mehrere Fälle von Basedow in der gleichen Familie liessen sich in ziemlich grosser Zahl zusammenstellen. Ich nenne aus dem neueren Schrifttum nur diejenigen von Crile (214), Dinsmore (231), Nothmann (33), Petit-Dutailli und Péron (572) und Pemberton (569). Bei Pemberton sind auch erbgleiche Zwillinge mit gleichzeitig aufgetretenem Basedow erwähnt. Lenz sprach von dominant geschlechtsbegrenzter Vererbung der Anlage zu Basedow. „Es gibt eine offenbar einfach dominant erbliche hyperthyreotische Konstitution“ [v. Verschuer (725)].

Die nicht sehr zahlreichen, aber vielfach ungemein eindrucksvollen kindlichen Fälle (734) helfen die Vorstellung begründen, dass ein mächtiger konstitutioneller Faktor im Spiele ist: Öfter fiel bei den Kindern schon in der frühesten Kindheit eine abnorme Ängstlichkeit und nervöse Übererregbarkeit auf. Mädchen erkranken 4—5mal häufiger als Knaben. Im grossen Krankengut der Mayo-Klinik (231) fanden sich unter den Basedow-Fällen von unter 14 Jahren 19 Knaben gegenüber 105 Mädchen. Ausbruch der Krankheit im 3. Lebensjahr ist mehrfach beschrieben (126, 749). Nicht selten findet sich dabei ein sehr grosser Thymus (451).

Die Rolle der Hypophyse wurde vor ungefähr einem Jahrzehnt für die Entstehung des Basedow vielfach in den Vordergrund gerückt. Die so eindrucksvolle „Basedowifizierung" des Feinbaues der Schilddrüse und die Möglichkeit, willkürlich durch Einspritzung von thyreotropem Hormon bei Versuchstieren Erscheinungen eines Hyperthyreoidismus hervorzurufen, liessen Viele vermuten, die Entstehung der Krankheit werde auf diesem Wege ihre Erklärung finden (552).

Als es sich dann herausstellte, dass man bei fortgesetzter Behandlung der Tiere mit thyreotropem Hormon nach Überschreitung eines Höhepunktes alle Erscheinungen wieder zur Norm zurückkehren sieht, als man zur Erkenntnis gelangte, dass Gegenkräfte gegen das Hypophysenhormon wachgerufen werden, stellte sich die Vermutung ein, das Wesen des Basedow könnte in dem Fehlen eben dieser Gegenkräfte bestehen. Es ist auf S. 270 ausgeführt, dass in der Tat gelegentlich bei Basedow-Kranken das Fehlen der antithyreotropen Eigenschaften des Blutes festgestellt worden ist.

Auch die öfter festgestellten therapeutischen Erfolge einer Bestrahlung der Hypophysengegend mit Röntgenstrahlen (164, 165) wurden zugunsten einer hypophysären Genese des Basedow ins Feld geführt, ebenso der nicht seltene Befund eines erhöhten Grundumsatzes in Fällen von Akromegalie. Auch die Tatsache, dass man bei Versuchstieren durch Einspritzung von thyreotropem Hormon, verbunden mit Thyreoidektomie, besonders leicht Exophthalmus erzeugen kann, schien darauf hinzudeuten, dass dieses Hormon an der Entstehung der Glotzaugenkrankheit beteiligt sein muss. Wir werden auf die Frage der Entstehung des Exophthalmus bald zurückkommen.

Aber die Bedenken gegen eine solche Auffassung liessen nicht auf sich warten: Im Blute der Basedow-Kranken fand sich das thyreotrope Hormon nicht vermehrt, sondern vermindert — allerdings mit Ausnahmen — und die Hypophyse der zur Sektion gelangten Fälle zeigte keine Zeichen von Hyperfunktion (745, 747). Im Gegenteil finden sich im Vorderlappen vorwiegend degenerative Zeichen, in erster Linie der basophilen, aber auch der eosinophilen und chromophoben Zellen. Auch pericapilläres Ödem und Hyperämie wurde festgestellt. Wegelin betont, dass nicht anzunehmen ist, dass eine primäre Aktivität des Hypophysenvorderlappens die Basedow-Krankheit hervorrufen kann und vermutet, dass die Läsionen in der Hypophyse der Basedow-Kranken durch die Vermehrung des Thyroxins im Blute hervorgerufen sein könnten.

Man kann natürlich hier einwenden, dass die Befunde an den Hypophysen von nach eventuell langer Krankheitsdauer Verstorbenen uns nicht darüber unterrichten, wie dieses Organ im Beginn der Krankheit aussah und funktionierte. Es muss aber doch in Rechnung gesetzt werden, dass in Zuständen von Hyperthyreoidismus im Gegensatz zu Krankheiten mit Schilddrüsenmangel, niemals über Vergrösserung der Hypophyse berichtet worden ist. Ausschliessen kann man aber trotzdem nicht, dass die Hypophyse als Glied in der Kette der Basedow-Entstehung ihre Rolle spielt, z. B. als Vermittler zwischen Gehirn und Schilddrüse.

Die Anzeichen dafür haben sich gemehrt, dass die Basis des Zwischenhirns in der Pathogenese der BASEDOWschen Krankheit eine Hauptrolle spielen könnte. Namentlich ist das Auftreten von Basedow-Symptomen nach Encephalitis und anderen Hirnkrankheiten von verschiedenen Beobachtern dafür ins Feld geführt worden (382, 592, 611, 716). Auch Basedow-Fälle nach Vergiftungen, welche das Nervensystem affizieren, wie Kohlenoxyd und Blei, sind zugunsten einer Beteiligung des Hypothalamus an der Entstehung der Hyperthyreose gedeutet worden [VANNOTTI (723)]. Zugunsten der Lehre von der führenden Rolle des Zwischenhirns in der Entstehung des Basedow sprechen auch die Heilerfolge, welche man mit den sog. Zwischenhirn-Narkoticis sowohl gegen die Symptome des experimentellen Hyperthyreoidismus, wie auch bei Basedow-Kranken vielfach erzielt hat. Namentlich FALTA (280, 281, 284) und seine Schüler und Mitarbeiter haben mehrfach darauf hingewiesen, dass sich nicht nur der Basedow im gesamten, sondern auch viele einzelne von seinen dem Hyperthyreoidismus entsprechenden Symptome so gut wie regelmässig durch solche Narkotica, namentlich durch Prominal, zur Rückbildung bringen lassen. So wird der Grundumsatz zum Sinken gebracht, das Körpergewicht wird gesteigert, der Wasser- und Kohlenhydratstoffwechsel wird normalisiert, die Tachykardie vermindert sich, die Schweisse gehen zurück, der Tremor verschwindet, die psychische Erregbarkeit wird geringer, der Jodwert des Blutes sinkt ab. FALTA zieht den Schluss, dass alle diese Wirkungen darauf beruhen, dass der beim Basedow erhöhte Erregungszustand des „Schilddrüsensteuerungszentrums" gedämpft wird, und dass dadurch eine Herabsetzung der Produktion von Thyroxin erfolgt. Andere Autoren (382) haben diese Erfolge bestätigt, ja heute können sie als ärztliches Gemeingut bezeichnet werden. Wenn auch Bedenken bestehen gegen die Annahme, dass solche Narkotica ausschliesslich auf das Zwischenhirn wirken und die übrigen Teile des Zentralnervensystems unbeeinflusst lassen, so ist immerhin zuzugeben, dass elektive Wirkungen in dem Sinne vorkommen können, dass bei kleinster Dosierung ganz vorwiegend ein Teil des Nervensystems anspricht. In diesem Sinne darf man wohl Luminal und Prominal und andere mit der Wienerschule als Zwischenhirnnarkotica bezeichnen. Es ist zuzugeben, dass schon sehr kleine, nicht wahrnehmbar allgemein narkotisch wirkende Gaben von Prominal einen unzweifelhaft günstigen Einfluss auf die Basedow-Symptome häufig ausüben. SCHITTENHELM und EISLER (643) haben zudem nachgewiesen, dass die „Hirnstammnarkotica" Somnifen und Pernocton auf den Blutjodspiegel ganz anders wirken als die übrigen Narkotica, d. h. ihn nicht erhöhen. Dies ist ein weiterer Hinweis darauf, dass doch wohl das im Jodstoffwechsel führende Zwischenhirn von diesen Stoffen besonders elektiv beeinflusst wird.

Zugunsten der ursächlichen Beteiligung des Zentralnervensystems an der Entstehung der Krankheit hat HOFF (382) auch darauf aufmerksam gemacht, dass dabei öfter choreatische Störungen und andere striäre und pallidäre

Symptome, z. B. mimische Starre, vorkommen, und dass den Kinderärzten die „Kombination von Thyreotoxikose und Chorea“ vertraut sei. Voss (728) hat einen Fall von typischem Basedow erwähnt, welcher im Beginn der Krankheit eine flüchtige Hemiplegie und Augenmuskellähmungen aufwies. Die besondere Bedeutung des Zwischenhirns, namentlich seiner Basis, für den Jodstoffwechsel, insbesondere denjenigen der Schilddrüsenstoffe und damit für die Schilddrüse, erhellt besonders auch aus den schon erwähnten Befunden von Schittenhelm und Eisler (639, 641), welche nach Einführung von Thyroxin eine Anhäufung von Jod im Zwischenhirn fanden. Auch sahen sie, dass die Entfernung der Schilddrüse den Jodgehalt des Zwischenhirns sinken lässt. Weitere Anhaltspunkte dafür, dass das Zwischenhirnhypophysensystem im Jodstoffwechsel eine beherrschende Rolle spielt, werden wir später erwähnen.

Während alle diese Tatsachen auf das Zwischenhirn, insbesondere dessen Basis, hinweisen, sprechen die mannigfachen Erfahrungen über die Entstehung des Basedow im Anschluss an seelische Vorgänge, besonders Furcht und Schreck, nur für eine Bedeutung des Gehirns überhaupt. Wir nennen im folgenden nur einzelne wenige neuere Autoren, welche von Beobachtungen über die Entstehung von Basedow nach Schrecken und anderen starken seelischen Erschütterungen berichtet haben: Bansi (113), McCartney (188), Hoff (382), Sunder-Plassmann (697), Gillette (320).

Es sei noch beigefügt, dass die günstigen Erfolge der Röntgenbestrahlung der Hypophysengegend bei Basedow von den Befürwortern einer wichtigen Rolle des Zwischenhirns der Beeinflussung dieses Hirnteils gutgeschrieben werden (281).

Es kann also keinem Zweifel unterliegen, dass dem Gehirn und insbesondere dem Zwischenhirn eine besondere Rolle in der Verursachung des Morbus Basedow zukommt. Dagegen bleibt die Frage noch offen, ob das Zwischenhirn seinen Einfluss vorwiegend durch Vermittlung der Hypophyse ausübt oder ohne diese.

Wir dürfen aber nicht verschweigen, dass auch Autoren, welche die Beziehungen des Zwischenhirns zur Entstehung des Morbus Basedow mit besonderer Beredsamkeit und besonderem Erfolge verfochten haben, wie Falta (281), doch wieder davor warnen, sich die Beziehungen zwischen seelischen oder anatomischen Störungen des Zwischenhirns und dem Ausbruch eines Basedow nicht zu eng vorzustellen und im Einzelfalle doch lieber nur von einem Post-hoc zu sprechen.

Es sei noch auf einen Befund am Nervensystem bei Basedow hingewiesen, welcher vor kurzem von Voss erhoben worden ist: Er fand nämlich die elektrische Erregbarkeit peripherer Nerven bei Basedow gegenüber der Norm vermindert, in Fällen von nichtbasedowischem Hyperthyreoidismus dagegen gesteigert. Er schliesst daraus auf eine Wesensverschiedenheit der beiden Krankheiten. Es wird sich die Frage stellen, ob diese verminderte Erregbarkeit bei Basedow in der Pathogenese der Krankheit irgendwie begründet ist, oder aber auf einer mehr sekundären Ernährungsstörung der Gewebe beruht. Die degenerativen Veränderungen im Zentralnervensystem, besonders in der Grosshirnrinde und im Corpus striatum, welche Hechst (354) bei Basedow festgestellt hat, werden wir wohl mit dem Untersucher als *Folge* der Krankheit auffassen müssen.

Zusammenfassend wird man sagen dürfen, dass öfter, ja wohl in der Regel, das Zentralnervensystem in der Pathogenese des Basedow das Primum movens ist, und zwar namentlich die den vegetativen Innervationen dienenden Teile an der Basis des Zwischenhirns. Diese werden dann, nachdem ihre abnorme Tätigkeit zu einer übermässigen Funktion der Schilddrüse geführt hat, wegen ihrer besonderen Affinität zu den Schilddrüsenstoffen in noch stärkere Erregung gebracht, und damit ein pathogener Circulus vitiosus geschlossen.

An der Entstehung der Krankheit und ihren Symptomen sind mehrere weitere Inkretdrüsen beteiligt, anscheinend in einem von Fall zu Fall verschiedenen Ausmass. Wir verweisen auch auf den folgenden Abschnitt.

Es entspricht einer alten Erfahrung, dass der *Thymus* bei der Basedowschen Krankheit häufig vergrössert gefunden wird, namentlich in den schwersten, ungünstig ausgehenden Fällen. Auf Grund dieser Erfahrung haben die Chirurgen immer wieder empfohlen, zur Behandlung des Basedow ausser der Schilddrüse auch den Thymus zu entfernen. Ja, es ist auch über Heilerfolge der Entfernung des Thymus allein berichtet worden (346). Schon daraus geht hervor, dass man für die Umschreibung der Rolle des Thymus bei der Basedowschen Krankheit mit der alten Vorstellung von einem Antagonismus zwischen ihm und der Schilddrüse nicht auskommt. Wir werden im folgenden Abschnitt sehen, dass die engen Wechselwirkungen zwischen Schilddrüse und Thymus vielleicht ihrer Klärung entgegengehen. Folgende Ergebnisse der neueren Forschung kommen für die Erklärung der Basedowschen Krankheit in Betracht: Da die Hypophyse ausser dem thyreotropen auch ein thymotropes Hormon auszuwerfen scheint, ist es möglich, dass sie gleichzeitig mit der Schilddrüse auch den Thymus anregt. Dadurch könnte sich die häufige gleichzeitige Vergrösserung der beiden Drüsen bei Basedow erklären. Wenn wir mit Sunder-Plassmann (699a) annehmen, dass die epitheloiden Zellen des Thymus identisch sind mit den „neurohormonalen Zellen" der Schilddrüse, und dass sie während der Aktivierung der Thyreoidea im Basedow in diese einwandern und die Resorption des Kolloides besorgen, in Kollaboration mit Lymphocyten, (696) so würde es verständlich, dass die Beseitigung des Thymus die übermässge Tätigkeit der Schilddrüse unterbricht. Wenn das Thymushormon, wie es Bomskov annimmt, die Ursache für den Glykogenschwund in den Muskeln und besonders auch im Herzen ist und somit verantwortlich für den akuten Herztod der Basedowiker, der also ein Thymustod wäre (162), so verstehen wir ebenfalls die heilsame Wirkung der Entfernung des Thymus. Die Lymphocytose bei Basedow ist nach Bomskov und Brachat (161) die Folge einer Auswanderung der kleinen Thymuszellen (welche mit den Lymphocyten identisch wären) — hormonbeladen — ins Blut.

Daneben bestehen noch die älteren Vorstellungen von einem gewissen Antagonismus zwischen Thymus und Schilddrüse zu Recht.

Für die Therapie des Basedow ergibt sich also, dass es wünschenswert ist, neben der Schilddrüse auch den Thymus zu reduzieren. Die Schilddrüse wird in der Regel chirurgisch anzugehen sein und nur bei Gegenanzeigen mit Röntgenstrahlen. Dagegen ist nicht einzusehen, warum der so strahlenempfindliche und oft für den Chirurgen schwer zugängliche Thymus nicht vorzugsweise mittels Röntgenstrahlen behandelt werden sollte.

Von mehreren Autoren wird den *Nebennieren* ein grosser Einfluss auf die Entstehung und den Verlauf des Morbus Basedow zugeschrieben. Da Thyroxin und die Schilddrüsenstoffe die Empfindlichkeit gegen Adrenalin steigern, wird die übermässige Produktion aktiver Schilddrüsenstoffe sich überall da auswirken, wo Adrenalin im Spiele ist, also in erster Linie im sympathischen Nervensystem, auch im Kohlehydratstoffwechsel. Wir verweisen auf die Besprechung der Wechselwirkungen zwischen Schilddrüse und Nebenniere im Abschnitt VI. Andererseits besteht ein gewisser Antagonismus zwischen Schilddrüse und Nebennierenrinde. Es ist also von vornherein anzunehmen, dass die Funktion der Nebennieren für die Basedowsche Krankheit von Bedeutung ist. Trotzdem diese Erkenntnis schon recht alt ist, sind die gesicherten Kenntnisse auf diesem Gebiet verhältnismässig gering. Bemerkenswert ist, dass die Nebennieren bei Basedow eher klein gefunden werden. Wegelin (37a) gibt an, dass die Minusvarianten im Nebennierengewicht entschieden in der Überzahl sind, und nicht selten werden bei schwerem Basedow atrophische Nebennieren gefunden (697). Da, wie wir im folgenden Abschnitt berichten werden, experimenteller Hyperthyreoidismus zu einer Hypertrophie der Nebennierenrinde führt, wir also eigentlich bei Basedow grosse Nebennieren erwarten sollten, muss die Kleinheit des Organs auf einem gewissen Versagen beruhen, sei es, dass es von Hause aus schwächer angelegt ist, sei es, dass es durch übermässige Anforderungen, welche die Krankheit stellt, oder eine sonstige Wirkung, zur Atrophie gebracht wird.

Als Kennzeichen der Beteiligung der Nebennniere an der Basedowschen Krankheit gelten von alters her Pigmentanomalien. Man wird heute gegebenenfalls die zeitgemässe Diagnostik der Nebenniereninsuffizienz zur Anwendung bringen.

Amerikanische Autoren (214) empfehlen die Entnervung der Nebennieren als Heilverfahren bei Basedow. Vermutlich hofft man dadurch die Adrenalinproduktion zu hemmen. Über Heilerfolge wird berichtet. Auch die Röntgenbestrahlung der Nebennieren ist empfohlen worden (783). Besser begründet ist der Versuch, durch Zufuhr von Nebennierenrindenpräparaten die antagonistische Wirkung gegen Thyroxin zu verstärken.

Ein Einfluss der *Ovarien* auf die Entstehung der Basedowschen Krankheit ist von jeher angenommen worden. Das starke Vorwiegen der Frauen unter den Basedow-Patienten und das häufige Auftreten der Krankheit im Klimakterium lässt einen solchen Zusammenhang vermuten. Das Vorwiegen der Mädchen gegenüber den Knaben, selbst beim Basedow der ersten Lebensjahre, scheint darauf hinzudeuten, dass der Einfluss des Geschlechts kaum auf der Gegenwart der oestrogenen Stoffe beruht. Wir werden im folgenden Abschnitt sehen, dass dem Follikulin eher eine dämpfende Wirkung auf die Tätigkeit der Schilddrüse zukommt und dass dieser Einfluss durch die Hypophyse vermittelt wird. Es ist denn auch zu vermuten, dass die Neigung der im Klimakterium befindlichen Frauen zu Hyperthyreoidismus auf einer Art Enthemmung der Hypophyse durch den Ausfall des Oestrins beruht. Das Ausfallen der Menses oder ihr Selten- und Unregelmässigwerden bei jüngeren Frauen mit Basedow entspricht wohl umgekehrt einem hemmenden Einfluss des Thyroxins auf dem Umwege über das gonadotrope Hormon der Hypophyse. VELDE (724) machte darauf aufmerksam, dass viele Frauen schon Jahre vor dem Ausbruch der BASEDOWschen Krankheit an einer Hypofunktion des Genitale litten. Trotz dieser Wechselwirkung haben wir keine Anhaltspunkte dafür, dass eine gestörte Funktion des Ovariums, von den klimakterischen Fällen abgesehen, in der Entstehung und in den Symptomen des Basedow öfter führend beteiligt sei. Die umstrittene Frage des Einflusses der Schwangerschaft auf den Basedow stellt sich für die schwersten Fälle kaum, denn sie werden äusserst selten schwanger. Auf leichte Fälle wirkt eine Schwangerschaft nicht selten eher günstig, was vielleicht der dem Thyroxin entgegenstehenden Wirkung des Oestrins zu verdanken ist. Doch kann eine Schwangerschaft auch in geheilten Fällen Rezidive hervorrufen (320).

Manche erfahrene Forscher sprechen dem *Pankreas* eine wichtige Rolle im Krankheitsgeschehen des Basedow zu und sprechen geradezu von pankreatogenem Basedow [BREITNER (170), CURSCHMANN (219) u. a.]; BERGER und SCHNETZ (130) legen für die Diagnose besonderen Wert auf Fettintoleranz und auch auf Intoleranz für Stärke und Zucker. Die Autoren machen auch darauf aufmerksam, dass bei Hyperthyreosen nicht immer die für die schwereren Fälle kennzeichnende Hyperglykämie besteht, sondern in leichten Fällen auch Neigung zu Hypoglykämie als Zeichen dafür, dass die übermässige Schilddrüsentätigkeit die Funktion der Bauchspeicheldrüse unter Umständen nach verschiedenen Richtungen stören kann. Dass die Störung des Pankreas von der abnormen Schilddrüsentätigkeit abhängt, erhellt daraus, dass die Durchfälle und weiteren Störungen in der Regel nach der operativen Entfernung der Schilddrüse rasch zurückgehen.

Es scheint übrigens bemerkenswert, dass REGAN und Mitarbeiter (600) bei einem sehr grossen Krankengut sahen, dass sich Diabetes nicht so häufig bei Basedow findet wie bei Hyperthyreoidismus bei Knotenkropf (dreimal häufiger).

Von der Rolle der Leber bei Basedow wird weiter unten die Rede sein, bei Besprechung der thyreotoxischen Krise. Ferner verweisen wir auf den Abschnitt VI.

Trotz der Teilnahme so mancher anderer Drüsen an der Krankheit bleibt die Tatsache bestehen, dass *die Schilddrüse im Mittelpunkt der* BASEDOW*schen Krankheit steht.* Über ihre Beschaffenheit ist das Wichtigste seit langem bekannt, so dass hier nur kurz daran erinnert sei, dass sie meist vergrössert, stark vascularisiert ist, epithelreich-parenchymatös, arm an Kolloid und damit an Jod.

Voss (729) legt Wert auf die Feststellung, dass das Jodthyreoglobulin, welches er aus Basedow-Schilddrüsen auszog, andere Wirkungen und Eigenschaften aufwies als Jodthyreoglobulin, welches aus normalen Schilddrüsen gewonnen war. Das Thyreoglobulin aus den Basedow-Schilddrüsen erwies sich im Kaulquappenversuch als weit toxischer als das normale, ferner war bei der Untersuchung mittels des Spektrographen ein Unterschied in der Lichtabsorption vorhanden, woraus geschlossen wird, dass das Thyreoglobulin bei Basedow abnorm zusammengesetzt sei. Es wird darin ein Beweis für „Dysthyreoidismus" bei Basedow erblickt. Wir haben im Abschnitt II besprochen, wie man sich das Zustandekommen eines Dysthyreoidismus vorstellen könnte.

Der *Exophthalmus*, dieses Kardinalsymptom des Basedow, hat von jeher ein Rätsel gebildet, weil er sich, im Gegensatz zu den meisten anderen Erscheinungen der Krankheit, nicht ohne weiteres durch Zufuhr von Schilddrüsenstoffen am Versuchstier erzeugen lässt. Da in den letzten Jahren zu dieser Frage sowohl physiologische wie klinische und pathologisch-anatomische Befunde beigebracht worden sind, welche das Problem einer Klärung näherzubringen geeignet sind, möchten wir darüber einige Angaben machen, obschon wir damit in das Kapitel der Wechselwirkungen der Inkretdrüsen vorgreifen.

Schon in der Frühzeit der Anwendung des thyreotropen Hormons fiel es einigen Beobachtern auf, dass Versuchstiere danach mehr oder weniger ausgesprochenen Exophthalmus aufwiesen (462, 657). Dies ist besonders bei langdauernder Anwendung des Hormons immer wieder bestätigt worden (355). Diesen Beobachtungen sind dann namentlich MARINE (30, 501) und seine Mitarbeiter und FRIEDGOOD (310) nachgegangen, und wir stützen uns im folgenden im wesentlichen auf die Mitteilungen dieser Forscher. Bei Meerschweinchen und Kaninchen lässt sich am leichtesten hochgradiger Exophthalmus hervorrufen durch Einspritzungen von thyreotropem Hormon nach Entfernung der Schilddrüse. FRIEDGOOD (308, 310) und in Übereinstimmung mit ihm PAULSON (567) sahen, dass bei Meerschweinchen bei fortgesetzter Einspritzung von thyreotropem Hormon der Exophthalmus immer weiter zunahm und am stärksten wurde in der refraktären Phase, wenn der Stoffwechsel wieder abgesunken war. Nachträgliche Thyreoidektomie liess den Exophthalmus noch stärker werden. MARINE setzte die Einspritzungen von Hypophysenvorderlappenextrakten bis zu 6 Monaten fort. Er äussert auf Grund seiner Beobachtungen die Vermutung, dass das thyreotrope Hormon des Vorderlappens und die Substanz, welche den Exophthalmus erzeugt (und andere Wirkungen auf den Wasserhaushalt) vielleicht nicht ganz identisch seien.

PAULSON gibt an, dass er bei 80% der normalen Meerschweinchen auf thyreotropes Hormon einen mässigen und ziemlich rasch ablaufenden Exophthalmus beobachtete, dagegen bei 100% der thyreoidektomierten Tiere einen progressiven bis zum 54. Tag weiter zunehmenden sehr starken Exophthalmus, verursacht durch ein Ödem des orbitalen Gewebes. Er fand auch in den Skeletmuskeln und selbst im Herzmuskel auf thyreotropes Hormon Degeneration, welche zu Infiltraten von phagocytären Zellen und Riesenzellen führte. Diese Veränderungen waren nach kurzer Behandlung ausgesprochener und bildeten sich bei längerer Einwirkung des Hormons wieder zurück. Ähnliche Veränderungen im Herzmuskel der Versuchstiere wurden auch von Heinemann (355) festgestellt.

Marine sah, dass männliche Kaninchen auf thyreotropes Hormon und Thyreoidektomie etwas öfter mit Exophthalmus reagierten als weibliche. Entfernung der Hoden liess den Exophthalmus sofort zurückgehen, auch nach sehr langem Bestehen. Auch die Entfernung eines einzigen und kryptorchigen Hodens führte zum Rückgang des Exophthalmus, der schon mehrere Jahre bestanden hatte. Marine ist daher der Meinung, dass es dabei nicht auf das Keimepithel, sondern auf die Zwischenzellen ankommt. Wurde bei Tieren, welche vom Exophthalmus geheilt waren, Testosteronpropionat eingespritzt, trat ausgesprochener Exophthalmus erneut in Erscheinung (504). Bei weiblichen Tieren wurde dagegen der Exophthalmus durch Entfernung der Eierstöcke eher begünstigt. Hertz (367) gibt allerdings an, dass Oestrin (durch Begünstigung der Wasserretention) die Entstehung von Exophthalmus erleichtere. Das Vorderlappenextrakt rief nach Sympathicusdurchtrennung am Halse keinen Exophthalmus hervor. Thyroxin schützt Kaninchen und Meerschweinchen vor dem durch das thyreotrope Hormon erzeugten Exophthalmus. Friedgood legt Wert auf die Feststellung, dass der Exophthalmus der Versuchstiere im Beginn reversibel sei, d. h. zurückgehe nach Aussetzen der Einspritzungen, nach längerem Bestehen aber auch nach Aufhören der Einwirkung des thyreotropen Hormons bestehen bleibt.

Friedgood gelang es nicht, bei Hunden, welche eine gut entwickelte Orbitalmuskulatur haben, durch elektrische Reizung des Sympathicus Exophthalmus hervorzurufen. Dagegen gelang es bei einem Basedow-Patienten durch Reizung des Halssympathicus den Bulbus weiter vortreten zu lassen. In den übrigen Fällen sah Friedgood dagegen auf Reizung des Sympathicus nur Pupillenerweiterung und Retraktion des Oberlides.

Es ist übrigens öfter gelungen, bei Versuchstieren durch Zufuhr besonderer Nahrung oder toxisch wirkender Stoffe Exophthalmus, meist von bescheidenem Ausmasse, zu erzeugen. So sahen Marine und seine Mitarbeiter (502, 503, 505, 506) bei Kaninchen, nach Fütterung mit Alfalfaheu oder nach Einspritzungen von Methylcyanid, zugleich mit dem Eintritt von Schilddrüsenanschwellungen, Exophthalmus auftreten; Blum (146) nach Kohlfütterung.

Marine (501) fasst als wichtigste Bedingungen für die Erzeugung von Exophthalmus abschliessend auf: relative Schilddrüseninsuffizienz, gesteigerte

Tätigkeit des Hypophysenvorderlappens und der Zwischenzellen der Gonaden, ferner hoher Phosphorgehalt und niedriger Kalkgehalt der Nahrung.

Wenn man die Erfahrung über den Exophthalmus beim Basedow-Kranken mit dem Ergebnis der Tierversuche vergleicht, ist es zunächst wichtig, sich zu vergegenwärtigen, dass auch beim Menschen anscheinend zwei verschiedene Formen von Exophthalmus vorkommen: Eine reversible Frühform und eine schwer zu beeinflussende Form des schweren Exophthalmus, welche nicht ganz selten in die maligne Form ausartet, mit schwerer Gefährdung des Auges.

Es fiel schon den frühesten Kropfoperateuren (z. B. TH. KOCHER) auf, dass der Exophthalmus in sehr vielen Fällen das einzige Basedow-Symptom war, welches auf die Kropfoperation nicht zurückging. Amerikanische Chirurgen betonen, dass der Exophthalmus nach der Entfernung der Schilddrüse häufig zunimmt, um so eher, je radikaler die Operation ausgeführt wird (347, 501) und dass er nach der Operation häufig einen bösartigen Charakter annimmt. Es ist daraus sogar die Forderung abgeleitet worden, die Schilddrüsenoperation bei Basedow mit hochgradigem Exophthalmus zu unterlassen und die Strahlenbehandlung vorzuziehen (368), allerdings nicht ohne Widerspruch.

Die schweren Formen des postoperativen Exophthalmus und der Exophthalmus überhaupt sind anscheinend seit der PLUMMERschen Jodvorbehandlung des Basedow-Kropfes seltener geworden (580).

Die Behandlung des menschlichen Exophthalmus mit Schilddrüsenpräparaten, wie sie namentlich in Fällen, welche keinen erhöhten Grundumsatz aufwiesen, vielfach angewendet wurde, hatte öfter (323, 368, 501), aber nicht immer (310), Erfolg. Es wird namentlich betont, dass nur hohe Gaben von Schilddrüsensubstanz einen Erfolg erwarten lassen (323). Auch von anorganischem Jod in Form von LUGOLscher Lösung ist Nutzen gesehen worden (347). Es wird auch darauf aufmerksam gemacht, dass im menschlichen Exophthalmus auch darin eine Analogie zu den Tierversuchen in Erscheinung tritt, dass Männer öfter davon befallen werden als es ihrem Morbiditätsverhältnis entspricht. So sahen HERTZ, MEANS und WILLIAMS (368) in ihrem Krankengut einen männlichen Basedow-Kranken auf 4 weibliche, während das Verhältnis unter den Fällen mit ernsteren Augensymptomen 2 zu 3 betrug. MARINE fand unter den malignen Fällen von Exophthalmus sogar ein starkes absolutes Überwiegen der Männer, desgleichen THOMAS (708). HERTZ, MEANS und WILLIAMS fanden auch, dass die Fälle, welche Exophthalmus aufwiesen, auch in anderen Dingen von dem durchschnittlichen Basedow-Kranken abwichen: Ihr Jodaufnahmevermögen war geringer. Die Fraktion des an Eiweiss gebundenen Jodes im Blute war, im Gegensatz zu anderen Basedow-Fällen, nicht erhöht. Ausserdem fand sich in diesen Fällen häufig thyreotropes Hormon im Harn, während es auch in den Untersuchungen der genannten Autoren bei gewöhnlichen Basedow-Fällen meistens vermisst wird.

Es kann als sicher festgestellt gelten, dass die Ursache des schweren malignen, irreversibeln Exophthalmus ein Ödem der Gewebe der Orbita ist, häufig verbunden mit Lidödem [HAINES (347)], (310, 368). MEANS (515) berichtet, dass er bei Operationen die Augenmuskeln so aufgetrieben fand, dass sie einen kreisrunden Querschnitt darboten, anstatt flache Bänder zu sein (217). Dieses Ödem ist wahrscheinlich von der gleichen Natur wie dasjenige, welches auch in anderen Fällen, z. B. in der Haut der Thyreotoxikosen, gelegentlich gefunden wird (606).

In den schwersten Fällen ist zur Rettung des Auges die Operation nach NAFZIGER notwendig, die in einer Eröffnung der Orbita besteht (698)[1]. Dank dieser Operation und der damit verbundenen Inspektion der Orbita, ist es über jeden Zweifel festgestellt, dass ein Ödem der die Orbita erfüllenden Gewebe dieser schweren Form von Exophthalmus zugrunde liegt. Eine andere Frage ist diejenige nach dem Zustandekommen der Anfänge des Exophthalmus, bzw. des reversiblen Frühstadiums. Auf jeden Fall wird man für dieses Stadium einen im Gebiet des Nervensystems sich abspielenden Vorgang verantwortlich machen müssen. Die Retraktion des Oberlides entspricht einem Reizzustand im Sympathicus. Der Halssympathicus ist im Tierversuch auch notwendig zur Vermittlung des Einflusses des thyreotropen Hormons auf den Exophthalmus. Ob man nun mit FALTA (280) eine Kontraktion des Musc. orbitalis beschuldigt, „der wahrscheinlich im KARPLUS-KREIDLschen Zentrum sein Projektionsfeld hat“ oder ob man der Atonie der äusseren Augenmuskeln, welche das Vortreten des Bulbus ermöglicht, mehr Bedeutung beimisst: es handelt sich dabei bestimmt um nervöse Vorgänge.

Für die Entstehung des hartnäckigen und oft gefährlichen Ödems der Orbita in dem Spätstadium des malignen Exophthalmus, für welche im Tierversuch die gleichzeitige Störung der Hypophyse, der Schilddrüse und der Gonaden die günstigste Bedingung schafft, wird man auch beim Menschen die Möglichkeit einer analogen ursächlichen Konstellation im Auge behalten.

Die pathologische Physiologie der *thyreotoxischen Krise* ist noch keineswegs geklärt. Wir möchten der Frage trotzdem nicht ausweichen und uns vor Augen führen, was für Vorgänge als Grundlage für das Verständnis in Betracht kommen.

Am häufigsten tritt die thyreotoxische Krise in den ersten Tagen nach der Strumektomie wegen Basedow auf, nicht selten, wenn auch in abgeschwächtem Masse, auch nach der Entfernung einer euthyreoten Struma; ferner kann sie bei Basedow-Kranken auftreten nach Operation an einem beliebigen anderen Körperteil, oft schon nach ganz unbedeutenden Eingriffen, z. B. einer Zahnextraktion (338a). Sie kann aber einen Basedow-Kranken auch befallen, ohne dass irgendein eingreifendes Ereignis eingetreten ist, eventuell

[1] Vgl. auch SUNDER-PLASSMANN, P.: Münch. med. Wschr. **1943 I**, 258.

nach einer kaum beachteten Infektionskrankheit. Die wichtigsten Erscheinungen sind: Ein steiler Temperaturanstieg, oft bis zu hyperpyretischen Graden, ohne dass dies im Wundverlauf begründet wäre. Es tritt eine psychische und motorische Unruhe auf, es kann zu Verwirrungszuständen kommen. Starkes Schwitzen, Zittern, enorme Tachykardie stellt sich ein, Erbrechen und Durchfall treten hinzu. Der häufig eintretende Tod ist ein Herztod. Es sieht aus, als erführe der Kranke eine auf wenige Tage zusammengedrängte aber um so heftigere Steigerung der Basedowschen Krankheit. Es macht den Eindruck, als stünden im Beginn Störungen am vegetativen Nervensystem, zu welchen auch die Temperatursteigerung zu rechnen ist, im Vordergrund, während im weiteren Verlauf das Versagen des Blutkreislaufes das Bild beherrscht. Erfahrene Chirurgen sind darüber einig, dass die postoperative Reaktion seit der Einführung der Vorbereitung der Basedowschen Krankheit zur Operation mittels Jod seltener und in weniger bedrohlicher Form auftritt (197, 338a, 424, 697).

Es ist festgestellt, dass nach einer Schilddrüsenoperation der Jodgehalt des Blutes stark abnimmt, es findet eine starke Ausschwemmung von Jod durch den Harn statt (220). Die Blutjodwerte erreichen nach vorübergehender Vermehrung ihr Minimum 24—48 Stunden nach der Operation, also in der Zeit, in welcher die Krise auf ihrem Höhepunkt steht. Saegesser (625) ist der Meinung, dass die hohen Jodverluste zu einer Verminderung der Jodumsatzgeschwindigkeit unter ein erträgliches Mass führen; darin hätten die toxischen Erscheinungen der postoperativen Reaktion ihren Grund. Danach scheint also eine schwere Störung des Jodstoffwechsels der Hauptgrund der Krise zu sein.

Sunder-Plassmann und Eickhoff (700) legen Wert auf die Feststellung, dass bei Tieren die Sensibilisierung mit artfremdem Serum zu einer Aktivierung der Schilddrüse führt, und dass diese erhöhte Tätigkeit der Schilddrüse ihrerseits die anaphylaktischen Reaktionen verstärkt. Die Autoren nehmen aus Analogie dazu an, dass die postoperative Krise einem anaphylaktischen Schock entspreche, durch Resorption von arteigenen Eiweisskörpern im Wundgebiet.

Chesky, Schmidt und Walsh (197) setzen die thyreotoxische Krise in Parallele zu dem Lebertod nach Eingriffen an den Gallenwegen und führen ihn auf ein Versagen der Lebertätigkeit zurück. Sie fanden anatomisch weit verbreitet Schäden an den Leberzellen.

Dass nach Bonskov (162) und seinen Mitarbeitern das Versagen des Herzen (und auch der Leber), auch in der thyreotoxischen Krise eine Folge des Glykogenschwundes wäre, welche das Thymushormon hervorruft, wird im folgenden Abschnitt ausgeführt werden.

Wir haben es also mit einer Mehrzahl von Erklärungen zu tun, welcher bei der Behandlung der thyreotoxischen Krise Rechnung getragen wird. Es wäre zu wünschen, dass bei Basedow-Fällen vor und nach der Operation regelmässig Blut- und Harnjodbestimmungen ausgeführt würden. Jedenfalls wird die Auffassung, dass Jodverlust eine Hauptursache der Krise sei, schon jetzt mancherorts berücksichtigt, nicht nur durch die präoperative Darreichung von Jod, sondern durch die weitere Verabreichung kleiner Jodmengen (625, 738) unmittelbar und in den ersten Tagen nach der Operation. Auch Dijodtyrosin in Form von intravenösen Einspritzungen scheint sich in diesem Zusammenhang zu bewähren (767).

Der Auffassung, dass ein Leberschaden eine Hauptrolle spielt, wird auch fast überall durch sog. Leberschutztherapie, namentlich mit Insulin und Traubenzucker, Rechnung getragen. Wenn die Chirurgen sich vor und während der Kropfoperationen regelmässig um Reduktion des Thymus bemühen wollten, sei es operativ oder durch Bestrahlung, würde vielleicht der Schädigung von Herz und Leber in wirkungsvoller Weise entgegengewirkt, und die Zahl der Fälle mit lebensgefährlicher Krise dürfte weiter zurückgehen.

VI. Wechselbeziehungen zwischen der Schilddrüse und anderen Organen mit innerer Sekretion.

Auf keinem Gebiete der Schilddrüsenphysiologie ist in den letzten 10 bis 15 Jahren mit so viel Erfolg und so vielseitig geforscht worden wie auf demjenigen der Wechselwirkungen der innersekretorischen Organe. Viele neue Einblicke in das Naturgeschehen sind eröffnet worden, und zahlreiche neue Fragen sind aufgetaucht.

1. Hypophyse und Schilddrüse.

Die Anfänge der Erkenntnis von dem Einfluss der Hypophyse auf die Schilddrüse und von Rückwirkungen der Thyreoidea auf die Hirnanhangsdrüse im Tierversuch und in der Pathologie sind schon so häufig vorzüglich beschrieben worden, dass es nicht unsere Aufgabe sein kann, oft Gesagtes ausführlich zu wiederholen. Wir verweisen auf die Darstellungen (2, 4, 26, 28, 39) u. a. Wir werden die schon lange feststehenden Tatsachen nur kurz erwähnen, um uns etwas länger bei den Problemen der letzten Jahre aufzuhalten.

Zu den ältesten Erfahrungen über die Einwirkung der Hypophyse auf die Schilddrüse gehört die Häufigkeit der Schilddrüsenstörungen bei der Akromegalie, so die Häufigkeit der Kröpfe bei dieser Krankheit und der Abweichungen des Grundumsatzes von der Norm [z. B. DAVIS (223)].

Die Einspritzung von thyreotropem Hormon des Hypophysenvorderlappens, dessen Extraktionsverfahren sich z. B. bei ASHER (4) und bei LÖSER (468), ferner bei LAQUER (28), u. a. (30, 90) beschrieben findet, führt bei Versuchstieren zu einer „Aktivierung" der Schilddrüse. Peroral gegeben ist es meist unwirksam (4, 399). SIEBERT und SMITH (678) sahen allerdings eine Wirksamkeit bei Meerschweinchen auch bei *Verfütterung* von Hypophysentabletten und stellten dabei fest, dass, im Gegensatz zu der parenteralen Verabreichung, dabei kein refraktäres Stadium auftritt. Wir werden auf diese Beobachtung noch zurückkommen.

Am besten eignen sich für diese Versuche Tierarten, deren Schilddrüse gewöhnlich, bei geeigneter Ernährung, in „ruhendem" Zustande sich befindet. Das bevorzugte Versuchstier ist deshalb das junge Meerschweinchen, während z. B. bei der Ratte die Ausgangslage in der Schilddrüse viel ungleichmässiger ist, indem dieses Tier viel öfter, ohne dass besondere Einwirkungen stattgefunden hätten, eine „aktivierte" Schilddrüse aufweist. LÖSER stellt in Übereinstimmung mit LOEB (461), ARON (94, 100) u. a. für die Empfindlichkeit verschiedener Tierarten auf die Wirkung des thyreotropen Hormons folgende Reihe auf: Meerschweinchen, Vögel, Katze, Kaninchen, Ratte, Maus. Die auf die Einspritzung eintretende Veränderung der Schilddrüse besteht in einer starken capillären Hyperämie (73), wie sie z. B. bei SUNDER-PLASSMANN (696) eindrucksvoll abgebildet ist und in einer Vergrösserung des Gewichtes (251, 461). Diese Gewichtszunahme, welche nicht nur auf Blutfülle beruht, und bei dem starken Schwund des Kolloids auf eine gewaltige Vermehrung der Zellen hinweist (461), fällt nach den Feststellungen von BOMSKOV und SLADOVIC (160) in Kropfgebieten (Freiburg im Breisgau) geringer aus als in kropffreien Gegenden (Hamburg). Schon 25—30 Minuten nach der Einspritzung fangen die Schilddrüsenzellen an sich zu vergrössern (439), ihr Kern rückt nach der Basis zu. Der GOLGI-Apparat wird nach 1 Stunde darstellbar. Nach 2 Stunden und besonders nach 4 Stunden sind die Veränderungen schon weit gediehen [EITEL und LOESER (245)].

Zur Bestimmung kleinster Mengen von thyreotropem Hormon wurden von STARR und Mitarbeitern (683) genaue Messungen der Höhe des Epithels ausgeführt. Sie fanden beim unreifen weiblichen Meerschweinchen 8—9 μ als maximale Höhe. In den Epithelzellen treten ausserdem die übrigen Kennzeichen der Aktivierung auf: Vakuolen, eine Verstärkung und Vergröberung der Mitochondrien und ein stärkeres Hervortreten des retikulären Apparates von GOLGI (438, 731). Die Zellen scheinen sich stark zu vermehren, indem in den vorher glatten Follikelwänden Papillen auftreten, welche zu einer Vergrösserung der Epithelfläche führen. Man sieht sehr viele Kernteilungsfiguren (93), sowohl Mitosen, wie auch Bilder von direkter Kernteilung (739). Nach SUNDER-PLASSMANN nehmen die Zellen nicht nur durch Vermehrung, sondern vor allem durch Zuwanderung seiner nh.-Zellen an Zahl zu. Am Rande des Kolloids treten ebenfalls Vakuolen auf, zunächst kleine Randvakuolen, das Kolloid wird verflüssigt, schwächer färbbar und verschwindet schliesslich vollständig.

Die Reaktion nimmt ihren Anfang ringsum an den peripheren Teilen der Schilddrüsen (93). Mit dem Schwund des Kolloids vermindert sich auch der Jodgehalt der Schilddrüse (332, 334, 466). Paal (556) stellte fest, dass die alkohollösliche Jodfraktion relativ zunimmt, die alkoholunlösliche stärker zurückgeht.

Selbst im überlebenden Schilddrüsengewebe konnte nachgewiese werden, dass die Aktivierung durch Zusatz von thyreotropem Hormon in vitro zustande kommt (82, 248), und dass sie verbunden ist mit einer Abspaltung von anorganischem Jod.

Gleichzeitig steigt der Jodgehalt des Blutes (30, 251, 334, 461, 639), besonders der Gehalt an alkohol-unlöslichem, an eiweissgebundenem Jod (332).

Das thyreotrope Hormon ruft diese Veränderungen nicht nur in der an Ort und Stelle befindlichen Schilddrüse hervor, sondern auch in Schilddrüsentransplantaten (30, 246, 378, 393).

Das thyreotrope Hormon scheint notwendig zu sein für das Zustandekommen der kompensatorischen Hypertrophie eines zurückgebliebenen Schilddrüsenrestes, nach Herausnehmen grösserer Teile der Drüse. Houssay und Mitarbeiter (392) und Kahler (414) sahen, dass diese Hypertrophie, z. B. bei Hunden, welchen die Hypophyse fehlt, nicht mehr zustande kommt. Durch Einspritzung von thyreotropem Hormon lässt sie sich auch beim hypophysenlosen Tier wieder in Gang setzen.

Die stimulierende Wirkung des thyreotropen Hormons auf das überlebende Schilddrüsengewebe (248, 554) findet seinen Ausdruck nicht nur im feingeweblichen Bau, sondern sie drückt sich auch aus in einer Zunahme des Sauerstoffverbrauches des Gewebes. Doch stehen diesen positiven Ergebnissen auch negative gegenüber (228).

Paal (554) stellte eine noch viel erheblichere Steigerung des Sauerstoffverbrauches der überlebenden Schilddrüse fest, wenn das Tier, von welchem sie stammte, in vivo der Wirkung von thyreotropem Hormon unterworfen war (82).

Umgekehrt lässt bei in vitro-Versuchen das Schilddrüsengewebe, im Gegensatz zu den meisten anderen Gewebsarten, das thyreotrope Hormon aus der zugesetzten Flüssigkeit verschwinden (598).

Dass die histologische Stimulation der Schilddrüse auch eine Steigerung der Verbrennungen im ganzen Organismus zur Folge hat, gehört zu den ältesten Feststellungen auf diesem Gebiete (2, 4, 26, 28, 30 u. a.).

Verzár und Wahl (727) machten die Feststellung, dass die Steigerung des Sauerstoffverbrauches bei Tieren ohne Schilddrüse nicht nur ausbleibt, sondern, dass bei solchen Tieren das thyreotrope Hormon sogar eine Erniedrigung der Stoffwechselgrösse hervorruft. Dieser Befund wurde von Schödel (658, 659) bestätigt.

Die Steigerung des Umsatzes beginnt beim intakten Tier bereits am ersten Tag der Behandlung mit thyreotropem Hormon. Collip und O. Donavan (204, 235) extrahierten aus dem Hypophysenvorderlappen einen Stoff, welcher den Stoffwechsel sofort und nur auf wenige Stunden zur Steigerung bringt. Da diese Wirkung nicht über die Schilddrüse geht, hat dieser Stoff mit dem thyreotropen Hormon nichts zu tun. Es ist zu vermuten, dass die frühen Steigerungen des Stoffwechsels, welche KROGH und OKKELS bei ihren Versuchstieren beobachteten und welche bis zu maximal 87% anstiegen, mit Beginn nach 70 Minuten, auch durch diesen Stoff hervorgerufen wurden.

Die Steigerung durch das thyreotrope Hormon erreicht nach 6—10 Tagen ihren Höhepunkt (251). Sie erreicht auch bei hoher Dosierung im Verhältnis zur Wirkung, welche etwa auf Zufuhr von Schilddrüsenstoffen auftreten kann, nur eine mässige Höhe (391). SCHOEDEL (658) benutzte als Grundlage für sein Auswertungsverfahren der thyreotropen Wirkung eine 20%ige Steigerung des Grundumsatzes.

COLLIP und ANDERSON (83a, 84) fanden in ihren Versuchen, dass die Steigerung des Grundumsatzes bei normalen Ratten 28% nicht übersteigt, dass es aber bei spontan kropfigen Ratten gelingt, durch thyreotropes Hormon den Stoffwechsel um bis zu 200% und darüber zu steigern und die Tiere auf diese Weise zu töten.

Die spezifisch-dynamische Wirkung der Nahrung wird durch gleichzeitiges Fehlen der Hypophyse und der Schilddrüse vermindert (391), aber nicht aufgehoben. Die Entfernung der Hypophyse allein hat nur einen sehr geringen senkenden Einfluss auf die spezifisch-dynamische Wirkung, Entfernung der Schilddrüse allein vermindert die spezifisch-dynamische Wirkung nur wenig. Ihre Prüfung eignet sich jedenfalls nicht als klinisches Verfahren bei Krankheiten der Schilddrüse (590).

Einspritzung von Vorderlappenextrakt steigert die Empfindlichkeit der Ratte gegen Sauerstoffmangel in ähnlicher Weise, wie es nach ASHER und STREULI durch Schilddrüsenstoffe geschieht (395, 639).

Dass die Steigerung des Grundumsatzes sich trotz regelmässiger weiterer Einspritzungen von Hypophysenvorderlappenhormon normalerweise nur beschränkte Zeit auf der Höhe hält, um dann allmählich wieder den normalen Stand zu erreichen, wurde von Allen, welche die Versuche lange genug ausdehnten, festgestellt, zuerst anscheinend von SIEBERT und SMITH (678). Auch ein weiteres Sinken des Stoffwechsels wurde beobachtet, so durch ANDERSON und COLLIP (83a, 84), welche bei Ratten, welche während 46 Tagen mit thyreotropem Hormon behandelt worden waren, einen Grundumsatz von minus 26% feststellten. Auch andere Untersucher machten diese Feststellung (242, 775). Dieses Aufhören der Wirksamkeit des Hormons und die Umkehr in das Gegenteil, welche sich auch in anderen Wirkungen zeigt, hat manche Forscher zu Versuchen veranlasst, diese Erscheinung aufzuklären. Wir werden später darauf zurückkommen.

LOESER (475) hat gezeigt, dass es möglich ist, durch stetig gesteigerte Gaben von thyreotropem Hormon, die bei gleichbleibender Dosis eintretende refraktäre Phase zu überwinden, so dass der Grundumsatz um bis zu 70%

ansteigt, und die Versuchstiere schliesslich nach 11—21 Tagen an Hyperthyreoidismus zugrunde gehen.

Auch auf die *Leber* der Versuchstiere wirkt das thyreotrope Hormon des Hypophysenvorderlappens in ähnlicher Weise ein wie mässige Mengen von Thyroxin: Vor allem in bezug auf den Gehalt an Glykogen. Bei fortgesetzter Einwirkung des Hormons setzt die Abnahme des Glykogengehaltes der Leber nach etwa 4 Tagen ein und führt ungefähr am 10. Tage zu nahezu völligem Glykogenverluste (245, 251). Nach EITEL und LOESER (245) geht dieser dauerhafteren Veränderung des Glykogengehaltes der Leber ein kurzdauerndes Absinken voraus. Dieses wurde schon in der ersten Stunde nach der Einspritzung festgestellt und war nach 24 Stunden wieder ausgeglichen. Der spätere, dauerhaftere Glykogenschwund gleicht sich nach Aussetzen der Hormoneinspritzungen innerhalb von etwa 7 Tagen wieder aus! HEINEMANN (355) fand, dass die Leberzellen gleichzeitig auch fettärmer wurden. Auch die Speicherung von Eiweiss, wie sie bei Caseinmast bei der weissen Ratte durch besondere Färbung nachweisbar wird, wird, wie SCHÖNHOLZER (662) gezeigt hat, durch das Hormon verhindert. Schwerere, irreversible degenerative Veränderungen der Leber, wie sie beim klinischen Hyperthyreoidismus vorkommen, lassen sich dagegen durch Anwendung von thyreotropem Hormon nicht hervorrufen (355).

Die Einwirkung des thyreotropen Hormons vermag das Glykogen in den Muskeln nicht zum Verschwinden zu bringen (245), wie es hohe Thyroxindosen tun. BOMSKOV und SLADOVIC (160) bemerkten, dass die Wirkung auf den Glykogengehalt der Leber von Meerschweinchen in Freiburg geringer war als in dem kropffreien Hamburg.

FLUCH, GREINER und LOEWI (304) stellten fest, dass beim Frosch die Entfernung der Hypophyse die Glykogenolyse in der Leber nicht verändert. Dagegen fand sich die Empfindlichkeit dieses Vorganges auf Adrenalin durch das Fehlen der Hypophyse vermindert.

Gleichzeitig mit der Verminderung des Leberglykogens tritt vermehrter Zucker im Blut auf (SILBERSTEIN und GOTTDENKER (679), ROTHSCHILD und STAUB (621). Bei sehr langer Dauer der Einwirkung des Hormons scheinen auch gegenteilige, den Zuckergehalt des Blutes senkende Einwirkungen zum Ausdruck zu kommen. So beschreibt HORSTERS (389) günstige Wirkungen auf den Blutzuckergehalt bei Patienten mit Hyperglykämie bei sehr langdauernder Behandlung mittels hohen Gaben.

Die Störungen des Kohlehydratstoffwechsels und der Leberfunktion durch das Hormon führten bei einigen Versuchen zu Ketonämie (247), während eine solche von anderen Untersuchern vermisst wurde (621).

EGGS (244) sieht einen weiteren Ausdruck der Störung der Leber auf Einspritzung des thyreotropen Hormons im Absinken des Natriumgehaltes des Serums.

Da die Wirkung des thyreotropen Hormons in einer Anregung der Schilddrüse zu erhöhter Tätigkeit besteht, können wir erwarten, dass durch seine

Anwendung beim Versuchstier grundsätzlich alle bekannten Wirkungen der Schilddrüsenstoffe hervorgerufen werden können. So auch eine Steigerung der Herzfrequenz. Rihl, Oestreicher und Reiss (605), welche das Verhalten der Herzfrequenz bei Kaninchen beobachteten, fiel es auf, dass eine hohe Gabe von thyreotropem Hormon schon nach 1 Stunde die Herzfrequenz ansteigen lässt, um in 7—9 Stunden ein Maximum zu erreichen, das 30—50% über der Ausgangsfrequenz lag, während auf Thyroxin selbst nach 6 Stunden noch keine Steigerung nachweisbar ist. Wie bei allen Wirkungen zeigte es sich auch hier, dass mit Thyroxin bei Fortsetzung der Behandlung viel höhere Frequenzen bis zum tödlichen Ausgang erzielt werden konnten, wogegen die Wirkung des thyreotropen Wirkstoffes sich erschöpfte, ja die Herzfrequenz schliesslich unter die Norm absank. Spielmann (680) sah, dass thyreotropes Hormon die Erregbarkeit des Atemzentrums des Kaninchens durch wechselnde Kohlensäurespannung in ähnlicher Weise steigert wie eine Thyroxineinspritzung.

Die Steigerung der Diurese, die ja zu den regelmässigsten Erscheinungen nach Aufnahme von Thyroxin gehört, macht sich auch nach Anwendung von thyreotropem Hormon geltend (119, 138). Die Kochsalzausscheidung steigt (621), auch Kreatinurie und vermehrte Calciumausscheidung, ferner Herabsetzung des Cholesteringehaltes des Blutes [Falta (282)] wurden beobachtet.

Dass auch die Wirkung auf die Metamorphose der Amphibienlarve, wie sie die Schilddrüsenstoffe besitzen, durch thyreotropes Hormon zu erzielen ist, sofern die Tiere Schilddrüsen besitzen, daran sei nur kurz erinnert. Nahm doch die Kenntnis des thyreotropen Hormons von solchen Versuchen ihren Ausgang (718) und liegen die grundlegenden Arbeiten auf diesem Gebiete weit mehr als ein Jahrzehnt zurück. Eine neuere Übersicht über dieses Gebiet geben Uhlenhuth und Schwartzbach (720). In neuerer Zeit hat Grab (333) nachgewiesen, dass im Blute von Hunden und Katzen, welche mit thyreotropem Hormon behandelt worden waren, Stoffe, wahrscheinlich Schilddrüsensekret, auftreten, welche die Qualquappenmetamorphose beschleunigen.

Eggert (14) sah, dass die Entfernung der Hypophyse bei Reptilien die Häutung aufhören lässt.

Einer besonderen Erwähnung bedürfen die Wirkungen des thyreotropen Hormons auf die Nebennieren und auf das Ovarium. Loeser (469, 471) fand, dass es möglich ist, durch Behandlung von Meerschweinchen mit thyreotropem Wirkstoff eine starke Volumen- und Gewichtszunahme der Nebennieren zu erzielen, die bei manchen Tieren fast bis zur Verdoppelung ging und vorwiegend die Rindensubstanz betraf. Die Wirkung war von der Gegenwart der Scihlddrüse abhängig, beruhte also nicht auf der Beimischung von adrenotropem Hormon. Loeser gelang ferner auch der Nachweis, dass beim Meerschweinchen die Kastration dazu führt, dass mehr thyreotropes Hormon in der Hypophyse gebildet wird. Die Hypophyse kastrierter Meerschweinchen wirkte, anderen

Tieren eingespritzt, stärker thyreotrop als normale Meerschweinchenhypophyse (471).

Eine weitere Wirkung des thyreotropen Hormons stellten Eickhoff, Sunder-Plassmann und Stecker (243) fest, in Gestalt einer gewaltigen Steigerung der anaphylaktischen Reaktionen von Kaninchen auf Schweineserum. Florentin und Weis (303a) sahen, dass artfremdes Serum zuerst auf die Hypophyse einwirkt, durch Verminderung der eosinophilen Zellen und die Schilddrüse erst sekundär in Mitleidenschaft zieht. Anderson und Collipp beobachteten, dass die Einspritzung von Mikroorganismen (Staphylokokken) die Empfindlichkeit der Ratte gegen thyreotropes Hormon stark steigern kann.

Besondere Beachtung verdient die Tatsache, dass sich mit thyreotropem Hormon bei Versuchstieren unter Umständen öfter Exophthalmus erzeugen lässt, während ja der Zusammenhang der Wirkung der Schilddrüsenstoffe mit dem Exophthalmus ein ungelöstes Problem ist. Wir verweisen auf das auf S. 251 Gesagte.

Der mächtige Einfluss der Hypophyse auf die Schilddrüse zeigt sich auch darin, dass nach Entfernung des Hirnanhangs die Schilddrüse atrophisch wird. Das Epithel wird niedrig, die Follikel füllen sich mit Kolloid. *Bei solchen Tieren wird die Schilddrüse durch Jod nicht mehr beeinflusst* [Loeser und Thompson (478)]. *Die Beeinflussung der Schilddrüse durch Jod erfolgt also durch Vermittlung der Hypophyse.*

Dagegen scheint die Wirkung des Jod*mangels* auf das histologische Bild der Schilddrüse, welche, wenn sie vorher sich im Ruhezustand befand, mit einer Erhöhung des Epithels antwortet, bei Ratten auch nach Entfernung des Hirnanhanges stattzufinden. Solche Tiere zeigen auch nach der Entfernung der Hypophyse bei jodarmer Fütterung eine deutliche Erhöhung des Epithels, wenn auch von geringerer Grössenordnung als die normalen Tiere, entsprechend der abflachenden Wirkung, welche der Hypophysenmangel ausübt (195).

Okkels (552), der ebenfalls das histologische Bild der Schilddrüse bei Meerschweinchen nach Ausschaltung der Hypophyse (mittels Röntgenstrahlen) beschrieben hat, sah gleichfalls Anhäufung von Kolloid, Atrophie der Follikelzellen, namentlich ihres Golgi-Apparates. Daraus, dass die Röntgenstrahlen die eosinophilen Zellen auf Kosten der basophilen zurückgedrängt hatten, zieht Okkels den Schluss, dass die eosinophilen Zellen vermutlich die reabsorbtive Phase der Schilddrüsensekretion beeinflussen, während die basophilen Zellen die Anhäufung des Kolloids begünstigen dürften. Auch der Einfluss des Follikulins auf Schilddrüse und Hypophyse, über welchen wir später berichten werden, bestärkte diesen Forscher in dieser Auffassung.

Das thyreotrope Hormon gelangt auf dem Blutweg zur Schilddrüse. Anders wäre es kaum verständlich, dass es auch auf transplantierte Schilddrüsen einwirkt. Auch sahen wir, dass es sogar in vitro seine Wirkung auf Schilddrüsengewebe ausübt. Es wirkt also jedenfalls auch ohne seinen Weg über Nervenstränge nehmen zu müssen, wie es früher öfter vermutet wurde (389). Jedenfalls berichtet EITEL (246), dass auch nach Exstirpation des Halssympathicus *massive* Gaben von thyreotropem Hormon die Schilddrüse beeinflussten, dagegen erwiesen sich bei solchen Tieren mässige Dosen als unwirksam. ARON und DOBRZANIECKI (102) fanden das thyreotrope Hormon unwirksam nach beidseitiger Wegnahme des Halssympathicus mit Ausnahme des Ganglion stellatum. Es scheint danach also als wäre neben der Fortleitung der Hormonwirkung durch das Blut auch eine solche durch den Sympathicus im Spiele.

Letztere wird von KRAYER (434) ganz in Abrede gestellt. Beiden Forschern wäre entgegenzuhalten, dass die Schilddrüse nicht nur vom Sympathicus innerviert wird. Es ist aber kaum zweifelhaft, dass das Hormon auch auf dem Blutwege transportiert wird.

Da, wie SUNDER-PLASSMANN (690) nachgewiesen hat, auch im isolierten Schilddrüsengewebe das nervöse Retikulum noch nach 50 Stunden erhalten bleibt, wäre es wohl möglich, dass dieses auch bei den in vitro-Versuchen als Vermittler des thyreotropen Hormons tätig ist. HINSCHBERGER (378) betont, dass Transplantate auf thyreotropes Hormon erst reagieren, wenn der nervöse Connex zwischen Transplantat und Träger hergestellt ist.

SCHITTENHELM und EISLER (644) fanden bei Benutzung der Meerschweinchenschilddrüse als Reagens, dass sich thyreotropes Hormon im Zwischenhirn der Katze nachweisen lässt, in anderen Teilen des Gehirnes dagegen nicht. Ausserdem fanden sie es in dem durch Suboccipitalpunktion gewonnenen Liquor.

SUNDER-PLASSMANN (690) konnte bei einem Affen nach der Elektrokoagulation der hypothalamischen Hirnzentren keine Wirkung des thyreotropen Hormons auf die Schilddrüse nachweisen, ebenso fehlte die Wirkung des Hormons bei Kaninchen, deren Zwischenhirnbasis durch Radium bestrahlt worden war.

Ob man diese Befunde als Hinweis dafür auffassen muss, dass das Nervensystem an der Übermittlung des Hormons auf den übrigen Organismus beteiligt ist, wie es z. B. FALTA (279) und SUNDER-PLASSMANN (690) annahmen, lässt sich zur Zeit unseres Erachtens nicht sicher beurteilen. Immerhin hat FALTA mit seinen Schülern durch den Nachweis, dass die „Narkose des Zwischenhirns" einen Teil der Wirkungen des thyreotropen Hormons aufhebt, einen weiteren Beleg für diese Auffassung beigebracht.

Nach der verbreitesten Annahme ist das Nervensystem nicht an der Übermittlung des Hormons beteiligt, jedenfalls nicht als *einziger* Leitweg (471).

Um den Weg, welchen das Hormon nimmt und sein weiteres Schicksal zu ergründen, sind zahlreiche Versuche gemacht worden, den schilddrüsenwirksamen Stoff im Blute und im Harne festzustellen. Die thyreotrope Wirksamkeit des Serums normaler Menschen bei Meerschweinchen wurde mehrfach nachgewiesen (99, 151, 192, 291). Dabei stellte es sich heraus, dass das Blut von hyperthyreotischen Patienten weit schwächer wirksam war als dasjenige von Gesunden, und dass an hypothyreotischen Zuständen Leidende mehr thyreotropes Hormon in ihrem Serum aufwiesen, zum Beispiel auch Menschen mit postoperativen Hypothyreosen. Fellinger (291) konnte auch bei Tieren durch Schilddrüsenresektion eine Vermehrung des Gehaltes des Blutes an thyreotropem Hormon erzielen und durch künstliche Hyperthyreoidisierung eine Verminderung des Hormongehaltes im Serum hervorrufen. Loeser (470) gelang es nicht, aus dem Blute normaler Hunde Extrakte zu erhalten, welche bei Meerschweinchen oder Kaninchen die thyreotrope Wirkung entfalten, dagegen gelang dieser Nachweis im Blute von Hunden, welchen vor 2 Monaten die Schilddrüse entfernt worden war. Dieser Stoff verschwand aus dem Blute nach Entfernung der Hypophyse, so dass man annehmen darf, dass der thyreoprive Hund in vermehrtem Masse thyreotropes Hormon im Blute hat und dass die Schilddrüse an der Zerstörung oder Ausscheidung des Stoffes beteiligt ist. Dieser Schluss konnte von Loeser durch weitere Versuche bestätigt werden. Wurde thyreotropes Hormon Kaninchen in die Ohrvene gespritzt, verschwand es schon nach kurzer Zeit aus dem Blute. Bei Anwendung sehr grosser Gaben war immerhin das Blut nach 30 Minuten noch thyreotrop wirksam. In der Schilddrüse dieser Tiere liess sich das Hormon nicht nachweisen. Wurde dagegen schilddrüsenlosen Kaninchen eine grosse Menge des Hormons in die Ohrvene gegeben, zeigten Extrakte aus dem Blute noch nach 4 Stunden die thyreotrope Wirksamkeit an der Meerschweinchenschilddrüse.

Auch die Schutzwirkung gegen die Acetonitrilvergiftung bei weissen Mäusen wurde von verschiedenen Autoren dazu benutzt, um eine vermehrte Zirkulation von Schilddrüsenstoffen im Blute nach Behandlung mit thyreotropem Hormon nachzuweisen. Dieser Nachweis gelang Grab (333) im Blut von Hunden, nachdem sie Hormoneinspritzungen bekommen hatten. Sowohl das Vollblut wie auch das Serum solcher Hunde erwies sich im Reid-Huntschen Versuch als wirksam, sogar nachdem es vorübergehend getrocknet worden war. In gleicher Weise behandeltes Blut von Kontrolltieren war ohne solche Wirkung. Oehme, Paal und Kleine (547, 548) stellten fest, dass der Stoff, welcher im Blute von mit thyreotropem Hormon behandelten Tieren die Wirkung im Acetonitril-Schutzversuch hat, beständiger ist als das thyreotrope Hormon selbst, indem er sich, im Gegensatz zu diesem, durch einfaches Kochen nicht zerstören lässt und in das Ultrafiltrat übergeht, während das Hormon dies nicht tut. Die gleichen Autoren fanden, dass auch bei normalen Menschen, welche mit thyreotropem Hormon behandelt worden waren, das Blut eine positive R.-H.-Reaktion gab, ja in manchen Fällen auch der Harn. Die auf diese Weise erzielbare Steigerung des Grundumsatzes bei normalen Menschen erwies sich übrigens als bescheiden (12—19%). Schittenhelm und Eisler (639) fanden nicht nur, dass bei Tieren nach Anwendung von thyreotropem Hormon das Blut positive R.-H.-Reaktion gibt, sondern sie schrieben auch dem thyreotropen Hormon die Fähigkeit zu, unter Umständen (und ohne die Mitwirkung der Schilddrüse) dem Blute die Eigenschaft die Acetonitrilreaktion zu geben, zu verleihen. Fanden sie doch, dass das Blut myxomatöser Menschen eine positive Reaktion gab. Es ist überhaupt zweifelhaft geworden, ob die Reid-Huntsche Reaktion mit menschlichem Blut kennzeichnend sei für die Gegenwart von Schilddrüsenstoffen. Sie ist als klinisches Untersuchungsverfahren nicht in genügendem Masse spezifisch (588).

Aus den Befunden des thyreotropen Hormons im Blute bei wechselnder Schilddrüsentätigkeit ergibt sich die Vorstellung, dass das Schilddrüsenhormon auf die Produktion der Hypophyse hemmend einwirkt, ähnlich wie es auch für die Wirkung des Keimdrüsenhormons auf die Produktion des gonadotropen Hormons im Hirnanhang nachgewiesen ist. Bauer (122), Marine u. a. sind der Meinung, dass die hemmende Wirkung des Keimdrüsenhormons sich nicht streng auf die Erzeugung des gonadotropen Hormons beschränkt, sondern, dass sie auch die Produktion des thyreotropen Hormons hemmt und umgekehrt. Dadurch liesse sich die Neigung des Klimakteriums zu hyperthyreotischen Zuständen erklären. Borak (165) fand dementsprechend, dass die Röntgenbestrahlung der Hypophyse nur gegen die im Klimakterium auftretenden Zustände von Hyperthyreoidismus wirksam ist. Auch ein im Kaulquappenversuch wirksamer Stoff wurde im Blut nach Einwirkung von thyreotropem Hormon bei Hunden und Katzen gefunden [Grab (333)].

Die Untersuchung des Harnes ergab, dass dieser nach der Einspritzung grosser Mengen von thyreotropem Hormon in die Vene thyreotrop wirksam wird. Auch beim schilddrüsenlosen Tiere lässt sich das Hormon im Harn nachweisen. Doch ist die Ausscheidung entsprechend der geringen Diurese wenig ausgiebig. Auch im Menschenharn ist das thyreotrope Hormon in wechselnden Mengen nachgewiesen worden (99, 103, 192, 533, 683), ebenso im Liquor cerebrospinalis (192). Starr (683) und Mitarbeiter fanden, dass Patienten mit Hyperthyreoidismus, auch solche mit Exophthalmus, von wenigen Ausnahmen abgesehen, kein thyreotropes Hormon im Harne aufwiesen. Bei Personen mit normalem Grundumsatz war die Ausscheidung kleiner Mengen des Hormons nachweisbar, während bei drei Herzkranken, welche mit Exstirpation der Schilddrüse behandelt worden waren, sich regelmässig hohe Mengen des Hormones im Harn fanden. Bei spontanem Myxödem waren die Befunde wechselnd, aber vorwiegend unternormal. Es besteht hier eine leidliche Übereinstimmung mit den Tierversuchen.

Janssen und Loeser (399), ferner Aron (98) konnten im Harne schwangerer Frauen kein thyreotropes Hormon feststellen. Dagegen konnten Buck, Blum und Aron (174) im Harne schwangerer Frauen einen Stoff nachweisen, welcher bei langdauernder Darreichung in kleinen Mengen die Schilddrüse aktivierte. Die Autoren schreiben diese Wirkung nicht dem thyreotropen Hormon zu, sondern einem indirekten Einfluss des gonadotropen Wirkstoffes. Nielsen (533) berichtete als erster über das Fehlen des thyreotropen Hormons bei Basedow. Ja, er ist der Meinung, dass der Harn solcher Kranker geradezu eine entgegengesetzte Wirkung hat, welche die Schilddrüse der Versuchstiere zu Kolloidstauung veranlasst.

Schittenhelm und Eisler (645) spritzten schwangeren und säugenden Meerschweinchen thyreotropes Hormon ein. Die Schilddrüse der Feten und der jungen Tiere erwiesen sich nicht als „aktiviert“. Das Hormon scheint also weder durch die Placenta übertragen zu werden, noch in die Milch überzugehen. In vitro erwies es sich nicht als ultra-filtrierbar. Auch Aron (94, 95) sah das Hormon weder durch die Placenta durchgehen, noch dem jungen Tier durch die Milch zugehen. SUNDER-PLASSMANN (695) berichtet im Gegensatz dazu, dass es durch Behandlung von Muttertieren mit thyreotropem Hormon doch möglich sei, die Schilddrüse der Feten in den tätigen Zustand zu versetzen. Einzelne Untersucher bezweifeln übrigens auch in neuester Zeit die Nachweisbarkeit von thyreotropem Wirkstoff im Harne des Menschen.

Es ist wiederholt versucht worden, welche Wirkung das thyreotrope Hormon bei gesunden Menschen hat, und in welcher Weise es auf Kranke wirkt. Insbesondere haben SCHITTENHELM und EISLER (639) bei drei gesunden Personen 3—4 Tage lang je 1000 Meerschweincheneinheiten thyreotropes Hormon eingespritzt und darauf Herzklopfen, Fieber, nervöse Beschwerden, feinschlägigen Tremor der Finger, Anstieg der Herzfrequenz auftreten sehen. Der Grundumsatz stieg um etwa 15%, der Jodgehalt des Blutes stieg an, die spezifisch-dynamische Wirkung von Eiweissnahrung wurde geringer.

Bei Schilddrüsenkranken wurde das thyreotrope Hormon in grösserem Massstabe durch THOMPSON, TAYLOR und Mitarbeiter (411, 412) angewandt. Sie hatten die besten therapeutischen Erfolge in Fällen mit leicht erniedrigtem Grundumsatz, also mittelschweren und leichten Fällen von Myxödem, bei welchen eine Steigerung des Stoffwechsels um bis zu 36% in einem grossen Prozentsatz der Patienten erzielt werden konnte. In schweren Fällen, mit nicht palpabler Schilddrüse, versagte es meistens. Am öftesten reagierten auf diese Therapie Kropfträger mit wenig verändertem Grundumsatz in Form von Tachykardie, Zittern, übermässiger Emotivität, Schwitzen und Gewichtsverlust. Eine weitere Vergrösserung der Schilddrüse während der Behandlungszeit war oft nachweisbar, vereinzelt wurde Eintritt von Vorhofsflimmern beobachtet. Bei BASEDOWscher Krankheit wirkte es meistens verschlimmernd. Vereinzelt auch schloss sich an die Behandlung ein Absinken des Grundumsatzes an. Auf fast die Hälfte der Patienten übte das Hormon überhaupt keine merkliche Wirkung aus. Im ganzen war die Wirkung auf den Stoffwechsel, wie ja auch bei den Schilddrüsenstoffen (GRAFE), um so erheblicher, je niedriger der Umsatz vorher war. Über therapeutische Erfolge in einzelnen Fällen berichteten FALTA (279), WACHSTEIN (730), ferner STARR und PATON (682), SCHNEIDERBAUR (655) u. a. CROTTI (216) machte darauf aufmerksam, dass es mit thyreotropem Hormon gelegentlich gelingt, bei einer wirkungslos gewordenen Schilddrüsentherapie das refraktäre Verhalten zu überwinden, so dass nach thyreotropem Hormon Schilddrüsenstoffe wieder wirksam werden. HORSTERS (389) versuchte, den Blutzuckerspiegel seiner Patienten mit thyreotropem Hormon zu beeinflussen und berichtete über Erfolge.

Wir haben mehrfach erwähnt, dass sich die Wirkung des thyreotropen Hormons im Tierversuch nach einigen Wochen erschöpft, und dass sowohl die Schilddrüse histologisch in den Ruhezustand zurückkehrt (83), als auch die durch ihre gesteigerte Tätigkeit hervorgerufenen Funktionsveränderungen rückgängig werden (84, 205a, 659, 727), ja sogar sich zu einem Teil, z. B. der

Grundumsatz und die Herzfrequenz (83a, 30, 605), in das Gegenteil verkehren. Man hat daraus auf das Wirksamwerden von Gegenkräften geschlossen, und dieser Frage, welche auch für die menschliche Pathologie wichtige Aufschlüsse versprach, vielfache Aufmerksamkeit zugewandt.

Auf der Suche nach diesen Gegenkräften finden wir zunächst die Tatsache, dass Thyroxin und andere jodhaltige Schilddrüsenstoffe, ferner auch einfachere Jodverbindungen, Wirkungen ausüben können, welche dem Einfluss des thyreotropen Hormons entgegenstehen. So stellten Abelin und Wegelin (73) fest, dass bei Einspritzung von thyreotropem Hormon die feingewebliche Umwandlung der Meerschweinchenschilddrüse ausbleibt, wenn gleichzeitig Dijodtyrosin peroral gegeben wurde. Elmer (255) bestätigte diesen Befund und stellte gleichzeitig fest, dass auch dem Jodkali die gleiche Wirkung zukommt, wenn es in bezüglich des Jodgehaltes gleicher Dosis verabreicht wird. Aron (96) und Kuschinsky (442) erzielten mit Thyroxin die gleiche Wirkung, wogegen mit relativ hohen Gaben von anorganischem Jod in Gestalt von Jodnatrium ein gleicher Erfolg nicht bewirkt werden konnte. Die Hypophysen der mit Jodnatrium behandelten Tiere erwiesen sich sogar beim Übertragungsversuch auf Meerschweinchen als thyreotrop besonders wirksam. Dass anorganisches Jod die Wirkung des thyreotropen Hormons nicht oder kaum hemmt, stimmt mit den Befunden von Loeb (461) überein, welcher anderseits die hemmende Wirksamkeit von getrockneter Schilddrüse, wie Houssay (393), festgestellt hat.

Anderson und Evans (85) sahen, dass durch Zusatz von 10—100 γ Jod beim Meerschweinchen der Eintritt der Hyperplasie der Schilddrüse auf thyreotropes Hormon nicht verhindert wurde, dagegen zeigten diese Tiere keine Steigerung des Stoffwechsels. Auch beim hypophysenlosen Tiere konnte der Jodgehalt der Nahrung die Wirkung des Hormons auf das Feinbild der Schilddrüse nicht verhindern, dagegen wurde der gesamte Stoffwechsel nicht beeinflusst. Es scheint für die antithyreotrope Wirkung des Jod sehr auf die Dosierung anzukommen. Dadurch dürften sich die widersprechenden Befunde der verschiedenen Beobachter erklären. Es ist aber kaum zu bezweifeln, dass auch dem anorganisch gebundenen Jod grundsätzlich eine antithyreotrope Wirkung zukommt. Die Loeserschen Untersuchungen haben dies besonders deutlich gezeigt. Loeser (470) bestimmte die antithyreotrope Wirkung des Thyroxins quantitativ und sah, dass die Wirkung von 10 Meerschweincheneinheiten thyreotropen Hormons durch 6 mg Thyroxin kompensiert werden konnte. Beim Versuch am überlebenden Schilddrüsengewebe verhinderte Thyroxin, wenn es mit thyreotropem Wirkstoff zusammen dem Serum zugesetzt wurde, dessen Wirkung auf den feingeweblichen Bau der Schilddrüse nicht. Auch in vivo übte Thyroxin seine antithyreotrope Wirkung nicht aus, wenn es gleichzeitig mit dem Wirkstoff verabreicht wurde. Es machte sich auch hier die bekannte Latenzzeit der Thyroxinwirkung geltend, indem das

Thyroxin seine Schutzwirkung nur entfaltete, wenn es mehrere Tage vorher gegeben wurde. Loeser vermutet, dass das Thyroxin die Empfindlichkeit der Schilddrüse gegen das thyreotrope Hormon nur etwas herabsetzt. Wurden höhere Gaben des Hormons verabreicht, schützte Thyroxin nicht mehr. Er fand auch Dijodtyrosin wirksam, wenn auch in viel grösseren Mengen als das Thyroxin. Dagegen war Dijodthyronin, das ja dem Thyroxin chemisch näher steht, in kleineren Gaben wirksam als das Dijodtyrosin. Die jodfreien Vorstufen Tyramin, Tyrosin und Thyronin erwiesen sich in diesen Versuchen als unwirksam. Bezüglich des anorganischen Jodes fand er, dass kleine Gaben die thyreotrope Wirkung der Hypophyse herabsetzten, grosse Gaben sie dagegen steigerten. Loeser kommt zu dem Schlusse, dass die hemmende Wirkung kleiner Jodmengen, die anregende grösserer, nicht nur für das anorganische Jod, sondern auch für das organisch gebundene, einschliesslich der Schilddrüsenstoffe, Geltung habe.

Der Einfluss der Schilddrüse auf die Hypophyse ist nicht nur daraus zu ersehen, dass ein Überschuss von Schilddrüsenstoffen im Blut ihre Tätigkeit hemmt, sondern diese Rückwirkung findet auch ihren morphologischen Ausdruck. Es ist seit langem bekannt, dass die Hypophyse bei Schilddrüsenmangel sich vergrössert (776), wenn auch nicht ganz regelmässig (37a). Eine Vermehrung und Vergrösserung der Hauptzellen besteht regelmässig (Wegelin). Neuerdings hat Lebedewa (449) den histologischen Effekt der Entfernung der Schilddrüse im Tierversuch studiert und bei der Ratte ohne Schilddrüse gefunden, dass nicht nur eine Gewichtszunahme der Hypophyse stattfindet, sondern auch, dass im Vorderlappen eine bedeutende Anzahl hypertrophierter, stark vakuolisierter Zellen auftreten („Thyreoidektomiezellen") und nimmt mit früheren Untersuchern an, dass diese Zellen aus Hauptzellen hervorgehen. Die eosinophilen Zellen verschwanden vollständig. Implantation der Schilddrüse unter die Haut der thyreoidektomierten Tiere führte zu einer Wiederherstellung der Hypophyse. Die Hypophyse schilddrüsenloser Tiere erwies sich im Übertragungsversuch als schwächer thyreotrop wirksam wie normal.

Neuhaus (531) untersuchte die Hypophyse nach Thyroxinvergiftung bei der Ratte und fand degenerative Veränderungen der chromophilen Zellen, Abnahme der Zellgrösse, vor allem der Eosinophilen, welche ihre Granula verloren, wie auch der basophilen Zellen, welche sich als etwas weniger stark verändert erwiesen. Die Veränderungen wiesen Ähnlichkeit mit denjenigen auf, welche in der Hypophyse von Basedow-Kranken zu finden sind. Okkels (552) fand bei solchen Versuchen sowohl die eosinophilen Zellen wie auch die basophilen stark verändert. Die letzteren in höherem Grade (Meerschweinchen). Jodtherapie führte zu einer Wiederherstellung der basophilen Zellen.

Nach diesen Ergebnissen könnte man also vermuten, das Refraktärwerden der Schilddrüse gegen thyreotropes Hormon könnte einfach darauf beruhen, dass das unter seinem Einfluss gebildete Schilddrüsensekret rückwirkend auf die Hypophyse sekretionsbeschränkend wirkt, und es ist anzunehmen, dass das Refraktärwerden gegen Schilddrüsenstoffe zu einem gewissen Teil auf einem solchen Vorgang beruht. Aber es müssen für das Refraktärwerden gegen thyreotropes Hormon, das ja auch in relativ hohen Gaben fortgesetzt gegeben unwirksam wird, noch andere Gegenkräfte wirken.

Zu ihrer Ermittlung haben verschiedene Forscher ihre Aufmerksamkeit dem Blute zugewandt: Collip und Anderson (83a, 205) konnten aus dem Blute von Pferden, welche mehrere Wochen lang mit Gaben von thyreotropem Hormon behandelt worden waren, einen Stoff ausziehen, welcher bei Ratten den Stoffwechsel herabsetzte und die Wirkungen des thyreotropen Hormons verhinderte. Gegen die Wirkung von Thyroxin schützte dieser Stoff nicht. Er war also nur antithyreotrop. Die Autoren waren der Meinung, dass dieser Stoff nicht in der Hypophyse gebildet werde. Im Serum von Pferden, welche keine Vorbehandlung durchgemacht hatten, war dieser Stoff nicht zu finden. In der Folgezeit fanden verschiedene Forscher im Blute auch anderer Tierarten Fraktionen, welche gegen thyreotropen Wirkstoff mehr oder weniger schützten. Die Deutungen, welche diese Befunde erfahren haben, sind verschieden und miteinander kaum vereinbar.

Eitel und Loeser (249, 251, 259, 473) fanden schon im Blute normaler Hammel einen Stoff, welcher Ratten gegen die Wirkung kleiner Mengen von thyreotropem Hormon schützte. Die schützende Wirkung kam nur zustande, wenn die Tiere mit dem Hammelserum mehrere Tage lang vorbehandelt wurden. Dagegen nicht bei *gleichzeitiger* Einspritzung mit dem Hormon. Diese Schutzwirkung schien von der Hypophyse abzuhängen, denn der Hirnanhang von Meerschweinchen, welchen mehrere Tage lang Hammelserum eingespritzt worden war, erwies sich beim Übertragungsversuch auf andere Meerschweinchen als thyreotrop unwirksam. Beim Hammel wurde die Schutzkraft des Serums wesentlich verstärkt durch Behandlung mit grossen Mengen von thyreotropem Wirkstoff. Die Schutzwirkung des Hammelserums wurde quantitativ ausgewertet und dabei gefunden, dass ohne Vorbehandlung 12 ccm Serum die Wirkung von 10 Einheiten Hormon aufhoben, wogegen nach 4wöchentlicher Vorbehandlung des Spenders mit Hormon die gleiche Menge Hammelserum gegen 30 Meerschweincheneinheiten thyreotropen Hormons zu schützen vermochte. Das Blut eines thyreoidektomierten Hammels erwies sich in diesen Versuchen als unwirksam, woraus Loeser den Schluss zieht, dass die Schilddrüse an der Entstehung des Schutzstoffes beteiligt ist.

Oudet (553) fand dagegen, dass der antithyreotrope Schutzstoff des Blutes bei Nagetieren auch nach der Entfernung der Schilddrüse gebildet wird. Herold (364, 365) hat nicht nur die antithyreotrope Wirksamkeit von Blut festgestellt, sondern es ist ihm auch gelungen, diesen Wirkstoff zu konzentrieren. Diese Extrakte erwiesen sich auch bei peroraler Darreichung als wirksam. Das Blut von Basedow-Kranken und von Schwangeren enthielt diesen Schutzstoff nicht oder höchstens in ganz unbedeutenden Mengen. Auch SCOWEN und SPENCE (673) vermissten diesen Schutzstoff im Blute der Basedow-Patienten, während gesunde Menschen auch in ihren Versuchen im Blute einen antithyreotropen Faktor aufwiesen.

Verschiedene Autoren haben die Erklärung dieser Schutzwirkung auf dem Gebiete der *Immunbiologie* gesucht. SUNDER-PLASSMANN (696) wendet auch ein, man hätte bestimmen sollen, ob nicht etwaiger Jodgehalt der recht grossen Serummengen die Schutzwirkung ausgeübt haben könnte. Ferner weist er darauf hin, dass das Refraktärwerden gegen thyreotropes Hormon, welches von einer Tierart stammt, dadurch durchbrochen werden kann, dass man die Behandlung mit Hormon, welches von einer anderen Tierart stammt, fortsetzt (242, 309). WERNER (255, 256) gelang es, aus Ochsenhypophyse je nach dem Extraktionsverfahren Fraktionen mit starker thyreotroper Wirkung zu gewinnen, von welchen die einen bei fortgesetzter Anwendung zu einem Refraktärwerden führten, die anderen nicht. Es käme dafür also auf Begleitstoffe an und nicht auf das Hormon selbst. Dies weist auf immunbiologische Vorgänge hin (700). In dieser Richtung bewegten sich die Untersuchungen von EICHBAUM, KINDERMANN, OESTREICHER und REISS (242). Die Sera aller mit thyreotropem Hormon behandelter Tiere erwiesen sich als wirksam gegen Serumeiweiss von Rind und Schwein — den Tierarten, von denen der thyreotrope Wirkstoff stammte — sowohl im Komplementbindungsversuch, wie im Präcipitationsversuch. Die Sera reagierten aber auch mit dem homologen thyreotropen Wirkstoff. Die Autoren schliessen also, dass die bei Behandlung mit thyreotropem Wirkstoff auftretenden, serologisch nachweisbaren Antikörper zwei Komponenten enthalten: einen artspezifischen und einen hormonspezifischen.

Auch die schon erwähnte Beobachtung von SIEBERT und SMITH (678), welche bei wirksamer *peroraler* Darreichung von thyreotropem Hormon auch auf die Dauer kein Refraktionsstadium auftreten sahen, während die Einspritzung des gleichen Stoffes nach 20 Tagen unwirksam wurde, deutet darauf hin, dass immunbiologische Vorgänge im Spiele sind.

SUNDER-PLASSMANN (692) beobachtete, dass, wenn man das sog. Refraktärstadium durch progrediente Gaben von thyreotropem Hormon durchbricht, im Nervensystem der Schilddrüse erkennbare toxische Schäden auftreten, namentlich verändern sich die SCHWANNschen Kerne, die vermehrt erscheinen. Diese toxischen Schäden werden als Ausdruck von Antigen-Antikörper-Wirkungen aufgefasst.

Anders erklärt MAGISTRIS (486) die antithyreotrope Wirkung, nämlich durch die Wirksamkeit eines anderen, von ihm „Orophysin“ oder „Stoffwechselhormon“ genannten Wirkstoffes, der unter dem Einfluss von Thyroxin in der Hypophyse in vermehrtem Masse gebildet wird. GOTTDENKER (329) schreibt einem im Hypophysenhinterlappen gebildeten Stoffe eine antithyreotrope Wirkung zu. Die Beobachtung von Reiss und Fischer (602), welche sahen, dass die Hypophysektomie bei Ratten eine gesteigerte Empfindlichkeit gegen Thyroxin zur Folge hat, liesse sich so erklären, d. h. durch einen gleichzeitig antithyreotropen und antithyreotoxischen Stoff in der Hypophyse.

Eine Wirkung, welche dem thyreotropen Hormon entgegensteht, geht nach Bomskow und Spiegel (156) vom Thymushormon aus. Wir werden darauf zurückkommen. Dass auch dem Vitamin A eine antithyreotrope Wirkung zukommt, davon wird im letzten Abschnitt die Rede sein.

Wir sehen also, dass mehrere antithyreotrop wirkende Kräfte im Spiele sind, die zum Teil sicher bekannt, zum anderen Teil mehr oder weniger hypothetisch sind. Am sichersten bekannt ist die antithyreotropische Wirkung der jodhaltigen Schilddrüsenstoffe und des Jodes in verschiedener Bindung. Als sicher festgestellt können auch immunbiologische Vorgänge gelten, wenn auch manches hier genauer zu ergründen bleibt, besonders auch die Frage der behaupteten hormonspezifischen Antikörper. Am wenigsten vielseitig erforscht sind die hormonalen Gegenwirkungen sensu strictiori, die „Antihormone" der Hypophyse und diejenigen, für deren Entstehung andere Drüsen in Frage kommen.

Die Rückbildung der Auswirkungen des thyreotropen Hormons bis zum Nullpunkt liesse sich ja durch die blossen immunbiologischen Vorgänge leicht erklären, etwas schwerer dagegen die von verschiedenen Beobachtern festgestellte Umkehr der Hormonwirkungen in ihr Gegenteil.

Diese scheinen uns andere Erklärungen zu erfordern und die Berechtigung zu geben, der Frage nach eigentlich hormonalen Gegenkräften weiterhin Aufmerksamkeit zu schenken.

Die Frage der gegen die Wirkung der Schilddrüsenstoffe selbst gerichteten Schutzkräfte werden wir im letzten Abschnitt besprechen.

2. Schilddrüse und Thymus.

Dass funktionelle Beziehungen zwischen der Schilddrüse und dem Thymus bestehen, wird schon sehr lange vermutet. Namentlich ist ein gewisser Antagonismus zwischen den beiden Organen bezüglich Wachstum und Stoffansatz in Versuchen wiederholt zutage getreten. Ich erinnere daran, dass Gudernatsch schon 1914 im Kaulquappenversuch eine Schutzwirkung der Fütterung mit Thymus gegen die Wirkung von Schilddrüsenstoffen feststellte, und dass auch beim Warmblüter Verfütterung oder Injektionen von Thymuspräparaten gegen die Stoffwechselwirkung von Thyroxin in verschiedenen Untersuchungen eine Schutzwirkung entfalteten (39, 437, 703). Schulze (670) beobachtete allerdings bei Vergiftung von Mäusen mit Thyroxin eine Verschärfung der Krankheitserscheinungen bei gleichzeitiger Darreichung von Thymusextrakten. Morel und Gineste (522) sahen, dass bei Kaninchen wiederholte Einpflanzung von Thymusstückchen zu einer Ruhigstellung der Schilddrüse nach Massgabe des histologischen Befundes führte. Auch weitere Indizien für einen gewissen Antagonismus zwischen den beiden Drüsen wurden gefunden: Zum Beispiel sah CALVIN (180), dass junge Ratten verkleinerten Thymus hatten, wenn die Mutter während der Schwangerschaft mit Schilddrüse gefüttert wurde, wogegen die kindlichen Thymen besonders gross waren, wenn die Mutter der Schilddrüse beraubt worden war (181). Thyroxinvergiftung führt zu Involution des Thymus [SCHULZE (670)]. Auch daraus, dass beim neugeborenen Menschen die grössten Schilddrüsen nicht gleichzeitig mit den grössten Thymen vorkommen (340), kann man einen gewissen Antagonismus zwischen den beiden Organen herauslesen.

Im ganzen blieben doch die Beziehungen zwischen den beiden Drüsen mehr oder weniger unklar und vieldeutig. Die Tatsache, dass bei der BASEDOWschen Krankheit, und besonders in tödlich endenden Fällen, von den verschiedensten Untersuchern mit grosser Häufigkeit, wenn nicht Regelmässigkeit, ein vergrösserter Thymus gefunden worden ist, stellte ein weiteres Rätsel dar, das die verschiedensten Deutungen erfahren hat. Es kann nicht unsere Aufgabe sein, die unklare Lage, wie sie vor wenigen Jahren herrschte, darzustellen. Ich verweise auf die Ausführungen im Schrifttum, namentlich die zusammenfassenden Darstellungen am Kopfe dieses Aufsatzes.

Es sind in neuester Zeit namhafte Forscher mit aufsehenerregenden Arbeiten hervorgetreten, welche den Anspruch erheben, des Rätsels Lösung gefunden zu haben, mindestens in der Hauptsache. Da es uns scheint, dass diese Ergebnisse wesentlich zur Klärung der Frage beitragen und auf jeden Fall der künftigen Forschung neue Wege weisen, sollen sie uns im folgenden beschäftigen.

Wir erinnern zunächst daran, dass wir schon 1930 (25) auf die eindrucksvollen anatomischen Demonstrationen von WILLIAMSON und PEARSE an der ersten internationalen Kropfkonferenz in Bern hinweisen konnten, welche an Hand von Präparaten und Modellen den engen Zusammenhang der reichen Lymphgefässsysteme der beiden Drüsen vor Augen führten. SUNDER-PLASSMANN (695, 696) hat durch Abbildung eines Präparates von einer unmittelbar mit dem Thymus zusammenhängenden Schilddrüse eines neugeborenen Mädchens den anatomischen Zusammenhang zwischen den beiden Drüsen erneut vor Augen geführt. Er hat auch in Form der „weissen Thymusstrasse", welche bei aktivierter Schilddrüse sichtbar wird, besonders beim Neugeborenen, und die meistens im prätrachealen Gewebe liegt, eine, wenn auch lockere Gewebskontinuität zwischen den beiden Drüsen beschrieben. Es ist zu vermuten, dass SUNDER-PLASSMANN darin die gleichen Gebilde aufgefunden hat, welche die eben genannten englischen Forscher mit besonderen technischen Hilfsmitteln dargestellt hatten. Es fehlt also nicht an Wegen, auf welchen die beiden Drüsen sich gegenseitig beeinflussen könnten. RATHKE (595) fand, dass die Einspritzung von thyreotropem Hormon zu einer Vergrösserung des Thymus führt, namentlich zu einer Vermehrung des Markes. BOMSKOV und SPIEGEL (156) fanden, dass umgekehrt auch die Einspritzung von „thymotropem Hormon" zu einer mässigen Vergrösserung der Schilddrüse führt, wogegen die Beseitigung des Thymus bei Meerschweinchen eine schwere Atrophie der Schilddrüse zur Folge hat [BOMSKOV und HÖLSCHER (157)].

Wir berichten nun zunächst kurz über weitere Befunde, welche BOMSKOV (160) und seine Mitarbeiter beschrieben haben und über die Vorstellungen, zu welchen die Autoren bezüglich der Beziehungen zwischen Thymus und Schilddrüse gelangt sind.

Bei den Versuchen, die verschiedenen Hormone in der Hypophyse des Wales voneinander zu trennen, wurde die Wahrnehmung gemacht, dass es unmöglich ist, das diabetogene Hormon von dem Wachstumshormon zu trennen. Die Forscher benutzten daher die diabetogene Wirkung, die sich an der Abnahme des Leberglykogens rasch feststellen lässt, als Indicator für die Anwesenheit des Wachstumshormons. Weil die übrigen bisher gut bekannten Hormone der Hypophyse indirekt wirken, suchte BOMSKOV auch für das diabetogene und Wachstumshormon nach dem Erfolgsorgan und fand es im Thymus. Ausschaltung dieses Organes mittels Röntgenstrahlen machte das diabetogene und Wachstumshormon unwirksam.

Die Forscher suchten nun nach dem diabetogenen Wirkstoff des Thymus und fanden ihn bei Extraktion nicht in der wässerigen Fraktion, welcher die meisten bisher aus dem Thymus ausgezogenen Wirkstoffen angehörten, sondern in der Ölfraktion. Dieser Wirkstoff, den die Autoren für das eigentliche Thymushormon halten, wäre ein echtes Lipoid. Es wird in öliger Lösung den Versuchstieren eingespritzt, und, wie erwähnt, an der Wirkung auf den Glykogengehalt der Leber in seiner Wertigkeit bestimmt[1].

BOMSKOVs Thymushormon hätte also, wie auch sein thymotropes Hormon, bezüglich des Leberglykogens — und auch des Muskelglykogens — eine ähnliche Wirkung wie die Schilddrüsenstoffe und das thyreotrope Hormon. In diesem Punkte (auch Herzmuskel!) würde sich — zum Verhängnis der Basedow-Patienten — die Wirkung der beiden Drüsen verstärken, während auf anderen Gebieten eher ein Antagonismus besteht: Zum Beispiel vergrössern und verkleinern sich Thymus und Schilddrüse im Laufe des Lebens immer ungleichzeitig. BOMSKOV und Mitarbeiter (156) fanden, dass das thymotrope Hormon und das Thymushormon die Schilddrüse vor den Einwirkungen des thyreotropen Hormons schützt.

Die grosse Thymus der Basedow-Kranken wäre als kompensatorische Erscheinung aufzufassen.

Wir fügen noch bei, dass BOMSKOV und SLADOVIC (160) und BOMSKOV und BRACHAT (161) im Blute das Thymushormon in der Schicht der weissen Blutkörperchen wiedergefunden haben wollen, und dass sie zur Vorstellung gelangt sind, dass diese den Transport des Hormons besorgen.

[1] Die Befunde von BOMSKOV konnten durch verschiedene Untersucher nicht, oder nur zum Teil, bestätigt werden. Vgl. ANSELMINO, K. J. u. M. LOTZ: Klin. Wschr. **1941 II**, 1190. — ANSELMINO, K. J.: Klin. Wschr. **1942 I**, 611. — ALBERS, D. u. D. J. ATHANASIOU: Klin. Wschr. **1942 I**, 685 u. Z. exper. Med. **110**, 49 (1942). — BIEHLER, W., G. HANISCH u. H. WOLLSCHITT: Klin. Wschr. **1942 I**, 62. — BOMSKOV, CH.: Z. exper. Med. **111**, 117, 733 (1943). — HUF, E. u. O. RIPKE: Pflügers Arch. **245**, 802 (1942). — JORES, A.: Klinische Endokrinologie, 2. Aufl. Berlin 1942. — RECHENBERGER, J., H. GÜTHERT u. E. SCHAIER: Klin. Wschr. **1942 I**, 177.

SUNDER-PLASSMANN (694, 696) sah während der Aktivierung der Schilddrüse bei Kaninchen im Thymus die epitheloiden Zellen stark zunehmen. Er sieht in ihnen die schon erwähnten neuro-hormonalen Zellen, welche aus dem Thymus, zum Teil unter Benutzung der „weissen Thymusstrasse", in die Schilddrüse einwandern und dort die Resorption des Kolloides besorgen, mit welchem sie sich beladen.

SUNDER-PLASSMANN weist also dem Thymus eine bescheidenere Rolle zu als BOMSKOV und seine Mitarbeiter, indem der Thymus nur eine Art Hilfsorgan für die Schilddrüse wäre, welches ihm die nh.-Zellen liefert und mittels der Lymphocyten auch eine entgiftende Rolle bei im Übermass ausgeschiedenen Schilddrüsenwirkstoffen ausübt. Dieser Forscher sah nämlich nicht nur stärkste Rückbildung des Thymus nach Thyreoidektomie, sondern auch die Entstehung eines sehr grossen Thymus mit überwiegender Rindensubstanz, wenn einem schilddrüsenlosen Tier übergrosse Mengen von Thyreoideaextrakt einverleibt wurden (694).

Das Blut thymektomierter Kaninchen schützte in den Versuchen von RATHKE (596) andere Tiere vor der Einwirkung des thyreotropen Hormons.

3. Schilddrüse und Nebennieren.

Unsere Kenntnisse über die Wechselwirkung zwischen der Schilddrüse und den Nebennieren stammen her von den Ergebnissen von zwei noch gänzlich getrennten und zueinander noch fast beziehungslosen Arbeitsrichtungen. Die eine, ältere, befasst sich mit der gegenseitigen Beeinflussung von Adrenalin und Schilddrüse, die andere, neuere, mit der Wechselwirkung von Schilddrüse und Nebennierenrinde.

a) Schilddrüse, Nebennierenmark und Adrenalin.

RICHTER (604) fand bei histologischer Untersuchung der Nebennieren von Ratten mittels der HENLEschen Chromreaktion, dass die N. N. auf Fütterung mit getrockneter Schilddrüse mit einer erhöhten Adrenalinausschüttung und Adrenalinbildung antworten, welche bei fortgesetzter Fütterung mit Schilddrüse zur Erschöpfung führt. Die vermehrte Adrenalinausschüttung erfolgte auch noch nach Durchschneidung des N. splanchnicus, so dass vermutlich die Einwirkung auf humoralen Wegen erfolgt.

Zahlreich sind die Untersuchungen, welche belegen, dass die Wirkung des Adrenalins stärker ausfällt als normal, wenn Schilddrüsenstoffe im Überschuss vorhanden sind, schwächer bei fehlender Schilddrüse.

Wir begnügen uns mit einer Aufzählung der Funktionen, an welchen diese Förderung der Adrenalinwirkung nachgewiesen wurde, soweit uns die Abhandlungen vorliegen: Der Grundumsatz (107, 115, 411), die Verminderung des Glykogens im Muskel (780), die Vermehrung des Blutzuckers (432, 784), Erhöhung der letalen Adrenalindosis der Maus bei Schilddrüsenmangel (42),

Überempfindlichkeit des Kaninchenherzens gegen Adrenalin nach Vorbehandlung mit Thyroxin (484), auch des überlebenden Herzfragmentes (520, 521), der Blutdruck (409), Wirkung auf die Pupille (134), und wie schon ausgeführt, die Temperatursteigerung im Skeletmuskel (108). Es ist wahrscheinlich, dass diese gegenseitige Förderung der beiden Sekrete sich an der äussersten Peripherie abspielt, am Übergang der Nervenendigung in das Erfolgsorgan.

Es ist interessant zu sehen, dass eine weitere Funktion des Adrenalins, von der man es vielleicht nicht erwarten würde, von der Schilddrüse unabhängig ist, nämlich die Steigerung des Blutjodgehaltes (643).

Die Überempfindlichkeit der Basedow-Kranken gegen Adrenalin ist altbekannt. GOETSCH und RITZMANN (324) haben neuerdings dargetan, dass die Reaktionen eines Basedow-Kranken auf eine Adrenalineinspritzung bis in die Einzelheiten vergleichbar sind mit den bedrohlichen Erscheinungen der postoperativen Reaktion. Die Autoren nehmen daher an, dass diese Reaktion darauf beruht, dass die Thyreoidektomie bewirkt, dass mehr Adrenalin in die Zirkulation gelangt bei einem durch Hyperthyreoidismus empfindlicher gewordenen Nervensystem.

b) Schilddrüse und Nebennierenrinde.

Dass Schilddrüsenmangel das Gewicht der Nebennieren, insbesondere der Rinde, zurückgehen lässt, wogegen künstlicher Hyperthyreoidismus das Gewicht der Nebennieren zum Ansteigen bringt, ist seit sehr langem bekannt (HOSKINS und SQUIER 1916) und inzwischen, und auch in neuester Zeit, immer wieder bestätigt worden, z. B. (26, 381, 458, 714).

KEMP und OKKELS (26) meinen, dass die Vergrösserung des Organs bei übermässiger Schilddrüsentätigkeit der Ausdruck einer kompensatorischen Leistung sein könnte, und dass die Nebennierenrinde hemmend auf die übermässige Tätigkeit der Schilddrüse einwirkt. KADEN, OEHME und WEBER (413) wiesen nach, dass schon sehr kleine Gaben von Thyroxin, welche nicht hinreichen, um eine Steigerung des Stoffwechsels hervorzurufen, bei genügend langer Wiederholung die Hypertrophie der Nebennieren zu erzeugen vermögen. Der Eintritt dieser Wirkung erwies sich als an die Hypophyse gebunden. Es ist also anzunehmen, dass die gegenseitige Beeinflussung der beiden Drüsen auf dem Umwege über die Hypophyse stattfindet. Diese Annahme entspricht auch den Befunden von MARINE (30) und Mitarbeitern.

HOEN, LANGEFELD und OEHME (381) wiesen nach, dass Desoxycorticosteron die Massenzunahme der Nebennieren, welche als Folge der experimentellen Hyperthyreose auftritt, weitgehend hemmt. Die gleiche Wirkung sahen sie auch von Lactoflavin ausgehen und in geringerem Masse auch von Vitamin A. Das Desoxycorticosteron vermochte auch die Umsatzsteigerung der Hyperthyreose aufzuheben. Cortidyn verminderte auch den Verlust an Leberglykogen. Abelin und Althaus (67) wiesen ebenfalls nach, dass der Auszug aus Nebennieren bewirkte, dass Ratten trotz Thyroxin zwei Drittel ihres normalen Glykogenbestandes in der Leber behielten. Wenn dagegen der Auszug aus Nebennieren von Tieren stammte, welche hyperthyreotisch waren, hatte er keine schützende Wirkung auf den Glykogenbestand einer hyperthyreotischen Ratte.

Der regelmässige Befund einer Vergrösserung der N. N. in der experimentellen Hyperthyreose steht in einem bemerkenswerten Gegensatz zu den Befunden der Pathologen bei Morbus Basedow, welche in der Mehrzahl der Fälle eine Hypoplasie der N. N. finden (37a). Bartels, Stuart und Johnson (120) geben an, in 10 von 11 schweren Fällen von Hyperthyreoidismus normale Nebennieren gefunden zu haben.

Wir haben schon früher erwähnt, dass Loeser (474) gefunden hat, dass sich die Vergrösserung der Nebennieren auch durch thyreotropes Hormon hervorrufen lässt.

Schmidt und Schmidt (648) verfolgten die Wirkung der Thyroxineinspritzungen auf die Nebennierenrinde histologisch an Hand der Kernteilungsfiguren. Die Zunahme der Mitosen, welche besonders in der Zona fascicularis vor sich ging, unterblieb, wenn die Tiere vorher mehrere Wochen bei hohen Aussentemperaturen gehalten worden waren. Die Zunahme der Nebennierenrinde dürfte also mit einer regulatorischen Steigerung der Wärmebildung zusammenhängen.

Die Rückbildung der Nebennierenrinde nach Thyreoidektomie ist besonders von Tonutti (714) an Hand des feingeweblichen Bildes studiert worden. Er konnte zeigen, dass die „Transformationsfelder" dabei in gleicher Weise Umwandlungen erfahren, wie nach Entfernung der Hypophyse, wenn auch in etwas geringerem Masse. Dieser Forscher nimmt daher an, dass die Wirkung der Entfernung der Schilddrüse auf die N. N. durch die Hypophyse vermittelt wird.

Davis und Hastings (224) zeigten, dass die Steigerung des Stoffwechsels in den quergestreiften Muskeln, welche 40—70 Tage nach der Entfernung der N. N. nachweisbar wird, von der Schilddrüse abhängt, nicht zustande kommt, wenn diese entfernt wurde.

Marine, David und Baumann haben schon 1922 nachgewiesen, dass Kaninchen einige Tage nach der teilweisen Entfernung der N. N. eine um bis zu 60% gesteigerte Wärmeproduktion aufwiesen; diese Steigerung trat bei Tieren ohne Schilddrüsen nicht ein.

Die klinische Beobachtung, dass Addison-Kranke auf Einverleibung von Schilddrüsenpräparaten oft von akuter Nebenniereninsuffizienz befallen werden (456), ist ein weiteres Indizium für das Bestehen eines gewissen Antagonismus zwischen den beiden Drüsen. Es ist schon öfter nachgewiesen worden, dass schilddrüsenlose Tiere den Nebennierenverlust länger überleben (183, 786), wogegen Thyroxinzufuhr ihr Leben abkürzt.

Nebennierenextrakte können Versuchstiere gegen die Folgen des experimentellen Hyperthyreoidismus, bezüglich des Gesamtumsatzes, schützen (420).

Morel und Gineste (522) fanden, dass wiederholte Implantation von Nebennierenrinde bei Kaninchen zu einer histologischen Ruhigstellung der Schilddrüse führte. Entfernung der Nebennieren scheint dagegen die Schilddrüse eher zu aktivieren, mindestens in der ersten Zeit nach dem Eingriff (121).

Auch für die praktische Therapie wurden gelegentlich Nebennierenextrakte mit Erfolg verwendet. Nach ihrer Einverleibung wurde ein Rückgang des Grundumsatzes beobachtet (251); ebenso ein Rückgängigwerden der durch Thyroxin erzeugten negativen Stickstoffbilanz [Kendall (427)]. Wir werden auf diesen Punkt zurückkommen.

Abelin (66) hat darauf aufmerksam gemacht, dass die Hyperthyreose und die Folgen des Nebennierenmangels viele im Wesen der Wechselwirkung der beiden Drüsen liegende Ähnlichkeiten aufweisen. Abgesehen davon, dass die Glykogenverarmung der Leber beiden Zuständen gemeinsam ist, ist ihnen beiden auch eigen: Die Fettverarmung der Organe, die Abnahme des Kreatins im Herzen und in den Skeletmuskeln, die Überempfindlichkeit gegen Kalium (66a) und gegen Insulin, die Neigung zu Wasserverlust.

Um diese Wirkungen zu erklären, sind auch andere Funktionen beachtet worden, in welche beide Drüsen eingreifen: Nämlich der Stoffwechsel der Kohlehydrate und des Cholesterins. Wenn ein Überschuss von Schilddrüsenstoffen das Glykogen aus der Leber und den Muskeln zum Schwinden bringt, so hat ein Ausfall der Nebennierenrinde diese Wirkung ebenfalls. Bei beiden Störungen kann die Blutmilchsäure erhöht sein (51). Kemp und Okkels (26) machen darauf aufmerksam, dass es sehr schwer ist, den Einfluss von Schilddrüse und Nebennieren auf den Glykogengehalt aufzuklären, weil das Insulin als dritter Faktor immer in schwer berechenbarer Weise hineinspielt. Der Einblick erscheint noch mehr erschwert, wenn man sich die Überlegung von Marine zu eigen macht, welcher vermutet, dass jedes Übermass an Tätigkeit einer von der Hypophyse aus gesteuerten Drüse den Hirnanhang zur Drosselung der Anregung auf die anderen von ihm abhängigen Drüsen veranlasst. So würden denn ausser der Schilddrüse, den N. N. und eventuell dem Pankreas mindestens auch die Gonaden und vielleicht auch der Thymus jeweilen in Betracht zu ziehen sein. Die Folgen wären kaum mehr zu überblicken. Jedenfalls ist es wahrscheinlich, dass ein grosser Teil der Verknüpfungen zwischen der Schilddrüse und der N. N. auf den Wegen über die Hypophyse gehen.

Abelin (51) wies nach, dass die Verarmung der Leber an Glykogen auf Nebennierenmangel sich in gleicher Weise durch eine antithyreoidale Schutzkost und durch Dijodtyrosin günstig beeinflussen lässt, wie die ähnliche Funktionsstörung bei Hyperthyreoidismus.

Dass bei Schilddrüsenmangel der Cholesteringehalt des Blutes erhöht, bei Hyperthyreose erniedrigt befunden wird, haben wir auf S. 215 erwähnt.

Anderseits kann Injektion von Rindenhormon den Blutcholesterinspiegel senken und den Gesamtcholesteringehalt des Körpers zum Ansteigen bringen (602). Die Möglichkeit einer Interaktion auf diesem Gebiete hat Oehme und seine Schüler veranlasst, diesen Vorgängen die Aufmerksamkeit zuzuwenden: Liebold (458) fand, dass bei Hyperthyreoidismus der Cholesteringehalt der N. N. mit der Grössenzunahme des Organs und proportional dieser zunahm, bei Hypothyreose dagegen, trotz der Abnahme der Nebennierengrösse, prozentual zunahm und damit absolut gleich blieb. Auch Okkels (552) führt die Hypercholesterinämie bei Hypothyreoidismus auf die Störung der Nebennierenfunktion zurück.

Trotzdem also der Mechanismus der Interaktion der Schilddrüse und N. N. einschliesslich derjenigen der übergeordneten Hypophyse und die Tatsache des Antagonismus noch nicht als vollständig geklärt gelten können, hat die praktische Medizin diese Dinge schon der Therapie nutzbar gemacht (544). Nicht nur, dass man auch in Nordamerika nach dem Vorschlage von Kendall (420) Hyperthyreosen (mit wechselndem Erfolg) mit Nebennierenpräparaten behandelt, sondern man hat auch weitgehende diagnostische und sonstige therapeutische Folgerungen gezogen, um die Störung der Nebennierenfunktion bei Schilddrüsenkranken zu erkennen und zu behandeln.

Bartels, Stuart und Johnson (120) beschreiben ein von Cutler, Power und Wilder ausgearbeitetes Prüfungsverfahren, welches darauf beruht, dass die Patienten bei einer natriumarmen und kalireichen Diät eine abgemessene Menge von Kaliumcitrat zu sich nehmen, und in den nächsten Tagen, die Chloridausscheidung durch den Harn bestimmt wird. Wenn diese Ausscheidung einen bestimmten Betrag überschreitet, wird eine Störung der Nebennierenfunktion angenommen.

In solchen Fällen von Hyperthyreoidismus wird von Crile, Bartels u. a. nicht nur mit Nebennierenpräparaten behandelt, sondern auch in akuten, gefahrdrohenden Zuständen die Lumbalanästhesie ausgeführt, in der Meinung, dadurch die Verbindung zwischen dem Gehirn und der Hypophyse einerseits und der N. N. anderseits zu unterbrechen. Die Tatsache, dass die Autoren von dem Erfolg befriedigt sind, berechtigt uns vorläufig nicht, die Annahme einer nervösen und nicht humoralen Überleitung der uns interessierenden Interaktion als Tatsache zu buchen. Ebensowenig wie die angeblichen Erfolge der Denervierung der N. N. bei Basedow.

4. Schilddrüse und Keimdrüsen.

a) Das Ovarium.

Dass die Entfernung der Schilddrüse bei noch in Entwicklung begriffenen Tieren und Menschen die Entwicklung der Keimdrüsen, insbesondere auch des Ovariums, in hohem Grade hemmt, ist eine alte Erkenntnis (14). Diese Wirkung wird sehr wahrscheinlich durch den Hypophysenvorderlappen vermittelt. Auch die sekundären Geschlechtscharaktere werden hochgradig gehemmt, selbst noch beim erwachsenen Tier (290). Marine (30) führt aus, dass die Entfernung der Schilddrüse nicht nur zu einer Vermehrung des thyreotropen Hormons in der Hypophyse führt, sondern auch zu einer vermehrten Bildung von gonadotropem Hormon, so dass vorübergehend nach Entfernung der Schilddrüse eine Zunahme der sexuellen Aktivität der Versuchstiere beobachtet werden kann. Das Umgekehrte scheint auch der Fall zu sein, d. h. das Aufhören der Ausscheidung des Geschlechtshormons durch Kastration oder Klimakterium kann anscheinend die Hypophyse zu einer Steigerung der Produktion auch von thyreotropem Hormon veranlassen. Die Neigung klimakterischer Frauen zum Hyperthyreoidismus wäre dadurch erklärt (122, 279, 467), ebenso wäre nach Borak (165) dadurch erklärt, dass die Röntgenbestrahlung der Hypophyse sich gegen die Hyperthyreose im Klimakterium als wirksam erweist.

Die Entfernung der Schilddrüse stört bei Ratten den Geschlechtszyklus (154), er wird verzögert, aber nicht aufgehoben. Die Eierproduktion bei Hühnern geht stark zurück und kann danach durch Zufuhr von Thyroxin nur unwesentlich gesteigert werden (760). Bei schwangeren Kaninchen tritt nach der Thyreoidektomie oft Abortus ein (672). Loeser fand keinen unmittelbaren Einfluss der Schilddrüsenentfernung auf die Ovarialtätigkeit (467).

In neuerer Zeit wurde umgekehrt der Einfluss der Kastration auf die Schilddrüse öfter untersucht, mit zum Teil widersprechenden Ergebnissen. Marine (30) gibt an, dass bei jungen Hunden, Kaninchen und bei Ratten die Entfernung der Keimdrüsen innerhalb eines Monats zu einer Involution der Schilddrüse führt und zu einer leichten Herabsetzung des Gesamtstoffwechsels. Wird dagegen kürzere Zeit nach der Kastration die Schilddrüse untersucht, ergeben sich wechselnde Resultate, je nach der Tierart: Bei Vögeln ist Vermehrung des Kolloids beschrieben worden (37). Schultze (667, 668) sah bei weiblichen Ratten ebenfalls „Ruhigstellung der Schilddrüse“ nach der Kastration und machte die interessante Beobachtung, dass Fettsucht nur eintrat bei denjenigen Tieren, welche ausser an der Schilddrüse auch in der Hypophyse Veränderungen darboten in Form einer Vermehrung der basophilen Zellen.

Loeser (472) fand, dass bei Meerschweinchen nach Entfernung der Ovarien die Schilddrüse in hyperaktiven Zustand gerät. Die Veränderungen waren nach 3 Wochen sehr ausgeprägt. Die Wirkung der Kastration auf die Schilddrüse erfolgt durch Beeinflussung des Hypophysenvorderlappens. Sie liess sich unterdrücken durch perorale Darreichung von Dijodtyrosin. Der gleiche Forscher berichtet 1938 (341, 476) über Kastrationsfolgen an der Schilddrüse bei Ratten. Bei diesen Tieren stellte sich nach 8—14 Tagen, neben den Erscheinungen an den sekundären Geschlechtsorganen, Veränderungen in der Schilddrüse ein: Vergrösserung der Follikel mit Abflachung des Epithels, starke Kolloidfüllung. Diese Kastrationserscheinungen in der Schilddrüse konnten durch parenterale Zufuhr von Follikelhormon nicht rückgängig gemacht werden, obschon alle Folgen an den sekundären Geschlechtsmerkmalen sich auf diese Weise beseitigen liessen. Wurde dagegen das Follikelhormon intrauterin eingespritzt, dann wurden die Veränderungen der Schilddrüse zum Rückgang gebracht. Loeser machte dann die sehr interessante Feststellung, dass die „Kastrationsveränderung" der Schilddrüse nicht nur nach Entfernung des Ovariums auftrat, sondern auch nach Unterbindung der Tuben oder nach Entfernung des Uterus. Loeser gelangte zu dem Schlusse, dass die Schilddrüse vor Kastrationsveränderungen nur bewahrt werden kann, wenn ein funktionsfähiges Ovarium Follikelhormon in den Uterus gelangen lassen kann und äussert die Vermutung, dass eine Beziehung vom Uterus zum Ovarium auf dem Umwege über die Schilddrüse stattfindet. Er erklärt damit die Veränderungen der Schilddrüse im Geschlechtszyklus. Siegert (678a) hat ähnliche Ergebnisse gezeitigt und gelangt zu dem Schluss, dass die innersekretorische Funktion der Schilddrüse periodisch gesteigert wird, sobald nach dem Follikelsprung Follikelhormon in das Cavum uteri eintritt. Nach Entfernung des Uterus sinkt die hormonale Tätigkeit der Schilddrüse. Es wird dann mehr Hypophysenvorderlappenhormon gebildet, als Kompensation, welche aber nicht in genügendem Masse zustande kommt. Bockelmann und Scheringer (154) sahen bei weiblichen Ratten nach der Kastration die Schilddrüse jodreicher und kleiner werden und schliessen auf eine funktionelle Hypotrophie. Aron und Benoit (101) sahen, wie Loeser (472), dass die Kastration eine vermehrte Produktion von thyreotropem Hormon zur Folge hat. Nach Perkin und Brown (571) wirkt sich die Kastration bei weiblichen Hunden auch aus auf den Gehalt des Blutes an Jod. Die Entfernung der Schilddrüse genügt bei weiblichen, im Gegensatz zu männlichen Tieren nicht, um den Blutjodgehalt herabzusetzen, sondern erst die Kombination mit Entfernung der Ovarien führt zu dieser Wirkung.

Auf die durch Thyroxin erzeugte Stoffwechselsteigerung hat die Kastration keinen Einfluss (41).

Durch überschüssige Zufuhr von Schilddrüsenstoffen kann man den Gechlechtszyklus weiblicher Tiere unterbrechen, und zwar gelingt diese Unterbrechung sowohl durch direkte Zufuhr von Schilddrüsenstoffen (75), wie auch durch Anregung der Schilddrüse mittels thyreotropem Hormon (461). Abelin und Wiedmer (75) konnten bei Ratten nachweisen, dass die Brunsthemmung, welche auf Thyroxin erfolgt, sich durch gleichzeitige Darreichung von Prolan abschwächen, durch Follikulin aufheben lässt; die Hemmung des Brunstzyklus liess sich auch weitgehend abschwächen durch eine die Wirksamkeit der Schilddrüsenstoffe herabsetzende Kost. Meyer und Weitz (516) fanden, dass nicht nur Thyroxin, sondern auch Dijodtyrosin den Geschlechtszyklus stören kann. Die sexuelle Reifung wird bei weiblichen Ratten durch Zufuhr geringster Mengen von Schilddrüsenstoffen beschleunigt, durch grössere Gaben verlangsamt (206) [1].

---

[1] Vgl. dazu auch: Feuchtinger, O.: Z. exper. Med. **112**, 55 (1943).

Trächtige Ratten wiesen nach DENFORTH und LAUMOS (222) eine gesteigerte Toleranz auf gegen Aufnahme von Schilddrüsenstoffen. Doch liegen auch Beobachtungen vor über Steigerung der Thyroxinempfindlichkeit in der Schwangerschaft (4). Frauen, welche an Hyperthyreoidismus leiden, werden relativ selten schwanger (675). Hyperthyreotische Frauen verlieren oft ihre Menses, auch verschwindet oft der Follikulingehalt aus Blut und Urin. Therapeutische Thyreoidektomie kann die normalen Verhältnisse wieder herstellen (447a).

ELTERICH (259) hat bei der Taube den Zustand der Schilddrüse in den verschiedenen Geschlechtsphasen untersucht und gesehen, dass während der Mauser- und Ammenzeit die Drüse sich im Zustande hoher Aktivität befindet. Am ruhigsten ist die Schilddrüse in der Vorlegezeit. In der Legezeit vollzieht sich der Übergang zu der sehr aktiven Drüse der Brutzeit. Auf ein analoges Verhalten der Schilddrüse der männlichen Taube werden wir unten zurückkommen.

UHLENHUTH (718), welcher vorwiegend Amphibien untersuchte, hat seit langem und erneut die Periodizität der Schilddrüsenfunktion betont.

TRENDELENBURG (37) gelangt zu dem Schlusse, dass die Schwangerschaft leicht hemmend auf die Schilddrüsentätigkeit einwirkt. NEUWEILER (532) lehnt auf Grund seiner sorgfältigen Untersuchungen die von verschiedenen Seiten [ANSELMINO und HOFFMANN (88), EUFINGER (262, 263)] aufgestellte Annahme eines normalen Hyperthyreoidismus in der Schwangerschaft ab. GUGGISBERG (343) führt aus, dass die Schwangerschaft, namentlich in Kropfgegenden, schon von den ersten Wochen an zu einer Vergrösserung der Schilddrüse führt. Zeichen von Hyperthyreoidismus, wie gesteigerter Grundumsatz oder durch biologische Proben nachweisbare Vermehrung von Thyroxin im Blute, treten aber nicht auf. Die Schwangere ist normalerweise weder hyper- noch hypothyreotisch. Die etwa vermehrte Schilddrüsenfunktion würde nur der Placenta und der Frucht zugute kommen. HEROLD (363) fand, dass das histologische Bild der Schilddrüse in der Schwangerschaft die grösste Ähnlichkeit hat mit demjenigen, welches die Thyreoidea von Tieren bietet, welche mit unterschwelligen Dosen von thyreotropem Hormon behandelt wurden. Er nimmt also eine vermehrte Schilddrüsenfunktion während der Schwangerschaft an.

Bei Säugetieren ist vielfach eine Aktivierung der Schilddrüse während der Schwangerschaft und während des Säugens festgestellt worden (14).

Der Einfluss der Einverleibung östrogener Stoffe auf die Schilddrüse besteht am öftesten in einer Ruhigstellung des Organs (137). Die Wirkung ist keine direkte, sondern an die Mitwirkung der Hypophyse gebunden, indem das Follikulin einen hemmenden Einfluss auf den Hypophysenvorderlappen ausübt. Nach GUMBRECHT und LOESER (341) wirkt weibliches Geschlechtshormon nur in sehr grossen Gaben auf die Schilddrüse im Sinne einer Ruhigstellung. Die Behandlung mit grossen Dosen von Follikelhormon vermindert auch die Wirkung von Thyroxin auf den Gesamtstoffwechsel (487, 674, 675). Auf den Wasserhaushalt wirkt Oestrin entgegengesetzt wie Schilddrüsenstoffe (367). Okkels (552) beschreibt an Hand von Versuchen seines Schülers H. Franck, dass das Follikelhormon nicht nur eine „Ruhigstellung" der Schilddrüse mit durch Kolloid ausgedehnten Bläschen erzeugt, sondern auch in der Hypophyse Veränderungen, besonders Verlust der Körner der basophilen Zellen und Verkleinerung der eosinophilen Zellen. Er bringt das feingewebliche Bild der Schilddrüse mit diesem Zustand des Hypophysenvorderlappens in Zusammenhang.

Es ist gelegentlich auch über Aktivierung der Schilddrüse nach Follikulingaben berichtet worden (79, 579). Vermutlich hängt das verschiedene Ergebnis ab von der Menge und Beschaffenheit der angewandten Extrakte. Leonard (455) beobachtete, dass die Reaktion des Genitale auf Follikelhormon durch die Thyreoidektomie verstärkt wurde.

Karp und Kostkiewicz (416) sahen, dass sich bei Kaninchen auf Follikulineinspritzungen Kolloidkröpfe entwickelten. Andere Autoren fanden wiederum keinerlei Einfluss des Follikulins auf den Feinbau der Schilddrüse (438, 519a).

Aron und Benoit (101) stellten fest, dass hohe Gaben von Follikulin die Wirkung des thyreotropen Hormons auf die Schilddrüse aufheben.

Bei der Verfütterung an Kaulquappen macht sich ein der Schilddrüsenwirkung ähnlicher Einfluss geltend, indem Fütterung mit Ovarialsubstanzen (523) die Entwicklung und Metamorphose beschleunigt. Diese Wirkung dürfte damit im Zusammenhang stehen, dass sich im Ovarium reichlich Jod findet, dessen Verwandtschaft mit Thyroxinjod nicht ausgeschlossen ist.

Das Serum schwangerer Frauen kann im Froschlarvenversuch in geringem Grade schützend gegen die Thyroxinaktion wirken (135).

Das Fehlen der Schilddrüse hemmt die Milchsekretion. Thyreoprive Ziegen produzieren eine gelbliche Milch mit vermindertem Mineralstoffgehalt, indem der Phosphorgehalt der Milch mässig, der Calciumgehalt stark abnimmt (290). Auf die gelbliche Färbung der Milch schilddrüsenloser Ziegen werden wir im letzten Abschnitt, S. 310, zurückkommen.

b) Schilddrüse und Hoden.

Der Hoden wird bei Entfernung der Schilddrüse im jugendlichen Alter meist mangelhaft entwickelt, so dass keine Spermatogenese eintritt. Auch die innere Sekretion des Hodens kommt nach der Entfernung der Schilddrüse nicht in Gang, wie aus dem Ausbleiben der normalen Entwicklung der sekundären Geschlechtsmerkmale der früh thyreoidektomierten Tiere hervorgeht (127).

Bei Menschen mit mangelhaft entwickelter Schilddrüse, Athyreoten, manchen Fällen von Myxödem und von Kretinismus bleiben die Hoden in ihrer Entwicklung auf kindlicher Stufe stehen.

Umgekehrt kann die Kastration bei Stieren und Hengsten die Entwicklung der Schilddrüse so hemmen, dass sie nur die Hälfte oder weniger ihres normalen Gewichtes hat (37).

ELTERICH (259) fand, dass auch bei der männlichen Taube die Schilddrüse am wenigsten aktiv ist in der Zeit, in welcher die Geschlechtsdrüse die am meisten gesteigerte Tätigkeit hat und umgekehrt. Also ein reziprokes Verhalten. Die Zufuhr von Schilddrüsenstoffen im Übermass verzögert bei den männlichen Ratten den Eintritt der sexuellen Reifung (206).

Betreffend den Einfluss des männlichen Geschlechtshormons auf den experimentellen Exophthalmus siehe S. 252.

5. Schilddrüse und Leber.

Die Tatsache, dass gesteigerte Zufuhr von Schilddrüsenstoffen das Glykogen aus der Leber zum Verschwinden bringt, ist längst allgemein anerkannt. Der Glykogengehalt der Leber ist vielfach als Gradmesser für die Wirkung von Schilddrüsenpräparaten und des thyreotropen Hormons benutzt worden. Selbst sehr kleine Mengen von Schilddrüsenstoffen stören diese Leberfunktion, so dass sie sogar als Reagens gebraucht werden kann auf Gegenwart von Schilddrüsenstoffen, z. B. im Blut (DRESEL).

Heute kann die Tatsache als gesichert gelten, dass die Verarmung der Leber an Glykogen nicht einfach die Folge eines vermehrten Abbaues des Glykogens aus energetischen Gründen ist. Sie tritt oft schon auf, ehe auf die Zufuhr von Thyroxin der Grundumsatz gesteigert wird (687) und kann diese Steigerung auch überdauern. Es wurde deshalb angenommen, dass Hemmung der Fähigkeit zur Glykogensynthese im Spiele sei [TRENDELENBURG (37), BUELL und STRAUSS (175)], doch steht dies nicht fest. Insulin stellt die Glykogenbildungsfähigkeit nicht *immer* wieder her (66). POLLAK und FEHÉR (581) wiesen nach, dass Thyroxin die Assimilation von verfütterter Galaktose hemmt, desgleichen ALTHAUSEN und Mitarbeiter (76).

Die altbekannte Tatsache des thyreotoxischen Glykogenschwundes in der Leber hat eine neue Beleuchtung erfahren, dank einer genauen Analyse der sie begleitenden Vorgänge. Thyroxinzufuhr hat eine Vermehrung der Mitosen in der Leber der Versuchstiere zur Folge [WEGELIN (747), STERNHEIMER (687)].

STERNHEIMER hat bei genauer Verfolgung der Wirkung einer einzelnen Thyroxineinspritzung auf die Leber gesehen, dass schon in der 3.—6. Stunde nach der Einspritzung, also lange vor einer Steigerung des Grundumsatzes, ein starker Glykogenschwund in der Leber stattfindet, welcher ungefähr 48 Stunden anhält; dann steigt der Glykogengehalt bis zur 84. Stunde auf

Werte, welche über dem Normalen liegen, um dann wieder abzusinken. Während der früh auftretenden Verminderung des Glykogengehaltes erfährt die Leber eine Zunahme ihres Volumens und ihres Gewichtes, welche nach 48 Stunden ihren Gipfel erreichen. Diese Steigerung geht einher mit einer Zunahme des Stickstoffgehaltes, ist also durch eine Vermehrung des Lebereiweisses bedingt, welche sich mit Schwankungen bis zur 144. Stunde nach der Einspritzung verfolgen lässt. STERNHEIMER fand während dieser Zeit in der Leber viele Mitosen und eine Auflockerung des Protoplasmas, also Zeichen eines echten Wachstums. Er neigt zu der Meinung, dass der primäre Glykogenschwund darauf beruht, dass das Glykogen bei diesem Wachstum irgendwie verbraucht wird.

Auch, dass bei mässigen Gaben von Thyroxin und bei Ausschluss von Hunger das Glykogen in den Skeletmuskeln sich nicht, oder nur wenig vermindert, wie auch, dass das Glykogen im Herzmuskel nicht so leicht zu beeinflussen ist, wie dasjenige in der Leber, gehört zu den längst gesicherten Tatsachen.

SCHÖNHOLZER (661) wies nach, dass auch die Speicherung von Eiweissstoffen unter dem Einfluss von Thyroxin vermindert wird. Die in der Leber der Ratte bei Fütterung mit Casein sich bildenden Eiweissschollen verschwinden auf Thyroxindarreichung. Ausser dem Verschwinden des Glykogens und der Eiweissschollen zeigten die Leberzellen eine Verkleinerung mit Verdichtung des Protoplasmas und der Kerne. KASTERT (418), welcher ähnliche Versuche ausführte, gibt an, dass das Glykogen schon nach Anwendung von 2 mg Thyroxin verschwindet, während die Eiweissschollen erst nach einer gesamten Zufuhr von 4,5 mg nicht mehr sichtbar sind. Nach Thyreoidektomie stellte er eine Zunahme der Speichersubstanzen in den Leberzellen fest.

Die Lebern thyreotoxischer Tiere sind fettarm [ABELIN, SCHNEIDER (649)].

SCHNEIDER und WIDMANN (651, 652) untersuchten den Mineralstoffgehalt der Leber nach hochgradiger Einwirkung von thyreotropem Hormon und sahen, dass der Natriumgehalt in der Leber und im Serum stark, auf weniger als die Hälfte, zurückgeht, bei gleichbleibendem Chlorgehalt. Darreichung von Thyroxin bewirkte eine Abnahme des Natriumgehaltes auf ein Sechstel des Normalen.

MARKOFF (507) fand bei Vergiftung mit Thyroxin eine starke Vermehrung der Oxydasen, ferner eine Steigerung des Sauerstoffverbrauches im überlebenden Lebergewebe bei in vivo mit Thyroxin behandelten Tieren.

L. H. SCHMIDT (646) untersuchte die Ausscheidung von Natriumcholat durch die Leber an Hand der Veränderung des Gehaltes des Blutes an Gallensäure. Es wurde langsamer eliminiert bei Tieren, welche unter dem Einfluss von Thyroxineinspritzungen standen. Daraus wurde auf eine Leberschädigung durch das Thyroxin geschlossen. Wir erinnern daran, dass, wie im zweiten Abschnitt erwähnt, nach Einspritzungen von Thyroxin dieses in der Galle erscheint.

Dass auch bei Schilddrüsenmangel die Leber in ihrer Funktion gestört ist, wurde in den letzten Jahren namentlich in bezug auf das Carotin und

Vitamin A festgestellt. Wir werden auf die Beziehungen der Schilddrüse zu dem Vitamin im Abschnitt VIII zurückkommen.

Es ist öfter untersucht worden, wie Schilddrüsenstoffe auf den Stoffwechsel von überlebendem Lebergewebe einwirkt, mit wechselnden Ergebnissen. Wenn Lebergewebe mit Thyroxin in vitro zusammengebracht wurde, konnte meistens keine, oder keine verwertbare Steigerung des Sauerstoffverbrauches festgestellt werden (182, 555, 603). CENZANELLI und RAPPORT (182) sahen dagegen eine Steigerung der Oxydationen im Lebergewebe, wenn sie anstatt Thyroxin Thyreoglobulin zusetzten. PAAL (555) konnte im Lebergewebe auf Thyroxin eine Steigerung der Oxydationen nur beobachten, wenn das Gewebe vorher in Kontakt mit Schilddrüsengewebe und thyreotropem Hormon gestanden hatte. REUTER (603) betont, dass er zwar auf Thyroxin eine leichte Steigerung der Oxydationen feststellen konnte, aber in ähnlicher Weise auch bei gleichartiger Verwendung von Aminosäuren, so dass er sich von der Spezifität der Thyroxinwirkung nicht überzeugen konnte.

Im Hinblick auf die *anatomischen Veränderungen* der Leber, wie sie bei der BASEDOWschen und anderen mit Hyperthyreose einhergehenden Krankheiten gefunden werden, ist von verschiedenen Untersuchern versucht worden, ob es gelingt, durch sehr hohe und lange angewandte Gaben von Schilddrüsenstoffen oder reinem Thyroxin, ähnliche Veränderungen zu reproduzieren: GERLEI (317) fand, dass sich durch hohe Thyroxingaben schon nach 5—7 Tagen zentrale Läppchennekrosen hervorrufen lassen. Bei chronischer Einwirkung von Thyroxin fand er nur kleine fibröse Herde im Zentrum der Leberläppchen, aber keine chronischen, ausgedehnten Leberveränderungen. KASTERT (418) konnte mit grossen Gaben von Thyroxin bei einzelnen Ratten Lebernekrosen erzielen, bei geringeren Gaben von Schilddrüsenextrakten und von Thyroxin wurden von ihm, in Übereinstimmung mit anderen Beobachtern, keine oder nur unbedeutende Veränderungen gefunden (766).

Dass in der Leber von Basedow-Kranken öfter akute Veränderungen zu finden sind, ist schon länger bekannt, ebenso sind schon früher öfter chronische Leberveränderungen bis zur Cirrhose festgestellt worden (37a).

Seitdem RÖSSLE (619) in den Lebern von Basedow-Kranken ausgedehnte, auch chronische Veränderungen beschrieben hat, ist die Frage der thyreotoxischen Leberschädigungen erneut von vielen Seiten untersucht und diskutiert worden. RÖSSLE fand an akuten, frischen Veränderungen zentroacinöse und perivenöse Nekrosen, die sich bis zum Bilde der akuten und subakuten gelben Leberatrophie steigern können. Es fanden sich Veränderungen der Capillarwände und Zeichen von seröser Hepatitis. Als chronische Veränderungen beschrieb RÖSSLE eine sklerosierende Verödung des Gewebes, besonders unter der Leberkapsel. Auch WEGELIN (746) hat in 7 von 19 Fällen in der Leber von Basedow-Kranken Cirrhose festgestellt, einmal akute gelbe Leberatrophie. In den meisten Fällen vor allem fettige Infiltration in den Lobuli, besonders den peripheren Teilen derselben. Die zentralen Teile zeigen oft Zellnekrosen. Im ganzen sind die Leberzellen klein und glykogenfrei. Die fettige Infiltration entspricht einer weit schwereren Folge der Thyroxineinwirkung als der schon bei mässigen Thyroxingaben auftretende Fettschwund.

In den letzten Jahren wurde klinisch bei Kranken mit Hyperthyreose sehr häufig auf Zeichen der Schädigung der Leber gefahndet. ASSMANN (109) u. a. führende Kliniker (537) haben thyreotoxische Leberschäden erwähnt und beschrieben. SCHRUMPF (665) fand bei 4 von 9 Patienten mit Thyreotoxikose eine herabgesetzte Assimilationsfähigkeit der Leber für Galaktose.

Wurde die Probe nach der Schilddrüsenoperation wiederholt, fand sich eine Rückkehr zur normalen Assimilationsfähigkeit.

Crile (215) ist der Meinung, dass das Versagen der Leber eine Hauptursache der bedrohlichen post-operativen Erscheinungen, also der thyreotoxischen Krise, sei. Chesky, Schmidt und Walsh (197) fanden anatomisch die schwersten Leberschäden bei Patienten, welche an einer akuten, thyreotoxischen Krise gestorben waren.

6. Schilddrüse und Pankreas.

Die Thyreoidektomie mildert den experimentellen Pankreasdiabetes des Hundes [Falta, Eppinger und Rudinger, Falta (283)]. Insulin wirkt der Grundumsatzsteigerung und dem Leberglykogenschwund, wie sie durch Schilddrüsenstoffe hervorgerufen werden, oft entgegen (4, 200). Im Froschlarvenversuch wirkt Insulin hemmend auf die Folgen der Thyroxindarreichung (4). Jann (398) stellte einen Antagonismus zwischen Thyroxin und Insulin in ihrer Einwirkung auf die „Hypnose" bzw. den Winterschlaf des Frosches fest. Ersteres wirkte weckend, letzteres einschläfernd. Balo, Lovas, Bach und Neufeld (112) stellten aus Schweinepankreas ein Extrakt her, welches Kaninchen gegen die tödliche Thyroxindose und gegen die auf Thyroxin erfolgende Senkung der Serumlipase zu schützen vermochte. Der Stoff war eiweissfrei und nicht mit Insulin identisch.

Dass ein Antagonismus zwischen Thyroxin und Insulin besteht, erhellt auch aus der Tatsache, dass Kretins gegen Insulin überempfindlich sind (448), ferner daraus, dass sich im Schrifttum kein Fall von Myxödem findet, der gleichzeitig diabetisch war (319), wogegen Hyperthyreosen oft von Diabetes begleitet sind. Entfernung der Schilddrüse kann, neben den übrigen Zeichen der Hyperthyreose, auch den Diabetes zum Verschwinden bringen (768). Yriart (768) gelang es nicht, beim pankreasdiabetischen Hunde durch Entfernung der Schilddrüse die Stoffwechsellage wesentlich zu bessern.

Wiederholte Einspritzungen von Insulin scheinen die Schilddrüse zu aktivieren, die Follikel werden kolloidfrei, sind klein, stehen gedrängt und zeigen sehr viele amitotische Kernteilungsfiguren (201). Insulin wirkt also auch in dieser Beziehung entgegengesetzt wie Thyroxin, denn unter dessen Einwirkung erfolgt ja „Ruhigstellung" des histologischen Bildes der Schilddrüse. Papayanopulos (588) fand, dass Thyroxineinspritzungen zu einer Vermehrung der Blutamylase führen und erklärt diese Erscheinung durch den Einfluss des Thyroxins auf das Pankreas.

Man hat von klinischer Seite mehr und mehr bei Schilddrüsenkrankheiten dem Pankreas und bei Diabetes der Schilddrüse die Aufmerksamkeit zugewendet. So gibt Falta (282) an, dass die Insulinresistenz mancher Diabetesfälle auf einer gestörten Tätigkeit der Schilddrüse beruht. Marx[1] empfiehlt

[1] Marx, H.: Klin. Wschr. **1943 I**, 329.

Darreichung von Schilddrüsenstoffen bei Spontanhypoglykaemie. Wir verweisen im übrigen, auch betreffend die Insulinbehandlung des Basedow, auf das im Abschnitt V Gesagte.

VII. Zur pathologischen Physiologie des Kropfes, nebst Bemerkungen über den Jodhaushalt.

Die Frage nach der Beziehung des Feinbaues der kropfig veränderten Schilddrüse zur Funktion des Organs ist seit langem im wesentlichen geklärt. Wir können uns also mit einer kurzen Zusammenfassung des Bekannten begnügen, und im Zusammenhang damit über einzelne neuere Untersuchungen berichten: Die am wenigsten aktiven Kröpfe, deren Träger also zu Hypothyreoidismus neigen, haben oft diffus parenchymatösen Bau mit kleinen Follikeln und wenigem, aber konzentriertem Kolloid. Auch Knotenkröpfe mit Vorwiegen des parenchymatösen Baues sind vielfach die Träger einer ungenügenden Funktion. Etwas näher stehen einem normalen Funktionszustand durchschnittlich Knotenkröpfe mit Vorwiegen des kolloidalen Baues. Der euthyreote Kropf des erwachsenen Menschen zeigt am häufigsten mittelgrosse und grosse mit Kolloid gefüllte Follikel. Von diesem Bau mit oder ohne Einlagerung von Kolloidknoten ist nicht nur der euthyreote, sondern auch mancher zu einer Hyperfunktion neigende Kropf. Es ist der typische Tieflandkropf des europäischen Gebietes und die verbreitetste Kropfform in den Vereinigten Staaten von Nordamerika, mit ihrer starken Neigung zu Überfunktion (190, 358, 423). In diesem Falle zeigt er häufig, neben dem starken Kolloidgehalt, Epithelproliferation. Am oberen Ende der Reihe steht der Basedow-Kropf mit seinem parenchymatösen Bau, mit stärkster Epithelproliferation und infolgedessen kompliziert gestalteten, kolloidarmen Follikeln. Diese Ergebnisse, welche wir den Untersuchungen namentlich der Berner und der Freiburger Schule verdanken, sind in den letzten 15 Jahren im einzelnen ausgebaut, aber in den Grundzügen nur bestätigt worden.

Die analytischen Fortschritte der Chemiker in bezug auf den Nachweis von Jod in kleinsten Mengen, wie sie sich an v. Fellenbergs (288, 289) Forschungen angeschlossen haben, haben dazu geführt, dass im letzten Jahrzehnt zahlreiche Untersuchungen ausgeführt worden sind über den Gehalt der Schilddrüse, des Blutes, des Harnes und mancher Organe an Jod. Eine Lehre vom Jodstoffwechsel beginnt sich abzuzeichnen. Wir werden im folgenden einige von diesen Untersuchungen anführen.

Grab (334) hat gefunden, dass in der normalen, „ruhenden", also kolloidreichen Schilddrüse des Hammels ungefähr 95% des Gesamtjodes im Kolloid enthalten sind und nur wenige Prozente im übrigen Gewebe. Selbst nach starker Reduktion des Jodbestandes durch „Aktivierung" der Schilddrüse entfielen auf diesen Restbestand des Kolloides immer noch 60—70% des

Gesamtjodes. Dabei betrug bemerkenswerterweise sowohl vor- wie nachher der Anteil des „Thyroxinjodes", d. h. der säureunlöslichen Jodfraktion, ungefähr ein Drittel. Es scheint also normalerweise das Verhältnis der säureunlöslichen zu der säurelöslichen Jodfraktion bei wechselnder Funktion konstant zu bleiben.

Dass die parenchymreiche, aktive, namentlich die Basedow-Schilddrüse, entsprechend ihrem geringen Kolloidgehalt, auch jodarm ist, wird immer wieder bestätigt (110, 438, 483). Im Gegensatz zu dem konstanten Verhältnis der Jodfraktionen in der normalen Schilddrüse fand Abelin (52) in Kröpfen die grössten Ungleichheiten. Anstatt wie in der normalen menschlichen Schilddrüse 20—25 % des Gesamtjodes auszumachen, fand sich in Kröpfen die Thyroxinjodfraktion meistens vermindert, so dass sie öfter nur 10 % ausmachte; gelegentlich aber war sie auch stark erhöht. Die Tatsache, dass der allerhöchste Thyroxinjodgehalt von 57 % in der Schilddrüse eines 14 Jahre alten Kretinen gefunden wurde, zeigt uns, dass wir ja nicht aus einem gesteigerten Thyroxinjodgehalt auf eine hochwertige Funktion der Schilddrüse schliessen dürfen. Abelin fand in den Knotenkröpfen abnorm grosse Mengen von anorganischem Jod und schliesst daraus auf eine Unfähigkeit der Kröpfe, das dargebotene Jodmaterial zu verarbeiten.

Das spärliche Kolloid der hyperaktiven Basedow-Schilddrüse scheint bezüglich seiner Jodverbindungen von dem normalen Kolloid abzuweichen, und zwar anscheinend nicht nur infolge der Verdünnung, welche es erfährt, denn Krogh und Lindberg (438) fanden, dass die biologische Aktivität der Extrakte aus solchen Drüsen, auf das Milligramm Jod berechnet, weit geringer war, als diejenige von Extrakten aus normalen Schilddrüsen oder euthyreoten, kolloidhaltigen Kröpfen. Dagegen erwies sich nach erfolgter Anreicherung des Kolloides durch Jodzufuhr auch der Extrakt der Basedow-Schilddrüse als biologisch normal aktiv. Die Untersuchungen von Lunde (483) deuten allerdings darauf hin, dass das Kolloid der mit Jod zu Kolloidstapelung veranlassten Basedow-Schilddrüse mindestens in chemischer Hinsicht noch abweicht von normalem Kolloid.

Lunde trennte die wasserunlösliche, jodhaltige Fraktion durch teilweise Lösung in Aceton und fand, dass der acetonunlösliche Rest in der Hauptsache die aktiven Schilddrüsenstoffe enthält. Diese acetonunlösliche Fraktion war nun in der durch Jod mit Kolloid angereicherten Basedow-Schilddrüse abnorm, drei- bis viermal schwächer vertreten, wogegen die anderen jodhaltigen Fraktionen in normaler Menge vorhanden waren.

Aus den Untersuchungen von Jordi (404), welcher nordamerikanisches Kropfmaterial auf seinen Jodgehalt und die biologische Wertigkeit im Kaulquappenversuch und mittels der Asher-Streulischen Methode prüfte, geht hervor, dass die Adenome, welche zu Symptomen von Hyperthyreoidismus führen, in Californien jodreicher sind, als irgendwelche Kröpfe aus dem europäischen Endemiegebiet.

Der Autor schliesst aus dem Ausfall des Kaulquappenversuches und aus dem Auseinandergehen einiger Drüsen in der Wirksamkeit in den beiden angewandten biologischen Proben auf qualitative Verschiedenheiten der Schilddrüsenstoffe verschiedener Strumen und neigt daher zur Annahme eines Dysthyreoidismus.

LOEPER (463) und Mitarbeiter untersuchten die Eiweissstoffe von Kröpfen nach ihrer prozentualen Zugehörigkeit zu den Albuminen und Globulinen. Wie zu erwarten, erwiesen sich die Parenchymkröpfe als reicher an Albumin, wogegen die Kolloidkröpfe, entsprechend dem starken Gehalt des Kolloides an „Globulinen", in ihrem Eiweissbestande vorwiegend solche enthielten.

MANSFELD, SCHEFFER und TYUKODY (498) prüften die Jodbindung in der in kompensatorischer Hypertrophie begriffenen Schilddrüse des Hundes und sahen, dass nach der Entfernung des einen Schilddrüsenlappens, der andere bei Steigerung seiner Hyperplasie durch Joddarreichung immer gleichviel Jod speicherte, ob nun 20 oder 100000 γ Jod täglich verabreicht wurden. Wurde die kompensatorische Hyperplasie durch Zufuhr von Schilddrüsenstoffen vermindert, war die Jodanhäufung viel geringer, im Hunger fehlte sie trotz Jodzufuhr ganz, konnte aber durch thyreotropes Hormon trotz fortgesetzter Nahrungskarenz gesteigert werden. Es scheint also, dass die physiologisch aktive Schilddrüse bis zu einer bestimmten Grenze Jod stapelt, im Gegensatz zu der exzessiv tätigen infolge übermässiger Zufuhr von thyreotropem Hormon.

WALTHARD (735, 736) bestimmte den Stoffwechsel der überlebenden normalen Schilddrüse und von Kröpfen mittels der WARBURGschen Apparatur. Diffuse Kolloidkröpfe und kolloidhaltende wachsende Adenome verhielten sich gleich wie normale Schilddrüsen: Das heisst, sie zeigten starke Atmung und keine aerobe Glykolyse, somit einen „Leistungsstoffwechsel". Im Gegensatz dazu zeigten trabekulär gebaute Adenome trotz grosser Atmung eine aerobe Gärung als Ausdruck des wachsenden Tumorgewebes.

Bei der *Bestimmung des Jodes im tierischen und menschlichen Körper ausserhalb der Schilddrüse*, also in Organen, in Blut, Harn und Milch, handelt es sich um sehr kleine Mengen, mittelst Verfahren, welche besondere Übung und Erfahrung voraussetzen. Für das Verständnis der im Schrifttum niedergelegten Jodwerte ist es wichtig, zu wissen, dass das erste von FELLENBERGsche (289) Verfahren mit offener Verbrennung arbeitete, wogegen das spätere Verfahren FELLENBERGs selbst und verschiedener Autoren [PFEIFFER, LEIPERT u. a. (176)] eine geschlossene Verbrennung zur Anwendung brachte. Bei den älteren Methoden ging ein gewisser Teil des Jods verloren, so dass die älteren Werte durchweg als zu niedrig anzusehen sind. Trotzdem sind darunter viele wertvolle Ergebnisse, weil die Zahlen ein und des gleichen Untersuchers unter sich durchaus vergleichbar sind, weil bei gleichem Vorgehen die Jodverluste bei der Analyse als ungefähr konstant angesehen werden dürfen. Die neueren Verfahren geben höhere und richtigere Werte. Trotzdem sind auch jetzt die Werte der verschiedenen Untersucher kaum miteinander vergleichbar, weil die verschiedenen gebrauchten Verfahren, auch an ein und dem gleichen Objekt, nicht die genau gleichen Ergebnissen erwarten lassen. So ist es nicht wohl möglich, die Ergebnisse von Autor zu Autor, soweit sie verschiedene Verfahren benutzen, und noch viel weniger von Land zu Land, zu vergleichen. Wenn wir im folgenden Jodwerte angeben, überlassen wir jeweilen dem betreffenden Autor die Verantwortung für deren absolute Höhe. Dagegen halten wir im ganzen den Vergleich der verschiedenen Werte der Untersuchungsreihen des gleichen Untersuchers in ihrer gegenseitigen Relation für zuverlässig.

Wenn z. B. KISCH (425) im Jahre 1936 angibt, dass der normale Jodgehalt des Blutes beim gesunden Menschen zwischen 8 und 17 γ-% beträgt, und dass man bei gesteigerter Schilddrüsentätigkeit mehr, bei verminderter weniger Jod findet, so sind das einwandfreie Feststellungen. SCHNEIDER und WIDMANN (650) geben an, dass der normale Blutjodspiegel bei 32 γ-% liegt. Wenn anderseits McCLENDON (208) als Durchschnitt einen Blutjodwert von 6 γ-% findet, oder CURTIS und PUPPLE (221) einen Durchschnitt von 4,3 γ-%, berechtigt uns das nicht zu der Annahme, dass die Menschen in Nordamerika durchschnittlich weniger Jod im Blut haben als die Mitteleuropäer, und auch nicht dazu, anzunehmen, dass die verschiedenen Werte, welche diese amerikanische Autoren finden, unter sich nicht in der richtigen Relation stehen. Wir werden aber vermuten dürfen, dass die höheren Werte der europäischen Untersucher der Wirklichkeit näher kommen.

Diese Ungewissheit über die Bewertung der absoluten Zahlen macht sich besonders bemerkbar, wenn Jodbilanzen aufgestellt werden. Denn wir haben dann gelegentlich auf der Seite der Einnahmen, soweit es sich um Zulagen von Jodverbindungen zu der Nahrung handelt, genaue, auf direkter Wägung beruhende Zahlen und müssen sie dann Analysenzahlen gegenüberstellen, welche in ihrer Höhe weniger sicher sind. Trotzdem liegen mehrere Arbeiten vor, welche uns brauchbaren Einblick gewähren.

Einige Autoren haben auch im Blut, Organen und Harn, das Jod in verschiedene Fraktionen zerlegt, namentlich die alkohollöslichen von den alkoholunlöslichen Jodverbindungen getrennt. Es ist gut, sich zu vergegenwärtigen, dass die alkohollösliche Fraktion nicht nur das anorganische Jod, sondern auch organisch gebundenes mitenthält, und dass es nicht ganz richtig ist, den alkohollöslichen Anteil des Jods einfach mit dem anorganischen Jod zu identifizieren (650), wie es vielfach geschieht. In der alkoholunlöslichen Fraktion findet sich u. a. auch das Thyroxin. Eine weitere Zerlegung, die an und für sich wünschenswert wäre, verbot sich wegen der allzu geringen Gesamtmengen [1].

Vereinzelt wurde auch versucht, das Jod im Plasma von dem in den Blutkörperchen enthaltenen zu trennen. So fand SAEGESSER (625), dass sich mehr Jod im Plasma als in den Erythrocyten findet. Nach Jodanstrich der Haut steigt das in den Blutkörperchen enthaltene Jod viel stärker an, als dasjenige im Plasma. Der Autor vermutet, dass die Erythrocyten das Jod zu den Nieren führen.

SCHEFFER (633) führte vergleichende Jodbestimmungen im arteriellen und im venösen Blut aus und sah, dass im arteriellen Blut das „organische“ Jod überwiegt, wogegen im venösen mehr „anorganisches“ vorhanden ist. Es

[1] Einen weiteren Fortschritt in der Trennung der Jodfraktionen hat WILMANNS angebahnt. [Z. exper. Med. 112, 1 (1943).]

scheint also in den Geweben organisches Jod in anorganisches abgebaut zu werden.

Versuche (369) zur Klärung von Fragen des Jodstoffwechsels, „gezeichnetes", d. h. radioaktives, Jod einzuführen, mögen hier als aussichtsreiches neues Forschungsverfahren nur Erwähnung finden.

Bei der Aufstellung von Jodbilanzen müssten auf der Aufnahmeseite der Jodgehalt der Nahrung und des Trinkwassers bekannt sein, unter Umständen auch der Jodgehalt der eingeatmeten Luft, denn die Lunge kann sehr viel Jod resorbieren (464). Es liegen nur wenige Arbeiten vor mit *genauer* Bestimmung der aufgenommenen Jodmengen.

Auf seiten der Ausgaben wird immer in erster Linie das im Harn befindliche Jod bestimmt. Über den Anteil des Jodes, der im Stuhl, durch die Haut und die ausgeatmete Luft den Körper verlässt, sind die Angaben der verschiedenen Untersucher weit voneinander abweichend. Die Verteilung auf die verschiedenen Wege ist wohl auch je nach der Lage, namentlich je nach dem Funktionszustand der Schilddrüse so verschieden, dass es im allgemeinen nicht angeht, das ausserhalb des Harnes ausgeschiedene Jod zu vernachlässigen oder bloss zu schätzen, wie es vielfach geschieht, ausser unter sehr konstanten Versuchsbedingungen. Sehr genau gingen z. B. CURTIS und PUPPEL (221) vor: Sie vernachlässigten nur die Jodausscheidung durch die Exspirationsluft, nicht weil sie sie als gering einschätzten, sondern, weil sie kein befriedigendes Bestimmungsverfahren fanden. Dagegen bestimmten sie den Jodgehalt des Schweisses durch Analyse des Wassers, das zu in besonderer Weise vorgenommenen Waschungen verwendet wurde, und sahen, je nach dem Versuch, 10—13 % des Jodes auf diese Weise aus dem Körper austreten. Die Urinjodausscheidung machte 49—72 % der Gesamtausscheidung aus, wogegen im Stuhl normalerweise 15 %, bei Basedow 40 % des Jodes gefunden wurden. Diese Untersucher fanden auch bei Gesunden an einzelnen Tagen mehr Jod in den Faeces als im Harn.

SCHITTENHELM und EISLER (642) geben an, dass bei einem geheilten Fall von Myxödem nach Thyroxinzufuhr das Jod vorwiegend durch den Stuhl ausgeschieden wurde, wie sie es bei gesunden Menschen gefunden hatten. SCHEFFER (633) hat den bemerkenswerten Gedanken ausgesprochen, dass die verschiedene Verteilung des Jodes auf die verschiedenen Ausfuhrwege abhängen möchte von der verschiedenen Bindung des Jodes, indem die Schilddrüsenstoffe, sei es in der Schilddrüse selbst, sei es im übrigen Organismus, verschiedene Wandlungen erfahren. In sehr genauen Jodbilanzen hat dieser Autor gefunden, dass bei einer täglichen Jodaufnahme von 60—70 γ, wenig mehr als ein Drittel im Harn wiedergefunden wurde, durch die Haut wurden ebenso grosse Mengen, gelegentlich auch grössere, ausgeschieden. In der Exspirationsluft wurden etwa 10 γ im Tag gefunden. Im Gegensatz zu den vorher angeführten Untersuchern fand er die Jodmengen, welche durch den Kot den Körper verliessen, sehr gering.

Wir werden dazu kommen, Angaben zu machen über Harn-Jodbestimmungen. Wir werden uns gegenwärtig halten müssen, dass damit immer nur ein mehr oder weniger grosser und wechselnder Bruchteil der gesamten Jodausscheidung erfasst wird. — Bei kleinen Versuchstieren kann die Bilanz auch teilweise ersetzt und genauer gestaltet werden durch Analyse des ganzen Tieres oder seiner Organe.

Wir führen zunächst Tierversuche von Saegesser (625) an, welcher fand, dass bei Ratten nach der Thyreoidektomie der Jodgehalt des ganzen Tieres im Verlaufe von 4 Wochen ungefähr um 10% abnimmt, und zwar betraf die Abnahme besonders die Leber, die Milz, das Herz und das Gehirn, wogegen in den Muskeln, den Lungen und der Haut eine leichte Zunahme zu verzeichnen war. Es findet also auch ohne Gegenwart der Schilddrüse ein Jodstoffwechsel statt, wenn auch in veränderter Form. Auch die Verwertung von zugeführtem überschüssigem Jod fand sich verschieden bei schilddrüsenlosen und normalen Tieren. Die letzteren hatten 7 Tage nach einmaliger Zufuhr von 650 γ Jod dreimal mehr Jod zurückgehalten. Der Jodgehalt des Gehirnes hatte sich verzehnfacht, wie übrigens auch bei den schilddrüsenlosen Tieren. Wurden dagegen viel höhere Gaben von Jod, 1 mg 7 Tage lang, gegeben, erwies es sich, dass das schilddrüsenlose Tier dadurch in allen Organen, ausser der Leber, an Jod verarmte im Gegensatz zu normalen Tieren. Gleichzeitige Zufuhr von Thyroxin befähigte aber die schilddrüsenlosen Tiere in gleicher Weise überschüssig aufgenommenes Jod in sich zurückzubehalten. Das Thyroxin beeinflusst also den Jodgehalt der Organe in massgebender Weise. Diese Erkenntnis ist wichtig für das Verständnis des Jodstoffwechsels bei Krankheiten der Schilddrüse. Analog dazu fanden Schittenhelm und Eisler (642) bei einem myxödematösen Manne, dass nach Aufhören der Thyroxinzufuhr die retinierte Jodmenge ausgeschieden wurde, und zwar vorwiegend durch den Stuhl.

Curtis und Puppel (220) studierten zunächst die Jodbilanz normaler Menschen und sahen, dass bei geringer Jodzufuhr (unter 100 γ im Tag) der gesunde Mensch eine negative Jodbilanz hatte. Erst bei etwas über 100 γ täglicher Jodzufuhr befanden sich diese Versuchspersonen im Gleichgewicht oder wurde die Bilanz positiv. Im Hunger wurden täglich 100—140 γ Jod ausgeschieden. Bei Basedow-Kranken war eine grössere Jodzufuhr notwendig, um eine positive Jodbilanz zu erzielen. Wie die meisten Untersucher fanden auch diese Autoren den Jodgehalt des Blutes der Basedowiker beträchtlich, auf den doppelten Wert, erhöht. Entfernung der Schilddrüse stellte bezüglich des Jodstoffwechsels wieder normale Verhältnisse her. Wurden dagegen unphysiologisch hohe Jodmengen gegeben von 3—48 mg im Tag, war die Jodretention bei Basedow sehr stark, doppelt so hoch wie beim Gesunden unter gleichen Verhältnissen. *Beim Basedow-Kranken wohnen also für Jod Inkontinenz und übermässige Retention nahe beieinander. Die Unfähigkeit kleine Jodmengen zu behalten, und die Neigung grössere Jodmengen — mindestens zeitweise — im Übermasse festzuhalten,* ist für diese Krankheit charakteristisch. *Umgekehrt der Hypothyreotische: Er vermag nur kleinste Jodmengen zu retinieren, wogegen höhere Gaben seinen ganzen Jodbestand in Gefahr bringen und dadurch oft toxisch wirken.*

Wir haben schon dargetan, dass der Kropfige, an Jodthyreotoxikose Leidende, in diesem Punkte dem Athyreoten nähersteht als dem an genuinem Basedow Leidenden [SAEGESSER (625)].

SCHEFFER und v. MEGAY (632) untersuchten den Jodstoffwechsel bei euthyreoten Kröpfen und sahen, dass dabei weniger Jod ausgeschieden wurde als aufgenommen. Sehr häufig war der Blutjodspiegel sehr hoch, wobei sowohl der organische wie der anorganische Anteil sich erhöht fanden. Die Haut schied wenig oder kein Jod aus, dagegen wurde durch die Lungen besonders viel Jod ausgeschieden. Als Durchschnitt ihrer Feststellungen geben die Autoren an, dass die Mittelwerte der täglichen Jodausscheidung für normale Menschen 80 γ betragen, unter gleichen Verhältnissen für hyperthyreotische 102, bei den Thyreotoxikosen 225, beim Kropfigen 41 γ. SCHEFFER (633) gab der Meinung Ausdruck, dass für die Thyreotoxikose eine negative, für den euthyreoten Kropfigen eine positive Jodbilanz charakteristisch sei.

Die von verschiedenen Autoren, z. B. (220, 221) geäusserte Vermutung, dass die Störung des Jodstoffwechsels gegenüber der Schilddrüsenkrankheit das Primäre sein könnte, ist angesichts der den Jodstoffwechsel beherrschenden Rolle der Schilddrüse wohl nicht wahrscheinlich, obschon zuzugeben ist, dass auch andere Organe, namentlich die Leber, im Jodstoffwechsel eine vielleicht beherrschende Rolle spielen. SCHEFFER (633) nimmt an, dass die Regeneration der im Blute kreisenden Schilddrüsenstoffe in der Leber erfolgt: Er fand, dass das Blut im rechten Herzen, im Gegensatz zum übrigen venösen Blut, bezüglich der Jodfraktionen gleich beschaffen ist, wie das arterielle Blut.

Unter anderem deuten die später anzuführenden Störungen des Jodstoffwechsels bei Leberkrankheiten auf eine beträchtliche Rolle der Leber hin.

Dass die Verteilung des Jodes auf die Organe von der Tätigkeit der Schilddrüse abhängt, haben wir schon erwähnt, ebenso, dass auch von aussen zugeführtes Thyroxin die Verteilung des Jodes auf die Organe beeinflusst.

SAEGESSER (625) fand, wie andere Autoren, besonders viel Jod in der Leber und im Herzen und sah namentlich, dass die beiden Organe neben dem Gehirn in ihrem Jodgehalt in besonders starker Weise von der Schilddrüse und der Thyroxinzufuhr abhängen. Besonderes Interesse verdienen die schon früher erwähnten Befunde von SCHITTENHELM und EISLER (641), welche dartaten, dass der nach Zufuhr von Thyroxin und von Schilddrüsenstoffen stark angestiegene Jodgehalt des Zwischenhirns nach Entfernung der Schilddrüse auf ein kaum mehr bestimmbares Minimum herabsinkt. Durch Zufuhr von Thyroxin gelang es, den Gehalt des Zwischenhirns wieder auf die normale

Höhe zu heben, bei höheren Gaben auch darüber hinaus. Diese Befunde blieben nicht unbestritten (170). Es kann aber als festgestellt gelten, dass das Gehirn als Ganzes, und besonders die basalen Anteile des Zwischenhirns, auch beim Menschen zu den jodreichsten Organen gehören (688), und dass dieser Jodgehalt von der Schilddrüse abhängt. Auch die Hypophyse ist ein sehr jodreiches Organ und hängt darin ebenfalls von der Schilddrüse ab.

Praktisches ärztliches Interesse haben die Schwankungen des Gehaltes von Blut und Harn an Jod vor und nach Operationen an der Schilddrüse, besonders in Zuständen von Hyperthyreoidismus: Wir gehen nicht ausführlich ein auf die altbekannte Tatsache, dass bei Basedow und Hyperthyreoidismus anderer Genese in der Regel vermehrter Jodgehalt im Blute und im Harn gefunden wird. Seitdem man die beiden Jodfraktionen differenziert, ist die besondere Vermehrung der alkoholunlöslichen Fraktion bei hyperthyreotischen Zuständen von verschiedenen Autoren (345 u. a.) festgestellt worden. Cattell und Perkin (191) berichten aus ihrer besonders grossen Erfahrung, dass der hohe Blutjodspiegel sich nur bei kürzerer Krankheitsdauer einigermassen regelmässig findet. Bei Dauer des Basedow von einem Jahr oder darüber fanden sie meistens normalen Jodgehalt des Blutes.

Dementsprechend beobachteten sie vor und nach der Entfernung der Basedow-Kröpfe verschiedene Verhaltungsweisen. Der normale Verlauf bei kurzer Vorkrankheit zeigte einen hohen Blutjodspiegel vor der Operation und einen niedrigen danach. Es kann aber auch vorkommen, dass nach langer Krankheitsdauer vorher ein normaler Blutjodspiegel bestand, und dass kürzere oder längere Zeit nach der Operation ein Anstieg des Blutjodes eintritt als Zeichen eines Rezidivs.

Es ist bei diesen und weiteren Angaben zu berücksichtigen, dass heutzutage in so gut wie allen Fällen vor der Operation therapeutisch recht grosse Jodmengen zugeführt werden. *Unmittelbar* nach der Operation ist die Steigerung des Blutjodgehaltes die Regel. Gleichzeitig ist auch das Harnjod gesteigert. Dank dieser Jodausscheidung sinkt am häufigsten nach einigen Tagen der Blutjodgehalt. Gutzeit (345) beobachtete, dass postoperativ nicht nur der gesamte Jodwert im Blute abfällt, sondern insbesondere, dass das Überwiegen der organischen Jodfraktion rückgängig wird.

Curtis und Puppel (220) machen darauf aufmerksam, dass die Steigerung des Blutjods unmittelbar nach der Operation keineswegs für Schilddrüsenoperationen spezifisch ist, sondern in gleicher Weise auch nach andersartigen Eingriffen vorkommt, namentlich nach Thorakoplastiken und Mammaexstirpationen. Die gleichen Beobachter fanden, dass es nach der Resektion toxischer Knotenkröpfe 6—12 Tage dauert, bis der Jodstoffwechsel normal wird. Saegesser (625) betont, dass nach Operationen von Adenomen mit Jodbasedow zwar unmittelbar nach der Operation hoher Jodgehalt in Blut und Urin gefunden wird, dass aber im weiteren Verlauf eine starke Erniedrigung des Jodgehaltes des Blutes eintritt und damit die Gefahr einer thyreotoxischen Krise.

Ausser der Schilddrüse und zum Teil unabhängig davon, vermögen mannigfaltige Einflüsse den Blutjodspiegel zu verändern. SCHITTENHELM und EISLER (643) fanden, dass durch Adrenalinzufuhr, ebenso durch Tyramin, sowohl beim gesunden, wie beim schilddrüsenlosen Hunde, der Blutjodspiegel in die Höhe getrieben wird. Auch viele Narkotica erhöhen den Jodgehalt des Blutes. Diese Wirkung war abhängig von der Schilddrüse, denn sie fiel bei thyreoidektomierten Tieren nur sehr gering aus.

Seitdem man darauf geachtet hat, sind bei verschiedenen krankhaften Zuständen Veränderungen des Blutjodspiegels gefunden worden. So eine Erhöhung bei der essentiellen Hypertonie (345), besonders bei Frauen (176), ferner in der Menopause (177) und, wie seit langem bekannt, auch während der Schwangerschaft und der Menstruation (509, 635).

Von besonderem Interesse scheint uns die enorme Hyperjodämie zu sein, welche bei Leberkrankheiten auftreten kann. DE COURCY (207) fand z. B. bei Verlegung der Gallenwege Werte im Blut, wie sie sonst niemals beobachtet werden, z. B. 4216 γ-% Jod; aber auch ohne Obstruktion der Gallenwege, in Fällen von chronischer Cholangitis, Werte um 500 γ-%! Wir dürfen darin einen weiteren Beweis sehen für die führende Rolle, welche die Leber neben der Schilddrüse in der Regelung des Jodstoffwechsels spielt.

Es sind, namentlich bei chronischen Krankheiten, auch zu niedrige Blutjodwerte festgestellt worden, ohne dass die physiologischen Beziehungen dieser Abweichung geklärt worden wären (459).

Über die Entstehungsbedingungen des Kropfes. Wir berichten zunächst kurz über Versuche, bei Tieren durch besondere Fütterung und durch Vergiftungen Kröpfe zu erzeugen.

Es ist verschiedenen Beobachtern gelungen (30, 144, 145, 185, 186, 187, 740, 741), durch Fütterung mit Kohl bei mehreren Tierarten erhebliche Vergrößerungen der Schilddrüse zu erzeugen, während andere Autoren (193) zu beinahe oder völlig negativen Ergebnissen gelangt sind (375, 742).

BLUM (143, 144) sah bei Kaninchen, Meerschweinchen und Ziegen, auch bei Ratten, welche vorwiegend mit Kohl (Brassica oleracea) sowohl in Form von Weisskohl, wie Rotkohl, Wirsing, Kohlrabi und Blumenkohl gefüttert wurden, Zunahme des Schilddrüsengewichts auf das 6—10fache eintreten. Die Jungen der mit Kohl gefütterten Kaninchen zeigten schon bei der Geburt erhebliche Vergrösserungen der Schilddrüse. Die Wirksamkeit des Kohles hing nicht von dessen Standort ab, indem in Dithmarschen gewachsener Kohl sich als ebenso stark strumigen erwies als aus Frankfurt am Main stammender. Besonders interessant ist die Feststellung, dass der Kohl ziemlich reichlich Jod enthielt, z. B. 26 γ und mehr im Kilo und trotzdem die Vergrösserung der Schilddrüse hervorrief. Wurden dagegen auch nur 10 γ Jodnatrium dem Futter beigegeben, verhinderte dies die Kropferzeugung.

BLUM (145) nimmt daher an, dass die Leber unter dem Einfluss der Kropfnoxe die Fähigkeit verliert, aus Pflanzenjod Jodwasserstoff abzuspalten und die Schilddrüse mit diesem ihrem zur Jodeiweissbereitung notwendigen Grundstoff zu versehen, während die Schilddrüse selbst die Fähigkeit, Jodalkali zu verarbeiten, behält. Er nimmt in der Leber die Existenz eines „Dejodase" genannten Fermentes an, welches aus Jodverbindungen Jodwasserstoff abspalten und zur Weitergabe als Jodalkali befähigen kann. BLUM ist der Meinung, dass der Angriffspunkt der Kropfnoxe also in der Leber liegt.

Ob die strumigenen Stoffe des Kohls wirklich die darin nachweisbaren Cyanverbindungen (30) sind, ist noch strittig. Sicher festgestellt ist, dass sich die strumigenen Stoffe mittels Äther aus Kohl ausziehen lassen, und dass sie flüchtig sind. MARINE (125) sah, ausser auf Fütterung mit Kohl, auch auf Ernährung mit Alfafaheu Kröpfe entstehen. Er beschuldigt unter anderem auch ein ungünstiges Verhältnis der Mineralstoffe (zuviel Kalk und zu wenig Phosphor) strumigen zu wirken. Zulagen geringer Mengen von Methylcyanid verstärkten die Wirkung auf die Schilddrüse. Männliche Tiere erkrankten öfter und stärker als weibliche.

MARINE (505, 506) und seine Mitarbeiter sahen, dass es bei täglicher Einspritzung von Methylcyanid 14—60 Tage dauert, bis Kropf und gleichzeitig Exophthalmus sich einstellen. Bei diesen Tieren wurde die Hypophyse vergrössert gefunden, so dass der Schluss gezogen wurde, dass die Noxe auf dem Umwege über die Hirnanhangsdrüse auf die Schilddrüse einwirkt (503).

Wir wissen schon aus der Frühzeit der experimentellen Kropfforschung, dass an kropfbehafteten Orten ausgeführte Versuche, mit irgendeinem Agens Kropf zu erzeugen, in der Regel gelingen, während sie an endemiefreien Orten ausgeführt, in der Regel erfolglos verlaufen. Wir müssen bei der Beurteilung auch der Tierversuche mit strumigenen Agenzien *die Tatsache voranstellen,* die besonders aus der Kropfforschung beim Menschen klar hervorgeht, *dass das Wichtigste, das beherrschende Agens, welches den endemischen Kropf erzeugt, streng ortsgebunden ist,* dass also alle sonst durch Experiment festzustellenden Einflüsse, namentlich solche, die auch ausserhalb der Endemiegebiete wirksam sein können, nur als mehr oder weniger wichtige Bedingungen und Hilfsursachen neben der an den Ort gebundenen, ihrem Wesen nach hypothetischen strumigenen Kraft in Betracht kommen. In diesem Sinne kommen nach den Tierversuchen folgende Einwirkungen in Betracht: Ausser im Kohl und im Alfafaheu scheinen auch in verschiedenen anderen der Ernährung dienenden Pflanzen unter Umständen strumigen wirkende Stoffe vorhanden zu sein[1], daneben aber auch vor Kröpfen schützende Substanzen. Auch andere Nahrungsbestandteile können die Kropfentstehung begünstigen, so bestimmte Eiweissarten (131, 185), z. B. Fibrinogen; auch Schweinefett (131) und Kalk (30, 185, 357). Als schützende Agenzien in der Nahrung kommen unter anderem in Betracht die Vitamine, namentlich Askorbinsäure und D-Vitamin (198). Die Nahrung wirkt dann eher strumigen, wenn diese Vitamine fehlen oder in ungenügender Menge vorhanden sind. Solche Mängel könnten als negative Bedingungen für die Kropfentstehung bezeichnet werden. *Der wichtigste negative Hilfsfaktor für*

[1] Z. B. in Bohnen und Linsen (BLUM, F.: Schweiz. med. Wschr. **1942 II,** 1301).

die Kropfentstehung ist aber das Jod, namentlich in anorganischer Form, welches, wenn in genügender Menge vorhanden, jede experimentelle Kropferzeugung vereitelt.

Ausser den mit der Nahrung verknüpften kropferzeugenden Hilfsfaktoren kommen auch an die Jahreszeit gebundene Einflüsse in Betracht. So gelang es BRUMAN (172, 174) durch Acetonitril zwar nicht Kröpfe zu erzeugen, wohl aber ruhende Schilddrüsen in aktivierte umzuwandeln, dies aber nur im Winter. Da es gelang, diese Wirkung auch im Winter durch Zufuhr von Vitamin D oder Quarzlampenbestrahlung zu verhindern, wird vermutet, dass der Vitaminmangel im Winter die Schilddrüse empfindlicher macht. Auch SAEGESSER (625) stellte mit der Jahreszeit zusammenhängende Einwirkungen auf die Schilddrüse fest, indem bei hungernden Ratten durch ultraviolett-Bestrahlungen der Jodgehalt des Blutes und die Jodausscheidung durch den Harn erhöht wurden. Wir berühren damit das Gebiet der Vitamine, von welchem mit Bezug auf die Schilddrüse im nächsten Abschnitt die Rede sein wird.

Die Erforschung der ortsgebundenen Hauptursache der Kropfendemie im Tierversuch ist besonders schwierig und hat bisher noch nicht zu völlig eindeutigen Ergebnissen geführt (445). Vorläufig haben die den Menschen betreffenden Forschungen hier mehr Erfolg gehabt. Wir wenden uns daher den Feststellungen betreffend die Entstehung der endemischen Struma beim Menschen zu. Wir fangen mit den völlig gesicherten Ergebnissen an und werden im Anschluss auch einige mehr oder weniger hypothetische Angaben anführen, welche gegenwärtig besonderes Interesse beanspruchen.

Zunächst die negative Feststellung, dass die endemische Struma bestimmt nicht erbbedingt ist (EUGSTER, LANG). Sie ist durch sehr sorgfältige und einwandfreie Nachforschungen sicher dargetan (265, 266, 268, 269, 446). Die Bedeutung der Erbanlage ist nur unspezifisch und äussert sich (bei erbgleichen Zwillingen) nur in der Form und Lokalisation der Struma und der Art des Krankheitsverlaufes.

Besonders wichtig scheint uns die weitere Feststellung EUGSTERs zu sein, dass nicht nur, wie man schon lange wußte, die Kropfentstehung an bestimmte Häuser gebunden ist, sondern dass ein stärkeres Befallensein der unteren Stockwerke, besonders der nicht unterkellerten Erdgeschosse, zu beobachten ist. Dieses stärkere Befallensein betrifft nicht nur die in diesen Erdgeschossen wohnenden und dahin ziehenden Menschen, sondern es tritt auch in Erscheinung in der Kropfentstehung bei den in den verschiedenen Stockwerken gehaltenen Versuchsratten. Es wurde auch die Beobachtung gemacht, dass, z. B. in einem Haus ohne Unterkellerung, durch Generationen Kröpfe entstanden, dagegen nach Abbrennen des Hauses und Unterkellerung des Neubaues, die Bewohner kropffrei blieben. EUGSTER schließt, dass eine Beziehung der Verkropfung zu den oberen Bodenschichten besteht. Er hält nicht die geologische Formation für massgebend, sondern den Dispersionsgrad und Wassergehalt des Bodens. Dazu konnte festgestellt werden, dass diejenigen Individuen am meisten Kröpfe aufwiesen, deren Geburtsjahr mit warmen, niederschlagsreichen Jahrgangsgruppen zusammenfallen, und welche in den ersten zwei bis drei Lebensjahren in warmen, niederschlagsreichen Zeiten gelebt haben (264). Ferner ist noch hervorzuheben, dass kropfige Mütter besonders häufig kropfige Kinder haben. Von 898 untersuchten Kleinkindern erwiesen sich 151 als kropfbefallen und von diesen letzteren stammten nur 9 von kropffreien Müttern. Die später geborenen Kinder sind stärker befallen. Es wird, wie für den Kretinismus (S. 240) vermutet, dass eine plasmatische Übertragung von der Mutter auf das Kind im Spiele ist.

Mit der Tatsache des Gebundenseins an den Boden hat jede künftige Kropfursachenforschung zu rechnen. Es muss uns vor allem die Frage interessieren, welcher Art dieses mit dem Standort und dem Boden verknüpfte Agens ist.

In diesem Zusammenhang gewinnt Langs (444, 445) Bodenaufschlusstheorie und die damit verknüpfte „Radioaktivitätstheorie" besonderes Interesse. Dieser Forscher geht von der Überlegung aus, dass verschiedene Verwitterungsgrade des Bodens und andere Eigenheiten desselben, u. a. der längere oder kürzere Transportweg, den das Gesteinsmaterial in der Vorzeit zurückgelegt hat, der Grad seines mechanischen Zerriebenseins, auch seine chemische Zusammensetzung, eine verschiedene Abgabe von Radioaktivität bedingen. Es wurde daher an zahlreichen Orten die Bodenluftionisation gemessen und dabei eine deutliche Parallelität zwischen der Stärke der Kropfendemie und der Stärke der Bodenradioaktivität festgestellt. Es wurde auch gefunden, dass in den Gebieten mit stärkerer Endemie mehr Radiumemanation vorhanden ist, in schwächeren Endemiegebieten mehr Thoriumemanation (446).

Auf einem ganz anderen Wege sucht Duerst (240) die ortsgebundene Kropfnoxe zu ergründen.

Er macht aufmerksam auf die grossen lokalen Unterschiede der Atmungsluft in bezug auf Kohlensäure- und Sauerstoffgehalt. Nicht nur die tierische Atmung, sondern namentlich auch diejenige der Pflanzen, besonders in Wäldern, führt zu starken Kohlensäureansammlungen, welche, je nach der Form des Bodens und je nach dem Zug der Wasserläufe, welchen sie folgen, sich an ganz bestimmten Stellen anhäufen, eben den Standorten der Kropfhäuser. Die Abnahme der Sauerstoffspannung in der Höhe würde die Kropfbefallenheit gewisser Höhenlagen erklären.

Es kann nicht unsere Aufgabe sein, über weitere Hypothesen zu berichten. Wir möchten nur wiederholen, dass in dieser Frage die noch unbekannte, an den Boden gebundene Noxe, die beherrschende Rolle spielt, dass aber sekundäre Faktoren dafür massgebend sind, ob ein Individuum, das der Kropfnoxe in mehr oder weniger hohem Grade ausgesetzt ist, stärker oder weniger stark kropfig wird oder verschont bleibt. Dazu gehören die schon erwähnten Nahrungsfaktoren: Ausreichende Eiweiss- und Vitaminzufuhr, nicht übermässige Kalkaufnahme, nach Höjer (384) auch Vermeidung eines übergrossen Milchkonsums[1] und eine nicht zu geringe Aufnahme von Vegetabilien und ganz besonders: genügender Jodgehalt. Denn der mächtigste Widersacher aller kropferzeugenden Faktoren ist Jod, und zwar, wie wir noch ausführen werden, vor allem in anorganischer Bindung.

[1] Vgl. dazu auch: Hoffmann, W.: Schweiz. med. Wschr. **1943 I**, 95.

Zur Frage der Kropfprophylaxe. Eine kausale Kropfprophylaxe liesse sich nur erreichen, wenn die Kropfhäuser durch andere, auf nicht strumigenen Stellen des Bodens errichtete Häuser ersetzt werden könnten, oder mindestens für Unterkellerung der kropfbefallenen Häuser oder ein ausschliessliches Bewohnen der oberen Stockwerke gesorgt werden könnte. Auch durch völlige Räumung besonders stark befallener Siedelungen. Da dies nur vereinzelt möglich sein dürfte, kommt gegenwärtig für eine praktische Kropfprophylaxe nur diejenige durch Zufuhr kleiner Jodmengen in Betracht. Eine solche ist bisher vor allem in zwei Formen durchgeführt worden: 1. als allgemeine, sämtliche Altersstufen einer Bevölkerung erreichende Massnahme, 2. als sog. Schulprophylaxe.

Die verbreitetste Art der Prophylaxe besteht darin, kleine Gaben von Jodsalzen jedem Menschen zugänglich zu machen durch Beimischung von Jodkali oder Jodnatrium zu dem Kochsalz des täglichen Gebrauchs. Über die dabei beobachtete Dosierung und Verkaufsweise des Salzes werden wir unten einige Bemerkungen machen.

Die Wirkung dieser Massnahme macht sich am frühesten geltend im Seltenerwerden der Neugeborenenstrumen und namentlich im Rückgang der grösseren, die Kinder unter der Geburt gefährdenden Strumae neonatorum. Im Kanton Bern wurde jodiertes Kochsalz erstmals im Jahre 1924 fakultativ in den Verkauf gebracht, d. h. dem Publikum zur freien Verfügung gestellt. Seit dem 1. Januar 1936 wird dagegen nur noch auf besonderes Verlangen jodfreies Kochsalz verkauft. Über die erste Zeit, in der nur die weitaus kleinere Hälfte des verbrauchten Kochsalzes Jod enthielt, konnte STEINMANN (685) an Hand von Sektionsmaterial berichten. Das durchschnittliche Gewicht der Schilddrüse des Neugeborenen nahm von 9,99 g auf 6,1 g ab und die ausgesprochene Struma congenita war in den Jahren 1924—1934 wesentlich seltener geworden. Später berichtete PRADERVAND (583) über die Erfahrungen der folgenden Jahre, in welchen vorwiegend jodiertes Kochsalz verwendet wurde, dass das durchschnittliche Gewicht der Schilddrüse des Neugeborenen, das im Jahre 1935, also unmittelbar vor Einführung der *obligatorischen* Jodprophylaxe 7,01 g betragen hatte, 1936—1938, dagegen 3,74 g. Dieser Erfolg war eingetreten, trotzdem effektiv nur etwa zwei Drittel des gebrauchten Kochsalzes „jodiert“ war (nicht zuletzt, weil die Bäcker vorwiegend jodfreies Kochsalz verwenden). Auch am Krankengut geburtshilflicher Anstalten wurde in der gleichen Zeit eine sehr starke Abnahme der Kröpfe der Neugeborenen festgestellt. So berichtet GUGGISBERG (344), dass 1925 die Neugeborenen mit klinisch normalen Schilddrüsen nur 47% ausmachten, wogegen 1937 69,6% der Schilddrüsen normal gefunden wurden. Die grossen Strumen waren fast völlig verschwunden. Immerhin gebar noch eine geringe Zahl kropfiger Mütter, auch in den letzten Jahren, Kinder mit vergrösserten Schilddrüsen. EGGENBERGER (13, 241), der die Erfahrungen des Kantons Appenzell, in welchem schon 1922 jodiertes Kochsalz allgemein eingeführt wurde, verwertet, berichtet nicht nur über einen Rückgang der Todesfälle an angeborener Lebensschwäche, sondern auch schon über eine Abnahme der Kröpfe der Rekruten und sogar über ein Grösser- und Breiterwerden der jungen Soldaten. Doch können da auch weitere Ursachen als die Kropfprophylaxe im Spiele sein. Auf die Kröpfe im Schulalter wirkte sich die allgemeine Vollsalzprophylaxe unzweifelhaft günstig aus (313). Bei Erwachsenen älterer Altersklassen hat dagegen die Struma im allgemeinen nicht wesentlich abgenommen. So zeigte Guggisberg, dass ein Vergleich der auf die Schilddrüsengrösse untersuchten Schwangeren aus den Jahren 1913 und 1936 keinen wesentlichen Unterschied dartat. Tubiasz (715) konnte dagegen berichten, dass in der Provinz Krakau schon drei Jahre nach der Einführung eines schwach jodierten Kochsalzes (3—7 mg auf 1 kg) die Ausmusterungen der Rekruten wegen grösserer Kröpfe stark zurückgingen, wogegen die kleineren Kröpfe kaum abgenommen hatten.

Wenn man die Joddosierung so wählt, wie es in der Schweiz geschehen ist, dass sie möglichst nur als Prophylaxe wirkt, darf man nicht erwarten, dass schon bestehende Kröpfe verschwinden, wohl aber, dass nach Heranwachsen des kropffrei aufwachsenden Geschlechts, auch die Kröpfe der Erwachsenen, zunächst der jüngeren, später auch der älteren, nicht mehr vorhanden sein werden. Man dürfte auch erwarten, dass die bei der Geburt und in der Kindheit normale Schilddrüse, später, im erwachsenen Alter, weniger anfällig sein würde, als bei von Geburt an fehlerhafter Funktion. Schliesslich würde man auch ein völliges Verschwinden des Kretinismus und seiner Trabanten, der angeborenen thyreogenen Schwerhörigkeit und Taubstummheit und des endemischen Schwachsinnes erwarten dürfen. Doch müsste dazu die jetzt vielfach eingeführte Kochsalzprophylaxe mindestens mehrere Jahrzehnte hindurch ohne Schwankungen fortgesetzt werden können.

Die sog. *Schulprophylaxe* wurde in der Schweiz mit relativ hohen, nicht mehr als physiologisch zu bezeichnenden Joddosen ausgeführt, z. B. 3 mg jede Woche oder $^1/_2$ mg täglich durch die ganze Schulzeit hindurch. Trotz der hohen Gaben wurden Jodschäden nur äusserst selten beobachtet (586), entsprechend der grossen Jodtoleranz des jungen Organismus. Lauener (447), der Berner Schularzt, berichtet, dass 15 Jahre nach Einführung dieser Massnahme im 9. Schuljahr anstatt, wie vorher, nur 9%, 83,3% der Schilddrüsen normal gefunden wurden. Über günstige Erfolge der Schulprophylaxe wurde auch aus Vorarlberg berichtet (636).

Über die Form und Dosierung des zur Prophylaxe angewandten Jods seien zunächst die Bestrebungen angeführt, das anorganische Jod zu diesem Zwecke zu ersetzen durch Jodverbindungen, welche durch die Passage durch pflanzliche und tierische Organismen den Schilddrüsenstoffen etwas näherstehen als die Jodsalze. So trat Pfeiffer (574) lebhaft ein für den Ersatz des Jodkochsalzes durch Verbindungen, in welchen das Jod schon eine „biologische Assimilation“ erfahren hat.

Dieser Forderung entsprechen die Vorschläge, Milch zu verabreichen, welche durch Jodfütterung der Kühe in ihrem Jodgehalt erhöht ist (141, 433,

614). Das Jod findet sich in der Milch vorwiegend an Eiweissstoffe gebunden; oder der Vorschlag, Hühnern Jod zu verabreichen, um mittels ihrer Eier Kropfprophylaxe zu treiben (778). Auch Anwendung von jodhaltigen Düngemitteln, um die der menschlichen und tierischen Ernährung dienenden Pflanzenstoffe anzureichern, wurde in Vorschlag gebracht und ausgeführt. Pfeiffer (574, 575) erhofft dadurch eine Abnahme der Jodschäden, wie sie der Jodkochsalzprophylaxe zur Last gelegt werden (511).

Es ist unseres Erachtens nicht bewiesen, dass ein mässiger Jodgehalt der Pflanzen als Prophylaktikum gegen Kropf wirksam sein muss. Wir haben schon Blums Erfahrung mit dem durch Kohlfütterung erzeugten Kaninchenkropf angeführt, der entsteht, obschon der Kohl recht reichlich Jod enthält, sich aber durch wenige Gamma Jodkali verhüten liess. Das anorganische Jod scheint also mindestens wirksamer und ökonomischer zu sein.

Die bisherigen Erfahrungen mit der Kochsalzprophylaxe haben unzweifelhaft dargetan, dass die Schäden um so häufiger auftreten, je höher die Jodbeimischung zum Kochsalz ist, und dass man eine Dosierung finden kann, welche klein genug ist, um die Schäden mindestens sehr selten entstehen zu lassen (305), und trotzdem die kropfverhütende Wirkung zu gewährleisten vermag. Die Dosierung des Jodes für die Kochsalzprophylaxe, wie sie in Deutschland und der Schweiz zur Anwendung gelangt, ging aus von der sog. physiologischen Joddosis: Man rechnet, dass der durchschnittliche Kochsalzverbrauch eines erwachsenen Menschen ungefähr 10 g beträgt. In dieser Menge sollte das Quantum Jod enthalten sein, welches mit dem in der Nahrung auch jodarmer Gebiete vorhandenen Jod vereinigt, so viel ausmacht, dass der „physiologische" Jodbedarf des Menschen gedeckt ist. Der physiologische Jodbedarf ist keine absolute Grösse. Wo die Kropfnoxe und die Hilfsbedingungen der Kropfentstehung reichlich vorhanden sind, wird eine grössere Jodmenge nötig sein, um der Schädigung das Gegengewicht zu halten. Wir führten 1930 (25) aus, dass man damals, also zur Zeit des Beginnes der staatlichen Jodprophylaxe, annahm, dass die Jodmenge, welche bei durchschnittlichem Konsum durch die Bevölkerung eine Kropfendemie sicher verhütet, etwa 80 γ beträgt. Wir dürfen nach den auf S. 299ff. angeführten Untersuchungen annehmen, dass der physiologische Jodbedarf eines erwachsenen Menschen etwa zwischen 80 und 120 γ liegt. Ein Kochsalz, welches, wie das in Deutschland und Italien (298) am meisten verwendete „Vollsalz" 100 γ Jod in 10 g Kochsalz enthält, befriedigt diesen Bedarf. Der gleiche Gehalt wurde ursprünglich auch in manchen Schweizer Kantonen angewandt. Wenn aber die Nahrung schon selbst beträchtliche Mengen, z. B. 50 γ Jod oder mehr enthält, was auch in Kropfgegenden vorkommt, ist der physiologische minimale Jodbedarf schon *überschritten.* Angesichts der Möglichkeit, auch durch so bescheidene Jodmengen bei disponierten Menschen, die gerade in Endemiegebieten relativ häufig sind, Erscheinungen des Hyperthyreoidismus auszulösen, scheint es uns wünschenswert, mit noch geringeren Mengen auszukommen. In der Schweiz ist jetzt seit mehreren Jahren ein Kochsalz eingeführt, das Jodkali im Verhältnis von 1:200000 enthält, also 0,5 g auf 100 kg Kochsalz. Wir haben dargetan, dass deutliche Erfolge schon jetzt erzielt worden sind, und dass Schäden selten beobachtet wurden. Wir sind überzeugt, dass sie häufiger würden, wenn die Mischung 1:100000 eingeführt würde, wie sie im Vollsalz in Deutschland enthalten ist (169a), und wie sie die III. Internationale Kropfkonferenz 1938 allen Staaten zur Einführung empfohlen hat. Die in Bayern gemachten Beobachtungen einer nicht geringen Zahl von Vollsalzschäden zeigt dies zum Schaden der Idee einer derartigen Prophylaxe mit aller Deutlichkeit (526, 781).

Noch viel mehr wäre das zu befürchten, wenn Jod-Kochsalzmischungen verwendet würden, wie sie in Nordamerika vielfach eingeführt waren. McClure (199) berichtet z. B., dass im Staate Michigan ohne amtliche Verordnung, auf Betreiben der Ärzteorganisation, im Jahre 1924 eine Mischung von 1 Teil Jodnatrium auf 10000 Kochsalz eingeführt wurde, also eine Mischung vom 10fachen Jodgehalt des „Vollsalzes", und dass infolgedessen in den Jahren 1926—1928 mehr toxische Strumen zur Operation gelangten als jemals. In den Jahren 1927 und 1928 häuften sich die Todesfälle infolge von Schilddrüsenkrankheiten. In den folgenden Jahren aber wären die Kropfoperationen und die Kropfmortalität weit unter die Beträge früherer Jahre abgefallen. Es sind auch noch stärkere Jodkochsalzmischungen, angeblich ohne nachteilige Folgen, in grösserem Massstabe zur Anwendung gelangt (422).

VIII. Die Frage der antithyreoidalen Schutzstoffe.

Es sind im Laufe der Jahre zahlreiche Substanzen aufgefunden worden, welche im Tierversuch die Wirkung des Thyroxins und der in ähnlicher Weise wirkenden Schilddrüsenstoffe abzuschwächen und unter Umständen aufzuheben vermögen.

Wir haben anderseits schon von Stoffen und Wirkungen gesprochen, welche die Wirkung oder die Bildung des thyreotropen Hormons des Hypophysenvorderlappens zu verhindern oder abzuschwächen vermögen. Wir möchten *antithyreoidale* und *antithyreotrope* Wirkungen möglichst streng auseinanderhalten. Thyroxin selbst wirkt ja antithyreotrop, indem es die Bildung des thyreotropen Hormons vermindert.

Es ist vielleicht nicht überflüssig, dass wir uns vergegenwärtigen, dass nur Stoffe, welche die Wirkung des thyreotropen Hormons auf das Feinbild der Schilddrüse verhindern, als antithyreotrop angesehen werden dürfen, wogegen ein Stoff, welcher z. B. die Wirkung des thyreotropen Hormons auf das Leberglykogen oder den Grundumsatz vermindert, entweder antithyreotrop oder antithyreoidal sein kann. Es wird also notwendig sein, sich im Zweifelsfalle vor Augen zu halten, mittels welcher Prüfungsverfahren die Schutzwirkung der in Betracht kommenden Stoffe festgestellt worden ist. Wir werden in einem Beispiel sehen, dass antithyreotrope und antithyreotoxische Eigenschaften auch in einer Substanz vereinigt sein können.

Verschiedene Autoren haben darauf aufmerksam gemacht, dass in der Schilddrüse selbst Stoffe gebildet werden, welche sich dem Thyroxin gegenüber antagonistisch verhalten (Abelin, Mansfeld u. a.). Solche Wirkungen wurden namentlich auch dem *Dijodtyrosin* zugeschrieben. Für uns klinisch tätige Ärzte kann es keinem Zweifel unterliegen, dass Dijodtyrosin in manchen

Fällen von Basedow und anderen Zuständen von Hyperthyreoidismus ausgezeichnet wirkt, indem es alle thyreotoxischen Wirkungen auf kürzere oder längere Zeit herabsetzt. Eine Klarstellung der physiologischen Rolle dieses ständigen Begleiters des Thyroxins wäre erwünscht.

Wir haben in einem früheren Abschnitt gesehen, dass in der Schilddrüse Thyroxin und Dijodtyrosin immer nebeneinander gefunden werden. Die Angaben der Autoren über das Mengenverhältnis der beiden Stoffe ist verschieden.

Abelin (50a, 56) gibt an, dass 50%, auch zwei Drittel bis drei Viertel des Schilddrüsenjods an Dijodtyrosin gebunden sind, ein Viertel bis ein Drittel an Thyroxin, wogegen Grab (334a) schreibt, dass zwei Drittel des Jods, soweit es im Kolloid enthalten ist, Thyroxinjod sei, während der Rest aus säurelöslichen Verbindungen, wahrscheinlich Dijodtyrosin, bestehe. Im Schilddrüsenepithel fand er dagegen nur ein Drittel des Jods in Thyroxinbindung.

Es lässt sich heute sagen, dass es sich bei der Interaktion von Thyroxin und Dijodtyrosin nicht um ein einfaches Verhältnis von Antagonismus oder Synergismus handelt, sondern dass die Beziehungen komplizierter sind. Falta (280) konnte bei Myxödem mittels synthetischem Dijodtyrosin einen um 20% unterhalb des Normalen stehenden Grundumsatz innerhalb 6 Tagen auf plus 8% heben. Auch bei Versuchstieren gelingt es, mittels Dijodtyrosin den Stoffwechsel leicht zu erhöhen (72a).

Abderhalden (40) stellte schon 1924 fest, dass Dijodtyrosin im Kaulquappenversuch noch bei sehr geringer Konzentration die Metamorphose in ähnlicher Weise beeinflusst, wie die aktiven Schilddrüsenstoffe. Es wirkt allerdings wesentlich milder als das Thyroxin (143, 383). Jann (398) fand dagegen, dass beim erwachsenen Frosch Dijodtyrosin entgegengesetzt wirkte wie Thyroxin, indem es nämlich die Hypnose vertieft, wogegen Thyroxin die Hypnose hemmt.

Ein Teil der Wirkungen des Dijodtyrosins ist jedenfalls nicht denjenigen des Thyroxins ähnlich. Abelin und Schönenberger (72, 72a) und Kreitmair (435) fanden, dass bei der Ratte Dijodtyrosin den durch Thyroxin gesteigerten Grundumsatz herabsetzt, das gesenkte Körpergewicht zum Steigen bringt, die Steigerung der Atmungsfrequenz und der Herzschlagfolge vermindert; auch ermöglichte es, trotz Thyroxinzufuhr, die Speicherung von Glykogen und von Vitamin A in der Leber der Versuchstiere. Auch das Muskelglykogen wurde vermehrt. Die Wirkung erwies sich als nicht an die Gegenwart der Schilddrüse gebunden, denn sie trat auch beim thyreoidektomierten Tier ein. Dijodtyrosin verleiht, im Gegensatz zu Thyroxin, den Mäusen keinen Schutz gegen Acetonitril (556a). Sainton und Simonnet (626) fanden, dass es nicht nur weit weniger toxisch wirkte als Thyroxin, sondern auch viel weniger giftig als Jod in anorganischer Form. Dagegen vermochte es bei Hühnern die Wirkung tödlicher Thyroxindosen nicht abzuschwächen.

KOMMERELL vermisste die schützende Wirkung des Dijodtyrosins gegenüber der Thyroxinwirkung bei Hunden. Es ist möglich, dass es an der Dosierung lag. Wenn nach den Erfahrungen von ABELIN 100—200 mg Dijodtyrosin erforderlich sind, um eine Ratte zu schützen, so sind die von KOMMERELL (430) versuchten Gaben von 100—500 mg per os für Versuche an Hunden doch vielleicht als ungenügend anzusprechen. DIRNER (232) fand keine herabsetzende Wirkung des Dijodtyrosins auf den durch Thyroxin gesteigerten Gaswechsel der Ratte. BAUER, KUNEWALDER und SCHÄCHTER (124) stellten fest, dass eine mit dem Serum von Kaninchen und von basedowkranken Menschen ausgeführte Komplementbindungsreaktion auf Thyroxin regelmässig ebenfalls mit Dijodtyrosin positiv ausfiel. Dieses Parallelgehen der Reaktion mit den beiden Stoffen lässt die Autoren schliessen, dass es sich nicht um Antagonisten handeln kann, sondern dass das Dijodtyrosin als Vorstufe des Thyroxins durchaus analoge Wirkungen wie dieses habe, wenn auch weitaus schwächere.

SCHNEIDER und WIDMANN (650) u. a. Autoren nehmen an, dass die günstige Wirkung des Dijodtyrosins auf manche Fälle von menschlicher Hyperthyreose einfach der bekannten Jodwirkung entspreche. Wir halten es wohl für möglich, dass einzelne Wirkungen des Dijodtyrosins einfach seinem Jodgehalt zu verdanken sind, so z. B. der günstige Einfluss auf die thyreotoxische Krise (767). Dagegen sind wir nicht der Meinung, dass sich *alle* Wirkungen des Dijodtyrosins auf diese Weise erklären lassen werden.

ABELIN (56) ist selbst von seiner ursprünglichen Auffassung, dass es sich beim Dijodtyrosin um ein zweites Schilddrüsenhormon handle, abgekommen, denn die relativ hohen Dosen von 100—200 mg, welche allein wirksam sind, wären für ein Hormon beispiellos hoch. Er konnte dann in einer höheren Verkettung des Dijodtyrosins einen Stoff finden, der schon in Gaben, welche 10—50 γ Jod entsprechen, (in Form eines Peptons) dem Thyroxin gegenüber antagonistisch wirkte, besonders auch durch Herabsetzung des gesteigerten Gaswechsels (57). Es kann nicht angenommen werden, dass dem Jod in so kleiner Menge eine solche Wirkung zukommen könnte.

Es liegen vielfach klinische Beobachtungen vor über günstige Wirkung auf die thyreotoxischen Symptome bei Basedow und anderen Zuständen, die wir im einzelnen nicht anführen [z. B. FALTA (280), ZIMMERMANN (782), BODART und FELLINGER (151)]. Ein Teil dieser Wirkungen würde sich vermutlich durch Jod in ähnlichen Gaben und in anorganischer Form ebenfalls haben erreichen lassen, ein anderer Teil aber nicht.

ABELIN (47) und ABELIN und PARHON (71) konnten mit *Dibromtyrosin* ähnliche Wirkungen — gemessen am Grundumsatz — der Tachykardie und der nervösen Erregbarkeit — erzielen, wie mit Dijodtyrosin. ABELIN (54, 56, 61), RAAB (591) u. a. konnten mittels *Tyrosin selbst* gleichartige Wirkungen erzielen. Es handelt sich um schwächere antithyreotoxische Wirkungen, welche anderen Aminosäuren nicht zukommen würden. Allerdings hat OEHME

(546) gezeigt, dass *Glykokoll* bei Meerschweinchen und Ratten gleichfalls die Thyroxinwirkung abschwächt.

Der Vollständigkeit halber erwähnen wir hier, dass auch dem *Jod selbst und seinen Salzen* unter Umständen eine antithyreotoxische Wirkung zukommt, indem es die histologisch aktive Drüse in eine Ruhedrüse mit Kolloidanhäufung verwandeln kann. Diese Erkenntnisse, ebenso die Jodbehandlung des Basedow nach Neisser und nach Plummer beruhen auf älteren Erfahrungen, welche darzustellen nicht unsere Aufgabe ist.

Wir haben schon in einem früheren Abschnitt kurz darauf hingewiesen, dass es Mansfeld (492) gelungen ist, aus tierischen Schilddrüsen einen neuen Stoff zu gewinnen, welchem antithyreotoxische Wirkungen zukommen. Dieses „Thermothyrin" ist weder mit Dijodtyrosin, noch mit dem von Abelin dargestellten Jodthyreopepton identisch. Er konnte aus Schilddrüsen von Rindern und von Schweinen gewonnen werden.

Mansfeld unterscheidet 2 Fraktionen: Thermothyrin A, welches säurelöslich ist, wogegen Thermothyrin B aus der säureunlöslichen Fraktion gewonnen wird. Beide Stoffe sind hochwirksam und wurden als krystallinische Reinsubstanzen dargestellt. Die antithyreotoxische Eigenschaft wurde zunächst daran erkannt, dass der Stoff antagonistisch gegen Thyroxin wirkte im Versuch, bei Meerschweinchen mittels Novocain einen Temperatursturz hervorzurufen (vgl. S. 222). Es stellte sich dann heraus, dass die Substanz bei ganz verschiedenen Versuchsanordnungen auf den Stoffwechsel herabsetzend wirkte. Als bestes Testverfahren bezeichnet Mansfeld (492) die Untersuchung von überlebenden Leberstückchen auf ihren Gaswechsel. Das erste Leberstückchen eines Kaninchens wird vor, das zweite 24 Stunden nach Injektion von 1 mg Thyroxin untersucht. Wird nun 1 Stunde vor Entnahme der zweiten Probe Thermothyrin eingespritzt, fehlt die sonst zu beobachtende Steigerung der Oxydationen.

Aber auch am Gaswechselversuch am ganzen Tier, namentlich an Hunden und Ratten, welche mit Thyroxin behandelt waren, bewies das Thermothyrin seine den Stoffwechsel herabsetzende Wirkung. Auch an nicht mit Schilddrüsenstoffen vorbehandelten (curarisierten) Hunden und an Ratten erwies sich das Thermothyrin als den Stoffwechsel herabsetzendes Agens[1].

Von verschiedenen antithyreoidalen Wirkungen von *Stoffen aus Inkretdrüsen* war im VI. Abschnitt die Rede. Wir verweisen auf das dort Angeführte und wollen hier nur einige Punkte hervorheben, welche praktische Bedeutung haben, oder gewinnen können. Wie angegeben, hat Oehme (544, 545) gesehen, dass der durch Thyroxin oder thyreotropes Hormon erhöhte Gesamtstoffwechsel beim Meerschweinchen durch Nebennierenrindenextrakt in Form von Cortidyn „Promonta" gesenkt wird, dass dieses den Leberglykogenverlust vermindert und die Lebensdauer bei chronischer Thyroxinvergiftung beim Meerschweinchen und der Maus verlängert. Eine antithyreotrope Wirkung trat dagegen nicht in Erscheinung. Cortidyn verhindert nicht die durch die Hyperthyreose hervorgerufene Größenzunahme der Nebennieren. In diesem Punkte erwies es sich also nicht als Gegenspieler des Thyroxins (413).

[1] Vgl. dazu auch: Mansfeld, G.: Die Hormone der Schilddrüse und ihre Wirkungen. Basel 1943.

Das synthetische Desoxycorticosteron hatte dagegen nur einen Teil der Wirkungen des Drüsenextraktes, indem es die Umsatzsteigerung durch Thyroxin aufhob, dagegen weder die Gewichtsabnahme der Versuchstiere verringerte, noch ihre Lebensdauer verlängerte (381). Man wird also für die therapeutischen Versuche an Schilddrüsenkranken zunächst den Nebennierenextrakten vor den synthetischen Präparaten den Vorzug geben. Es liegen auch klinische Berichte vor über Erfolge von Nebennierenextrakten in Fällen von Hyperthyreose (351). Über weitere therapeutische Massnahmen, welche auf Grund dieser physiologischen Kenntnisse getroffen worden sind, haben wir auf S. 278 berichtet.

Balo, Lovas, Bach und Neufeld (112) beschrieben ein Extrakt aus dem Pankreas des Schweines — „Retardin“ genannt —, welches Kaninchen gegen tödliche Thyroxindosen schützte und die auf Thyroxin regelmässig einsetzende Senkung der Serumlipase aufhob. Dieser Befund wurde durch J. Bauer (124) und seine Mitarbeiter bestätigt. Dirner (232) fand bei Ratten keine den Stoffwechsel herabsetzende Wirkung dieses Extraktes.

Wir haben in einem früheren Abschnitt ausgeführt, dass Insulin in bezug auf die Glykogenablagerung in Leber und Muskel ein Antagonist des Thyroxins ist; selbst im Froschlarvenversuch zeigte sich diese antagonistische Wirkung (383). Da es seit Jahren üblich ist, bei Abmagerungszuständen Insulin zur Unterstützung des Masterfolges anzuwenden, musste es besonders rationell erscheinen, das Insulin auch bei der hyperthyreotischen Abmagerung in Anwendung zu ziehen. Empfehlende Berichte über dieses Behandlungsverfahren liegen vor (525).

Die teilweise antagonistische Wirkung von Thymusextrakten auf den Hyperthyreoidismus hat dazu geführt, dass früher vielfach Thymus selbst und seine Extrakte in Fällen von Hyperthyreoidismus zur Anwendung kamen. Diese Behandlungsart hat sich nicht allgemein durchgesetzt. Wir verweisen auf unsere früheren Ausführungen über die Interaktion der beiden Drüsen auf S. 271 ff.

Dass *im Blute Stoffe* vorhanden sein können, *welche gegen die Wirkung der Schilddrüsenstoffe zu schützen* vermögen, ist seit langem bekannt. Die Wirkung des Antithyreoidin Moebius — Serum thyreoidektomierter Hammel — hat diesem Stoff im Arzneischatz einen festen Platz geschaffen. Die Wirkung im Tierversuch ist auch neuerdings durch Oberdisse und Thaddea (543) und durch Wittgenstein (762) bestätigt worden durch den Nachweis, dass durch das Handelspräparat die Wirkung des Thyroxins auf den Kohlensäureverbrauch der Ratten und den Glykogengehalt der Mäuseleber gehemmt wird. Trotz des ehrwürdigen Alters dieses wirksamen Blutpräparates ist unsere heutige Kenntnis von den Schutzwirkungen des Blutes nichts weniger als abgeschlossen. Es ist eine Vielheit von Schutzstoffen, die sich aus dem Blute gewinnen lassen, beschrieben worden, und die verschiedenen Untersucher, welche zu positiven Ergebnissen gelangt sind, scheinen ihre erfolgreichen Versuche verschiedenen Stoffen oder Stoffgemischen zu verdanken.

Wir erinnern hier nur daran, dass der von Mansfeld gefundene und aus Schilddrüse gewonnene antithyreoidale Schutzstoff „Thermothyrin“ sich auch im Serum der Versuchstiere nachweisen liess, und verweisen dafür auf das auf S. 214 Gesagte. Wir rufen auch hier nur in Erinnerung, dass wir auf S. 270 ausgeführt haben, dass MAGISTRIS das von ihm Orophysin genannte, den Stoffwechsel und die Schilddrüsenwirkungen hemmende Hormon des Hypophysenvorderlappens auch im Blut gefunden hat.

Wir lassen die Frage nach dem Entstehungsort der verschiedenen weiteren im Blute aufgefundenen Schutzstoffe als nicht spruchreif beiseite und berichten zunächst über Wirkungen, welche verschiedene weitere Autoren mittels Blut und seinen verschiedenen Bestandteilen erzielt haben.

Dass sich durch Gesamtblut verschiedener Tiere manche Wirkungen von Schilddrüsenstoffen abschwächen oder aufheben lassen, ist vielfach dargetan worden. Nachdem ROMEIS schon 1923 gezeigt hat, dass Blut die Wirkung von Schilddrüsenstoffen im Kaulquappenversuch auszugleichen vermag, haben vielfache ähnliche Untersuchungen diese Kenntnisse bestätigt und ausgebaut. So hat BLUM (143) die Blutmengen quantitativ ermittelt, welche bestimmten Mengen von Thyroxin im Froschlarvenversuch die Waage halten. Es wurde das Blut von Hammeln und von normalen und schilddrüsenlosen Hunden in dieser Weise untersucht.

BRANDT (168) versuchte, durch menschliches Placentarblut mit Erfolg dem Einfluss des Thyroxins auf die Entwicklung des Axolotls entgegenzuwirken und fand die dämpfende Wirkung dieser Blutart grösser als diejenige von arteriellem Ochsenblut.

BLUM gelang es, den Wirkstoff, den er „Katechin" nennt, aus dem Blute zu extrahieren, und zwar fand er ihn wasserlöslich, hitzebeständig und nicht, oder höchstens sehr langsam, dialysierend. Er gibt auch an, dass die Extraktion des Gesamtblutes mehr Katechin liefert als diejenige des Serums allein. Der Stoff erwies sich auch darin als der Schilddrüse entgegengesetzt wirkend, dass er bei Kaninchen die durch Elithyran hervorgerufene Steigerung des Stoffwechsels abschwächte. BLUM betont, dass der wirksame Stoff sich nicht bei den ätherlöslichen Lipoiden des Blutes fand und auch nicht mit Cholesterin übereinstimmt, welches SAEGESSER (624), ebenfalls im Kaulquappenversuch, wirksam gefunden hatte.

SCHNEIDER und WIDMANN (654) fanden, dass sich in dem BLUMschen Thyronorman (gleich Katechin) Spuren von Jod befinden, 1 γ auf 20 Einheiten, dagegen keine anderen bekannten Stoffe, welche antithyroid wirken könnten, namentlich kein Vitamin A. Ihre Tierversuche zeigen, dass dem Stoff auch antithyreotrope Wirkungen zukommen, indem die Wirkung des thyreotropen Hormons auf das Feinbild der Schilddrüse dadurch verhindert werden konnte, ausserdem aber auch antithyreotoxische Wirkungen, indem es die Wirkung von Thyroxin paralysierte, auch in bezug auf den Gehalt der Leber an Glykogen und an Vitamin A.

Saegesser untersuchte menschliches Serum in seiner Schutzwirkung gegenüber Thyroxin und fand das Athyreotenserum am wirksamsten, dicht gefolgt von Kretinenserum, während Serum von Basedow-Kranken weit weniger wirksam war, selbst als Normalserum. Er fand den Ätherextrakt aus Blutkuchen am wirksamsten und meint, dass die aus den Blutkörperchen extrahierten Lipoide, namentlich das Cholesterin, Träger der Wirkung seien. Auch weitere Forscher fanden nicht, wie Blum, die wasserlöslichen Fraktionen, sondern in Fettlösungsmitteln lösliche Stoffe des Blutes antithyreotoxisch wirksam, so namentlich Anselmino und Hoffmann (89), ferner Fellinger (292). Anselmino und Hoffmann betonen, dass die antithyreoide Substanz so gut wie ausschliesslich im Serum vorhanden sei, und zwar in seinem Ätherextrakt. Sie fanden sie am reichlichsten in Menschenblut, ganz besonders reichlich im Blute des Fetus; als etwas weniger wirksam erwies sich das Extrakt aus dem Blute normaler, erwachsener Menschen. Dagegen enthielt das Blut Schwangerer, ferner dasjenige von Basedow-Kranken, weniger Schutzstoffe. Das Blut der Schlachttiere erwies sich im ganzen als weniger wirksam als das menschliche, am meisten noch das Schweineblut, am wenigsten das Blut des Hammels. Gewisse Gewebsarten lieferten sehr reichlich wirksames Extrakt, namentlich das Knochenmark, die menschliche fetale Leber und das Ovarium. Als Testverfahren für die Wirkung wurde die Bestimmung des Glykogengehaltes der Leber von Ratten nach Thyroxineinspritzungen benutzt. Der Schutzstoff wird peroral gegeben. Er erwies sich auch wirksam gegenüber der durch thyreotropes Hormon hervorgerufenen Steigerung der Oxydationen. Auch Fellinger (292) und seine Mitarbeiter benutzten ein mit besonderem Verfahren hergestelltes Ätherextrakt des Blutes. Fellinger und Pfleger (295) gelangten zu der Ansicht, dass der Schutzstoff in der Schilddrüse selbst angreift. Der durch kleine Gaben Jod bewirkte Reizzustand in der Schilddrüse des Meerschweinchens, kenntlich an der Vermehrung der Mitosen, der Vergrösserung der Acinuszellen und einer beginnenden Lösung des Kolloides, konnte durch den Schutzstoff abgeschwächt und oft hintangehalten werden. Die „unruhige" Schilddrüse der Ratte wurde durch den Stoff dem Bilde der ruhenden Drüse angenähert. Meerschweinchen zeigten nach Entfernung der einen Schilddrüsenhälfte in der zurückgebliebenen Hälfte unter dem Einflusse des Stoffes viel weniger Zeichen von Zellvermehrung. Bodart und Fellinger (151) fanden ebenfalls, dass das Blut hyperthyreotischer Patienten sich an diesen Stoffen als verarmt erwies: Bei Besserung und Heilung der Krankheit wurde der Schutzstoff im Blute wieder in normaler Menge gefunden.

Unter den aus dem Blute gewonnenen Schutzstoffen ist es, abgesehen vom Antithyreoidin Moebius, vor allem das Thyronorman Blum, welches zur Therapie menschlicher Hyperthyreosen vielerorts mit Erfolg angewendet worden ist, häufig im Verein mit Schutzkost (vgl. unten) [Herzfeld (371), Schöneberg (660), Schneider und Widmann (654), Neidhardt und Schröck (529), Nossen u. a. (538)].

J. Bauer, Kunewalder und Schächter (123) gelang es, im Blut von Kaninchen, welche 6—8 Wochen lang intermittierend mit kleinen Dosen Thyroxin behandelt und schliesslich „giftfest" geworden waren, eine Komplementbindungsreaktion mit Thyroxin zu erzielen. Blut von schweren und mittelschweren Basedow-Fällen zeigte dieselbe Reaktion. Danach würde also das Refraktärwerden gegen Thyroxin auf einem Vorgang von immunbiologischer Natur beruhen. Picado und Rotter (577a) fanden im Blute von Schilddrüsenkranken Präcipitine gegenüber Emulsionen von Schilddrüsengewebe. Diese Stoffe waren im Blute von Basedow-Kranken spärlicher als im normalen Blut.

Rosen und Marine (617) konnten dagegen durch häufige Einspritzungen von Jodthyreoglobulin bei Kaninchen keine Toleranz und kein Refraktärstadium erzeugen und gelangen zu dem Schlusse, dass immunbiologisch das Thyroxin nicht ein Teil des Jodthyreoglobulinmoleküls ist.

Die Vitamine. Besonderes Interesse haben in den letzten Jahren die Wechselwirkungen zwischen den Hormonen und Vitaminen gefunden. *Vitamin A und Carotin* vor allem in ihrer Beziehung zur Schilddrüse:

Mangel an Vitamin A bewirkt in der Schilddrüse eine Vermehrung des Kolloids und weitere Zeichen von verminderter Funktion (649). Die Drüse war in den Versuchen von Mitzkewitsch (519) trotz dieses Feinbildes hypertrophiert. Die Avitaminose vermindert die Ansprechbarkeit der Drüse auf thyreotropes Hormon nicht (649).

Auch ein Überschuss an Vitamin A kann anderseits auf die Schilddrüse im Sinne der Ruhigstellung einwirken: So geben Elmer (258) und Mitarbeiter, ferner Fellinger und Hochstaedt (293) an, dass es durch Vitamin A-Darreichung gelingt, die Wirkung des thyreotropen Hormons auf die Schilddrüse zu verhindern. Andere Untersucher vermissten diese antithyreotrope Wirkung des Vitamins (649, 689).

Die Erscheinungen der A-Hypervitaminose der Ratte können durch Thyroxin verhütet und geheilt werden (287). Umgekehrt wirkt ein Überschuss an A-Vitamin zahlreichen Erscheinungen des Hyperthyreoidismus entgegen. Es ist mehrfach festgestellt worden, dass Vitamin A die Wirkungen des Thyroxins auf die Entwicklung der Amphibienlarven abzuschwächen und hintanzuhalten vermag (143, 261). Fleischmann und Kann (301) erzielten dieses Ergebnis an mit Elithyran vergifteten Salamanderlarven durch Fütterung mit A-Vitamin. Diese Autoren sahen auch, dass Vitamin A in der Reid-Huntschen Reaktion den durch Thyroxin bewirkten Schutz gegen die Acetonitrilvergiftung aufhebt.

Um die Wirkung des Thyroxins auf das Vitamin zu klären, lösten Fleischmann und Kann (301) Carotin in Ölsäure. Dieses System zeigte einen im Warburg-Apparat messbaren Sauerstoffverbrauch. Wurden 2 mg Thyroxin zugesetzt, wurde der Sauerstoffverbrauch geringer. Dieser Versuch schien uns bemerkenswert, weil schon von Euler und Klussmann (275, 276) eine direkte chemische Wechselwirkung zwischen dem Vitamin und dem Hormon bemerkt haben, indem das Thyroxin sich bei in vitro-Versuchen als durch Carotin gebunden oder verändert erwies.

Die Wechselwirkung der beiden Stoffe macht sich in der Beeinflussung mehrerer Funktionen des tierischen Körpers geltend: v. EULER und KLUSSMANN (275) sahen vor allem, dass der Abnahme des Körpergewichts bei der Ratte, wie sie durch Thyroxin hervorgerufen wird, durch Carotin entgegengewirkt wurde. Sie konnten quantitative Beziehungen zwischen den beiden Stoffen aufstellen, indem 2,5 γ Carotin ungefähr 10 γ Thyroxin in diesen Versuchen die Waage hielten. Auch die Steigerung des Gaswechsels der Ratte durch Thyroxin konnte sowohl durch Carotin, wie durch das Vitamin selbst, vermindert werden, bei geeigneter Dosierung (50 γ Thyroxin und 3000 Einheiten Vogan) sogar vollständig kompensiert (594). Dass dem Glykogenschwund in der Leber als Folge der Thyroxinvergiftung durch Vitamin A entgegengewirkt werden kann, gehört zu den ältesten und am öftesten wiederholten Befunden auf diesem Gebiete (287, 649, 654). Diese Besserung des Glykogengehaltes wurde allerdings in einzelnen Versuchen vermisst (684). Diese Tatsache ist von besonderem Interesse, weil ja auch das Vitamin selbst in der Leber in besonderer Weise aufgespeichert wird (275, 417).

Unter normalen Verhältnissen ist die Leber nicht nur imstande, Vitamin A aufzunehmen und zu speichern, sondern sie hat auch die Fähigkeit, aus dem Carotin, dem Provitamin (anscheinend durch Spaltung des grossen Moleküls in zwei gleiche Bruchstücke und Anlagerung je eines Sauerstoffatoms) — das Vitamin selbst zu bilden. Es wird angenommen, dass diese Umwandlung unter dem Einflusse eines Fermentes, der Carotinase (752), erfolgt.

Nach E. SCHNEIDER (649) wird das Vitamin A durch die Retikuloendothelzellen der Leber aufgenommen und an das Parenchym weitergegeben. Die Retikuloendothelzellen können unter abnormen Bedingungen (z. B. bei der Phosphorvergiftung) auch Vitamin A speichern. Die normale Leber enthält sowohl Carotin, wie Vitamin A selbst. Die Speicherung beider Stoffe, der Verbrauch des Vitamins A und die Umwandlung des Provitamins in das Vitamin, sind von der Funktion der Schilddrüse abhängig.

Bei der Hypothyreose und der Athyreose verliert der Organismus die Umformungsmöglichkeit des Provitamins in das Vitamin A. Gleichzeitig nimmt auch die Speicherungsfähigkeit der Leber für Carotin und für Vitamin A ab (753). LIEBOLD (458) fand allerdings den Carotingehalt der Leber (wie auch den Cholesteringehalt) bei Hypothyreose fast unverändert. Man findet infolge der fehlenden Umformung in hypothyreotischen Zuständen, z. B. bei Kretins, eine Verminderung des A-Vitamingehaltes des Blutes (751). Eine auffallende Folge des Schilddrüsenmangels stellt sich bei Herbivoren ein, in Form einer Gelbfärbung der Milch (290), welche auf Carotingehalt beruht. FASOLD und HEIDEMANN (286) gaben Ziegen, neben anderem Futter, täglich 3 Kilo Karotten. Die Milch enthielt Vitamin A. Nach der Thyreoidektomie war die Milch gelb gefärbt, infolge ihres Carotingehaltes. Vitamin A liess sich nicht mehr nachweisen.

Übermäßige Tätigkeit der Schilddrüse oder Thyroxinzufuhr vermindert den Vitamin A-Gehalt der Leber (653, 753). Der Vitamin A-Umsatz ist an den Glykogenumsatz der Leber gekoppelt [SCHNEIDER und WIDMANN (653)].

Diese Verminderung wird als Folge eines vermehrten Verbrauches des Vitamins aufgefasst (653, 686, 751). Die Speicherungsfähigkeit der Leber für Carotin ging bei hyperthyreotischen Zuständen in manchen Versuchen noch rascher zurück, als diejenige für das Vitamin selbst. Doch kann bei geeigneter Dosierung Thyroxin auch zu einer Erhöhung des Carotingehaltes der Leber führen [LIEBOLD (458)]. Besserung des hyperthyreotischen Zustandes, z. B. durch Thyronorman, lässt die Verarmung der Leber an Vitamin A zurückgehen (654). Der Gehalt des Blutes an Vitamin A und an Carotin sinkt bei der Hyperthyreose tief ab, bis zur fehlenden Nachweisbarkeit. Das Absinken des A-Vitaminspiegels im Blut kann bei fettarm ernährten Fällen von Basedow zu Nachtblindheit führen (514). Die Prüfung der Dunkeladaptation ist sogar zu einer besonderen Technik ausgebaut worden, zur Erkennung hyperthyreotischer Zustände (765). Man findet also, sowohl bei der Hypothyreose, wie bei der Hyperthyreose, in gleicher Weise eine Verminderung des Vitamins A im Blute, wenn auch aus ganz verschiedenen Gründen: Bei der Athyreose vor allem wegen der fehlenden Umwandlung des Carotins, bei der Hyperthyreose wegen vermehrten Verbrauches des Vitamins (686, 750, 752).

Die Besserung und Heilung des hyperthyreotischen Zustandes findet ihren Ausdruck auch im Ansteigen des Vitamin A-Spiegels im Blute, sei diese Besserung nun durch Entfernung der Schilddrüse bewirkt, oder durch eine arzneiliche Maßnahme (752).

Vermehrte Zufuhr von Vitamin A vermag aber auch die Leber vor den mit der Hyperthyreose verbundenen Schäden zu schützen. WEGELIN (747) beobachtete, dass die durch Zufuhr von Thyroxin in der Leber auftretende Vermehrung der Zahl der Mitosen sich durch Vitamin A hintanhalten liess, dagegen wurde der thyreotoxische Fettschwund durch Vitamin A nicht vermindert. Auch FASOLD und PETERS (287) vermissten eine begünstigende Einwirkung der Vitamin A-Zufuhr auf den Fettgehalt der Versuchstiere. SCHNEIDER (649 a) fand, wie v. EULER und KLUSSMANN (275), dass die Schutzwirkung auf die Leber gegen Glykogenschwund dem Carotin in gleicher Weise zukommt, wie dem Vitamin A selbst. Die Schutzwirkung des Vitamin A gegen Wirkungen des Thyroxins macht sich auch darin geltend, dass die Abnahme des Cholesteringehaltes der Nebennieren infolge des Hyperthyreoidismus sich durch Vitamingaben aufhalten läßt (381). Diese abschwächende Wirkung, des Vitamins A auf Erscheinungen der Hyperthyreose wird häufig in der praktischen Therapie benutzt, und zwar ist es üblich geworden, namentlich Basedow-Kranke (55, 229, 279, 686) mit hohen Gaben von Vitamin A zu behandeln (z. B. dreimal täglich 30—50 Tropfen Vogan) (750, 753). Dabei wurde die Beobachtung gemacht, dass eine durch Voganzufuhr erzielte Erhöhung des Vitamin A-

Spiegels im Blute bei Basedow (wohl infolge des Mehrverbrauches) nach Aussetzen der Medikation wesentlich rascher zurückgeht als beim Gesunden (751). Man beobachtet als Erfolge der Behandlung häufig Gewichtszunahmen und Rückgang des Grundumsatzes. Dagegen wird vielfach angegeben, dass die Tachykardie weniger rasch auf diese Medikation anspricht.

Die Vitamine des B-Komplexes sind in ihren Wechselbeziehungen zur Schilddrüse noch verhältnismässig wenig studiert worden. Nur über B_1 und über Lactoflavin liegen einige Erfahrungen vor.

Mangel an B-Vitamin, namentlich an B_1, hat eine Ruhigstellung der Schilddrüse zur Folge (649, 764). Froboese (311) beobachtete bei einem Falle von menschlicher Pellagra eine hochgradige, zum Teil schwielige, chronisch entzündliche Atrophie der Schilddrüse. B_1-Mangel wird beschuldigt, die Entwicklung der endemischen Struma zu begünstigen (vgl. S. 296). De Quervain (587) äußerte die Meinung, dass B_1-Mangel in der Schilddrüse den Boden zur Entwicklung einer Thyreoiditis bereiten könne.

Verzár und Vasarhelyi (726) fanden, dass Extrakte von Schilddrüsen von B-avitaminotischen Kaninchen, im Gegensatz zu normalen, den Zuckerverbrauch normaler Herzen nicht zu steigern vermochten. Die Schilddrüse scheint also bei Vitamin B-Mangel auch funktionell minderwertig zu sein.

B_1-Mangel aber belässt der Schilddrüse die Fähigkeit, auf thyreotropes Hormon in normaler Weise zu reagieren (649). Auch auf Thyreoxinzufuhr reagieren Vitamin-B-arm ernährte Tiere, sogar besonders stark (779).

Es ist von verschiedenen Autoren darauf aufmerksam gemacht worden, dass die B_1-Avitaminose mit den Störungen der Schilddrüsentätigkeit gemeinsame Züge aufweist. So macht Wohl (764) darauf aufmerksam, dass sowohl dem Hypothyreoidismus, wie dem Vitamin B_1-Mangelzustande, Erniedrigung des Grundumsatzes zu eigen ist und Verminderung der spezifisch-dynamischen Wirkung der Nahrung, wogegen gewisse Züge der B-Avitaminose Ähnlichkeit mit Zuständen von Hyperthyreoidismus haben: So die Neigung zu Tachykardie und zu Vergrösserung des Herzen [Ravdin und Frazier (597)].

Es ist vielfach versucht worden, durch Darreichung von Vitaminen aus der B-Gruppe die Erscheinungen des experimentellen Hyperthyreoidismus zu beeinflussen. Die Lebensdauer bei Thyroxinvergiftungen wurde von Genitis und Mitarbeitern (315) auf Darreichung von Hefe verlängert gefunden. Bei geeigneter Dosierung von B_1 können Hunde und Tauben trotz Zufuhr von Schilddrüsenstoffen ihr normales Körpergewicht beibehalten (209, 237). Abelin (16) gibt an, dass 10 γ Aneurin und 20—50 γ Lactoflavin täglich genügten, um bei Ratten die schweren Erscheinungen der Schilddrüsenvergiftung zu mildern. Auch die wachstumshemmende Wirkung des Thyroxins bei der Ratte kann durch Zufuhr von Vitamin B_1 abgeschwächt werden (686). Die Steigerung des Grundumsatzes durch Schilddrüsenstoffe kann durch reichliche Zufuhr von Vitamin B_1 gehemmt werden (316). Auch die Steigerung der Oxydationen nach Einspritzung von thyreotropem Hormon kann durch vermehrte Zufuhr von Vitamin B_1 ermässigt werden (316). Dagegen wird der histologische Umbau der Schilddrüse als Folge der Hormoneinwirkung durch Zufuhr von B-Vitaminen nicht aufgehoben, weder durch B_1 noch durch B_2 (316, 649, 689).

Diese beiden Vitamine wirken also nicht antithyreotrop. SCHNEIDER (649) fand im Gegenteil, dass überreichliche Zufuhr von Vitamin B_1 in der Schilddrüse vorübergehend eine ähnliche aktivierende Wirkung hervorruft wie thyreotropes Hormon. SCHNEIDER sah auch, dass im Kaulquappenversuch kein Antagonismus zwischen Vitamin B_1 und Thyroxin besteht. Im Gegenteil verstärkte in diesem Zusammenhang Vitamin B_1 die Thyroxinwirkung.

Ein gewisser Antagonismus zwischen Thyroxin und den Vitaminen der B-Gruppe macht sich auch bezüglich der Nebennieren geltend. Die Nebenniere hypertrophiert bei Mangel an B_1-Vitamin in ähnlicher Weise wie auf Zufuhr von Schilddrüsenstoffen (726). HOEN, LANGEFELD und OEHME (381) sahen, dass sich die Hypertrophie der N. N., wie sie durch Thyroxin hervorgerufen wird, durch Zufuhr von Lactoflavin aufheben lässt. Dagegen hat Vitamin B_1 darauf keinen Einfluss (413). OEHME und seine Mitarbeiter sahen ferner, dass Lactoflavinzufuhr die thyreotoxische Abnahme des Cholesteringehaltes von Nebennieren und Leber aufzuhalten vermag.

SURE und THEIS (701, 702) haben auf eine Wechselwirkung zwischen Vitamin B_1 und Askorbinsäure aufmerksam gemacht: Mangel an Aneurin hat eine Reduktion der Askorbinsäure in den Inkretdrüsen und anderen Geweben zur Folge. Der Verminderung des Vitamin C-Gehaltes in den Nebennieren, im Thymus, der Leber und den Nieren, wie sie durch Thyroxin hervorgerufen wird, konnte durch Zufuhr von Vitamin B_1 und den übrigen Vitaminen der B-Gruppe entgegengewirkt werden.

Verschiedene Autoren haben darauf aufmerksam gemacht, dass die Steigerung der Oxydationen, selbst wenn sie nicht durch Schilddrüsenstoffe hervorgerufen wird, zu einem vermehrten Verbrauch von Vitamin B_1 führt. Zum Beispiel, dass schwangere und stillende Frauen und körperlich schwer arbeitende Menschen in gleicher Weise einen vermehrten Umsatz an Vitamin B_1 haben, wie hyperthyreotische Individuen (210, 211, 360, 377, 757).

So ist es denn allgemein anerkannt, dass es zweckmässig ist, die menschliche Hyperthyreose durch Zufuhr reichlicher Mengen von Vitamin B_1 und der anderen Wirkstoffe der B-Gruppe zu behandeln. In erster Linie, um diesen erhöhten Bedarf zu decken, dann aber auch, weil es nicht an Beobachtungen fehlt über günstige Einwirkung von Vitamin B_1, Hefe und ihren Extrakten auf das Befinden hyperthyreotischer Menschen (209, 597) [1].

Es ist in den letzten Jahren oft die Rede von einem Antagonismus zwischen *Vitamin C* und Schilddrüse. Es bestehen für die Annahme, wie wir sehen werden, gewisse Anhaltspunkte, doch gibt es auch Funktionen, in welchen die Wirkung der Askorbinsäure und diejenige der Schilddrüsenstoffe sich

[1] Wir verdanken GLANZMANN die Angabe, dass der Haarwuchs hypothyreotischer Kinder, welcher durch Schilddrüsenpräparate nur wenig begünstigt wird, durch Zugabe von Pantothensäure stark gefördert werden kann.

gegenseitig fördern. Über einzelne Punkte bestehen Widersprüche zwischen den Untersuchern:

So z. B. bezüglich der Wirkung der C-Avitaminose auf den Bau der Schilddrüse. Schneider (649) gibt an, dass alle Avitaminosen, auch die C-Avitaminose, eine gleichmässige Ruheschilddrüse hervorrufen, wogegen Schulze und Linnemann (666, 669) bei Meerschweinchen unter Skorbutkost in der Schilddrüse Zeichen von Hyperaktivität auftreten sahen. (Bei 17 von 24 Tieren.) Der Gehalt der Hypophysen der Versuchstiere an thyreotropem Hormon wurde normal gefunden. Nur, wenn die Hypophyse zusätzlich durch eine Diphtherieintoxikation geschädigt wurde, zeigt die Schilddrüse das Bild der Inaktivität (666). C-Avitaminose setzt den Einfluss des thyreotropen Hormons auf das Feinbild der Schilddrüse nicht herab, ebensowenig wie andere Avitaminosen (Schneider).

Bei *Schilddrüsenmangel* wird weniger Vitamin C verbraucht (649). Thaddea (705) stellte fest, dass schilddrüsenlose Kaninchen in ihren Organen, namentlich in der Leber und den Nebennieren, einen vermehrten Gehalt an Ascorbinsäure aufweisen. Der gleiche Forscher fand auch, dass Fälle von menschlichem Myxödem auf intravenöse Vitamin C-Einspritzungen mehr Askorbinsäure im Harn ausschieden, als normale, als Ausdruck der Sättigung der Vitamindepots. Mosengyl (524) schliesst, dass sich nach Schilddrüsenexstirpation der Bestand des Körpers an Vitamin C vermehrt durch gesteigerte Synthese in den Nebennieren.

Eine überschüssige Zufuhr von C-Vitamin vermochte in den Versuchen von Sturm, Schmidt und Beck (689) den Einfluss des thyreotropen Hormons auf das Feinbild der Schilddrüse erheblich zu hemmen, wogegen Schäfer (628) und Schneider (649) bei ähnlichen Versuchen zu negativen Ergebnissen gelangten.

Dagegen ist, wie wir bald sehen werden, die Einwirkung eines Überschusses von Vitamin C auf manche Folgeerscheinungen des Hyperthyreoidismus unbestritten. — Der Nachweis von Vitamin C in der Schilddrüse selbst nach überreichlicher Zufuhr von Askorbinsäure ist allerdings nicht gelungen.

Hyperthyreoidismus führt zu einer Abnahme der Askorbinsäure in den Nebennieren und in der Leber des Meerschweinchens [Demole und Ippen (227)]. Mosengyl (524) stellte diese Wirkung bei Meerschweinchen ebenfalls fest, wogegen er sie bei der Ratte vermisste. Der Rückgang des Vitamin C-Bestandes bei Meerschweinchen konnte durch Zufuhr von Vitamin A verhindert werden. Thaddea (705) beobachtete den Rückgang des Ascorbinsäurebestandes in Leber und Nebennieren der Kaninchen und Meerschweinchen auf Zufuhr von thyreotropem Hormon.

Sure und Theis (701, 702) fanden auf Zufuhr von Schilddrüsenstoffen bei der Ratte eine Abnahme des Askorbinsäuregehaltes nicht nur in Nebennieren und Leber, sondern auch im Thymus und den Nieren. Dagegen konnte durch Schilddrüsenstoffe im Herzmuskel der Gehalt an Vitamin C nicht vermindert werden. Die Verluste an C-Vitamin konnten durch reichliche Zufuhr von Vitamin B_1 und der übrigen Vitamine der B-Gruppe bis zu einem gewissen Grade hintangehalten werden. Wie zu erwarten, vermag Zufuhr von Askorbinsäure selbst den Verlust in den genannten Organen zu verhindern. DEMOLE und IPPEN (227) stellten quantitative Beziehungen zwischen der Zufuhr von C-Vitamin und Thyroxin fest: So vermochten 10—20 mg Askorbinsäure die Wirkung von 0,1 mg Thyroxin aufzuheben. Diese Forscher vermochten durch geeignete Gaben von Askorbinsäure die Wirkung sonst tödlicher Gabe von Thyroxin bei Meerschweinchen aufzuheben, ebenso OEHME (545). Die Einwirkung des C-Vitamins auf den durch Zufuhr von Schilddrüsenstoffen gesteigerten Gesamtstoffwechsel wurde nicht in allen Versuchen in gleicher Weise gefunden: KREITMAIR (435) sah, dass bei Ratten die Steigerung der Kohlensäureabgabe auf Thyroxin und auf Zufuhr von getrockneter Schilddrüse *stärker* ausfiel, wenn Askorbinsäure zugegeben wurde, dagegen wirkten sehr grosse Gaben: 50 mg täglich, bei der Ratte, in diesen Versuchen antagonistisch gegen Thyroxin. OEHME fand dagegen, dass 20—25 mg Askorbinsäure die Stoffwechselwirkung von 100 γ Thyroxin beim Meerschweinchen aufheben. Dieser Antagonismus wurde auch gefunden in bezug auf den Glykogenschwund, wie er in der Leber und den Muskeln durch Schilddrüsenstoffe hervorgerufen werden kann. OEHME hat festgestellt, dass sich der Schwund des Leberglykogens durch einen Überschuss von Askorbinsäure vermindern lässt, wenn auch nicht in gleichem Grade wie durch Glykokoll. Auch SCHNEIDER (649) sah eine schützende Wirkung des Vitamin C auf den Glykogenbestand der Leber. STEFFEN und ZOIS (684) stellten fest, dass Askorbinsäure bei Meerschweinchen und Ratten die durch Thyroxin oder durch thyreotropes Hormon verursachte Verarmung der Muskulatur an Glykogen aufzuheben vermag, ebenso verhinderte die gleichzeitige Zufuhr von Askorbinsäure und von thyreotropem Hormon die unter der Wirkung des Hormons sonst auftretende Kreatinurie. Auch vermag die Askorbinsäure einmal aufgetretene thyreotoxische Kreatinurie zum Verschwinden zu bringen.

Besonderes Interesse erwecken die Versuche von BERG (129), welcher fand, dass der durch Thyroxinvergiftung hervorgerufene hochgradige Schwund der Adenylpyrophosphorsäure im Herzmuskel durch Zufuhr von C-Vitamin verhindert werden kann. Auch vermag die Askorbinsäure die mechanische Leistungsfähigkeit des durch Thyroxin geschädigten Herzen in manchen Fällen zu verbessern. Dagegen wurde die durch thyreotropes Hormon verursachte Verminderung der Adenylpyrophosphorsäure im Myokard durch Askorbinsäure nicht verhindert.

In den Versuchen von HOEN, LANGEFELD und OEHME (381) vermochte C-Vitamin die in der Leber und den Nebennieren auf Schilddrüsenvergiftung auftretende Abnahme des Cholesteringehaltes aufzuhalten.

Auf anderen Gebieten sind Thyroxin und Askorbinsäure eher Synergisten als Antagonisten, so in der Begünstigung der Knochenregeneration [HANKE (350)].

Der Einfluss des Thyroxins auf die Entwicklung der Kaulquappen scheint durch Vitamin C nicht vermindert zu werden [Schröder und Dörmann (663)]. Der vermehrte Verbrauch von Askorbinsäure bei hyperthyreotischen Zuständen, insbesondere beim Basedow [Schneider (649)], der, wie Thaddea (705) durch den intravenösen Belastungsversuch gezeigt hat, zu einer hochgradigen C-Hypovitaminose führen kann, hat mit Recht dazu geführt, dass es fast allgemein üblich geworden ist, den Hyperthyreosekranken, neben anderen Vitaminen, auch reichlich Askorbinsäure zu geben.

Vitamin D ist von den länger bekannten Vitaminen dasjenige, welchem am seltensten antithyreotoxische Wirkungen zugeschrieben worden sind. Die Wechselwirkung mit der Schilddrüse ist zum Teil eine unterstützende, zum Teil liegen auch kompliziertere Beziehungen vor.

Der Mangel an D-Vitamin hat nach manchen Untersuchern eine „Ruhigstellung" (536, 649) der Schilddrüse zur Folge, wie die meisten Avitaminosen. Glanzmann (321) hat bei Ratten nachgewiesen, dass zwar nach 4 Wochen rachitogener, also Vitamin-D-freier Kost, die Schilddrüsenbläschen gross und kolloidgefüllt gefunden werden, dass aber ein starker Blutgehalt des Organs darauf hindeutet, dass die Funktion doch eine rege sein dürfte. Nach 2 Monaten McCollum-Diät und Lichtausschluss waren dagegen die Bläschen klein, die Epithelien höher, das Kolloid spärlich, die Hyperämie stark. Die Wirkung des Vitamin D-Mangels auf das Feinbild der Schilddrüse scheint also mindestens zweiphasisch zu sein. Vitamin D-Mangel setzt die Ansprechbarkeit der Schilddrüse auf thyreotropes Hormon nicht herab (649).

Der Mangel an Vitamin D kann zu einer Herabsetzung des Gesamtstoffwechsels führen (536), auch zu einer Herabsetzung des Jodgehaltes des Blutes (535, 536), also zu Veränderungen, wie sie auch den Schilddrüsenmangelzuständen eigen sind. Nitschke (536) hat daher dem Schilddrüsenmangel eine führende Rolle in der Entstehung der Rachitis zugeschrieben. Dieser Ansicht ist von verschiedenen Autoren widersprochen worden (285, 321, 615). Schilddrüsenmangel kann, namentlich bei Kaninchen, rachitisähnliche Knochenveränderungen zur Folge haben, welche durch Schilddrüsenstoffe, nicht aber durch Vitamin D, heilbar sind (686). Es ist nicht zu verkennen, dass sowohl der Mangel an Schilddrüse, wie der Mangel an D-Vitamin, Störungen des Mineralstoffwechsels zur Folge haben, besonders des Kalk- und Phosphorhaushaltes. Doch sind die Störungen des Mineralhaushaltes bei den beiden Zuständen nicht identisch, wenn sie auch streckenweise parallel laufen, wie namentlich Glanzmann (321) ausgeführt hat. Die Wirkung der Schilddrüse und des D-Vitamins auf den Kalkbestand des Organismus ist vor allem keineswegs identisch. Zu der bekannten, die Retention begünstigenden Wirkung kleiner und mittlerer Gaben von Vitamin D steht die Kalkausschwemmung, die wir bei manchen hyperthyreotischen Tieren und auch bei dem mit Schilddrüsendarreichung behandelten Menschen beobachten, in einem Gegensatz.

Dagegen kann Schilddrüsenfütterung die Phosphorretention unter Umständen begünstigen, in ähnlicher Weise wie die Zufuhr von Vitamin D. Man könnte also bezüglich des Phosphorgehaltes von einem Synergismus sprechen.

Dem Mangel an D-Vitamin ist, wie anderen Avitaminosen, eine strumigene Wirkung zugesprochen worden (625). CLAUSEN (198) sah unter rachitogener Diät, verbunden mit Infrarotbestrahlungen, bei Ratten, Strumen auftreten, welche durch Ultraviolettstrahlen rückgängig gemacht werden konnten. Wie wir im vorigen Abschnitt ausgeführt haben, kann einem Vitamin D-Mangel in der Verursachung des Kropfes wohl eine Hilfsrolle zukommen.

Ein Überschuss an Vitamin D führt die durch Lichtmangel aktivierte Struktur der Schilddrüse in den Ruhezustand zurück (321). Unter anderen Umständen kann aber Vitamin D-Zufuhr die Schilddrüse auch stimulieren (327). Die Wirkung des thyreotropen Hormons auf die Schilddrüse wird durch einen Überschuss von D-Vitamin nicht gehemmt (689).

Es ist möglich, durch einen Überschuss von Vitamin D eine Steigerung des Gesamtstoffwechsels hervorzurufen (599, 649, 686). Diese ist von der Schilddrüse abhängig, denn sie fehlte bei schilddrüsenlosen Tieren.

Vitamin D vermag der Wirkung von übermässiger Schilddrüsenzufuhr im allgemeinen nicht entgegenzuwirken, namentlich auch nicht der den Glykogenbestand der Leber vermindernden Wirkung (649).

In letzter Zeit ist man auch aufmerksam geworden auf Wechselwirkungen, welche zwischen dem *Vitamin E* und der Schilddrüse bestehen. PAAL und KLEINE (557) sahen, dass Mangel an E-Vitamin bei der Ratte und der Maus die Schilddrüsentätigkeit hemmt. SCHNEIDER (649) bildete die Schilddrüse einer Ratte ab, welche 1 Jahr lang Vitamin-E-frei ernährt wurde. Sie war kolloidreich und trug ein sehr niedriges Epithel.

Es war nicht die Wirkung der Vitamine auf den Hyperthyreoidismus von Tieren allein, welche dazu geführt hat, die *Ernährung* der *Hyperthyreosekranken* zu einer *rationellen*, durch physiologische Erkenntnisse unterbauten *Diät* auszugestalten, sondern auch Studien über andere Nahrungsbestandteile.

Schon seit mehreren Jahrzehnten galt eiweissreiche Ernährung, besonders Fleischnahrung, wegen ihrer altbekannten (RUBNER) starken spezifisch-dynamischen Wirkung, als bei Basedow kontraindiziert. Auch neuere Tierversuche belegen die Richtigkeit dieser ärztlichen Gewohnheit: KOMMERELL (431) verglich bei reiner Kohlehydratkost und bei Fleischkost die Steigerung des Stoffwechsels, welche sich bei schilddrüsenlosen Hunden durch eine einmalige Einspritzung von Thyroxin erzielen lässt. Die Steigerung des Grundumsatzes bleibt bei mit Fleisch gefütterten Hunden 2 Tage länger bestehen. ABELIN (44) konnte zeigen, dass Casein unter den Eiweissarten bei der Rattenhyperthyreose die Stoffwechselsteigerung am geringsten ausfallen lässt.

Auch den Fettstoffen der Nahrung wurde Aufmerksamkeit geschenkt; nachdem schon BURR (178) antithyreotoxische Wirkungen von ungesättigten

Fettsäuren nachgewiesen hatte, wurde namentlich den Doppelbindungen im Fettmolekül, der sog. „Jodzahl", Aufmerksamkeit geschenkt. So konnte Zain (770, 771) im Anschluss an Abelin (1), Goldener und Kobori bei der Prüfung von Fetten von verschiedenem Sättigungsgrad an hyperthyreotischen Ratten feststellen, dass „eine Proportion zwischen steigender Jodzahl und zunehmender antithyreotoxischer Wirkung vorhanden war".

Auf Grund solcher Versuche wird also den Fetten mit mehreren Doppelbindungen unter den antithyreotoxischen Nahrungsstoffen ein Platz angewiesen.

Wir haben schon in anderem Zusammenhang auf S. 308 darüber berichtet, dass auch Lipoiden, namentlich dem Cholesterin, antithyreotoxische Wirkungen zugeschrieben werden. So erfreuen sich denn auch die Lipoide eines besonderen Ansehens bei der Zusammenstellung der Nahrung für hyperthyreotische Tiere oder Menschen.

Hoffmann und Gudernatsch (383) konnten in Froschlarvenversuchen zeigen, dass sich verschiedene Zuckerarten gegenüber der Thyroxinwirkung ganz verschieden verhielten. So verzögerten Galaktose, Lactose und d-Mannose die Reaktion auf Thyroxin, wogegen Glykose, Glykogen, Fructose und Maltose die Reaktionen auf Thyroxin eher begünstigten.

Vielfach ist die Wirkung von Nahrungs*gemischen* in bezug auf die Schilddrüsenfunktion geprüft worden. In besonders gründlicher Weise haben Paal und Kleine (557) an Hand der Wirkung auf den Bau der Schilddrüse der Nagetiere verschiedene Kostformen geprüft und dabei gesehen, dass alle einseitigen Ernährungsweisen bei der Ratte zu einer Aktivierung führten, wogegen Kostformen mit einem mittleren Gehalt an Eiweiss, Kohlehydrat und Fett die Schilddrüse in eine „Ruhedrüse" wandelten.

Bei der Prüfung von Nahrungsgemischen auf den experimentellen Hyperthyreoidismus sind in den meisten Versuchen so komplizierte Zusammensetzungen der Nahrung gewählt worden — entsprechend der Mannigfaltigkeit einer natürlich gewählten Kost —, dass sich die Wirkung der einzelnen Nährstoffe nicht mehr verfolgen lässt. Wie Abelin richtig bemerkt, handelt es sich dabei um „empirische Wege der experimentellen Forschung" (64). Trotz der fast unübersehbaren Kompliziertheit der zu Experimenten vielfach gebrauchten Nahrungsgemische, haben sich einige wertvolle Kenntnisse aus solchen Versuchen gewinnen lassen. Schon bei der alten Blumschen Schutzkost mit ihren Kernstücken: der Entziehung des Fleisches und der Bevorzugung der Milch und der Vegetabilien, wie sie seit dem Beginn dieses Jahrhunderts vielfach angewandt wurde, ist es kaum abzusehen, wie die einzelnen Faktoren einwirken. Das gleiche gilt von den zahlreichen zu Abelins Versuchen benutzten Nahrungsgemischen (44, 45, 46, 47, 69). Die Erfahrungen, die sich daraus für die Bekämpfung der experimentellen Hyperthyreose ergeben, sind kurz zusammengefasst, etwa folgende: Dass der Eiweissbedarf am besten durch Pflanzeneiweiss (Sojabohnen, Weizengluten) und Milcheiweiss (Quarck) zu decken ist, dass von den zu verfütternden sonstigen tierischen Stoffen diejenigen zu bevorzugen sind, welche vitamin- und lipoidreich sind, wie Eidotter, Leber, Knochenmark, Gehirn. Unter den Fetten hat sich emulgiertes Olivenöl besonders bewährt, Butter weniger (61). Reichlich rohe Vegetabilien sind nicht nur als Vitaminträger unentbehrlich, sondern wirken nach ABELIN (61) noch darüber hinaus günstig auf die hyperthyreotische Ratte. Als Kohlehydratträger eignen sich am besten die Getreidearten (47), wogegen die Kartoffel wegen ihres hohen Kaligehaltes zurückzutreten hat. Wir haben schon erwähnt, dass reichlicher Kaligehalt nicht nur bei Nebenniereninsuffizienz, sondern auch bei übermässiger Schilddrüsentätigkeit, schlecht vertragen wird. DUERST (240) schrieb dem Kali sogar eine stark stimulierende Wirkung auf die Schilddrüse zu und ist der Meinung, man könnte mittels Kali, ähnlich wie es mit Jod geschieht, Kropfprophylaxe treiben. ABELIN (64) hat die Schädlichkeit hoher Kaligaben bei experimenteller Hyperthyreose nachgewiesen, ebenso, dass die Schädlichkeit des Kali durch reichliche Beigaben von Calcium, Magnesium und Natrium verhindert werden kann. Man wird also für den Mineralgehalt einer antithyreotoxischen Diät wenig Kalium, viel Calcium und Magnesium und mässige Mengen Natrium zu erstreben haben. Es sind mit nach diesen Gesichtspunkten ausgewählten Kostformen auch bei hyperthyreotischen Menschen mehrfach günstige Wirkungen erzielt worden (69a).

Doch hat sich die Verordnung einer bestimmten Schutzkost für hyperthyreotische Kranke bisher nicht allgemein durchgesetzt. So äussert FELLINGER (294), dass er von einer eiweissarmen Diätbehandlung nicht viel halte. Jeder Praktiker wird Fälle erlebt haben, in welchen Hyperthyreosen sich, trotz Einhaltung einer rationellen Schutzkost, verschlimmerten. Die meisten Kliniker befürworten aber jedenfalls eine fleischarme, vielfach überhaupt eiweissarme Ernährung (33, 218, 226a, 560), als die übrigen therapeutischen Eingriffe unterstützende Massnahme. CURSCHMANN (218) äusserte sogar, dass Unterernährung an Eiweiss und Fett die Morbidität und Schwere des Morbus Basedow herabsetze. Auch PARADE (560) trat für eine nicht nur fleisch-, sondern auch fettarme Diät ein, während andere Autoren fettreiche Diätformen empfehlen (525). Es bleibt hier also noch manches zu klären.

Über den Wirkungsmechanismus der Nährstoffe in bezug auf die Schilddrüsenstoffe können wir, abgesehen von den Vitaminen, vorläufig nur Vermutungen hegen.

Eine direkt gegen die Schilddrüse oder deren Wirkstoffe gerichtete Wirkung ist kaum anzunehmen. Ob es sich bei der Schutzwirkung, entsprechend der ursprünglichen ABELINschen (44) Auffassung, um eine Unterstützung der Leber in ihrer die Schilddrüsenstoffe entgiftenden und verarbeitenden Tätigkeit handelt, ob es sich um eine omnicelluläre Wirkung handelt, welche an allen Angriffspunkten den Boden für die Thyroxinwirkung beeinflusst, ob es sich, entsprechend ABELINS (64) neueren Annahmen, mehr um einen Eingriff in die Wechselwirkungen der innersekretorischen Organe (Hypophyse, Nebennieren, Gonaden, Thymus), handelt, dies zu erörtern erübrigt sich mangels gesicherter Grundlagen.

Ausser den schon erwähnten antithyroidalen Schutzstoffen sind noch eine grössere Anzahl von Arzneistoffen und sonstigen Verbindungen, darunter auch Metalle, wegen ihrer antithyroidalen Wirkung zur Anwendung gelangt. Wir erwähnen zum Schluss nur einige wenige, über welche neuere Tierversuche vorliegen: Das Arsen und Fluor, bzw. ihre Verbindungen, die Schwermetalle: Kupfer, Eisen und Nickel und das seltene Element Praseodyn.

Arsen gehört zu den zur Behandlung von thyreotoxischen Zuständen von jeher hie und da empirisch angewandten Arzneistoffen (Eppinger u. a.). Hesse, Vonderlinn und Zeppmeisel (374) konnten zeigen, dass es gelingt, durch Arsen in Milligrammdosen Hunde gegen die tödliche subcutane Vergiftung mit Thyroxin zu schützen. Der Schwund des Leberglykogens und der Fettschwund blieben aus. Kampelmann (415) untersuchte das Feinbild der Schilddrüse bei Ratten und Meerschweinchen nach 20tägiger Behandlung mit kleinen Mengen arseniger Säure und sah eine mässige Hemmung der Aktivität, welche er auf verminderte Produktion von thyreotropem Hormon zurückführte, denn die Schilddrüsen blieben unter Arsenwirkung voll ansprechbar für dieses Hormon.

Litzka (460) wies nach, dass bei Nagetieren das an Tyrosin gebundene Fluor den Gewichtsverlust durch Thyroxin hemmt, ja dass normale Tiere auf Fluortyrosin eine übernormale Gewichtszunahme aufweisen. Fluortyrosin wirkte bei Thyreotoxikose der Glykogenverarmung in der Leber und den Muskeln entgegen. Bei der Read-Huntschen Reaktion hemmte es die die Acetonitrilresistenz steigernde Wirkung des Thyroxins. Fluortyrosin wurde in grösserem Massstabe und mit Erfolg bei menschlichen Hyperthyreosen angewendet von May (510, 512), Litzka (460), v. Hodenberg (380).

Unter den Schwermetallen scheint das *Kupfer* bei Hunden besonders eindrucksvolle antithyreotoxische Wirkungen zu entfalten (374a). In ähnlicher Weise aber auch Eisen, namentlich in der Ferroform, und Nickel (374). Verminderung des Glykogenverlustes in der Leber und Verhütung des thyreotoxischen Gewichtsverlustes war auch bei Anwendung dieser Metalle sehr ausgesprochen. Eine besonders ausgesprochene Wirkung ähnlicher Art hatte auch das Praseodyn, ein zu der Gruppe der Cererden gehörendes Element. Bemerkenswert ist, dass diese Metalle und das Arsen schon in so geringen Mengen und Konzentrationen wirken, wie sie in natürlichen Heilquellen vorkommen, so dass z. B. Hunde durch Fachingerwasser vor Thyroxinwirkungen geschützt werden konnten, ebenso durch natürliche Eisen-Arsenwässer. In den angeführten Abhandlungen ist auch über Heilerfolge bei menschlichen Thyreotoxikose berichtet, besonders auch durch Anwendung von Kupferglykokoll. Ob die Meinung der Autoren, dass die Wirkung auf der Bildung unlöslicher Kupfer-Thyroxinverbindungen beruht, zutrifft (374a), dafür fehlt anscheinend der Beweis.

Physiologie du tronc cérébral.
Le rôle du système réticulaire dans l'organisation de la motricité extra-pyramidale[1].

Par

Marcel Monnier P. D.-Zürich.

Avec 19 Figures.

Table des matières.

[1] Reçu, le 23 sept. 1942.

Bibliographie.

Généralités.

BARTORELLI, C.: Der heutige Stand der experimentellen Erfahrungen über die Beziehungen von Zwischen- und Mittelhirn zur Motorik. Schweiz. Arch. Neur. **48**, 3—28 (1941).

FULTON, J. F.: Physiology of the nervous system. Oxford Univ. Press, London 1938.

GUILLAIN, G. et TH. ALAJOUANINE: Pathologie du mésocéphale. Nouveau Traité de Médecine. ROGER, VIDAL et TESSIER: Tome XX. Paris: Masson & Cie. 1935.

HESS, W. R.: Physiologische Aspekte der extrapyramidalen Motorik. Nervenarzt **15**, 457 bis 466 (1942).

KÖRNYEY, ST.: Symptomatologie des verlängerten Marks, der Brücke, des Mittelhirns und des Sehhügels. Handbuch der Neurologie. BUMKE und FOERSTER, Bd. V, S. 445—482. Berlin: Springer 1936.

LE GRAND, A.: Physiologie du bulbe rachidien et de la protubérance. Traité de Physiologie normale et pathologique. Physiologie nerveuse. ROGER et BINET. Tome X; 2e partie, p. 135 bis 180. Paris: Masson & Cie. 1935.

LEWY, F. H.: Die Oblongata und die Hirnnervenkerne. Handbuch der normalen und pathologischen Physiologie. BETHE-BERGMANN. Bd. X, S. 168—199. Berlin: Springer 1927.

LHERMITTE, J.: Physiologie des ganglions centraux. Traité de Physiologie normale et pathologique. ROGER et BINET. Tome IX. p. 357—409. Paris: Masson & Cie. 1933.

LOTMAR, F.: Allgemeine Symptomatologie der Stammganglien. Handbuch der Neurologie. BUMKE u. FOERSTER. Bd. V, S. 404—444. Berlin: Springer 1936.

MONNIER, M.: Les formations réticulaires du tronc cérébral et leurs fonctions motrices extrapyramidales. Schweiz. med. Wschr. **71**, 407—409 (1941).

— Les centres végétatifs du tronc cérébral. Arch. Suisses Neur. **48**, 272—330 (1941).

PAPEZ, J. W.: Comparative Neurology. New York: Th. Y. Crowell 1929.

SPATZ, H.: Physiologie und Pathologie der Stammganglien. Handbuch der normalen und pathologischen Physiologie. BETHE-BERGMANN, Bd. X, S. 318—417. Berlin: Springer 1927.

SPIEGEL, E. A.: Die Region der Vierhügel (Tectum, Augenmuskelkerne, zentrales Höhlengrau). Handbuch der normalen und pathologischen Physiologie. BETHE-BERGMANN. Bd. X, S. 200 bis 221. Berlin: Springer 1927.

Anatomie et Anatomie comparée.

ATLAS, D. H. and W. R. INGRAM: Topography of the brain stem of the rhesus monkey with special reference to the diencephalon. J. comp. Neur. **66**, 263—289 (1937).

EDINGER, L.: Der Bau der nervösen Zentralorgane. Leipzig: F. C. W. Vogel 1911.

FOIX, CH. et J. NICOLESCO: Les noyaux gris centraux et la région mésencéphalo-sous-optique. Suivi d'un appendice sur l'anatomie pathologique de la maladie de Parkinson. Paris: Masson & Cie. 1925.

INGRAM, W. R., F. J. HANNETT and S. W. RANSON: The topography of the nuclei of the diencephalon of the cat. J. comp. Neur. **55**, 333—396 (1932).

KAPPERS, C. U. A., G. C. HUBER and E. C. CROSBY: Comparative anatomy of the nervous system of vertebrates, including man. New York: McMillan 1936.

KOHNSTAMM, O.: Über Ursprungskerne spinaler Bahnen im Hirnstamm. Arch. f. Psychiatr. **32**, 681—684 (1899).

MONAKOW, C.: Der rote Kern, die Haube und die Regio subthalamica. Arb. hirnanat. Inst. Zürich **3**, 51—267 (1909); **4**, 103—243 (1910).

MONNIER, M.: Topographische Tafeln des Hirnstammes der Katze für experimental-physiologische Untersuchungen. Helvet. physiol. Acta **1**, 437—449 (1943).

PAPEZ, J.: Reticulo-spinal tracts in the cat. Marchi method. J. comp. Neur. **41**, 365—390 (1926). — Comparative Neurology. New York: Th. Y. Crowell & Co. 1929.

POLLACK, E.: Anatomie des Rückenmarks, der Medulla oblongata und der Brücke. Handbuch der Neurologie. BUMKE u. FOERSTER. Bd. I, S. 265—424. Berlin: Springer 1935.

RIOCH, D. MCK.: Studies of the diencephalon of Carnivora. I. Nuclear configuration of the thalamus, epithalamus and hypothalamus of the dog and cat. J. comp. Neur. **49**, 1—119 (1929). — III. Certain myelinated-fiber connections of the diencephalon of the dog, cat and aevisa. J. comp. Neur. **53**, 319—388 (1931).

ROUSSY, G. et M. MOSINGER: Le système réticulaire du névraxe et ses rapports avec les centres végétatifs supérieurs. Revue neur. **63**, 948—958 (1935).

OGAWA, T.: Myelogenetische Studie über das Corpus trapezoides und die Oliva superior des Menschen und einiger Säugetiere. Arb. anat. Inst. Sendai **18**, 51—184 (1936).

SPATZ, H.: Anatomie des Mittelhirns. Handbuch der Neurologie. BUMKE u. FOERSTER. Bd. I, S. 474—540. Berlin: Springer 1935.

WEISSCHEDEL, E.: Die zentrale Haubenbahn. Arch. f. Psychiatr. **107**, 443—579 (1937).

WINKLER, C. and A. POTTER: An anatomical guide to experimental researches on the cat's brain. W. Versluys: Amsterdam 1914.

Embryo-Physiologie.

AHLFELD, F.: Die intrauterine Tätigkeit der Thorax und Zwerchfellmuskulatur. Intrauterine Atmung. Mschr. Geburtsh. **21**, 143—163 (1905).

BARCROFT, J. and D. H. BARRON: The genesis of inspiratory movements in the fetal sheep. J. of Physiol. **88**, 56—61 (1936). — Movements of midfetal life in the sheep embryo. J. of Physiol. 91, 329—351 (1937).

COGHILL, G. E.: Anatomy and the problem of behaviour. Cambridge Univ. Press. London 1929.

COREY, E. L.: Initial inspiration in the mammalian fetus. J. of exper. Zool. **61**, 1—11 (1932).

ERBKAM: Lebhafte Bewegungen eines viermonatlichen Foetus. Neue Z. Geburtsk. **5**, 324—326 (1837).

MINKOWSKI, M.: Über frühzeitige Bewegungen, Reflexe und muskuläre Reaktionen beim menschlichen Foetus. Schweiz. med. Wschr. **29**, 721—724 (1922); **30**, 751—755 (1922).

SNYDER, P. F. and M. ROSENFELD: Direct observation of intrauterine respiratory movements of the foetus and the role of carbon dioxide and oxygen in their regulation. Amer. J. Physiol. **119**, 152—166 (1937).

WINDLE, W. F.: Neurofibrillar development in the central nervous system of cat embryos between 8 and 12 mm. long. J. comp. Neur. **58**, 643—733 (1933).

— The neurofibrillar structure of the 5,5 mm. cat. embryo. J. comp. Neur. **55**, 315—331 (1932).

— The neurofibrillar structure of the 7 mm. cat embryo. J. comp. Neur. **55**, 99—138 (1932).

— C. A. DRAGSTEDT, D. E. MURRAY and R. R. GREENE: A note on the respiration-like movements of human fetuses. Surg. etc. **66**, 987—988 (1938).

— and A. M. GRIFFIN: Observations on embryonic and fetal movements of the cat. J. comp. Neur. **52**, 149—188 (1931).

— J. E. O'DONNELL and E. E. GLASSHAGLE: The early development of spontaneous and reflex behaviour in cat embryos and fetuses. Physiologic. Zool. **6**, 521—541 (1933).

— M. MONNIER et A. G. STEELE: Fetal respiratory movements in the cat. Physiologic. Zool. **11**, 425—433 (1938).

Expériences d'Excitation du Système réticulaire.

A. Effets viscéro-moteurs.

MONNIER, MARCEL: Physiologie des formations réticulées. I. Méthode d'excitation et de coagulation électriques avec l'instrument stéréotactique de HORSLEY-CLARKE. Revue neur. **69**, 273—277 (1938).

— Physiologie des formations réticulées. II. Respiration. Effets de l'excitation faradique du bulbe chez le chat. Revue neur. **69**, 517—523 (1938).

— Physiologie des formations réticulées. III. Dilatation pupillaire consécutive à l'excitation du bulbe rachidien chez le chat. Revue neur. **69**, 751—756 (1938).

Monnier, Marcel: Réactions pupillaires consécutives à l'excitation faradique du tronc cérébral chez le singe. Revue neur. **69**, 692—697 (1938).

— Physiologie des formations réticulées. IV. Réactions vasomotrices consécutives à l'excitation faradique du bulbe chez le chat. Revue neur. **70**, 521—527 (1938).

— Physiologie des formations réticulées. V. Réactions cardiaques et vésicales consécutives à l'excitation du bulbe chez le chat. Revue neur. **71**, 753—759 (1939).

— Les centres végétatifs bulbaires. Effets de l'excitation faradique du bulbe sur la respiration, la tension artérielle, le pouls, la vessie et la pupille chez le chat. Arch. internat. Physiol. **49**, 455—463 (1939).

— Les centres végétatifs du tronc cérébral. Localisation par la méthode des excitations électriques chez le chat. Arch. Suisses Neur. **48**, 272—330 (1941).

B. Effets somato-moteurs.

Bartorelli, C.: Effets moteurs dus à la stimulation du tegmentum du mésencéphale. C. r. Soc. Physiol. Suisses Juillet **1941**.

— Der heutige Stand der experimentellen Erfahrungen über die Beziehungen von Zwischen- und Mittelhirn zur Motorik. Schweiz. Arch. Neur. **48**, 3—28 (1941).

— Esperienze di stimolazione elettrica della regione mesencefalica. Arch. di Fisiol. **42**, 1—31 (1941).

— u. O. A. M. Wyss: Die Nystagmusphase als Kompensationseffekt des labyrinthären Drehreflexes. Verh. schweiz. Physiol. Januar **1941**.

— — Influenza di lesioni encephaliche sui reflessi respiratori vagali. Boll. Soc. Biol. sper. **16**, 219—221 (1941).

— — Kinematographische Analyse der labyrinthären postrotatorischen Körperdrehreaktionen. Pflügers Arch. **245**, 511—523 (1942).

Beaton, L. E. and H. W. Magoun: Localization of the medullary respiratory centers in the monkey. Amer. J. Physiol. **133**, 209 (1941).

Bechterew, W.: Die Funktionen der Nervencentra. Jena: Gustav Fischer 1909.

Beevor, A. et H. Horsley: A record of the results obtained by electrical excitation of the so-called motor cortex and internal capsula in an Orang-Outan (Simia satyrus). Philos. Trans. roy. Soc. Lond. B **181**, 129—158 (1890).

Bender, M. B. and J. F. Fulton: Functional recovery in ocular muscles of a chimpanzee after section of oculomotor nerve. J. of Neurophysiol. **1**, 144—151 (1938).

Bieber, I. and J. F. Fulton: The relation of the cerebral cortex to the grasp reflex and to the postural and righting reflexes. Arch. of Neur. **39**, 435—454 (1938).

Bremer, F.: Physiologie nerveuse de la mastication chez le chat et le lapin. Arch. internat. Physiol. **21**, 308—352 (1923).

Brown, T. Graham: On postural and non postural activities of the midbrain. Proc. roy. Soc. Lond. **87**, 145—163 (1913).

— On the occurence of a plastic flexor tone in the monkey. J. of Physiol. **49**, 180—184 (1915).

— On the effect of artificial stimulation of the red nucleus in the anthropoid ape. J. of Physiol. **49**, 184—194 (1915).

— Note on the physiology of the basal ganglia and midbrain of the anthropoid ape, especially in reference to the act of laughter. J. of Physiol. **49**, 195—207 (1915).

Bucy, P. C.: Electrical excitability and cyto-architecture of the premotor cortex in monkeys. Arch. of Neur. **30**, 1205—1225 (1933).

— and T. J. Chase: Cortical innervation of respiratory movements. I. Slowing of respiratory movements by cerebral stimulation. J. nerv. Dis. **84**, 156—168 (1936).

— and J. F. Fulton: Ipsilateral representation in the motor and premotor cortex of monkeys. Brain **56**, 318—342 (1933).

Economo, C. J.: Die zentralen Bahnen des Kau- und Schluckaktes. Arch. f. (Anat. u.) Physiol. **91**, 629—643 (1902).

Ectors, L., D. L. Brookens and R. W. Gerard: Autonomic and motor localization in the hypothalamus. Arch. of Neur. **39**, 789—798 (1938).

Foerster, O.: The motor cortex in man in the light of Hughlings Jackson's doctrines. Brain **59**, 135—159 (1936).

FOERSTER, O.: Symptomatologie der Erkrankungen des Großhirns. Motorische Felder und Bahnen. Handbuch der Neurologie. BUMKE u. FOERSTER. Bd. VI, S. 1—357. Berlin: Springer 1936.

FERRIER, D.: The functions of the brain. New York: G. P. Putman's Sons 1876 u. London: Smith Elder 1876.

FULTON, J. F.: Physiology of the nervous system. Oxford Univ. Press. London 1938.

GRÜNBAUM, A. S. F. and C. S. SHERRINGTON: Observations on the physiology of the cerebral cortex of some of the higher apes. Proc. roy. Soc. Lond. **69**, 206—209 (1901).

— — Observations on the physiology of the cerebral cortex of the anthropoid apes. Proc. roy. Soc. Lond. **72**, 152—155 (1903).

HESS, W. R.: (a) Stammganglien-Reizversuche. 10. Tagg Dtsch. physiol. Ges. Frankfurt a. M. September 1927. Ber. Physiol. **42**, 554—555 (1928).

— (b) Kritik der HERING-BREUERschen Lehre von der Selbststeuerung der Atmung. Pflügers Arch. **226**, 198—211 (1930).

— (c) Die Regulierung der Atmung. Leipzig: Georg Thieme 1931.

— (d) Die Methodik der lokalisierten Reizung und Ausschaltung subcorticaler Hirnabschnitte. Leipzig: Georg Thieme 1932.

— (e) Die Rolle des Vagus in der Selbststeuerung der Atmung. Pflügers Arch. **237**, 24—39 (1936).

— (f) Beitrag zur Technik des zentralen Reizversuches. Pflügers Arch. **243**, 431—438 (1940).

— (g) Ergebnisse von Reizversuchen in Zwischenhirn und Nachbargebieten. Pflügers Arch. **243** 409—430 (1940).

— (h) Motorische Symptome im Gesicht bei Reizung im Zwischenhirn. Pflügers Arch. **243**, 678 bis 685 (1940).

— (i) Zwischenhirn und Motorik. Pflügers Arch. **243**, 634—650 (1940).

— (j) Diencephale Reizsymptome am Körperstamm; Beziehungen derselben zu Bewegungseffekten im Gesicht und an den Extremitäten. Pflügers Arch. **243**, 741—747 (1940).

— (k) Experimenteller Beitrag zur Frage der extrapyramidalen Motorik. Z. Neur. **172**, 639—642 (1941).

— (l) Die Motorik als Organisationsproblem. Biol. Zbl. **61**, 545—572 (1941).

— (m) Charakter der im Zwischenhirn ausgelösten Bewegungseffekte. Pflügers Arch. **244**, 767 bis 786 (1941).

HINES, M.: The „motor cortex". Bull. Hopkins Hosp. **60**, 313—336 (1937).

HINSEY, J. C., S. W. RANSON and H. H. DIXON: Responses elicited by stimulation of the mesencephalic tegmentum in the cat. Arch. of Neur. **24**, 966—977 (1930).

— — and R. F. MCNATTIN: The role of the hypothalamus and mesencephalon in locomotion. Arch. of Neur. **23**, 1—43 (1930).

INGRAM, W. R., S. W. RANSON, F. I. HANNETT, F. R. ZEISS and E. H. TERWILLIGER: Results of stimulation of the tegmentum with the HORSLEY-CLARKE stereotaxic apparatus. Arch. of Neur. **28**, 513—541 (1932).

KABAT, H.: Electrical stimulation of points in the forebrain and midbrain. The resultant alterations in respiration. J. comp. Neur. **64**, 187—208 (1936).

KÖRNYEY, S.: Experimentalstudien am Nervensystem von E. A. SPIEGEL. X. Tonusänderungen insbesondere der Rumpfmuskulatur bei Reizung des Mittelhirnquerschnittes. Arb. neur. Inst. Wien. **30**, 120 (1927).

LEYTON, A. S. F. and C. S. SHERRINGTON: Observations on the excitable cortex of the chimpanzee, orang-utan and gorilla. Quart. J. of exper. Physiol. **11**, 135—222 (1917).

MAGOUN, H. W., S. W. RANSON and C. FISCHER: Corticofugal pathways for mastication, lapping and other motor functions in the cat. Arch. of Neur. **30**, 292—308 (1933).

MASSERMANN, J. H.: Destruction of hypothalamus in the cat. Effects on activity of the central nervous system and its reaction to sodium amytal. Arch. of Neur. **39**, 1250—1271 (1938).

MELLA, H.: The diencephalic centers controlling associated locomotor movements. Arch. of Neur. **10**, 141—153 (1923).

METTLER, F. A., H. W. ADES, E. LIPMAN and E. A. CULLER: The extrapyramidal system. An experimental demonstration of function. Arch. of Neur. **41**, 984—995 (1939).

MILLER, F. R.: The cortical paths for mastication and deglutition. J. of Physiol. **53**, 470—478 (1920).

MONNIER, M.: (a) Physiologie des formations réticulées. II. Respiration. Effets de l'excitation faradique du bulbe chez le chat. Revue neur. **69**, 517—523 (1938).

MONNIER, M.: (b) Les centres bulbaires de la régulation posturale des mouvements respiratoires chez le chat. Kongr.ber. XVI Internat. Physiol. Kongr. Zürich Aug. 1938. Herausg.: Freie Verein. Schweiz. Physiol. S. 303—305. — Arch. internat. Physiol. **47**, 133—148 (1938).
— (c) Le torticolis spasmodique. Ses variations sous l'influence de diverses inductions motrices, sensitives, psychiques et végétatives. Arch. Suisses Neur. **40**, 345—361 (1938).
— (d) Die Wirkung der anämischen Enthirnung auf die Bewegungen und auf den Tonus der Atmungsmuskeln der Katze. Pflügers Arch. **242**, 168—179 (1939).
— (e) Les centres végétatifs du tronc cérébral. Arch. Suisses Neur. **48**, 272—330 (1941).
— (f) Les formations réticulaires du tronc cérébral et leurs fonctions motrices extra-pyramidales. Schweiz. med. Wschr. (Festschrift PR. HESS) **71**, 407—409 (1941).
— (g) Le rôle du système réticulaire dans les dystonies de torsion. Mschr. Psychiatr. **104**, 354 bis 366 (1941).
OGAWA, T.: (cf. Bibliographie lésions).
PENFIELD, W. G. and E. BOLDREY: Somatic motor and sensory representation in the cerebral cortex of man, as studied by electrical stimulation. Brain **60**, 389—443 (1937).
PITTS, R. F., H. W. MAGOUN and S. W. RANSON: Localization of the medullary respiratory centers in the cat. Amer. J. Physiol. **126**, 673—688 (1939).
— The respiratory center and its descending pathways. J. comp. Neur. **72**, 605—625 (1940).
PREVOST, J. L.: De la déviation conjuguée des yeux et de la rotation de la tête dans certains cas d'hémiplégie. Paris: Masson & Cie. 1868.
RANSON, S. W. and H. W. MAGOUN: Respiratory and pupillary reactions induced by electrical stimulation of the hypothalamus. Arch. of Neur. **29**, 1179—1193 (1933).
RETHI, L.: Das Rindenfeld, die subcorticalen Bahnen und das Coordinationszentrum des Kauens und Schluckens. Sitzgsber. Akad. Wiss. Wien, Math.-naturwiss. Cl. 3. Abt. **102**, 359—377 (1893).
RIOCH, D. M. and C. BRENNER: Experiments on the corpus striatum and rhinencephalon. J. comp. Neur. **68**, 491—507 (1938).
SACHS, E. A. B.: On the structure and functional relations of the optic thalamus. Brain **32**, 95—186 (1909).
SCHÄFER, E. A.: Experiments on the electrical excitation of the visual area of the central cortex in the monkey. Brain **11**, 1—6 (1888).
SHERRINGTON, C. S.: The parts of the brain below cerebral cortex, viz. medulla oblongata, pons, cerebellum, corpora quadrigemina and region of thalamus. In SCHÄFER, Text-book of Physiol. **2**, 884—919 (1900).
— Reflexes elicitable in the cat from pinna vibrissae and jaws. J. of Physiol. **51**, 401—431 (1917).
SMITH, W. K.: Ocular responses elicited by stimulation of the central cortex. Anat. Rec. (Suppl.) **64**, 45 (1936).
— The representation of respiratory movements in the cerebral cortex. J. of Neurophysiol. **1**, 55—68 (1938).
THIELE, F. H.: On the efferent relationship of the optic thalamus and DEITERS' nucleus to the spinal cord, with special reference to the cerebellar influx theory of Dr. HUGHLINGS JACKSON and the genesis of the decerebrate rigidity of ORD and SHERRINGTON. J. of Physiol. **32**, 358—384 (1905).
TOWER, S. S.: The dissociation of cortical excitation from cortical inhibition by pyramid section and the syndrome of that lesion in the cat. Brain **58**, 238—255 (1935).
VOGT, C. u. O. VOGT: Zur Kenntnis der elektrisch erregbaren Hirnrindengebiete bei den Säugetieren. J. Psychol. u. Neur. **8**, 277 (1907).
— — Ergebnisse unserer Hirnforschung. Z. Psychol. u. Neur. **25**, 277—462 (1919).
WALLER, H. W.: Progression movements elicited by subthalamic stimulation. J. of Neurophysiol. **3**, 300—307 (1940).
WEED, L. H.: Observations upon decerebrate rigidity. J. of Physiol. **48**, 205—227 (1914).
WYSS, O. A. M.: On an ipsilateral motor effect from cortical stimulation in the macaque monkey. J. of Neurophysiol. **1**, 125—126 (1938).
— et M. CROISIER: Le mécanisme central des réflexes respiratoires d'origine vagale. Helvet. physiol. Acta **1**, 89—104 (1943).

Lésions expérimentales du système réticulaire.

Bechterew, W.: Über die funktionelle Beziehung der unteren Oliven zum Kleinhirn und die Bedeutung derselben für die Erhaltung des Körpergleichgewichts. Arch. f. (Anat. u.) Physiol. **29**, 257—265 (1882).

Besta, C.: Sulla funzione delle olive bulbari. Boll. Soc. ital. Biol. sper. **7** 1114—1117 (1932).

Bieber, I. and J. F. Fulton: The relation of the central cortex to the grasp reflex and to the postural and righting reflexes. Arch. of Neur. **39**, 435—454 (1938).

Bogaert, L. van et I. Bertrand: Sur les myoclonies associées synchrones et rythmiques par lésion en foyer du tronc cérébral. Revue neur. **1928 I**, 203—214.

Bürgi, S.: Die „tegmentale Reaktion" und ihre physiologische Bedeutung. Helvet. physiol. Acta **1**, 3—22 (1943).

— Reizung und Ausschaltung des Brachium conjunctivum. Helvet. physiol. Acta **1**, 359—380 (1943).

Evans, H. and W. R. Ingram: The effects of combined red nucleus and pyramidal lesions in cats. J. comp. Neur. **70**, 461—476 (1938).

Foix, Ch., J. A. Chavany et P. Hillemand: Le syndrome myoclonique de la calotte. Etude anatomo-clinique du nystagmus du voile et des myoclonies rythmiques associées oculaires faciales, etc. Revue neur. **1926 I**, 942—956.

— et P. Hillemand: Nystagmus du voile du palais associé à un nystagmus oculaire, etc. Revue neur. **1924**, 1, 588—592.

Fulton, J. F.: Physiology of the nervous system. Oxford Univ. Press. London 1938.

— and M. A. Kennard: A study of flaccid and spastic paralyses produced by lesions of the central cortex in primates. Res. Pbl. Ass. Nerv-Ment-Dis. **13**, 158—210 (1934).

Gehuchten, L. van: Tubercules de la protubérance et du noyau rouge. Discussion des symptômes oculaires et des troubles du tonus. Revue neur. **40**, 74—87 (1933).

De Giacomo, U.: Anatomia, patologia e fisiologia del nucleo rosso. Riv. Pat. nerv. **34**, 749—825 (1929).

Guillain, G., P. Mathieu et I. Bertrand: La rigidité d'origine olivaire. Considérations sur une lésion vasculaire de l'olive bulbaire gauche avec atrophie secondaire de l'olive droite. Ann. Méd. **25**, 460—471 (1929).

— Mathieu P. et I. Bertrand: Etude anatomo-clinique sur deux cas d'atrophie olivo-ponto-cérébelleuse avec rigidité. Ann. Méd. **20**, 417—460 (1926).

— et P. Mollaret: Deux cas de myoclonies synchrones et rythmées vélo-pharyngo-laryngo-oculo-diaphragmatiques. Le problème anatomique et physio-pathologique. Revue neur. **1932 II**, 545—566.

— et I. Bertrand: Sur la lésion responsable du syndrome myoclonique du tronc cérébral. Étude anatomique d'un cas démonstratif sans lésions focales. Revue neur. **1933 II**, 666—673.

Hess, W. R.: Cf. Bibliographie: Expériences d'excitation.

— C. Bartorelli u. V. Bucher: Diencephale Motorik und Marchi Degeneration. Z. ges. Neur. **174**, 340—452 (1942).

Ingram, W. R. and S. W. Ranson: Effects of lesions in the red nuclei in cats. Arch. of Neur. **28**, 483—512 (1932).

— — and R. W. Barris: The red nucleus. Arch. of Neur. **31**, 768—786 (1934).

Jung, R. u. E. Weisschedel: Das symptomatologische Studium motorischer Ausfallserscheinungen nach lokalisierter subcorticaler Ausschaltung durch Elektrokoagulation. Pflügers Arch. **241**, 184—200 (1938).

Keller, R.: Über die Folgen von Verletzungen in der Gegend der unteren Olive bei der Katze. Arch. Anat. u. Entw.gesch. **1901**, 177—249.

Keller, A. D. and W. K. Hare: The rubrospinal tracts in the monkey. Effects of experimental section. Arch. of Neur. **32**, 1253—1272 (1934).

Luthy, F.: Über anatomische Beziehungen der unteren Olive zum Kleinhirn. Zbl. Neur. **61**, 498 (1932).

Magnus, R.: Welche Teile des Zentralnervensystems müssen für das Zustandekommen der tonischen Hals- und Labyrinthreflexe auf die Körpermuskulatur vorhanden sein? Pflügers Arch. **159**, 224—250 (1914).

— Tonische Hals- und Labyrinthreflexe auf die Körpermuskeln beim dezerebrierten Affen. Arch. néerl. Physiol. **2**, 484—488 (1918).

MAGNUS, R.: Körperstellung. Monographien Physiol. 6. Berlin: Springer 1924.
— u. A. DE KLEIJN: Körperstellung. Gleichgewicht und Bewegung bei Säugern. Haltung und Stellung bei Säugern. Handbuch der normalen und pathologischen Physiologie. BETHE-BERGMANN, Bd. XV, S. 29—87. Berlin: Springer 1930.
MARESCHAL, P.: L'olive bulbaire. Paris: Gaston Doin 1934.
MINKOWSKI, M.: Anatomische Untersuchungen zur Frage der extrapyramidalen Motorik und ihrer Bahnen im Zusammenhang mit physiologischen Versuchen von W. R. HESS. 51 Assemblée Soc. Suisse Neur. Neuchâtel, Juin 1942. Ersch. Schweiz. Arch. Neur. 51, 275—278 (1943).
MONNIER, M.: (a) Effets posturaux et végétatifs de diverses lésions bulbo-protubérantielles chez le chat. Verhandl. Schw. Physiol. Juli 1939.
— (b) Les formations réticulaires du tronc cérébral et leurs fonctions motrices extra-pyramidales. Schweiz. med. Wschr. (Festschrift PR. HESS) 71, 407—409 (1941).
— (c) Le rôle du système réticulaire dans les dystonies de torsion. Mschr. Psychiatr. 104, 354 bis 366 (1941).
— (d) et G. DE MORSIER: Syndrome de MILLARD-GUBLER-FOVILLE avec scotomes auditifs. Confinia Neurologica 3, 380 (1940).
— (e) u. E. B. STREIFF: Die Wirkung lokalisierter Hirnstammausschaltungen auf den Netzhautarteriendruck und dessen pressorische Reaktion nach Labyrinthreizung. Pflügers Arch. 245, 53—59 (1941).
— (f) Syndromes déviationnels provoqués par l'excitation et la destruction du système réticulaire bulbo-protubérantiel chez le chat. Mschr. Psychiatr. 107, 84—102, (1943).
— (g) u. S. BÜRGI: Motorische Erscheinungen bei Reiz und Ausschaltungsversuchen im Bereich der Substantia reticularis pontis. Helvet. physiol. Acta 1, C 6—7 und 549—565 (1943).
MORGAN, L. O.: Symptoms and fiber degenerations following lesions in the subthalamic nucleus of Luys in the dog. J. comp. neur. 44, 379—401 (1927).
MUSSEN, A. T.: Experimental investigations on the cerebellum. Brain 50, 313—349 (1927).
RADEMAKER, G. G. J.: Die Bedeutung der roten Kerne und des übrigen Mittelhirns für Muskeltonus. Körperstellung und Labyrinthreflexe. Berlin: Springer 1926.
— Das Stehen. Berlin: Springer 1931.
— Experimentelle Physiologie des Hirnstammes. Handbuch der Neurologie. BUMKE u. FOERSTER. Bd. II, S. 187—234. Berlin: Springer 1937.
SHERRINGTON, C. S.: Decerebrate rigidity and reflex coordination of movements. J. of Physiol. 22, 319—332 (1898).
SIGWALD, J. et M. MONNIER: Syndrome thalamo-hypothalamique avec hémi-tremblement. Ramollissement du territoire artériel thalamo-perforé. Revue neur. 66, 616—631 (1936).
SOUQUES, A., O. CROUZON et I. BERTRAND: Révision du syndrome de BENEDIKT à propos de l'autopsie d'un cas de ce syndrome. (Forme trémo-choréo-athétoïde et hypertonique du syndrome du noyau rouge.) Revue neur. 1930 II, 377—417.
STENVERS, H. W.: Haltungs- und Stützreflexe. Stützreaktion. Handbuch der Neurologie. BUMKE u. FOERSTER, Bd. V, S. 523—554. Berlin: Springer 1936.
TRELLES, J. O.: Les ramollissements protubérantiels. Paris: Gaston Doin 1934.
WEISSCHEDEL, E.: Die zentrale Haubenbahn und ihre Bedeutung für das extrapyramidalmotorische System. Arch. f. Psychiatr. 107, 443—579 (1937).

Rapports entre le syndrome réticulaire, les syndromes extra-pyramidaux supra-réticulaires, les syndromes cérébelleux et vestibulaires.

ALFANDARY, I.: Introduction à l'étude de la dysharmonie vestibulaire. Rev. d'Oto-neuro-opht. 16, 577—605 (1938).
BARRÉ, J. A.: Essai sur les syndromes topographiques des voies vestibulaires centrales de l'homme. Rev. d'Oto-neuro-opht. 15, 353—432 (1937); 16, 419—440 (1938).
BERNIS, V. J. u. E. A.: SPIEGEL: Die Zentren der statischen Innervation und ihre Beeinflussung durch Klein- und Großhirn. Arch. Neur. Inst. Wien 27, 197—224 (1925).
BUCHANAN, A. R.: Circling in guinea-pigs with lesions in the brain stem. Proc. Soc. exper. Biol. a. Med. 45, 389—391 (1940).

BUCHANAN, A. R.: Vestibular harmony and dysharmony in guinea-pigs with lesions in the cerebellum and brain stem. Mschr. Psychiatr. **102**, 312—326 (1940).
— Nystagmus and eye deviations in guinea-pigs with lesions in the brain stem. The Laryngoscope **50**, 1002—1011 (1940).
CHARBONNEL, A.: Introduction à l'étude clinique de la dysharmonie vestibulaire. Rev. d'Oto-neuro-opht. **16**, 513—547 (1938).
FERRARO, A. et S. E. BARRERA: The effects of lesions of the dorsal spinocerebellar tract and corpus restiforme in the Macacus rhesus monkey. Brain **58**, 174—202 (1935).
— — The effect of lesions of the superior cerebellar peduncle in the Macacus rhesus monkey. Bull. neur. Inst. New York **5**, 165—179 (1936).
— — Effects of lesions of the juxtarestiform body (I. A. K. bundle) in Macacus rhesus monkeys. Arch. of Neur. **35**, 13—29 (1936).
— — Differential features of „cerebellar" and „vestibular" phenomena in macacus rhesus. Arch. of Neur. **39**, 902—918 (1938).
— — and G. A. BLAKESLEE: Vestibular phenomena of central origin. Brain **59**, 466—482 (1936).
HESS, W. R.: cf. Bibliographie: Expériences d'excitation et lésions.
FULTON, J. F.: Physiology of the nervous system. Oxford Univ. Press, London 1938.
KENNARD, M. A. and L. ECTORS: Forced circling movements in monkeys following lesions of the frontal lobes. J. of Neurophysiol. **1**, 45—54 (1938).
LUCIANI, L.: Il cerveletto. Nuovi studi di fisiologia normale et patologica. Florence: Monnier 1891.
MORGAN, L. O.: The corpus striatum. A study of secondary degenerations following lesions in man and of symptoms and acute degenerations following experimental lesions in cat. Arch. of Neur. **18**, 495—549 (1927).
MUNK, H.: Über die Funktionen des Kleinhirns. Sitzgsber. preuß. Akad. Wiss., Physik.-math. Kl. **49**, 443—480 (1906); **53**, 294—326 (1908).
MUSKENS, L. J. J.: The central connections of the vestibular nuclei with the corpus striatum and their significance for ocular movements and for locomotion. Brain **45**, 454—478 (1922).
RUSSEL, C. K.: The syndrome of the brachium conjunctivum and the tractus spinothalamicus. Arch. of Neur. **25**, 1003—1010 (1931).
ANDRE THOMAS et A. DURUPT: Localisations cérébelleuses. Paris: Vigot 1914.
WALKER, A. E. and E. H. BOTTERELL: The syndrom of the superior cerebellar peduncle in the monkey. Brain **60**, 329—353 (1937).

Introduction.

Le Comité de rédaction de cette Revue a jugé intéressant de remettre à l'ordre du jour l'étude de la physiologie normale et pathologique des ganglions basilaires du cerveau. Il nous a prié d'exposer à cette fin les connaissances nouvelles acquises dans ce domaine depuis les remarquables synthèses de SPATZ (1927), LHERMITTE (1933) et LOTMAR (1936). Nous avons accepté d'entreprendre cette étude à condition de pouvoir en circonscrire le champ en faveur des faits dont l'importance a été sous-estimée jusqu' à ce jour et à condition de pouvoir traiter un tel sujet sur la base d'une documentation expérimentale plutôt qu'anatomo-clinique.

La notion de ganglions basilaires ne correspond pas à une entité anatomique ou physiologique bien définie. Les anciens neurologues avaient coutume d'englober sous cette rubrique les volumineuses masses nucléaires de la base du cerveau (noyau caudé, putamen, globus pallidus, thalamus, substantia nigra) dont les processus encéphalitiques avaient révélé l'importance pour la régulation des fonctions motrices. Du point de vue anatomique, les ganglions basilaires sont localisés dans les segments rostraux du tronc cérébral (portion basale du télencéphale, diencéphale, mésencéphale) et présentent des connexions étroites avec l'écorce cérébrale d'une part, les segments caudaux du tronc cérébral (rhombencéphale) et la moelle d'autre part. Du point de vue fonctionnel, leur physiologie est si étroitement liée à celle des formations nucléaires du méso-rhombencéphale, qu'il serait erronné aujourd'hui de la traiter indépendamment de celle de ces dernières. C'est précisément à cause de cette tendance à étudier la morphologie ou la physiologie du tronc cérébral par segments isolés que l'individualité des ganglions basilaires a été surestimée et que l'entité fonctionnelle du système réticulaire a passé au contraire longtemps inaperçue. Nous ne traiterons donc pas de la physiologie des ganglions basilaires isolément, mais de la physiologie des systèmes nucléaires et fasciculaires du tronc cérébral dans son ensemble. Nous vouerons notamment au système réticulaire du tronc cérébral une attention particulière et insisterons sur les relations qui unissent ses fonctions à celles du système vestibulaire, du cervelet, des ganglions basilaires et de l'écorce cérébrale.

Les fonctions du tronc cérébral sont multiples. Nous n'envisagerons pas ici son rôle dans la conduction de la sensibilité. Nous nous limiterons à l'étude de son action régulatrice sur la motricité et distinguerons à ce point de vue les fonctions viscéro-motrices de la vie végétative des fonctions somato-motrices de la vie de relation. Le rôle du tronc cérébral, celui du système réticulaire notamment, dans l'organisation des fonctions viscéro-motrices a été traité antérieurement déjà par nous-même dans une série de mémoires auxquels nous renvoyons le lecteur (Physiologie des formations réticulées, 1938—1939. Les centres végétatifs du tronc cérébral, 1941). Nous ne traiterons ici que de la régulation des fonctions somato-motrices et montrerons comment le système rêticulaire adapte ces fonctions aux exigences sans cesse variables du monde extérieur.

Les conceptions relatives à l'organisation de la motricité ont subi, tour à tour, l'influence des nouvelles acquisitions cliniques ou expérimentales. Dès 1870, Jackson, puis les expérimentateurs Fritsch et Hitzig, Ferrier, montrent l'importance de l'aire motrice corticale et du système pyramidal pour la régulation de la motricité volontaire. Les observations de Jackson aboutissent à la notion de «libération» des centres inférieurs par destruction des centres supérieurs corticaux. Par la suite, les constatations anatomo-cliniques de Parkinson, Wilson, Vogt, Economo, révèlent l'action coordinatrice des ganglions basilaires sur la motricité dite extrapyramidale. On rattache alors successivement au système extra-pyramidal sous-cortical l'aire corticale pré-pyramidale (aire 6a; Vogt), le mésencéphale et le système vestibulaire (Sherrington), puis le noyau rouge (Magnus, Rademaker), le noyau dentelé du cervelet et le noyau moteur du tegmentum (Spatz 1935). Nous montrerons ici qu'il convient de rattacher également au système moteur extra-pyramidal le système réticulaire subthalamo-méso-rhombencéphalique dans sa totalité.

Les techniques expérimentales ont contribué à déformer souvent les conceptions physio-pathologiques de l'organisation centrale de la motricité. On excitait par exemple électriquement une tranche de tronc cérébral fraîchement sectionnée, ou bien l'on pratiquait des ablations successives de substance cérébrale (décortication, décérébration, décapitation), puis on attribuait la symptomatologie observée au segment excité ou éliminé, sans faire toujours la part de la mutilation provoquée par l'expérience. Ces méthodes donnaient une idée approximative des fonctions exercées par le segment exploré, mais ne permettaient pas de préciser les relations physiologiques qui existent entre ce segment et le cerveau dans son ensemble. Elles ne permettaient pas non plus de discriminer les fonctions des divers systèmes contenus à l'intérieur d'un seul et même segment. Ainsi, si les expériences classiques de décérébration ont prouvé l'importance du mésencéphale pour le maintien de la station et le contrôle de la locomotion, elles ont conduit toutefois à une surestimation du rôle exercé par le noyau rouge, cependant que celui du système réticulaire est resté longtemps méconnu.

Le perfectionnement des techniques expérimentales par Hess à Zürich, dès 1927, puis par Ingram et Ranson à Chicago (1932), marque le début d'une aire nouvelle pour la physiologie du tronc cérébral. On parvient à pratiquer, grâce à ces techniques, des excitations électriques et des lésions rigoureusement circonscrites dans la profondeur du cerveau intact, voire même chez l'animal à l'état de veille. Le contrôle histologique précis des points excités, des substrats lésés et des dégénérescences secondaires rend possible désormais l'étude des systèmes du tronc cérébral et de leurs fonctions spécifiques. Enfin, plus récemment encore, l'exploration de l'activité bio-électrique des centres nerveux par les techniques oscillographiques modernes est venue enrichir de données nouvelles la physiologie du névraxe. Il serait toutefois encore prématuré d'interpréter et d'utiliser ici même ces données. Nous baserons essentiellement notre étude sur les résultats des expériences d'excitation et de coagulation pratiquées par nos maîtres Hess, Ranson et par leurs élèves. Nous les compléterons quand il y aura lieu par une documentation personnelle inédite, acquise en partie avec l'aide de la Fondation Rockefeller à l'Institut de Neurologie de Northwestern University à Chicago. Nous grouperons ces diverses données selon des critères essentiellement physiologiques, et nous efforcerons, à l'instar de W. R. Hess[1], de développer une conception plus fonctionnelle et synthétique de la physiologie du tronc cérébral.

[1] Afin de préciser les propriétés fonctionnelles du système moteur extra-pyramidal, Hess (1942) a proposé le terme de motricité éreismatique (ereisma: l'échafaudage, le fondement) par opposition à motricité téléocinétique (dirigée vers un but précis), réglée par le système pyramidal.

Données morphologiques fondamentales sur le système réticulaire.

Le système réticulaire du tronc cérébral est caractérisé par un mélange de cellules éparses ou groupées en noyaux (substance réticulaire grise) et par un mélange de fibres myéliniques, dispersées ou groupées en faisceaux (substance réticulaire blanche). La pénétration des amas nucléaires gris par les systèmes fasciculaires blancs confère au système réticulaire, sur coupes transversales, l'aspect d'un réseau complexe, d'où le nom de formatio reticularis. Les formations réticulaires s'étagent tout le long du tronc cérébral, du diencéphale à la moelle cervicale; elles atteignent leur plein développement au niveau du rhombencéphale, notamment du bulbe.

Les formations réticulaires grises, dérivées de la lame basilaire du tube neural, ont pour éléments des cellules multipolaires, plus ou moins grandes, disséminées ou groupées en noyaux différenciés dans la calotte (Tegmentum = Haube). Grâce à leurs nombreux prolongements dendritiques en directions variées, ces cellules sont aptes à recueillir les multiples excitations des systèmes sensitifs, sensoriels et cérébelleux. Leurs axones se divisent soit directement, soit après décussation au niveau du raphé, en branche ascendante et branche descendante. La branche descendante chemine dans le faisceau longitudinal postérieur ou dans son voisinage immédiat et aboutit aux neurones des noyaux moteurs périphériques. La section transversale du tronc cérébral, à quelque niveau que ce soit, entraîne toujours la dégénérescence rétrograde de quelques cellules réticulaires éloignées, ce qui prouve leur fonction essentiellement associative (Kohnstamm 1899). Les formations réticulées du diencéphale et du méso-rhombencéphale participent de la sorte à la composition de l'appareil effecteur du tronc cérébral et constituent une voie terminale commune pour des excitations de sources diverses.

Les noyaux réticulés diffèrent des noyaux moteurs périphériques par leur indépendance à l'égard de tout système. La multiplicité des excitations extéroceptives, proprioceptives ou intéroceptives, auxquelles ils sont soumis les empêchent d'acquérir l'organisation compacte des noyaux d'origine des racines motrices. Par contre, dès qu'un groupe réticulé tombe sous la domination d'un système unique, il acquiert une organisation nucléaire plus individualisée et émigre vers la source principale d'excitation. Il devient alors un centre sensitivo-moteur de coordination pour ce système. C'est le cas du noyau vestibulaire latéral de Deiters, par exemple, qui constitue un centre sensoriel, différencié à l'intérieur du système réticulaire, au cours du développement phylogénique. On ne le considère plus alors comme noyau réticulaire proprement dit (Kappers, Huber et Crosby 1936).

Du point de vue morphologique, le système réticulaire présente donc les caractères d'un système d'association et de coordination. Il constitue en outre une voie commune pour les excitations multiples des systèmes afférents et des centres moteurs extra-pyramidaux supérieurs. On peut le considérer, comme l'appareil collecteur terminal du système moteur extra-pyramidal.

Le chat adulte étant un animal de choix pour les recherches expérimentales sur les centres du tronc cérébral, il nous a paru indiqué d'étudier chez lui la systématisation des formations réticulées. Son cerveau présente en outre l'avantage d'avoir été examiné déjà, au point de vue anatomique, par plusieurs auteurs (cf. Winkler et Potter 1914, Papez 1929, Rioch 1929, 1931, Ingram Hannett et Ranson 1932). Nous avons constitué une collection personnelle de coupes transversales sériées du tronc cérébral, perpendiculaires à l'axe de Meynert, colorées alternativement par l'hématoxyline ferrique (coloration myélinique selon Loyez-Weil) et par le violet de crésyl (coloration cytologique). Les principales coupes de cette collection ont été reproduites sous forme de dessins qui tiennent compte à la fois des structures nucléaires et fasciculaires de la substance réticulaire grise et de la substance réticulaire blanche.

A. Substance réticulaire grise.

On décrit sous le nom de substance réticulaire grise l'ensemble des corps cellulaires situés dans le tegmentum du diencéphale, du mésencéphale et du rhombencéphale (protubérance et bulbe). La substance réticulaire grise comprend des formations différenciées, groupées en petits amas nucléaires, et des formations diffuses.

Chez les vertébrés inférieurs, elle est formée d'un seul groupe de cellules; chez les vertébrés supérieurs (rongeurs, carnivores, homme), elle serait constituée par contre de 5 types d'éléments cytologiques (Roussy et Mosinger 1935).

1. Les cellules réticulées communes, de taille volumineuse ou moyenne, multipolaires, à dendrites bien développées, à substance de Nissl grossière, irrégulièrement disposée, souvent accumulée à la périphérie et s'étendant jusqu'à l'origine des prolongements cellulaires.

2. Les cellules réticulées de petite taille, multipolaires, de divers types: type commun, type zona incerta, type corpus Luysii, type noyau rouge parvo-cellulaire.

3. Les grandes cellules rubriformes à substance de Nissl tigroïde, à pigment jaune, semblables aux cellules du segment magno-cellulaire du noyau rouge.

4. Les cellules nigriformes, multipolaires ou triangulaires, légèrement allongées, à dendrites extensives, à grains de Nissl accumulés à la périphérie, pourvues chez l'homme adulte d'un pigment noir (type locus niger).

5. Les petites cellules indifférentes, bipolaires ou en massue, pâles, à noyau volumineux, arrondi, clair, muni d'un gros nucléole.

Nous envisagerons maintenant, segment après segment, les formations réticulaires grises, différenciées ou diffuses, du tronc cérébral chez le chat.

I. Système réticulaire diencéphalique. La substance réticulaire grise du diencéphale forme une partie importante du subthalamus ou portion ventrale du thalamus chez les mammifères supérieurs. Chez le chat, notamment, elle contient diverses formations nucléaires nettement différenciées: le noyau subthalamique de Luys, la zona incerta avec les amas nucléaires des champs

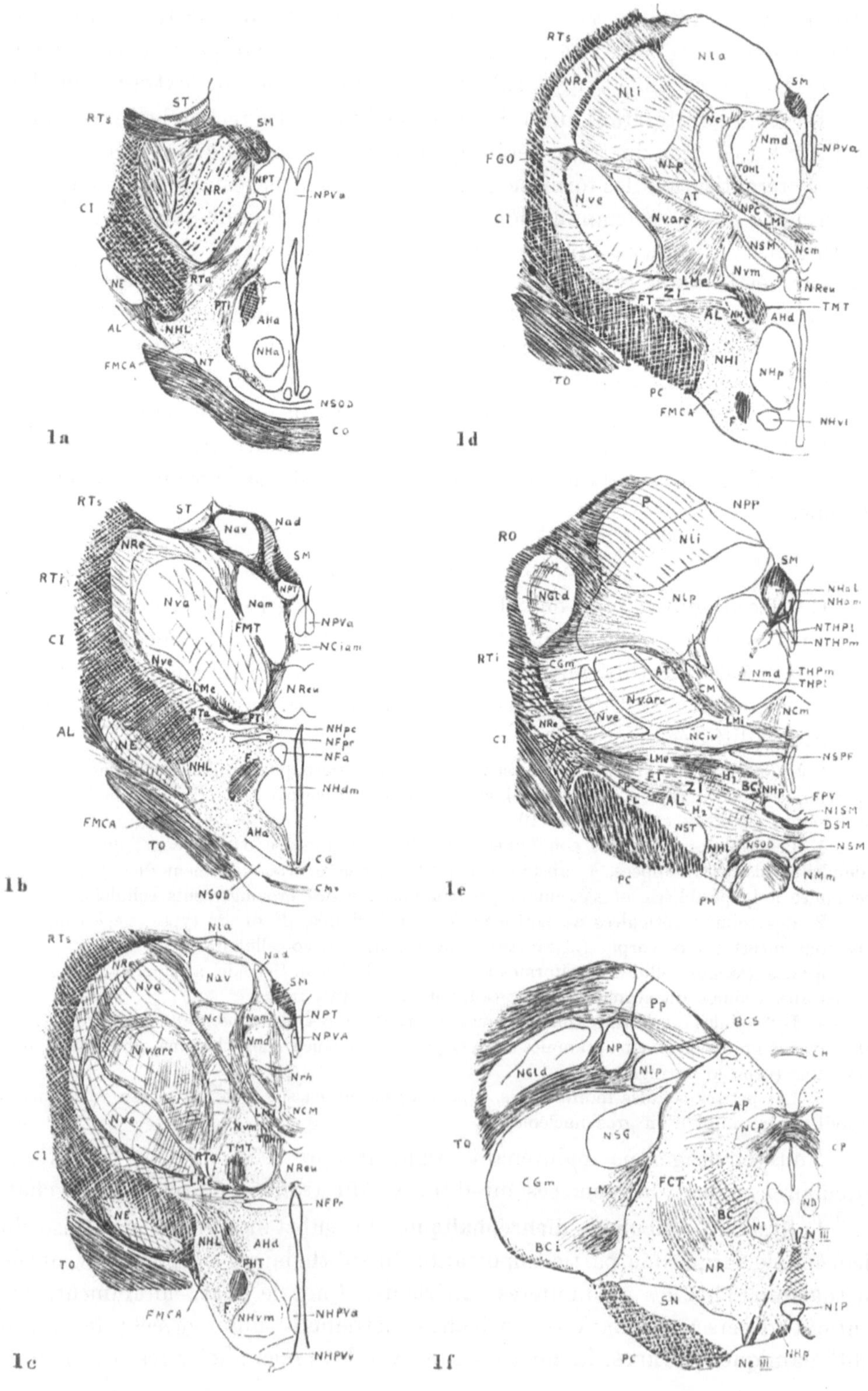
1a
1b
1c
1d
1e
1f

de Forel H_1, H_2 et le noyau entopédonculaire. On peut lui rattacher en outre la portion ventrale des corps genouillés médian et latéral. Les noyaux réticulaires diencéphaliques constituent avec les formations réticulaires mésencéphaliques (noyau rouge, substantia nigra) un vaste système de relais dans lequel se déchargent, par l'intermédiaire de l'ansa lenticularis, les excitations du striatum.

Noyau subthalamique de Luys (*NST*; Fig. 1e). Il est situé le long de la surface dorsale du pied du pédoncule, rostralement par rapport à la substantia nigra (*SN*). Il reçoit des fibres du striatum par l'ansa lenticularis (*AL*) et le fasciculus lenticularis (*FL*). Ses grandes cellules multipolaires émettent des axones qui pénètrent dans la commissure de Forel (*DRS*) et gagnent le noyau subthalamique ou le noyau rouge du côté opposé. Le corps subthalamique de Luys participe ainsi à la composition d'un système efférent strio-subthalamo-mésencéphalique croisé.

Figure 1. Sections transversales du tronc cérébral chez le chat (Colorations myélinique et cytologique).

a Section du diencéphale intéressant l'aire hypothalamique antérieure (*AHa*) et le chiasma optique (*CO*). **b** Section du diencéphale par les commissures sus-optiques (*CG*; *CMe*). **c** Section du diencéphale intéressant la partie rostrale du noyau ventro-médian de l'hypothalamus (*NHvm*). **d** Section du diencéphale par le noyau hypothalamique postérieur (*NHp*). **e** Section du diencéphale par le milieu des tubercules mamillaires (*NMm*). **f** Section du méso-diencéphale par le milieu de la commissure postérieure (*CP*).

Diencéphale.

AHa	Area hypoth. ant.	*NCm*	N. centr. med.	*NReu*	N. reuniens
AHd	Area hypoth. dors.	*ND*	N. Darkschewitsch	*NRh*	N. rhomboidal.
AL	Ansa lenticularis	*NE*	N. entopeduncul.	*NSG*	N. supragenicul.
AP	Area praetectalis	*NCp*	N. commiss. post.	*NSM*	N. supra mamill.
AT	Area transit.	*NeIII*	Nerv. oculo-mot.	*NSOD*	N. supra opt. diffus
BCi	Brach. collic. inf.	*NFa*	N. filiformis. ant.	*NSPF*	N. sub parafascicul.
BCs	Brach. collic. sup.	*NFP*	N. filiformis principalis	*NST*	N. sub -thalam.
GG	Commiss. Ganser	*NGld*	N. genicul. lat. dors.	*NT*	N. tangentialis
CGm	Corp. genicul med.	*NHa*	N. hypoth. ant.	*NTHPl*	N. tractus haben. pedunc. lat.
CH	Commiss. habenul.	*NH_1*	N. H_1 Forel	*NTHPm*	N. tractus haben. pedunc. med.
CI	Capsula Int.	*NHdm*	N. hypoth. dors. med.	*NVa*	N. ventr. ant.
CM	Centre médian	*NHal*	N. habenul. lat.	*NVarc*	N. ventr. arcuatus
CO	Chiasma opt.	*NHl*	N. hypoth. lat.	*NVe*	N. ventr. ext.
CP	Commiss. post.	*NHam*	N. habenul. med.	*NVm*	N. ventr. med.
CMe	Commiss. Meynert	*NHp*	N. hypoth. post.	*P*	Pulvinar
F	Fornix	*NHpc*	N. hypoth. parvo-cell.	*PC*	Pedunc. cerebri
FCT	Fasc. centr. tegm.	*NHpvd*	N. hypoth. periventr. dors.	*PM*	Pedunc. mamill.
FGO	Fasc. genicul. occip.	*NHpvv*	N. hypoth. periventr. ventr.	*Pp*	Pulvinar post.
FHT	Fasc. hypoth. tegm.	*NHvl*	N. hypoth. ventr. lat.	*PTi*	Pedunc. thal. inf.
FL	Fasc. lenticularis	*NHvm*	N. hypoth. ventr. med.	*RO*	Radiatio occip.
FMCa	Fasc. med. cerebr. ant.	*NI*	N. interst.	*RTa*	Radiatio thal. ant.
FPv	Fasc. periventric.	*NIP*	N. interpeduncul.	*RTi*	Radiatio thal. interm.
FT	Fasc. thalam.	*NISM*	N. interst. supra medull.	*RTs*	Radiatio thal. sup.
H_1	Campus Forel H_1	*NLa*	N. lat. ant.	*SM*	Stria medull.
H_2	Campus Forel H_2	*NLi*	N. lat. intermed.	*SN*	Subst. nigra
LM	Lemniscus med.	*NLp*	N. lat. post.	*ST*	Stria termin.
LMi	Lamina medull. int.	*Nmd*	N. med. dors.	*THPl*	Tract. haben. ped. lat. (Meynert)
LMe	Lamina medull. ext.	*NMm*	N. mamill. med.	*THPm*	Tract. haben. ped. med.
NIII	N. oculo. mot.	*NP*	N. post.	*TMT*	Tract. mamillo-thal. Vicq d'Azyr
Nad	N. ant. dors.	*NPa*	N. paraventric. ant.	*TO*	Tract. opticus
Nam	N. ant. med.	*NPc*	N. paraventric. centr.	*TOHL*	Tract. olfactor. haben. lat.
Nav	N. ant. ventr.	*NPp*	N. peripeduncul.	*ZI*	Zona incerta
Nciam	N. commiss. int. antero-med.	*NPT*	N. parataenial.		
NCiv	N. commiss. interventr.	*NR*	N. ruber		
NCl	N. centr. lat.	*NRe*	N. reticularis		

Zona incerta (*ZI*) *et champs de* FOREL (H_1, H_2; Fig. 1d, e). La zona incerta est un amas de petites cellules qui occupe, dans la portion dorsale du subthalamus, un segment ventral par rapport à la lame médullaire externe (*LMe*) et au noyau ventral du thalamus dorsal (pars externa). Par rapport au noyau subthalamique, à l'ansa lenticularis (*AL*) et au pied du pédoncule cérébral (*PC*), elle a par contre une situation dorsale. Elle paraît constituer un relais sur le trajet de l'ansa lenticularis.

Quant aux champs H_1 et H_2 de FOREL, ils peuvent être considérés soit comme une partie de la zona incerta (notamment H_1), soit comme des formations nucléaires distinctes (noyau réticulé subthalamique).

Le complexe nucléaire constitué par la zona incerta et le noyau réticulaire subthalamique reçoit d'une part le contingent latéral du faisceau mamillo-thalamique (*TMT*; Fig. 1d), né du noyau mamillaire médian (*NMm*; Fig. 1e) et d'autre part, certaines fibres de la branche descendante du pédoncule cérébelleux supérieur ou brachium conjunctivum (*BC*; Fig. 1e). Les axones des cellules du noyau réticulaire subthalamique constituent la portion antérieure du faisceau thalamique (*FT*) qui se dirige en dehors entre le subthalamus d'une part et le noyau ventral externe (*Nve*), le noyau arqué (N. arcuatus = Nv. arc.), le ruban de REIL médian ou lemniscus medialis (*LM*). Les fibres du faisceau thalamique traversent ensuite la capsule interne (*CI*), les radiations thalamo-corticales (*RTi*) et aboutissent à l'extrémité supérieure du putamen. Ainsi, les excitations des corps mamillaires peuvent être transmises par la zona incerta et le faisceau thalamique au striatum.

Noyaux ento-pédonculaires (*NE*; Fig. 1a, b, c). Ce groupe nucléaire est constitué par des cellules semblables à celles du globus pallidus avec lequel il est en continuité directe chez le chat. Il se trouve intercalé sur le trajet de l'ansa lenticularis qui décharge les excitations du pallidum dans les noyaux du subthalamus et du tegmentum mésencéphalique.

2. Système réticulaire mésencéphalique. Chez les vertébrés inférieurs, les cellules qui constituent le noyau réticulé du mésencéphale se divisent en deux groupes: un groupe latéral situé en dehors des fibres du nerf oculo-moteur commun et un groupe médio-dorsal situé en face de son noyau.

Le groupe latéral se compose de cellules disséminées chez les poissons, mais groupées en noyaux bien circonscrits chez les reptiles (ébauche du noyau rouge). Chez les reptiles, les oiseaux et les mammifères inférieurs, ce noyau réticulé latéral reçoit les axones des systèmes dento-rubrique et strio-rubrique; il est composé de grandes cellules réticulaires. Chez les mammifères supérieurs, il est constitué à la fois par de grandes cellules (noyau rouge magno-cellulaire) et de petites cellules (noyau rouge parvo-cellulaire); ces dernières prédominent chez l'homme. Le noyau réticulé latéral donne naissance au faisceau rubrospinal avec des composantes rubro-bulbaires et vraisemblablement aussi rubro-olivaires. Il engendre en outre la voie ascendante rubro-thalamique. On admet qu'il constitue un centre moteur de coordination et un relais pour les voies qui relient le cervelet et le striatum à la moelle (KAPPERS, HUBER et CROSBY 1936).

Le groupe médio-dorsal englobe divers amas nucléaires en rapport avec le faisceau longitudinal médian (noyau interstitiel de CAJAL, noyau de DARKSCHEWITSCH, noyau réticulaire dorsal de GUDDEN), ou avec le faisceau central du tegmentum (noyau interstitiel du faisceau central du tegmentum).

Noyau rouge (*NR*; Fig. 1f, 2g). Il est situé chez le chat dans le segment central et ventral de la substance réticulaire diffuse du tegmentum. On lui reconnait un segment oral parvo-cellulaire et un segment caudal magno-cellulaire. Il reçoit des fibres issues du noyau dentelé (N.

dentatus: *NDe*; Fig. 2k), de l'hémisphère cérébelleux du côté opposé. Rappelons que les fibres dento-rubriques croisent la ligne médiane en constituant la décussation des pédoncules cérébelleux supérieurs ou brachia conjunctiva (*DBC*; Fig. 2g, h). La portion caudale, magno-cellulaire, du noyau rouge, donne naissance au faisceau rubro-spinal (*TRS*; Fig. 2g, h), dont les fibres croisent immédiatement la ligne médiane (décussation de FOREL: *DRS*; Fig. 2g), descendent latéralement dans la substance réticulée du tronc cérébral, puis passent en avant du faisceau pyramidal dans la moelle, d'où le nom de faisceau prépyramidal de MONAKOW, qui aboutit aux cellules motrices de la corne ventrale, du côté opposé à celui du noyau rouge.

Noyau interstitiel de CAJAL (*NI*; Fig. 1f). Il occupe une situation rostro-médio-dorsale par rapport au noyau rouge. Les axones de ces grandes cellules multipolaires gagnent le faisceau longitudinal médian et jouent un rôle dans la transmission des réflexes optiques.

Noyau de DARKSCHEWITSCH (*ND*; Fig. 1f). C'est le noyau de terminaison, et probablement aussi d'origine, du faisceau longitudinal médian; il envoie des fibres à la commissure postérieure.

Noyau réticulaire latéral profond. Il occupe un segment dorso-latéral par rapport au noyau rouge; ses connexions avec ce dernier et le cervelet, contribuent à la formation des voies tegmentales descendantes.

Il convient de mentionner ici aussi les formations nucléaires voisines de la base des pédoncules, lors même qu'elles n'appartiennent pas directement au système réticulaire proprement dit.

Noyau interpédonculaire (*NIP*; Fig. 1f). Il est situé dans le segment médio-ventral du mésencéphale, entre les deux pieds pédonculaires. Il reçoit des fibres du faisceau habénulo-pédonculaire (*THP*; Fig. 1e, f) et du faisceau mamillo-pédonculaire. Les axones de ces cellules pénètrent dans le tegmentum mésencéphalique et participent à la formation du faisceau pédonculo-tegmental, qui se termine dans le noyau dorsal du tegmentum. Le noyau interpédonculaire transmet les excitations des systèmes olfacto-hypothalamique et olfacto-épithalamique aux noyaux du tegmentum mésencéphalique (noyau dorsal du tegmentum), qui les transmet à son tour, par la bandelette longitudinale postérieure, aux systèmes efférents du tronc cérébral (noyau dorsal efférent du nerf vague). Le noyau interpédonculaire joue par là même un rôle dans la transmission des réflexes olfacto-viscéraux et olfacto-somatiques.

Substantia nigra (*SN*; Fig. 1f et 2g). Elle borde dorsalement le pied du pédoncule cérébral et se prolonge rostralement dans la portion ventrale du diencéphale et caudalement dans la substance grise du pont. Elle reçoit des fibres de l'ansa lenticularis, du champ H_2 de FOREL, du noyau subthalamique (tractus subthalamo-nigralis) et du tectum (tractus tecto-nigralis). Elle décharge elle-même des excitations dans le tegmentum mésencéphalique, qui les transmet aux centres bulbaires par les systèmes tegmento-bulbaire et réticulo-bulbaire.

3. Système réticulaire rhombencéphalique. On peut le diviser en trois segments: le noyau réticulé supérieur, le noyau réticulé moyen et le noyau réticulé inférieur. Les neurones de ces divers amas nucléaires engendrent des faisceaux réticulo-spinaux directs, parfois aussi croisés (cf. KAPPERS, HUBER et CROSBY 1936 et PAPEZ 1929).

a) Noyau réticulé supérieur du rhombencéphale (Noyaux réticulaires du pont, Fig. 2j). Il est situé au niveau du noyau masticateur (*NM*) dans la substance réticulaire diffuse de la région isthmique et se subdivise en deux groupes distincts: les noyaux réticulaires dorso-latéraux et les noyaux réticulaires médio-ventraux du pont.

Noyaux réticulés dorso-latéraux. Ils sont situés en-dedans du noyau masticateur et se composent de grandes cellules.

Noyau réticulés médio-ventraux (*NRc*; *NRB*). Ils forment un gros amas de substance grise disséminée le long de la ligne médiane et le long du bord dorsal du Lemniscus medialis (*LM*). La portion médio-dorsale, qui s'étend dorsalement le long de la ligne médiane, est appelée noyau réticulé central (*NRc*). Les portions ventrales ou *noyaux réticulés de* BECHTEREW (*NRB*) sont disposées par contre symétriquement de chaque côté de la ligne médiane, dans la portion ventrale

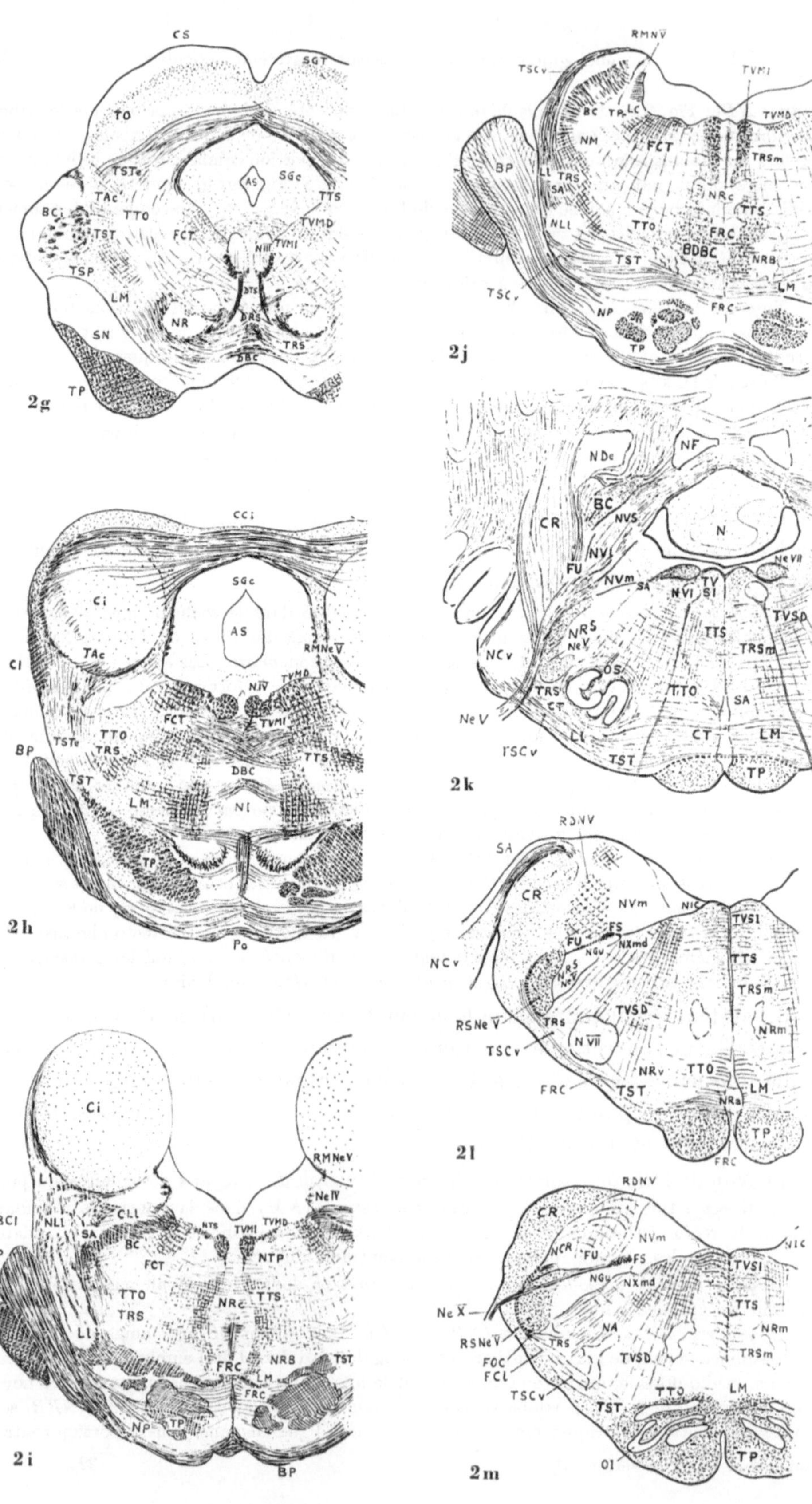

CS
SGT
TO
TSTe
AS
SGc
TAc
TTS
BCi
TTO
TVMD
TST
FCT
NIII
TVMI
TSP
LM
DTS
NR
DRS
SN
TRS
DBc
TP
2g
RMNV
TSCv
TVMI
TVMD
BC
TP
LC
NM
FCT
TRSm
BP
LL
TRS
SA
NRc
TTS
NLL
TTO
FRC
BDBC
TST
NRB
TSCv
LM
NP
FRC
TP
2j
CCi
SGc
Ci
AS
RMNeV
TAc
Cl
NIV
TVMD
FCT
TVMI
TTO
BP
TSTe
TRS
TTS
DBC
TST
LM
NL
TP
2h
Po
ND
NF
BC
CR
NVS
N
NVL
NeVII
FU
NVm
TV
SA
NVI
SI
TVSD
NRS
NeV
TTS
NCv
TRSm
OS
TTO
TRS
SA
CT
NeV
LL
CT
LM
TSCv
TST
TP
2k
RDNV
SA
CR
NVm
NIC
TVSI
FS
FU
NXmd
NCv
NGu
TTS
NRS
NeV
TRSm
TVSD
RSNeV
TRs
NRm
TSCv
NVII
NRv
TTO
FRC
TST
LM
NRa
TP
FRC
2l
Ci
RMNeV
LL
NeIV
BCl
NLL
CLL
NTS
TVMI
TVMD
BP
SA
BC
NTP
FCT
TTO
TTS
TRS
NRc
LL
NRB
TST
FRC
LM
FRC
NP
TP
2i
BP
RDNV
CR
NIC
NVm
NCR
FU
FS
TVSI
NGu
NXmd
NeX
TTS
NA
NRm
RSNeV
TRS
FOC
TVSD
TRSm
FCL
TSCv
TTO
LM
TST
Ol
TP
2m

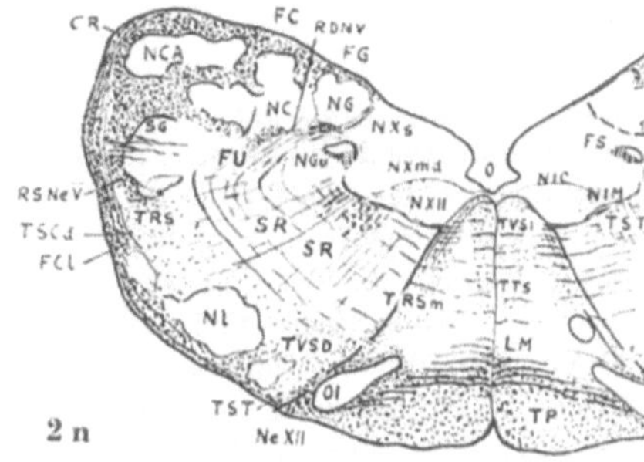

2 n

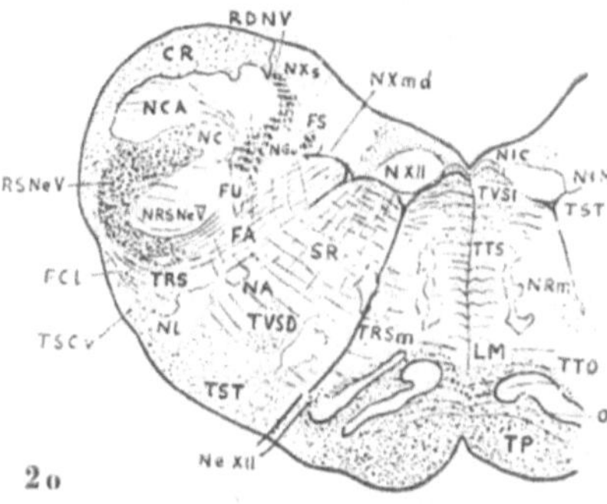

2 o

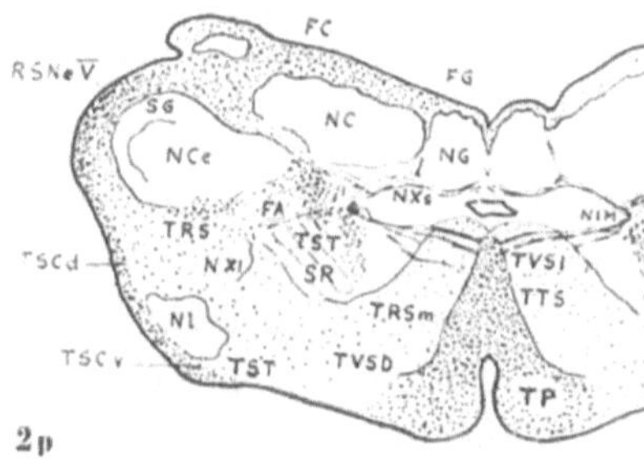

2 p

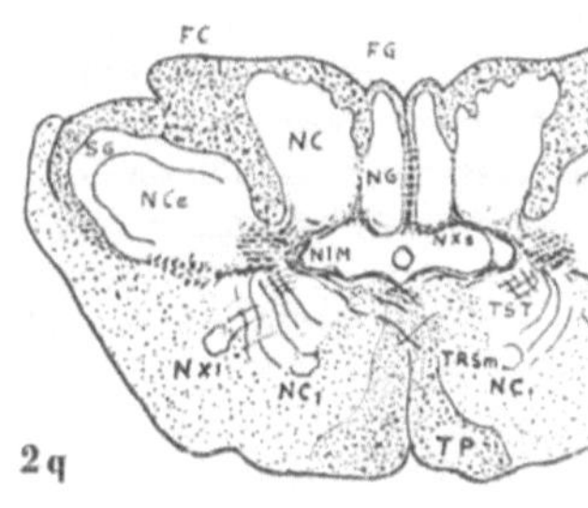

2 q

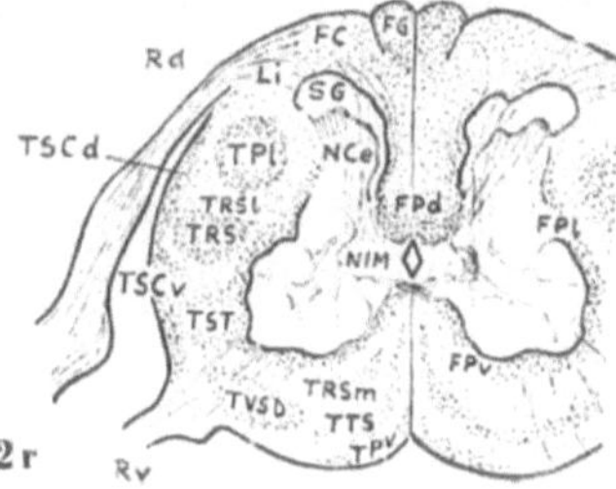

2 r

Figure 2. Sections transversales du tronc cérébral chez le chat (Suite).

g Section du mésencéphale par les tubercules quadrijumeaux antérieurs (colliculus superior: *Cs*), le noyau du nerf oculomoteur commun (*N III*) et le noyau rouge (*NR*). **h** Section du mésencéphale par la commissure des tubercules quadrijumeaux postérieurs (Colliculus inferior: *Ci*) et le noyau du nerf pathétique (N. trochlearis: *N IV*). **i** Section du mésencéphale intéressant la portion caudale des tubercules quadrijumeaux postérieurs (*Ci*). **j** Section de l'isthme méso-rhombencéphalique intéressant le noyau masticateur (N. mot. V: *NM*) et le pédoncule cérébelleux moyen (brachium pontis: *BP*). **k** Section du pont par le noyau du nerf oculo-moteur externe (N. abducens: *N VI*) et l'olive supérieure (*OS*). **l** Section du bulbe au niveau du noyau du nerf facial (*N VII*). **m** Section du bulbe au niveau du plein développement de l'olive inférieure (*OI*). **n** Section du bulbe au niveau du noyau du nerf hypoglosse (*N XII*) et de son émergence. **o** Section du bulbe au-dessus de l'obex (*O*), par le pôle caudal de l'olive inférieure (*OI*). **p** Section du bulbe au niveau de l'obex (*O*). **q** Section du bulbe par le noyau du nerf spinal accessoire (*N XI*) et le noyau du 1er nerf cervical (*NC I*). **r** Section de la moelle cervicale.

Clef des Abréviations.

Mésencéphale — Rhombencéphale.

AS	Aqued. Sylvii	*NP*	N. pontis
BC	Brachium conjunct.	*NR*	N. ruber
BCi	Brach. collic. inf.	*NRB*	N. reticul. Bechterew
BP	Brach. pontis	*NRc*	N. reticul. centralis
CCi	Commiss. collic. inf.	*NRd*	N. reticul. dors.
Ci	Colliculus inf. (T.Q.P.)	*NRl*	N. reticul. lateralis
CLl	Commiss. lemniscus lat.	*NRv*	N. reticul. ventr.
		NRSNeV	N. radix spinal. nervi V
CR	Corpus restiforme	*NTP*	N. tegmenti prof.
Cs	Colliculus sup. (T.O.A)	*NTS*	N. tegmenti sup.
CT	Corpus trapezoideum	*NVm*	N. vestib. med.
DBC	Decussatio brach. conj.	*O*	Obex
DRS	Decussatio rubro-spin.	*OI*	Oliva inf.
DTS	Decussatio tecto-spin.	*OS*	Oliva sup.
FA	Fibrae arciformes	*P*	Protub. annul. = Pons
FC	Fasc. cuneatus	*PR*	Processus reticularis
FCT	Fasc. centr. tegment.	*RDNV*	Radix descend. nervi. vest.
FG	Fasc. gracilis (GOLL)		
FOC	Fibrae olivo-cerebell.	*RMNeV*	Radix mesenceph. Ne V
FRC	F. retic. cerebell.	*RSNeV*	Radix spin. nervi V
FS	Fasc. solitarius	*SA*	Striae acusticae
FU	Fasc. uncinatus	*SG*	Subst. gelatinosa
LC	Locus coeruleus	*SGc*	Subst. grisea centralis
Ll	Lemniscus lat.	*SGT*	Stratum griseum tecti
LM	Lemniscus med.	*SN*	Subst. nigra
NIII	N. oculo-motor.	*SR*	Subst. reticularis
NIV	N. trochlearis	*TAc*	Tr. acustic. centralis
NVII	N. facialis	*TAv*	Tr. acustic. ventralis
NXmd	N. vagus motor dors.	*TO*	Tr. opticus
NXs	N. vagus sensorius	*TP*	Tr. pyramid.
NXI	N. spinalis (access.)	*TPr*	Tr. Probst
NXII	N. hypoglossus	*TRS*	Tr. rubro-spin.
NA	N. ambiguus	*TRSl*	Tr. retic. spin. lat.
NC	N. cuneatus (BURDACH)	*TRSm*	Tr. retic. spin. med.
NCa	N. cuneatus access.	*TSCd*	Tr. spino-cerebell. dors.
NCe	N. centr. cornu post.	*TSCv*	Tr. spino-cerebell. ventr. (GOWERS)
NC_1	N. cervicalis$_1$		
NCv	N. cochlearis ventr.	*TSP*	Tr. strio-peduncul.
Ne IV	Nervus trochlearis	*TST*	Tr. spino-thalam.
Ne X	Nervus vagus	*TSTe*	Tr. spino-tectalis
Ne XII	Nervus hypoglossus	*TTO*	Tr. tegmento-olivaris
NG	N. gracilis (GOLL)	*TTS*	Tr. tecto-spinalis
NGu	N. gustatorius	*TVMD*	Tr. vestibulo-mesenceph. dir.
NIC	N. intercalatus		
NIM	N. intermed.	*TVMI*	Tr. vestibulo-mesenceph. indir.
Nl	N. lateralis		
NLl	N. lemniscus lat.	*TVSD*	Tr. vestib. spin. dir.
NM	N. masticatorius V	*TVSI*	Tr. vestib. spin. indir.

tegmentum, dorsalement par rapport au Lemniscus medialis. Quelques ellules ventrales, groupées sous l'influence du Lemniscus latéral (*Ll*) constituent le Nucleus paralemniscalis de Kohnstamm.

Le noyau dorsal, et peut-être aussi les noyaux ventraux, constituent des relais pour les voies qui descendent des centres olfactifs diencéphaliques vers la moelle. Ils reçoivent les voies afférentes suivantes: 1. branche descendante du brachium conjunctivum (*BDBC*; Fig. 2j). 2. fibres de l'hypothalamus, qui ont traversé la capsule du noyau rouge, puis la décussation des brachia conjunctiva (faisceau mamillo-tegmental de Gudden). Quant aux fibres efférentes des noyaux réticulés médians et latéraux, elles se groupent en deux faisceaux principaux: le faisceau réticulo-spinal médian (*TRSm*), épais, à fibres essentiellement directes, et le faisceau réticulo-spinal latéral (*TRSl*), plus grêle, à fibres essentiellement croisées et dorsales par rapport à celles du faisceau rubro-spinal (Fig. 2r). Les noyaux réticulés protubérantiels engendrent en outre de nombreuses fibres réticulo-cérébelleuses qui traversent le raphé ventralement en constituant le stratum profond des fibres ponto-cérébelleuses et aboutissent à l'écorce cérébelleuse (*FRC*; Fig. 2j).

Les voies hypothalamo-réticulo-spinales, d'observation constante chez les vertébrés, sont préposées vraisemblablement à la régulation des fonctions vitales (respiration, vaso-motricité, thermogénèse, métabolisme).

Olive supérieure (*OS*; Fig. 2k). Le complexe olivaire supérieur est situé dans le segment ventro-latéral du pont, sur un plan intéressant le noyau du nerf oculo-moteur externe (*Ne VI* = Ne abducens). Il n'appartient pas au système réticulaire proprement dit, mais présente des connexions étroites et nombreuses avec lui. Les axones de ses cellules bipolaires montent d'une part dans la substance réticulaire dorso-médiane et d'autre part, avec les fibres du corps trapézoïde (*CT*) et les stries acoustiques (*SA*), pénètrent dans le Lemniscus latéral (*Ll*), à destination du tubercule quadrijumeau inférieur (*Ci* = colliculus inferior). Ogawa (1936) admet qu'il existe des connexions entre l'olive supérieure et les fibres rétiniennes de la macula lutea, dont le but serait le maintien de l'équilibre postural du corps et des yeux, et la régulation de la position de la tête par rapport à celle des autres segments du corps (réflexes toniques des yeux, du tronc et des extrémités).

b) Noyau réticulé moyen du rhombencéphale (*NRe*; Fig. 2l). Il est situé au niveau des noyaux des nerfs VII et VIII et subit, chez les poissons, l'influence des systèmes vestibulaire, tecto-bulbaire et cérébelleux moteur. Une cellule spéciale, la cellule de Mauthner, se différencie de chaque côté; elle transmet directement les excitations du nerf vestibulaire et des nerfs du sillon latéral aux centres moteurs de la queue et joue un rôle important dans l'organisation des réflexes de la nage (Kappers, Huber et Crosby 1936).

Chez le chat, les dendrites du noyau réticulé moyen ou noyau réticulé de l'isthme, ramifiées dans toutes les directions, ont des connexions synaptiques non seulement avec les fibres radiculaires des centres acoustiques et vestibulaires secondaires, mais aussi avec les collatérales du système cérébello-tegmental, les fibres du noyau sensitif principal du nerf trijumeau (*Ne V*) et les fibres tecto-bulbaires. Quant aux axones de ces neurones, ils constituent la voie terminale commune des excitations afférentes déchargées dans ces noyaux réticulés (faisceaux réticulo-spinaux).

c) Noyau réticulé inférieur du rhombencéphale (*NRm*; Fig. 2l, m; Substance réticulaire du bulbe: *SR*; Fig. 2n, o, p). Il est situé au niveau des noyaux du nerf vague (*Ne X*) et occupe chez les sélaciens, les reptiles et les mammifères, une situation ventro-médiane dans le raphé du bulbe ou dans son voisinage immédiat. Il paraît recevoir les excitations des systèmes viscéro-sensoriels, trigémellaires et olivaires inférieurs. Les axones de ses éléments se groupent en faisceaux réticulo-spinaux directs, parfois aussi croisés, qui transmettent les excitations vers les centres moteurs plus caudaux.

Chez le chat, on distingue deux groupes principaux de noyaux réticulés bulbaires: le noyau réticulé dorsal du bulbe, homologue du noyau réticulé latéral du pont, et le noyau réticulé ventral.

Noyau réticulé dorsal (*NRm*; Fig. 2 l, m, n). Il est situé au centre de la substance réticulaire diffuse, ventralement, dorsalement ou latéralement par rapport au faisceau réticulo-spinal médian (*TRSm*) dans les segments oraux du bulbe. Il est vraisemblablement à l'origine du faisceau réticulo-spinal médian.

Noyau réticulé ventral (*NRv*; Fig. 2 l). Amas de petites cellules disséminées dans la portion ventrale du bulbe, rostralement par rapport au pôle supérieur de l'olive inférieure (*OI*), entre les noyaux du nerf facial (*N VII*). Les cellules du noyau réticulé ventral paraissent recevoir les terminaisons de certaines fibres du faisceau pyramidal (*TP*). Elles donnent naissance aux fibres réticulo-cérébelleuses (*FRC*) ou fibres arciformes externes longues, qui s'incurvent latéralement et gagnent le corps restiforme (*CR*). Quelques-unes traversent la ligne médiane et pénètrent dans le corps restiforme du côté opposé, pour se terminer dans le flocculus du cervelet. On les rencontre encore sur des plans caudaux par rapport à celui du nerf facial.

Noyaux du raphé (*NRa*; 2 l). Au niveau du pôle oral de l'olive inférieure et des noyaux du nerf facial, on voit apparaître sur le parcours des fibres réticulo-cérébelleuses (*FRC*) un noyau ventro-médian, le noyau du raphé, précurseur des noyaux arqués chez les primates. Chez ces derniers, en effet, les fibres réticulo-cérébelleuses, plus développées que chez les mammifères inférieurs, sortent en larges bandes de la scissure médio-ventrale du bulbe; elles bordent la surface externe de ce segment avant d'atteindre le corps restiforme (*CR*) et rencontrent sur leur parcours les noyaux arqués à la surface médio-ventrale du faisceau pyramidal. En plus des noyaux arqués, les primates présentent souvent, dans les segments rostraux du bulbe, un volumineux noyau du raphé d'où partent aussi des fibres réticulo-cérébelleuses.

Les noyaux du raphé et les noyaux arqués sont peut-être des fragments différenciés du noyau réticulaire ventral du bulbe. Ils recevraient, comme ce dernier, les terminaisons de certaines fibres pyramidales et transmettraient les excitations de l'écorce cérébrale au cervelet, si bien qu'on pourrait les considérer comme une portion aberrante des noyaux pontiques. Ils reçoivent des excitations du locus coeruleus (*LC*; Fig. 2 j), soumis lui-même à l'influence du nerf trijumeau (*Ne V*), et paraissent constituer un relais sur le trajet des connexions trigémello-réticulo-cérébelleuses.

Les noyaux réticulés rhombencéphaliques que nous venons de mentionner avaient pour fonction la coordination d'excitations de sources variées et leur transmission aux centres effecteurs. Signalons qu'il existe en outre dans le rhombencéphale des systèmes de coordination d'un autre type, qui déchargent leurs excitations non pas dans les centres effecteurs caudaux, mais dans les centres rostraux. C'est le cas des noyaux de GOLL (*NG* = Nucleus gracilis) et de BURDACH (Nucleus cuneatus = *NC*; Fig. 2 o, p, q), qui transmettent les excitations des systèmes propriocepteurs médullaires au cervelet par les fibres arciformes, ou au thalamus par les fibres arciformes, la décussation sensitive et le Lemniscus médian, d'où elles se propagent vers l'écorce cérébrale.

Olive inférieure (*OI*; Fig. 2 m, n, o). L'olive inférieure, ou olive bulbaire, est en rapport avec les hémisphères cérébelleux. Sa portion ventro-latérale transmet les excitations du faisceau spino-olivaire au cervelet par les voies olivo-cérébelleuses. Elle constitue par là même un centre de relais pour les excitations afférentes du tronc cérébral et de la moelle, destinées au néo-cérébellum. Elle contient d'autre part les synapses des voies cérébello-olivaires ou olivo-spinales par lesquelles le cervelet décharge les excitations vers les centres moteurs de la moelle cervicale, préposés à l'innervation des muscles de la nuque. Le complexe olivaire reçoit en outre des fibres du thalamus (faisceau thalamo-olivaire), du tectum mésencéphalique (fibres tecto-olivaires) et du noyau rouge (fibres rubro-olivaires), des noyaux de Goll et de Burdach, enfin des fibres de l'olive bulbaire contralatérale (fibres interolivaires). Chez les Primates, le développement du noyau principal de l'olive inférieure est en rapport avec la régulation fine des mouvements des extrémités. On a attribué aussi à l'olive un rôle dans la régulation de la station posturale (von Bechterew) et des mouvements oculo-céphalogyres associés aux mouvements des doigts.

B. Substance réticulaire blanche.

On peut décrire sous le nom de substance réticulaire blanche l'ensemble des fibres et faisceaux longitudinaux ou transversaux situés dans le tegmentum et la substance réticulaire du tronc cérébral. Ces faisceaux, généralement myélinisés, se distinguent par leur couleur blanche de la substance réticulaire grise, d'où l'opposition entre la substance réticulaire blanche et la substance réticulaire grise, particulièrement nette au niveau du bulbe. En maints endroits, les fibres réticulaires blanches apparaissent nettement groupées en faisceaux différenciés.

1. Systèmes longitudinaux. a) Voies afférentes: Elles établissent des connexions entre: 1. Les formations réticulées diencéphaliques et le pallidum, par l'ansa lenticularis, le striatum et l'écorce cérébrale. 2. Les formations réticulées diencéphaliques et les noyaux thalamiques ventraux, épithalamiques et métathalamiques. 3. Les formations réticulées subthalamiques et les formations végétatives de l'hypothalamus. 4. Les formations réticulées méso-rhombencéphaliques et les noyaux de terminaison des voies sensitives médullaires ou des voies sensorielles du tronc cérébral: noyaux sensitifs des nerfs craniens X, IX, VIII, V, II et I.

b) Voies efférentes descendantes: Elles établissent des connexions entre les centres moteurs extra-pyramidaux supérieurs (striatum), les divers noyaux réticulaires subthalamo-méso-rhombencéphaliques et les centres effecteurs du tronc cérébral et de la moelle, constituant ainsi la portion profonde du système moteur extra-pyramidal. Nous avons déjà cité les voies réticulaires proprement dites qui descendent des noyaux réticulaires du subthalamus, du tegmentum méso-rhombencéphalique et de la substance réticulaire bulbaire: faisceaux réticulo-spinaux médian et latéral, faisceau rubro-spinal, faisceau central de la calotte, faisceau nigrique.

Faisceau central du tegmentum (Zentrale Haubenbahn; *FCT*; Fig. 1 f et 2g—j).

On doit à Weisschedel (1937) une étude anatomique bien documentée sur le faisceau central de la calotte chez l'homme. Ce faisceau ne constitue pas une entité morphologique ou fonctionnelle. Il se subdivise en contingents individualisés, issus de noyaux différents et caractérisés chacun par des destinations différentes. Le contingent principal naît du bord dorso-médian du noyau rouge et comprend les faisceaux rubro-olivaire et rubro-réticulaire unilatéral. Un autre contingent, moins important, naît du globus pallidus et gagne, par le faisceau lenticulaire, la capsule du noyau rouge; il comprend les faisceaux pallido-olivaire et pallido-réticulaire.

Dans le mésencéphale, le faisceau central du tegmentum constitue un faisceau homogène, dont les fibres croisent le pédoncule cérébelleux supérieur. Au niveau de l'étage intermédiaire du pont, ce système se subdivise en un contingent ventral de fibres longues (faisceaux rubro-olivaire et pallido-olivaire) et un contingent médio-dorsal de fibres courtes (fibres rubro-réticulaires unilatérales et pallido-réticulaires) qui se terminent dans la substance réticulaire du mésencéphale, du pont et du bulbe.

La substance réticulaire grise donne naissance à des systèmes réticulofuges, également intégrés au faisceau central du tegmentum; leurs fibres constituent le prolongement caudal des voies rubro-réticulaires et pallido-réticulaires: 1. Faisceau réticulo-spinal, qui constitue le contingent médian du faisceau central du tegmentum; ses fibres descendent dans le cordon ventral de la moelle et aboutissent aux cellules de la corne antérieure du côté opposé. 2. Faisceau réticulo-olivaire; 3. Fibres réticulo-réticulaires, qui constituent, au niveau du bulbe, le contingent dorsal du faisceau central du tegmentum et au niveau de la moelle le processus reticularis.

Le faisceau central du tegmentum a pour fonction de transmettre les excitations des centres extra-pyramidaux supérieurs aux neurones moteurs périphériques. Il constitue la voie efférente principale du système moteur extra-pyramidal chez l'homme. Les neurones de cette voie sont courts, contrairement à ceux de la voie pyramidale, et constituent des chaînes de relais, ce qui permet un réajustement des excitations motrices au cours de leur trajet des centres moteurs supérieurs aux centres médullaires.

A côté de ces voies réticulaires proprement dites, il existe de longues voies d'association à direction rostro-caudale, éparses ou groupées en faisceaux dans la substance réticulaire du tronc cérébral: bandelette longitudinale postérieure ou fasciculus longitudinalis medialis, composée de divers faisceaux: tractus vestibulo-mésencéphalique indirect (*TVMI*; Fig. 2 g—j), vestibulo-spinal indirect (*TVSI*; Fig. 2 k—p), tecto-spinal (*TTS*; Fig. 2 i—r), faisceau central du tegmentum (*FCT*; Fig. 1f—Fig. 2g—j).

2. Systèmes transversaux et commissuraux. Ils sont constitués par des fibres réticulaires croisées d'origine diencéphalique ou méso-rhombencéphalique qui participent à la formation des commissures de Ganser (*CG*; Fig. 1b), de Meynert (*CMe*; Fig. 1b), de Forel (*DRS*; Fig. 2g), commissure postérieure (*CP*; Fig. 1f), commissure du raphé et pédoncules cérébelleux (systèmes réticulo-cérébelleux et cérébello-réticulaire).

Organisation de la motricité et développement du système réticulaire chez l'embryon.

Pour bien comprendre l'organisation centrale de la motricité, il est utile d'étudier tout d'abord le développement des fonctions somato-motrices chez l'embryon et de le mettre en rapport avec le développement des structures neuro-fibrillaires du tronc cérébral. Nous avons eu le privilège de pouvoir nous documenter personnellement sur ce sujet dans les laboratoires du Pr. W. F. Windle à l'Institut d'Anatomie de Northwestern University Medical School à Chicago.

A. Développement des fonctions somato-motrices chez l'embryon de chat.

a) Mouvements de la tête, du tronc et des extrémités. Windle et Griffin (1931) ont signalé que les premiers mouvements observés chez les très jeunes embryons de chat consistent en une incurvation du cou. Les embryons un peu plus âgés peuvent effectuer une flexion latérale du cou et du tronc à laquelle s'associent étroitement des mouvements de flexion et d'extension des pattes antérieures. Cette incurvation de la colonne vertébrale, associée à la flexion d'une patte antérieure et à l'extension de l'autre, rappellerait les mouvements des larves d'amblyostomes lorsqu'on les sort de l'eau, tels que les a décrits Goghill.

Windle, O'Donnell et Glasshagle (1933) ont précisé par la suite les observations initiales de Windle et Griffin (1931). Les premiers mouvements spontanés apparaissent chez l'embryon de chat de 14,5 à 15 mm.; ils consistent en mouvements de flexion des pattes antérieures d'abord, puis de la nuque et du tronc. Le développement de ces mouvements primitifs progresse de l'extrémité céphalique à l'extrémité caudale; on voit apparaître à un moment donné des contorsions qui précèdent de peu les fonctions locomotrices.

Expérimentalement, onparvient à provoquer, par des excitations mécaniques, quelques réactions motrices avant l'apparition des mouvements spontanés, chez l'embryon de 12 mm. déjà: abduction, flexion de la patte antérieure, incurvation de la nuque. Chez l'embryon de 14 à 14,75 mm. on peut déclencher, en outre, une extension de la tête avec déviation latérale et contraction isolée d'une patte antérieure.

b) Mouvements respiratoires. Les mouvements respiratoires primitifs ont été observés par plusieurs auteurs chez les foetus de divers mammifères, notamment chez le rat (Corey 1932), le lapin (Snyder et Rosenfeld 1937), le mouton (Barcroft et Barron 1936—1937) et l'homme (Erbkam 1837, Ahlfeld 1905 et Minkowski 1922). L'activité respiratoire la plus précocement observée chez le foetus humain paraît être celle des embryons de Windle, Dragstedt, Murray et Greene (1938). Murray et Greene ont observé chez un foetus humain de 44 jours, comptés depuis la date de la dernière menstruation (85 mm.), après ligature du cordon ombilical, des mouvements rythmiques des muscles thoraciques et abdominaux ayant le caractère de mouvements respiratoires rapides. Ces mouvements se reproduisaient périodiquement toutes les trois minutes environ. Parfois, le foetus rejetait la tête en arrière, comme pour haleter et présentait une élévation du rebord costal. Les observations de ces auteurs montrent que le foetus humain est capable d'exécuter, au cours du 3e mois déjà, des mouvements rythmiques semblables aux mouvements respiratoires. Ces mouvements s'exagèrent sous l'influence de la carboxémie.

Avec Windle et Steele, nous avons étudié le développement des mouvements respiratoires primitifs chez l'embryon et les foetus de chat aux divers stades de la vie intra-utérine (Windle, Monnier et Steele 1938). Nous avons examiné la motricité dans des conditions aussi normales que possible d'abord (bain de solution physiologique à la température du sang), puis dans des conditions d'anoxémie avec surcharge de gaz carbonique.

1. Sur 50 embryons et foetus de chat de 13,5 à 30 mm. de long, aucun ne présentait des mouvements respiratoires rythmiques spontanés après la délivrance artificielle.

2. Les foetus de 25 à 30 mm. présentaient occasionnellement des contractions non rythmées des muscles diaphragmatiques, abdominaux et intercostaux. Quelque temps après leur délivrance, ils étaient animés de mouvements des extrémités avec extension simultanée de la tête, du tronc et des membres.

3. Les foetus de 32 à 58 mm. effectuaient souvent, immédiatement après la délivrance, des mouvements en apparence fortuits de la tête, des membres, du tronc ou de la queue. Ils étaient apnéiques et ne présentaient pas de mouvements respiratoires rythmiques. Quelques minutes après la délivrance, ces mêmes foetus présentaient au contraire, invariablement, des mouvements respiratoires rythmiques. Le changement semblait être en rapport avec la constriction des vaisseaux utérins, consécutive elle-même à la rétraction de l'utérus. Les premiers mouvements respiratoires rythmiques consistaient généralement en contractions légères et rapides du diaphragme, des muscles intercostaux et abdominaux. Au fur et à mesure que le séjour du foetus se prolongeait en milieu extra-utérin, l'activité musculaire gagnait en étendue; la «respiration» acquérait alors le caractère d'un halètement avec extension de la tête et des membres. Un tel halètement ne se produisait jamais par contre chez les foetus dont les veines ombilicales contenaient encore du sang artériel de couleur normale. Quant aux foetus restés dans l'utérus, ils remuaient souvent la tête, les pieds ou la queue, mais ne présentaient aucune activité motrice rythmique, cependant que les foetus délivrés exécutaient déjà des mouvements respiratoires nettement périodiques.

Pour nous assurer que ces mouvements étaient en rapport avec l'anoxémie ou la carboxémie consécutives à la délivrance, nous avons ligaturé les cordons ombilicaux immédiatement après la délivrance. Au cours des 30 premières secondes qui suivaient cette ligature, on voyait alors les foetus présenter des contractions rythmiques rapides du diaphragme, des muscles abdominaux et intercostaux, puis des contorsions et des mouvements de course. Par la suite, l'excitabilité à l'égard des excitations mécaniques diminuait; le tonus musculaire augmentait et l'on voyait se développer une attitude semblable à l'état de rigidité décérébrée. Cette contracture du tronc et des membres était ensuite entrecoupée de halètements rythmiques. Au début de cette période, la tête se portait en extension; puis, l'extension se muait en flexion au cours de la période préagonale. Le rétablissement de la circulation placentaire réalisait parfois, même après le dernier halètement, une restitution partielle. Les réactions motrices reparaissaient dans l'ordre inverse de leur disparition, mais l'apnée ne pouvait être reproduite de façon permanente. Les foetus ne présentaient plus de mouvements respiratoires bien différenciés, comme avant l'asphyxie.

Si l'on faisait inhaler à la mère des foetus un mélange de gaz carbonique (8 à 10%) et d'oxygène, les foetus qui avaient été apnéiques ou qui n'avaient présenté que des mouvements respiratoires apériodiques, exécutaient, après leur délivrance, des mouvements respiratoires violents. Même les plus petits d'entre eux (35 mm.), chez lesquels nous n'avions jamais observé de mouvements respiratoires in utero avant l'administration de gaz carbonique, s'avéraient capables d'activité respiratoire rythmique. La coloration rouge des veines ombilicales indiquait qu'il n'existait pas d'anoxémie et que les mouvements respiratoires étaient effectivement activés par le gaz carbonique.

De ces diverses observations, retenons surtout le fait que les premiers mouvements de l'embryon de chat apparaissent au niveau des pattes antérieures et de la nuque. On peut les provoquer exceptionnellement déjà, par excitation mécanique, chez l'embryon de 12 mm. (abduction et flexion de la patte antérieure, incurvation de la nuque).

Les mouvements spontanés n'apparaissent toutefois que chez l'embryon de 14 à 15 mm.: flexion des pattes antérieures et de la nuque, mouvements massifs de la tête, du tronc et des membres. Si l'on excite mécaniquement l'embryon, à ce stade, on parvient à déclencher en outre une extension et une déviation latérale de la tête avec contraction d'une patte antérieure (réaction tegmentale). Les mouvements respiratoires apparaissent à un stade un peu plus avancé. Ainsi, on peut observer chez l'embryon de 25 à 30 mm. des contractions spontanées du diaphragme, des muscles abdominaux et intercostaux, avec extension de la nuque, du tronc et des extrémités. Ces mouvements s'exagèrent après la délivrance, sous l'influence de la surcharge du sang en gaz carbonique. Aux stades plus avancés encore (32 à 58 mm.), ils peuvent prendre le caractère de contorsions, de mouvements de course, puis, sous l'influence de la carboxémie croissante, celui d'un halètement rythmique avec hypertonie des extenseurs de la nuque et des membres, semblable à la rigidité décérébrée.

Ces mouvements primitifs révèlent l'existence d'une organisation centrale, intégrante, de la motricité dès les premiers stades de la vie embryonnaire. Ils sont massifs, polysegmentaires, intéressent à la fois la nuque, les pattes antérieures et le thorax. Il peuvent avoir une composante automatique (locomotion, halètement rythmé) et sont analogues aux réactions motrices que l'on obtient en excitant électriquement les formations réticulées du tronc cérébral (réaction tegmentale). Par leur composante spasmodique, ils s'apparentent aux hypertonies posturales des états de rigidité décérébrée.

B. Développement neuro-fibrillaire du système réticulaire.

Etudions maintenant le substratum anatomique des fonctions somatomotrices, précocement organisées chez l'embryon de chat. Nous avons eu le privilège de pouvoir examiner à cette fin les coupes de la belle collection d'embryons de chat du Pr. W. F. WINDLE. Il s'agissait de coupes transversales du cerveau, imprégnées d'argent pyridiné selon la technique de RANSON. Le Pr. WINDLE nous a aimablement autorisé à photographier les coupes qui représentent les formations réticulées aux stades initiaux de leur développement. Nous reproduirons ci-dessous une série de coupes du tronc cérébral d'embryons de chats de 5,5 mm., 7 à 8 mm. et 11,5 mm. Nous avons groupé en tableaux comparatifs les sections qui intéressent les mêmes niveaux: noyaux des nerfs craniens III et IV; V; VII et VIII; X et XI; XII. Nous exposerons brièvement ici les caractéristiques du développement neuro-fibrillaire des formations réticulaires sur la base des observations antérieures de WINDLE (1932, 1933) et de nos constatations personnelles inédites.

a) Noyaux des nerfs craniens III et IV. (Fig. 3; 1ère rangée.) *1. Embryon de 5,5 mm.* Un groupe de neuroblastes (*N*), situé latéralement et rostralement par rapport au noyau oculo-moteur commun (*NIII*), dans la paroi ventro-latérale du méso-diencéphale, donne naissance au faisceau longitudinal médian (*FLm*). Les axones de ces neuroblastes constituent plusieurs faisceaux descendants à situation ventrale et latérale par rapport à celle du noyau oculo-moteur commun. Le faisceau longitudinal médian paraît être un des plus anciens faisceaux du système nerveux.

2. Embryons de 7 et 8 mm. Le groupe de neuroblastes qui engendre le faisceau longitudinal médian a une situation médio-ventrale par rapport à la substance réticulaire (*SR*). Le faisceau longitudinal médian, essentiellement homolatéral, descend dans la portion ventrale du tronc cérébral; il est enfoui progressivement dans la substance réticulaire par d'autres fibres longitudinales croisées. L'union de quelques-unes de ces fibres avec le faisceau longitudinal médian forme un faisceau que WINDLE a appelé faisceau longitudinal ventral (*FLv*).

Entre le tiers rostral et moyen du mésencéphale, on voit apparaître un faisceau longitudinal latéral (*FLl*), à la périphérie du tube neural. Ces fibres naissent d'une colonne de neuroblastes (*N*) qui représentent la prolongation caudale du noyau d'origine du faisceau longitudinal médian (*FLm*). Les fibres de ce faisceau longitudinal latéral convergent ventralement vers la ligne médiane et rejoignent le faisceau longitudinal médian, du même côté, cependant que quelques autres fibres traversent la ligne médiane pour rejoindre le faisceau longitudinal médian du côté opposé. Ce faisceau latéral constitue peut-être l'ébauche des faisceaux tecto-bulbaire et tecto-spinal; il s'épaissit dans les segments plus caudaux.

3. Embryon de 11,5 mm. Un groupe de neuroblastes peu colorés apparaît en dehors du noyau oculo-moteur et donne naissance à des fibres grêles, ventrales par rapport au faisceau longitudinal médian. Ces fibres croisent la ligne médiane et gagnent le plancher du tube neural, du côté opposé. Quelques-unes d'entre elles descendent dans la portion médiane de la substance réticulaire (*SR*) adjacente au faisceau longitudinal médian. Elles sont considérées par WINDLE comme fibres rubro-spinales et constituent une partie du faisceau longitudinal ventral (*FLv*). La commissure ventrale (*Cv*) paraît augmenter de dimension, au niveau où ses fibres pénètrent dans la lame basilaire.

D'autres fibres, issues de la lame alaire, constituent vraisemblablement le faisceau tecto-spinal croisé. Certains neuroblastes de la lame alaire donnent naissance en outre à des fibres qui pénètrent dans la substance réticulaire homolatérale. Quelques-unes d'entre elles sont ascendantes et se confondent avec les fibres du faisceau thalamo-strié dans le diencéphale.

Au niveau de l'extrémité caudale du noyau trochléaire (*N IV*), la substance réticulaire (*SR*) s'élargit; elle contient maintes fibres longitudinales disséminées entre le faisceau longitudinal et le faisceau longitudinal ventral, plus grêle que dans les segments rostraux.

b) Noyau moteur du nerf V. (Fig. 3; 2e rangée.) *1. Embryon de 5,5 mm.* Les axones des neuroblastes moteurs du nerf trijumeau (*Ne V*) divisent le faisceau longitudinal latéral (*FLl*) en une portion latérale grêle (tractus mésencéphalique ?), qui se perd parmi les fibres radiculaires sensitives du nerf trijumeau, et une portion médiane (tractus tecto-bulbaire), incorporée à la partie latérale de la substance réticulaire primitive, située entre les fibres du faisceau sensitif primaire et le faisceau longitudinal médian (*FLm*).

La substance réticulaire primitive (*SR*) contient des fibres longitudinales disséminées. Quelques neuroblastes de second ordre situés en-dedans des racines sensitives et du faisceau longitudinal latéral envoient des axones à la substance réticulaire homolatérale, ainsi qu'au faisceau longitudinal médian et à la substance réticulaire du côté opposé.

2. Embryons de 7 et 8 mm. La substance réticulaire (*SR*) comprend d'imporantes condensations de fibres longitudinales. Son contingent ventral, situé ventro-latéralement parapport au noyau moteur du nerf trijumeau, contient le faisceau longitudinal médian, essentiellement homolatéral.

Le faisceau longitudinal ventral (*FLv*) est bien développé à ce niveau; il constitue probablement l'ébauche du faisceau longitudinal médian. Ses fibres proviennent de neuroblastes

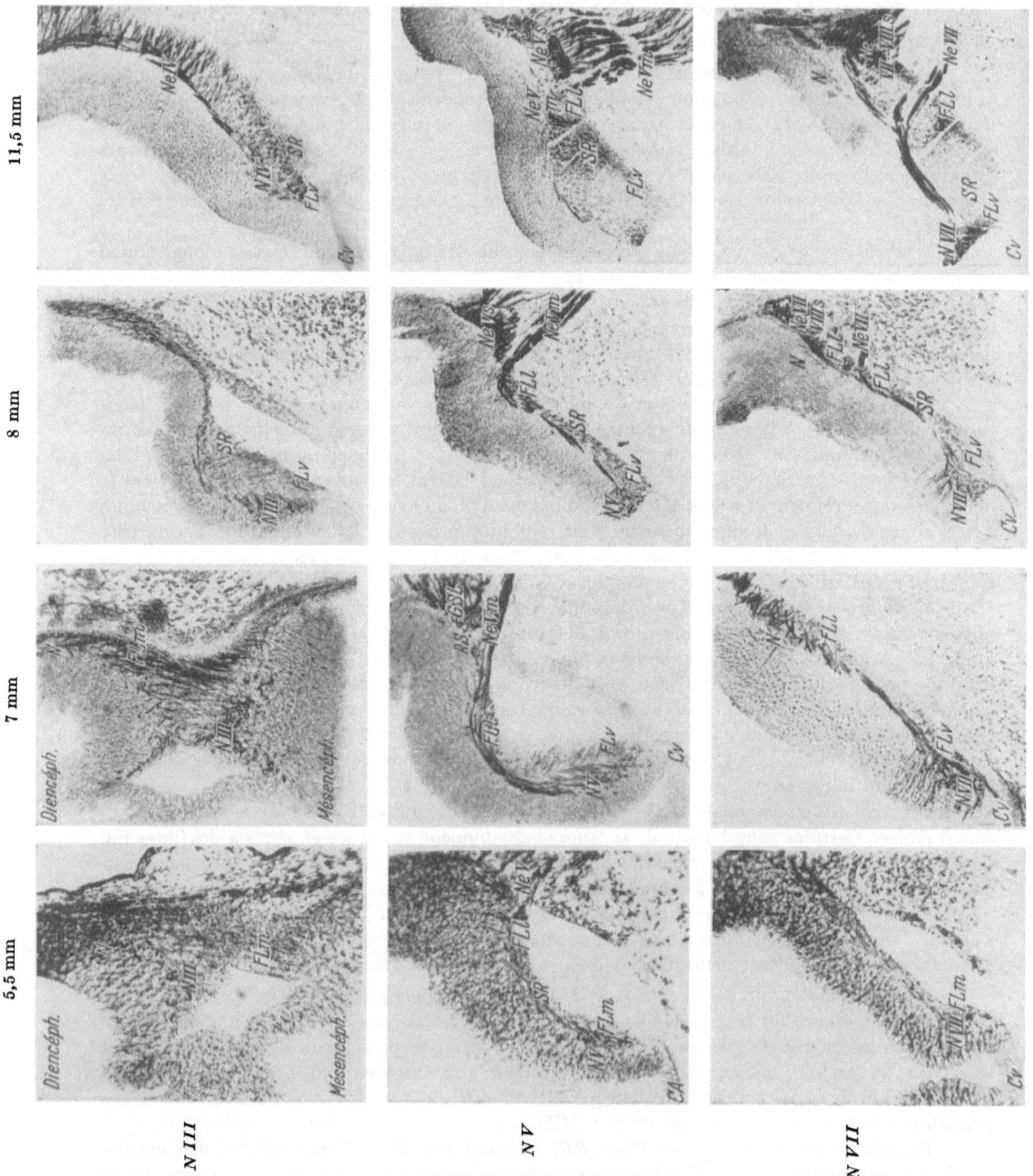

des lames alaire et basilaire; elles sont généralement homolatérales et dévient latéralement vers les formations réticulaires.

Le faisceau longitudinal latéral (*FLl*), né des neuroblastes de la lame alaire du mésencéphale, comprend d'une part des fibres latérales sombres, paraissant appartenir au faisceau mésencéphalique du trijumeau, d'autre part des fibres descendantes d'origine mésencéphalique, situées en-dedans de l'émergence des fibres motrices du nerf trijumeau (*NeVm*). L'importance de ce faisceau augmente en fonction du développement des neuroblastes de la substance

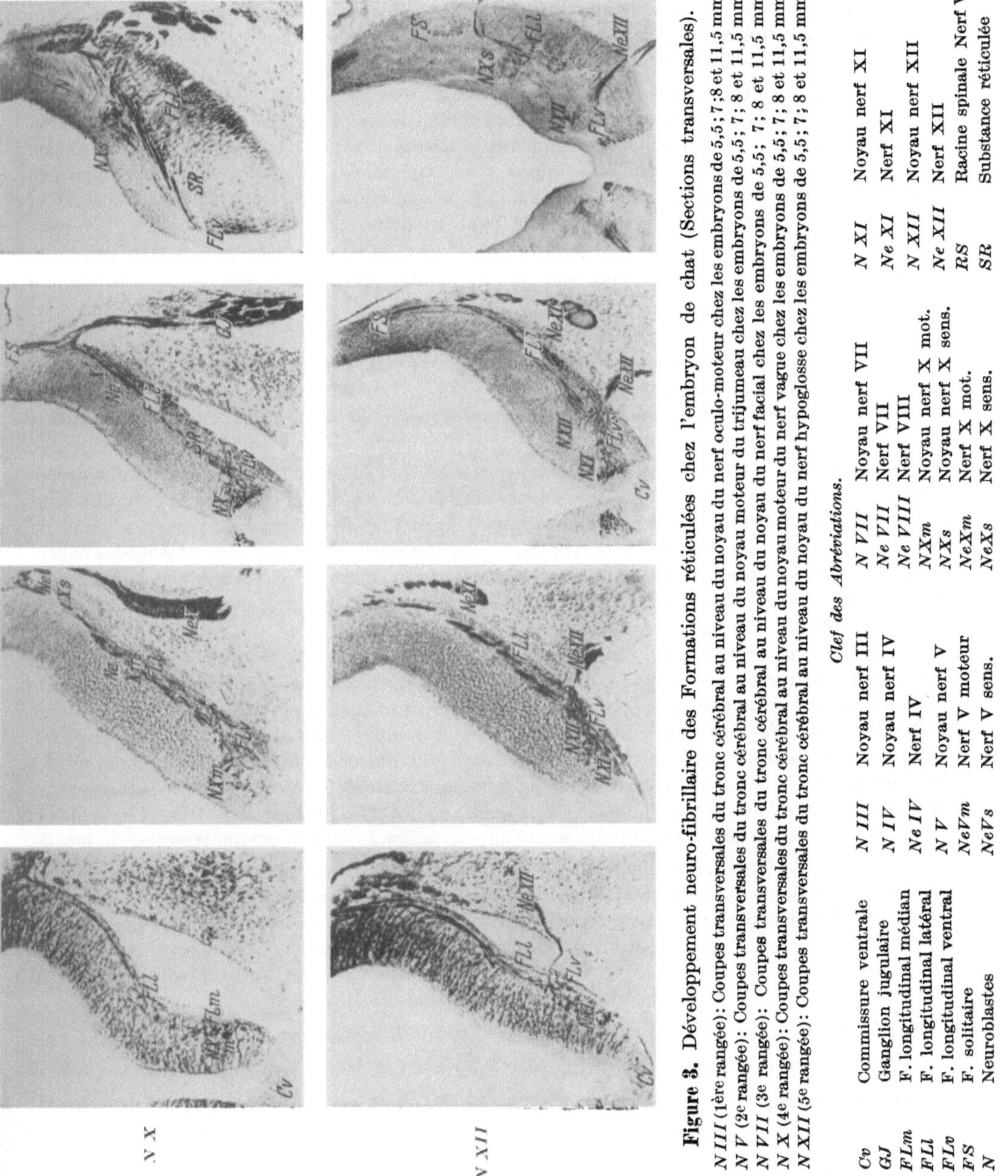

Figure 3. Développement neuro-fibrillaire des Formations réticulées chez l'embryon de chat (Sections transversales).

N III (1ère rangée): Coupes transversales du tronc cérébral au niveau du noyau du nerf oculo-moteur chez les embryons de 5,5; 7;8 et 11,5 mm.
N V (2e rangée): Coupes transversales du tronc cérébral au niveau du noyau moteur du trijumeau chez les embryons de 5,5; 7; 8 et 11,5 mm.
N VII (3e rangée): Coupes transversales du tronc cérébral au niveau du noyau du nerf facial chez les embryons de 5,5; 7; 8 et 11,5 mm.
N X (4e rangée): Coupes transversales du tronc cérébral au niveau du noyau moteur du nerf vague chez les embryons de 5,5; 7; 8 et 11,5 mm.
N XII (5e rangée): Coupes transversales du tronc cérébral au niveau du noyau du nerf hypoglosse chez les embryons de 5,5; 7; 8 et 11,5 mm.

Clef des Abréviations.

Cv	Commissure ventrale	*N III*	Noyau nerf III	*N VII*	Noyau nerf VII	*N XI*	Noyau nerf XI
GJ	Ganglion jugulaire	*N IV*	Noyau nerf IV	*Ne VII*	Nerf VII	*Ne XI*	Nerf XI
FLm	F. longitudinal médian	*Ne IV*	Nerf IV	*Ne VIII*	Nerf VIII	*N XII*	Noyau nerf XII
FLl	F. longitudinal latéral	*N V*	Noyau nerf V	*NXm*	Noyau nerf X mot.	*Ne XII*	Nerf XII
FLv	F. longitudinal ventral	*NeVm*	Nerf V moteur	*NXs*	Noyau nerf X sens.	*RS*	Racine spinale Nerf V
FS	F. solitaire	*NeVs*	Nerf V sens.	*NeXm*	Nerf X mot.	*SR*	Substance réticulée
N	Neuroblastes			*NeXs*	Nerf X sens.		

réticulaire. Le faisceau longitudinal latéral est séparé du faisceau longitudinal ventral par la substance réticulaire, riche en fibres longitudinales et horizontales. Ces dernières naissent des neuroblastes de la couche du «manteau»; quelques-unes d'entre elles descendent longitudinalement du même côté; d'autres pénètrent dans la commissure ventrale et aboutissent au faisceau longitudinal ou à la substance réticulaire du côté opposé.

3. Embryons de 11,5 mm. La substance réticulaire s'est beaucoup développée, ainsi que la commissure ventrale et le contingent des fibres réticulaires horizontales.

c) Noyaux des nerfs VII et VIII. (Fig. 3; 3e rangée.) *1. Embryon de 5,5 mm.* Le faisceau longitudinal médian (*FLm*) semble constitué de fibres réticulaires et d'axones provenant des neuroblastes de la lame basilaire. Le faisceau longitudinal latéral (*FLl*) s'est aminci. La substance réticulaire s'est enrichie en fibres longitudinales.

2. Embryon de 7 et 8 mm. La commissure ventrale est épaisse, ce qui paraît être en rapport aves le grand nombre de neuroblastes secondaires constituant l'ébauche du noyau vestibulaire. Les axones de ces neurones unipolaires gagnent le faisceau longitudinal ventral (*FLv*) du même côté ou, après décussation, du côté opposé. La substance réticulaire s'est développée en étendue, ce qui paraît dépendre de l'augmentation numérique des neuroblastes associatifs et commissuraux situés principalement dans la lame basilaire.

3. Embryon de 11,5 mm. Le nombre des neuroblastes associatifs et commissuraux (*N*) a considérablement augmenté. Le faisceau longitudinal latéral (*FLl*) est plus épais que le faisceau longitudinal ventral (*FLv*).

d) Noyaux moteurs des nerfs X, XI et XII. (Fig. 3; 4e et 5e rangées.) *1. Embryon de 5,5 mm.* Le faisceau longitudinal latéral s'amincit, cependant que le faisceau longitudinal médian s'élargit, surtout au niveau du noyau du nerf hypoglosse (*N XII*). Les dimensions du faisceau longitudinal médian sont proportionnelles au nombre de neuroblastes secondaires de la couche du «manteau» et au nombre des fibres commissurales.

2. Embryons de 7 et 8 mm. La substance réticulaire (*SR*) reçoit les fins axones des neuroblastes des lames alaire et basilaire; ces axones constituent les divers faisceaux longitudinaux et la commissure ventrale. Le faisceau longitudinal latéral (*FLl*) s'amincit de plus en plus; il ne contient, au niveau du noyau de l'hypoglosse, plus que quelques fibres. Les axones des neuroblastes de second ordre paraissent traverser la commissure et gagner le faisceau longitudinal ventral du côté opposé. La commissure est épaisse, cependant que le faisceau longitudinal n'a pas augmenté de dimension.

3. Embryon de 11,5 mm. La substance réticulaire est très développée. Le noyau ambigu y occupe une situation latérale par rapport au faisceau longitudinal latéral (*FLl*). Ce dernier, plus épais au niveau du noyau du nerf XI (*N XI*) que rostralement, est séparé du faisceau longitudinal ventral (*FLv*) par un substratum riche en faisceaux longitudinaux, en fibres transversales et neuroblastes. Il s'amincit au fur et à mesure qu'il descend. Au niveau du segment moyen du noyau de l'hypoglosse, il se disperse en faisceaux épais qu'on ne peut plus distinguer des faisceaux longitudinaux de la substance réticulaire, en dehors de l'émergence du nerf hypoglosse. Cette portion de la substance réticulaire bulbaire se prolonge dans le cordon latéral de la moelle.

Le faisceau longitudinal ventral s'épaissit aussi au cours de sa progression vers les segments caudaux. Les fibres d'origine rostrale qui le composent sont refoulées dorsalement par des fibres longitudinales de plus en plus nombreuses, qui atteignent la partie médiane de la zone périphérique en venant de la commissure. Au niveau du pôle caudal du noyau de l'hypoglosse, la substance réticulaire, sise en-dedans de la racine de ce nerf, est riche en fibres longitudinales et présente déjà l'aspect du cordon ventral de la moelle cervicale.

L'étude du développement des structures neuro-fibrillaires du tronc cérébral chez l'embryon de chat de 5,5 à 11,5 mm. montre qu'un système intégrant, composé de neuroblastes associatifs et commissuraux, se développe très tôt dans la paroi latérale du tube neural (lames alaire et basilaire).

Dans les segments les plus rostraux du tronc cérébral, on ne rencontre que quelques faisceaux lâches: faisceaux olfactif, juxta-optique, strio-thalamique.

Dans les segments plus caudaux, les premiers faisceaux naissent, au niveau du mésencéphale, d'un groupe de cellules à situation rostrale et latérale par rapport au noyau du nerf III. Les fibres issues de ces neuroblastes sont en majeure partie homolatérales; elles descendent dans le tronc cérébral en constituant le *faisceau longitudinal médian* (*FLm*), ébauche de la bandelette longitudinale postérieure. Il existe d'autres fibres homolatérales qui descendent dans le tronc cérébral en constituant un *faisceau longitudinal latéral* (*FLl*) et quelques faisceaux disséminés dans la substance réticulaire. Ils représentent vraisemblablement les ébauches des faisceaux tecto-spinal, vestibulo-spinal et réticulo-spinal. Quelques faisceaux à fibres descendantes, croisées, se différencient également à ce stade et paraissent constituer l'ébauche des faisceaux rubro-spinal et tecto-spinal.

Dans les segments caudaux du tronc cérébral, les premiers faisceaux différenciés constituent un *faisceau longitudinal ventral* (*FLv*), dont la portion principale comprend des fibres ascendantes (voies sensorielles secondaires, voies vestibulaires?). Ce faisceau se prolonge oralement par le faisceau longitudinal médian.

En conclusion, l'embryon de chat de 11,5 mm. possède déjà non seulement l'ébauche avancée des nerfs craniens et rachidiens, mais aussi un système réticulaire bien développé, avec ses faisceaux longitudinaux: faisceau longitudinal médian (ébauche de la bandelette longitudinale postérieure), faisceau longitudinal latéral (ébauche des faisceaux tecto-spinal, vestibulo-spinal, réticulo-spinal, rubro-spinal, faisceau longitudinal ventral (ébauche des voies sensorielles secondaires, vestibulaires etc. . .)

Le système réticulaire paraît exercer une action intégrante sur la motricité de l'embryon de 12 mm. déjà — à titre exceptionnel — et chez l'embryon de 14 mm. de façon certaine. Il organise et coordonne les mouvements de la nuque, du tronc et des extrémités qu'on observe chez ces embryons. Son action intégrante existe déjà à l'état latent chez les très jeunes embryons. On parvient à la mettre en évidence en provoquant une anoxémie et une surcharge du sang en gaz carbonique. C'est ainsi qu'on voit succéder par exemple, à l'apnée physiologique du foetus dans l'utérus, un halètement rythmique après la délivrance.

Expériences d'excitation du système réticulaire.

Nous étudierons les effets moteurs de l'excitation électrique des formations réticulées chez le singe (macaca mulatta) et le chat. Une partie du précieux matériel expérimental inédit que nous interpréterons ici a été aimablement mis à notre disposition par le Pr. S. W. Ranson de Chicago. Cette documentation a été complétée par de nombreuses expériences personnelles pratiquées selon la même technique, soit dans les laboratoires de l'Institut de Neurologie de Northwestern University à Chicago, soit dans ceux de l'Institut de Physiologie de Genève.

Technique. Les divers segments du tronc cérébral (diencéphale, mésencéphale et rhombencéphale) ont été excités systématiquement chez 28 singes et 20 chats à l'aide de l'instrument stéréotactique de Horsley et Clarke. Cet appareil permet de repérer exactement les structures profondes du cerveau et de les exciter, millimètre après millimètre, à l'aide d'une fine électrode bipolaire. Nous avons décrit antérieurement déjà son utilisation (Monnier, 1938).

Pour donner libre jeu aux réactions motrices, on suspend l'animal dans un hamac, les quatre pattes pendantes, après l'avoir narcotisé au pentobarbital de soude (Nembutal, 15—25 mgr./kg.). L'instrument stéréotactique, fixé au crâne, est également suspendu, ce qui permet à la tête de se déplacer latéralement.

Classification des réactions motrices. Les réactions motrices que l'on obtient en excitant le tronc cérébral seront classées selon les critères fonctionnels suivants:

1. Caractère de la réaction: contractions phasiques ou toniques, tétaniques ou cloniques, automatismes rythmiques.
2. Segments du corps intéressés: yeux, tête, tronc, queue et pattes.
3. Plan sur lequel se développe la réaction: horizontal, vertical-sagittal et vertical-frontal. La réaction est ainsi définie en fonction d'un système de coordonnées, selon son orientation spatiale.
4. Sens de la déviation par rapport à l'excitation.

En ce qui concerne le caractère de la réaction, les conditions expérimentales dans lesquelles nous avons opéré (excitation faradique avec un inducteur de Harvard, 30 à 40 chocs par seconde) permettent de différencier 2 types principaux: a) Réactions caractérisées par une contraction soutenue pendant toute la durée de l'excitation, mais cessant brusquement après l'interruption du stimulus (contraction tétanique) ou persistant quelques instants encore après la cessation du stimulus (contraction tonique). b) Réactions caractérisées par des contractions alternatives des muscles agonistes et antagonistes persistant parfois après la cessation du stimulus: contractions cloniques, automatismes rythmiques.

Selon les segments du corps intéressés, on distinguera des réactions isolées, localisées à un seul segment — les yeux, par exemple — et des réactions combinées polysegmentaires: yeux, tête, tronc, queue et pattes. Le degré de généralisation de la réaction dépend avant tout de l'intensité du stimulus; quand celle-ci augmente, l'excitation peut s'étendre de la tête au train antérieur, au tronc et au train postérieur, comme l'a démontré Hess (1941 m); il dépend aussi de la fréquence des stimuli.

Enfin, les divers plans sur lesquels se développe la réaction doivent être considérés avec une attention particulière, ainsi que le sens de la déviation par rapport au côté excité. A ce point de vue, nous proposons la terminologie suivante: a) réactions déviationnelles sur plan horizontal: déviation ipsiversive, vers le côté de l'excitation et déviation contraversive, vers le côté opposé à celui de l'excitation. b) réactions déviationnelles sur plan vertico-sagittal: déviation sursumversive, vers le haut (élévation) et déviation deorsumversive, vers le bas (abaissement). c) réactions déviationnelles sur plan vertico-frontal, autour de l'axe longitudinal: rotation horaire, dans le sens des aiguilles d'une montre, avec élévation de l'hémiface et des pattes gauches, et affaissement sur le flanc droit. Rotation anti-horaire: en sens inverse.

La classification suivante, basée sur ces critères fonctionnels précis, nous servira de plan de travail.

I. Déviations du regard.
- A. Déviations sur plan horizontal.
  - a) Déviation ipsiversive du regard
  - b) Déviation contraversive du regard.
  - c) Convergence du regard.
  - d) Fixation du regard en position médiane.
- B. Déviations sur plan sagittal.
  - a) Elévation du regard.
  - b) Abaissement du regard.
- C. Déviations sur plan frontal.
  Rotation du regard (sens horaire ou anti-horaire).

II. Déviations conjuguées de la tête et des yeux.
- a) Déviation conjuguée ipsiversive de la tête et des yeux.
- b) Déviation conjuguée contraversive de la tête et des yeux.

III. Déviation de la tête, du tronc et des extrémités.
- A. Déviations sur plan horizontal.
  - a α) Déviation ipsiversive de la tête seule.
  - a β) Déviation ipsiversive de la tête, du tronc et des extrémités.
  - b α) Déviation contraversive de la tête seule.
  - b β) Déviation contraversive de la tête, du tronc et des extrémités.
- B. Déviations sur plan sagittal.
  - a) Elévation de la tête et de l'avant-train.
  - b) Abaissement de la tête et de l'avant-train.
- C. Déviations sur plan frontal.
  Rotation de la tête et du corps (sens horaire ou anti-horaire).

IV. Attitudes posturales du thorax et des extrémités.
- A. Postures inspiratoire et expiratoire du thorax avec apnée.
- B. Préhension forcée (forced grasping).

V. Réactions automatiques.
- A. Locomotion.
- B. Halètement.
- C. Mastication.

I. Déviations du regard.

A. Déviations sur plan horizontal.

a) Déviation ipsiversive du regard. Nous avons obtenu une déviation ipsiversive isolée du regard en excitant, chez le singe et le chat, les structures suivantes:

Mésencéphale (Singe). Faisceau longitudinal médian, en dehors du noyau du nerf III (Fig. 4d). Décussation du brachium conjunctivum (Fig. 4d, e).

Rhombencéphale (Singe, chat). *Singe:* Tegmentum méso-rhombencéphalique en dehors du ganglion interpédonculaire, dans les segments ventro-caudaux par rapport à la décussation du brachium conjunctivum (Fig. 4d). Faisceau central du tegmentum et segments ventro-caudaux par rapport à la décussation du brachium conjunctivum (Fig. 4d, e). Substance réticulée bulbo-protubérantielle: portion centrale, voisine du noyau du nerf VI et rostrale par rapport à ce dernier (Fig. 5f, g). Substance réticulée bulbaire: segments ventraux entre la racine descendante du nerf trijumeau et l'olive inférieure (Fig. 5i). Segments dorsaux du bulbe: noyaux vestibulaires médian, latéral et spinal, corps restiforme (Fig. 5i, j). Réactions associées: Déviation combinée des yeux et de la tête, réaction tegmentale.

Chat: Vermis et voisinage du noyau dentelé. Segments rostraux du bulbe: structures dorsales, noyaux vestibulaires médian et spinal. Segments caudaux du bulbe: structures dorso-latérales, substance réticulée ventrale, ventro-latérale, faisceaux spino-cérébelleux et corps restiforme (Fig. 6a, b, c, e, f).

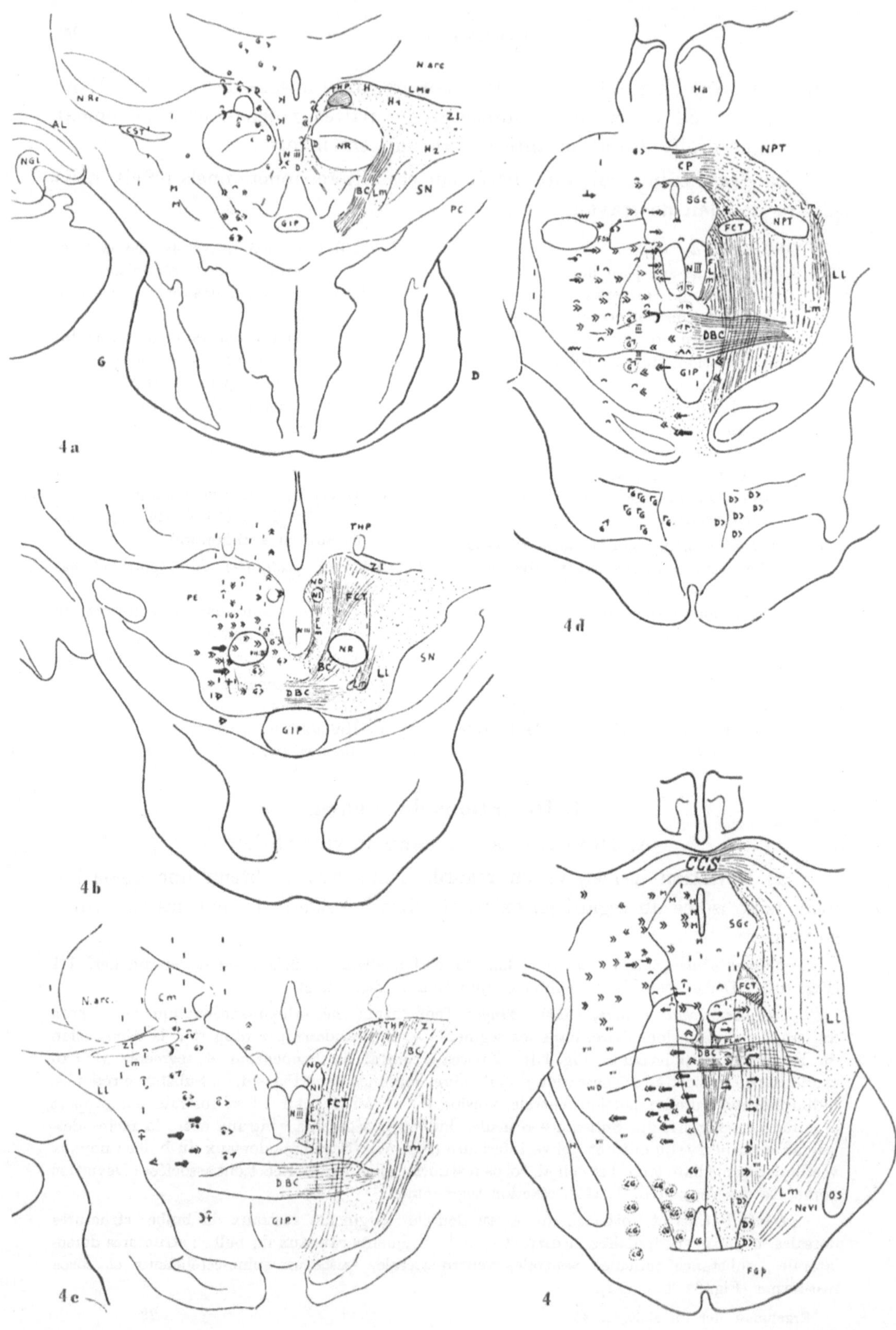
4a
4b
4c
4d
4
N arc
NRt
AL
NGl
CST
THP
LMe
H1
ZI
H2
NR
SN
PC
BC
Lm
GIP
G
D
Ha
NPT
CP
SGc
FCT
NIII
Ll
DBC
PE
ND
NI
N. arc.
Cm
CCS
NeVI
OS
FGp

Le substratum des réactions oculogyres isolées est nettement individualisé; dans certaines conditions, il paraît n'être qu'une composante du substratum de la réaction ipsiversive complexe à laquelle participent la tête, le tronc et les extrémités. Dans ce dernier cas, si, pour des raisons de technique expérimentale, la tête est immobilisée, les yeux dévient seuls dans la direction vers laquelle aurait dévié la tête (BARTORELLI et WYSS 1941, HESS 1941m).

Notre documentation expérimentale montre que le substratum des réactions oculogyres ipsiversives est constitué essentiellement par les structures du tegmentum méso-rhombencéphalique médian et central: faisceau longitudinal postérieur et faisceau tecto-spinal au niveau des noyaux des IIIe, IVe, VIe paires, faisceau central du tegmentum. Dans le bulbe, ce substratum englobe en outre la substance réticulaire ventro-latérale, les noyaux vestibulaires médian, latéral, spinal et les structures latérales (corps restiforme, faisceaux spino-cérébelleux).

b) Déviation contraversive du regard. *Mésencéphale* (Singe).

a) Dans les segments rostraux, le substratum de cette réaction englobe: Tegmentum mésencéphaliqué ventral périrubrique. Structures voisines du noyau interstitiel et du noyau de DARKSCHEWITSCH (Fig. 4a, b). Brachium conjunctivum, segment ventral par rapport au noyau rouge. Portion centrale et médiane du tegmentum dans les segments rostraux par rapport à la décussation du brachium conjunctivum (Fig. 4c, d, e). Réactions associées: Déviation contraversive de la tête. Elévation des paupières, flexion de la patte ipsiversive antérieure, apnée, automatismes locomoteurs.

Figure 4. Localisation des points dont l'excitation faradique déclenche des réactions oculogyres et céphalogyres chez le singe.

a Section frontale du tronc cérébral, 6,6 mm. en avant du plan interauriculaire et intéressant le plein développement du noyau rouge (Singes 1, 2, 4). **b** Section frontale, 5,8 mm. en avant du plan interauriculaire, intéressant le pôle postérieur du noyau rouge et le noyau interstitiel (Singes 1, 2, 4, 5, 8, 9). **c** Section frontale, 4,5 mm. en avant du plan interauriculaire et immédiatement en arrière du noyau rouge (Singes 1, 2, 4). **d** Section frontale, 2,2 mm. en avant du plan interauriculaire et intéressant la commissure postérieure, le noyau prétectal, la décussation des brachia conjunctiva (Singes 1, 2, 4, 5, 8, 9, 10, 14). **e** Section frontale, 2 mm. en avant du plan interauriculaire, intéressant la portion postérieure de la décussation des brachia conjunctiva (Singes 2, 4, 10, 12, 14, 15).

Légende.

‹ Déviation d'un oeil. « Déviation du regard. ¦ Immobilisation du regard en avant. ⋖ Bradynystagmus. ⋘ Déviation conjuguée de la tête et des yeux. ⌒ Elévation des paupières. H Halètement (polypnée). M Mastication. S Salivation. D Déglutition. V Vomissement. G gauche. D droite.

Clef des abréviations.

AL	Ansa lenticularis	H_2	Campus Forel H_2	*NVs*	N. trigemin. sensor.
BC	Brachium conjunctivum	*Ll*	Lemniscus lat.	*NVm*	N. V mot. (masticat.)
CI	Colliculus inferior	*Lm*	Lemniscus med.	*N VII*	N. facialis
Cm	Centre médian	*LMe*	Lamina medullaris ext.	*Ne IV*	Nervus trochlearis
CP	Commissure postérieure	*Narc*	N. arcuatus thalami	*Ne VI*	Nervus abducens
CS	Colliculus superior	*ND*	N. Darkschewitsch	*Ne XII*	Nervus hypoglossus
CST	Corpus subthalamicum Luysii	*NGl*	N. geniculat. lat.	*OI*	Oliva inferior
DBC	Decussatio brach. conjunct.	*NI*	N. interstitialis	*PC*	Pedunculus cerebri
FCT	F. centr. tegm.	*NPT*	N. pretectalis	*SGc*	Substantia grisea centralis
FLm	F. long. med. (= post).	*NR*	N. ruber	*SN*	Substantia nigra
FOC	F. olivo-cérébell.	*NRe*	N. reticularis thal.	*THP*	Tr. habenulo-peduncularis
GIP	Ganglion interpeduncularis	*NTS*	N. tract. solitarius	*TS*	Tr. solitarius
Ha	Habenula	*NVl*	N. vestib. lat.	*TTS*	Tr. tecto-spinalis
H_1	Campus Forel H_1	*NVm*	N. vestib. med.	*ZI*	Zona incerta
		NVs	N. vestib. sup.		
		NVsp	N. vestib. spin.		
		N III	N. oculo-motor. comm.		

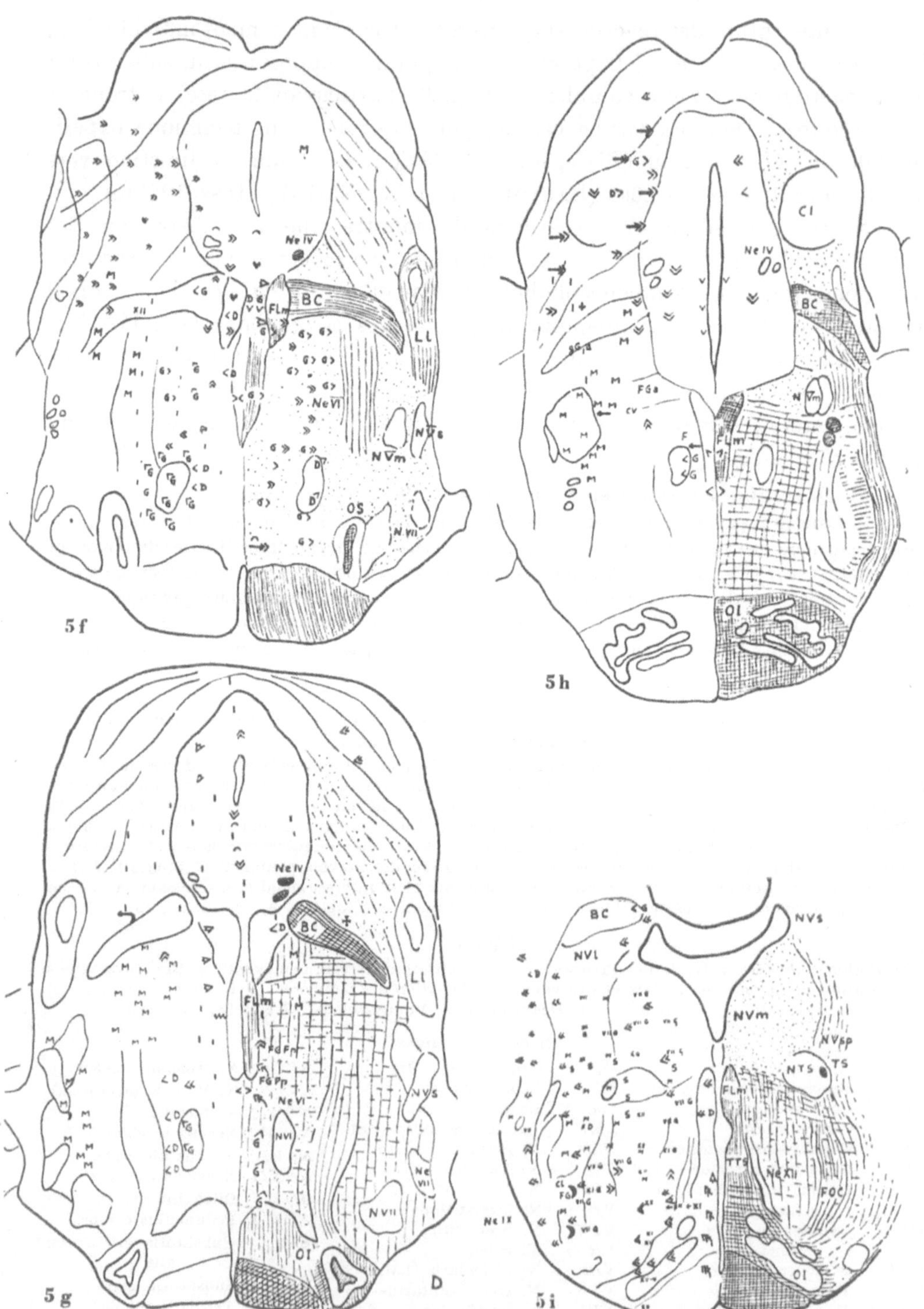

b) Dans les segments caudaux, le substratum de la réaction contraversive est plus latéral : segment latéral du tegmentum, au voisinage du lemniscus medialis. Réactions associées : Déviation

contraversive de la tête, réflexe de préhension (forced grasping) de la patte antérieure ipsilatérale, halètement.

c) Tectum et tegmentum mésencéphalique dorsal. Portion dorsale du tegmentum entre la substance grise péri-sylvienne et le lemniscus lateralis (Fig. 5f). Voisinage immédiat des tubercules quadrijumeaux antérieurs (colliculus superior) et postérieurs (colliculus inferior). Réactions associées : Déviation contraversive de la tête (Fig. 5h).

Sherrington (1900) avait déjà signalé que l'excitation des tubercules quadrijumeaux antérieurs chez le chien provoque une déviation conjuguée des yeux vers le côté opposé. Ferrier (1876) avait obtenu les mêmes réactions chez lè singe, avec déviation contraversive de la tête, élévation des sourcils et des paupières.

Rhombencéphale (Singe, chat). *Singe:* Substance réticulaire bulbaire, portion centrale (Fig. 5i, j). *Chat:* Substance grise juxta-ventriculaire au niveau de l'obex (Fig. 6e).

Le substratum de la déviation contraversive des yeux se caractérise par sa grande étendue, des segments rostraux du mésencéphale aux segments caudaux du bulbe: tegmentum périrubrique et noyau interstitiel, tegmentum dorso-médian par rapport au noyau rouge et voisin du noyau du nerf III, faisceau central de la calotte, tegmentum central entre le lemniscus latéral et la substance grise parasylvienne, au voisinage des tubercules quadrijumeaux antérieurs. Dans le tegmentum rhombencéphalique, le substratum de la déviation contraversive du regard se limite à quelques rares faisceaux de la portion centrale de la substance réticulaire bulbo-protubérantielle. Le substratum de la déviation ipsiversive du regard est, par contre, très étendu dans le tegmentum rhombencéphalique. Tout se passe comme s'il se produisait une décussation au niveau de l'isthme méso-rhombencéphalique; l'excitation des segments rostraux par rapport à cette décussation déclenche en effet une déviation contraversive, semblable à celle déclenchée par l'excitation des segments caudaux, du côté opposé.

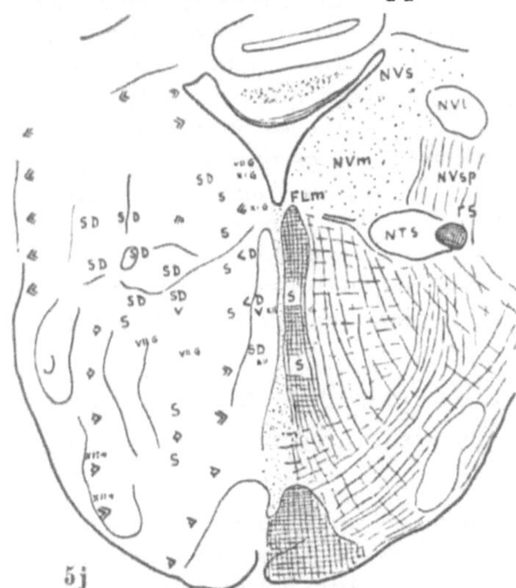

Figure 5. Localisation des points dont l'excitation déclenche des réactions oculogyres et céphalogyres chez le singe.

(Légende et clef des abréviations: cf. Figure 4.)

f Section frontale, 0,7 mm. en avant du plan interauriculaire, intéressant le noyau des nerfs IV, V moteur, VII et l'olive supérieure (Singes 8, 11, 12, 13). **g** Section frontale, 0,5 mm. en avant du plan interauriculaire, intéressant le noyau des nerfs VI, VII et l'olive inférieure (Singes 4, 9, 13, 14, 15, 16). **h** Section frontale, 0,7 mm. en arrière du plan interauriculaire, intéressant les tubercules quadrijumeaux postérieurs et le plein développement de l'olive inférieure (Singes 1, 3, 14, 16). **i** Section frontale, 2,6 mm. en arrière du plan interauriculaire, intéressant le pôle postérieur de l'olive inférieure (Singes 20, 21, 23, 25). **j** Section frontale, 2,5 mm. en arrière du plan interauriculaire et de l'olive inférieure (Singes 21, 24, 26).

Connexions avec le diencéphale et le télencéphale.

Diencéphale: Ingram, Ranson, Hannett, Zeiss et Terwilliger (1932) ont provoqué une déviation contraversive du regard en excitant la substance grise périventriculaire de l'hypothalamus (mydriase, élargissement de la fente palpébrale), l'aire hypothalamique latérale et le faisceau médian du cerveau antérieur (dilatation pupillaire, élévation des paupières, rotation de l'oeil ipsilatéral vers la ligne médiane, rétraction de la membrane nictitante), la zona incerta (mydriase), le Champ H_2 de Forel (rétraction de la membrane nictitante), la portion rostrale du brachium conjunctivum, le noyau subthalamique (mydriase, élévation de la paupière supérieure ipsilatérale, flexion de la patte antérieure contralatérale, déviation contraversive de la tête), la substantia nigra et le pied des pédoncules cérébraux (déviation de la tête, flexion de la patte antérieure contralatérale).

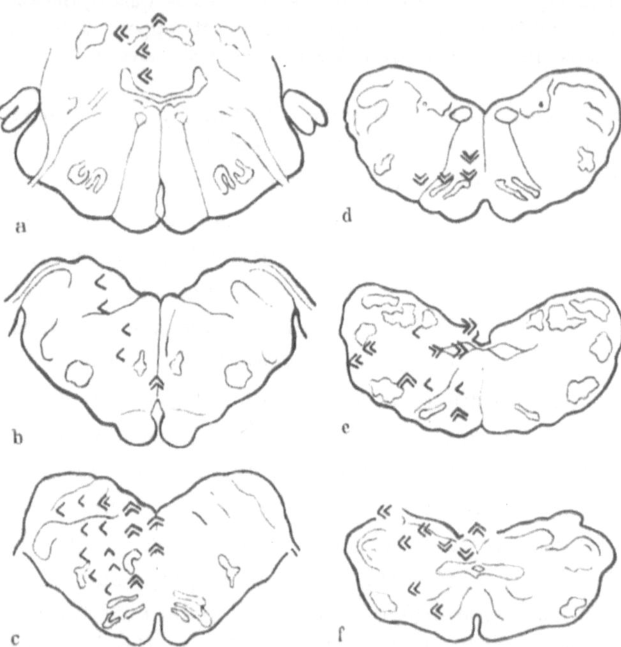

Figure 6. Localisation des points dont l'excitation déclenche des réactions oculogyres chez le chat.

a Section du pont par le noyau du nerf oculo-moteur externe et l'olive supérieure. **b** Section du bulbe au niveau du noyau du nerf facial. **c** Section du bulbe au niveau du plein développement de l'olive inférieure. **d** Section du bulbe au niveau du noyau du nerf hypoglosse et de son émergence. **e** Section du bulbe au-dessus de l'obex, par le pôle caudal de l'olive inférieure. **f** Section du bulbe au niveau de l'obex.

Légende: ‹ Déviation d'un oeil. « Déviation du regard.

Télencéphale: Grünbaum et Sherrington (1901, 1903) ont signalé que l'excitation faradique de l'aire 8a provoque chez les singes anthropoïdes une déviation conjuguée contraversive du regard. Une fermeture des paupières était généralement associée à cette déviation conjuguée des yeux, ainsi qu'une mydriase. Bender et Fulton (1938) ont confirmé cette localisation chez le chimpanzé. Foerster (1936), Penfield et Boldrey (1937) ont provoqué chez l'homme également une déviation conjuguée contraversive des yeux, associée parfois à une élévation des globes en excitant l'aire 8a. L'excitation de cette région déclenchait parfois une crise épileptique, amorcée par des secousses nystagmiques horizontales. Schäfer (1888), Grünbaum et Sherrington (1901) ont décrit également une déviation conjuguée contraversive des yeux consécutive à l'excitation des champs occipitaux 17 à 19. A cette déviation s'associait parfois une ouverture des yeux (Leyton et Sherrington 1917). Smith (1936) a obtenu également une déviation contraversive des yeux en excitant l'aire frontale 6a chez le macaque.

c) Convergence du regard. On peut provoquer une déviation convergente des yeux chez le singe en excitant les structures voisines de la ligne médiane et de l'axe cérébro-spinal:

Substance grise centrale, qui constitue le plancher du 3e ventricule dans la région méso-diencéphalique, entre les 2 noyaux rouges (Fig. 4a). Structures voisines de la ligne médiane entre les noyaux du nerf III et le ganglion interpédonculaire (Fig. 4d). Région du raphé médian, entre les faisceaux longitudinaux postérieurs (Fig. 4d).

d) Fixation du regard en position médiane. Notre documentation personnelle montre que le substratum de cette réaction intéresse surtout la portion ventrale du thalamus (centre médian et nucleus arcuatus), le subthalamus adjacent (zona incerta et champs de FOREL; Fig. 4a, b, c), l'aire prétectale (Fig. 4d), les parois latérales du 3e ventricule, la substance grise centrale périsylvienne avec les territoires adjacents du tectum et du tegmentum mésencéphaliques, enfin la portion dorso-médiane du tegmentum rhombencéphalique (Fig. 4e et 5f, g, h). Cette fixation du regard en position médiane paraît résulter d'une innervation posturale active.

B. Déviations sur plan sagittal.

a) Elévation du regard. Nous avons obtenu une déviation sursumversive des yeux en excitant chez le singe et le chat les structures suivantes:

Mésodiencéphale (Singe). Substance grise para-ventriculaire, entre le plancher du 3e ventricule et le tractus habénulo-pédonculaire (Fig. 4b, c). Substance grise périsylvienne au voisinage de la commissure des tubercules quadrijumeaux antérieurs (Fig. 5g).

SHERRINGTON (1900) avait signalé que l'excitation des tubercules quadrijumeaux antérieurs provoquait une élévation semblable du regard avec mydriase chez le chien.

Rhombencéphale (Singe, chat). *Singe:* Faisceau longitudinal postérieur (*FLm*) et portion adajcente du tegmentum rhombencéphalique (Fig. 5f, g, h). *Chat:* Région médiane du cervelet, entre les deux noyaux dentelés. Structures dorso-médianes du bulbe: faisceaux longitudinaux postérieurs, au voisinage de la substance grise juxtaventriculaire. Raphé médian du bulbe entre les noyaux réticulés ventro-médians (Fig. 6a, c, f).

Connexions avec le télencéphale. FOERSTER (1936), PENFIELD et BOLDREY (1937) ont obtenu parfois une élévation du regard en excitant l'aire 8 chez l'homme.

b) Abaissement du regard. Nous avons déclenché une réaction deorsumversive des yeux en excitant les formations suivantes du tronc cérébral chez le singe et le chat:

Mésencéphale (Singe). Tegmentum, portion dorsale par rapport au noyau rouge (Fig. 4 a, b). Substance grise centrale périsylvienne, ventrale par rapport à l'aqueduc de SYLVIUS et voisine de la ligne médiane. Faisceau longitudinal postérieur adjacent (Fig. 5 f, g). Substance grise parasylvienne voisine du brachium conjunctivum et du nerf IV (Fig. 4 h).

Rhombencéphale (Chat). Substance réticulaire, segment dorsal par rapport à l'olive bulbaire. Structures dorso-médianes entre l'obex et la substance grise péricanaliculaire (Fig. 6d, f).

C. Déviations sur plan frontal.

Rotation du regard. On peut obtenir une rotation par déplacement à la fois sursumversif et ipsiversif des deux globes oculaires, dans le même sens, en excitant les formations réticulées médianes du rhombencéphale, chez le singe, en arrière de l'olive bulbaire (Fig. 5i). L'excitation des territoires adjacents produisait, soit des réactions ipsiversives pures, soit des réactions sursumversives pures, ce qui prouve une organisation géométrique des centres moteurs.

L'excitation du tegmentum rhombencéphalique, au voisinage du noyau du nerf VI (Fig. 5 f, g) produisait une déviation oblique, à la fois sursumversive et ipsiversive du globe oculaire psilatéral. Il s'agissait là d'un effet consécutif à l'excitation des neurones moteurs périphériques.

* * *

En conclusion, on voit que les divers substrats des réactions déviationnelles du regard apparaissent centrés au voisinage immédiat de l'axe cérébrospinal et de la substance grise centrale. Ils occupent, par rapport à cet axe, une position dorsale, ventrale ou latérale, qui correspond géométriquement aux positions du regard: élévation, abaissement, mouvements latéraux. Leur localisation est limitée surtout aux segments méso-rhombencéphaliques.

Hess (1941) a montré qu'il existe une relation étroite entre le substratum des réactions déviationnelles de la tête et celui des réactions oculogyres. Si l'on excite le substratum d'une réaction céphalogyre rotatoire, par exemple, et que l'on immobilise pendant ce temps la tête de l'animal, on voit les yeux effectuer la déviation rotatoire que la tête est empêchée d'exécuter. Les mêmes réactions oculogyres compensatrices apparaissent quand on empêche la tête de s'élever ou de s'abaisser pendant l'excitation des centres céphalogyres.

II. Déviations conjuguées de la tête et des yeux.

Ces réactions méritent une attention particulière à cause de leur analogie avec le signe clinique de la déviation conjuguée de la tête et des yeux décrit par Vulpian (1864) et Prévost (1868).

a) Déviation conjuguée ipsiversive de la tête et des yeux.

Mésencéphale (Singe). Tegmentum en dehors du noyau du nerf III, segment caudal du faisceau longitudinal postérieur (Fig. 4d), brachium conjunctivum en dehors de sa décussation (Fig. 4d, e).

Rhombencéphale (Singe). Tegmentum, portion centrale et médiane, en dehors du faisceau longitudinal postérieur, faisceau longitudinal postérieur lui-même et faisceau central du tegmentum (Fig. 4d, e; Fig. 5f, h).

Le substratum principal de la déviation conjuguée ipsiversive de la tête et des yeux est localisé essentiellement dans le tegmentum rhombencéphalique central et médian, au voisinage de la bandelette longitudinale postérieure. Dans les segments rostraux par rapport au plan de la décussation des brachia conjunctiva, on n'obtient pratiquement pas de réaction ipsiversive de la tête et des yeux.

b) Déviation conjuguée contraversive de la tête et des yeux.

Mésencéphale (Singe). Tegmentum, en dehors du pôle caudal du noyau rouge; capsule du noyau rouge et prolongement caudal de ce segment, faisceau central du tegmentum en dedans du ruban de Reil médian (lemniscus medialis) et en dehors de la décussation des brachia conjunctiva (Fig. 4b, c). Tegmentum, portion latéro-dorsale en dehors de la substance grise ventrale périsylvienne, voisine du noyau prétectal. Faisceau longitudinal postérieur, segment dorsal entre le noyau du nerf III et le faisceau central de la calotte (Fig. 4d, e).

Région prétectale; substance grise périsylvienne, portion dorso-latérale et portion dorsale voisine de la commissure postérieure (Fig. 4d, e). Tectum mésencéphalique au voisinage du tubercule quadrijumeau postérieur ou colliculus inferior (Fig. 5h).

Rhombencéphale (Singe). L'excitation du tegmentum dans les segments ventro-caudaux par rapport à la décussation des brachia conjunctiva ne déclenche plus de réaction contraversive conjuguée de la tête et des yeux.

Le substratum de la déviation contraversive conjuguée de la tête et des yeux apparaît nettement localisé dans les segments caudaux du mésencéphale: système voisin du pôle caudal du noyau rouge (capsule du noyau rouge et du lemniscus médian), tegmentum dorsal, adjacent à la substance grise centrale périsylvienne, faisceau central du tegmentum, faisceau longitudinal postérieur (portion dorsale), faisceau vestibulo-mésencéphalique. De là, il se prolonge caudalement vers les tubercules quadrijumeaux. Ferrier (1876), excitant les tubercules quadrijumeaux antérieurs chez le singe, avait déjà obtenu une déviation conjuguée de la tête et des yeux, vers le côté opposé à l'excitation; cette réaction s'accompagnait d'une élévation des sourcils et des paupières.

Télencéphale. Il est intéressant d'étudier les connexions du substratum que nous venons de localiser chez le singe, avec les centres corticaux et sous-corticaux de la déviation conjuguée de la tête et des yeux. Beevor et Horsley (1890) ont montré que l'excitation du champ frontal 6ab provoque des mouvements adversifs des yeux, de la tête et du tronc. Foerster (1936) a confirmé cette observation chez l'homme et appelé le champ frontal en question «champ frontal adversif». Les crises épileptiques déclenchées par l'excitation de ce champ débutent effectivement par une déviation conjuguée des yeux, de la tête et du tronc vers le côté opposé. Des réactions déviationnelles adversives semblables ont été déclenchées par l'excitation de l'aire 8, sise ventralement par rapport au champ 6 ab, avec lequel elle constitue une entité fonctionnelle (Hines 1937). Smith (1936) a reproduit ces mêmes réactions en excitant les mêmes champs frontaux chez le singe macaque.

Rioch et Brenner (1938) ont excité un segment du tronc cérébral compris entre les noyaux caudés et les corps genouillés chez le chat décortiqué. Ils ont observé une déviation contraversive de la tête et des yeux avec mydriase, élargissement de la fente palpébrale, mouvements des oreilles et des épaules. Une réaction semblable pouvait être déclenchée par un simple bruit.

En conclusion, notre documentation personnelle montre que le substratum de la déviation conjuguée contraversive de la tête et des yeux est localisé, dans la région méso-diencéphalique, au voisinage du pôle ventro-caudal du noyau rouge et du tubercule quadrijumeau postérieur. Ce substratum paraît avoir des connexions ipsilatérales directes avec le champ adversif frontal de l'aire 6ab et de l'aire 8. Etant donné qu'on ne parvient plus à déclencher la déviation conjuguée contraversive de la tête et des yeux en excitant les segments caudaux par rapport à la décussation du brachium conjunctivum, mais uniquement une déviation conjuguée ipsiversive, on est autorisé à admettre que les voies de la déviation conjuguée de la tête et des yeux subissent une décussation au niveau de l'isthme méso-rhombencéphalique. La bandelette longitudinale postérieure et les faisceaux adjacents du tegmentum rhombencéphalique peuvent être considérés comme voie terminale commune des excitations oculo-céphalogyres contraversives (adversives) d'origine télencéphalique et méso-diencéphalique.

III. Déviations de la tête, du tronc et des extrémités.

Nous avons groupé dans cette catégorie tous les effets moteurs phasiques ou toniques qui réalisent un changement d'orientation de la tête et du corps dans l'espace.

A. Déviations sur plan horizontal

aα) Déviation ipsiversive de la tête seule. Nous avons obtenu des effets céphalogyres ipsiversifs isolés en excitant les structures suivantes:

Mésodiencéphale (Singe). Tegmentum, portion dorsale entre le Nucleus arcuatus du thalamus et le noyau rouge; champ H_1 de Forel (Fig. 7a). Tegmentum, portion dorso-caudale par rapport au noyau rouge, traversée par les fibres du brachium conjunctivum. Structures voisines de la zona incerta (Fig. 7c). Tegmentum au voisinage du noyau du nerf III. Faisceau central du tegmentum (Fig. 7c, d, e). Tegmentum, segment caudal et ventro-latéral, voisin de la portion latérale du brachium conjunctivum et ventro-latéral par rapport aux tubercules quadrijumeaux (Fig. 8f, g, h).

Rhombencéphale. Singe: Tegmentum, segment ventro-caudal par rapport à la décussation du brachium conjunctivum. Faisceau central du tegmentum. Faisceau longitudinal postérieur. Tegmentum protubérantiel: segment situé en-dedans et en arrière de l'olive supérieure (Fig. 7d, e; 8f, g, h). Réactions associées: Déviation conjuguée des yeux, élévation des paupières (segment médian du tegmentum); apnée et réaction tegmentale (segment latéral du tegmentum).

Chat: Substance réticulée bulbaire, portion centrale dans les segments caudaux (Fig. 9g, i).

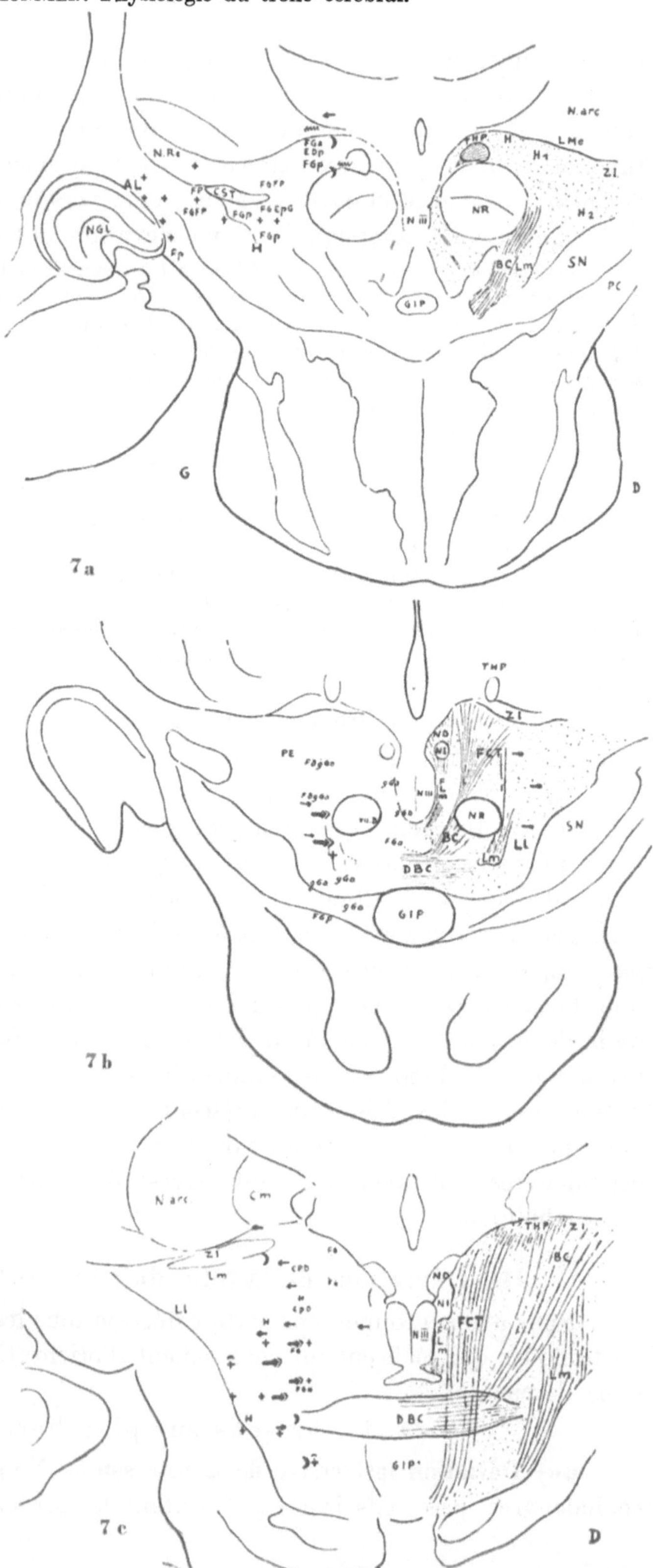

Les réactions isolées de la tête peuvent résulter de l'excitation de systèmes céphalogyres spécifiques; le plus souvent, toutefois, elles ne sont qu'une composante d'une réaction complexe qui, suivant l'intensité et la fréquence des stimuli, intéresse aussi le tronc et les extrémités. Si le tronc

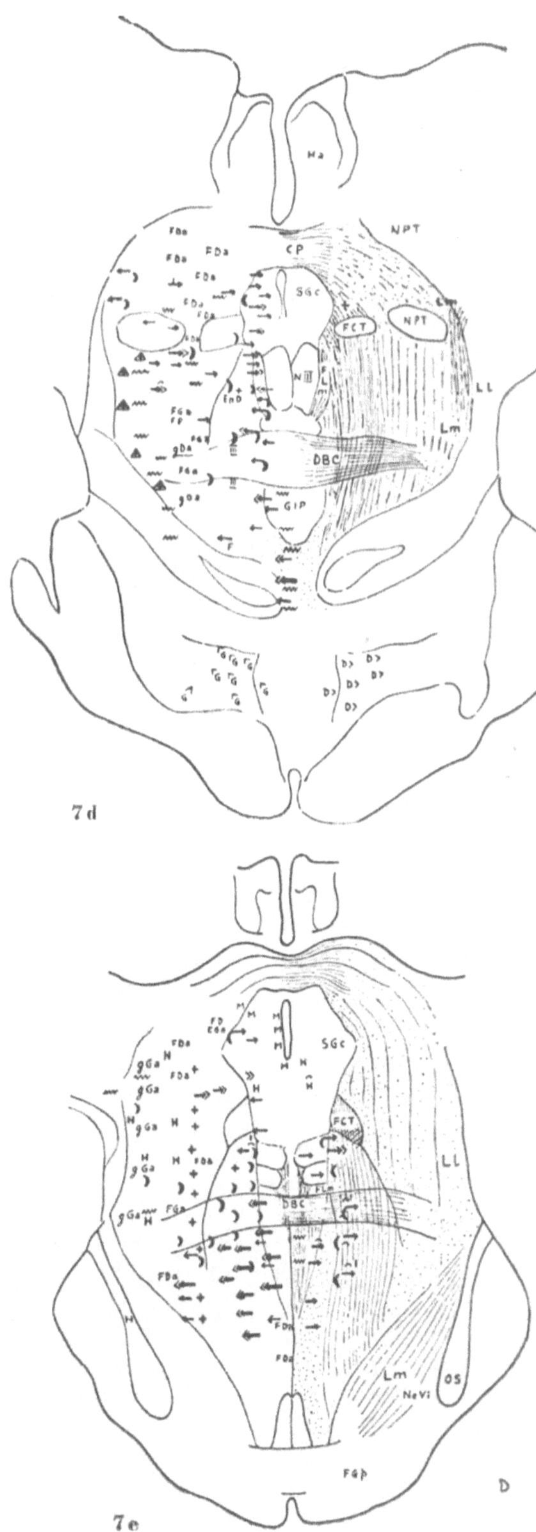

est immobilisé par la contention, la tête dévie seule et assume par là une fonction compensatrice. Hess (1941m).

Notre matériel expérimental montre que le substratum de la déviation ipsiversive isolée de la tête est assimilable, en général, à celui de la réaction ipsiversive polysegmentaire (tête, tronc, extrémités), dont il sera question plus loin. Il est toutefois plus étendu et tend à le déborder, notamment dans le rhombencéphale, où il occupe une situation plus médiane. Des segments caudaux du rhombencéphale aux segments rostraux du mésencéphale, il intéresse les principales structures suivantes: substance réticulée bulbaire centrale, tegmentum protubérantiel central et médian, entre l'olive supérieure et le raphé, avec le faisceau central du

Figure 7. Localisation des points dont l'excitation provoque une déviation de la tête et du tronc (réaction tegmentale) et diverses attitudes posturales.

a—e. Sections frontales du tronc cérébral (cf. Fig. 4).

Légende.

G	Gauche
D	Droit
a	Antérieur
p	Postérieur
E	Extension
Ep	Extension pattes post
F	Flexion
FDa	Flexion patte droite ant.
FGFp	Flexion pattes gauches et post.
Fp	Flexion pattes post.
CV	Contraction vésicale
Cl	Clonus
g	Grasping = préhension
V	Vomissement
←	Déviation tête seule
«	Déviation conjuguée tête et yeux
)	Déviation tête et tronc (Réaction tegmentale)
▲	Posture inspiratoire avec apnée
⊞	Posture expiratoire avec apnée
+	Apnée (sans indication de posture)
〰	Locomotion, course.

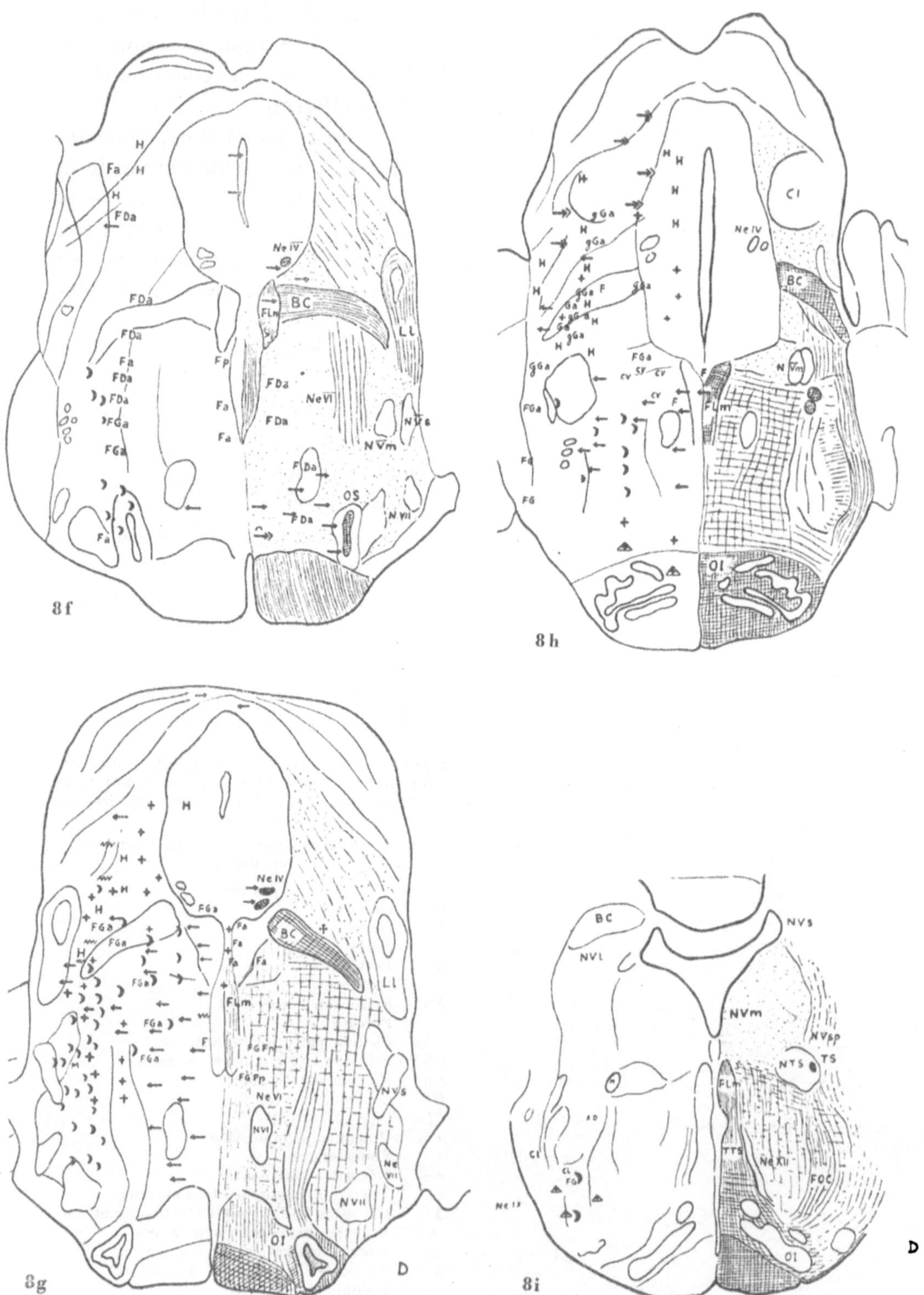
8f
8h
8g
8i
D
D

tegmentum (portion médiane), le faisceau longitudinal postérieur, le lemniscus medialis, le brachium conjunctivum (portion médiane); tegmentum mésencéphalique rétro-rubrique, avec les faisceaux longitudinal postérieur, tecto-spinal et central du tegmentum. Dans la région mésodiencéphalique, le substratum englobe les faisceaux central du tegmentum, brachium conjunctivum, capsule du noyau rouge, radiation tegmentale, champ H_1 de FOREL, zona incerta (pôle médian) et voisinage du centre médian (noyau médian ou postérieur du thalamus).

aβ) Déviation ipsiversive de la tête, du tronc et des extrémités (tegmental reaction; manège ipsiversif). Nous avons obtenu une réaction déviationnelle polysegmentaire en excitant des territoires bien définis du tegmentum méso-diencéphalique et rhombencéphalique. Cette réaction est assimilable à la «tegmental reaction» de THIELE (1905) ou à une réaction de manège ipsiversif. Rappelons que la «tegmental reaction» est une réaction complexe, caractérisée par une déviation de la tête, du cou et de la colonne vertébrale vers le côté excité, une flexion de la patte antérieure ipsilatérale, parfois aussi de la patte postérieure contralatérale, une extension de la patte antérieure contralatérale et souvent de la patte postérieure contralatérale.

Mésodiencéphale (Singe). Tegmentum et champ H_1 de FOREL, en dehors du faisceau habénulo-pédonculaire (Fig. 7a), pôle médian de la zona incerta et segment rostral du brachium conjunctivum après sa décussation (Fig. 7c). Réactions associées: élévation des paupières, mouvements locomoteurs.

Mésencéphale (Singe, Chat). *Singe:* Tegmentum rétro-rubrique, portion médiane, faisceau central du tegmentum, faisceau longitudinal postérieur et décussation du brachium conjunctivum. Aire prétectale latérale (Fig. 7d, e).

Chat: Tegmentum, segment ventrolatéral (Fig. 9a, b, c).

Rhombencéphale (Singe, Chat). *Singe.* a) Etage supérieur du pont: tegmentum, portion centrale, faisceau central du tegmentum. Réactions associées: élévation des paupières, fixation du regard en avant (Fig. 7d, e).

b) Etage inférieur du pont. Segment latéral du tegmentum ou substance réticulaire latérale, en-dedans des noyaux des nerfs masticateur et facial, puis autour de l'olive supérieure. Réactions associées: mastication automatique et apnée (Fig. 8f, g, h).

c) Bulbe rachidien. Substance réticulaire ventro-latérale en avant et en-dedans de la racine spinale du nerf V; faisceaux vestibulo-spinal latéral, rubro-spinal, réticulo-spinal latéral, olivo-cérébelleux et spino-cérébelleux. Réactions associées: déviation conjuguée ipsiversive des yeux, apnée inspiratoire (Fig. 8i).

Chat. a) Pont. Tegmentum, segment ventro-latéral, en dehors et en arrière de l'olive supérieure (Fig. 9d, e).

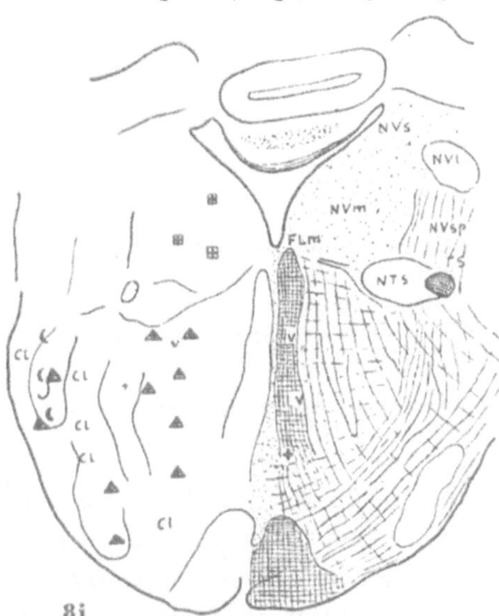

Figure 8. Localisation des points dont l'excitation provoque une déviation de la tête et du tronc (réaction tegmentale) et diverses réactions posturales.

f—j Sections frontales du tronc cérébral; Légende et clef des abrévations: cf. Fig. 5 et 7).

b) Bulbe. Substance réticulaire ventro-latérale en dehors du noyau du nerf VII (Fig. 9f) et, dans les segments plus caudaux, entre l'olive inférieure et la racine spinale du nerf trijumeau (Fig. 9g—k). Réactions associées : mouvements locomoteurs, hypertonie des muscles inspirateurs avec apnée.

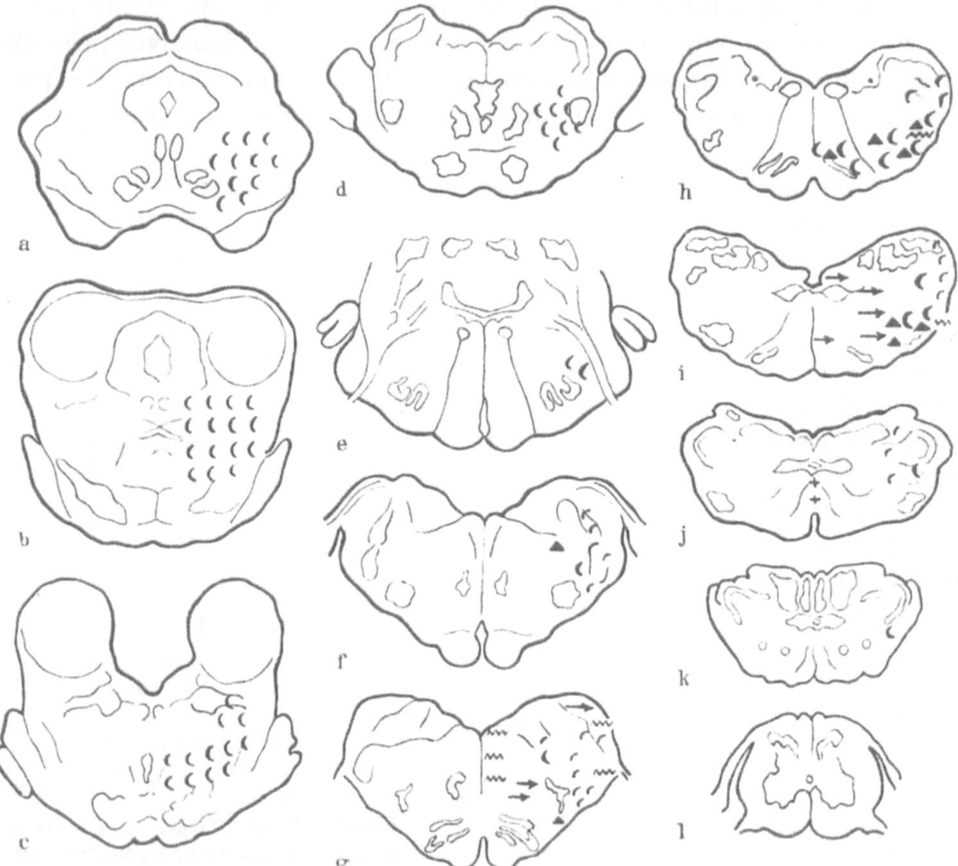

Figure 9. Localisation des points dont l'excitation déclenche une réaction céphalogyre ou une réaction tegmentale chez le chat.

a, b, c Sections frontales du mésencéphale. d, e Sections frontales du pont. f—k Sections frontales du bulbe. (a—e Localisations selon INGRAM, RANSON etc. 1932; f—k Localisations selon MONNIER.)

Légende.

← Déviation de la tête seule. ɔ Déviation de la tête, du tronc et des pattes. ▲ Posture inspiratoire avec apnée. ⁓ Locomotion.

Le substratum de la déviation ipsiversive de la tête et du tronc avec flexion de la patte antérieure ipsilatérale et extension de la patte antérieure contralatérale occupe, comme on le voit, des segments bien déterminés du tegmentum subthalamique, pédonculaire, protubérantiel et de la substance réticulée bulbaire. Nous avons précisé sa localisation chez le singe et le chat :

Dans les segments caudaux du bulbe, l'aire excitable se limite à la substance réticulaire ventro-latérale, traversée par les faisceaux réticulo-spinal latéral, rubro-spinal, vestibulo-spinal latéral, spino-cérébelleux, olivo-cérébelleux. Réactions associées : déviation ipsiversive des yeux et hypertonie des muscles inspirateurs avec apnée.

Dans les segments plus rostraux du rhombencéphale, le substratum occupe une situation plus latérale que centrale, à l'intérieur du tegmentum. Il y constitue une voie circonscrite entre le faisceau central de la calotte en dedans et la colonne des noyaux craniens somato-moteurs (N. VII, N. V masticateur) en dehors. Réactions associées : automatismes masticateurs et apnée.

Au niveau de l'isthme pédonculo-protubérantiel et de la décussation des brachia conjunctiva, le substratum paraît se diviser. Un contingent latéral peu dense conserve sa localisation dans les segments latéraux du tegmentum et du brachium conjunctivum. Son excitation provoque en outre des réactions de préhension ipsilatérale (grasping) et de course. Un autre contingent s'incurve vers la région dorso-médiane, englobant à la fois le faisceau central du tegmentum, la bandelette longitudinale postérieure avec le faisceau tecto-spinal, la portion médiane du brachium conjunctivum.

Au niveau du mésencéphale, le contingent médian est encore localisé dans le tegmentum dorso-médian, au voisinage de la substance grise centrale et des noyaux des nerfs III, IV : faisceaux longitudinal postérieur, tecto-spinal (faisceau central du tegmentum, brachium conjunctivum). De là, il s'incurve vers les structures plus rostro-dorsales et latérales du méso-diencéphale : subthalamus en dehors du faisceau rétroflexe de MEYNERT ou T. habénulo-pédonculaire, radiations para-médianes du tegmentum, pôle médian de la zona incerta et du corps subthalamique de LUYS. Au voisinage du centre médian de LUYS ou noyau postérieur du thalamus, les deux contingents médian et latéral paraissent se confondre, ainsi que les faisceaux : faisceau central du tegmentum et brachium conjunctivum.

Observations antérieures.

Mésencéphale. THIELE a décrit en 1905, sous le nom de «réaction tegmentale», une réaction motrice complexe, dont le substratum anatomique est, chez le chat et le singe, le tegmentum du tronc cérébral (calotte; Haube). Cette réaction, assimilable à la déviation polysegmentaire dont nous venons de localiser le substratum chez le singe, présentait les caractères suivants : flexion lente de la patte antérieure du côté de l'excitation, extension de la patte antérieure du côté opposé, parfois flexion des deux pattes postérieures ou de la patte contralatérale seule, avec extension de la patte ipsilatérale postérieure. Ces effets persistaient quelques instants après la cessation du stimulus, ce qui les distinguait des réactions consécutives à l'excitation des voies pyramidales. Simultanément aussi, il se produisait une incurvation de la colonne vertébrale, à concavité dirigée vers le côté excité. La tête, les pattes postérieures et la queue se portaient alors vers le côté de l'excitation, ce qui s'accompagnait souvent d'un enroulement du corps autour de son axe longitudinal, avec refoulement du menton vers le côté opposé à l'excitation. THIELE a bien insisté sur le fait que la réaction tegmentale différait, par son caractère «tonique» et sa lenteur, des réactions «phasiques» rapides que l'on obtient en excitant les voies cortico-spinales. Il a montré que son substratum a un seuil d'excitabilité inférieur à celui du système pyramidal; il a pour limite rostrale la portion postérieure du thalamus (N. medianus thalami), et, pour limite caudale, la moelle cervicale.

Les observations de THIELE ont été confirmées par GRAHAM BROWN (1913, 1915) chez le singe, WEED (1914) et KÖRNYEY (1927) chez le chat.

La localisation plus détaillée de la réaction posturale tegmentale a fait l'objet d'une longue controverse. Diverses expériences d'excitation ont montré tout d'abord qu'elle n'était pas limitée au tegmentum mésencéphalique, mais qu'on l'obtenait aussi en excitant la région subthalamique du champ de FOREL (KÖRNYEY), la bandelette longitudinale postérieure (GRAHAM BROWN), le pôle rostral du noyau rouge (WEED, GRAHAM BROWN), la capsule du noyau rouge (KÖRNYEY), le tegmentum protubérantiel (GRAHAM BROWN, KÖRNYEY) et la partie rostrale du bulbe (THIELE). On ne l'obtient pas en excitant le tectum mésencéphalique (GRAHAM BROWN, WEED, KÖRNYEY) ou le noyau olivaire inférieur. On la déclenche encore après ablation du tectum mésencéphalique (KÖRNYEY), section de la décussation de FOREL (GRAHAM BROWN et KÖRNYEY), hémisection au-dessous de la décussation de FOREL, section bilatérale des faisceaux longitudinaux postérieurs (KÖRNYEY), section d'un brachium conjunctivum (GRAHAM BROWN), ablation du cervelet (GRAHAM BROWN et KÖRNYEY), section des faisceaux vestibulaires descendants (KÖRNYEY), section bilatérale des nerfs acoustiques (KÖRNYEY), dégénérescence des faisceaux pyramidaux (THIELE, KÖRNYEY). L'hémisection au-dessous du noyau rouge (GRAHAM BROWN et KÖRNYEY), la destruction de la substantia nigra et de la portion adjacente dorsale du tegmentum (KÖRNYEY) l'abolissaient par contre, ce qui a incité les expérimentateurs à admettre que la réaction tegmentale a son substratum dans la région du noyau rouge (GRAHAM BROWN) ou de la substantia nigra (KÖRNYEY).

En 1930, HINSEY, RANSON et DIXON ont excité la calotte mésencéphalique chez le chat décérébré. En stimulant la région du noyau rouge, ils ont provoqué une flexion ipsilatérale et une extension contralatérale des pattes antérieures, avec des réactions diverses aux pattes postérieures. Cette réponse se produisait encore après section de la décussation de FOREL, section des faisceaux longitudinaux postérieurs, ablation du cervelet et de la substantia nigra, section bilatérale des racines dorsales des trois premiers nerfs cervicaux. La réaction ne se produisait plus par contre après hémisection du tronc cérébral au-dessous du noyau rouge. Les expérimentateurs en ont conclu que la réaction tegmentale avait pour substratum une voie homolatérale descendante, localisée dans la substance réticulaire, et dont les faisceaux réticulo-spinaux représentaient peut-être le prolongement caudal.

De ces expériences sur l'animal décérébré, on ne saurait tirer sans réserve des conclusions sur l'organisation physiologique des centres moteurs. C'est pourquoi INGRAM, RANSON, HANNETT, ZEISS et TERWILLIGER (1932) ont pratiqué de nouvelles expériences d'excitation du tegmentum chez l'animal à cerveau intact. Ils ont constaté que l'excitation du tegmentum mésencéphalique à l'aide de l'instrument stéréotactique de HORSLEY et CLARKE provoquait, chez le chat narcotisé, une réaction semblable à celle que produit l'excitation directe de la tranche mésencéphalique chez l'animal décérébré : incurvation de la tête, du cou et du tronc vers le côté excité, flexion de la patte antérieure ipsilatérale et extension de la patte antérieure contralatérale, mouvements divers des pattes postérieures. Le contrôle anatomique montrait que le substratum de la région tegmentale intéresse le prolongement caudal du subthalamus, au voisinage du pôle oral de la capsule du noyau rouge; le faisceau central de la calotte; les formations réticulées caudales par rapport au noyau rouge. Dans les segments caudaux du pont, au niveau du corps trapézoïde, l'aire excitable occupait le territoire ventral et latéral voisin du faisceau rubro-spinal. Il résultait de ces observations que la réaction tegmentale n'est pas spécifiquement liée au noyau rouge. L'excitation de ce noyau ne la provoquait pas de façon nette, chez le chat à cerveau intact. On l'obtenait d'autre part facilement en excitant les régions du tegmentum traversées par le faisceau central de la calotte, le pédoncule cérébelleux supérieur (brachium conjunctivum), au-dessous du noyau rouge seulement, les faisceaux rubro-spinal et spino-thalamique. Rien ne prouvait d'ailleurs que ces faisceaux fussent spécifiquement responsables de la réaction tegmentale, qui semblait provenir plutôt des formations réticulaires à travers lesquelles cheminent ces faisceaux. Quant aux segments supra-mésencéphaliques (hypothalamus, subthalamus, portion ventrale du thalamus jusqu'à l'aire pré-optique), leur excitation ne déclenchait plus la réaction tegmentale.

Une contribution nouvelle importante à l'étude de ce type de réaction a été apportée par HESS (1940, 1941) et son collaborateur BARTORELLI (1941). La technique utilisée permettait d'observer les effets de l'excitation chez un animal éveillé, parfaitement normal et jouissant d'une liberté de mouvements absolue. Le dosage de la fréquence et de l'intensité des excitations progressives rendait possible l'étude qualitative et quantitative du type de contraction (phasique ou tonique). Enfin, l'enregistrement cinématographique des réactions permettait d'en approfondir l'analyse.

Bartorelli (1941) a obtenu chez le chat des réactions ipsiversives de manège en excitant, selon la technique précitée, les formations réticulées dorso-latérales par rapport au noyau rouge, le faisceau central du tegmentum, le lemniscus médian, enfin la portion ventro-latérale et caudale du centre médian ainsi que le N. ventral, pars arcuata. Utilisant des fréquences plus élevées, il obtenait le même manège ipsiversif en excitant le champ H_1 de Forel. L'excitation du noyau rouge magno-cellulaire provoquait une hypertonie des extenseurs des parties antérieures, du côté opposé surtout et une incurvation à convexité dorsale de la colonne vertébrale (cas 263).

Diencéphale. L'exploration des segments supra-mésencéphaliques a montré que la réaction dite «tegmentale» n'est pas limitée uniquement au tegmentum. Bartorelli (1941), passant en revue les données des principaux expérimentateurs, relève que certains d'entre eux avaient déjà obtenu cette même réaction en excitant des structures diencéphaliques : nucleus medialis thalami (Thiele, 1905), subthalamus dans sa portion prérubrique (Környey, 1927; Ingram, Ranson, Hannett, Zeiss et Terwilliger, 1932; Waller, 1940). Ectors, Brookens et Gerard (1938) ont signalé que l'excitation de la portion caudale du N. hypothalamique postérieur déclenche aussi la réaction tegmentale.

W. R. Hess (1941) a décrit une déviation ipsiversive de la tête et du train antérieur autour de l'axe vertical, assimilable à un mouvement de manège. Cette réaction se caractérisait par une latence de quelques secondes, un déroulement continu des mouvements, même quand les excitations avaient une fréquence basse (8 chocs par seconde), une prolongation de l'effet après la cessation du stimulus. Le substratum responsable de cette réaction ipsiversive occupait un segment situé entre le faisceau de Vicq d'Azyr et le faisceau de Meynert en un point médio-caudo-ventral par rapport à la massa intermedia. L'excitation d'un segment, rostral par rapport au précédent, provoquait au contraire des mouvements de manège contraversif.

Télencéphale. Des réactions ipsiversives, présentant certaines analogies avec la réaction tegmentale et les mouvements de manège, ont été observées pendant l'excitation de l'écorce cérébrale. Tower (1935), excitant l'aire motrice frontale extra-pyramidale chez le chat, a obtenu une flexion tonique du membre ipsilatéral antérieur et une extension du membre contralatéral antérieur avec une incurvation du tronc à concavité ipsiversive et une déviation ipsiversive de la tête. Bucy (1933), Bucy et Fulton (1933) ont décrit de leur côté une réaction ipsilatérale des pattes pendant l'excitation de la moitié postérieure de l'aire 6: flexion de la patte antérieure ipsilatérale avec extension de la patte postérieure ipsilatérale. Wyss (1938) a obtenu également une flexion du membre supérieur ipsilatéral chez le singe (macaca mulatta); cette réaction se caractérisait par une période de latence bien définie, une contraction continue, même pendant l'excitation à basse fréquence, et une persistance de l'effet quelques instants après la cessation du stimulus. Bartorelli (1941) insiste sur le fait que ces réactions sont qualitativement semblables à celles qu'il a obtenues lui-même en excitant les formations réticulées du tegmentum.

bα) Déviation contraversive de la tête seule.

Mésencéphale (Singe). Tegmentum, en dehors du noyau rouge (Fig. 7b), aire prétectale, latéro-dorsale par rapport au Nucleus praetectalis, substance grise périsylvienne (Fig. 7d, e; 8f). Faisceau longitudinal postérieur, segment dorsal en dehors du noyau du nerf III. L'excitation électrique des segments ventro-caudaux par rapport à la décussation des brachia conjunctiva ne provoque plus de déviation contraversive de la tête.

Le substratum de la déviation contraversive isolée de la tête est identique à celui de la déviation contraversive de la tête et des yeux. Il englobe une grande portion du tegmentum prétectal et de la substance grise centrale parasylvienne, aux abords immédiats de la commissure postérieure et de la commissure des tubercules quadrijumeaux antérieurs.

bβ) Déviation contraversive de la tête, du tronc et des extrémités (manège contraversif). Cette réaction, semblable à la réaction tegmentale, n'en diffère que par le sens de la déviation : tête, cou et colonne vertébrale dévient vers le côté opposé au côté excité, flexion de la patte antérieure contralatérale et extension de la patte antérieure ipsilatérale. Nous avons déclenché ce complexe synergique en excitant les structures suivantes :

Mésencéphale (Singe). Limite entre la substance grise centrale périsylvienne et l'aire prétectale (Fig. 7 d, e), prolongement caudal de cette région vers les tubercules quadrijumeaux antérieurs (colliculus superior), stratum profundum. Réactions associées : déviation conjuguée contraversive des yeux. L'excitation des plans caudaux par rapport au plan de la décussation du brachium conjunctivum ne produit pratiquement plus de déviation polysegmentaire contraversive.

Le substratum de la «réaction tegmentale» contraversive apparaît localisé dans un segment bien défini de la région méso-diencéphalique : tegmentum dorsal adjacent à la substance grise périsylvienne, fibres bordant cette substance dans la zone de transition entre l'aire prétectale, les tubercules quadrijumeaux antérieurs (colliculus superior) dorsalement et le tegmentum mésencéphalique ventralement (stratum profundum).

Observations antérieures.

Méso-diencéphale. Sachs (1909), excitant le noyau médian et antéro-latéral du thalamus chez le singe, avait observé une déviation contraversive de la tête, avec flexion de la patte contralatérale.

Graham Brown (1913) avait obtenu une flexion ipsilatérale avec extension contralatérale des pattes en excitant le segment ventro-latéral du mésencéphale. L'excitation de ce territoire abolissait la rigidité de l'animal décérébré, comme le faisait l'excitation du lobe antérieur du cervelet.

Ingram, Ranson, Hannett, Zeiss et Terwilliger (1932) ont obtenu une déviation contraversive de la tête en excitant surtout les structures médianes suivantes :

Noyau ventral du thalamus, portion médio-ventrale, avec fibres du brachium conjunctivum. Réactions associées: mouvements des pattes antérieures et mydriase.

Brachium conjunctivum : portion rostrale (observé aussi par Sachs, 1909). Réactions associées : dans les segments plus oraux, rétraction de la membrane nictitante et déviation contraversive des yeux.

Noyau subthalamique. Réactions associées : mydriase, élévation de la paupière supérieure ipsilatérale, mouvements cloniques de la patte antérieure contralatérale, déviation contraversive des yeux.

Faisceau central du tegmentum, dans les segments les plus rostraux. Faisceau spino-tectal à sa sortie du tegmentum (mydriase). Substantia nigra, pied des pédoncules et structures adjacentes (flexion de la patte contralatérale).

Bürgi (1943) a obtenu une déviation contraversive de la tête et un manège contraversif en excitant la substantia nigra et le lemniscus médian adjacent (cas 279, 294).

Hess (1940, 1941), en excitant un segment bien défini du diencéphale chez le chat, déclenche une déviation contraversive de la tête, par contraction des muscles opposés du cou, avec rotation entraînant une élévation de l'hémiface contralatérale, une flexion de la patte contralatérale antérieure et parfois aussi de la patte contralatérale postérieure.

Le substratum de cette réaction contraversive complexe occupait une situation latéro-rostrale par rapport à celui de la réaction ipsiversive. Il se déplaçait de la région rostro-dorsale vers la région caudo-ventrale de l'aire diencéphalique motrice comprise entre le faisceau de Vicq d'Azyr et le faisceau de Meynert, immédiatement au-dessous de la massa intermedia. Le caractère tonique de la réaction incitait à admettre que l'excitation intéressait des systèmes afférents (fibres trans-thalamiques destinées aux corps striés, cheminant entre le noyau réticulé du thalamus et les structures voisines de la commissure postérieure).

Télencéphale. L'excitation de l'aire motrice frontale 6 a β provoque une déviation contraversive complexe et soutenue des yeux, de la tête et du tronc (Beevor et Horsley, 1890,

FOERSTER 1936, SMITH 1936). On parvient à déclencher encore cette même réaction après l'ablation de l'aire pyramidale 4 ou la section des pyramides au niveau du bulbe, ce qui prouve sa nature extrapyramidale.

* * *

En conclusion, les faits précédemment exposés montrent qu'on peut provoquer des réactions déviationnelles de la tête et du tronc, sur plan horizontal, tantôt ipsiversives, tantôt contraversives, suivant le territoire excité.

Le substratum des *déviations ipsiversives* est beaucoup plus étendu que celui des réactions contraversives ou adversives. Celui de la déviation ipsiversive polysegmentaire (réaction tegmentale, manège ipsiversif) débute dans le subthalamus (portion ventrale du noyau médian du thalamus, segment rostrodorsal par rapport au noyau rouge, champ de FOREL H_1, tegmentum mésencéphalique entre la zona incerta et le noyau de DARKSCHEWITSCH). De là, il descend dans le tegmentum mésencéphalique en formant deux contingents ipsilatéraux: un contingent latéral (noyau prétectal, lemniscus médian) et un contingent médian (faisceau ventral du tegmentum, faisceau longitudinal postérieur). Ces deux contingents paraissent se réunir plus caudalement, dans le rhombencéphale, où ils occupent la portion centrale et latérale du tegmentum protubérantiel (faisceau central du tegmentum, connexions probables avec l'olive supérieure) et, plus caudalement, le segment ventro-latéral de la substance réticulée bulbaire.

Le substratum de la déviation ipsiversive de la tête seule est généralement identique à celui de la réaction ipsiversive polysegmentaire; il le déborde souvent en tous sens, surtout dans le tegmentum rhombencéphalique où sa situation est nettement plus médiane (connexions probables avec l'olive supérieure, comme le supposait déjà OGAWA 1936).

Les substrats mésencéphaliques des réactions déviationnelles ipsiversives sont activés apparemment par des dispositifs diencéphaliques et télencéphaliques, tels que le N. medialis thalami, la portion caudale du territoire diencéphalique situé entre le faisceau de VICQ D'AZYR et le faisceau de MEYNERT, l'aire motrice frontale pré-pyramidale (Aire 6aβ).

Les *déviations contraversives* de la tête et du tronc ont un substratum nettement plus circonscrit que celui des réactions déviationnelles ipsiversives: tectum mésencéphalique au voisinage de la commissure postérieure et de la commissure des tubercules quadrijumeaux antérieurs, stratum profundum, substance grise périsylvienne adjacente. Il se confond parfois avec celui de la déviation conjuguée de la tête et des yeux, qui aboutit au faisceau longitudinal postérieur (portion dorsale). Comme on ne parvient plus à déclencher d'effets semblables en excitant les segments caudaux par rapport à la décussation des brachia conjunctiva, on est enclin à admettre que les voies des réactions déviationnelles contraversives subissent pour la plupart une décussation au niveau de l'isthme méso-rhombencéphalique.

Le substratum mésencéphalique des réactions contraversives peut être activé par certains dispositifs diencéphaliques et télencéphaliques susjacents : portion rostrale du territoire diencéphalique situé entre le faisceau de VICQ D'AZYR et le faisceau de MEYNERT, aire motrice frontale pré-pyramidale (aire 6 aβ).

B. Déviations sur plan sagittal.

a) Elévation de la tête et de l'avant-train. HESS (1941) a constaté une élévation du pôle rostral de la tête chez le chat, par pivotement autour de l'axe bitemporal, en excitant, près de la ligne médiane, sur un plan horizontal tangent au bord inférieur de la massa intermedia, un segment du mésodiencéphale limité par le faisceau de VICQ D'AZYR en avant et le faisceau de MEYNERT en arrière. Plus l'excitation était proche de la ligne médiane, plus l'élévation de la tête s'avérait symétrique. Au contraire, si le point excité était latéral, l'élévation était asymétrique, du fait que l'hémiface contralatérale s'élevait plus vite et plus haut que l'hémiface ipsilatérale. Il en résultait un effet déviationnel rotatoire.

b) Abaissement de la tête et de l'avant-train. HESS (1941) a obtenu l'abaissement du pôle rostral de la tête autour de l'axe bitemporal, en excitant un segment voisin de la ligne médiane, sur un plan frontal, intéressant la zone de transition entre le diencéphale et le mésencéphale, près du faisceau de MEYNERT.

C. Déviations sur plan frontal.

Les réactions rotatoires méritent une attention particulière à cause de leur parenté avec certains syndromes cliniques tels que les dystonies de torsion, les mouvements d'enroulement forcé ou automatoses de ZINGERLE, le torticolis spasmodique (MONNIER 1938) et les dystonies de torsion (MONNIER 1941). Les effets rotatoires résultent d'une combinaison de mouvements qu'on ne peut définir souvent qu'en fonction de plusieurs axes: fronto-occipital, bitemporal, dorso-ventral. Le plan principal sur lequel elles se développent est toutefois le plan vertico-frontal. HESS (1941) a montré qu'on peut provoquer expérimentalement des réactions d'enroulement chez le chat non narcotisé en excitant la portion dorsale d'un segment diencéphalique compris entre les faisceaux de VICQ D'AZYR et celui de MEYNERT (portion latérale du champ de FOREL H_1 et noyaux ventraux du thalamus). La rotation autour de l'axe longitudinal débute par une élévation de la moitié contralatérale du corps par rapport au côté excité. Si l'on augmente progressivement le voltage, on parvient à intensifier l'effet rotatoire et à le généraliser au corps entier (enroulement en tonneau). Quand le substratum excité se rapproche de la ligne médiane, la moitié contralatérale du corps s'élève moins haut, cependant que la moitié ipsilatérale commence à s'élever elle aussi. La réaction tend alors à devenir symétrique; une élévation de la tête et des pattes antérieures se substitue finalement à l'effet rotatoire.

Diencéphale. HESS (1941) a décrit une rotation des yeux, de la tête et du tronc autour de l'axe longitudinal pendant l'excitation des structures voisines du noyau ventral du thalamus et du champ H_1 de FOREL: élévation de la moitié contralatérale de la tête et du corps par rapport au côté stimulé.

Mésencéphale. BARTORELLI (1941) a reproduit cette même réaction d'enroulement autour de l'axe longitudinal en excitant le champ H_2 de FOREL, et un segment rostro-ventrolatéral par rapport au noyau rouge. La rotation se caractérisait toujours par une élévation de la moitié contralatérale de la tête et du tronc. BÜRGI (1943) a provoqué les mêmes rotations en excitant le tegmentum au voisinage du lemniscus médian et de la substantia nigra (cas 279, 294).

Rhombencéphale. MONNIER et BÜRGI (1943) ont obtenu par contre une rotation inverse — élévation ipsilatérale — en excitant la substance réticulée latérale du pont (cas 297, 300). Les rotations déclenchées dans certains cas par l'excitation du système réticulaire protubérantiel s'effectuent donc, comme celles du brachium conjunctivum, dans un sens opposé à celui des rotations d'origine méso-diencéphalique.

IV. Attitudes posturales du thorax et des extrémités.

Il convient de grouper dans une catégorie spéciale les réactions de nature posturale qu'on obtient en excitant certains territoires du tronc cérébral. On sait que les fonctions posturales (posture = position du corps, station) ont pour but le maintien de la station du corps dans l'espace; elles exercent donc des forces qui s'opposent à l'action de la pesanteur, comme l'a montré SHERRINGTON: extension des pattes, élévation de la mandibule ou de la queue. Ces divers systèmes «anti-gravitiques» sont libérés par la décérébration et déterminent la posture caractéristique des états de rigidité décérébrée.

Nous avons montré qu'il convient de rattacher à ce système postural les muscles inspirateurs (diaphragme, intercostaux externes), homologues des muscles extenseurs des extrémités, en tant qu'ils s'opposent aussi à l'action de la pesanteur sur les côtes. La décérébration a précisément pour effet de «libérer» le tonus des muscles inspirateurs (MONNIER 1939).

Chez les Primates, le développement des fonctions de préhension des pattes et de la queue permet la réalisation d'attitudes de nature nettement posturale, mais pour lesquelles l'action des fléchisseurs peut s'avérer prédominante. C'est ce que démontrent les expériences de décérébration chez les singes supérieurs et chez l'homme (spasticité des fléchisseurs du bras dans les cas d'hémiplégie). BIEBER et FULTON (1938) ont démontré expérimentalement la nature posturale de certains réflexes de préhension (forced grasping, grasp reflex); c'est pourquoi nous traiterons de ces phénomènes en même temps que des attitudes posturales du thorax et des extrémités. La parenté fonctionnelle de ces diverses manifestations est confirmée en outre par l'identité de leurs substrats anatomiques.

A. Postures inspiratoire et expiratoire du thorax avec apnée.

HESS (1930, 1931, 1936) a démontré que le tonus du diaphragme dépend du volume pulmonaire; il augmente sous l'influence du collapsus pulmonaire et diminue pendant la distension passive des alvéoles pulmonaires. Il est donc réglé par voie réflexe et subordonné aux excitations afférentes du nerf vague, qu'on peut considérer comme un véritable système propriocepteur. Le degré de contraction des muscles inspirateurs, leur tonus détermine la position de départ des mouvements respiratoires (Atmungsausgangslage) et conditionne le type des mouvements respiratoires (Atmungsform). L'état

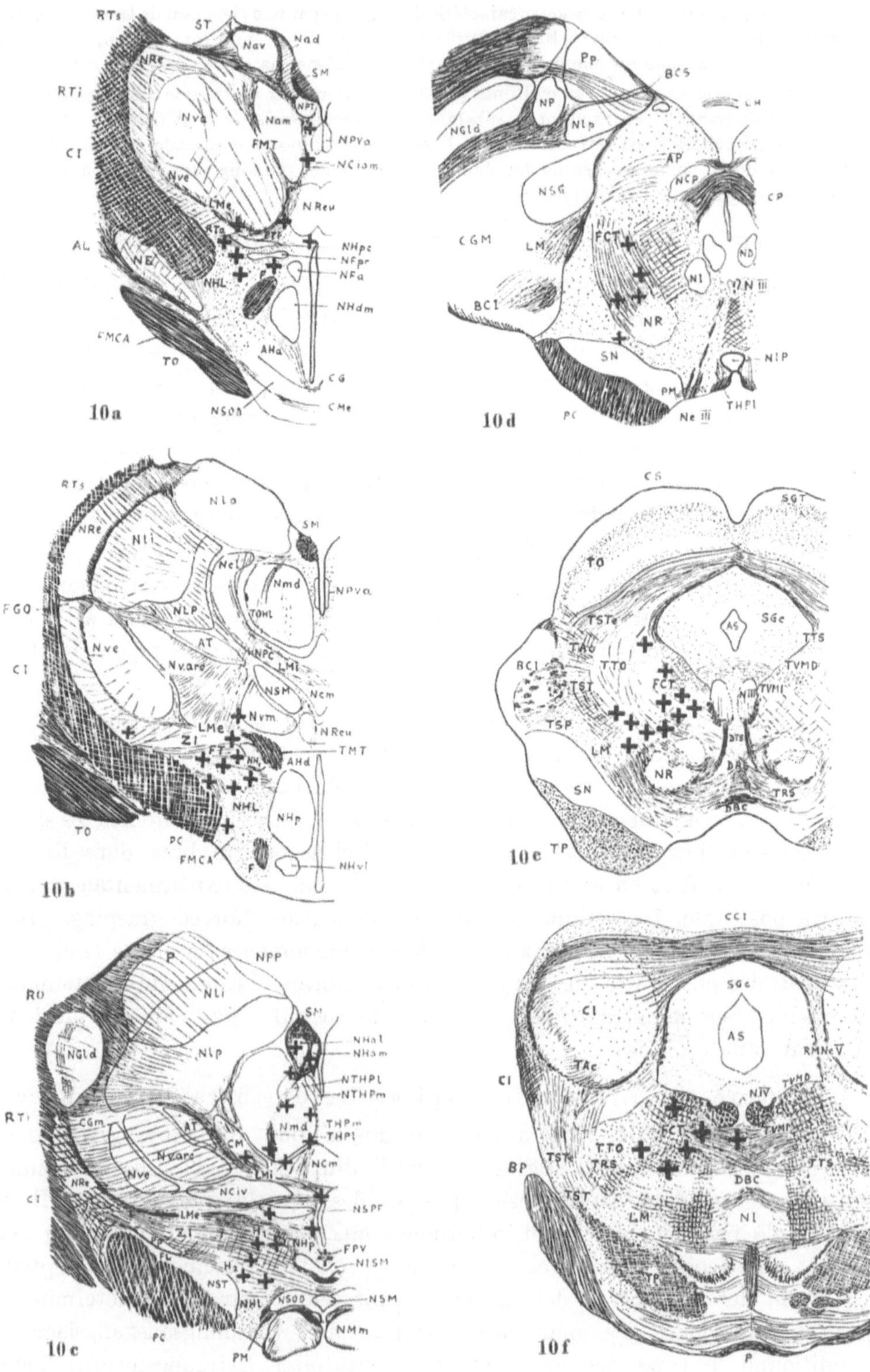
RTs
ST
Nav
Nad
SM
NRe
RTi
Nva
NPT
Nam
NPVa
FMT
CI
NCiam
Nve
NReu
LMe
RTa
AL
NHpc
NFpr
NE
NFa
NHL
NHdm
FMCA
TO
AHa
CG
NSOD
CMe
10a
Pp
BCS
NP
NGld
Nlp
AP
NCP
NSG
CP
CGM
LM
FCT
ND
NI
N III
BCI
NR
SN
NIP
PM
PC
THPl
Ne III
10d
Nla
Nli
SM
NRe
Nel
Nmd
NPVa
FGO
NLP
TDHL
AT
Nve
Nvarc
NHPC
LMi
NSM
Ncm
Nvm
NReu
ZI
TMT
AHd
NHL
NHp
PC
FMCA
F
NHvl
10b
CS
SGT
TO
AS
SGc
TSTc
TTS
TAc
TTO
TVMD
FCT
TST
TSP
LM
NR
SN
TRS
DBC
TP
10e
P
NPP
RO
Nli
NGld
Nlp
NHal
NHam
NTHPl
NTHPm
THPm
CGm
AT
Nmd
THPl
CM
Nvarc
Nve
NCm
LMi
NRe
NCiv
NSPF
LMe
ZI
NHP
FPV
NISM
NST
NHL
NSOD
NSM
PC
PM
NMm
10c
CCI
SGc
CI
AS
RMNcV
TAc
NIV
TVMD
TVMP
FCT
TTO
BP
TSTc
TRS
TTS
DBC
TST
LM
NI
TP
P
10f

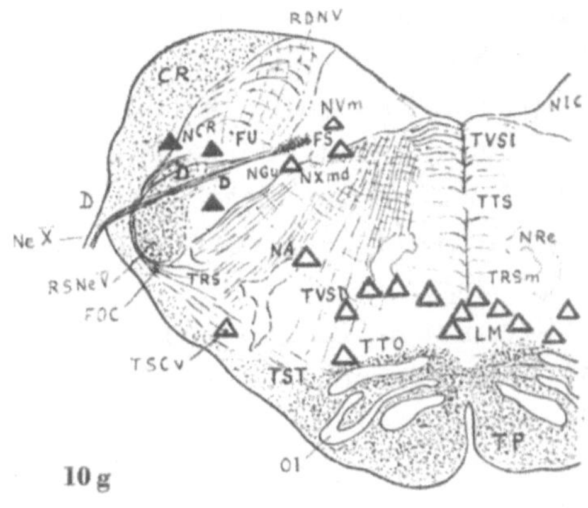

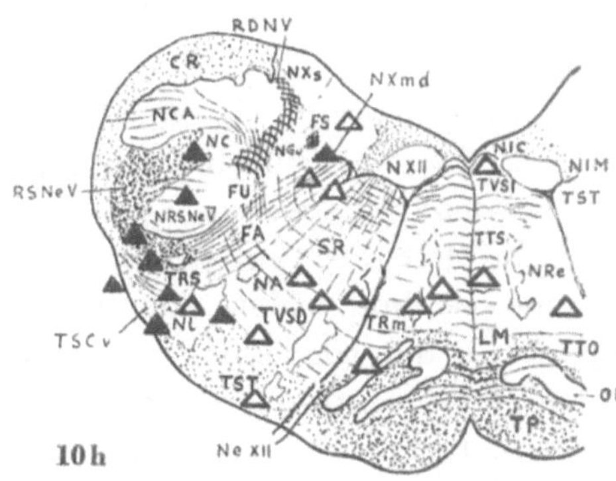

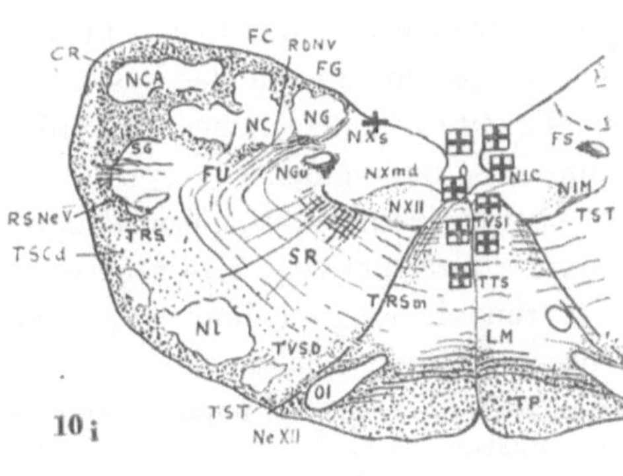

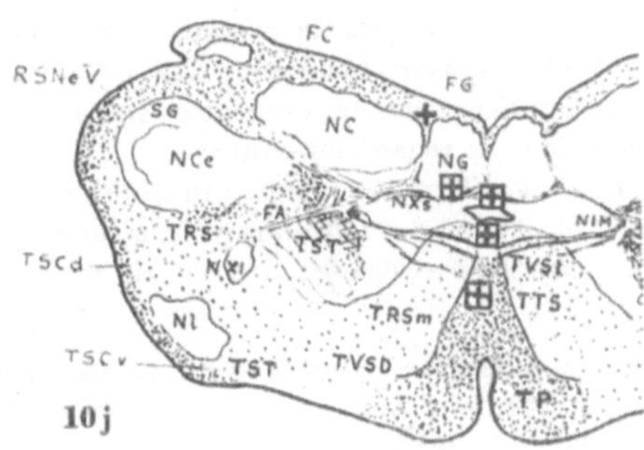

tonique ou postural des muscles inspirateurs s'observe sous sa forme la plus pure au cours de l'apnée inspiratoire et celui des muscles expirateurs au cours de l'apnée expiratoire.

Centres bulbaires des postures inspiratoire et expiratoire. Nous avons été les premiers à étudier l'action des centres bulbaires sur la posture du thorax, c'est-à-dire sur le tonus des muscles respiratoires (Monnier 1938a, b). Avant que nous ayons appliqué les conceptions de Hess à l'étude de cette régulation, les auteurs américains qui avaient abordé le même sujet (Ranson et Magoun 1933, Kabat 1936) ne considéraient que l'amplitude et la fréquence des mouvements respiratoires; l'importance du tonus postural de ces muscles et de la position de départ des excursions respiratoires (Atmungsausgangslage) leur échappait encore. Au cours de nos expériences d'excitation du bulbe rachidien chez le chat, nous avons enregistré les variations posturales du thorax à l'aide d'un thoracographe. Cette étude nous a conduit à la découverte de deux centres respiratoires distincts dans le bulbe: le *centre de la posture inspiratoire* (apnée inspiratoire), localisé dans la substance réticulée ventrale, en arrière de l'olive

Figure 10.
Localisation des points dont l'excitation modifie la posture du thorax chez le chat.

a, b, c Sections transversales du diencéphale.
d, e, f Sections transversales du mésencéphale.
g—j Sections transversales du bulbe. (Centres bulbaires des postures inspiratoire et expiratoire Monnier 1938.)

Légende.

△ Posture inspiratoire. ⊞ Posture expiratoire.
+ Apnée (sans indication de posture). ▲ Polypnée.

inférieure, et le *centre de la posture expiratoire*, localisé dans les segments plus dorsaux du bulbe, au niveau de l'obex. Nous reproduisons ci-dessous les figures originales de nos travaux princeps sur les centres bulbaires des postures inspiratoire et expiratoire du thorax chez le chat et le singe[1]. Nos données localisatrices ont été confirmées ultérieurement par PITTS, MAGOUN et RANSON (1939), PITTS (1940) chez le chat, WYSS et CROISIER (1943) chez le lapin, BEATON et MAGOUN (1941) chez le singe.

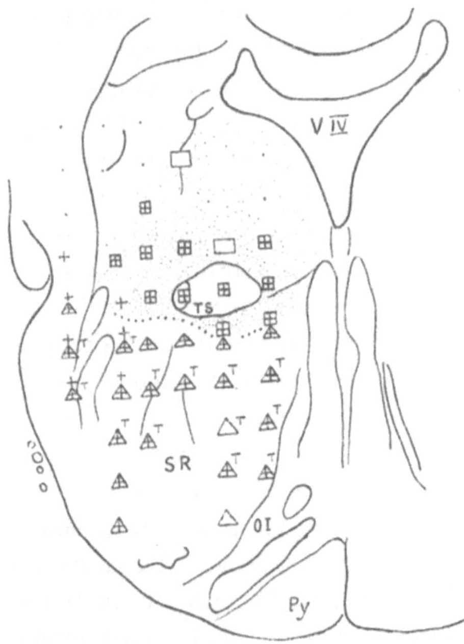

Figure 11. Localisation des centres de la posture inspiratoire et expiratoire chez le singe (MONNIER 1938).

△ Posture inspiratoire. □ Posture expiratoire. + Apnée.

Abréviations: *OI* olive inf.; *Py* pyramide; *SR* substance réticulée; *T* Tétanos; *TS* Faisc solitaire; *V IV* 4e ventricule.

Récemment, BARTORELLI et WYSS (1941) ont également pu démontrer l'existence de deux substrats distincts, capables de renforcer ou d'inhiber le tonus des muscles inspirateurs, dans la partie caudale du plancher du 4ème ventricule.

Il est important de signaler en outre ici, à propos du singe, comme nous l'avons fait antérieurement à propos du chat (Les centres végétatifs du tronc cérébral. MONNIER, 1941), l'importance des connexions qui existent entre les centres bulbaires de la posture thoracique et les segments plus rostraux du tronc cérébral ou du télencéphale. Notre documentation inédite sur le singe montre que les systèmes, dont l'excitation déclenche une inhibition des mouvements respiratoires avec posture inspiratoire, intermédiaire ou expiratoire, peuvent être repérés et suivis tout le long de leur trajet, de l'écorce cérébrale à la moelle.

Mésodiencéphale (Singe, Fig. 7a). Subthalamus, tegmentum entre le noyau rouge et le corps genouillé latéral (*NGl*), aux abords du corps subthalamique de LUYS, ou zona incerta; champ H_2 de FOREL, ansa lenticularis. Cette réaction a un substratum que l'on serait tenté d'assimiler à un faisceau qui relierait l'ansa lenticularis au champ H_2 de FOREL, en traversant le pied des pédoncules, puis le mince segment situé entre le corps subthalamique de LUYS dorsalement et la substantia nigra ventralement. Réactions associées : flexion des pattes ipsilatérales, notamment de la patte ipsilatérale postérieure. Fixation du regard en avant.

Mésencéphale (Singe, Fig. 8g; Chat, Fig. 10d—f). *Singe.* Tegmentum rétro-rubrique, entre le lemniscus latéral et la substance grise périsylvienne. L'excitation des faisceaux voisins du lemniscus médian produit surtout une apnée inspiratoire. Réactions associées : fixation du regard en avant, parfois halètement.

[1] cf. Les centres bulbaires de la régulation posturale des mouvements respiratoires. Kongreßbericht des XVI. Internationalen Physiologen-Kongresses. Zürich, August 1938. Arch. internat. de Physiol. **47**, 133 (1938) et Rev. neurol. **69**, 517 (1938).

Chat. INGRAM, RANSON, HANNETT, ZEISS et TERWILLIGER (1932) ont signalé une apnée au cours de l'excitation des structures suivantes : faisceaux rubro-spinal et spino-thalamique, fibres trapézoïdes dorsales, substance réticulée en dedans du lemniscus latéral, aires réticulaires latéro-centrale, latéro-ventrale ou ventrale.

Méso-rhombencéphale: Isthme (Singe, Fig. 7 c, d; 8 g). Tegmentum méso-rhombencéphalique en dehors de la décussation du brachium conjunctivum, brachium conjunctivum, segment latéral. Réactions associées : élévation des paupières, halètement, déviation de la tête, contraversive en-avant de la décussation du brachium conjunctivum, et ipsiversive avec réaction tegmentale en arrière.

Rhombencéphale: Pont: (Singe). Tegmentum, portion latérale entre le lemniscus médian et le noyau masticateur (Fig. 7 e, 8 g). Réactions associées : réaction tegmentale, mastication automatique.

Bulbe (Singe, Chat). L'excitation de la substance réticulée bulbaire centrale et latérale produit une apnée inspiratoire par tétanos du diaphragme (Singe, Fig. 8 h, i, j et 11; Chat, Fig. 9 f—i; Fig. 10 g, h). L'excitation des structures dorso-médianes voisines du 3e ventricule (obex) produit au contraire une apnée expiratoire (Singe, Fig. 8 j et 11; Chat, Fig. 10 i, j).

Cette documentation inédite montre que l'aire dont l'excitation produit une apnée s'étend du diencéphale au bulbe. Elle comprend successivement les structures suivantes: ansa lenticularis, tegmentum entre le corps subthalamique de Luys et la substantia nigra, brachium conjunctivum au voisinage de la capsule du noyau rouge, tegmentum mésencéphalique entre le lemniscus latéral et la substance grise périsylvienne, tegmentum méso-rhombencéphalique latéral, en dehors de la décussation du brachium conjunctivum, entre le faisceau central du tegmentum d'une part et le lemniscus médian, le noyau masticateur, le noyau du nerf facial d'autre part. Dans le bulbe, on obtient une apnée inspiratoire en excitant la portion ventrale, rétro-olivaire de la substance réticulaire (MONNIER, 1938, b).

Télencéphale. Il est intéressant de rapprocher ces observations de celles des expérimentateurs qui ont excité l'écorce cérébrale chez le singe ou chez l'homme. VOGT et VOGT (1919) : area frontalis dysgranularis chez le singe. BUCY et CHASE (1936), PENFIELD et BOLDREY (1937) ont décrit un ralentissement et un arrêt de la respiration pendant l'excitation de l'aire 6 b chez l'homme. Rappelons à ce point de vue que les crises épileptiques débutent souvent par des crises dyspnéiques. L'excitation faible de l'aire 6 b produit un ralentissement de la respiration et l'excitation forte une apnée complète, que le stimulus soit appliqué pendant la phase d'inspiration ou d'expiration. SMITH (1938) a excité les gyrus compositus anterior, gyri sylvii et ecto-sylvii chez le singe et le chat. Il a observé que l'excitation faible de l'aire 6 b produit un ralentissement de la respiration et l'excitation forte une apnée complète, que le stimulus soit appliqué pendent la phase d'inspiration ou d'expiration. Les tracés de SMITH montrent qu'il s'agit toutefois le plus souvent d'une apnée expiratoire.

B. Préhension forcée (forced grasping).

On déclenche une réaction de préhension analogue aux phénomènes décrits sous les noms de «forced grasping» et «grasp reflex» en excitant des systèmes bien définis de la portion latérale du tegmentum. Dès le début de l'excitation, la patte antérieure ou postérieure ipsilatérale se porte en adduction et flexion forcée vers le côté opposé. Elle y rencontre la patte contralatérale qu'elle saisit convulsivement au niveau du poignet ou de la cheville. Cette flexion marquée des doigts ou des orteils de la patte antérieure ou postérieure s'accompagne souvent d'une déviation contraversive des yeux, d'une contraction de la commissure buccale contralatérale, de polypnée et de mydriase. Parfois aussi l'animal s'agrippe avec force à l'un des montants de l'instrument de HORSLEY et CLARKE. Le substratum anatomique de la réaction nous a paru localisé dans les territoires suivants:

Mésencéphale (Singe). Tegmentum péri-rubrique et segment latéral, situé en dehors de la décussation des brachia conjunctiva (Fig. 7b). Tegmentum, portion latérale, en-dedans du lemniscus latéral (Fig. 7c). Tegmentum, entre le tubercule quadrijumeau postérieur, dorsalement et le brachium conjunctivum, ventralement; brachium conjunctivum, segment latéral et région sous-jacente entre le brachium conjunctivum et le noyau masticateur (Fig. 8h).

Notre matériel expérimental montre que le substratum du «grasp reflex» se confond en partie avec celui de la déviation contraversive des yeux: portion du tegmentum mésencéphalique située autour du noyau rouge, territoire compris entre les tubercules quadrijumeaux postérieurs et le brachium conjunctivum, segment latéral du tegmentum méso-rhombencéphalique.

Le réflexe de préhension («grasp reflex») est d'observation courante chez le nourrisson humain pendant les six premiers mois. On a rapproché de cette manifestation le symptôme de préhension forcée («forced grasping»), constaté dans certains cas de tumeurs du lobe frontal. Le phénomène paraît avoir à la fois une composante cinétique réflexe (excitation tactile de la paume, excitation visuelle) et une composante tonique, posturale, qui explique l'incapacité du sujet à relâcher l'étreinte de sa main.

BIEBER et FULTON (1938) ont montré qu'il existe une relation entre ce réflexe de préhension et certains réflexes posturaux chez le singe décortiqué (singe thalamique). On sait que l'état thalamique est caractérisé par l'abolition des mouvements volontaires et l'exagération de certains réflexes posturaux. Si l'animal thalamique gît sur son flanc droit, par exemple, les pattes sous-jacentes (droites) sont en extension et les pattes sus-jacentes (gauches) en flexion. Or, les pattes antérieure et postérieure sus-jacentes (gauches) présentent précisément un réflexe de préhension marqué. De même, la rotation passive de la tête déclenche, chez le macaque décortiqué et délabyrinthé, une extension des pattes du côté menton et une flexion des pattes du côté occiput, avec réflexe de préhension. Ces expériences incitent à admettre que le réflexe de préhension a, comme les réflexes posturaux de l'animal thalamique, un substratum sous-cortical: striatum, thalamus antérieur, tegmentum. Rappelons aussi les expériences d'ECTORS, BROOKENS et GERARD (1938) qui, en excitant la portion antérieure du noyau hypothalamique postérieur, ont déclenché des réactions déviationnelles ipsiversives, avec réactions locomotrices et réflexes de préhension de la plante des pieds et de la queue.

V. Réactions automatiques.

(Locomotion, halètement, mastication.)

Nous grouperons dans cette catégorie certaines réactions complexes telles que la locomotion et le halètement, qui accompagnent souvent les mouvements de course. Ces réactions revêtent l'aspect de synergies automatiques; elles ont souvent un caractère itératif, rythmique, et se prolongent même après la cessation du stimulus. Elles constituent avec les réactions déviationnelles polysegmentaires une entité fonctionnelle dont le but commun est la progression sur plan horizontal (locomotion). Les automatismes masticateurs, malgré leur but fonctionnel très spécial, seront traités dans ce même chapitre.

A. Locomotion.

L'excitation de certains territoires du tegmentum déclenche des mouvements itératifs des extrémités, assimilables aux mouvements de marche, de course ou de galop. Ces réactions locomotrices ont souvent un caractère automatique et peuvent se prolonger après la cessation du stimulus. Notre matériel expérimental montre qu'elles apparaissent tantôt associées à la réaction déviationnelle ipsiversive (tegmental reaction), avec participation alternative des quatre pattes, tantôt latéralisées et prédominantes aux pattes contralatérales. Nous avons obtenu souvent des mouvements de course associés à une déviation ipsiversive de la tête et des yeux, parfois aussi du tronc (tegmental reaction), avec réactions mimico-émotives, mydriase, halètement, immobilisation du regard et élévation des paupières. Le substratum de cette synergie fonctionnelle est partiellement assimilable à celui de la déviation ipsiversive, du moins dans le mésencéphale.

Mésodiencéphale (Singe, Fig. 7a). Tegmentum dorso-rubrique, au voisinage du T. habénulo-pédonculaire (F. rétroflexe de MEYNERT) et du champ H_1 de FOREL.

Méso-rhombencéphale (Singe, Fig. 7d, e; 8g). Tegmentum en dehors de la substance grise centrale périsylvienne, au voisinage du faisceau central du tegmentum et du brachium conjunctivum.

Rhombencéphale (Chat, Fig. 9g, h, i). Substance réticulée bulbaire ventro-latérale et parfois aussi médiane.

Observations antérieures.

Méso-diencéphale. HINSEY, RANSON et MCNATTIN (1930) ont montré que la section transversale du tronc cérébral par le pôle rostral des tubercules quadrijumeaux antérieurs et des corps mamillaires, chez le chat, n'abolit pas les fonctions indispensables à la locomotion: posture, rythme, équilibre. Or, une section de ce genre respecte le noyau rouge et le prolongement rostral du tegmentum mésencéphalique vers l'hypothalamus, le noyau des pédoncules cérébraux, les deux tiers caudaux du corps subthalamique, le noyau interstitiel de CAJAL et le noyau de DARKSCHEWITSCH. La section transversale du tronc cérébral sur un plan plus caudal, 5 mm. en arrière du tentorium, abolit par contre les mécanismes indispensables à la locomotion (MELLA, 1923).

Des mouvements de marche et de course ont été observés à diverses reprises pendant l'excitation du méso-diencéphale:

THIELE (1905): mouvements de marche; portion caudale du thalamus.

BECHTEREW (1909): mouvements natatoires avec polypnée; région postéro-ventrale du thalamus, au voisinage des corps mamillaires.

RIOCH et BRENNER (1938): mouvements intenses de saut et de course, portion rostrale de l'hypothalamus. La réaction débutait 5 à 10 secondes après le début de l'excitation et se prolongeait plus de 30 secondes après la cessation du stimulus.

MASSERMANN (1938): mouvements de course des extrémités antérieures; noyau hypothalamique latéral et portion latérale du pilier du trigone (columna fornicis).

ECTORS, BROOKENS et GERARD (1938): mouvements de marche et de course; portion antérieure du noyau hypothalamique postérieur. Cette réaction s'accompagnait d'une rotation et élévation ipsiversive de la tête, incurvation du dos à concavité ipsiversive, réaction de préhension (grasping) des orteils et de la queue, mimique faciale anxieuse, phénomènes d'excitation du sympathique. La réaction durait encore quelques minutes après la fin du stimulus. L'excitation de la portion postérieure du même noyau déclenchait tout d'abord une réaction tonique, analogue à la réaction tegmentale, puis, à la phase terminale, des mouvements locomoteurs. Les auteurs ont admis l'existence de centres hypothalamiques, préposés à la régulation simultanée de la station, de la locomotion et de la préhension (grasping center).

Waller (1940) : mouvements alternatifs progressifs des quatre pattes; champ de Forel au niveau de la décussation subthalamique, structures dorsales par rapport aux corps mamillaires et voisines du noyau subthalamique de Luys. Les mouvements progressifs débutaient 2 à 3 secondes après le début de l'excitation et cessaient immédiatement après l'interruption du stimulus; ceux des pattes ipsilatérales manifestaient un cértain retard. L'excitation des segments plus caudaux ou plus oraux du diencéphale (capsule interne, pédoncules cérébraux, ansa lenticularis, globus pallidus et putamen) provoquait les mêmes mouvements locomoteurs, mais le seuil de l'excitabilité était plus élevé.

Mettler, Ades, Lipman et Culler (1939): abduction de la patte postérieure ipsilatérale avec incurvation du tronc à concavité ipsiversive; corps subthalamique de Luys.

Télencéphale. Locomotion contralatérale et déviation ipsiversive. L'excitation de l'aire frontale 6 produit des mouvements progressifs rythmiques des extrémités contralatérales (Bucy 1933). Au début de l'excitation, il s'agit de mouvements élémentaires : extension, flexion, abduction, adduction; par la suite, on voit se développer des contractions alternatives des fléchisseurs et des extenseurs. Cette réaction locomotrice s'accompagne souvent d'une déviation horizontale ipsiversive, avec flexion de la patte ipsilatérale antérieure et extension de la patte ipsilatérale postérieure, enroulement du corps autour de son axe longitudinal (Bucy et Fulton 1933, Wyss 1938). Les réactions de manège que l'on obtient en excitant le diencéphale selon la technique de Hess présentent les mêmes caractères fonctionnels que les effets de l'excitation de l'aire 6 (Bartorelli 1941).

B. Halètement.

Nous avons observé à plusieurs reprises une polypnée paroxystique, analogue au halètement (Hacheln) d'un chien essoufflé ou gêné par la chaleur. Bien que nous ayons déjà traité de cette réaction chez le chat, dans notre monographie sur «Les centres végétatifs du tronc cérébral», nous la mentionnons ici à cause de ses rapports avec certaines formes d'activité motrice. Son substratum englobe les territoires suivants:

Mésencéphale (Singe). Tegmentum mésencéphalique, ventro-latéral par rapport au noyau rouge; tegmentum entre la substance grise centrale périsylvienne et le lemniscus latéral; substance grise centrale périsylvienne, brachium conjunctivum, portion latérale (Fig. 7a, c, e; 8f, g, h).

Rhombencéphale (Singe). Tegmentum latéral (Fig. 8h).

Le substratum de cette réaction de halètement se confond souvent avec celui des réactions locomotrices, mastricatrices et celui des mouvements de manège ipsiversif ou de préhension réflexe. Soulignons aussi le rapport qui existe entre cette réaction et celle qu'ont obtenue certains expérimentateurs en excitant l'aire frontale 6a: gyrus sigmoïdeus anterior et portion adjacente du sillon présylvien chez le chat et le chien, lèvre rostrale du sillon précentral chez le singe (Smith 1938).

C. Mastication.

On déclenche des réactions de mastication automatique, rythmique en excitant les territoires suivants du tronc cérébral :

Mésencéphale (Singe). Tegmentum, segment ventro-latéral par rapport au noyau rouge, au voisinage du champ H_2 de Forel et de la substantia nigra, substance grise centrale périsylvienne (Fig. 4a).

Rhombencéphale (Singe). Tegmentum ventral par rapport au brachium conjunctivum, faisceau central du tegmentum, puis, plus caudalement, tegmentum latéral, en dedans du noyau masticateur et du noyau du nerf facial. Les effets masticateurs sont particulièrement fréquents au voisinage du noyau moteur du trijumeau (Fig. 5f—i); ils revêtent alors un caractère de morsure.

Observations antérieures.

Vogt et Vogt (1902) ont obtenu des mouvements de mastication rythmique en excitant l'écorce cérébrale de certains marsupiaux insectivores et primates. Leyton et Sherrington (1917) les ont obtenus chez les singes anthropoïdes; Ferrier (1876), Economo (1902), Sherrington (1917), Bremer (1923) chez le chat et le lapin. Economo (1902) a lésé l'aire corticale de la mastication et suivi sa dégénérescence jusqu'aux abords de la portion médiane de la substantia nigra. Rethi (1893) a pu déclencher des mouvements de mastication en excitant la capsule interne jusqu'au niveau du subthalamus, chez le lapin, et Bechterew (1909) en excitant la portion latérale de la substantia nigra. Miller (1920) a repéré les voies corticofuges de la mastication rythmée jusque sur un plan intéressant les corps mamillaires et la substantia nigra. Sur les plans plus caudaux, l'excitation produisait un trismus, par irradiation du courant vers le noyau masticateur. Bremer a montré qu'on peut encore déclencher une mastication réflexe chez les chats pontiques.

Magoun, Ranson et Fischer (1933) ont localisé le trajet des voies corticofuges de la mastication du cortex jusqu'à l'extrémité caudale du pont, par la capsule interne et la base des pédoncules cérébraux. Cette voie intéresse successivement les structures suivantes: portion médiane de l'extrémité rostrale du gyrus sylvien antérieur, substance blanche médiane, portion ventro-médiane de la capsule interne, surface dorsale de la base des pédoncules, portion dorso latérale des faisceaux pontiques corticofuges, immédiatement avant leur condensation en cordons pyramidaux.

Lésions expérimentales du système réticulaire.

Pour comprendre la valeur des données fournies par les expériences modernes de destruction circonscrite des centres nerveux, il est nécessaire de se remémorer les faits établis par Sherrington, Magnus et leurs collaborateurs. Rademaker (1937) et Fulton (1938) les ont passés en revue de sorte que nous n'en donnerons ici qu'un aperçu très succinct.

Les expériences de décérébration, que l'on pratiquait avant le perfectionnement des techniques expérimentales, se réduisaient à deux types essentiels d'intervention: la *décérébration haute*, ou décortication, qui respectait l'intégrité du mésencéphale, voire même celle du diencéphale et des corps striés, et la *décérébration basse*, ou décérébration proprement dite, qui respectait l'intégrité du rhombencéphale seulement (pont et bulbe). Le chat décortiqué se distinguait du chat décérébré par le fait qu'il s'avérait capable, une fois couché sur le flanc ou sur le dos, de se redresser spontanément et de marcher. L'animal décérébré ne pouvait par contre se redresser spontanément, ni marcher de façon coordonnée, mais il était capable de rester debout pendant des heures et d'exécuter parfois quelques mouvements alternatifs des pattes.

On doit à Magnus (1914, 1918) et ses collaborateurs, de Kleijn (1930), Rademaker (1926, 1931, 1937), Stenvers (1936), l'analyse détaillée des mécanismes qui permettent le maintien de la station, le redressement de la tête et du corps, leur orientation et la progression dans l'espace. Les observations patientes de ces auteurs ont abouti à la différenciation de divers types de réactions somato-motrices que l'on peut grouper en trois catégories: les réflexes statiques de posture et de redressement, les réflexes stato-cinétiques et les réactions d'équilibration ou de placement.

I. Réflexes statiques. *a) Réflexes de posture.* Ils ont pour but le maintien de la posture, c'est-à-dire de la station érigée dans l'espace: 1. Réflexes de posture, localisés aux pattes, d'origine extéroceptive et proprioceptive (positive und negative Stützreflexe). 2. Réflexes posturaux segmentaires: réflexe d'extension croisée et réflexe de translation, d'origine proprioceptive (Schunkelreflex). 3. Réflexes posturaux intersegmentaires ou généralisés: réflexe tonique de la nuque sur les extrémités et réflexe du vestibule (canaux semi-circulaires) sur les extrémités et les yeux: déviation oculogyre et nystagmus. Sherrington, Magnus et Rademaker ont montré que tous ces réflexes de posture nécessitent l'intégrité du rhombencéphale, notamment des noyaux vestibulaires; ils sont «libérés» par la destruction du mésencéphale. Bieber et Fulton (1938) ont rattaché à cette catégorie de manifestations le réflexe de préhension des Primates.

b) Réflexes de redressement. Il ont pour but le redressement de la tête et du corps par rapport au plan horizontal: 1. Réflexe de redressement de la tête, d'origine vestibulaire (utricule et saccule). 2. Réflexe de redressement de la tête, d'origine somatique, extéroceptive. 3. Réflexe de redressement du corps, d'origine somatique, extéroceptive. 4. Réflexe de redressement du corps, par les propriocepteurs de la nuque. 5. Réflexe de redressement de la tête d'origine optique. Rademaker (1931) a localisé les centres de ces réflexes de redressement d'origine vestibulaire et somatique dans les noyaux rouges et le tegmentum mésencéphalique adjacent. Le centre de ces réflexes de redressement serait situé dans le bulbe et celui des réactions de redressement d'origine optique dans le lobe occipital.

II. Réflexes stato-cinétiques d'origine optique (nystagmus opto-cinétique) ou vestibulaire (réactions des yeux, de la tête et du corps à la rotation ou à la chute).

III. Réactions d'équilibration et de placement. Ces réactions, à la fois statiques et stato-cinétiques, proprioceptives et extéroceptives, sont indispensables à l'équilibration de la marche. 1. Réactions d'arc-boutement (Stemmbeinreaktion). 2. Réaction du saut à cloche-pied (Hinkebeinreaktion). 3. Réactions de placement des pattes au bord d'une table (Aufsetzreaktionen). Ces réactions sont conservées chez l'animal décortiqué, à part la réaction de placement, intégrée au niveau des lobes pariéto-occipitaux et frontaux; elles sont abolies par la décérébration basse.

Le substratum anatomique de ces diverses fonctions élémentaires n'a été localisé que très approximativement par la méthode des ablations, décérébrations et déafférentations combinées. La technique consistait à ramener l'animal à un état de base — état 0 — en éliminant simultanément les sources d'excitations sensitives ou sensorielles susceptibles de provoquer le redressement de la tête et du corps. Magnus et ses élèves, Rademaker surtout, ont pu démontrer en procédant de la sorte, que l'animal chez lequel on avait pratiqué une décérébration haute (animal thalamique), détruit les labyrinthes, suspendu le corps pour le soustraire au contact du sol, bandé les yeux pour le soustraire au contrôle de la vue, n'était plus capable de redresser et d'orienter correctement sa tête ainsi que son corps dans l'espace. Toutefois, puisque les les réactions de redressement étaient encore possibles après la décérébration haute, sans déafférentation, on en déduisait que les systèmes afférents, indispensables à cette régulation, étaient intégrés au niveau du méso-diencéphale, notamment au niveau du noyau rouge.

Pour localiser les centres des réflexes posturaux, on avait procédé à peu près de la même manière. Sherrington (1898) avait démontré que la destruction totale du mésencéphale, par section transversale du tronc cérébral en avant du pont, réalisait chez le singe, le chien, le chat, le lapin et le cobaye, un état de rigidité prédominante au niveau des muscles qui s'opposent à l'action de la pesanteur: extenseurs des pattes, élévateurs de la mandibule, de la tête et de la queue. L'ablation du cervelet, la section du pédoncule cérébelleux supérieur (brachium conjunctivum) accentuait cette rigidité, cependant que la destruction des noyaux vestibulaires et la section des cordons ventro-latéraux de la moelle l'abolissaient du même côté. Il ressortait de ces expériences classiques que l'état de rigidité de l'animal décérébré ne dépendait pas du système pyramidal, mais de l'intégrité du rhombencéphale et du système vestibulaire. MAGNUS (1914) prouva que la rigidité ne se développe que lorsque la section du tronc cérébral exclut le noyau rouge — même sa portion rostrale parvo-cellulaire — et le segment rostral de l'hypothalamus; il confirma en outre qu'elle disparaît quand la section exclut les noyaux vestibulaires. RADEMAKER (1926) confirma et précisa ces diverses données en insistant sur le rôle du noyau rouge dans la régulation des fonctions posturales.

Comme nous l'avons dit dans notre introduction déjà, la technique des ablations successives ou combinées ne permet qu'une localisation approximative des centres moteurs dans les principaux segments du tronc cérébral. Elle ne se prête pas à l'étude des dégénérescences fasciculaires et des corrélations fonctionnelles par les systèmes longitudinaux du tronc cérébral. Elle est peu physiologique d'autre part et réduit souvent l'organisme à l'état de préparation expérimentale, artificielle. Aux méthodes et conceptions mécanistes de la neuro-physiologie du 1er tiers du XXe siècle s'opposent aujourd'hui les techniques expérimentales plus fines et les conceptions synthétiques de W. R. HESS. Les expériences portent sur des animaux sains, éveillés, qui se meuvent normalement dans l'espace et ne présentent pas d'altérations étrangères à celles du substrat excité ou lésé. Elles réalisent des lésions circonscrites et des syndromes plus purs que ceux décrits en neuropathologie humaine. Nous pensons faire œuvre utile en résumant ici les résultats des expériences pratiquées par HESS, ses élèves et nous-même dans le tronc cérébral.

I. Lésions du système réticulaire diencéphalique.

Les cas de lésions circonscrites du système réticulaire diencéphalique, avec dégénérescences secondaires bien étudiées, sont aussi rares dans la documentation de la neurophysiologie expérimentale que dans les annales de la neurologie anatomo-clinique; nous leur vouerons une attention particulière.

Expériences de HESS, BARTORELLI et BUCHER (1942. Série 255, 256, 258). HESS et ses élèves ont pratiqué des lésions unilatérales du système réticulaire subthalamique, par coagulation diathermique, selon la méthode décrite en 1932 (Methodik der lokalisierten Reizung und Ausschaltung subcorticaler Hirnabschnitte). L'expérience de coagulation est précédée d'une expérience d'excitation électrique du même substrat, ce qui met successivement en évidence les fonctions positives et le déficit fonctionnel des structures explorées. A l'expérience physiologique succède le contrôle anatomique du siège de la lésion et l'examen des dégénérescences secondaires par la méthode de MARCHI. Voici le résumé du protocole d'une des expériences les plus caractéristiques de cette série.

Expérience 258 (Chatte de 1,300 kg.). Symptômes : L'excitation du diencéphale gauche provoque une rotation anti-horaire de la tête, caractérisée par une élévation de l'hémiface contralatérale. Par la suite, on voit se développer une déviation de la tête et du corps sur plan horizontal, ainsi que dés mouvements de manège vers la droite (déviation contraversive).

Après la coagulation, rotation de la tête en sens horaire avec abaissement de l'hémiface contralatérale, déficit proprioceptif à la patte antérieure contralatérale, chute de l'oreille contralatérale, déviation de l'avant-train et manège vers la gauche (déviation ipsiversive).

Lésions anatomiques : La lésion intéresse la portion la plus rostrale du noyau ventral du thalamus (pars arcuata), de la zona incerta et des champs de Forel, le faisceau de Vicq d'Azyr et le noyau subthalamique. Elle effleure en outre le noyau ento-pédonculaire et le pied du pédoncule.

Dégénérescences ascendantes : Elles partent de la portion rostro-dorsale du foyer lésionnel et montent rostralement par le thalamus et le genou de la capsule interne, entre le noyau caudé et le putamen, jusqu'à la Regio sigmoïdeo-coronalis anterior de l'écorce du lobe frontal.

Dégénérescences descendantes : Elles partent d'un segment du pied du pédoncule, voisin du noyau subthalamique et se dirigent vers la substantia nigra (connexions strio-nigriques), ansa lenticularis et faisceau de Vicq d'Azyr.

Expériences de Hess (Série 208, 209; cf. Minkowski 1942). L'excitation électrique du diencéphale à droite provoque une rotation de la tête et du corps autour de l'axe longitudinal, sur plan frontal, avec élévation de l'hémiface et des extrémités contralatérales. Après l'électrocoagulation, il se produit une rotation en sens inverse avec affaissement sur le flanc contralatéral, déficit proprioceptif des pattes contralatérales et tendance au manège ipsiversif. L'examen anatomique pratiqué chez ces animaux par le Pr. Minkowski (1942) montre que la lésion siège dans le diencéphale, entre les faisceaux de Meynert et de Vicq d'Azyr; elle entraîne la dégénérescence des voies pallido-réticulaires, pallido-commissurales et pallido-interstitielles, qui descendent jusque dans un segment du tegmentum mésencéphalique, rostral par rapport au noyau rouge et dorsal par rapport au corps mamillaire. De ce segment, voisin du champ H_1 de Forel, les excitations sont apparemment transmises aux segments caudaux du tronc cérébral par le faisceau central de la calotte.

Les expériences de Hess et de ses collaborateurs démontrent que les lésions du système réticulairé subthalamique provoquent généralement une rotation de la tête et du corps autour de l'axe rostro-caudal avec abaissement de l'hémiface contralatérale, tendance à la chute sur le flanc contralatéral et déficit proprioceptif des pattes contralatérales, notamment de la patte antérieure. A ces déviations sur plan frontal peuvent s'ajouter des déviations sur plan horizontal : déviation de la tête et mouvements de manège ou de boussole vers le côté lésé. Tout se passe comme s'il existait dans le subthalamus des systèmes distincts pour la régulation des réactions déviationnelles sur plans frontal et horizontal. Les dégénérescences ascendantes consécutives à la destruction du centre moteur subthalamique intéressent un système de fibres qui s'acheminent par le genou de la capsule interne vers la région sigmoïdeo-coronarienne antérieure du lobe frontal (Radiation thalamique antérieure). Quant aux dégénérescences descendantes, elles frappent 1. des fibres issues d'un segment du pied du pédoncule voisin du noyau subthalamique (faisceau strio-nigrique?); 2. des fibres issues de la portion médiane des champs de Forel et destinées à la substance réticulaire rostrale par rapport au noyau rouge (255, 256, 258); 3. des fibres pallido-réticulaires, destinées également à la substance réticulaire rostrale par rapport au noyau rouge (208, 209).

Observations anatomo-cliniques. Les cas de lésion circonscrite du subthalamus chez l'homme sont très rares. Nous avons eu l'occasion de décrire en 1936 avec Sigwald, un syndrome thalamo-hypothalamique consécutif à un ramollissement du territoire subthalamique irrigué par le pédicule artériel thalamo-perforant de l'artère cérébrale postérieure (SIGWALD et MONNIER, 1936). Du point de vue clinique, le syndrome se caractérisait par un tremblement de type intentionnel très prononcé au bras droit et ébauché à la jambe droite, avec adiadococinésie et dysmétrie légères. Il existait en outre du côté droit une rigidité de type parkinsonien prédominante au membre inférieur. L'examen anatomique sur coupes sériées révélait l'existence d'un petit foyer de ramollissement dans la portion caudale et latérale du centre médian de LUYS à gauche. Cette lésion effleurait le bord dorsal du noyau latéral du thalamus et se prolongeait caudalement dans le subthalamus, entraînant une démyélinisation des structures rostro-dorsales par rapport au noyau rouge, au voisinage de la zona incerta. Rostralement, les dégénérescences se prolongeaient vers le segment rétro-lenticulaire et strio-luysien de la capsule interne, ainsi que dans le champ de WERNICKE.

Par l'ataxie des extrémités contralatérales, le syndrome thalamo-subthalamique observé par SIGWALD et MONNIER chez l'homme se rapproche des syndromes subthalamiques réalisés expérimentalement chez le chat. Par la rigidité des extrémités contralatérales, il ressemble en outre au syndrome que MORGAN (1927) a provoqué en détruisant le corps subthalamique de LUYS chez le chien et aux syndromes du système réticulaire mésencéphalique dont il sera question plus bas.

II. Lésions du système réticulaire mésencéphalique.

Nous traiterons d'abord des expériences modernes de destruction du noyau rouge, puis de nos expériences de coagulation du tegmentum mésencéphalique extra-rubrique.

a) Destruction du noyau rouge. MAGNUS (1924), MAGNUS et de KLEIJN (1924) attribuaient à la destruction du noyau rouge la rigidité de l'animal décérébré. Ils admettaient que cette structure inhibe normalement le tonus des extenseurs et que le système rubro-spinal est un système fléchisseur, dont l'action sur les cellules motrices de la corne antérieure s'oppose à celle du système vestibulo-spinal latéral. RADEMAKER (1926, 1931) a confirmé que la destruction des noyaux rouges modifie l'équilibre postural en faveur des muscles extenseurs; cette intervention abolit en outre les réflexes de redressement d'origine proprioceptive somatique ou vestibulaire.

Les expériences plus récentes ont prouvé que le rôle du noyau rouge dans la régulation de la posture et de la locomotion ne devait pas être surestimé. MUSSEN (1927) a signalé que la destruction élective de la portion magno-cellulaire des deux noyaux rouges et la dégénérescence des 2 faisceaux rubro-spinaux ne provoquait qu'une insécurité de la démarche, chez le chat, pendant les deux premiers jours. La destruction de la portion parvo-cellulaire d'un noyau rouge abolissait par contre les réflexes de redressement et diminuait le tonus musculaire.

INGRAM et RANSON (1932), INGRAM, RANSON et BARRIS (1934) ont confirmé que la destruction élective des deux noyaux rouges par électrolyse ne produisait que des troubles légers de la marche, ainsi qu'une augmentation discrète du tonus des extenseurs des pattes (Stützreflexe). Les chats traités de la sorte pouvaient encore se redresser, s'orienter et se déplacer dans l'espace. Leurs réflexes de redressement d'origine proprioceptive somatique ou vestibulaire étaient conservés. Par contre, les réactions d'équilibration posturale étaient retardées ou parfois exagérées (Schunkel-Hinkebein-Stemmbeinreaktionen). Ces troubles ataxiques, dysmétriques et posturaux présentaient des analogies avec les symptômes consécutifs à la décérébellation totale. Il ne paraissait donc pas exclu que les principaux effets de la destruction des noyaux rouges fussent imputables à l'atteinte des voies cérébello-rubriques afférentes. Les effets déficitaires de la destruction du système rubro-spinal peuvent être compensés, chez le chat, par la section des voies pyramidales (EVANS et INGRAM 1938).

Chez les primates, la portion magno-cellulaire du noyau rouge tend à être remplacée presque entièrement par la portion parvo-cellulaire. Il est intéressant de constater que sa destruction ne provoque qu'une ataxie passagère chez le singe, sans modification du tonus des extenseurs (KELLER et HARE 1934) et une hypotonie simple chez l'homme (de GIACOMO 1929, VAN GEHUCHTEN 1933).

b) Destruction du tegmentum rétro-rubrique. Expérience CL 3 (Monnier, *inédit*). Chat mâle. 2 kg. 600. Narcose au Nembutal (0,025 gr./kg.). Electrode bipolaire introduite à l'aide de l'instrument stéréotactique de HORSLEY et CLARKE à travers l'hémisphère gauche du cervelet. Coordonnées : *PO, L2, H* — 2,5. Electrolyse : courant galvanique de 2 MA. pendant 45 secondes.

Symptômes. Après l'opération, l'animal marche en élargissant sa base de sustentation et roule tantôt sur un flanc, tantôt sur l'autre, la tête souvent déviée de côté. Les réactions

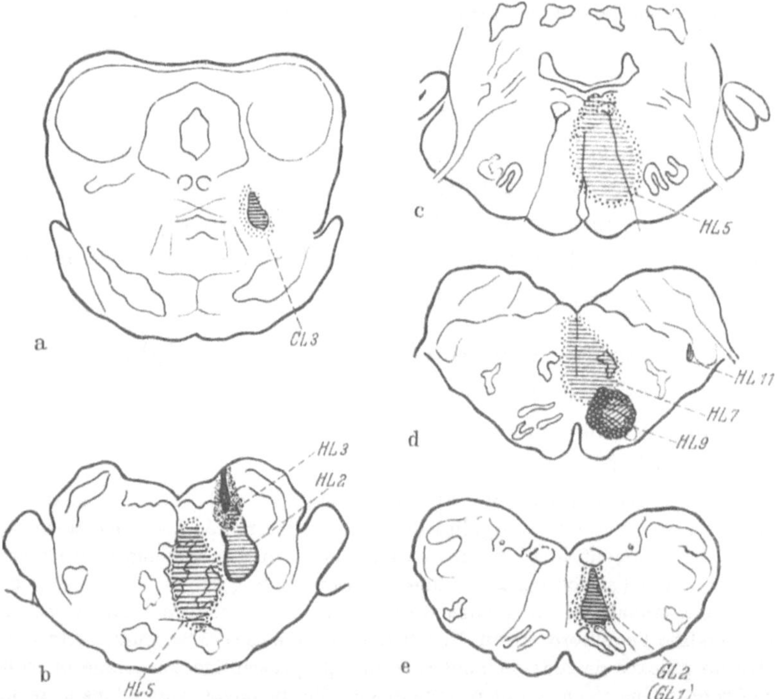

Figure 12 a—e. Localisation des lésions pratiquées dans la substance réticulaire du tronc cérébral (MONNIER 1939).

a Tegmentum mésencéphalique: Expérience *CL3*. **b, c** Tegmentum protubérantiel: Expériences *HL2*, *HL3*. Expériences *HL5*. **d, e** Substance réticulaire bulbaire: Expériences *HL7*, *HL9*, *HL11*. Expériences *GL2* (*GL1*).

posturales des pattes gauches s'avèrent plus soutenues que celles des pattes droites. Quand l'animal est couché sur son flanc gauche, l'hémiface gauche maintenue contre le sol, il a peine à redresser son arrière-train, la patte postérieure gauche manquant de souplesse. Le 18e jour, sous narcose à l'éther, les muscles extenseurs des pattes antérieure et postérieure G. s'avèrent plus hypertoniques qu'à D.; ils se laissent fléchir plus difficilement.

Contrôle anatomique. Lésion : La lésion siège au centre de la calotte mésencéphalique G., sur un plan légèrement plus caudal que celui du noyau rouge (Fig. 12a.)

Dégénérescences ascendantes : Des fibres dégénérées issues de la lésion traversent la ligne médiane, au niveau de la décussation des brachia conjunctiva ou pédoncules cérébelleux supérieurs et aboutissent au noyau rouge du côté droit. Il s'agit vraisemblablement des fibres dento-rubriques du pédoncule cérébelleux supérieur gauche (Fig. 13).

Dégénérescences descendantes : Dégénérescence constante du faisceau rubro-spinal gauche et du faisceau tecto-spinal droit.

Conclusion. Syndrome dystonique avec spasticité des pattes ipsilatérales et abolition des réflexes de redressement. Lésion du tegmentum mésencéphalique latéral G. Dégénérescence du brachium conjunctivum G. et du faisceau rubrospinal G.

Notre expérience *CL3* réalisait à la fois une dégénérescence du pédoncule cérébelleux supérieur (brachium conjunctivum), dans sa portion caudale par

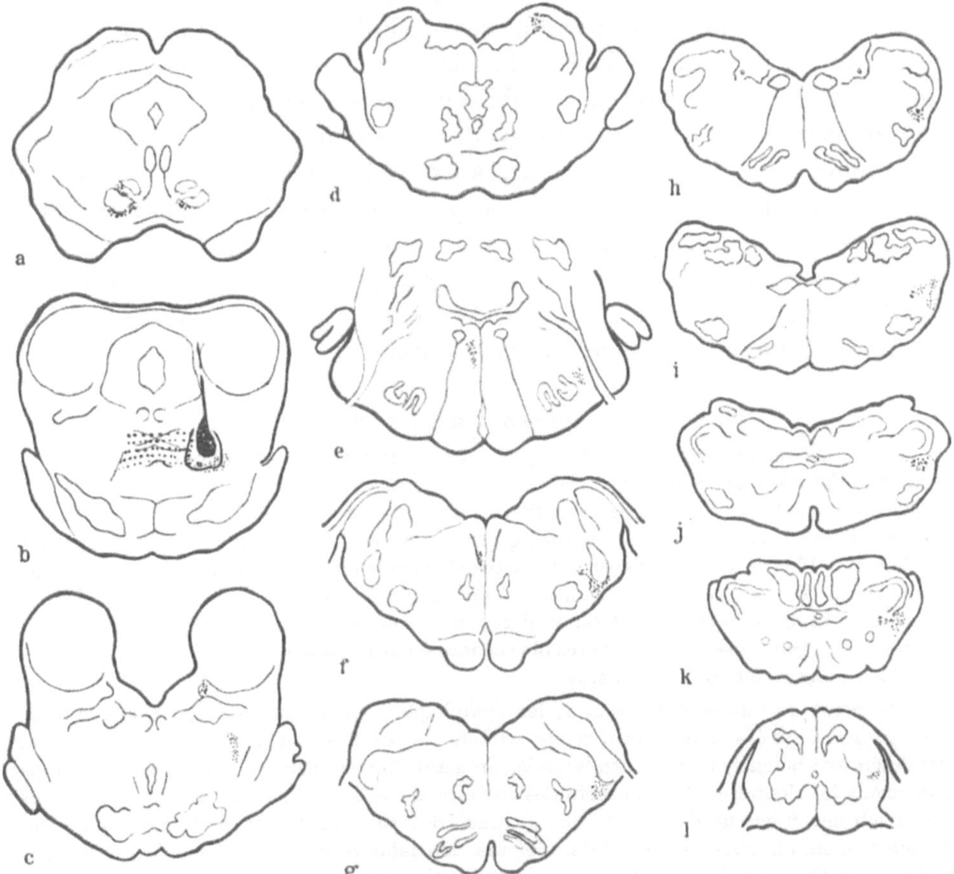

Figure 18. Dégénérescences myéliniques consécutives à une lésion du tegmentum mésencéphalique gauche. Expérience *CL3*.

Les régions en pointillé indiquent la situation des faisceaux dégénérés (décussation du pédoncule cérébelleux supérieur, bandelette longitudinale postérieure, faisceau rubro-spinal).

rapport au noyau rouge et une dégénérescence du faisceau rubro-spinal. La symptomatologie se composait de signes de la série cérébello-rubrique (ataxie locomotrice, affaiblissement des réactions de redressement) et de la série rubro-spinale ou réticulo-spinale («positive Stützreaktion» exagére, spasticité des pattes du côté de la lésion).

c) Destruction du tegmentum para-rubrique (Expériences 279, 294; Bürgi 1943). La destruction du système réticulaire entre le noyau rouge et la substantia nigra, y compris, provoque un manège contraversif et un faiblesse des extrémités contralatérales.

De ces diverses expériences sur les effets de la destruction des noyaux rouges, nous retiendrons surtout les faits suivants : Chez le chat, la destruction de la portion magno-cellulaire du noyau rouge, qui donne naissance au faisceau rubro-spinal, ne provoque, semble-t-il, qu'une exagération des réflexes de posture (positive Stützreaktion) et une légère spasticité ipsilatérale avec déficit proprioceptif bilatéral. Ces troubles paraissent souvent imputables à la destruction du système réticulaire adjacent, plus qu'au noyau rouge lui-même. La destruction de la portion parvo-cellulaire du noyau rouge entraîne par contre des troubles de la coordination des mouvements des extrémités, ce qui peut se traduire par un affaiblissement des réactions de redressement et une insécurité de la marche. Ce syndrome présente maintes analogies avec le syndrome cérébelleux (hypotonie, ataxie, dysmétrie), fait d'autant plus intéressant que les excitations proprioceptives des extrémités sont transmises par les systèmes spino-cérébelleux et par les fibres dento-rubriques du pédoncule cérébelleux supérieur (brachium conjunctivum) à la portion parvo-cellulaire du noyau rouge, ainsi qu'au noyau latéro-ventral du thalamus (systèmes cérébello-rubrique et cérébello-thalamo-frontal).

Observations anatomo-cliniques chez l'homme.

Les divers cas de lésion isolée du noyau rouge chez l'homme ont été passés en revue par SOUCQUES, CROUZON et BERTRAND (1930) et plus récemment par WEISSCHEDEL (1937: Die zentrale Haubenbahn und ihre Bedeutung für das extrapyramidal-motorische System). Il en ressort que les fibres du faisceau central du tegmentum naissent pour la plupart du noyau rouge, chez l'homme. Plus de la moitié d'entre elles descendent sans interruption jusqu'à l'olive inférieure (tractus rubro-olivaris); les autres aboutissent en majeure partie au tegmentum protubérantiel ou bulbaire (tractus rubro-reticularis unilateralis). Du tegmentum rhombencéphalique, les excitations sont transmises aux structures plus caudales par les faisceaux réticulo-olivaire, réticulo-spinal et les fibres réticulo-réticulaires.

Du point de vue symptomatique, les neurologues ont décrit deux types de syndromes: 1. Le syndrome supérieur du noyau rouge, caractérisé par des troubles moteurs exclusivement contralatéraux: hémiasynergie contralatérale, simulant un tremblement intentionnel, d'une part, mouvements involontaires choréo-athétoïdes ou tremblement du type parkinsonien d'autre part. 2. Le syndrome inférieur du noyau rouge, caractérisé par une paralysie du nerf oculomoteur commun ipsilatéral, avec des troubles moteurs contralatéraux: hémiasynergie contralatérale (syndrome de CLAUDE) d'une part, mouvements involontaires choréo-athétoïdes ou tremblement de type parkinsonien avec rigidité contralatérale (syndrome de BENEDICT) d'autre part.

De tous ces faits expérimentaux et anatomo-cliniques, il ressort que le noyau rouge exerce, d'une part, une action coordinatrice sur les mouvements des extrémités contralatérales surtout (portion parvo-cellulaire) et, d'autre part, en collaboration avec la substance réticulaire adjacente, une action modératrice sur le tonus postural, notamment sur le tonus des extenseurs des pattes ipsilatérales (portion magno-cellulaire).

III. Lésions du système réticulaire rhombencéphalique.

(Expériences de MONNIER.)

Nous avons pratiqué des lésions circonscrites du système réticulaire rhombencéphalique chez le chat: A. Lésions du tegmentum protubérantiel.

B. Lésions de la substance réticulaire bulbaire. C. Lésions des connexions réticulo-cérébelleuses et de l'olive bulbaire. Ces lésions ont réalisé des syndromes somato-moteurs et viscéro-moteurs bien définis. Nous ne nous occuperons pas ici des syndromes viscéro-moteurs qui ont fait l'objet d'une publication antérieure (MONNIER et STREIFF 1941). Nous n'approfondirons pas non plus l'étude des syndromes des nerfs craniens, dont la physiopathologie est actuellement bien connue; signalons simplement que l'atteinte isolée des nerfs craniens VI, VII, VIII, IX, X, XII a été observée chez plusieurs de nos animaux (*HL 4, 5, 6, 7, GL 2*). Les dystonies et dyskinésies extra-pyramidales retiendront par contre toute notre attention. Nous reproduirons à leur propos le résumé de nos expériences les plus caractéristiques; les principaux résultats en ont été communiqués de façon succincte antérieurement déjà (MONNIER 1939, 1941, 1943).

Technique. Les lésions ont été pratiquées selon la méthode de S. W. RANSON d'abord (coagulation électrolytique à l'aide d'une électrode bipolaire, introduite au moyen de l'instrument stéréotactique de HORSLEY et CLARKE), puis selon la technique perfectionnée de W. R. HESS (coagulation diathermique, monopolaire ou bipolaire, à l'aide d'électrodes très fines). Le passage du courant provoque souvent des effets irritatifs transitoires, qu'il est intéressant de noter ou de filmer, étant donné leur signification fonctionnelle, exactement opposée à celle des effets lésionnels ultérieurs. A l'instar de HESS, on peut aussi, après avoir introduit l'électrode, exciter le substratum avec une série de chocs galvaniques, avant de le coaguler. Les foyers de coagulation sont sphériques ou pyriformes. Leur diamètre ne dépasse pas 2 à 3 mm. L'animal survit aisément à l'intervention, ce qui permet d'observer et de filmer les effets lésionnels. Le sacrifice a lieu 18 jours après la coagulation. Le cerveau est alors prélevé en vue de la localisation anatomique du foyer lésionnel et des dégénérescences secondaires par la méthode de MARCHI.

A. Lésions du tegmentum protubérantiel.

Expérience HL 2. *Lésion du segment central du tegmentum.* Chat mâle. 2,200 kg. Narcose à l'Evipan-Numal. 0,5 cc./kg. Electrode C de 25 mm. introduite 2 mm. en avant de la protubérance occipitale et 1,5 mm. à D. de la ligne médiane. Coagulation diathermique monopolaire (15″ à 4 MA.).

Symptômes. Peu après la coagulation du tegmentum à droite, déviation de la tête vers la G. avec hypertonie des extenseurs de la patte antérieure D., puis opisthotonos (1er jour). La déviation de la tête vers la G. persiste le 2e jour et apparaît encore ébauchée le 6e jour. Démarche un peu claudicante avec déviation vers la G. (2e jour), hypertonie légère des pattes D. se traduisant par un manque de souplesse à la marche et des réactions d'arc-boutement plus prononcées à la patte postérieure D. qu'à la patte postérieure G. Mauvais amortissement de la chute ventrale, au point que le ventre de l'animal, son flanc D. notamment, touche le sol. Les réactions d'amortissement des pattes D. sont défectueuses (3e—5e jours).

Contrôle anatomique. Lésion: Sacrifice le 20e jour. La lésion est située dans la portion latérale du tegmentum protubérantiel D. en arrière de l'olive supérieure (Fig. 12b). A ce niveau, on voit quelques dégénérescences aux abords du noyau de la VIe paire et des deux faisceaux vestibulo-spinaux indirects.

Dégénérescences ascendantes : Faisceau vestibulo-mésencéphalique indirect, aboutissant à D., nerf facial D.

Dégénérescences descendantes : Faisceau vestibulo-spinal direct D. dégénéré jusque dans le cordon ventro-latéral; faisceaux vestibulo-spinaux indirects D. (et G.).

Conclusion. Déviation contraversive de la tête vers la G. avec hypertonie des extenseurs à D. Lésion du tegmentum protubérantiel latéral D. Dégénérescence des faisceaux vestibulo-mésencéphalique indirect D., vestibulo-spinaux direct D. et indirect D.

Expérience HL 3. *Lésion du faisceau central du tegmentum.* Chat mâle. 2,200 kg. Narcose à l'Evipan-Numal (0,5 cc./kg.). Electrode du type HESS: A 25 mm., introduite 7 mm. en avant de la protubérance occipitale et 3 mm. à droite de la ligne médiane. Coagulation diathermique monopolaire.

Symptômes. Le jour de la coagulation à droite, l'animal, couché sur le flanc D. présente des mouvements rythmés de la patte postérieure G. (automatismes locomoteurs). Sa tête subit

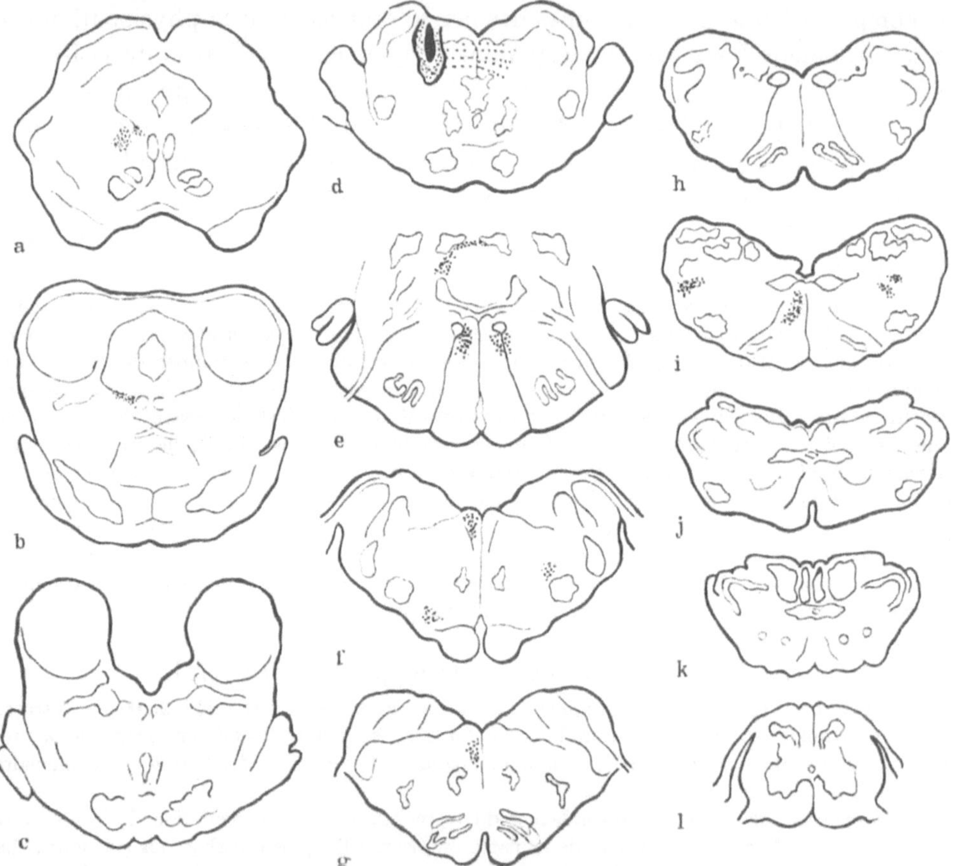

Figure 14. Dégénérescences myéliniques consécutives à une lésion du tegmentum protubérantiel latéral droit. Expérience *HL3.*

Les pointillés indiquent la situation des dégénérescences secondaires: faisceau vestibulo-mésencéphalique indirect droit, faisceaux vestibulo-spinal indirect droit, tecto-spinal droit, rubro-spinal droit et réticulo-spinaux médians droit et gauche.

une déviation latérale vers la gauche et une ébauche de rotation anti-horaire. En décubitus dorsal, opithotonos très net avec hyperextension de la patte antérieure D. La déviation forcée de la tête vers la G. et l'hypertonie des pattes antérieure D. et postérieure G. persistent pendant les trois premiers jours. Elles entraînent une déviation de la marche vers la G. (1er—5e jour) et rendent le redressement de la tête et de l'arrière-train difficile quand l'animal est en décubitus latéral G. forcé. Les réactions de placement sont abolies aux pattes D. et à la patte postérieure G. (2e jour). Cette déficience est encore nette à la patte postérieure G. le 5e jour. L'épreuve du saut à cloche-pied est mieux exécutée aux pattes D. (2e au 8e jour).

La déviation réactionnelle de la tête vers la G. pendant l'épreuve vestibulaire rotatoire en sens horaire est plus prononcée que la déviation vers la D. pendant la rotation anti-horaire (2e—6e jour). Le nystagmus vestibulaire post-rotatoire n'a pas été constaté du 8e au 14e jour.

Contrôle anatomique. Lésion: Sacrifice 14 jours après l'opération. La lésion siège au niveau de l'isthme pédonculo-protubérantiel, caudalement par rapport aux tubercules quadrijumeaux postérieurs et intéresse le faisceau central de la calotte D. A ce niveau, les fibres qui traversent la ligne médiane entre les deux faisceaux réticulo-spinaux médians sont dégénérées (Fig. 14).

Dégénérescences ascendantes: Quelques fibres du faisceau vestibulo-mésencéphalique indirect D.

Dégénérescences descendantes: faisceaux vestibulo-spinal croisé et tecto-spinal D, réticulo-spinal médian D. et G., quelques fibres attribuables au faisceau rubro-spinal D.

Conclusion. Déviation contraversive de la tête vers la G., spasticité des pattes D. Réactions de redressement défectueuses sur le flanc G. Lésion du tegmentum protubérantiel D. Atteinte des faisceaux vestibulo-mésencéphalique indirect, vestibulo-spinal indirect, tecto-spinal, rubrospinal droits et des faisceau réticulo-spinaux médians.

Expérience HL 5. *Lésion des noyaux réticulés médio-ventraux.* Chat mâle. 3,200 kg. Narcose à l'Evipan. Electrode de 25 mm. introduite 2 mm. en avant de la protubérance occipitale et 4 mm. à D. de la ligne médiane. Coagulation diathermique monopolaire.

a 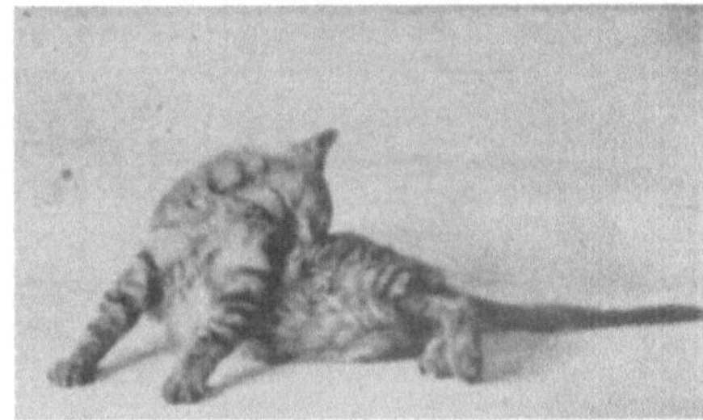

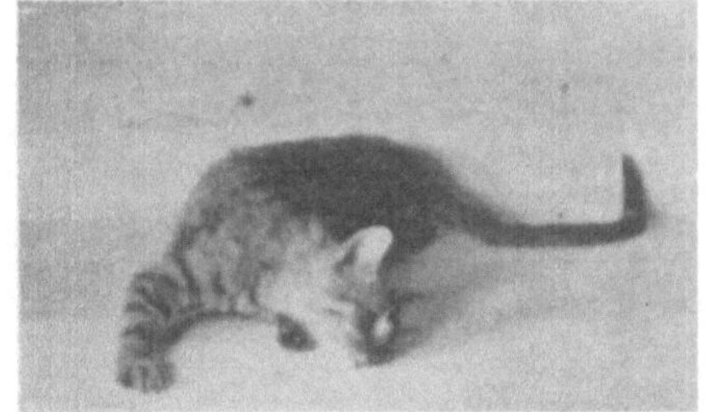 b

Figure 15. Syndromes réticulaires protubérantiels post-lésionnels (observations personnelles). Chat HL5. **a** Opisthotonos, rotation anti-horaire et mouvements de boussole contraversifs. **b** Manège contraversif et rotation anti-horaire. Lésion du tegmentum protubérantiel droit.

Symptômes. Pendant la coagulation, on observe un abaissement progressif de l'œil D. avec chute de la paupière supérieure D. Par la suite, paralysie de l'hémiface D., manifeste jusqu'au 19e jour avec strabisme interne et deorsumvergent de l'œil D., par lésion probable de la VIe paire (2e et 3e jour), déviation forcée des yeux vers la G. (4e au 7e jour), paralysie des mouvements dextrogyres (syndrome de FOVILLE), nystagmus horizontal à composante rapide, battant vers la G. Ce nystagmus acquiert une composante verticale quand la tête est défléchie. L'œil D. présente en outre une rotation dans le sens anti-horaire, visible encore le 19e jour.

La tête est fortement déviée vers la G. et en arrière (opisthotonos), avec enroulement dans le sens anti-horaire (2e et 3e jour). Syndrome de déviation conjugée de la tête et des yeux vers la G. (4e au 7e jour). Il existe une hypertonie bilatérale des extenseurs des pattes antérieures, mais prédominante à D. (2e, 7e au 19e jour). La patte postérieure G. est inerte (3e jour), hypo-algésique et ne présente aucune réaction de placement ou d'arc-boutement, cependant que la patte postérieure D. apparaît hypertonique. Il résulte de cette asymétrie tonique un mouvement de manège vers la G. avec des réactions d'arc-boutement exagérées aux pattes D., à l'épreuve du saut à cloche-pied, et diminuées à la patte postérieure G. La base de sustentation est élargie (Fig. 15a, b).

Contrôle anatomique. Lésion: Chez l'animal, sacrifié le 19e jour, la lésion intéresse le tegmentum protubérantiel du côté droit, au niveau de l'olive supérieure. Elle détruit à ce niveau le nerf oculo-moteur externe (N. abducens: VIe paire) avec son noyau et entraîne la dégénérescence du nerf facial D. Les fibres transversales de la substance réticulée et le corps trapézoïde sont également dégénérés à ce niveau (Fig. 12b, c et 16).

Dégénérescences ascendantes: Lemniscus médian D., faisceau spino-thalamique D., faisceau vestibulo-mésencéphalique indirect D., aboutissant au noyau oculo-moteur G., portion médiane du brachium conjunctivum ou pédoncule cérébelleux supérieur D.

Dégénérescences descendantes : Le faisceau longitudinal postérieur ou médian, comprenant les faisceaux vestibulo-spinal indirect et tecto-spinal est fortement dégénéré à D., faiblement à G. La région du noyau réticulé ventral, au niveau du noyau du nerf facial, les fibres du segment ventro-latéral du bulbe sis entre l'olive inférieure et le noyau latéral sont dégénérées. Dans ce segment, les faisceaux vestibulo-spinal direct et réticulo-spinal médian sont particulièrement altérés, ainsi que certaines fibres issues du noyau réticulé ventral.

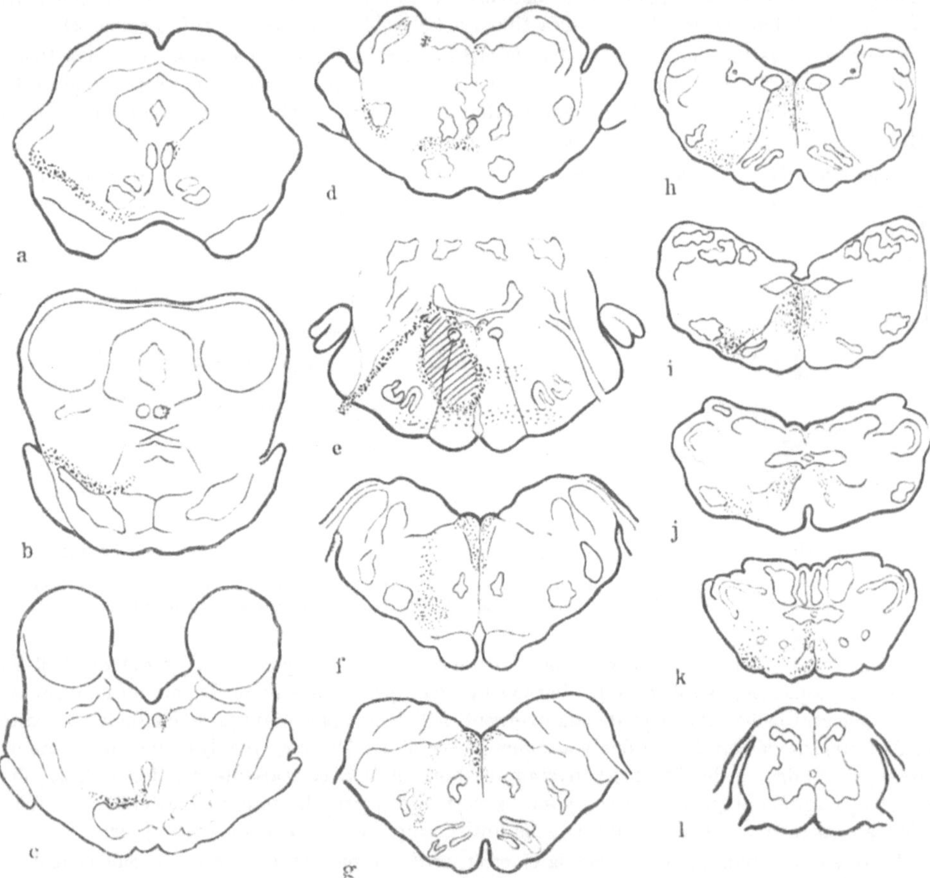

Figure 16. Dégénérescences myéliniques consécutives à une lésion du tegmentum protubérantiel médian et latéral droit. Expérience *HL5*.

Les régions en pointillé indiquent la situation des faisceaux dégénérés: faisceaux vestibulo-mésencéphalique croisé, vestibulo-spinal et bandelette longitudinale postérieure.

Conclusion: Syndromes paralytiques des VIe et VIIe paires craniennes à D. Déviation conjuguée contraversive de la tête et des yeux vers la G. avec hypertonie des extenseurs des pattes D. Lésion des noyaux réticulés protubérantiels médio-ventraux D. Dégénérescence du faisceau vestibulo-mésencéphalique indirect D., brachium conjunctivum D., faisceau vestibulo-spinal direct D., bandelette longitudinale postérieure D.

Nos expériences démontrent que les lésions unilatérales du tegmentum proubérantiel provoquent, en règle gén érale, un syndrome déviationnel contraversif, caractérisé par une déviation contraversive de la tête, un abaissement de l'hémiface contralatérale, avec affaissement sur le flanc contralatéral.

Les extrémités contralatérales, la patte postérieure notamment, présentent des signes de déficit proprioceptif: affaiblissement des réactions de placement, d'arc-boutement et de redressement. Les pattes ipsilatérales, la patte antérieure surtout, sont presque toujours spastiques et peuvent présenter les mêmes troubles proprioceptifs. L'action combinée de ces divers mécanismes dystoniques engendre souvent des mouvements forcés de manège contraversif.

Le substratum anatomique de ce syndrome déviationnel contraversif est le système réticulaire protubérantiel; la dégénérescence des faisceaux ascendants vestibulo-mésencéphaliques, celle des faisceaux descendants vestibulo-spinaux et réticulo-spinaux médians est d'observation constante. La destruction des noyaux réticulés médio-ventraux du pont (noyau de BECHTEREW) et du faisceau longitudinal médian ipsilatéral, provoque en outre une déviation conjuguée contraversive de la tête et des yeux avec paralysie des mouvements oculaires ipsiversifs (Syndrome de FOVILLE). La dégénérescence des faisceaux vestibulo-mésencéphaliques, vestibulo-spinaux, réticulo-spinaux et du faisceau longitudinal médian paraît jouer un rôle important dans la genèse des réactions déviationnelles céphalogyres et oculogyres contraversives.

Expériences 297, 298, 300, 302 (MONNIER et BÜRGI, 1943): La coagulation de la substance réticulaire latérale du pont chez 4 nouveaux chats a confirmé nos données antérieures: manège contraversif et parfois, affaissement contralatéral.

Observations anatomo-cliniques chez l'homme. A l'instar de FOIX et HILLEMAND (1924), TRELLES (1934), on peut grouper les syndromes du tegmentum protubérantiel chez l'homme en deux catégories:

a) Syndrome de la moitié rostrale du tegmentum protubérantiel, irrigué par les branches pontiques de l'artère cérébelleuse supérieure. Ce syndrome se caractérise cliniquement par une hémiasynergie ipsilatérale, une paralysie des mouvements oculogyres ipsiversifs, une hémianesthésie contralatérale, à laquelle peuvent se joindre des myoclonies vélo-palatines. Quand la lésion déborde vers le pied de la protubérance, elle détruit en outre la voie pyramidale et réalise une hémiparèse contralatérale (syndrome de RAYMOND-CESTAN).

b) Syndrome de la moitié caudale du tegmentum protubérantiel, irrigué par l'artère cérébelleuse moyenne et les artères circonférencielles courtes, branchées directement sur le tronc basilaire. Suivant l'étage intéressé, la lésion atteint des nerfs craniens différents, ce qui réalise des syndromes classiques: 1. Syndrome de RAYMOND: paralysie du muscle oculo-moteur externe ipsilatéral avec hémiplégie contralatérale. 2. Syndrome de MILLARD-GUBLER: paralysie faciale périphérique ipsilatérale avec hémiplégie contralatérale. 3. Syndrome de FOVILLE: Syndrome de MILLARD-GUBLER avec paralysie des mouvements oculogyres ipsiversifs.

Quand la lésion qui produit ces syndromes protubérantiels inférieurs altère le faisceau longitudinal postérieur, elle provoque une paralysie des mouvements ipsiversifs du regard. Quand elle entraîne la dégénérescence du faisceau central de la calotte et l'atrophie de l'olive inférieure, elle peut donner naissance à des myoclonies vélo-pharyngo-laryngo-diaphragmatiques.

MONNIER et DE MORSIER (1940) ont eu l'occasion d'observer les effets d'un ramollissement circonscrit de la protubérance, consécutif à une thrombose des artères paramédianes du tronc basilaire à droite. Au syndrome classique de MILLARD-GUBLER (paralysie faciale périphérique ipsilatérale avec syndrome pyramidal contralatéral) s'ajoutait un syndrome de FOVILLE (paralysie des mouvements ipsiversifs du regard), des mouvements involontaires de pronation et supination du bras contralatéral, des paresthésies, hémianesthésies et hémiasynergies contralatérales, une paralysie du muscle oculo-moteur externe ipsilatéral, une hémiacousie ipsilatérale limitée à un certain registre de sons (scotome auditif), des troubles végétatifs ipsilatéraux: miosis, hypotonie vaso-motrice et hyperthermie cutanée.

B. Lésions de la substance réticulée bulbaire

Les descriptions de lésions expérimentales du système réticulaire bulbaire sont rares, ce qui s'explique par les difficultés d'accès de ces structures. Nous avons pratiqué une série de lésions de la substance réticulaire proprement dite chez le chat, en introduisant les électrodes de Hess par voie trans-cérébelleuse. Voici les résumés des protocoles de nos principales expériences.

Expérience GL 2. *Lésion de la substance réticulaire médiane au niveau de l'émergence du nerf hypoglosse.* Chatte 4 kg. Narcose au Numal. Lésion unilatérale à l'aide d'une électrode introduite, après trépanation, au moyen de l'instrument stéréotactique de Horsley et Clarke, à droite de la ligne médiane en *P11, R2, H —7,5.* Coagulation monopolaire à l'aide d'un courant galvanique pendant 50″ à 2 MA. Anode à l'électrode intracérébrale, cathode sous la langue.

a 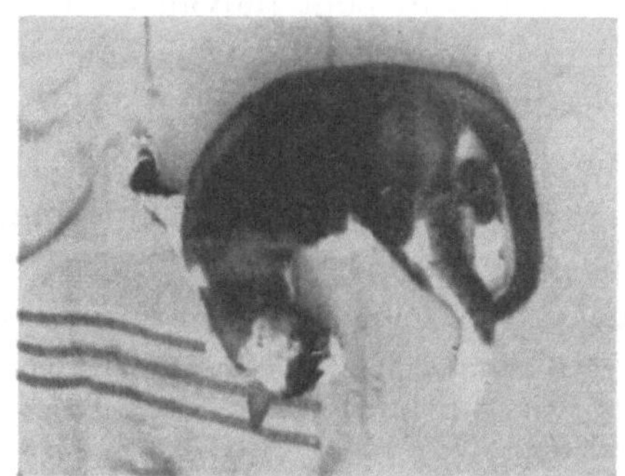

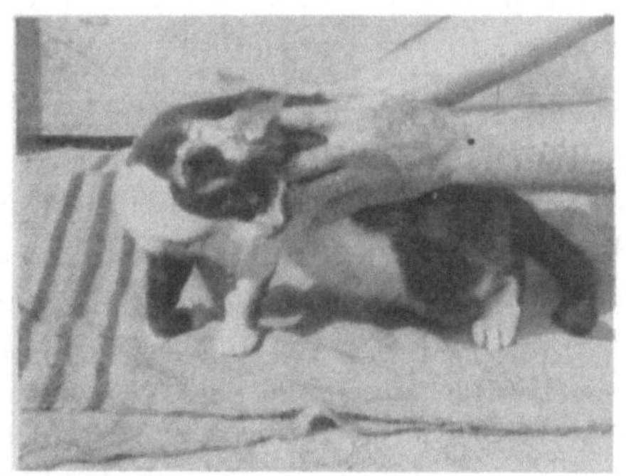 b

Figure 17. Syndromes réticulaires bulbaires, post-lésionnels.
Chat GL 2. a Manège contraversif. Lésion de la substance réticulaire médiane du bulbe à droite.
b Spasticité et trouble proprioceptif à la patte antérieure ipsilatérale.

Symptômes. Après l'opération, on observe quelques trémulations fibrillaires au bord de a langue à D. Le 2e jour, l'animal présente une forte déviation de la tête vers la G. avec hypertonie des extenseurs de la patte antérieure D. et des muscles inspirateurs. Le décubitus dorsal accentue cette hypertonie et déclenche en outre des mouvements rythmiques de flexion et d'extension des pattes, comme pendant la marche. La déviation de la tête ne disparaît que vers le 8e jour, cependant que l'hypertonie de la patte antérieure D. persiste plus longtemps (Fig. 17).

Le 3e jour, démarche ébrieuse avec déviation vers la G. (manège vers la G.), élargissement de la base de sustentation, surtout aux pattes antérieures. La tendance au manège vers la G. subsiste jusqu'au 16e jour environ. L'hypertonie des pattes antérieures, prédominante à D., confère à l'animal, pendant la marche, un aspect d'échassier encore net le 16e jour. Au-delà du 16e jour, le manège vers la G. est remplacé par une tendance au manège vers la D. encore très nette le 22e jour.

La chute ventrale est mal amortie; elle provoque souvent un affaissement sur le flanc G. et une déviation vers la G. jusqu'au 8e jour. Le 9e jour, l'animal, en retombant, ne dévie plus vers la G., mais vers la D., de même le 10e jour. La chute est normalement amortie. Abolition transitoire des réflexes vestibulo-oculaires, notamment abolition du nystagmus après rotation anti-horaire.

Les réactions de placement au bord d'une table sont pratiquement nulles jusqu'au 6e jour. On s'aperçoit alors qu'elles sont redevenues normales du côté G., mais qu'elles sont encore soit abolies, soit ralenties et défectueuses aux pattes D., notamment à la patte antérieure du 7e au 20e jour.

Contrôle anatomique. Lésion : Chez l'animal, sacrifié le 22e jour, la lésion est localisée dans les formations réticulaires médianes du bulbe, à D. de la ligne médiane, sur un plan transversal intéressant l'obex et le pôle caudal de l'olive inférieure, ainsi que le nerf hypoglosse et son noyau. Section partielle des fibres du nerf hypoglosse D (Fig. 12e).

Dégénérescences ascendantes : Formations réticulaires médianes du pont, au voisinage du faisceau réticulo-spinal médian D.

Dégénérescences descendantes : Substance réticulaire médiane D, faisceau réticulo-spinal médian D.

Conclusion. Déviation de la tête et manège contraversif avec hypertonie des extenseurs des pattes ipsilatérales et hypertonie des muscles inspirateurs. Dégénérescence du faisceau réticulo-spinal médian ipsilatéral.

Expérience GL 1. *Lésion de la substance réticulaire médiane, au niveau de l'émergence du nerf hypoglosse.* Chat mâle. 3,100 kg. Narcose au Numal, 0,5 cc./kg. Electrode bipolaire introduite après trépanation au moyen de l'appareil stéréotactique de HORSLEY et CLARKE, à D. de la ligne médiane, en *P 11, R2, H* —7,5. Coagulation à l'aide d'un courant galvanique (3 MA. pendant 2 min.).

Symptômes. Le 3e jour, l'animal présente une hypertonie des extenseurs des pattes antérieures, prédominante à D. et une hypertonie posturale inspiratoire. Le décubitus dorsal exagère ce syndrome. L'hypertonie des pattes antérieures, prédominante à D., s'observe encore nettement le 4e jour, mais tend à diminuer. Démarche ébrieuse avec tendance à la chute sur le flanc G. On note enfin l'existence d'un nystagmus à secousses rapides, percutant vers la D.

Contrôle anatomique. Lésion : Chez l'animal, sacrifié le 7e jour, une section sagittale intéressant l'olive bulbaire inférieure, montre une lésion de la grosseur d'un pommeau d'épingle, située dans le segment dorso-médian du bulbe, au voisinage du noyau de l'hypoglosse.

Dégénérescences ascendantes : Formations réticulées médianes.

Dégénérescences descendantes : Formations réticulées ventro-médianes, ventrales par rapport au canal central et dorsales par rapport à l'olive inférieure. Cordon ventro-latéral du bulbe et structures ventrales par rapport à la décussation des pyramides.

Conclusion. Hypertonie des extenseurs des pattes ipsilatérales et des muscles inspirateurs. Dégénérescence des faisceaux longitudinaux médio-ventraux de la substance réticulaire bulbaire.

On voit que les lésions de la substance réticulaire médiane du bulbe provoquent un syndrome dystonique et déviationnel semblable à celui du tegmentum rhombencéphalique : déviation de la tête et de l'avant-train sur plan horizontal, incurvation de la colonne vertébrale et de la queue, à concavité dirigée vers le côté de la déviation céphalique (*GL 2*), affaissement de l'hémiface et mouvements de manège dans le sens de la déviation céphalique, spasticité des pattes, notamment de la patte antérieure, du côté opposé à celui vers lequel dévie la tête (démarche d'échassier). Ces réactions déviationnelles sont généralement contraversives (*GL 1*; *GL 2*), comme celles des syndromes réticulaires rhombencéphaliques; elles peuvent être toutefois ipsiversives, notamment quand la lésion intéresse les connexions bulbo-cérébelleuses (corps restiforme, fibres olivo-cérébelleuses et réticulo-cérébelleuses; *HL 7*).

Le syndrome réticulaire bulbaire nous paraît différer du syndrome réticulaire protubérantiel par l'existence des symptômes suivants :

a) Spasticité des muscles inspirateurs (*GL 1*; *HL 11*), augmentation transitoire du volume thoracique sous l'influence d'une hypertonie du diaphragme. Nous avons homologué antérieurement cette hypertonie des muscles inspirateurs à celle des extenseurs des pattes chez l'animal décérébré (MONNIER 1939, 1941f, g).

b) Nystagmus spontané des yeux, vertical ou horizontal (*HL 7*; *GL 1*); anomalies des réflexes vestibulo-oculaires, abolition transitoire du nystagmus post-rotatoire (*GL 2*).

Observations anatomo-cliniques chez l'homme. La substance réticulaire du bulbe n'est jamais lésée de façon élective chez l'homme. Elle est souvent altérée, par contre, en même temps que la voie pyramidale, le ruban de Reil médian, les noyaux des nerfs craniens et les noyaux vestibulaires, au cours des syndromes bulbaires rétro-olivaires. Les syndromes rétro-olivaires se caractérisent par les manifestations suivantes: hémiplégie et hémianesthésie contralatérales, hémiasynergie ipsilatérale avec latéropulsion ipsiversive, paralysies ipsilatérales des muscles innervés par les nerfs craniens bulbaires. On a individualisé suivant la hauteur du segment lésé et le nerf cranien atteint, divers syndromes: 1. Syndrome d'Avellis, caractérisé par la paralysie de la moitié ipsilatérale du voile du palais et de la corde vocale ipsilatérale (nerfs X et XI). 2. Syndrome de Schmidt, analogue au syndrome d'Avellis, mais avec paralysie supplémentaire des muscles trapèze et sterno-cleido-mastoïdien (nerf XI). 3. Syndrome de Jackson, assimilable à la combinaison des syndromes d'Avellis et de Schmidt, avec paralysie de la moitié ipsilatérale de la langue (nerf XII). Ces syndromes peuvent se compliquer de troubles sympathiques ipsilatéraux. Ainsi, aux symptômes sensitivo-moteurs contralatéraux et aux symptômes cérébelleux ipsilatéraux peuvent s'ajouter des troubles vaso-moteurs et un syndrome de Claude Bernard-Horner ipsilatéraux, ce qui réalise le syndrome de Babinski-Nageotte.

Les lésions du bulbe résultent le plus souvent de processus vasculaires pathologiques (ramollissement par thrombose). La thrombose de l'artère spinale antérieure détruit surtout le segment médian du bulbe avec les formations réticulées médianes et la voie pyramidale. La thrombose de l'artère cérébelleuse postérieure inférieure détruit au contraire le segment ventro-latéral du bulbe, comme nous le verrons plus bas. L'atteinte du faisceau central du tegmentum n'engendrerait pas de symptômes susceptibles d'être distingués des autres symptômes bulbaires chez l'homme.

C. Lésions des connexions réticulo-cérébelleuses et de l'olive bulbaire.

Il est intéressant de grouper dans la même catégorie les expériences de coagulation qui ont eu pour effet d'interrompre les connexions réticulo-cérébelleuses et olivo-cérébelleuses. Elles réalisent souvent des syndromes déviationnels de sens opposé à celui des syndromes réticulaires bulbaires typiques et s'apparentent, par leurs effets, aux lésions cérébelleuses, notamment aux lésions du pédoncule cérébelleux inférieur ou corps restiforme.

1. Lésions des connexions réticulo-cérébelleuses.

Expérience HL 7. *Lésion du noyau réticulé inférieur, en arrière de l'olive* (Monnier, *inédit*). Chat mâle. 3,400 kg. Narcose au Numal, 0,5 cc./kg. intrapéritonéal. Electrode B, 25 mm., introduite 3 mm. en avant de la protubérance occipitale et 5 mm. à droite de la ligne médiane. Coagulation diathermique.

Symptômes. Pendant la coagulation, la tête dévie vers la G., puis la patte postérieure D. devient hypertonique. Le lendemain, l'animal présente une déviation de la tête vers la D., un enroulement en tonneau de G. à D. avec hyperextension des pattes antérieures, prédominante à G. et des pattes postérieures, prédominante à D. L'hyperextension croisée des pattes antérieure G. et postérieure D., nette en position habituelle (3e et 4e jour), se généralise aux autres pattes quand l'animal est placé en décubitus dorsal. Le 5e jour, on voit apparaître un mouvement de manège avec tendance à la chute vers la D. par suite de l'hyperextension de la patte antérieure G. La tête, le cou et le thorax dévient à D., cependant que la colonne vertébrale s'incurve en formant une concavité dirigée vers la D. (Fig. 18).

Les réactions de placement des pattes sont très médiocres, surtout celles de la patte postérieure D., bien que la sensibilité soit conservée aux 4 pattes (3e et 6e jour). La réaction de placement est aussi un peu ralentie à la patte postérieure G. (4e jour). En décubitus latéral forcé. l'animal redresse avec peine son arrière-train. Enfin, les réactions d'arc-boutement sont exagérées aux pattes G. (5e jour). Ce syndrome dystonique s'atténue progressivement du 6e au 20e jour.

Un nystagmus vertical spontané, à secousses percutant de bas en haut, a été observé du 2e au 5e jour. L'excitation vestibulaire rotatoire met en évidence une prédominance de la réaction déviationnelle de la tête vers la D. après la rotation horaire. Le nystagmus post-rotatoire qui l'accompagne percute vers la G.; il est d'abord horizontal, puis rotatoire et vertical (3e au 8e jour).

On constate enfin une tendance à la déviation de la langue vers la D. avec hypersalivation au niveau de la commissure labiale D. (1er, 2e, 8e jour).

a 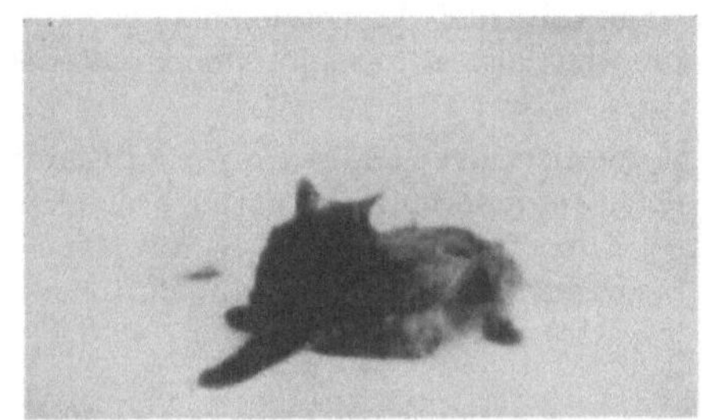

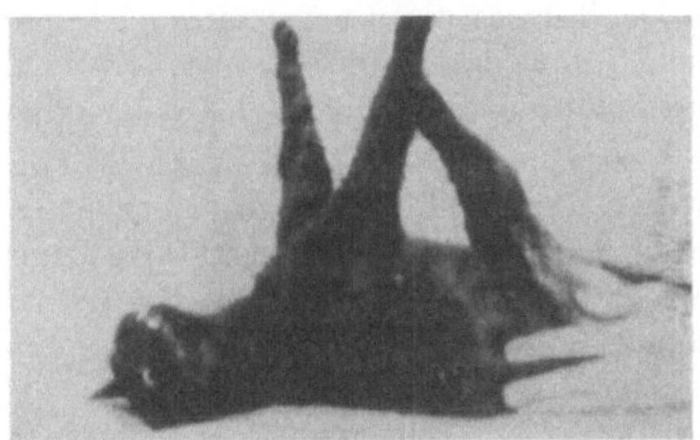 b

Figure 18. Syndromes réticulaires bulbaires, post-lésionnels.

Chat HL 7. a Manège ipsiversif. b Position supine. État de rigidité décérébrée des pattes et du thorax. Spasticité des muscles inspirateurs. Lésion de la substance réticulée bulbaire médio-ventrale à droite.

Contrôle anatomique. Lésion: Sacrifice le 21e jour. Sur un plan transversal intéressant le plein développement des olives inférieures, la lésion frappe les formations réticulaires médianes à D. et déborde au-delà de la ligne médiane vers les formations réticulées médianes à G. Ventralement, elle ampute la portion dorsale de l'olive inférieure D. (Fig. 12d).

Dégénérescences ascendantes: Région ventro-médiane du pont, occupée par les stries acoustiques, les fibres voisines du noyau réticulé ventral de Bechterew et les fibres réticulo-cérébelleuses, la bandelette longitudinale postérieure avec ses faisceaux vestibulo-mésencéphaliques indirects surtout, les corps restiformes G. et D.

Dégénérescences descendantes: Faisceaux longitudinaux postérieurs (faisceau tecto-spinal, faisceau vestibulo-spinal indirect) des deux côtés, faisceaux réticulo-spinaux médian D. et G. et faisceau vestibulo-spinal direct D.

Conclusions. Ce syndrome dystonique représenté par une déviation ipsiversive de la tête, une hyperextension des pattes antérieure contralatérale et postérieure ipsilatérale paraît être en rapport avec l'atteinte des faisceaux vestibulo-mésencéphalique indirect, tecto-spinal et vestibulo-spinaux.

Expérience HL 11. *Lésion du segment ventro-latéral du bulbe* (Monnier, *inédit*). Chat mâle. 4,200 kg. Narcose à l'Evipan, 0,5 cc./kg. Electrode de 27 mm. introduite 5 mm. en avant de la protubérance occipitale et 3 mm. à D. de la ligne médiane. Excitation de contrôle à l'aide d'un courant galvanique interrompu et amorti, puis coagulation diathermique monopolaire, 1,5 MA. pendant 15 à 20 secondes.

Symptômes. L'excitation préalable à D. produit des secousses isolées de l'oreille D. et, à plus forte intensité, une secousse de la tête vers la G. Après la coagulation, on observe au contraire une déviation forcée de la tête vers la D., avec légère déflexion et rotation en sens horaire, vertex vers la D. (1er au 4e jour). Déviation forcée du train antérieur vers la D. avec tendance à l'enroulement en sens horaire (3e et 4e jour) et affaissement sur le flanc ipsilatéral. Nystagmus vertical spontané (2e jour). Hypertonie marquée des extenseurs des pattes G. prédominante à la patte postérieure (1er au 4e jour). Hypertonie transitoire des muscles inspirateurs en décubitus dorsal (1er jour). Hypotonie des pattes D, prédominante à la patte postérieure, entraînant parfois une chute sur le flanc droit (4e au 8e jour). Abolition transitoire des réactions de placement, d'arc-boutement, de redressement, de saut à cloche-pied (maximum 4e au 8e jour) aux pattes D.

Contrôle anatomique. Lésion : Sur un plan transversal passant par le noyau du nerf facial, la lésion intéresse les structures suivantes : 1. Corps restiforme D. dans sa portion dorsale. 2. Fibres cérébelleuses latérales et spino-cérébelleuses ventrales de Gowers D. 3. Brachium conjunctivum D. 4. Racine descendante du nerf trijumeau D. (Fig. 12 d).

Dégénérescences ascendantes : Corps restiforme D., portion latérale. Fibres spino-cérébelleuses de Flechsig, fibres arciformes externes et spino-cérébelleuses ventrales de Gowers, à la surface dorso-latérale de l'isthme à D., avant leur irradiation vers l'écorce cérébelleuse. Brachium conjunctivum D., portion médiane; fibres dento-rubriques D. aboutissant au noyau rouge G., après décussation dans la commissure de Meynert.

Dégénérescenses descendantes : Racine descendante du nerf V, notamment sa portion médiane, jusque dans la moelle, en arrière de la corne dorsale (faisceaux longitudinaux postérieurs et vestibulo-spinaux indirects des deux côtés).

Conclusions. Déviation ipsiversive de la tête et rotation, avec affaissement de l'hémiface ipsilatérale. Spasticité des pattes contralatérales et déficit proprioceptif des pattes ipsilatérales. La destruction du corps restiforme D. (pédoncule cérébelleux inférieur), des faisceaux spino-cérébelleux et des fibres arciformes externes paraît responsable de l'affaiblissement du tonus des muscles extenseurs et des réflexes proprioceptifs des pattes ipsilatérales.

Observations anatomo-cliniques chez l'homme.

La thrombose de l'artère cérébelleuse postéro-inférieure détruit le segment ventro-latéral du bulbe (faisceaux spino-cérébelleux, vestibulo-spinaux, vestibulo-cérébelleux et spino-thalamiques latéraux, noyau ambigu, racine spinale du nerf trijumeau avec son noyau). Elle réalise le syndrome de Wallenberg ou syndrome latéral du bulbe, caractérisé par une latéropulsion, une déviation de la marche et souvent aussi du regard vers le côté lésé, une ataxie des extrémités ipsilatérales, une anesthésie de l'hémiface ipsilatérale et de la moitié contralatérale du corps, une paralysie de la moitié ipsilatérale du voile du palais et de la corde vocale ipsilatérale.

Par ces réactions déviationnelles ipsiversives et le déficit des fonctions de coordination aux extrémités ipsilatérales, imputables à l'atteinte des connexions réticulo-cérébelleuses et vestibulo-cérébelleuses, le syndrome de Vieusseux[1]-Wallenberg représente l'équivalent chez l'homme des syndromes que nous avons provoqués expérimentalement chez le chat. L'atteinte du faisceau rubro-spinal, d'importance très secondaire chez l'homme, ne provoque pas de spasticité ipsilatérale, comme c'est le cas souvent chez le chat.

2. Lésions de l'olive bulbaire. Les fonctions de l'olive inférieure ont suscité une vive curiosité au cours de ces dix dernières années. La combinaison des méthodes d'investigation anatomiques, phylogénétiques, expérimentales et anatomo-cliniques n'a pas permis cependant d'élucider définitivement le problème de la physiologie de cette structure. Du point de vue anatomique, rappelons que chaque olive reçoit des excitations des centres moteurs extrapyramidaux sus-jacents par la portion ventrale du faisceau central du tegmentum, composée des faisceaux pallido-olivaire, rubro-olivaire et réticulo-olivaire; elle reçoit en outre des fibres thalamo- et tecto-olivaires. Elle donne naissance, à son tour, au faisceau olivo-spinal de Hellweg. Enfin, elle envoie des fibres efférentes à l'écorce de l'hémisphère cérébelleux du côté opposé (fibres olivo-cérébelleuses) et reçoit du cervelet des fibres afférentes (fibres

[1] Vieusseux, G.: Société médico-chirurgicale de Genève, 2 avril 1908. In J. Oliver et G. de Morsier: Rev. méd. Suisse rom. **63**, No. 5, 421—440 (1942).

cérébello-olivaires); l'entre-croisement de ces fibres constitue la décussation interolivaire. L'aplasie du lobe latéral du cervelet s'accompagne d'une aplasie du sac olivaire et la destruction du lobe latéral d'une atrophie de ce dernier. Ces données anatomiques nous montrent qu'il faut considérer l'olive inférieure comme un relais pour la transmission des excitations des centres moteurs extrapyramidaux supérieurs (pallidum, thalamus, noyau rouge, tubercules quadrijumeaux antérieurs, noyaux réticulés du pont) à la moelle d'une part et au néo-cérébellum d'autre part. (Cf. Mareschal 1934, Weisschedel 1937).

Les neurologues qui ont tenté de détruire expérimentalement l'olive bulbaire se sont toujours heurtés à de grandes difficultés techniques. C'est pourquoi il nous a paru intéressant de coaguler électivement cette structure, à titre de contrôle, selon la technique de W. R. Hess.

Expériences anciennes. Bechterew (1883) lèse l'olive bulbaire chez le chien et constate une rotation forcée du corps autour de l'axe longitudinal, semblable à celle provoquée par la section du pédoncule cérébelleux inférieur; il note en outre des mouvements rotatoires de la tête et des yeux, des mouvements de manège en sens opposé à celui des mouvements céphalogyres. Ces expériences montraient le rôle de l'olive bulbaire dans le maintien de l'équilibre et les rapports qui existent entre cette structure et le cervelet.

Keller (1901) a détruit l'olive bulbaire chez le chat, sans observer les mouvements de manège décrits par Bechterew; il n'existait qu'une certaine lenteur dans la marche et une gaucherie pendant le saut.

Luthy (1931—1932) a coagulé l'olive inférieure chez le chat, mais sans obtenir de manifestations physio-pathologiques qui ne fussent imputables à des lésions du voisinage (faisceaux rubro-spinal ou pyramidal).

Besta (1932) a sectionné sagittalement, le long du raphé médian, la décussation interolivaire chez le chien; il a observé une abolition des mouvements volontaires et réflexes pendant les 3 premiers jours (shock!), puis des troubles de nature cérébelleuse et catatonique, puis de la dysmétrie et une exagération des réflexes de posture. Cette symptomatologie aurait présenté des analogies avec celle de la décérébellation et de la section du faisceau rubro-spinal.

Expérience HL 9. *Lésion de l'olive bulbaire* (Monnier, *inédit*). Chat mâle. 4,250 kg. Narcose au Numal. 0,5 cc./kg. Electrodes B et C, 27 mm., introduites 2,5 mm. en avant de la protubérance occipitale et 4 mm. à droite de la ligne médiane. Electro-coagulation diathermique bipolaire, 1,5 MA. pendant 15 secondes.

Symptômes. Aucune réaction pendant la coagulation. Déviation transitoire de la tête vers la D. le même jour. Le lendemain, déviation nette, permanente, de la tête vers la D., avec hypertonie des extenseurs des pattes, prédominante à G., avec manège vers la D. le 3e jour. Réactions de placement et d'amortissement défectueuses aux pattes G., ce qui entraîne un affaissement du corps sur le flanc G. à l'épreuve de la chute ventrale. Arc-boutement médiocre des pattes G. à l'épreuve du saut à cloche-pied. La rotation horaire provoque une déviation exagérée de la tête vers la D. avec un nystagmus intense vers la G. Ces symptômes s'atténuent progressivement à partir du 10e jour. Une mydriase irritative à D. est remplacée par un miosis relatif avec enophtalmie le 6e jour (Syndrome de Claude Bernard-Horner).

Contrôle anatomique. Lésion: Le cerveau de l'animal, sacrifié le 28e jour, présente une lésion circonscrite au milieu de l'olive inférieure droite. A ce niveau, les fibres qui traversent le raphé sont dégénérées, ainsi que les faisceaux vers lesquels elles se rendent des deux côtés: fibres olivo-cérébelleuses, cérébelleuses latérales, spino-cérébelleuses ventrales et vestibulo-spinales croisées (Fig. 12d).

Dégénérescences ascendantes: Fibres cérébelleuses latérales et spino-cérébelleuses dorsales, constituant les brachia conjunctiva ou pédoncules cérébelleux supérieurs, des deux côtés. Corps restiformes, portion latérale, des 2 côtés, surtout à D. Faisceaux spino-tectal et spino-thalamique D., fibres voisines du lemniscus lateralis D. et du lemniscus medialis G. jusqu'aux abords de l'ansa lenticularis.

Dégénérescences descendantes : Faisceaux tecto-spinal, réticulo-spinal médian, vestibulo-spinal direct à D. et vestibulo-spinal croisé des deux côtés, surtout à D.

Conclusion. Syndrome déviationnel ipsiversif. Déviation de la tête et manège vers la D. Hypertonie transitoire, puis altération des réactions d'amortissement, d'arc-boutement et de placement des pattes contralatérales. Lésion de l'olive bulbaire. Dégénérescences ascendantes des corps restiformes, brachia conjunctiva, faisceaux spino-tectal et thalamique ipsilatéraux, lemniscus médian contralatéral. Dégénérescences descendantes ipsilatérales des faisceaux tecto-spinal, réticulo-spinal médian, vestibulo-spinal.

Notre expérience a réalisé la lésion la plus pure du complexe olivaire inférieur, décrite jusqu'à ce jour chez le chat. Elle confirme la thèse soutenue par Bechterew sur le rôle du système olivo-cérébelleux dans le maintien de l'équilibre. Le syndrome de l'olive bulbaire se caractérise avant tout par des réactions déviationnelles ipsiversives (manège ipsiversif) et un déficit proprioceptif des pattes contralatérales: affaiblissement des réactions d'amortissement, d'arc-boutement et de placement. La destruction du complexe olivaire provoque des dégénérescences ascendantes (pédoncules cérébelleux inférieur et supérieur, faisceaux spino-tectal et spino-thalamique) et des dégénérescences descendantes (faisceaux tecto-spinal, vestibulo-spinal, olivo-spinal et réticulo-spinal médian).

Observations anatomo-cliniques chez l'homme.

On doit à l'école neurologique de la Salpêtrière des observations anatomo-cliniques importantes pour la compréhension des fonctions de l'olive bulbaire chez l'homme. Ces observations, confirmées depuis lors dans une large mesure par d'autres travaux, ont montré que la dégénérescence de l'olive inférieure joue un rôle dans la genèse de certaines rigidités et des myoclonies vélo-palatino-pharyngo-laryngées.

Dans les cas d'atrophie olivo-ponto-cérébelleuse, «l'atteinte des olives bulbaires, soit isolée, soit jointe à celle d'autres systèmes fonctionnels connexes est capable de déterminer des phénomènes de rigidité généralisée, de catatonie, de bradycinésie et peut-être de tremblements proches de ceux observés dans les syndromes parkinsoniens». Cette rigidité ne se manifesterait que lorsque l'atrophie bilatérale du système olivaire aurait atteint un degré suffisant (Guillain, Mathieu et Bertrand, 1926 et 1929).

La dégénérescence des olives bulbaires, soit primaire avec dégénérescence secondaire des fibres olivo-dentelées et du noyau dentelé du côté opposé, soit secondaire, trans-synaptique, après dégénérescence du faisceau central du tegmentum, provoquerait l'apparition d'un nystagmus du voile du palais (Syndrome de Spencer; myoclonies vélo-palato-pharyngo-laryngées, dont la fréquence varie entre 40 et 180 contractions à la minute). Ce syndrome serait imputable surtout à l'atrophie de l'olive principale (Cf. Foix, Chavany et Hillemand 1926; van Bogaert et Bertrand 1928; Guillain et Mollaret 1932; Guillain et Bertrand 1933).

Comparaison entre les syndromes réticulaires irritatif et déficitaire.

Il nous reste à comparer maintenant les effets des lésions du système réticulaire aux effets de l'excitation électrique ou de l'irritation du même système, telle qu'on peut l'observer transitoirement pendant le passage du courant électroao-cgulateur. Cette comparaison nous montrera que le syndrome réticulaire post-lésionnel constitue le négatif ou, si l'on veut, l'image inversée du syndrome réticulaire irritatif.

A. Syndrome réticulaire irritatif (ipsiversif).

Rappelons ici que l'excitation électrique du système réticulaire aux divers étages du tronc cérébral, déclenchait une réaction déviationnelle polysegmentaire caractérisée par une déviation de la tête vers le côté excité, une incurvation de la colonne vertébrale et de la queue à concavité dirigée également vers le côté excité, une flexion de la patte antérieure ipsilatérale et une extension des pattes contralatérales. La combinaison de ces diverses réactions engendre des mouvements de manège ipsiversif, dont la réaction tegmentale, décrite chez l'animal immobilisé, n'est que l'expression abortive.

Nous avons vu, à propos de ces expériences d'excitation, que le substratum de la réaction déviationnelle ipsiversive (réaction tegmentale) s'étend à l'ensemble du système réticulaire méso-rhombencéphalique et paraît être rigoureusement ipsilatéral. Il en occupe la portion ventrolatérale dans les segments caudaux, et dans la zone de transition entre le pont et le mésencéphale : a) une portion dorso-médiane voisine du noyau de la IIIe paire (faisceaux vestibulo-mésencéphaliques, faisceau central du tegmentum). b) une portion latérale, aboutissant au voisinage de la zona incerta, du champ H_1 de Forel, du centre médian du thalamus et de l'origine du faisceau central du tegmentum. Les résultats de ces expériences d'excitation indiquent déjà que le substratum du syndrome réticulaire irritatif ne se laisse pas réduire à un faisceau nettement individualisé, mais qu'il englobe plusieurs systèmes d'association.

B. Syndrome réticulaire déficitaire (contraversif).

Les animaux chez lesquels nous avons pratiqué des lésions de la substance réticulaire méso-rhombencéphalique ont présenté, pour la plupart, un syndrome dont on peut résumer comme suit les principaux éléments.

1. Déviation de la tête, du tronc et de la queue. a) Déviation latérale de la tête et de l'avant-train sur plan horizontal, avec mouvements de manège vers le côté opposé à la lésion (*HL2, HL3, HL4, HL5, GL2*), parfois aussi vers le côté de la lésion (*HL7, HL9*). Cette réaction déviationnelle s'étend souvent à l'arrière-train et à la queue; la colonne vertébrale présente alors une concavité dirigée vers le côté de la déviation céphalique (*GL2*).

b) Rotation de la tête et du corps sur plan frontal, autour de l'axe longitudinal par affaissement du côté de la déviation céphalique horizontale (*HL3, HL4, HL5, HL7, HL11*).

c) Déviation de la tête sur plan sagittal. Cette réaction, caractérisée par une déflexion de la tête (opisthotonos) et une élévation de l'avant-train, s'est présentée transitoirement chez quelques animaux après la coagulation (*HL2, HL3, HL5, HL11*).

2. Spasticité des muscles inspirateurs. Elle se traduit par une augmentation permanente du volume thoracique (*GL1, GL2, HL11*). Nous avons homologué antérieurement cette hypertonie des muscles inspirateurs à celle des extenseurs des pattes chez l'animal décérébré (Monnier, 1939d, 1941f, g; cf. exp. d'excitation).

3. Spasticité des extrémités. Spasticité de la patte antérieure du côté opposé à celui de la déviation de la tête et spasticité de la patte postérieure du côté de la déviation (spasticité croisée alterne ou spasticité diagonale). L'autre patte postérieure est plus rarement intéressée. L'hypertonie frappe simultanément les muscles fléchisseurs et extenseurs, mais surtout les extenseurs, comme dans l'état de rigidité décérébrée (*HL2, HL3, HL5, HL7, HL9, HL10*).

4. Modification des réactions de posture, de redressement et d'équilibration des extrémités. a) Exagération des réactions de posture et d'équilibration au niveau des extrémités spastiques : réflexes de soutien (Stütztonus), réactions d'arc-boutement (Stemmbeinreaktion, Schunkelreaktion), réaction du saut à cloche-pied (Hinkebeinreaktion) (*HL2, HL3, HL5, HL7*).

b) Affaiblissement ou abolition de ces mêmes réactions du côté de la déviation de la tête (*HL4, HL5, HL11, GL2*). Les extrémités ainsi frappées sont souvent aussi hypotoniques.

c) Abolition des réactions extéroceptives de redressement de l'arrière-train (Körperstellreflex) au niveau des extrémités spastiques (*CL3, HL3*) et des extrémités hypotoniques, hypoalgésiques (*HL11*) du côté de la déviation céphalique.

d) Abolition de la réaction de placement aux extrémités spastiques (*HL3, HL6, HL9, GL2*) et du côté de la déviation de la tête (*HL4, HL5, HL11*).

5. Locomotion automatique. Mouvements automatiques, rythmiques, analogues à des mouvements de marche, au niveau des extrémités pré-spastiques : patte antérieure, du côté opposé à celui de la déviation de la tête et patte postérieure, du côté de la déviation (*HL3, HL10, GL2*).

* * *

Ce groupement des symptômes présentés par nos animaux montre que les destructions circonscrites unilatérales du système réticulaire méso-rhombencéphalique, provoquent un trouble fondamental de l'équilibration statique et cinétique, dont l'expression la plus concrète est le syndrome déviationnel.

1. Syndrome déviationnel simple, sur plan horizontal, caractérisé par des mouvements forcés de manège ou de marche en boussole.

2. Syndrome déviationnel complexe, sur plans horizontal et frontal à la fois, caractérisé par des mouvements forcés de manège et de rotation en tonneau, c'est-à-dire d'enroulement forcé autour de l'axe longitudinal.

La déviation s'exerce le plus souvent dans le sens opposé au côté de la lésion, quand celle-ci est unilatérale; la tête de l'animal fuit la lésion (déviation contraversive) et le corps s'affaisse sur le flanc, du côté opposé à la lésion, comme en témoignent les cas *HL2, HL3, HL4, HL5, GL1, GL2*. Tout se passe comme si la moitié du corps, du côté de la lésion, présentait un déficit du tonus postural des muscles de la colonne vertébrale. Les effets déviationnels de cette dystonie tronculaire sont renforcés en outre par la spasticité de la patte antérieure, du côté de la lésion et, plus rarement, par celle des pattes postérieures ipsi- ou contralatérale. Ces mêmes pattes présentent souvent des réactions posturales exagérées (Stütz-, Stemmbein-, Hinkebeinreaktion) et parfois des mouvements de marche automatique. De cette répartition asymétrique des excitations motrices naît souvent une réaction de manège contraversif avec ou sans enroulement du corps en tonneau.

Les effets lésionnels représentent le négatif de ceux déclenchés par l'excitation électrique. Nous avons pu prouver ce fait dans plusieurs cas en excitant le substratum avant de le coaguler. On se souvient en effet que la réaction déviationnelle polysegmentaire, consécutive à l'excitation faradique du système réticulaire, se caractérisait par une déviation ipsiversive de la tête, une incurvation de la colonne vertébrale à concavité dirigée vers le côté excité, une flexion de la patte antérieure ipsilatérale et une extension des pattes contralatérales. Le syndrome réticulaire déficitaire ne diffère donc du syndrome réticulaire irritatif que par le sens de la déviation. Quand l'excitation unilatérale provoque un manège ipsiversif, la destruction du même substratum provoque un manège contraversif.

Ainsi, les effets d'une lésion à droite sont identiques à ceux d'une excitation à gauche. Tout se passe donc comme si la destruction du système réticulaire méso-rhombencéphalique d'un côté, libérait le système réticulaire du côté opposé. En d'autres termes, le système réticulaire gauche et le système réticulaire droit se comportent comme 2 frères siamois accolés, qui tendent continuellement à se séparer. Le gauche tire vers la gauche, le droit vers la droite; quand les tensions sont égales, la colonne vertébrale est rectiligne. Si le siamois droit s'affaiblit, le gauche entraîne l'organisme vers la gauche. Ainsi, les deux méthodes expérimentales utilisées (excitation et destruction) mettent en évidence deux aspects complémentaires du même dispositif moteur; nous avons insisté sur ces faits antérieurement déjà (Monnier 1941a, b, c).

Le contrôle anatomique par la méthode de Marchi a montré que les lésions siègent surtout dans le tegmentum protubérantiel médian ou latéral et dans la substance réticulée du bulbe. Elles provoquent des dégénérescences myéliniques secondaires de divers faisceaux longitudinaux ascendants et descendants. Les systèmes ascendants les plus fréquemment dégénérés sont localisés dans la substance réticulaire médiane : faisceaux vestibulo-mésencéphaliques indirects, brachium conjunctivum, parfois aussi faisceau spino-thalamique et lemniscus medialis. Quant aux systèmes descendants les plus fréquemment dégénérés, ils sont localisés surtout dans la substance réticulée médiane ou latérale : bandelette longitudinale postérieure et faisceau tecto-spinal, faisceau central du tegmentum, faisceaux réticulo-spinaux médian et latéral, faisceaux vestibulo-spinaux direct ou indirect, faisceau rubro-spinal. Toutes ces voies descendantes sont généralement ipsilatérales, tandis que certaines voies ascendantes gagnent les noyaux du tegmentum méso-diencéphalique du côté opposé : faisceau vestibulo-mésencéphalique indirect.

Syndromes déficitaires ipsiversifs. Quelques animaux chez lesquels nous avons pratiqué des lésions circonscrites également unilatérales ont présenté une réaction déviationnelle ipsiversive : déviation de la tête et manège vers le côté lésé, avec spasticité de la patte antérieure contralatérale, et parfois de la patte postérieure ipsilatérale (*HL7*, *HL9*). L'excitation préalable du même substratum, à droite par exemple, provoquait une déviation de la tête vers la gauche, cependant que l'électro-coagulation entraînait ultérieurement une déviation vers la droite. Le syndrome déviationnel irritatif était donc bien contraversif et le syndrome déviationnel post-lésionnel ipsiversif.

Le contrôle anatomique a montré que les lésions intéressaient, dans ces cas, outre les systèmes habituels ascendants et descendants, certaines connexions entre le tronc cérébral et le cervelet : fibres réticulo-cérébelleuses, olivo-cérébelleuses, corps restiforme avec ses systèmes spino-cérébelleux.

Rapports entre le syndrome réticulaire, les syndromes extra-pyramidaux supra-réticulaires, les syndromes cérébelleux et vestibulaires.

Nous venons de voir que la plupart des lésions unilatérales du système réticulaire, celles du tegmentum subthalamo-méso-rhombencéphalique notamment, déclenchent un syndrome déviationnel contraversif: manège vers le côté opposé à celui de la lésion (réaction tegmentale inversée), rotation de la tête et du corps sur plan frontal, avec affaissement du côté opposé à la lésion. Il nous reste à établir maintenant le parallélisme entre le syndrome réticulaire déficitaire et les syndromes moteurs extrapyramidaux supra-réticulaires, cérébelleux et vestibulaires.

A. Syndrome réticulaire et syndromes extra-pyramidaux supra-réticulaires.

L'expérimentation moderne montre que la destruction des centres moteurs supra-réticulaires provoque souvent des syndromes déviationnels à direction exactement opposée à celle des centres réticulaires.

a) Diencéphale. Les expériences d'excitation et de coagulation circonscrites de Hess et de ses collaborateurs ont mis en évidence l'existence de substrats diencéphaliques différents pour la régulation des réactions déviationnelles sur plan horizontal et frontal. La destruction d'un territoire situé entre les faisceaux de Meynert et de Vicq d'Azyr au voisinage du pied du pédoncule, noyau ventral du thalamus, (Pars arcuata), zona incerta, champ H_1 de Forel produit le plus souvent un manège ipsiversif (voies strio-nigriques ?) et une rotation de la tête et du corps avec affaissement du côté opposé à la lésion et déficit proprioceptif aux pattes contralatérales.

b) Pallidum et striatum. Morgan (1927) a signalé qu'une lésion étendue du noyau lenticulaire, chez le chat, intéressant la portion ventrale du segment latéral et le segment médian du globus pallidus, provoque des mouvements de manège ipsiversif avec hypertonie des extrémités ipsilatérales, hypercinésie et miosis ipsilatéral. Muskens (1922) a observé également des mouvements de manège ipsiversif après la destruction des corps striés.

c) Lobe frontal. Il est intéressant de rapprocher les faits précités des expériences d'ablation du champ frontal 8 chez le macaque (connexions entre le champ 8 et le putamen). Kennard et Ectors (1938) ont observé que cette opération déclenche une déviation ipsiversive de la tête avec paralysie des mouvements conjugués contraversifs des yeux, hémiagnosie à l'égard des objets situés dans le champ visuel contralatéral et des mouvements de manège ipsiversif.

Quant à l'ablation du champ $6a\beta$ (champ frontal adversif), elle provoque chez le singe une faiblesse transitoire des pattes contralatérales, suivie de rigidité cataleptoïde avec phénomènes de préhension forcée (forced grasping), exagération des réflexes tendineux (Fulton, 1938) et déviation conjuguée ipsiversive.

Chez l'homme, les ramollissements du territoire sylvien détruisent parfois le champ frontal adversif; il en résulte alors un syndrome déviationnel ipsiversif : déviation conjuguée de la tête et des yeux vers le côté de la lésion. On dit alors que le malade regarde sa lésion.

On voit qu'il existe une opposition entre les syndromes déviationnels contraversifs, consécutifs à une lésion unilatérale du système réticulaire et les syndromes déviationnels ipsiversifs, consécutifs à la destruction des centres moteurs extrapyramidaux supra-réticulaires : pallidum, striatum, champs frontaux adversifs (8, 6aβ). Ainsi, la destruction de l'aire motrice frontale extra-pyramidale et du noyau lenticulaire, à gauche, déclenche un syndrome déviationnel, sur plan horizontal, de même sens que le syndrome provoqué par une lésion du système réticulaire méso-rhombencéphalique à droite : rotation anti-horaire avec affaissement de l'hémiface gauche, déviation de la tête et manège vers la gauche. Tout se passe donc comme si le système réticulaire à droite était activé normalement par le système fronto-strio-pallidal gauche. Le système réticulaire droit constituerait, à ce point de vue, la voie finale commune des systèmes frontaux et strio-pallidaux gauches.

Quant aux effets rotatoires sur plan frontal, ils se caractérisent par un affaissement contralatéral, que la lésion soit réticulaire ou supra-réticulaire.

B. Syndrome réticulaire et syndromes cérébelleux.

Pour comprendre l'intégration des fonctions cérébelleuses par le système réticulaire, il est utile de passer en revue les effets des lésions du cervelet et des pédoncules cérébelleux, tels qu'ils ont été précisés par les techniques expérimentales modernes.

a) Lésion du pédoncule cérébelleux supérieur (brachium conjunctivum). Le pédoncule cérébelleux supérieur est constitué essentiellement par des fibres cérébellofuges, qui prennent naissance dans le noyau dentelé et aboutissent au noyau rouge ou au thalamus du côté opposé, après avoir subi une décussation dans les segments caudaux du mésencéphale. Du thalamus, les excitations cérébelleuses sont transmises à l'aire motrice frontale; par cette voie dentato-thalamo-frontale, le cervelet contrôlerait la motricité volontaire. Le brachium conjunctivum contient en outre des fibres cérébello-tegmentales (fasciculus uncinatus) et des fibres du faisceau spino-cérébelleux ventral de GOWERS.

Chez le singe, la section du brachium conjunctivum (FERRARO et BARRERA, 1936; WALKER et BOTTERELL, 1937) provoque une hypotonie, une asynergie et un tremblement des extrémités ipsilatérales.

Chez le chat, le symptôme commun aux diverses lésions du brachium conjunctivum que nous avons pratiquées, soit dans son trajet intra-cérébral (*CL3, HL11*), soit à son origine intra-cérébelleuse (*HL4*), était un déficit des réactions proprioceptives des pattes ipsilatérales. Notre expérience *HL4* illustre bien ce fait.

Expérience HL 4. *Lésion du brachium conjunctivum* (MONNIER, *inédit*). Chat mâle. 3,350 kg. Narcose au Numal, 0,5 cc./kg. intra-péritonéal. Electrode C. 23 mm. introduite 2 mm. en avant de la protubérance occipitale et 0,5 mm. à D. de la ligne médiane. Electro-coagulation diathermique.

Symptômes. Immédiatement après la coagulation, déviation de la tête vers la G. avec rotation anti-horaire du corps, autour de son axe longitudinal. La déviation de la tête vers la G. est encore nette le 2e jour, avec une tendance à l'affaissement du flanc D. Réactions de placement, d'arc-boutement et d'amortissement des pattes D. défectueuses jusqu'au 7e jour, notamment à la patte postérieure D. Elargissement transitoire de la fente palpébrale D. puis syndrome de CLAUDE BERNARD-HORNER à D. du 5e au 12e jour.

Contrôle anatomique. Lésion : Chez l'animal, sacrifié le 19e jour, le contrôle histologique montre que la lésion intéresse le brachium conjunctivum entre le bulbe et le cervelet, au voisinage du noyau vestibulaire supérieur D.

Dégénérescences ascendantes: Brachium conjunctivum D., fibres médianes et orales aboutissant au noyau rouge G.

Dégénérescences descendantes : Faisceaux vestibulo-spinaux direct et indirect D., faisceau réticulo-spinal médian D.

Conclusion. Altération des fonctions proprioceptives des extrémités ipsilatérales par lésion du brachium conjunctivum D. et dégénérescence de ses fibres ascendantes. Les dégénérescences descendantes des faisceaux vestibulo-spinaux D. et réticulo-spinal médian D. expliqueraient par contre le syndrome contraversif.

Chez le cobaye, les lésions du noyau latéral ou noyau dentelé du cervelet provoquent des effets semblables à ceux de la lésion du brachium conjunctivum, issu de ce noyau : syndrome déviationnel harmonieux avec déviation ipsiversive et rotation de la tête (occiput vers le côté lésé), hypotonie des pattes ipsilatérales (BUCHANAN, 1940). BÜRGI (1943) a confirmé que la destruction du brachium conjunctivum chez le chat produit un déficit proprioceptif ipsilatéral (hémisyndrome cérébelleux). C'est le cas également chez l'homme, après thrombose de l'artère cérébelleuse supérieure (RUSSEL, 1931).

b) Lésion du pédoncule cérébelleux moyen (Brachium pontis). Le pédoncule cérébelleux moyen est constitué essentiellement de fibres cérébellipètes, qui naissent dans les noyaux du pont et transmettent à l'hémisphère cérébelleux, du côté opposé, les excitations qu'elles ont reçues de l'écorce cérébrale, frontale et temporale, par les fibres cortico-pontiques. Il relie de la sorte l'écorce d'un hémisphère cérébral à celle du lobe latéral de l'hémisphère cérébelleux opposé. Il contient en outre des fibres qui relient la substance réticulaire bulbo-protubérantielle et l'olive inférieure au lobe latéral de l'hémisphère cérébelleux du côté opposé (connexions réticulo-cérébelleuses et tecto-olivo-cérébelleuses). Du lobe latéral, ces excitations sont déchargées dans le noyau dentelé, puis par le brachium conjunctivum dans le système rubro-spinal.

Les effets de la destruction isolée du brachium pontis sont encore mal connus. Nos expériences *HL7* et *HL9* ont réalisé des lésions circonscrites des connexions réticulo-cérébelleuses et olivo-cérébelleuses. Or, dans ces 2 cas, le syndrome déviationnel différait, par sa direction ipsiversive, du syndrome déviationnel contraversif, caractéristique des lésions du système réticulaire proprement dit.

c) Lésion du pédoncule cérébelleux inférieur (Corpus restiforme). Le pédoncule cérébelleux inférieur contient le faisceau spino-cérébelleux dorsal de FLECHSIG et de nombreux systèmes cérébellipètes, issus de divers noyaux essentiellement contralatéraux du bulbe : fibres arciformes externes dorsales, issues du nucleus cuneatus BURDACH et du nucleus gracilis GOLL, fibres arciformes externes ventrales, issues des noyaux arqués, fibres olivo-cérébelleuses, issues du complexe olivaire inférieur, fibres vestibulo-cérébelleuses, issues des noyaux vestibulaires latéral et supérieur. Il comprend, d'autre part, des systèmes cérébellifuges : le faisceau fastigio-bulbaire, issu des nuclei fastigii ou noyaux du toit. Ce faisceau contient un contingent important, le fasciculus uncinatus, qui aboutit à la substance réticulaire bulbaire et spinale, ainsi qu'aux noyaux vestibulaires du côté opposé surtout.

Destruction isolée du faisceau spino-cérébelleux dorsal. Elle produit une hypotonie des pattes ipsilatérales avec hyporéflexie et parfois tendance à la chute vers le côté de la lésion.

Destruction de la portion intrabulbaire du pédoncule cérébelleux inférieur (corps restiforme): Elle produit un syndrome déviationnel harmonieux, semblable à celui provoqué par la lésion du noyau de DEITERS, avec lequel le corps restiforme est en rapport étroit: rotation de la tête avec déplacement et flexion de l'occiput vers l'épaule ipsilatérale, flexion des pattes ipsilatérales et extension des pattes contralatérales, hypotonie et hyporéflexie des extrémités ipsilatérales, rotation du corps en tonneau vers le côté de la lésion ou affaissement sur le flanc ipsilatéral, nystagmus à composante lente ipsiversive (FERRARO et BARRERA, 1935).

Destruction de la portion extrabulbaire du pédoncule cérébelleux inférieur (fasciculus uncinatus). Elle produit au contraire une chute vers le côté opposé, une tendance au manège et à l'enroulement du corps vers le côté opposé, une hypotonie des pattes ipsilatérales et un nystagmus à composante lente contraversive. Syndrome déviationnel contraversif, mais sans troubles de l'équilibre statique (Ferraro et Barrera, 1936).

Expérience HL 11. Lésion du corps restiforme et des faisceaux spino-cérébelleux (Monnier, *inédit*; cf. p. 397).

Nos observations personnelles confirment que la destruction des connexions spino- et bulbo-cérébelleuses provoque un syndrome déviationnel ipsiversif, avec déficit proprioceptif ipsilatéral.

d) Hémidécérébellation: Lésion des 3 pédoncules cérébelleux. L'hémidécérébellation des anciens expérimentateurs (Luciani 1891, Munk 1906, 1908, André Thomas 1914) provoquait un syndrome déviationnel ipsiversif: une déviation et une rotation de la tête vers le côté opéré, une incurvation ipsiversive de la colonne vertébrale, une extension des extrémités antérieures vers le côté opposé à la lésion et des mouvements forcés de rotation du corps autour de l'axe longitudinal avec affaissement sur le flanc ipsilatéral. Chez l'animal décérébré, elle exagérait en outre la spasticité des extrémités ipsilatérales.

La section unilatérale des 3 pédoncules cérébelleux à la fois réalise un syndrome ipsilatéral, semblable à celui de l'hémidécérébellation des anciens auteurs: hypotonie, tremblement et asynergie des mouvements exécutés par les extrémités ipsilatérales. Notre expérience *HL11* a provoqué la dégénérescence d'une grande partie des fibres des pédoncules cérébelleux supérieur et inférieur; du point de vue phénoménologique, elle réalisait un syndrome déviationnel ipsiversif.

En conclusion, les expériences modernes de destruction des connexions cérébello-mésencéphaliques et cérébello-rhombencéphaliques ont mis en évidence les faits suivants:

1. La destruction isolée du pédoncule cérébelleux supérieur ou brachium conjunctivum entraîne avant tout un déficit des fonctions proprioceptives des pattes ipsilatérales: affaiblissement des réactions d'amortissement, d'arcboutement, de redressement, de placement, ataxie et hypotonie, tendance à l'affaissement sur le flanc ipsilatéral. Les réactions déviationnelles sont inconstantes et ne paraissent pas imputables spécifiquement à la lésion du brachium conjunctivum (Cf. expérience personnelle *HL4*).

2. La destruction du pédoncule cérébelleux moyen ou brachium pontis affecte les connexions réticulo-cérébelleuses et olivo-cérébelleuses, destinées à l'hémisphère cérébelleux du côté opposé. L'interruption de ces systèmes par des lésions pratiquées au voisinage de leur décussation (expériences personnelles *HL7* et *HL9*) engendre un syndrome déviationnel ipsiversif.

3. La destruction du pédoncule cérébelleux inférieur ou corpus restiforme dans son trajet intra-bulbaire, produit en général un syndrome déviationnel ipsiversif, semblable à celui provoqué par la lésion du noyau vestibulaire de Deiters: rotation de la tête et du corps avec affaissement sur le flanc ipsilatéral, bradynystagmus ipsiversif, hypotonie et hyporéflexie des pattes ipsilatérales.

4. Les lésions combinées des pédoncules cérébelleux, les lésions massives du cervelet, l'hémidécérébellation produisent un syndrome dystonique ipsi-

versif d'autant plus harmonieux et constant que la lésion est plus étendue: syndrome déviationnel et rotatoire ipsiversif avec tendance à l'affaissement sur le flanc ipsilatéral, déficit proprioceptif des pattes ipsilatérales et parfois, spasticité des pattes contralatérales.

On voit que la plupart des syndromes cérébelleux, les syndromes paléocérébelleux notamment, analogues aux syndromes vestibulaires, diffèrent du syndrome réticulaire par le sens des mouvements déviationnels. Ils se caractérisent, comme les syndromes vestibulaires, par des déviations ipsiversives avec déficit proprioceptif ipsilatéral, alors que les syndromes réticulaires se traduisent par une déviation contraversive, une spasticité des pattes ipsilatérales, et parfois aussi de la patte postérieure contralatérale. Tout se passe donc comme si un hémisphère cérébelleux activait normalement le système réticulaire contralatéral ou inhibait le système réticulaire ipsilatéral. L'hémidécérébellation gauche aurait pour effet de diminuer l'activité du système réticulaire droit et de libérer le système réticulaire gauche.

C. Syndromes réticulaires et syndromes vestibulaires. Lésions du système vestibulaire.

Nos connaissances des fonctions du système vestibulaire se sont enrichies au cours de ces dernières années grâce aux données des expériences de coagulation élective des divers noyaux vestibulaires. Il est instructif de comparer les effets de ces lésions centrales à ceux de la destruction du système vestibulaire périphérique.

1. Destruction du système vestibulaire périphérique. La destruction d'un vestibule, le vestibule gauche par exemple, provoque chez la plupart des mammifères (chat, lapin, cobaye) une déviation lente des yeux vers la gauche, avec un nystagmus à secousses compensatrices rapides battant vers la droite, une déviation forcée de la tête vers la gauche avec rotation antihoraire (élévation de l'hémiface droite, déplacement du vertex vers la gauche, incurvation de la colonne vertébrale à concavité dirigée vers la gauche, flexion des pattes gauches (côté vertex) et extension des pattes droites (côté menton). Cette répartition asymétrique du tonus sur les extrémités serait secondaire, selon Magnus, à l'action des récepteurs de la nuque sur les pattes. De ces diverses attitudes dystoniques, il résulte souvent des mouvements de manège forcé vers la gauche et une rotation du corps en tonneau autour de l'axe longitudinal, dans le sens anti-horaire, avec affaissement sur le flanc gauche (Magnus 1924).

On peut déduire de ces faits expérimentaux que toutes les réactions déviationnelles, consécutives à la destruction d'un seul vestibule, sont dirigées vers le côté lésé (déviations ipsiversives). Barré (1937, 1938) et Charbonnel (1938) ont montré qu'il en va de même chez l'homme. Ils ont appelé *syndrome vestibulaire harmonieux*, le syndrome caractérisé par une déviation des yeux (composante lente du nystagmus), de la tête, du tronc et des bras autour de l'axe longitudinal, vers le côté du vestibule détruit. Le syndrome vestibulaire harmonieux traduit donc l'existence d'une lésion du système vestibulaire périphérique (ou de certains noyaux vestibulaires isolés), cependant que le *syndrome vestibulaire dysharmonieux* de Barré signerait l'atteinte des voies vestibulaires centrales, notamment des connexions vestibulo-cérébelleuses (Barré; Charbonnel; Alfandary 1938). Ces faits cliniques viennent de recevoir une confirmation expérimentale:

2. Lésions du système vestibulaire central. On doit à Buchanan (1940) une étude systématique des fonctions des divers noyaux vestibulaires. Cet expérimentateur a lésé électivement ces structures chez le cobaye, à l'aide de l'instrument stéréotactique de Horsley et Clarke, et établi les faits suivants:

a) Lésion isolée du noyau vestibulaire latéral de Deiters. La coagulation de ce noyau produit un syndrome vestibulaire harmonieux assez semblable à celui de la délabyrinthation: déviation spontanée des yeux sur plan vertical, nystagmus vertical ou oblique, à composante lente battant vers le côté lésé, déviation de la tête et du tronc vers le côté lésé, rotation de la tête avec déplacement du vertex vers le côté lésé et élévation de l'hémiface contralatérale, rotation du corps autour de l'axe longitudinal avec affaissement vers le côté lésé, hypotonie des pattes ipsilatérales et spasticité des pattes contralatérales.

b) Lésion isolée du noyau vestibulaire spinal ou descendant de Roller. Elle entraîne toujours le développement d'un syndrome vestibulaire harmonieux, caractérisé par des réactions déviationnelles ipsiversives uniquement. Le nystagmus vertical ou oblique est rare; sa composante lente serait contraversive. Les mouvements de manège sont également rares.

c) Lésion isolée du noyau vestibulaire médian de Schwalbe. Elle provoque presque toujours un syndrome vestibulaire dysharmonieux: nystagmus horizontal à composante lente, battant vers le côté opposé à celui de la lésion, déviation de la tête vers le côté lésé avec rotation et hypotonie des extrémités ipsilatérales.

d) Lésion isolée du noyau vestibulaire supérieur de Bechterew. La destruction de ce noyau chez un cobaye aurait déclenché aussi un syndrome vestibulaire harmonieux: bradynystagmus et déviation de la tête vers le côté lésé, hypotonie ipsilatérale. Chez le singe, Ferraro et Barrera (1938) auraient observé au contraire des déviations inverses par rapport à celles du syndrome vestibulaire périphérique.

De ces expériences sur les noyaux vestibulaires isolés, retenons surtout le fait que le noyau latéral de Deiters, qui donne naissance à la voie vestibulo-spinale descendante, ipsilatérale, provoque un syndrome vestibulaire harmonieux, caractérisé par une déviation ipsiversive des yeux (bradynystagmus) et de la tête. Il en va de même du noyau vestibulaire descendant. La coagulation du noyau médian de Schwalbe, dont les fibres croisent la ligne médiane et montent ou descendent dans le faisceau longitudinal médian du côté opposé, engendre au contraire un syndrome déviationnel dissocié: déviation contraversive des yeux (bradynystagmus) et déviation ipsiversive de la tête. Dans le syndrome vestibulaire dysharmonieux, la dissociation intéresse donc essentiellement le système oculogyre par rapport au système céphalogyre; seule la composante lente du nystagmus a une direction paradoxale, cependant que les déviations de la tête et de la colonne vertébrale restent concordantes. L'hypotonie des pattes ipsilatérales et la tendance à l'affaissement du corps vers le côté lésé sont aussi des phénomènes d'observation constante. La destruction du faisceau longitudinal postérieur, vers lequel le noyau médian émet des axones, peut aussi provoquer un syndrome dysharmonieux.

e) Lésions combinées de plusieurs noyaux vestibulaires. La coagulation simultanée de plusieurs noyaux vestibulaires (noyaux latéral et médian, noyaux latéral et descendant, noyaux médian et descendant, noyaux latéral, médian et descendant) produit presque toujours un syndrome vestibulaire harmonieux. Quand la lésion s'étend à un nombre plus grand de noyaux vestibulaires, le syndrome déficitaire paraît devenir plus harmonieux et analogue en tous points à la destruction de l'appareil vestibulaire périphérique. Cette conclusion peut être tirée également des observations de Bernis et Spiegel (1925), Ferraro, Barrera et Blakeslee (1936).

f) Interruption des connexions cérébello-vestibulaires et vestibulo-cérébelleuses. Buchanan (1940) signale que la destruction combinée des voies cérébello-vestibulaires (fasciculus uncinatus) et vestibulo-cérébelleuses (corpus juxta-restiforme) a provoqué un syndrome dysharmonieux chez 2 cobayes. Ce fait confirmerait la thèse de Barré, pour qui le syndrome vestibulaire dysharmonieux traduit l'existence d'une lésion du complexe vestibulo-cérébelleux.

g) Lésions simultanées, indépendantes, du tronc cérébral et du cervelet. L'existence de lésions simultanées, mais indépendantes, non communicantes du cervelet et du tronc cérébral provoque des réactions déviationnelles harmonieuses (Buchanan 1940).

Comparons maintenant le syndrome réticulaire déficitaire, provoqué par une lésion unilatérale du système réticulaire, au syndrome vestibulaire déficitaire, provoqué par la destruction du système vestibulaire central ou périphérique (Fig. 19).

Les lésions du système réticulaire subthalamique provoquent le plus souvent une rotation de la tête et du tronc, par déficit des fonctions proprioceptives des pattes contralatérales et affaissement sur le flanc contralatéral. Cette déviation sur le plan frontal peut s'accompagner, sur le plan horizontal, d'une déviation ipsiversive de la tête, avec manège ipsiversif.

Les lésions du système réticulaire mésencéphalique provoquent par contre des déviations horizontales contraversives.

Les lésions du système réticulaire protubérantiel provoquent également une rotation de la tête et du corps sur plan frontal, par affaissement sur le flanc contralatéral et déficit proprioceptif des pattes contralatérales. Sur le plan horizontal, les réactions déviationnelles sont généralement contraversives.

Les lésions du système réticulaire bulbaire provoquent presque toujours des réactions déviationnelles sur plan horizontal et sur plan frontal: rotation de la tête et du corps, par affaissement du côté de la déviation horizontale. Les déviations horizontales sont le plus souvent contraversives, sauf quand la lésion intéresse les connexions bulbo-cérébelleuses ou olivo-cérébelleuses. Elles sont alors ipsiversives.

On voit qu'il existe une opposition frappante entre la plupart des syndromes réticulaires post-lésionnels et les syndromes vestibulaires. La différence la plus constante s'exprime dans la direction de la rotation de la tête et du corps autour de l'axe longitudinal: dans les syndromes réticulaires subthalamo-méso-rhombencéphaliques, la rotation sur plan frontal se caractérise par un affaissement sur le flanc contralatéral; elle est favorisée par le déficit des fonctions proprioceptives des pattes contralatérales. Dans les syndromes vestibulaires harmonieux, d'origine centrale ou périphérique, la rotation sur plan frontal se caractérise au contraire par un affaissement sur le flanc ipsilatéral (du côté de la lésion), une flexion des pattes ipsilatérales (côté occiput) et une extension des pattes contralatérales (côté menton). Ainsi, la destruction du système vestibulaire gauche déclenche un syndrome déviationnel rotatoire de même sens que celui produit par une lésion du système réticulaire à droite.

Une autre différence, moins constante toutefois, consiste dans la direction des réactions déviationnelles sur plan horizontal. Les lésions du tegmentum

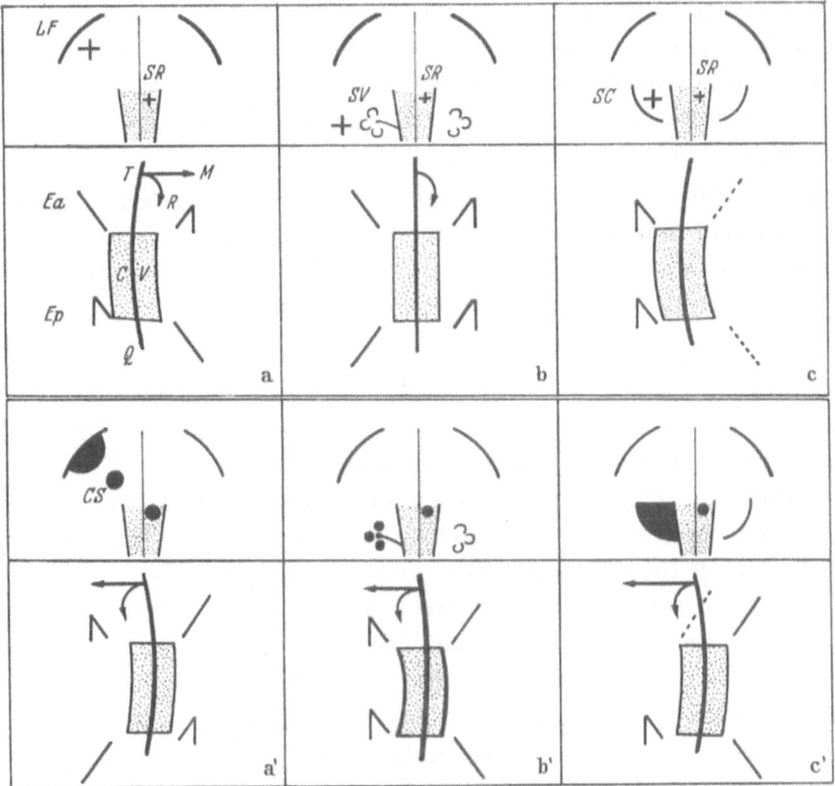

Figure 19a—c'. Rapports entre les syndromes déviationnels réticulaires, supra-réticulaires, vestibulaires et cérébelleux.

a L'excitation du lobe frontal gauche (aires 6a, 8a) déclenche des mouvements adversifs vers la droite, de même sens que ceux provoqués par l'excitation du système réticulaire droit. **a'** Les lésions du lobe frontal, des corps striés et du diencéphale à gauche déclenchent des mouvements de manège vers la gauche, semblables à ceux provoqués par une lésion du système réticulaire droit. Les systèmes moteurs extra-pyramidaux supra-réticulaires paraissent activer normalement le substrat réticulaire des réactions de manège du côté opposé (intégration croisée). **b** L'excitation galvanique (catélectrotonus) du vestibule gauche provoque des réactions déviationnelles vers la droite, comme celles déclenchées par l'excitation du système réticulaire droit. **b'** La destruction du vestibule gauche ou des noyaux vestibulaires gauches produit un syndrome déviationnel harmonieux (manège et rotation vers la gauche), semblable à celui déclenché par une lésion du système réticulaire droit. Le système vestibulaire paraît activer normalement le système réticulaire du côté opposé (intégration croisée). **c** L'excitation de l'hémisphère cérébelleux gauche, de ses noyaux ou de ses pédoncules, provoque une flexion des extrémités ipsilatérales semblable à la flexion de la patte antérieure gauche, qu'on observe pendant l'excitation du système réticulaire droit (réaction tegmentale). **c'** L'hémidécérébellation gauche ou la section des pédoncules cérébelleux gauches provoquent des déviations vers la gauche, semblables à celles déclenchées par une lésion du système réticulaire à droite. Le système cérébelleux, le paléo-cérebellum notamment, paraît activer le système réticulaire du côté opposé (intégration croisée).

Légende.

En haut: (a, b, c) Schéma des structures excitées ou lésées.

CS Corps striés
LF Lobe frontal
SC Système cérébelleux
SR Système réticulaire
SV Système vestibulaire

En bas: (a', b', c') Schéma du corps de l'animal vu de haut.

CV Colonne vertébrale
Ea Extrémités antérieures
Ep Extrémités postérieures
M Manège
Q Queue
R Rotation
T Tête

méso-rhombencéphalique provoquent le plus souvent une déviation contraversive de la tête, de la colonne vertébrale et de la queue, avec mouvements forcés de manège contraversif (réaction tegmentale inversée). Le syndrome vestibulaire se caractérise au contraire par une déviation ipsiversive de la tête et un manège ipsiversif.

Tout se passe donc comme si les excitations du système vestibulaire gauche activaient normalement les fonctions du système réticulaire droit; la suppression des excitations vestibulaires gauches entraîne un affaiblissement de l'activité du système réticulaire du côté opposé.

Conclusions.

Le système réticulaire du tronc cérébral joue, dans la régulation des fonctions somato-motrices et viscéro-motrices, un rôle dont l'importance a été sous-estimée jusqu'à ce jour. Nous avons étudié antérieurement sa participation au contrôle des fonctions végétatives et avons limité la présente étude à la régulation des fonctions motrices extra-pyramidales. Pour comprendre la signification et l'organisation fonctionnelles du système réticulaire, il nous a paru utile de tenter la synthèse des faits anatomiques, embryologiques, physiologiques et physiopathologiques établis jusqu'à ce jour.

1. Données morphologiques. Le système réticulaire du tronc cérébral est caractérisé par un mélange de cellules éparses ou groupées en noyaux (substance réticulaire grise) et de fibres, généralement myéliniques, dispersées ou groupées en faisceaux (substance réticulaire blanche); il s'étage tout le long du tronc cérébral, du diencéphale à la moelle.

Les formations réticulées nucléaires, dérivées de la lame basilaire du tube neural, ont pour éléments des cellules multipolaires dont les prolongements dendritiques recueillent les excitations multiples des systèmes extéroceptifs, proprioceptifs et viscéroceptifs. La multiplicité de ces stimuli empêche les cellules réticulaires de se subordonner à un système unique et de spécialiser leur activité fonctionnelle. Leurs axones descendent dans le tronc cérébral et aboutissent aux synapses des neurones moteurs périphériques, craniens ou spinaux. Ils constituent de la sorte une voie terminale commune pour les excitations des systèmes afférents et des voies efférentes des centres moteurs extra-pyramidaux supérieurs.

Du point de vue topographique, le système réticulaire nucléaire englobe les noyaux du subthalamus (noyau subthalamique de LUYS, zona incerta et champs de FOREL, noyaux ento-pédonculaires), les formations nucléaires du tegmentum mésencéphalique (noyau rouge, noyau interstitiel de CAJAL, noyau de DARKSCHEWITSCH, substance réticulaire diffuse du mésencéphale), les formations nucléaires du pont (nucleus tegmenti motorius EDINGER ou noyau réticulé supérieur du rhombencéphale), le noyau réticulé moyen du rhombencéphale et la substance réticulaire du bulbe (noyau réticulé inférieur du rhombencéphale).

Les formations réticulées fasciculaires sont constituées par les fibres longitudinales ou transversales du tronc cérébral, dérivées des cellules réticulaires; ces fibres cheminent dans le tegmentum, tantôt dispersées, tantôt groupées en faisceaux individualisés: bandelette longitudinale postérieure, faisceau central du tegmentum, faisceaux réticulo-spinaux médian et latéral, fibres réticulo-cérébelleuses et cérébello-réticulaires. Le faisceau central du tegmentum est composé de fibres longues, pallido-olivaires ou rubro-olivaires, et de fibres plus courtes, pallido-réticulaires ou rubro-réticulaires; son prolongement caudal contient les faisceaux réticulo-olivaires, réticulo-spinaux et réticulo-réticulaires. La plupart des fibres de ce système sont courtes, contrairement à celles du système pyramidal, ce qui permet un réajustement continuel des excitations au cours de leur trajet rostro-caudal.

Ces données morphologiques montrent que le système réticulaire nucléaire et fasciculaire est un vaste centre d'association qui intègre les excitations des systèmes afférents extéroceptifs, proprioceptifs et viscéroceptifs. Il reçoit en outre les excitations des centres moteurs extra-pyramidaux supérieurs et les transmet aux neurones moteurs périphériques. Il constitue à ce point de vue la portion caudale du système moteur extra-pyramidal.

2. Données embryo-physiologiques. Il nous a paru intéressant d'étudier les rapports qui existent entre le développement de la motricité et celui du système réticulaire chez l'embryon de chat.

Nous avons constaté, avec Windle et Steele, que les embryons de chat de 25 à 30 mm. présentent déjà des contractions spontanées, non rythmées, du diaphragme et des muscles abdominaux. Ces mouvements s'exagèrent après la délivrance, sous l'effet de l'anoxémie, dès que l'embryon est extirpé du milieu intra-utérin; ils s'accompagnent alors d'une extension de la tête, du tronc et des membres. Chez les foetus de 32 à 58 mm., si on ligature le cordon ombilical immédiatement après la délivrance, on observe, au cours des 30 premières secondes qui suivent cette ligature, des contractions rythmiques rapides du diaphragme, des muscles intercostaux et des muscles abdominaux, puis des contorsions du tronc et des mouvements de course. Par la suite, l'excitabilité du foetus à l'égard des excitations mécaniques extérieures diminue, cependant que le tonus postural augmente. On observe alors une contraction soutenue du tronc et des membres, entrecoupée de halètements rythmiques avec extension de la tête et opisthotonos, comme dans la rigidité décérébrée. A cette spasticité des extenseurs succède, dans la phase préagonale, une flexion de la colonne vertébrale et des extrémités. On peut considérer ces manifestations cinétiques et posturales comme l'expression d'une activité intégrative précoce du système nerveux.

L'étude du développement neuro-fibrillaire du cerveau chez l'embryon de chat montre qu'il existe, dès les premiers stades déjà (5,5 à 11,5 mm) dans le tronc cérébral, un système intégrant et coordinateur, assimilable au système réticulaire. Les structures précocement différenciées de ce système sont de nature fasciculaire: faisceau longitudinal médian homolatéral (ébauche de la bandelette longitudinale postérieure), faisceau longitudinal latéral homolatéral (ébauche des faisceaux tecto-spinal, vestibulo-spinal et réticulo-spinal), faisceau longitudinal latéral croisé, assimilable à l'ébauche du faisceau rubrospinal, faisceau longitudinal ventral ascendant (ébauche des voies sensorielles secondaires, voies vestibulaires?).

Le développement précoce de ce système associatif est compatible avec l'apparition de mouvements coordonnés de la nuque, du tronc, de l'appareil respiratoire et des extrémités.

3. Expériences d'excitation électrique des formations réticulées. L'analyse des effets de l'excitation électrique du tronc cérébral nous a permis de préciser les fonctions du système réticulaire subthalamo-mésencéphalique et rhombencéphalique. Notre documentation personnelle, chez le singe et le chat, jointe à celles de Hess, Ranson et leurs élèves, apporte des faits nouveaux, confirme maintes observations antérieures et souligne l'importance des rapports qui existent entre les effets moteurs de l'excitation du système réticulaire et ceux de l'excitation des centres extra-pyramidaux supérieurs.

Notre classification des réactions motrices, basée en grande partie sur celle de Hess, choisit pour critère principal le but fonctionnel de la réaction, son orientation par rapport aux trois plans de l'espace: horizontal, sagittal et frontal. A ce point de vue, il appert très vite que la plupart des excitations électriques provoquent une déviation des yeux, de la tête et du tronc dans une direction déterminée. Les sens de cette déviation dépend étroitement du substratum excité, cependant que l'intensité de la réaction, sa généralisation aux divers segments du corps, dépendent de l'intensité du stimulus et, comme l'a montré Hess, de sa fréquence.

a) Nous avons localisé, chez le singe et le chat, le substratum des *réactions déviationnelles du regard* sur les divers plans de l'espace.

Déviation horizontale ipsiversive du regard. Le substratum de cette réaction englobe surtout les structures du tegmentum méso-rhombencéphalique: faisceaux longitudinal postérieur et tecto-spinal, aux abords des noyaux des nerfs III, IV, VI, faisceau central du tegmentum, substance réticulaire ventro-latérale, noyaux vestibulaires et connexions bulbo-cérébelleuses.

Déviation horizontale contraversive du regard. Le substratum de cette réaction s'étend des segments rostraux du mésencéphale aux segments caudaux du bulbe: tegmentum périrubrique et dorso-médian par rapport au noyau rouge, au voisinage du noyau interstitiel et du noyau du nerf III, faisceau central du tegmentum, portion centrale du tegmentum mésencéphalique, entre la substance grise centrale et le lemniscus latéral, au voisinage des tubercules quadrijumeaux antérieurs. Etant donné que le substratum de la déviation contraversive du regard paraît s'épuiser dans la substance réticulaire protubérantielle, cependant que celui de la déviation ipsiversive du regard se prolonge dans le tegmentum rhombencéphalique, on en déduit qu'il se produit peut-être une décussation des systèmes oculogyres contraversifs au niveau de l'isthme méso-rhombencéphalique.

Convergence du regard. On provoque la convergence des yeux chez le singe en excitant les structures voisines de la ligne médiane et de l'axe cérébro-spinal : parois latérales du 3e ventricule et substance grise centrale périsylvienne, segment médian du tegmentum subthalamo-méso-rhombencéphalique.

Fixation du regard en avant. On provoque une fixation posturale du regard en avant en excitant la portion ventrale du thalamus, le subthalamus, l'aire prétectale, la substance grise périaxiale et les structures adjacentes du tectum et du tegmentum méso-rhombencéphalique.

Elévation du regard. Le substratum de la déviation sursumversive des yeux englobe la substance grise paraventriculaire et périsylvienne au voisinage de la commissure des tubercules quadrijumeaux antérieurs, le faisceau longitudinal postérieur et le tegmentum rhombencéphalique adjacent.

Abaissement du regard. Le substratum de la réaction deorsumversive des yeux comprend le tegmentum mésencéphalique, dorsal par rapport au noyau rouge, la substance grise centrale périsylvienne, ventrale par rapport à l'aqueduc de SYLVIUS, au voisinage du noyau du nerf IV et le faisceau longitudinal postérieur.

Rotation du regard. On obtient une rotation à la fois sursumversive et ipsiversive des deux yeux en excitant les formations réticulaires médianes du rhombencéphale en arrière de l'olive bulbaire.

On voit que les divers substrats des réactions déviationnelles du regard paraissent centrés autour de l'axe cérébro-spinal, dans la substance grise centrale et les formations dorso-médianes du système réticulaire méso-rhombencéphalique. Ces substrats occupent, par rapport à l'axe, une position dorsale, ventrale ou latérale qui correspond géométriquement aux diverses positions du regard: élévation, abaissement, mouvements latéraux et mouvements combinés de rotation. Il existe des connexions anatomo-fonctionnelles entre les substrats de ces réactions dans le tronc cérébral et les centres corticaux des mouvements oculogyres contraversifs (champs 6a, 8a, 17, 19).

b) La *déviation conjuguée de la tête et des yeux* a un substratum différent, selon qu'elle s'opère en sens ipsiversif ou contraversif. Une déviation conjuguée contraversive résulte de l'excitation de la région subthalamo-mésencéphalique, au voisinage du pôle ventro-caudal du noyau rouge, tegmentum dorso-médian, substance grise centrale et tectum adjacent, faisceau central du tegmentum. Ce substratum paraît avoir des connexions ipsilatérales directes avec le champ adversif frontal (aires 6a et 8a). Etant donné que l'excitation des segments caudaux par rapport au plan de la décussation du brachium conjunctivum ne déclenche plus de déviation conjuguée contraversive, mais uniquement une déviation conjuguée ipsiversive, on est tenté d'admettre que les voies de la déviation conjuguée de la tête et des yeux subissent une décussation au niveau de l'isthme méso-rhombencéphalique (MONNIER). La bandelette longitudinale postérieure et les faisceaux adjacents du tegmentum rhombencéphalique paraissent constituer la voie terminale commune des excitations oculo-céphalogyres contraversives (adversives), d'origine télencéphalique et diencéphalique.

c) On déclenche des *réactions déviationnelles de la tête, du tronc et de la queue sur plan horizontal,* assimilables à la réaction tegmentale de THIELE et aux mouvements de manège, en excitant des segments bien définis du tegmentum subthalamo-mésencéphalique et rhombencéphalique. Ces réactions, de nature essentiellement tonique, traduisent une posture et une locomotion asymétriques. Leur direction ipsiversive ou contraversive est déterminée par le substratum excité, comme le prouve notre matériel expérimental chez le singe.

La *déviation ipsiversive de la tête et du tronc* (réaction tegmentale, manège ipsiversif) a un substratum qui s'étend dans le tegmentum, du diencéphale à la moelle : structures voisines du centre médian de LUYS, radiations du tegmentum, subthalamus entre le faisceau rétroflexe de MEYNERT, le champ H_1 de FOREL, le pôle médian du corps subthalamique de LUYS et la zona incerta, brachium conjunctivum et faisceau central du tegmentum. Au niveau du mésencéphale et de l'isthme méso-rhombencéphalique, on distingue apparemment un contingent dorso-médian (faisceaux longitudinal postérieur, tecto-spinal, faisceau central du tegmentum, portion médiane du brachium conjunctivum) et un contingent latéral. L'excitation de ce dernier produit en outre une réaction de préhension forcée (forced grasping). Dans le rhombencéphale, le substratum occupe surtout la portion centrale et ventro-latérale de la substance réticulaire, entre le faisceau central de la calotte et la colonne des noyaux craniens, somato-moteurs: substance réticulaire ventro-latérale, traversée par les faisceaux réticulo-spinal latéral, rubro-spinal, vestibulo-spinal, spino- et olivo-cérébelleux. L'excitation de ce territoire ventro-latéral produit souvent, en plus du manège ipsiversif, une contraction des muscles inspirateurs, avec apnée; nous avons homologué cette réaction aux réactions posturales statiques, caractérisées par la contraction des extenseurs. Il convient de rattacher à ces réactions posturales la préhension forcée (forced grasping), dont le substratum est localisé également dans le territoire latéral. Les segments latéraux du tegmentum méso-rhombencéphalique paraissent donc contenir des dispositifs importants pour la régulation des attitudes posturales de la tête, du tronc et des extrémités: manège ipsiversif ou réaction tegmentale, apnée inspiratoire, forced grasping. Il existe des connexions anatomo-fonctionnelles étroites entre le substratum méso-rhombencéphalique de ces réactions et les centres posturaux plus rostraux: systèmes trans-thalamiques entre la capsule interne, le faisceau de VICQ D'AZYR et le faisceau de MEYNERT, aire motrice frontale extra-pyramidale (champ 6a).

Le substratum de la *déviation ipsiversive de la tête seule* est assimilable à celui de la réaction ipsiversive polysegmentaire; il est plus étendu toutefois et le déborde en dedans surtout, au niveau du rhombencéphale: faisceau central du tegmentum et brachium conjunctivum (portions médianes), faisceau longitudinal postérieur, tegmentum protubérantiel central et médian, entre l'olive supérieure et le raphé, substance réticulaire bulbaire centrale (connexions probables avec l'olive supérieure).

La *déviation contraversive de la tête et du tronc* (réaction tegmentale inverse, manège contraversif) a un substratum moins étendu que celui des réactions déviationnelles ipsiversives : tectum mésencéphalique au voisinage de la commissure postérieure et de la commissure des tubercules quadrijumeaux antérieurs, stratum profundum, substance grise périsylvienne adjacente. Il se confond parfois avec celui de la déviation conjuguée de la tête et des yeux, qui aboutit au faisceau longitudinal postérieur. Comme on ne parvient plus à déclencher de semblables effets en excitant les segments caudaux par rapport au plan de la décussation des brachia conjunctiva, on est tenté d'admettre que les voies des réactions déviationnelles contraversives subissent pour la plupart une décussation au niveau de l'isthme méso-rhombencéphalique. Il existe des connexions anatomo-fonctionnelles entre le substratum mésencéphalique des réactions contraversives et les dispositifs posturaux plus rostraux: diencéphale entre les faisceaux de VICQ D'AZYR et de MEYNERT, aire frontale prépyramidale 6aβ (champ frontal adversif).

Le substratum de la *déviation contraversive de la tête seule* est identique à celui de la déviation conjuguée contraversive de la tête et des yeux: aire prétectale latéro-dorsale, tegmentum mésencéphalique en dehors du noyau rouge.

d) Les *mouvements de rotation de la tête et du tronc sur plan frontal* autour de l'axe rostro-caudal sont désignés aussi par les termes de rotation en tonneau, enroulement forcé, dystonie de torsion. Leur substratum est localisé dans les segments latéraux du tegmentum subthalamo-mésencéphalique: segment compris entre les faisceaux de VICQ D'AZYR et de MEYNERT, noyau ventral du thalamus, portion latérale des champs H_1 et H_2 de FOREL, tegmentum rostro-ventro-latéral par rapport au noyau rouge (HESS). La rotation débute toujours par une élévation de la moitié contralatérale du corps. Si le substratum excité se rapproche de la ligne médiane, la moitié contralatérale du corps s'élève moins haut, cependant que la moitié ipsilatérale commence à s'élever elle aussi. La réaction tend alors à devenir symétrique et l'on voit se substituer à l'effet rotatoire une élévation de la tête et de l'avant-train sur plan sagittal.

Au niveau du rhombencéphale, l'excitation de la substance réticulée protubérantielle latérale peut déclencher par contre des effets rotatoires opposés à ceux du méso-diencéphale (MONNIER et BÜRGI, 1943).

e) Les réactions *d'élévation ou d'abaissement de la tête et de l'avant-train sur plan sagittal* ont une localisation méso-diencéphalique essentiellement médiane. HESS a obtenu une élévation du pôle rostral en excitant les structures voisines des faisceaux de MEYNERT et de VICQ D'AZYR, sur un plan tangent au bord ventral de la massa intermedia. Il a provoqué d'autre part un abaissement du pôle rostral en excitant un territoire situé tout près de la ligne médiane, dans la zone de transition entre le diencéphale et le mésencéphale.

Les réactions déviationnelles sur plan frontal et sagittal sont de nature plus phasique que tonique, ce qui correspond peut-être à la nécessité d'équilibrer plus rapidement les changements de position sur plans verticaux — pendant la chute par exemple — que sur le plan horizontal, généralement stable (HESS). Aux temps de réaction plus courts paraissent correspondre aussi des connexions anatomiques plus directes.

f) Les *attitudes posturales du thorax et des extrémités* méritent d'être étudiées dans un chapitre spécial.

Postures inspiratoire et expiratoire. Nous avons montré qu'il convient de rattacher au système postural les muscles inspirateurs, homologues des muscles extenseurs des extrémités, en tant qu'ils s'opposent aussi à l'action de la pesanteur. La décérébration a pour effet de libérer le tonus des muscles inspirateurs en même temps que celui des extenseurs (MONNIER 1939). Nos expériences d'excitation du bulbe rachidien chez le chat nous ont conduit à la découverte de deux centres respiratoires posturaux distincts: le centre de la posture inspiratoire (apnée inspiratoire), dans la substance réticulée ventrale, en arrière de l'olive inférieure, et le centre de la posture expiratoire, dans les segments dorso-médians du bulbe, au voisinage de l'obex. Nos observations chez le chat et le singe (MONNIER 1938) ont été confirmées ultérieurement par PITTS, MAGOUN et RANSON (1939), WYSS et CROISIER (1943). Nous avons montré d'autre part, chez le singe, que les systèmes dont l'excitation déclenche des réactions posturales thoraciques avec apnée peuvent être repérés tout le long de leur trajet, de l'écorce cérébrale aux centres respiratoires bulbaires: champ frontal pré-pyramidal 6b, ansa lenticularis, tegmentum méso-diencéphalique, entre le corps subthalamique de LUYS et la substantia nigra, brachium conjunctivum au voisinage de la capsule du noyau rouge, tegmentum mésencéphalique entre le lemniscus latéral et la substance grise périsylvienne, tegmentum rhombencéphalique latéral entre le faisceau central du tegmentum, le lemniscus médian, le noyau masticateur et le noyau du nerf facial.

La *réaction de préhension forcée (forced grasping, grasp reflex)*, de nature posturale, tonique, a un substratum mésencéphalique assimilable à celui de la déviation contraversive des yeux: tegmentum mésencéphalique périrubrique, tegmentum méso-rhombencéphalique entre les tubercules quadrijumeaux postérieurs en arrière, le brachium conjunctivum en avant, le lemniscus latéral et le noyau masticateur en dehors. Cette réaction de préhension s'accompagne souvent d'une déviation contraversive du regard et d'une contraction de la commissure buccale contralatérale, ce qui jette une lueur nouvelle sur la physiopathologie du réflexe palmo-mentonnier (MONNIER). Le substratum tegmental du réflexe de préhension peut être activé par des structures extra-pyramidales plus rostrales: noyau hypothalamique postérieur, striatum, aire motrice frontale pré-pyramidale (6a).

g) Il convient de traiter à part certaines réactions complexes à caractère automatique rythmique, telles que les réactions de locomotion, halètement et mastication.

Le substratum des *réactions locomotrices* est souvent assimilable à celui des réactions de manège ipsiversif: tegmentum dorso-rubrique, champ H_1 de FOREL, faisceau central du tegmentum, brachium conjunctivum, substance réticulaire ventro-latérale. Il paraît avoir des connexions avec certaines structures plus rostrales: noyau hypothalamique postérieur, thalamus ventrocaudal, aire motrice frontale pré-pyramidale (aire 6). Les réactions locomotrices sont souvent associées aux réactions déviationnelles ipsiversives (tête, yeux, tronc) ainsi qu'à des réactions mimico-émotives et polypnéiques (halètement).

Les *réactions de halètement et de mastication automatiques* ont un substratum superposable à celui des mouvements de manège ipsiversif, de locomotion automatique et de préhension forcée: portion latérale et ventro-latérale du tegmentum méso-rhombencéphalique. Les connexions entre le substratum tegmental de ces automatismes et les centres frontaux sont actuellement repérées.

En conclusion, tous ces faits montrent que le vaste système réticulaire subthalamo-méso-rhombencéphalique a pour tâche la répartition harmonieuse, symétrique du tonus postural dont dépend essentiellement la station du corps dans l'espace. Il a pour fonction d'équilibrer à chaque instant cette station et d'adapter, d'autre part, avec un maximum de précision les attitudes et les mouvements de la tête, du tronc et des extrémités aux exigences de la situation extérieure.

4. Lésions expérimentales du système réticulaire. Les lésions unilatérales du système réticulaire subthalamo-méso-rhombencéphalique provoquent, chez le chat, un trouble fondamental de l'équilibration statique et cinétique. Elles engendrent une station et une locomotion asymétriques, dont l'expression la plus complète est le syndrome déviationnel: 1. Syndrome déviationnel sur plan horizontal, caractérisé par des mouvements de manège ou de boussole. 2. Syndrome déviationnel sur plan vertico-frontal, caractérisé par des mouvements de rotation en tonneau, c'est-à-dire d'enroulement forcé de la tête et du corps autour de l'axe rostro-caudal. Souvent, la déviation s'exerce sur les plans horizontal et vertico-frontal à la fois; il en résulte un mouvement de rotation et manège combiné. Ces déviations s'exercent le plus souvent vers le côté opposé à celui de la lésion, quand celle-ci est unilatérale: déviation contraversive avec affaissement sur le flanc contralatéral. Dans certains cas toutefois, suivant le substrat lésé, les déviations s'exercent vers le côté de la lésion (déviations ipsiversives).

Chez nos animaux, le syndrome réticulaire déficitaire contraversif le plus fréquemment observé après les lésions unilatérales du système réticulaire, se caractérisait par les éléments suivants: déviation de la tête, du tronc et de la queue, sur plan horizontal, vers le côté opposé à la lésion, avec incurvation de la colonne vertébrale à concavité dirigée également vers le côté opposé. Rotation de la tête et du corps sur plan vertico-frontal avec affaissement sur le flanc contralatéral. Spasticité de la patte antérieure ipsilatérale, souvent aussi de la patte postérieure ipsilatérale, et plus rarement de la patte postérieure contralatérale. Spasticité des muscles inspirateurs, homologue de celle des extenseurs des pattes; ce symptôme s'observe surtout après les lésions du système réticulaire bulbaire (Monnier). Exagération des réflexes de posture (Stützreflexe) et des réactions d'arc-boutement (Stemmbein-Schunkelreaktionen) au niveau des extrémités spastiques ipsilatérales, avec affaiblissement des réflexes extéroceptifs de redressement (Körperstellreflexe) et des réactions de placement (Aufsetzreaktionen). Déficit des fonctions proprioceptives au niveau des extrémités contralatérales: hypotonie, affaiblissement des réactions de posture, d'arc-boutement, de redressement et de placement, affaissement sur le flanc contralatéral. Enfin, on observe parfois, peu après la coagulation, des mouvements de locomotion automatique au niveau des extrémités pré-spastiques. Dans ce syndrome réticulaire déficitaire, tout se passe comme si la moitié ipsilatérale du corps présentait un déficit du tonus postural du cou, du tronc et de la colonne vertébrale. Ce déficit asymétrique engendrerait la réaction déviationnelle contraversive, que renforcent en outre la spasticité de la patte antérieure ipsilatérale, l'exagération des réflexes de posture ou des réactions d'arc-boutement des extrémités ipsilatérales. La combinaison de ces mécanismes produit les mouvements forcés de manège contraversif, avec affaissement sur le flanc contralatéral.

Nos examens anatomiques ont montré que les syndromes réticulaires déviationnels contraversifs sont imputables à la dégénérescence d'un ensemble de systèmes ascendants et descendants. Les systèmes ascendants les plus fréquemment dégénérés sont localisés dans la substance réticulaire médiane ou centrale: faisceaux vestibulo-mésencéphaliques, faisceau central du tegmentum, brachium conjunctivum, lemniscus medialis et faisceau spino-thalamique. Les systèmes descendants les plus fréquemment dégénérés sont localisés également dans la substance réticulaire: bandelette longitudinale postérieure, avec le faisceau tecto-spinal, faisceau central du tegmentum, faisceaux vestibulo-spinaux et réticulo-spinaux. Ces systèmes représentent la voie finale commune des centres moteurs extra-pyramidaux supra-réticulaires.

L'aspect du syndrome réticulaire ainsi décrit peut varier dans une certaine mesure, suivant le segment du tronc cérébral lésé, en fonction des systèmes afférents intégrés au niveau de la lésion. Les lésions du système réticulaire subthalamique se caractérisent par la prédominance des réactions déviationnelles ipsiversives, avec affaissement sur le flanc contralatéral et déficit proprioceptif des pattes contralatérales. Les lésions du système réticulaire mésencéphalique produisent un syndrome déviationnel contraversif, qui s'apparente, par certains éléments, aux syndromes du noyau rouge: spasticité des pattes ipsilatérales avec exagération des réflexes de posture, déficit proprioceptif ipsi- ou bilatéral: ataxie, affaiblissement des réactions extéroceptives de redressement. Les syndromes du système réticulaire bulbo-protubérantiel se caractérisent par la prédominance des réactions déviationnelles contraversives sur plan horizontal. Les syndromes réticulaires bulbaires comportent des troubles de la posture respiratoire, notamment quand la lésion siège au voisinage des systèmes pneumogastriques afférents, qui ont pour fonction de régler le tonus postural du diaphragme (noyau réticulé inférieur). Nous avons homologué la spasticité des muscles inspirateurs, qu'on observe dans ces cas, à celle des muscles extenseurs des pattes (Monnier 1939).

5. Comparaison entre les syndromes réticulaires irritatifs et déficitaires. Le syndrome déficitaire, consécutif à une lésion unilatérale du système réticulaire méso-rhombencéphalique, a une symptomatologie inverse de celle du syndrome irritatif, déclenché par l'excitation du même substrat. La différence essentielle porte sur le sens de la déviation. Alors que l'excitation unilatérale provoque la réaction dite tegmentale, ou manège ipsiversif, la destruction de la même structure réticulaire provoque un manège contraversif. C'est dire que le syndrome déviationnel contraversif post-lésionnel représente exactement le négatif de la réaction tegmentale, déclenchée par l'excitation électrique du même territoire (réaction tegmentale inversée). Tout se passe donc comme si une lésion unilatérale du système réticulaire méso-rhombencéphalique libérait le système réticulaire du côté opposé.

6. Rapports entre le syndrome réticulaire, les syndromes extra-pyramidaux supra-réticulaires, cérébelleux et vestibulaires. Il existe une opposition nette entre le syndrome réticulaire méso-rhombencéphalique d'une part, et les syndromes extra-pyramidaux supra-réticulaires cérébelleux ou vestibulaires d'autre part. Alors que les lésions unilatérales du système réticulaire méso-rhombencéphalique provoquent généralement un manège contraversif, avec affaissement sur le flanc contralatéral, les lésions unilatérales des centres extra-pyramidaux supérieurs (aire frontale pré-pyramidale, striatum, pallidum, portion ventro-caudale du diencéphale) produisent le plus souvent un syndrome déviationnel ipsiversif (manège ipsiversif), mais avec rotation généralement contraversive. Les lésions unilatérales du cervelet, des pédoncules cérébelleux et du système vestibulaire central ou périphérique, déclenchent par contre un syndrome déviationnel ipsiversif, non seulement sur plan horizontal, mais aussi sur plan frontal (rotation avec affaissement vers le côté lésé). Tout se passe donc comme si les systèmes moteurs extra-pyramidaux supérieurs, cérébelleux et vestibulaires excitaient normalement le système réticulaire du côté opposé; leur destruction aurait pour effet d'affaiblir l'activité du système réticulaire contralatéral et de libérer du même coup le système réticulaire ipsilatéral.

La décussation des systèmes supra-réticulaires, susceptibles d'activer le substratum réticulaire des réactions de manège se produirait au niveau du subthalamus; une destruction à ce niveau déclenche encore des réactions de manège ipsiversif, cependant que les lésions plus caudales (mésencéphale) provoquent un syndrome réticulaire déficitaire typique (manège contraversif). Quant aux systèmes supra-réticulaires, qui activent le substratum réticulaire des mouvements de rotation sur plan frontal, ils paraissent avoir un trajet direct.

La décussation des systèmes cérébelleux, qui activent le système réticulaire du côté opposé, s'effectue à divers étages du tronc cérébral: au niveau du mésencéphale par le brachium conjunctivum, au niveau du pont par le brachium pontis, au niveau du bulbe par les systèmes olivo- et réticulo-cérébelleux, spino-cérébelleux du corps restiforme. Quant à la décussation des systèmes vestibulaires, qui activent le système réticulaire du côté opposé, elle s'effectue également au niveau du bulbe, notamment pour le noyau vestibulaire médian (voies vestibulo-mésencéphaliques et vestibulo-spinales).

Les divers faits anatomiques, phylogéniques, ontogéniques que nous avons réunis, les résultats de nos expériences d'excitation électrique ou de coagulation du système réticulaire méso-rhombencéphalique tendent à prouver que ce système a pour fonction essentielle le maintien de la station, son équilibration, ainsi que la régulation des attitudes et des déplacements du corps dans l'espace (progression sur plans horizontal ou verticaux). Il constitue un vaste centre d'association, qui intègre les influences des divers systèmes afférents, extéroceptifs et intéroceptifs, ainsi que celles du cervelet et des centres moteurs extra-pyramidaux, supra-réticulaires. Il coordonne toutes ces influences, combine les diverses excitations toniques, phasiques, cloniques ou rythmiques en une commande unique, exactement adaptée aux besoins de la situation; il confie l'exécution de cette commande aux systèmes moteurs périphériques du tronc cérébral et de la moelle. Il est à la fois centre de réception, d'association, de projection et constitue la voie finale commune du système moteur extra-pyramidal.

Travail des Instituts de Physiologie de Genève (Pr. F. BATTELLI) et Zürich (Pr. W. R. HESS).

Nous tenons à exprimer notre gratitude à tous ceux qui, d'une manière ou d'une autre, ont contribué à la réussite de ce travail: la Fondation Rockefeller de New York, MM. les Professeurs W. R. HESS, S. W. RANSON, W. F. WINDLE ainsi que Me. M. MONNIER et M. O. LANGE, éditeur.

Augenbewegungen und optische Lokalisation.

Von

GUSTAV SCHUBERT-Prag.

Mit 10 Abbildungen.

Inhaltsverzeichnis.

Literaturverzeichnis.

AMES, A. jr.: Aniseikonia — a factor in the functioning of vision. Amer. J. Ophthalm. **18**, 1014 (1935).

— G. H. GLIDDON and K. N. OGLE: Lenses for changing the size and shape of dioptric images. Ann. Distinguished Serv. Foundat. Optometry **1**, 61 (1932).

— — — Size and Shape of Ocular Images. I. Methods of determination and physiologic significance. Arch. of Ophthalm. **7**, 576 (1932).

— K. N. OGLE and G. H. GLIDDON: Corresponding retinal points, the Horopter and size and shape of Ocular images. J. of Optical Soc. **22**, 538 (1932).

— — Size and Shape of Ocular Images. III. Visual sensitivity to differences in the relative size of the Ocular images of the two eyes. Arch. of Ophthalm. **7**, 904 (1932).

BANNON, R. E.: Heterophoria and Aniseikonia. Amer. J. of Optometry. **16**, 96 (1939).

BARTELS, M.: Vergleichendes über Augenbewegungen. BETHEs Handbuch der normalen und pathologischen Physiologie. Bd. 12/2, S. 1149. 1931.

BERGER, C. u. F. BUCHTHAL: Formwahrnehmung und Funktion der Fovea. Skand. Arch. Physiol. (Berl. u. Lpz.) **79**, 15 (1938).

Best, F.: Hemianopsie und Seelenblindheit bei Hirnverletzungen. Graefes Arch. **93**, 49 (1917).

Bielschowsky, A.: Totale Rindenblindheit. Münch. med. Wschr. **1911 II**, 2308.

— Der Sehakt bei Störungen im Bewegungsapparat der Augen. Bethes Handbuch der normalen und pathologischen Physiologie. Bd. 12/2, S. 1086. 1931.

— Lähmungen der Augenmuskeln. Handbuch der Augenheilkunde, 2. Aufl. Berlin 1932.

— Störungen im Bewegungsapparat der Augen. Zbl. Ophthalm. **27**, 97 (1932).

— Die Motilitätsstörungen der Augen. Handbuch der gesamten Augenheilkunde, 2. Aufl. Berlin: Springer 1932.

— Aniseikonia. Acta Ophthalm. **16**, 188 (1938) (Københ.).

Brecher, G. A.: Optisch ausgelöste Augen- und Körperreflexe am Kaninchen. Z. vergl. Physiol. **23**, 374 (1936).

Carow, R.: Untersuchungen über die Näherungsrollung und die Hebungs-Senkungsrollung der Augen. Graefes Arch. **140**, 86 (1939).

Chavasse, B.: The nature and antiquity of stereopsis. Trans. ophthalm. Soc. U. Kingd. **51**, 268 (1931).

Clark, Br.: An eye-movement study of stereoscopic vision. Amer. J. Psychol. **48**, 82 (1936).

Dodge, R.: Five types of eye movement in the horizontal meridian plane of the field of regard. Amer. J. Physiol. 8, 307 (1903).

— An experimental study of visual fixation. Psychologic. Rev. Suppl. 8, 1 (1907).

Dohlmann, G.: Physikalische und physiologische Studien zur Theorie des calorischen Nystagmus. Acta oto-laryng. Suppl. **5**, 1 (1925).

Ehara, Y.: The diurnal variations of the latent deviation of the eye. Acta Soc. ophthalm. jap. **43**, 656 (1939).

Erdmann, F. u. R. Dodge: Physiologische Untersuchungen über das Lesen auf experimenteller Grundlage. Halle: Niemeyer 1898.

Erggelet, H.: Zur Korrektion der einseitigen Aphakie. Z. ophthalm. Opt. **1—4**, **33** (1913/14).

— Die Bedeutung der Fickschen Kontaktgläser für die Beurteilung des zweiäugigen Sehens durch Brillengläser. Klin. Mbl. Augenheilk. **52**, 240 (1914).

— Versuche zur beidäugigen Tiefenwahrnehmung bei hoher Ungleichsichtigkeit. Klin. Mbl. Augenheilk. **66**, 685 (1921).

Fischer, F. P. (unter A. Tschermak): Experimentelle Beiträge zum Begriff der Sehrichtungsgemeinschaft der Netzhäute auf Grund der binokularen Noniusmethode. Pflügers Arch. **204**, 234 (1924).

Fischer, M. H.: Beiträge und kritische Studien zur Heterophoriefrage auf Grund systematischer Untersuchungen. Graefes Arch. **108**, 251 (1922).

Fruböse, A. u. P. A. Jaensch: Der Einfluss verschiedener Faktoren auf die Tiefensehschärfe. Z. Biol. **78**, 119 (1923).

Gertz, H.: Über die gleitenden (langsamen) Augenbewegungen. Z. Sinnesphysiol. **49**, 29 (1916).

— Sur le mécanisme central des mouvements des yeux. Acta med. Scandinav. **53**, 445 (1919).

— Über die Blickaberration und ihre Beziehung zur Netzhautkorrespondenz. Acta ophthalm. (Københ.) **13**, 192 (1935).

Guillery: Über die Schnelligkeit der Augenbewegungen. Pflügers Arch. **73**, 109 (1898).

Hansen Grut, E.: Die Schieltheorien. Arch. Augenheilk. **29**, 69 (1894).

Harms, H.: Demonstration eines Cyclophorometers. Ber. dtsch. ophthalm. Ges. **51**, 439 (1938).

Hering, E.: Die Lehre vom binokularen Sehen. Leipzig: Wilhelm Engelmann 1868.

Herzau, W.: Über den Horopter bei schiefer Betrachtung. Graefes Arch. **121**, 756 (1929).

— Demonstration des Amesschen Kippfeldes. Ber. 52. Zusammenkunft dtsch. ophthalm. Ges. Heidelberg 1938.

— Horror fusionis und Aniseikonie nach Trauma. Klin. Mbl. Augenheilk. **109**, 193 (1943).

— u. K. N. Ogle: Über den Grössenunterschied der Bilder beider Augen bei asymmetrischer Konvergenz und seine Bedeutung für das zweiäugige Sehen. (Ein Beitrag zur „Aniseikonia"-Forschung). Graefes Arch. **137**, 327 (1937).

Hess, W. R. u. N. Messerle: Untersuchungen über die motorische Koordination der Augen. Pflügers Arch. **210**, 708 (1925).

HOFFMANN, P.: Die physiologischen Eigenschaften der Eigenreflexe. Erg. Physiol. **36**, 26 (1934).

HOFMANN, F. B.: Die Lehre vom Raumsinn des Auges, S. 380. Berlin: Springer 1925.

HOLMES, G.: The cerebral integration of the ocular movements. Brit. med. J. **1938**, Nr 4045, 107.

HUGHES, W. L.: Aniseikonia. Some clinical observations. Amer. J. Ophthalm. **18**, 607 (1935).

— Aniseikonia. Amer. J. Ophthalm. **19**, 686 (1936).

IMANISHI: Über die Blickschwankungen des Auges beim Fixieren. Acta Soc. ophthalm. jap. **34**, 634 (1930).

KESTENBAUM, A.: Der latente Nystagmus und seine Beziehung zur Fixation. Z. Augenheilk. **45**, 99ff. (1921).

— Der Mechanismus des Nystagmus. Graefes Arch. **105**, 799 (1921).

— Blickbewegungen und Blicklähmungen. Confinia neur. **2**, 121 (1939).

KOCH, E.: Über die Geschwindigkeit der Augenbewegungen. Arch. f. Psychol. **13**, 196 (1908).

KÖLLICKER, A.: Handbuch der Gewebelehre, 6. Aufl., H. 2, S. 290. 1893.

LEHNERT, K.: Über wahre und Scheinhoropteren. Pflügers Arch. **245**, 112 (1941).

MADIGAN, L. F. and E. H. CARLTON: Size and shape of Ocular images. Arch. of Ophthalm. **7**, 720 (1932).

— — A Clinical Report on the Corrections of Differences in the Size and Shape of Ocular Images. Ann. Distinguished Serv. Foundat, Optometry **1**, 71 (1932).

MARLOW, F. W.: Prolonged monocular occlusion as a test for the muscle balance. Amer. J. Ophthalm. **4**, 238 (1921).

— Recent observations on the prolonged occlusion test. Amer. J. Ophthalm. **16**, 519 (1933).

MARX, E. u. W. TRENDELENBURG: Über die Genauigkeit der Einstellung des Auges beim Fixieren. Z. Sinnesphysiol. **45**, 87 (1911).

MCALLISTER, CL. N.: The fixation of points in the visual field. Psychologic. Rev. Suppl. **7**, 17 (1905).

MEYNERT, PH.: Psychiatrie, S. 189. Wien 1884.

MILES, W. R. and E. SHEN: Photographic recording of eye movements in the reading of chinese in vertical and horizontal axes: Method and preliminary results. J. of exper. Psychol. **8**, 344 (1925).

MUSKENS, S. J. J.: Das supra-vestibuläre System bei den Tieren und beim Menschen mit besonderer Berücksichtigung der Klinik der Blicklähmungen, der sog. Stirnhirnataxie, der Zwangsstellungen und Zwangsbewegungen. Amsterdam 1934.

NOTEBOOM, E.: Aniseikonie und iseikonische Gläser. Opt. Rundsch. **1940**, Nr 12/13, 157, 172.

OGLE, K. N.: An analitical treatment of the longitudinal horopter; its measurement and application to related phenomena, especially to the relative size and shape of the ocular images. J. Soc. Amer. **22**, 665 (1932).

— Induced size effect. I. A new phenomenon in binocular space perception associated with relative sizes of the images of the two eyes. Arch. of Ophthalm. **20**, 604 (1938).

— Induced size effect. II. An experimental study of the phenomenon with restricted fusion stimuli. Arch. of Ophthalm. **21**, 604 (1939).

— Induced size effect. III. A study of the phenomenon as influenced by horizontal disparity of the fusion contours. Arch. of Ophthalm. **22**, 613 (1939).

— The correction of aniseikonia with ophthalmic lenses. J. opt. Soc. amer. **26**, 323 (1939).

— Relative sizes of ocular images of the two eyes in asymmetric convergence. Arch. of Ophthalm. **22**, 1046. (1939).

ÖHRWALL, H.: Die Bewegungen des Auges während des Fixierens. Skand. Arch. Physiol. (Berl. u. Lpz.) **27**, 65 u. 304 (1912).

OHM, J.: Auf welcher Bahn spielt sich die Fusion ab? Z. Augenheilk. **81**, 142 (1933).

— Bemerkungen zu den Arbeiten von Prof. Dr. E. SPIEGEL, Philadelphia. Z. Hals- usw. Heilk. **39**, 136 (1935).

— Vestibulariskerne als Bestandteil der optokinetischen Reflexbahn. Dtsch. Z. Nervenheilk. **154**, 68 (1942).

RADEMAKER, G. G. J.: Über den Mechanismus einiger cerebraler optischer Reaktionen. Psychiatr. Bl. (holl.) **39**, 43 (1935).

ROHR, M. v.: Die Brille als optisches Instrument. Berlin: Springer 1921.

SCHUBERT, G.: Studien über das LISTINGsche Bewegungsgesetz am Auge. II. Mitteilung. Pflügers Arch. **215**, 553 (1927).

— Studien über das LISTINGsche Bewegungsgesetz am Auge. III. Mitteilung. Pflügers Arch. **216**, 580 (1927).

— Über das motorische Verhalten des Auges bei binokularem und unokularem Sehen. Pflügers Arch. **217**, 756 (1927).

— Die binokulare Koordination der Sehfunktionen. Pflügers Arch. **241**, 470—494 (1939).

— Das Aniseikonieproblem bei Fliegertauglichkeitsprüfungen. Luftfahrtmed. **4**, 285 (1940).

— u. W. ZIMMERMANN: Aniseikoniephänomene und ihre physiologisch-optischen Grundlagen. Pflügers Arch. **244**, 59 (1940).

— Grundlagen der beidäugigen motorischen Koordination. Pflügers Arch. **247**, 279 (1943).

SMITH, K. U.: The neural centers concerned in the mediation of apparent movement vision. J. of exper. Psychol. **26**, 443 (1940).

SPIEGEL, E. A.: Vorderer Vierhügel der Säuger und Corpus bigeminum der übrigen Wirbeltiere. BETHES Handbuch der normalen und pathologischen Physiologie. Bd. 10, S. 206. 1927.

— and N. R. SCALA: The cortical innervation of ocular movements. Arch. of Ophthalm. **16**, 967 (1936).

SUNDBERG, C. G.: Über die Blickbewegung und die Bedeutung des indirekten Sehens für das Blicken. Skand. Arch. Physiol. (Berl. u. Lpz.) **35**, 1 (1918).

TSCHERMAK, A. VON: Augenbewegungen. BETHES Handbuch der normalen und pathologischen Physiologie. Bd. 12/2, S. 1071. 1931. — Handbuch der biologischen Arbeitsmethoden, S. 1600, Abt. V, Teil 6. 1937.

WALKER, R. Y.: The eye-movements of good readers. Psychologic. Monogr. **44**, 95 (1933).

WHEATSTONE, CHR.: Philos. Trans. **2**, 371 (1837/38).

WILBRAND, M. u. A. SAENGER: Die Neurologie des Auges. III. Wiesbaden: Bergmann 1906.

Einleitung.

Durch den äusseren Muskelapparat erfährt die sensorische Anlage des Einzelauges eine erhöhte Auswertung insofern, als durch sein Spiel der optisch erfasste Aussenraum auch bei festgestelltem Kopfe vergrössert wird. Damit erschöpft sich jedoch die funktionelle Bedeutung der Augenmuskeln durchaus nicht. Beim binokularesehenden Menschen kommt den beiderseitigen Muskelapparaten darüber hinaus die Aufgabe zu, den beiden getrennten sensorischen Anlagen immer eine derartige räumliche Orientierung zu geben, dass bei jeder Blicklage die Abbildung des momentan fixierten Objektes auf funktionell zusammengehörigen Netzhautorten beiderseits erfolgt. Diese funktionelle Zusammengehörigkeit bestimmter endlich begrenzter Netzhautbezirke findet ihren sinnfälligen Ausdruck in der Sehrichtungsgemeinschaft derselben sowie — unter bestimmten Abbildungsbedingungen — im Bestehen eines unmittelbar primären Tiefeneindruckes.

Was die dynamischen Leistungen der äusseren Augenmuskeln betrifft, so sind dieselben verschiedenster Art, können aber bei dem heutigen Stande des Wissens kaum nach einem wirklich etwas aussagenden Schema geordnet werden. So werden in den meisten Darstellungen auch der letzten Jahre die willkürlichen Bewegungen den reflektorischen gegenübergestellt und zu letzteren auch alle diejenigen Bewegungen gerechnet, die triebartig, aber doch nur dann erfolgen, wenn ein sensorischer (optischer, akustischer, taktiler) Reiz ins Bewusstsein tritt, der auf dem Wege über die Hirnrinde zum okulomotorischen Apparat gelangt. In dieser Hinsicht gehören auch die Bewegungen zu den reflektorischen, die abhängig sind von zentralen Vorgängen, die man mit dem allgemeinen Ausdruck „Aufmerksamkeit" bezeichnet, nämlich: Optokinetischer Nystagmus, die sog. gleitenden (GERTZ 1916) oder Folgebewegungen (DODGE 1903) und endlich die Fusionsbewegungen. Als reine Reflexbewegungen gelten nur die durch labyrinthäre Erregungen ausgelösten (HOFMANN 1925, BIELSCHOWSKY 1932). Sieht man von letzteren, die beim erwachsenen Menschen für die Raumorientierung vollkommen bedeutungslos sind, ab, dann kann man zwanglos die reinen Willkürbewegungen den den Charakter eines sog. psychischen Reflexes tragenden Bewegungen gegenüberstellen. Von diesen bilden bei jedem beidäugigen Sehakt die Fusionsbewegungen einen integrierenden Bestandteil des motorischen Geschehens insoferne, als sie mit im Dienste des funktionellen Zusammenspiels der beidäugigen Rezeptorgruppen stehen. Diese Tatsache fand bis jetzt nicht nur keine entsprechende, sondern grundsätzlich falsche Einschätzung. Identifizieren doch z. B. die meisten Autoren den Begriff der Heterophorie mit latentem Schielen.

I. Blick- und Fusionsbewegungen.

1. Allgemeine Dynamik.

Die zwecks optischer Auflösung des Aussenraumes durchgeführten konjugierten Bewegungen im Sinne von Seitenwendung, Hebung, Senkung usw. erfolgen unter physiologischen Bedingungen ruckartig und mit einer derartigen Geschwindigkeit, dass — wie ERDMANN und DODGE (1898) als erste einwandfrei nachwiesen — während derselben eine optische Lokalisation unmöglich ist, also nichts gesehen wird. Von diesen Bewegungen unterscheiden sich die Fusionsbewegungen wesentlich. Vor allem erfolgen sie viel langsamer. Gegenüber der Dauer der Blickbewegungen unter den Verhältnissen des gewöhnlichen Sehens von nur 0,02 bis höchstens 0,2 Sek. beträgt die der Fusionsbewegungen durchschnittlich 2—6 Sek. unter starker Abhängigkeit von Individualität, Aufmerksamkeit usw. (s. b. TSCHERMAK 1931). Dementsprechend wird während der Bewegung, wenn sie grösseren Umfanges ist, gesehen. Die Fusionsbewegung selbst lässt sich auch am Doppelbildverhalten nach Richtung und Geschwindigkeit beurteilen, sie lässt sich wohl auch willkürlich hemmen, ist aber in ihrem Ablauf der Willkür entzogen. Verschieden ist fernerhin der Bewegungsablauf. Während die konjugierten Blickbewegungen in ihrer Anfangs- und Endphase eine geringere Geschwindigkeit besitzen, als in der Mittelphase, ist der Ablauf der Fusionsbewegung ein mehr gleichmässiger, die Bewegung im ganzen von gleitendem Charakter. Durch Fusion können auch Bewegungen erzielt werden, die dem konjugierten Bewegungsmechanismus nicht unterstehen, wie z. B.

Verrollungen und gegensinnige Vertikalbewegungen. Der diesen Bewegungen entsprechende sensorische Effekt ist die „Verschmelzung" der Doppelbilder. Die Bezeichnung dieses Wahrnehmungsaktes als „Fusion" wird seit alter Zeit — nicht gerade sehr treffend — auch auf die motorische Leistung der Augenmuskeln angewendet, welche Voraussetzung für diesen Akt ist. Ausmass und Richtung der Fusionsbewegung bzw. die räumliche Lage des Auges bei Ausschluss vom binokularen Sehakt hängen ab: 1. von der Dauer der Ausschaltung des Auges (Marlow 1921, Fischer 1922, Bielschowsky 1931), 2. von der Blicklage im Blickfeld (Hess und Messerle 1925), 3. von der Art der tageszeitlichen Beanspruchung der Augenmuskeln (Fischer 1922, Ehara 1939). Wesentlich ist, dass eine Fehleinstellung, eine sog. Heterophorie, des temporär vom Sehakt ausgeschlossenen Auges eigentlich nie vermisst wird, gleichgültig, ob es sich um Ferne- oder Nahesehen handelt. Die Nomenklatur dieser Fehllagen ist noch nicht einheitlich. Solche im Sinne einer Abweichung der Blicklinie des abgeblendeten Auges nach innen wird allgemein als Esophorie, einer solchen nach aussen als Exophorie bezeichnet. Weicht die Blicklinie nach oben oder unten ab, so spricht man von Hyper- bzw. Hypophorie. Rollungsabweichungen tragen in der Regel den Namen Cyklophorie. Dabei können sich die einzelnen Abweichungen in mannigfacher Weise miteinander kombinieren. Eine vollkommen richtige Stellung des abgeblendeten Auges, eine sog. Orthophorie ist, wie bemerkt, ein seltener Grenzfall.

2. Heterophorie und Ruhelage der Augen.

Allgemein wird die Anschauung vertreten, dass eine bestehende Heterophorie auf eine Verschiedenheit der Ruhelagen beider Augen zurückzuführen sei. Bielschowsky (1931) schreibt: „Individuelle Besonderheiten der die Ruhelage der Augen bestimmenden mechanischen Faktoren liegen den der Art und dem Grade nach verschiedenen Strabismen bzw. Heterophorien zugrunde". „Dabei ist die Ruhelage der Augen abhängig von der Form, Grösse und Axenrichtung der Orbitae, der Form und Grösse der Augäpfel, den Beziehungen zwischen letzteren und deren Adnexen (Bindehaut, Lider, Muskeln usw.)." Auch von physiologischer Seite wird die Meinung vertreten, dass „die fakultative Heterophorie bei Normalen klar auf eine Inkongruenz der Ruhelagen beider Augen hinweist" (Tschermak 1931).

Die Ruhelage des Auges, welche bestimmend für die Heterophorie sein soll, wird von Bielschowsky nicht näher definiert. Gesprochen wird nur von einer Ruhelage, die durch mechanische Faktoren bestimmt ist. Es ist also offensichtlich die Lage gemeint, welche das Auge bei Ausschluss jeglicher Innervation der Augenmuskeln einnimmt. Eine derartige Ruhelage gibt es am Lebenden überhaupt nicht. Sie wird erst eingenommen kurz nach dem Tode vor Eintritt der Totenstarre (anatomische Ruhelage nach Hansen Grut 1894). Die heterophore Lage hingegen darf schon angesichts des vielfältigen

Variierens keinesfalls als Ruhelage bezeichnet werden (TSCHERMAK 1931). Demnach kann die anatomische Ruhelage höchstens nur bestimmend sein für die Richtung der heterophoren Abweichung. Dass dies auch nicht der Fall sein kann, geht aus Folgendem hervor: Es wurde bereits angeführt, dass nicht nur das Ausmass, sondern auch die Richtung der Heterophorie je nach Beobachtungsbedingungen wechselt. Bei den Untersuchungen fanden aber die zyklophoren Abweichungen noch keine eingehende Berücksichtigung. Fahndet man nach diesen, so findet man, dass sie nicht nur überaus häufig sind, sondern beim Nahesehen die Regel bilden. Ferner zeigt sich, dass der Sinn derselben von der Hebungs-Senkungslage der Blickebene abhängig ist. In Hebungslagen herrschen Zyklophorien im Sinne einer Rollung des oberen Augenpols nach innen, bei gesenkter Blickebene solche im Sinne von Aussenrollungen vor. Da also die Richtung der Abweichung und damit die räumliche Lage des am Sehakt nicht beteiligten Auges, wenn Verrollungen berücksichtigt werden, andere sind bei Blickhebung als bei Blicksenkung, ebenso andere beim Fernsehen als beim Nahesehen, so ergibt sich allgemein, dass die Heterophorie in keiner Beziehung stehen kann zur anatomischen Ruhelage des Auges, auch wenn diese nur den Sinn der Abweichung bestimmen sollte, da es keine Vielzahl von anatomischen Ruhelagen geben kann. Die „durch mechanische Faktoren bedingte Ruhelage" ist also in funktioneller Hinsicht vollkommen bedeutungslos. Wenn man die Ruhelage des Auges für bestimmend erachtet für die Richtung der Heterophorie, ihre Variation aber damit erklärt, dass das Auge während seiner Ausschaltung vom binokularen Sehakt eben noch anderen Einflüssen wie solchen von seiten des zentralen Nervensystems, des Labyrinthes usw. unterliege (FISCHER 1922), dann bestimmen eben diese „allgemein zentralnervösen Einflüsse" die Heterophorie und nicht die anatomische Ruhelage.

3. Heterophorie und motorische Innervation der Augenmuskeln.

An Stelle der angeführten allgemeinen Vermutungen über die nervöse Beeinflussung der Muskulatur des in heterophorer Abweichung befindlichen Auges lässt sich experimentell der Nachweis erbringen, dass seine Lage durch zwei Faktoren bestimmt wird, nämlich 1. durch Wegfall bestimmter motorischer Impulse infolge Ausschluss vom binokularen Sehakt. Das beweist das Abwandern des Auges aus der Fixationsstellung, welches langsam, gleitend, in Etappen erfolgt (SCHUBERT 1927), 2. durch die motorischen Impulse, denen die Muskulatur dieses Auges zugleich mit der des fixierenden Auges unterliegt. Der Beweis hierfür ergibt sich aus der Tatsache, dass auch das abgeblendete Auge den sog. konjugierten Bewegungsimpulsen unterliegt.

Es sind aber auch die motorischen Impulse, die der Muskulatur des fixierenden Auges zufliessen, andere, wenn dieses Auge allein oder mit dem Gegenauge zusammen am Sehakt beteiligt ist. Diese veränderten Innervationsverhältnisse finden ihren sichtbaren Ausdruck in der Tatsache, dass sich die räumliche

Orientierung des fixierenden Auges beim Übergang zum Binokularesehen nachweisbar ändert. Seit langem ist bekannt, dass bei haploskopischer Darbietung höhenverschiedener Objekte zwecks Abbildung derselben auf funktionellen Deckstellen beide Augen, also auch das vorher allein fixierende ihre räumliche Lage ändern. Auf Grund dieses Verhaltens wurde ja das von HERING (1868) aufgestellte Gesetz der „stets gleichzeitigen und gleichmässigen Innervation beider Augen" auch für die Fusionsbewegungen gültig erachtet. Gegenüber den haploskopischen Versuchen kann aber der Einwand erhoben werden, dass hierbei in sofern unphysiologische Verhältnisse vorliegen, als jedem Auge gesondert ein Objekt dargeboten wird. Aber auch bei beidäugiger Darbietung eines Objektes lässt sich eine Orientierungsänderung des vorher allein fixierenden Auges nachweisen. Man bietet beiden Augen z. B. eine Vertikalkontur, wobei das R.A. direkt, das L.A. durch ein Reversionsprisma beobachtet. Dreht man dieses Prisma so, dass das Bild der Kontur mit dem oberen Ende gegen das linke Auge zu gedreht wird, dann zeigt auch das vorher allein fixierende R.A. bei Übergang zum binokularen Sehen eine Rollung mit dem oberen Pole nach links, wie sich durch Nachbildkontrolle leicht feststellen lässt.

II. Fusionsbewegungen als koordinierte Leistungen.

1. Statische und dynamische Leistungen.

Da die heterophore Lage des Auges durch Wegfall bestimmter motorischer Impulse zustande kommt, ergibt sich die Frage nach der Natur derselben. Diesbezüglich lassen sich schon gewisse Schlussfolgerungen aus den durch diese Impulse hervorgerufenen Muskelleistungen ziehen. Seit langem ist bekannt, dass bei haploskopischer Darbietung stark höhenverschiedener Objekte die gegenseitige Stellungsänderung der Augen, die schliesslich zur Abbildung auf korrespondierenden Netzhautorten führt, anfangs nicht nur als Zwang empfunden wird, sondern auch höchst unangenehme Sensationen von seiten der Sehorgane auslöst. Gleiches ist der Fall bei einseitiger Vorschaltung stark ablenkender Prismen. Ist jedoch nach längerem Bemühen die „Verschmelzung" der Doppelbilder erreicht, dann erfolgen die konjugierten Blickbewegungen jetzt ohne besondere Empfindungen. Es besteht also ein Verhalten, als ob die anfangs bestehende disparate Abbildung durch Dauerspannungen bestimmter Muskeln ausgeglichen würde, auf welche sich die dem konjugierten Bewegungsmechanismus unterstellten Längenänderungen einfach aufsetzen. Hierbei scheinen beide Muskelleistungen innerhalb gewisser Grenzen völlig unabhängig voneinander zu bestehen. Darauf deutet auch das Doppelsehen hin, welches nach Wegnahme eines stark ablenkenden Prismas viele Stunden lang bei völlig normalen Blickbewegungen bestehen kann. Neben der Unabhängigkeit dieser beiden Muskelleistungen voneinander besteht auch ein Unterschied insoferne, als anscheinend der Fusionsmechanismus eine statische

Aufgabe erfüllt, indem er beide Augen in einer bestimmten gegenseitigen Orientierung hält, während dem Mechanismus der konjugierten Bewegungen die eigentliche dynamische Leistung zukommt. Es scheint also dem beiderseitigen Zusammenspiel der äusseren Augenmuskeln eine doppelte Innervationsweise zugrunde zu liegen, nämlich Dauerimpulse einerseits, zeitlich begrenzte Impulsserien andererseits, kurz es scheint sich um eine Halte- und Bewegungsinnervation zu handeln. Die Frage, ob und inwieweit eine derartige Innervationsweise tatsächlich vorliegt, kann nur entschieden werden durch eine Untersuchung der Entwicklung und Dauer der Muskelleistung bei Fusion. Dies ist am Menschen nur möglich durch Erzwingung eines neuen Zusammenspieles der beiderseitigen Muskelapparate, verursacht durch Prismen, d. i. durch disparate Abbildung.

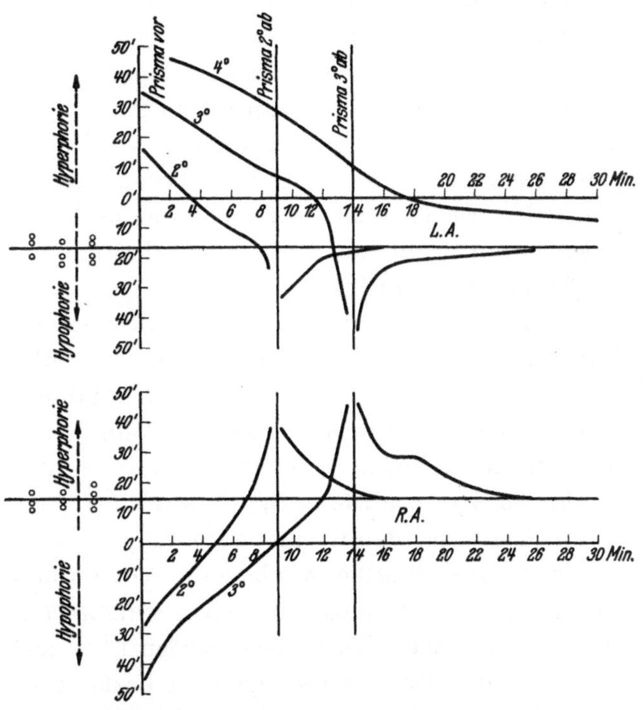

Abb. 1. Zeitlicher Verlauf der heterophoren Abweichungen des L. A. und R. A. bei rechtsäugiger künstlicher Bildverschiebung (Prismen mit Kanten oben).

In Abb. 1 sind die Versuchsergebnisse dargestellt wie sie durch Vorschaltung von 3 verschieden starken Prismen mit Kante oben vor das R.A. einer Vp. erhalten wurden. Die Heterophorien wurden hierbei mit einer verfeinerten Maddox-Methode (kleiner Leuchtpunkt von hoher Lichtstärke, Millimeternetz) bei einer Beobachtungsdistanz von 4 m immer nach Ablauf einer Minute bestimmt. Die einzelnen Kurven stellen die graphischen Interpolationen von je 4 Einzelwerten im Winkelmasse dar. Das L.A. der Vp. zeigt normalerweise eine Hypo-, das R.A. Hyperphorie, deren Werte für die 4 Einzelbestimmungen eingetragen sind, um über die Schwankungsbreite derselben Aufschluss zu geben; bei Interpolation ergibt sich für sie eine Gerade. Wie ersichtlich, bewirkt die Prismenvorschaltung einen Umschlag der normalen Heterophoriewerte, dessen Ursache in der höhendisparaten Abbildung gelegen ist. Die höhendisparaten Doppelbilder sind bei der gegebenen Prismenorientierung so angeordnet, dass das Bild im R.A. bei Fixation des L.A tiefer liegt; bei Fixation des R.A. liegt das im L.A. höher. Dies bedeutet — fehlende

Fusion vorausgesetzt — für das R.A. einen Umschlag der normalen Hyperphorie in eine scheinbare Hypophorie, für das L.A. einen solchen der normalen Hypophorie in eine scheinbare Hyperphorie. Je länger aber das Prisma getragen wird, je länger also die höhendisparate Erregung beiderseits wirkt, umso mehr nehmen diese scheinbaren Heterophorien ab. Nach einer bestimmten Zeit treten wieder die normalen Heterophoriewerte auf. Die Ursache hierfür kann nur darin gelegen sein, dass die Bildverschiebung durch Muskeldauerspannungen kompensiert wurde. Dieselben müssen vornehmlich die Hebergruppe des R.A. bzw. die Senkergruppe des L.A. betreffen. Dass tatsächlich derartige, gegenüber der Norm veränderte Dauerspannungen bestehen, beweist die sofort nach Abnahme des Prismas am R.A. auftretende verstärkte Hyperphorie, am L.A. die verstärkte Hypophorie. Auch diese anomalen Werte schwinden wieder allmählich und zwar nach ungefähr der gleichen Zeit, nach welcher vom Beginn der Prismenvorschaltung die normalen Heterophoriewerte wieder erreicht wurden.

Ohne auf die quantitativen Verhältnisse näher einzugehen, die eine andere Untersuchungsmethode erfordern würden, gewähren doch schon die angeführten Versuchsergebnisse einen wesentlichen Einblick in das Geschehen der binokularen Koordination der Augenmuskeln. An dieser sind nicht nur Fusionsbewegungen als solche beteiligt, sondern es gibt eine *statische* und eine *dynamische motorische Fusion.* Wird durch ein Prisma eine Bildverschiebung in einem Auge und damit eine Abbildung ausserhalb funktioneller Deckstellen erzielt, so wird dieselbe in folgender Weise kompensiert: Es treten vorerst bei Übergang zum beidäugigen Sehen entsprechende Fusionsbewegungen auf. Diese dynamischen Leistungen werden aber mehr und mehr und schliesslich gänzlich durch Dauerspannungen der bezüglichen Muskelgruppen ersetzt. Vor Entwicklung derselben bestehen infolge Bildverschiebung von der Norm abweichende (scheinbare) Heterophorien. Das Schwinden derselben und synchron damit das Schwinden der erforderlichen Fusionsbewegung sind der Ausdruck der vollendeten statischen Fusion. Wie weit letztere zur Ausbildung gelangen kann, hängt vom Ausmass der Bildverschiebung ab. Bei Verwendung von stärkeren Prismen (vgl. 4⁰ Prisma) ergeben sich den dargestellten ähnlich verlaufende Kurven wachsender Abszissen- und Ordinatenwerte. Sie zeigen, dass erst die statische, dann die dynamische Fusion immer mehr bis zur Insuffizienz (Auftreten von Doppelbildern) abnehmen. Es sei noch darauf hingewiesen, dass bei anderer Prismenorientierung prinzipiell gleiche Ergebnisse erhalten wurden.

Unter physiologischen Bedingungen des beidäugigen Sehens liegen im Prinzip die gleichen Verhältnisse vor. Auch hier besteht eine statische und dynamische Fusion. Nach den Prismenversuchen ist erstere gekennzeichnet durch ihre langsame Entwicklung und allmähliches Schwinden. Je länger also die Bildausschaltung eines Auges währt, desto mehr muss die statische

Fusion abnehmen, dementsprechend die Heterophoriewerte zunehmen. Dass dies physiologisch zutrifft, ist seit langem bekannt. So konnte schon MARLOW (1921) bei einer Anzahl von Fällen die bestehende Exophorie durch eine während 3 Wochen geübte Verdunkelung auf einen hohen, dann aber konstanten Wert steigern. Von diesem Autor wurde auch die verlängerte Okklusionsprobe für klinische Zwecke in Vorschlag gebracht (1939). Eine genauere Untersuchung bezüglich der Abhängigkeit der Heterophoriewerte von der Verblendungszeit ergab, dass diese Werte (s. Abb. 2) nach einer negativen e-Potenz ($y = e^{-at}$) zunehmen. Hierbei wurde das Auge nur während der kurzfristigen Messzeit (2 Sek.) freigegeben.

Die dynamische Fusion hingegen ist nach den Versuchen dadurch gekennzeichnet, dass sie sofort kompensatorisch in Erscheinung tritt und nach Wiederherstellung normaler Abbildungsverhältnisse auch rasch wieder schwindet.

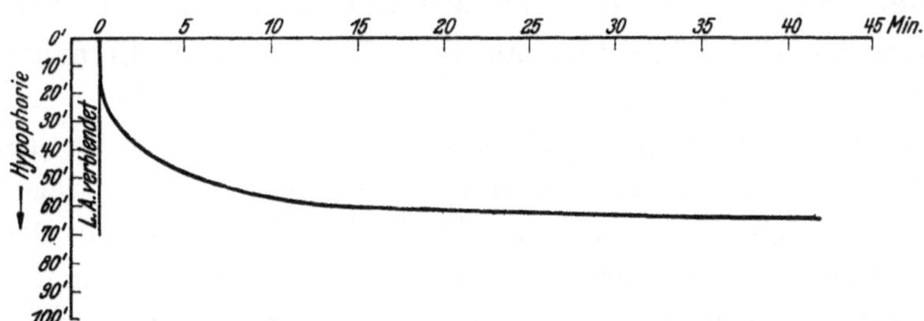

Abb. 2. Zunahme der Hypophorie bzw. Abnahme der Reflexspannungen der Hebergruppe des L.A. mit der Verblendungszeit (Ordinatenwerte in Winkelmin.).

Es werden also unter physiologischen Verhältnissen — ganz allgemein gesprochen — die bei möglichst kurzfristiger Bildausschaltung auftretenden Heterophoriewerte Ausdruck des Ausfalles der dynamischen Fusion sein, die bei längerer Bildausschaltung zutage tretenden auf den Ausfall der statischen Fusion zurückgeführt werden müssen. Zwischen beiden können demnach entweder nur quantitative Unterschiede bestehen oder auch — in Anbetracht der Vielgestaltigkeit des motorischen Apparates und des Wechsels seiner Beanspruchung z. B. bei Ferne- und Nahesehen — qualitative, die in einem Richtungswechsel der Heterophorie ihren Ausdruck finden. Auf jeden Fall aber stellt die Zeitdauer der Bildausschaltung einen wesentlichen Faktor dar. Der Begriff „normale Heterophorie" ist ein relativer, da Wert und Richtung derselben zeitbedingt und zudem abhängig sind von der angewandten Untersuchungsmethode. Ohne Berücksichtigung der beiden Komponenten der Fusion kann auch ein näherer Zusammenhang zwischen der Fusionsbreite (grösste Distanz der Doppelbilder, bei welcher eben noch Fusion möglich ist) und der Fusionsanspruchsfähigkeit (Mass für die Geschwindigkeit des Einsetzens der Fusionsbewegung) nicht aufgedeckt werden. Der von FISCHER (1922) aufgestellte Satz, dass Individuen mit relativ hoher Fusionsbreite eine geringe Fusionsanspruchsfähigkeit besitzen und umgekehrt, hat keinen

Anspruch auf allgemeine Giltigkeit, worauf der genannte Autor übrigens bereits selbst hinweist.

Nach Vorstehendem ist nicht nur ein Wechsel der Heterophorie nach Ausmass und Richtung verständlich, sondern es wird auch eine sog. Orthophorie bei einer bestimmten Blicklage als funktionell bedeutungslos erkannt werden. Bedeutsam ist hingegen das aus den Prismenversuchen abzuleitende allgemeine Ergebnis: Die statische Fusion dient Daueranforderungen, d. h. der Kompensation disparater Abbildung im gesamten binokularen Blickraum. Die dynamische Fusion steht im Dienste momentaner, mit Wechsel der Blicklage wechselnder Ansprüche. Solche ergeben sich schon aus der Kinematik des Einzelauges, deren Grundlage das sog. Listingsche Gesetz bildet.

Anhang.

Über das Geltungsbereich des Listingschen Gesetzes.

Eine eingehende Nachprüfung an einer Reihe von (5) Emmetropen hat ergeben, dass die zyklophoren Abweichungen beim Nahesehen ihrem Sinne nach dem Listingschen Gesetze nicht entsprechen, indem, wie bereits hervorgehoben, bei gehobener Blickebene Innen-, bei gesenkter Blicklage Aussenrollungen beider Augen vorherrschen. Nach dem Listingschen Gesetze bestehen aber Orientierungsänderungen im Sinne derartiger Rollungen nur bei gehobener und gesenkter symmetrischer Konvergenzstellung der Augen, so dass also nur in diesem schmalen Bereiche des binokularen Blickfeldes Übereinstimmung besteht. Auch Carow (1939) fand bei Untersuchung von 107 Emmetropen mit dem Zyklophorometer nach Harms (1936), dass die Zyklophorien beim Nahesehen dem Listingschen Gesetz im allgemeinen nicht entsprechen. In Abb. 3 sind die Listing-Rollungen (kinematisch handelt es sich um Neigungen, s. Schubert 1924) durch die Lagen eines linearen Nachbildes charakterisiert, unter der Voraussetzung, dass dasselbe den in der sog. Primärstellung senkrecht stehenden Meridianen (den „primären Vertikalmeridianen") eingeprägt wurde und beobachtet wird auf einer zur Stirnebene parallelen Fläche. In einer gehobenen symmetrischen Konvergenzstellung ergibt sich für das L.A. (Nachbildlage c—c′) wie für das R.A. (Nachbildlage b—b′) eine Innenrollung, bei gesenkter symmetrischer Konvergenz das Umgekehrte. In den lateralen Anteilen des Blickfeldes sind die Listing-Rollungen parallele, nur für das Auge auf der Wendungsseite etwas geringer. Die beiden, durch das Nachbild bezeichneten primären Vertikalmeridiane sind korrespondierend. Die gegensinnigen Rollungen in gehobener bzw. gesenkter symmetrischer Konvergenzstellung bedingen aber, wenn diese ein gewisses Ausmass erreichen, eine disparate Abbildung einer Vertikalkontur (a—a′) der Beobachtungsfläche. Die Frage ist nun, ob und inwieweit diese Listing-Rollungen tatsächlich bestehen bleiben oder durch motorische Fusion ausgeglichen werden. Gewährleistet also die durch die besondere muskelgelenkmechanische Anlage des

Auges bedingte Orientierung, wie sie im LISTING-Gesetze ihren Ausdruck findet, von vorneherein das funktionelle Zusammenspiel der beiden motorischen Anlagen oder erscheinen noch zusätzliche Muskelleistungen im Sinne von Fusionsbewegungen Veränderungen der Raumlage der Augen notwendig? Eine auf diese Frage gerichtete experimentelle Prüfung führt zu folgenden Ergebnissen:

Prägt man dem primären vertikalen Meridian beider Augen ein lineares Nachbild ein und beobachtet beidäugig in einer gehobenen symmetrischen Konvergenzstellung (kinematisch einer sog. Tertiärstellung eines jeden Auges entsprechend) so deckt sich das beidäugige Nachbild mit der Vertikalkontur a—a′. Beobachtet man hingegen mit dem R.A. und L.A. abwechselnd, dann „springt“ das Nachbild: bei rechtsäugiger Beobachtung hat es die Lage b—b′, bei linksäugiger die Lage c—c′ (s. Abb. 3). Es hat also den Anschein, als ob bei beidäugiger Beobachtung die gegensinnigen LISTING-Rollungen durch Fusion ausgeglichen würden. Eine genaue Kontrolle ergibt aber, dass dies keineswegs der Fall ist. Prägt man nämlich nur dem primären Vertikalmeridian des R.A. das Nachbild ein und beobachtet in der gehobenen symmetrischen Konvergenzstellung mit diesem Auge allein, dann hat das Nachbild die Lage b—b′. Diese Lage ändert sich aber nicht, wenigstens nicht nachweisbar, wenn auch das L.A. geöffnet, also beidäugig beobachtet wird. Ein nachweisbarer Ausgleich der Abweichung des Nachbildes von der Vertikalkontur durch Fusionsrollung findet also nicht statt. Das „Nachbildspringen“ bei abwechselnd einäugiger Beobachtung sowie das Zusammenfallen desselben mit der Lotkontur bei binokularer Einprägung und Beobachtung hat seinen Grund lediglich in der veränderten Perspektive. Diese besonderen Verhältnisse seien an Hand der Abb. 4 näher erläutert. Es befindet sich eine Leuchtlinie in Stellung II, d. h. in symmetrischer Konvergenzstellung bei horizontaler Blicklage. Bei dieser Stellung handelt es sich um eine sog. Sekundärstellung für jedes Auge, in welcher gegenüber der Primärstellung keine Orientierungsänderung auftritt, d. h. die beiden primären Vertikalmeridiane bleiben auch hier lotrecht im Raum. Die Abbildung der Leuchtlinie erfolgt auf diesen Meridianen. Bei Übergang in die Stellung III erfahren diese das Nachbild tragende Meridiane gegensinnige LISTING-Rollungen. (Nachbildlage b—b′ des R.A., c—c′ des L.A.), wobei die wahre Orientierungsänderung des Einzelauges allerdings durch

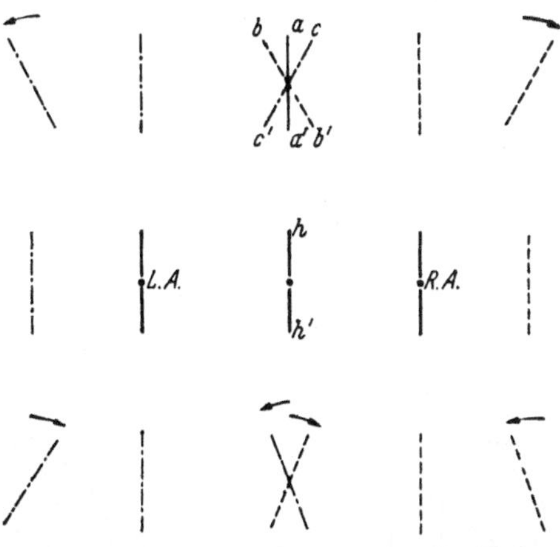

Abb. 3. Projektionen der primären Vertikalmeridiane beider Augen nach LISTING im binokularen ebenen Blickfeld. (— — R. A., —·—·— L. A.)

perspektivische Verzerrung etwas vergrössert erscheint (SCHUBERT 1927). Bei beidäugiger Beobachtung hat das Nachbild die Lage a—a', deckt sich also mit der Lotkontur und zwar deshalb, weil diesfalls nicht mehr die einäugigen Projektionszentren gelten, sondern das gemeinsame binokulare, welches mit dem Zentrum der gemeinsamen Sehrichtungen identisch ist. Dadurch erfährt das Nachbild eine Lokalisation in der Richtung der Vertikalkontur. Diese Kontur selbst wird in beiden Augen auf den in Stellung III lotrecht stehenden Meridianen beiderseits abgebildet. Da aber die in III-Stellung verrollten Meridiane B—B', C—C' korrespondent sind, folgt, dass die Abbildung dieser Kontur eine querdisparate ist, und zwar in den oberen Retinahälften temporal-, in den unteren nasaldisparat. Dementsprechend wird auch diese Kontur als auf der gehobenen Blickebene schief stehend lokalisiert: Sie erscheint oben weiter von den Augen abgelegen als unten. Mit dieser sterisch lokalisierten Kontur kommt das an sich planlokalisierte binokulare Verschmelzungsbild der beiden linearen Nachbilder (eingeprägt auf die Meridiane B—B' und C—C') bei binokularer Projektion zur Deckung. Daraus folgt, dass Netzhautorte, die innerhalb der PANUMschen Verschmelzungsareale liegen, wie z. B. die Netzhautstellen A, B oder A', B' einmal verschiedene (bei einäugiger Beobachtung), einmal gleiche Sehrichtung (bei beidäugiger Beobachtung) aufweisen. Die Ursache hierfür liegt in der verschiedenen subjektiven Sehrichtung bei ein- und beidäugiger Beobachtung, welche ihren sinnfälligen Ausdruck auch im „Springen" des Nachbildes bei abwechselnd einäugiger Beobachtung findet. Da eine Lotkontur einer stirnparallelen Ebene bei Beobachtung mit gehobener Blickebene zwecks richtiger Lokalisation querdisparat abgebildet werden muss, ist ein Ausgleich der nach dem LISTINGschen Gesetz auftretenden gegensinnigen Rollungen beider Augen gar nicht zu erwarten. Auch kleine Korrektionen der Lage jedes Einzelauges beim Übergang zum Binokularsehen durch Fusion sind mit der Nachbildmethode höchstens nur in extremen Blicklagen nachzuweisen. Unterschreitet doch die Empfindlichkeit dieser Methode den Wert von 0,5° nicht. Bei Verwendung dieser Methode hat es also den Anschein, als ob die LISTING-Rollungen so abgestuft wären, dass den Augen in symmetrischer Konvergenzstellung bei gehobener wie gesenkter Blickebene

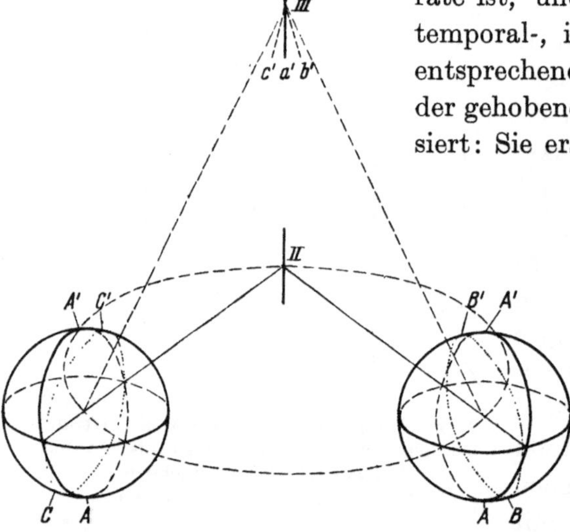

Abb. 4. Ein- und beidäugige Lokalisation der den primären Vertikalmeridianen beider Augen eingeprägten Nachbilder im ebenen Blickfeld bei gehobener symmetrischer Konvergenzstellung (Stellung III).

die Orientierung erteilt wird, die von vornherein zu einer richtigen optischen Lokalisation im ebenen Sehfeld führt. Hat die in Stellung III zu lokalisierende Kontur eine andere räumliche Lage, steht sie z. B. senkrecht auf der gehobenen Blicklinie, dann liegen andere geometrisch-perspektivische Verhältnisse vor. In diesem Falle kommt die Kontur angenähert auf den in Stellung III senkrecht stehenden korrespondierenden Meridianen zur Abbildung. Fusionsrollungen, die diesfalls nachweisbar sind, überschreiten selbst bei Blicklagen an den Grenzen des Blickfeldes den Betrag von 2° nicht, sind aber deutlich festzustellen. In den lateralen Anteilen des Blickfeldes liegen die Verhältnisse insoferne einfacher, als hier nach LISTING Orientierungsänderungen im Sinne paralleler Verrollungen auftreten, deren Ausmass für beide Augen nur wenig verschieden ist.

Beträchtliche Abweichungen vom LISTINGschen Gesetz beim Nahesehen fand HERING (1868) mit der sog. Substitutionsmethode, einer haploskopischen Anordnung, welche die Prüfung der Netzhautlagen mittels korrespondierender Bilder gestattet. Er fand seine allgemein bekannte „Konvergenzrollung der Augen beim Nahesehen“, d. h. Aussenrollungen beider Augen, die mit dem Konvergenzgrade und dem Ausmass der Blicksenkung zunehmen. Nach den HERINGschen Ergebnissen ist — da Abweichungen bis zu 6° auftreten — das LISTINGsche Gesetz für das Nahesehen völlig unanwendbar. Es muss aber hervorgehoben werden, dass die Substitutionsmethode zwar genauer ist als die Nachbildmethode, aber eine Fehlerquelle in sich birgt, gelegen in einer zusätzlichen Beanspruchung der Fusion, insbesondere dann, wenn — wie beim Nahesehen — mit falscher Konvergenz gearbeitet werden muss. Hierbei sind Zwangslagen beider Augen unvermeidbar. Dementsprechend sind die Ergebnisse einer grossen Zahl anderer Autoren (s. b. SCHUBERT 1927) sehr verschiedene. Es wurden ebenfalls Abweichungen vom LISTINGschen Gesetz gefunden, die aber niemals die HERINGschen Beträge erreichen. Zudem besass HERING, wie er selbst hervorhebt, motorisch ungleichwertige Augen. Die von ihm gefundenen Konvergenzrollungen beim Nahesehen dürfen daher keineswegs als gesetzmässige betrachtet werden. Dass die räumlichen Augenlagen beim Nahesehen dem LISTINGschen Gesetze nicht genau entsprechen, ergaben schon die oben angeführten Nachbildversuche. Lagekorrektionen geringen Ausmasses beim Übergang zum beidäugigen Sehen durch Fusionsbewegungen sind auch schon deshalb zu erwarten, weil die kinematisch ausgezeichneten Primärstellungen beider Augen nachweisbar von deren Lage bei parallel gestellten Blicklinien abweichen.

Bezüglich der Giltigkeit des LISTINGschen Gesetzes kann nur der allgemeine Schluss gezogen werden, dass dasselbe auch beim Nahesehen gilt, allerdings nur in erster Annäherung. Dass durch dieses Gesetz die tatsächlichen räumlichen Lagen der Augen nicht exakt erfasst werden, beschränkt nicht seinen groborientierenden Wert, insbesondere dann nicht, wenn es sich um einen derart komplex gebauten Muskelapparat wie den des Auges handelt. Lässt sich doch das Zusammenspiel der einzelnen Augenmuskeln in einer allgemeinen Lage kaum annähernd erfassen. Die approximative Gültigkeit des Gesetzes ist an sich zu erwarten, da es sich ja bei der muskelgelenkmechanischen und der rezeptorischen Anlage des Auges schliesslich um eine entwicklungsgeschichtliche Einheit handelt. Die annähernde Gültigkeit darf aber wiederum den Blick vor der Realität der Verhältnisse nicht verschliessen. Ebenso wie die reelle Abbildung im menschlichen Auge durch die linearen Abbildungsgesetze niemals erfasst werden kann, so ist auch die tatsächliche räumliche Orientierung beider Augen beim beidäugigen Sehakt niemals nur durch das Listingsche Gesetz allein bestimmt, um so weniger, als dieses Gesetz ja nur statische Verhältnisse erfasst.

III. Die nervöse Steuerung der binokularen Koordination der Augenmuskeln.

Das Prinzip der nervösen Steuerung des beidäugigen Zusammenspiels der Augenmuskeln kann bis zu einem gewissen Grade aus der Art der hierbei auftretenden Muskelleistungen erschlossen werden. Dieselben bestehen — Objektruhe vorausgesetzt — in beiderseits synchronen Längenänderungen, die wahrscheinlich (Aktionsstromanalysen einzelner Augenmuskeln des Menschen fehlen bis jetzt) tetanischen Charakters sind. Sie liegen den sog. konjugierten Bewegungen zugrunde. Diese Längenänderungen superponieren sich, wie gezeigt wurde, auf Dauerspannungen (statische Fusion). Weiterhin treten Spannungsänderungen (dynamische Fusion) in Erscheinung. Dass die auch der Willkür unterworfenen konjugierten Bewegungen durch motorische Impulse ausgelöst werden, die bestimmten Gebieten der Hirnrinde entstammen, darf als erwiesen gelten (s. b. Hofmann 1920, Tschermak 1931, Holmes 1938). Die Dauerspannungen und Spannungsänderungen hingegen tragen als den gestellten Anforderungen vollkommen angepasste, der Willkür entzogene motorische Effekte den Charakter eines Reflexgeschehens.

Dass es sich tatsächlich um ein solches handelt, kann für die Spannungsänderungen, die nach Freigabe eines zeitweise abgeblendeten Auges als Fusionsbewegungen auftreten, erwiesen werden: Diese Bewegungen sind willkürlich zu hemmen, in ihrem Ablaufe aber der Willkür entzogen. Die Zeit, die vergeht zwischen Setzen des Reizes (Freigabe des Auges) bis zum Eintreten der Bewegung, also die Reflexzeit, ist abhängig von der Reizintensität, d. i. von der Strahlungsleistung pro Flächeneinheit, welche ihrerseits bestimmt wird durch den Querschnitt der kaustischen Fläche auf der Retina. Setzt man die Reizintensität z. B. durch Rauchgläser stufenweise herab, so wird nicht nur die Bewegung verlangsamt und bleibt schliesslich aus, sondern es wird auch der Beginn der Bewegung anfänglich verzögert. Weiterhin besteht der Reflexerfolg in zweckgerichteten Bewegungen von Muskelgruppen. Auch bewirkt der zum Reflex führende Reiz gleichzeitig eine bewusste Empfindung. Hinsichtlich Ermüdbarkeit ist bekannt, dass im Zusammenhang mit einer Allgemeinermüdung oder bei nervöser Erschöpfung leicht Doppelbilder auftreten. Nach all diesen Merkmalen handelt es sich bei den sog. Fusionsbewegungen um typische Fremdreflexe. Der Vorgang, der bisher als „dynamische Fusion" bezeichnet wurde, ist also nichts anderes als der Ausdruck einer reflektorisch gesteuerten Spannungsänderung, die „statische Fusion" eine reflektorisch bedingte Dauerspannung bestimmter Muskelgruppen im Dienste des Zusammenspieles beider Augen. Die Reflexkoordination besteht also aus einer statischen und dynamischen Komponente.

Dieses Reflexgeschehen ist es, welches die beiderseitigen motorischen Anlagen zu einem einheitlichen System höchster Präzision gestaltet. Seiner funktionellen Bedeutung nach tritt es an Stelle der Eigenreflexe der Körpermuskulatur. Eigenreflexe lassen sich an den Augenmuskeln nicht auslösen. P. H. Hoffmann 1934; Muskelspindeln fehlen den Augenmuskeln. Die reichlich vorhandenen sensiblen Nervenendigungen dienen wohl vor allem der Regulation des Bewegungsablaufes und vielleicht auch myosensorischen Funktionen. Genaue Bestimmungen der Reizschwelle und der Reflexzeit stehen allerdings noch aus.

Beim beidäugigen Sehen kann demnach die motorische Aufladung der Augenmuskelkerne einmal von höheren Systemen her erfolgen, die der Willkür unterstellt sind (sog. „konjugierter Bewegungsmechanismus"), einmal reflektorisch von jedem Auge her eintreten. Wenn also z. B. bei totaler Abblendung eines Auges das andere seinen Fixationspunkt und damit seine Stellung wechselt, so erfolgt dies auf Grund von konjugierten Bewegungsimpulsen. Diese betreffen die beiderseitigen Kernlager. Es treten nicht nur dynamische Effekte beiderseits auf, sondern es wird auch die Raumorientierung des abgeblendeten Auges in der erreichten Stellung nachweisbar durch die „konjugierten" Impulse mitbestimmt. Das Prinzip dieser Innervation erfährt aber eine grundlegende Veränderung, wenn in der erreichten Fixationsstellung das abgeblendete Auge freigegeben wird. Es tritt dabei nicht nur eine reflektorische Einstellung (Fusionsbewegung) dieses Auges auf, sondern die von den Rezeptorgruppen dieses Auges ausgehenden afferenten Erregungen teilen sich den motorischen Kernlagern auch des vorher allein fixierenden Auges mit, so zwar, dass beiderseits nicht nur die Foveae zur Einstellung gelangen, sondern dass auch das momentan fixierte Objekt in peripher gelegenen Regionen der Netzhaut auf funktionellen Deckstellen abgebildet wird. Diese beiderseitige reflektorische Aufladung der Kernlager findet in der allgemeinen Orientierungsänderung beider Augen ihren Ausdruck, wenn bei gegebener Fixationsstellung zum beidäugigen Sehen übergegangen wird. Es werden also hierbei auch die Muskelspannungen des vorher allein fixierenden Auges reflektorisch modifiziert. Da die afferenten Impulse von jeder der beiden Netzhäute her den motorischen Kernlagern beider Augen zufliessen, muss es zu Interferenzen dieser Impulse kommen. Das beiderseitige Gleichgewicht und damit die endgültige motorische Aufladung ist dann gegeben, wenn die Afferenzen von funktionell gleichwertigen Rezeptorgruppen beiderseits ausgehen, d. h. sog. korrespondierende Netzhautorte in Erregung sind. Das geordnete Zusammenspiel der äusseren Augenmuskeln beiderseits wird also letzten Endes reflektorisch bestimmt. Auf reflektorisch aufgeladene Kerngruppen treffen nun beim Binokularsehen die Impulsserien vom konjugierten Bewegungsmechanismus her. Diese können weder bei einäugiger noch bei beidäugiger Fixation unverändert „integral" in die motorischen Endstrecken der Neurone durchbrechen. Denn schon bei einäugiger Fixation führen konjugierte Bewegungen niemals zu einer exakten Einstellung der Fovea. Dieselbe wird erst auf dem Reflexwege erreicht und reflektorisch festgehalten. Diesbezüglich spricht schon GERTZ (1919) von einem „Haltungsapparat", KESTENBAUM (1921) von einem als „Einschnappmechanismus" bezeichneten Reflexvorgang. Beim beidäugigen Sehen erfährt dieses Reflexgeschehen an einem Auge eine zwangsläufige Verknüpfung mit dem des Gegenauges, indem nicht nur die Foveae zur Einstellung gelangen, sondern auch funktionell gleichwertige und daher ihren motorischen Reizwerten einander entsprechende Rezeptorgruppen ausserhalb derselben. Diese reflektorische Verknüpfung ist zum Teil eine dauernde (statische Komponente der Reflexkoordination), zum Teil eine von einer zur anderen Fixationsstellung wechselnde (dynamische Komponente der Reflexkoordination). Damit ist die oben gestellte Frage nach der Halte- und Bewegungsfunktion der Augenmuskeln und der diesen Funktionen zugrundeliegenden Innervation beantwortet. Es ist durchaus nicht so, dass man von einer reflektorischen Halte- und einer corticalen Bewegungsinnervation sprechen kann. Erstere scheint vielmehr den temporär wechselnden Anforderungen angepasst. Die Versuche mit zusätzlicher Prismenbelastung zeigen aber den physiologisch allgemein interessierenden Vorgang, wie eine anfangs bestehende reflektorische Bewegungskoordination allmählich in eine Haltungskoordination übergeht. Es treten bei Dauerbeanspruchung an Stelle dynamischer Muskelleistungen statische.

Die reflektorische Sicherung der beidäugigen Koordination erfolgt — als auf die Herstellung einer bestimmten Augenlage gerichtet — unter räumlicher Trennung von Receptor und Effektor in völlig anderer Weise als es bei der Bewegungskoordination der Körpermuskulatur der Fall ist. Trotzdem gilt auch für die Augenmuskeln das allgemeine Prinzip, dass zwecks Sicherstellung der Koordination zwei nervöse Regulationen hintereinander geschaltet sind, nämlich eine reflektorische, die einseitig — bei einäugigem Sehen — oder beim beidäugigen Sehakt beiderseits streng abgestuft erfolgt, sowie eine von höheren Systemen her gesteuerte Regulation, die auch der Willkür unterliegt. Bestimmend für den motorischen Erfolg ist jedoch das Gleichgewicht zwischen afferenter Erregung in den peripheren Reflexbögen, nicht der Erregungszustand, der den zentralen Übertragungsapparaten derselben von höheren Systemen her erteilt wird. Dies gilt nicht nur für das motorische Geschehen während der Beibehaltung einer bestimmten Blicklage, sondern auch während der Durchführung einer Blickbewegung. Auch in diesem Falle wird die Aufladung der motorischen Kernlager nicht allein von zentral konjugierten Impulsen bestimmt, und zwar deshalb nicht, weil während der kurzfristigen ruckartigen Bewegungen noch die statische Komponente der Reflexkoordination weiter besteht. Trotz der beiderseits gleichen konjugierten Impulse von höheren Systemen her, die bereits koordinierte motorische Effekte auslösen, und trotz der fortbestehenden koordinativen Reflexspannungen weisen aber die beiderseitigen Blickbewegungen noch einen hochgradigen Koordinationsmangel auf. Beginnen doch die konjugierten Blickbewegungen, wie die synchrone photographische Registrierung zeigt (McAllister 1905), weder gleichzeitig, noch sind sie streng gleicher Richtung und gleichen Umfanges. Demgemäss treten bei umfangreicheren Bewegungen Doppelbilder auf (schon von Guillery 1898 beobachtet). Die vollendete Koordination wird erst erreicht durch die mit dem Ende der Blickbewegungen einsetzende reflektorische Aufladung der Kernlager im Sinne der dynamischen Komponente der Fusion. Es gibt also, wenn man lediglich Stellungsänderungen der Augen auf Grund von konjugierten Blickbewegungen in Betracht zieht, niemals eine Koordination der Bewegung, sondern nur eine solche der Lage.

Dass das Gleichgewicht zwischen optogenen Impulsen und der motorischen Entladung massgebend ist und massgebend sein muss für den motorischen Endeffekt, erhellt schon aus dem Umstand, dass das periphere motorische Neuron die gemeinsame Endstrecke auch anderer Systeme darstellt, deren Funktion in keinem Zusammenhange steht mit der optischen Auflösung des Aussenraumes. So sind z. B. beim Erwachsenen unter normalen Sehbedingungen die vom Vestibularapparate ausgehenden motorischen Impulse niemals bestimmend für die räumliche Lage des Auges. Ein Durchbrechen derselben über die motorischen Kernlager hinaus ist nur insoweit möglich, als durch sie das Gleichgewicht im optischen Reflexsystem nicht gestört wird, also praktisch gesprochen, Einfachsehen nicht verhindert wird. Ein Beispiel hierfür bietet die kompensatorische Gegenrollung beider Augen bei seitlicher Kopf-Körper-Neigung. Niemals vermögen aber labyrinthäre Reflexe während des beidäugigen Sehaktes Vertikalablenkungen der Augen auszulösen.

Die Reflexkoordination und damit die beidäugige Koordination geht verloren bei einseitiger Insuffizienz des Receptors oder Effektors oder aber der erregungsleitenden und erregungsübertragenden Anteile der Reflexwege. Überhaupt ausgeschaltet wird der Receptor durch Abblendung. Störungen in der rezeptorischen Anlage sind bedingt durch Änderungen der Reizverteilung wie z. B. durch Vorschaltung stark abblendender Prismen, farbige Differenzierung der beiderseitigen Bilder usw. Hierdurch werden überschwellige motorische

Reizwerte und damit die reflektorische Aufladung der Kerngruppen nicht erreicht, die zu einem Reflexerfolg, d. i. zu Spannungsänderung der Augenmuskeln führen. Störungen der Koordination, die der Prismenkorrektion bis zu einem gewissen Grade zugänglich sind, gehen oft mit Asthenopie einher. Diese Störungen sind zwar nicht identisch, aber analog denen, die auch bei Koordination von Körpermuskeln mitunter in Form von schmerzhaften Sensationen oder Reflexkrämpfen beim Schreiben, Schwimmen, Sprechen auftreten können.

Die fehlende Koordination zeigt sich bei künstlicher Ausschaltung subjektiv im Bestehen von Doppelbildern, objektiv in Fehllagen (Heterophorien) beider Augen. Heterophorie ist demnach niemals identisch mit latentem Schielen. Das manifeste sog. Begleitschielen hat auch nicht Ausfall der Koordination als Ursache. Es kommt vielmehr dadurch zustande, dass es infolge Refraktionsanomalien und dadurch bedingter unterschwelliger motorischer Reizwerte primär zu keiner Koordination kommen kann. Nur in seltenen Fällen liegt eine rein motorische (muskuläre) Insuffizienz vor, verursacht z. B. durch eine abnorme Form des Bulbus bei hochgradiger Myopie. Für Störungen im erregungsleitenden und erregungsübertragenden Apparat bietet die Pathologie der Augenbewegungen genügend Beispiele.

IV. Die binokulare Koordination der Augenmuskeln als zentralnervöse Funktion.

Über die zentralnervöse Tätigkeit beim Zusammenspiel der äusseren Augenmuskeln lassen sich folgende allgemeine Aussagen machen: Bei Entstehung der motorischen Impulse, die den sog. konjugierten Blickbewegungen zugrundeliegen, sind verschiedene Rindenfelder (vor allem das sog. frontale und occipitale „Blickzentrum“) beteiligt, die bei jeder optischen Durchforschung der Umwelt, so z. B. schon beim Lesen in funktionelle Beziehung treten. Einen integrierenden zentralnervösen Bestandteil des konjugierten Bewegungsmechanismus sollen auch Kernlager (die mehr oder minder hypothetischen supranukleären „Zentren“) bilden, die zwischen Rinde und Augenmuskelkernen zwischengeschaltet sind. Die Funktion derselben erblickt man in einer Trennung der allgemeinen Bewegungsimpulse nach bestimmten Bewegungsformen. Die motorischen Erregungen hingegen, welche die beidäugige Koordination sichern, wurden bis jetzt vorbehaltlos als durch eine rein reflektorische Aufladung der motorischen Augenmuskelkerne zustandekommend angesehen. Bezüglich des Reflexweges findet sich — im Gegensatz zu früher (WILBRANDT 1906) — im Schrifttum der letzten Jahrzehnte konsequent die Anschauung vertreten, dass die den koordinativen Reflexen (den „Fusionsbewegungen“) zugrunde liegenden Erregungen über die Rinde laufen müssen (BIELSCHOWSKY 1911, 1913). Konnten doch bei dem von diesem Autor untersuchten Fall von reiner Rindenblindheit, bei welchem bei intakten Pupillenreflexen willkürliche

Augenbewegungen mit Ausnahme der Konvergenz durchgeführt werden konnten, durch Prismenversuche keine Fusionsbewegungen ausgelöst werden.

Hieraus wurde der Schluss auf einen corticalen Ablauf der Erregungen gezogen. Dagegen kann jedoch eingewendet werden, dass ein negativer Ausfall einer Belastungsprobe, wie sie ein Prismenvorschalten bedeutet, an sich noch kein Beweis dafür ist, dass Reflexspannungen im Sinne einer motorischen Fusion fehlen. Es betont aber schon HERING (1868), dass es des psychischen Vorganges der Aufmerksamkeit bedarf, um einen Sinnesreiz (Netzhautbild) zum Reflexreiz zu machen. Ohne „Aufmerksamkeitsverlagerung" lässt sich auch bei Normalen keine Fusionsbewegung nachweisen. Derartige psychische Vorgänge setzen aber Sinnesempfindungen voraus, die bei Rindenblindheit fehlen. Man könnte den Einfluss der Sehrinde auf den Reflexauflauf auch als „Bahnung" bezeichnen, ohne dass damit etwas Wesentliches ausgesagt wird. Der Anschauung, dass die der motorischen Fusion zugrundeliegenden Erregungen über die Rinde laufen müssen und dass es keine direkte Verbindung zwischen primären optischen Zentren und den Augenmuskellernen gibt, stimmt auch BEST (1917) zu. Dieser Autor bezeichnet auf Grund von Untersuchungen von Hemianopsiefällen die Calcarina direkt als „Zentrum" für optische reflektorische Blickbewegungen, und zwar sind es die „der Willkür fast entzogenen Fusionsbewegungen sowie Blickbewegungen, die das Festhalten eines bewegten Objektes erzielen". Dabei fällt bei seinen Fällen der WILBRANDTsche Prismenversuch positiv aus, nur war die Einstellbewegung verlangsamt; sie fehlte nur bei „leicht benommenen Kranken". Das Hauptargument dieses Autors für einen Erregungsverlauf über die Sehrinde besteht aber im Hinweise darauf, dass es „mit der Rolle der Calcarina als Zentrum des binokularen Raumsinnes nicht gut vereinbar ist, die zur Verschmelzung der monokularen Eindrücke notwendigen Bewegungen von einem anderen Zentrum erfolgen zu lassen". Diese Schlussfolgerung kann durch eine Tatsache widerlegt werden, welche für die vorliegende Frage von allgemeiner Bedeutung ist: Wenn sich durch langdauernde disparate Erregung eine statische Reflexkoordination im Sinne von Verrollungen der Augen ausgebildet hat, dann treten unter normalen Sehbedingungen Doppelbilder auf, die bis zu 24 Stunden und länger bestehen bleiben. Demnach könnte in diesem Falle die Calcarinarinde, wenn sie ein „Zentrum für den binokularen Raumsinn und zugleich ein solches für die Auslösung von Fusionsbewegungen" darstellt, beim Normalen viele Stunden lang nicht in Funktion treten. Wesentlich ist jedoch, dass unter bestimmten Bedingungen keine Art von corticaler Erregung ein geordnetes Zusammenspiel der Augenmuskeln herbeiführen kann. Dies ist erst dann möglich, wenn die Reflexspannungen der Augenmuskeln nach längerer Zeit durch eine andere periphere Reizkonstellation zum Schwinden gebracht wurden, auf welchen Vorgang corticale Impulse keinen Einfluss haben. Für einen subcorticalen Ablauf der der Koordination zugrunde liegenden Reflexe sprechen aber noch eine ganze Reihe von Tatsachen: Es ist nicht nur der oben geschilderte Reflexcharakter der Bewegung allein, sondern auch der Umstand, dass dieses Reflexgeschehen eine entwicklungsgeschichtlich alte Errungenschaft darstellt. Entspricht doch die Einstellung der Fovea des Einzelauges und damit das Festhalten der Fixation nur einer höheren Differenzierungsstufe einer phototropen Reaktion (SCHUBERT 1939). Dieses Reflexgeschehen tritt eben beim beidäugigen Sehen in den Dienst der binokularen Koordination. Das Festhalten einer bestimmten Augenstellung und einer bestimmten gegenseitigen Orientierung beider Augen mit Hilfe muskulärer Reflexspannung ist je nach Art der optischen Erregung ein temporäres oder ein dauerndes.

Ein temporäres Festhalten liegt vor bei Feineinstellung der Fovea (Fixationsreflex, „Einschnappmechanismus" nach KESTENBAUM usw.), bei Änderung der gegenseitigen Lage der Augen im Sinne der dynamischen Reflexkoordination und vor allem beim optokinetischen Nystagmus. Dieser stellt selbst bei höheren Wirbeltieren einen echten Phototropismus dar, wie BARTELS (1931) gezeigt hat. Es handelt sich bei diesem Nystagmus um einen relativ niedrigen, auf paläoencephalen Bahnen verlaufenden Reflex, den auch Tiere ohne Grosshirn aufweisen (SMITH 1940). Den Nachweis, dass es auch beim Menschen einen subcorticalen optokinetischen Nystagmus gibt, hat RADEMAKER (1935) an einem Fall von Hydrocephalus erbracht. Dass auch das abgeblendete zweite Auge bei optokinetischer Reizung synchronen Nystagmus zeigt, ist ein weiterer Beweis für die oben S. 439 festgestellte Tatsache, dass die von einem Auge her ausgelösten Reflexerregungen auf die motorischen Kernlager beider Augen übertragen werden. Dieses Reflexgeschehen tritt auch bei Fixation eines langsam bewegten Objektes in Form von gleichmässigen langsamen Augenbewegungen in Erscheinung. Sie wurden daher von GERTZ (1916) als gleitende, von DODGE (1903) als Folgebewegungen, von KESTENBAUM (1939) als Führungsbewegungen von den Blickbewegungen unterschieden. Bei rascherer Bewegung des fixierten Gegenstandes gehen dieselben immer mehr in einzelne ruckartige, also nystaktische Bewegungen über. Für eine prinzipielle Unabhängigkeit des Reflexablaufes von corticalen Impulsen beim Menschen zeugt die Tatsache, dass in pathologischen Fällen zwar jede Willkürbewegung möglich ist, dagegen die aufgesuchte Augenstellung nicht beibehalten werden kann (HOLMES 1938).

Ein dauerndes Festhalten einer bestimmten Augenorientierung tritt bei normal Binokularsehenden als statische Reflexkomponente in Erscheinung, am Einzelauge hingegen in pathologischen Fällen von Lähmung der Willkürbewegung in einer „Krampffixation", wobei eine Unterbrechung der Fixation nur durch Ausschaltung der optischen Erregung überhaupt möglich ist. Endlich sei noch darauf hingewiesen, dass in Verbindung mit stereoskopischem Sehen Fusionsbewegungen in der Tierreihe schon relativ frühzeitig auftreten, und zwar bei Fischen (CHAVASSE 1931) und Reptilien z. B. beim Chameleon. Die bei diesem Tier unabhängig voneinander bewegten Augen gehen kurz vor Erfassen der Beute in eine auffallende Konvergenzstellung über.

Vieles spricht also für einen subcorticalen Ablauf der der Sicherung des beidäugigen Zusammenspiels der Augenmuskeln dienenden Reflexe und eigentlich nichts dagegen. Die Frage nach dem morphologischen Substrat kann allerdings nicht eindeutig beantwortet werden. Verbindungen zwischen den sog. primären Sehzentren, insbesondere den vorderen Vierhügeln und den Augenmuskelkernen sind seit langer Zeit sichergestellt (Meynert 1884, Köllicker 1893). Es besteht auch dementsprechend die allgemeine Anschauung, dass in der Phylogenese die vorderen Vierhügel immer mehr zu einem Reflexzentrum für optische Erregung werden. Als Reaktionen kommen vor allem Reflexe auf die Augenmuskelkerne in Betracht, sowohl solche, welche die äussere Augenmuskulatur betreffen und Augenbewegungen veranlassen, als auch solche, welche die Zentren der inneren Augenmuskeln erregen (Spiegel 1927). Bezüglich der anatomischen Lage der Reflex- und Assoziationsneurone für die koordinativen Reflexspannungen und Spannungsänderungen, welche als Fusionsbewegungen in Erscheinung treten, neigt man in jüngster Zeit immer mehr zur Ansicht, dass dieselben in dem vestibulären Kernapparat gegeben seien. Diese zuerst von Ohm (1933, 1935) vertretene Anschauung wurde, zum Teil wenigstens, durch die experimentellen Untersuchungen von Spiegel und Skala (1936) bestätigt, welche die überragende Bedeutung der Vestibulariskerne für die Augenbewegungen erweisen. Dass dieses Kernlager nicht nur unter dem Einfluss von labyrinthären, sondern auch optischen Erregungen stehen mag, darauf weist schon der funktionell enge Zusammenhang zwischen labyrathogenen und optogenen Stellungsänderungen der Augen hin. Diese ergänzen sich bei manchen Tieren in dem Sinne, dass erstere die grobe, letztere die feine Einstellung der Retinae bewirken (Brecher 1936). Die eingehenden, auch tierexperimentellen Untersuchungen von Muskens (1934) erweisen ebenfalls die überragende Bedeutung des Hirnstammes für optische Orientierung und Gleichgewicht.

V. Binokulare Koordination und zeitlich-räumliches Auflösungsvermögen der Augen.

Das beidäugige Zusammenspiel der äusseren Augenmuskeln dient der optischen Auflösung des Raumes nach Höhe, Breite und Tiefe. Letztere geht auf Kosten der bei ruhendem Kopfe gegebenen Grösse des Blickfeldes des Einzelauges. Das beidäugige Blickfeld ist bedeutend kleiner als das einäugige. Dabei werden die Grenzen des binokularen Blickfeldes nicht durch das Ausmass der konjugierten Bewegungsmöglichkeit bestimmt, sondern lediglich durch das binokulare Koordinationsbereich, also praktisch durch das Bereich der motorischen Fusion.

Ein besonderes Merkmal der beidäugigen Koordination ist die Synchronie der Muskelleistungen. Dieselbe erscheint zu ihrem grössten Anteile schon durch die nervösen Impulse gewährleistet, die unter Mitwirkung der Hirnrinde entstehen. In ihnen kommt bereits eine höhere koordinative Tätigkeit zum Ausdruck. Die durch diese Impulse ausgelösten gleichsinnigen und gegensinnigen Bewegungen weisen jedoch noch in bezug auf die Feineinstellung beider Retinae einen Koordinationsmangel auf, der aber praktisch insofern bedeutungslos ist, als während dieser Bewegungen infolge ihrer hohen Geschwindigkeit eine optische Lokalisation nicht stattfinden kann. Das während dieser Bewegungen selbst noch fehlende exakte Zusammenspiel der beidäugigen motorischen Apparate wird erst mit Beginn jeder einzelnen Fixationsperiode durch reflektorische Spannungsänderungen hergestellt, welche relativ langsam ablaufen. Demgemäss geht die reflektorische Sicherung der Koordination und damit die Beanspruchung der maximal möglichen räumlichen Auflösung auf Kosten des zeitlichen Auflösungsvermögens. Dies lehrt schon ein Vergleich der Dauer der konjugierten Blickbewegungen und der der einzelnen Fixationsperioden, z. B. beim Lesen horizontaler Schrift. Hierbei beträgt erstere durchschnittlich 10—15 m/Sek., letztere 340—350 m/Sek. (Miles und Shen 1925). Je kleiner die Lettern und je schwieriger das Lesematerial, desto länger werden die Fixationsperioden auf Kosten des Umfanges der konjugierten Bewegungen (Walker 1933). Auch beim Abtasten ausgedehnter Objekte mit dem Blick setzen sich die Augenbewegungen aus einer Serie rascher Zielbewegungen und mehr oder weniger langanhaltender Fixationsstellungen zusammen, und zwar auch bei gewollt langsamer gleichförmiger Bewegung (Öhrwall 1912). Bis zu welchem Grade aber die Feinheit der räumlichen Auflösung beansprucht wird, hängt nicht nur von der Beschaffenheit der das Blickfeld füllenden Objekte, sondern auch von den Beobachtungsbedingungen ab. Gleichwie das Auflösungsvermögen bzw. die Sehschärfe des Einzelauges, so wird auch die Tiefensehschärfe des Doppelauges nur selten maximal beansprucht. Auch hier stehen sich je nach Art der motorischen und sensorischen Leistungen als Extremfälle gegenüber: Das rasche flüchtige Abtasten des gesamten Blickraumes nach der Tiefe, also ein hohes zeitliches Auflösungsvermögen unter Mangel an Koordination und demgemäss unter einem schlechten räumlichen Auflösungsvermögen, d. i. bis zur Tiefenlokalisation auf Grund von Doppelbildern unter Exklusion des einen Bildes. Auf der anderen Seite ein feines Palpieren eines eng begrenzten Blickraumes auf Kosten der Zeit unter gehäuften Fixationsperioden, jedoch mit einer Tiefensehschärfe bis zu Werten von 10″, ja bis 7″ (Fruböse und Jaensch 1923), z. B. bei Feinarbeit unter Nahesehen.

Wie hervorgehoben, arbeitet gegenüber dem konjugierten Bewegungsapparat der koordinierte Reflexmechanismus mit geringer Geschwindigkeit. Ihm kommt aber nur eine unterstützende und sichernde Funktion zu, um so mehr, als ja eine statische Komponente desselben besteht. Durch sie werden den Augenmuskeln derartige Dauerspannungen erteilt, dass bei allen im beidäugigen Blickfeld möglichen Blicklagen die räumliche Orientierung der Augen der tatsächlich geforderten möglichst nahe kommt. Die Stellungskorrektur untersteht nur der dynamischen Komponente der Reflexkoordination, bestehend in zeitweisen, in den einzelnen Fixationslagen wechselnden Veränderungen der bestehenden Reflexdauerspannungen, d. i. der statischen Komponente. Zufolge Bestehens der letzteren ist also das Prinzip eines möglichst grossen zeitlichen Auflösungsvermögens beider Augen schon reflektorisch gewährleistet. Auch beim Übergang vom Ferne- zum Nahesehen tritt eine rascher ablaufende, bereits zentral verankerte Koordination in Erscheinung, der sog. „Konvergenzmechanismus". Dieser bedarf aber ebenso wie der „konjugierte Mechanismus" noch der Unterstützung und Sicherung seitens der Reflexkoordination (SCHUBERT 1943). Die Rollungskoordination hingegen ist eine vollkommen reflektorische. Orientierungsänderung der Augen im Sinne von Verrollungen um die feststehenden Blicklinien unterstehen noch den entwicklungsgeschichtlich alten Reflexmechanismen, nämlich optischen und labyrinthären. Sie beruhen eigentlich auf Phototaxis (Einstellung auf Licht) oder Geotropismus (Einstellung zum Schwerefeld der Erde).

Die Aufrechterhaltung der reflektorischen Koordination im Sinne von Dauerspannungen und Spannungsänderungen der Augenmuskeln beruht auf Erregungen, die von Receptorgruppen innerhalb der PANUMschen Areale ausgehen. Die sog. „korrespondenten" und „disparaten" Netzhautelemente innerhalb dieser Areale erweisen sich hierbei als okulomotorisch gleichwertig. Dies lässt sich, da es unter den physiologischen Bedingungen des Sehens, d. i. bei Darbietung eines Objektes niemals zu einer Erregung von ausschliesslich querdisparaten Netzhautelementen kommen kann, nur durch künstliche haploskopische Beanspruchung beweisen. Bietet man z. B. jedem Auge nur eine Vertikalkontur, und beansprucht die Reflexkoordination im Sinne von Rollung durch Verdrehung der einen, dann entsteht ein Sammelbild, welches sterisch lokalisiert wird. Es erscheint je nach dem Sinn der Drehung mit dem oberen Ende vom Beobachter weg oder diesem zugeneigt. Es gelingt bei dieser Anordnung niemals, die Fusionsrollung so weit zu treiben, dass die Objektdrehung vollkommen kompensiert wird, sondern die Rollung kommt bereits zum Stillstand, wenn querdisparate Netzhautelemente in Erregung versetzt werden, was bei der gegebenen Anordnung früher der Fall ist als die Erregung korrespondierender.

Die nach Abschluss der Reflexkoordination bestehenden Muskelspannungen werden dadurch aufrecht erhalten, dass die Maxima der Strahlungsleistung pro Flächeneinheit auf PANUMsche Receptorgruppen fallen. Bestimmend für das Eintreten oder Nichteintreten sowie für Änderungen der bestehenden Spannungen ist lediglich die beiderseitige Orientierung dieser Receptorgruppen zur Reizquelle. Nur dadurch wird die Konstanz der räumlichen Auflösung trotz Variation der räumlichen Augenlagen, also die Konstanz des Raumhoropters gewährleistet. Wird aber durch unphysiologische Reizverteilung die Reflexkoordination in besonderer Weise beansprucht, oder überhaupt unmöglich gemacht, dann geht auch die Konstanz der räumlichen optischen Auflösung des Doppelauges verloren. Es treten Störungen des Binokularsehens auf, welche ihrer Natur nach in engstem Zusammenhange mit der Aniseikoniefrage stehen.

VI. Das Aniseikonieproblem.

1. Allgemeines.

Die Aniseikoniefrage wurde in den letzten Jahren durch die ausgedehnten Untersuchungen von AMES (1932) und seinen Mitarbeitern aufgerollt. Aniseikonie bedeutet Bildungleichheit beider Augen, also beiderseitige Bildverschiedenheit nach Grösse und Form. Hierbei wurde festgestellt, dass es eine Aniseikonie als Anomalie gibt, d. h. dass eine Bildverschiedenheit bestehen kann, welche nicht durch dioptrische Asymmetrien beider Augen hervorgerufen wird. Diese anomale Aniseikonie, mit objektiven und subjektiven Störungen des Binokularsehens verbunden, kann durch besondere Geräte nachgewiesen, quantitativ erfasst und durch besondere Linsen, die keine brechende, sondern nur vergrössernde Wirkung besitzen, ausgeglichen werden. So einfach scheinbar die Verhältnisse zu liegen scheinen, so wird doch die ganze Aniseikoniefrage zum Problem durch die Tatsache, dass es auch eine physiologische Bildungleichheit beider Augen beträchtlichen Ausmasses gibt, das Sehorgan des Menschen also scheinbar weitgehend unempfindlich für Aniseikonie ist. Um klar zu sehen, erscheint es notwendig, die verschiedenen Formen der Bildungleichheit einer eingehenden Analyse zu unterwerfen.

2. Physiologische Aniseikonie.

Der normal Binokularsehende vereinigt verschieden grosse Netzhautbilder bei asymmetrischer Konvergenz (asy. Ko.). In diesem Falle sind die vom gegenstandnäheren Auge gelieferten Bilder grösser als die des anderen Auges. Bei beidäugiger Beobachtung erfolgt die Vereinigung unter Erregung quer- wie höhendisparater Netzhautorte, die innerhalb der PANUMschen Areale liegen. Das zeigt in einfacher Weise der alte WHEATSTONEsche Versuch (1837): Lässt man ein unter asy.Ko. betrachtetes Objekt, z. B. eine Münze, durch willkürlich leichte Verstärkung der Konvergenz in Doppelbilder zerfallen, so erscheint das vom objektnäheren Auge gelieferte Bild grösser, während bei richtiger Konvergenz beide Bilder wieder zu einem einfachen mittlerer Grösse verschmelzen. Ausserdem gibt es aber noch eine Reihe von Aniseikoniephänomenen, die unter haploskopischen Beobachtungsbedingungen auch dann auftreten, wenn nach geometrisch-optischen Gesetzen die beidäugigen Bilder gleich gut und gleich gross sind. Da gerade diese Phänomene als physiologische Kompensationsvorgänge gewertet wurden und für die Frage der Aniseikonie überhaupt von grundlegender Bedeutung sind, seien sie eingehend erörtert.

Wenn man beiden Augen in gleicher Entfernung im Spiegelhaploskop zwei gleich grosse, jedoch nicht kongruente Figuren bietet, z. B. dem R.A. einen Kreis, dem L.A. ein Quadrat (Abb. 5), dessen Seitenlänge dem Kreisdurchmesser gleich ist, mit je einem Fixationskreuz in der Mitte, dann erscheinen beide Figuren bei sy.Ko. gleich gross. Dies ist nicht der Fall, wenn sie unter asy.Ko. der Blicklinien beobachtet werden. Bei einer solchen nach links erscheint der Kreis grösser als das Quadrat (s. Abbildung), bei asy.Ko. nach rechts gilt das Umgekehrte. Bildgleichheit wird bei asy.Ko. nach links erst erreicht durch Abrücken des Kreises vom R.A. in einem Ausmass, welches dem Konvergenzgrade unter physiologischen Bedingungen bei freiäugigem Sehen entspricht. Die Bildgrössenverschiedenheit bei gleicher Entfernung der Figuren wächst mit dem Grade der asy.Ko. und der Abnahme der Beobachtungsentfernung. Diese im Haploskopversuch auftretende Aniseikonie (sog. Herzau-Ogle-Phänomen 1937) ist der physiologisch bei asy.Ko. auf Grund des verschiedenen Objektabstandes auftretenden gerade entgegengesetzt. Herzau und Ogle erblicken dementsprechend in dieser besonderen Art von Aniseikonie einen Anpassungsmechanismus gegen die geometrischoptisch bedingte Bildungleichheit bei asy.Ko. Als Erklärung für das Phänomen werden in Betracht gezogen: Eine bei asy.Ko. auftretende dioptrische Asymmetrie oder ein asymmetrisches Verhalten des subjektiven Massstabes oder aber eine indirekt myosensorische oder gar direkt mechanische Einflussnahme der Augenmuskeln auf die Retina selbst. Eine nähere Untersuchung zeigt aber, dass dem Herzau-Ogle-Phänomen lediglich eine durch die besondere Art der Objektdarbietung bedingte Beanspruchung der rezeptorischen wie motorischen Anlage beider Augen zugrundeliegt.

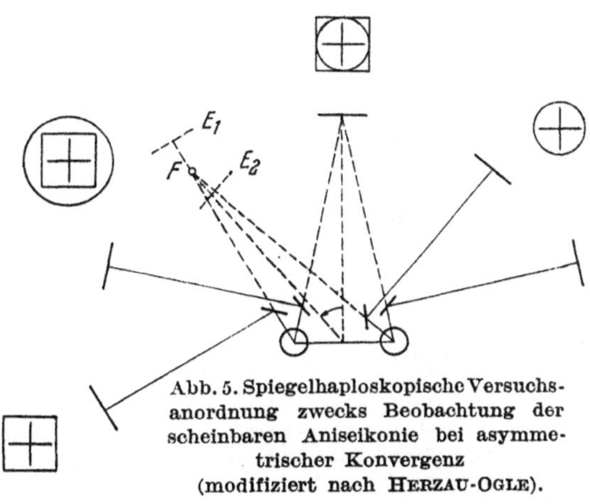

Abb. 5. Spiegelhaploskopische Versuchsanordnung zwecks Beobachtung der scheinbaren Aniseikonie bei asymmetrischer Konvergenz (modifiziert nach Herzau-Ogle).

Vorerst kann eine bei asy.Ko. auftretende dioptrische Asymmetrie beider Augen als Ursache des Phänomens ausgeschlossen werden. Es besteht nämlich in völlig gleicher Weise fort, wenn beide Augen atropinisiert und entsprechende Korrektionsgläser getragen werden. Hervorzuheben ist aber vor allem die Tatsache, dass bei strenger Blickruhe, d. h. bei Fixation des Mittelpunktes des zentralen Fixationskreuzes Kreis und Quadrat im indirekten Sehen gleich gross erscheinen. (Hierbei erscheint es nur zweckmässig, die eine Figur rasch auf- und abzudecken, wodurch die Beobachtung im indirekten Sehen erleichtert wird). Nur bei bewegtem Blick sind beide Figuren verschieden gross, d. h. es besteht keine Abbildung auf Netzhautorten, die funktionell durch subjektiv gleiche Sehrichtung ausgezeichnet sind, also keine Abbildung auf sog. korrespondierenden Netzhautstellen. Es fehlt also bei dieser Anordnung die beiderseitige Koordination der Augenmuskeln in dem Sinne, dass beim Abtasten der Figuren mit bewegtem Blick der Blickpunkt des L.A. in der Ebene E. 1., der des R.A. in der Ebene E. 2. wandert, die im Spiegelbilde hintereinander liegen. Eine derartige motorische Leistung wäre Voraussetzung für eine korrespondente Abbildung beider Figuren. Da aber E. 1 vom Zentrum der gemeinsamen Sehrichtung weiter abliegt als E. 2, muss die in E. 1 befindliche Figur kleiner erscheinen. Gleich gross erscheinen beide Figuren erst dann, wenn sie sich in einer von diesem Zentrum gleichweit entfernten Ebene befinden, was erreicht wird durch Abschieben der Vorlage für das R.A. (Kreis) oder Näherrücken der Vorlage für das L.A. (Quadrat).

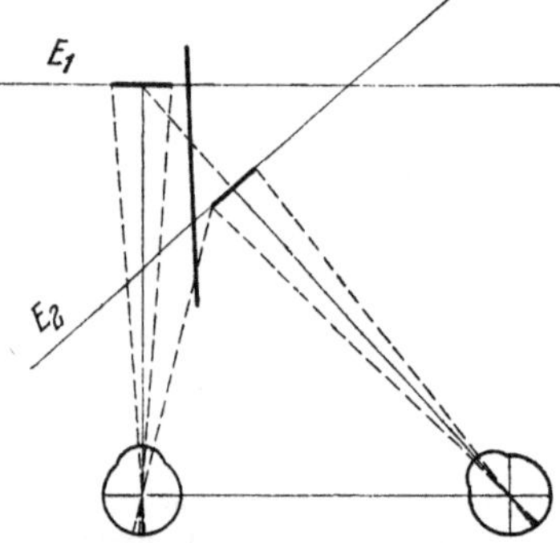

Abb. 6. Anordnung zwecks freiäugiger Beobachtung der scheinbaren Aniseikonie bei asymmetrischer Konvergenz.

Eine zur Beobachtung des HERZAU-OGLE-Phänomens bei freiäugigem Sehen geeignete Anordnung besteht darin (Abb. 6), dass zwei vertikale oder horizontale gleichlange Stäbe jedem Auge unter asy.Ko. in gleicher Entfernung gesondert dargeboten werden, was durch eine entsprechend orientierte Medianblende erreicht wird. Bei Grössenvergleich der beiden Stäbe mit bewegtem Blick wandert ebenfalls der binokulare Blickpunkt, ohne dass es infolge einäugiger Darbietung zu einer vollkommen motorischen Koordination kommt, einmal längs des ferner, dann längs des näher dem binokularen Sehrichtungszentrum gelegenen Stabes: letzterer erscheint grösser. Es handelt sich also bei derartigen haploskopischen Anordnungen letzten Endes um eines beidäugigen Grössenvergleiches zweier abstandsverschiedener Objekte (SCHUBERT 1939). Voraussetzung für das Auftreten des Phänomens bei Beobachten im Spiegelstereoskop ist die Darbietung von inkongruenten Figuren. Beim „Abtasten“ von Kreis und Quadrat mit wanderndem Blick besteht eben in diesem Falle beiderseits eine nicht konforme Abbildung und damit erscheint die Erregung funktionell zusammengehöriger Netzhautorte erschwert, die Voraussetzung für die reflektorische Komponente der Koordination ist. Werden kongruente Figuren verwendet, z. B. zwei Quadrate oder zwei Kreise, so fehlt das Phänomen, weil eben in diesem Falle die zwecks Führung der beiden Blickpunkte in abstandsverschiedenen Ebenen notwendige motorische Fusionsleistung aufgebracht wird. Ebenso werden ja auch die beiden Fixationskreuze in der Mitte der Figuren ohne weiteres binokular vereinigt (mit der scheinbaren Lage des Sammelbildes in F. Abb. 4). Dass die motorische Fusionsleistung ausschlaggebend ist für das Bestehen oder Fehlen des Phänomens, beweist auch die Tatsache, dass Kreis und Quadrat für viele Beobachter nur nach der vertikalen Richtung verschieden gross erscheinen, weil in dieser Richtung bekanntlich die motorische Fusion schlechter spielt als in der horizontalen. Es gelingt natürlich auch durch längere Übung die Koordination in allen Richtungen einzuspielen und damit das Phänomen zum Schwinden zu bringen. Es darf daher auf keinen Fall als Beweis irgendwelcher kompensatorischer Vorgänge gegen die bei asy.Ko. physiologischerweise auftretende, geometrisch-optisch bedingte Bildverschiedenheit aufgefasst werden.

Wie sehr die motorische Fusionsleistung im Sinne einer fehlenden oder aber auch erzwungenen motorischen Koordination gerade bei haploskopischen Versuchen die optische Lokalisation beeinflusst, beweisen Aniseikoniephänomene, deren Natur verwickelter ist als die des Herzau-Ogle-Phänomens. Man kann sie mit Hilfe der von Ames (1932) zwecks Nachweis der anomalen Aniseikonie verwendeten Vorlagen beobachten. Diese bestehen (s. Abb. 7) aus zwei kongruenten schwarzen Scheibchen. In einem Abstand von 4 Winkelgraden vom Mittelpunkt dieses Scheibchens besitzt die Vorlage für das L.A. 4 kurze unterbrochene Linien oben und unten sowie rechts und links, die Vorlage für das R.A. dagegen in gleichem Abstand 4 Leuchtpunkte; bei binokularer Vereinigung kommen — sy.Ko. und beiderseits gleiche Entfernung der Vorlagen vorausgesetzt — die Leuchtpunkte genau in die Mitte der unterbrochenen Linien zu liegen. Stellt man aber im Haploskop eine asy.Ko. nach links her, dann erscheinen bei binokularer Verschmelzung der beiden Scheibchen die Leuchtpunkte ausserhalb der unterbrochenen Linien, der Bildeindruck des R.A. ist grösser (Herzau-Ogle-Phänomen). Lässt man jetzt die Bilder in wenig distante Doppelbilder zerfallen, dann erscheint das Bild des schwarzen Scheibchens im R.A. grösser, die Leuchtpunkte hingegen in gleicher Entfernung wie die zugehörigen unterbrochenen Linien; sie kommen nämlich direkt auf diese zu liegen. Es liegt also der besondere Fall vor, dass geometrisch-gleichgross abgebildete Objekte in beiden Augen einmal verschieden gross (Scheibchen), einmal gleich gross gesehen werden (Strecke: Mittelpunkt des Scheibchens — Leuchtpunkt bzw. unterbrochene Linie). Man kann also in diesem Falle von einer partiellen Aniseikonie sprechen. Ersetzt man die beiden zentralen Scheibchen der Amesschen Vorlage zwecks sicherer Grössenbeurteilung durch vertikale Strecken, dann erscheinen bei Verschmelzung dieser beiden Vertikalgeraden und zwangloser Beobachtung die in der Vertikalen gelegenen Leuchtpunkte, die im R.A. zur Abbildung gelangen, ausserhalb ihrer korrespondenten Linien (Lage 1 in Abb. 8). Das Bild des R.A. erscheint also dem Herzau-Ogle-Phänomen entsprechend grösser. Werden jetzt durch leichte

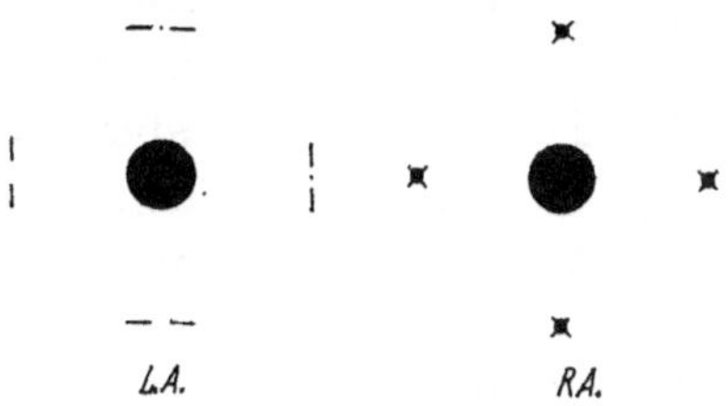

Abb. 7. Aniseikonie-Testvorlagen nach Ames.

willkürliche Verstärkung des asy.Ko. Doppelbilder erzeugt, so erscheint die im R.A. abgebildete vertikale Strecke grösser, die Leuchtpunkte fallen hingegen mit der zugehörigen Linie zusammen (Lage 2 in Abb. 8). In diesem Falle erscheint also das Bild des R.A. grösser, was die Vertikale betrifft, hingegen gleichgross, was die durch Leuchtpunkt und unterbrochene Linie markierte Strecke anlangt. Es besteht also partielle Aniseikonie. Bei einer Distanz der Doppelbilder hingegen, die grösser als die Ausdehnung der zugehörigen Linie (Bildlage 3 in Abb. 8) ist, zeigt der Leuchtpunkt wieder eine der Lage 1 entsprechende Stellung, d. h. er liegt wieder ausserhalb einer korrespondenten Linie. Das Bild des R.A. erscheint also grösser, auch grösser was die Vertikale betrifft: Es besteht also in Lage 3 totale Aniseikonie. Beobachtet man hingegen in Bildlage 1 mit festgehaltenem Blick, d. h. unter Dauerfixation des Mittelpunktes der Vertikalgeraden, dann erscheinen die Leuchtpunkte genau in der Mitte ihrer zugehörigen Linie: es besteht also totale Bildgleichheit (Iseikonie). Aus diesen Beobachtungen ergibt sich wieder, dass die Verhältnisse bei Blickruhe vollkommen andere sind als bei bewegtem Blick, ferner aber, dass die Lage 2 insofern gegenüber den anderen eine ausgezeichnete ist, als in ihr die beiden einäugigen Bilder — Leuchtpunkt und Linie — immer zur Deckung gelangen. Der Grund hierfür liegt darin, dass bei dieser Stellung der Doppelbilder die motorischen Fusionsbedingungen günstig liegen und demgemäss auch Fusion (Linie und Leuchtpunkt) erfolgt. Bei grösserer Doppelbilddistanz (Bildlage 3 in Abb. 8) ist dies nicht mehr der Fall. Dass Fusionsbedingungen für diese Phänomene ausschlaggebend sind, lässt sich durch Abänderungen der Versuchsbedingungen beweisen (Zimmermann und Schubert 1940), worauf aber hier nicht näher eingegangen sei. Es handelt sich bei all diesen Erscheinungen der partiellen Aniseikonie niemals um eine tatsächliche Bildungleichheit beider Augen, sondern um einen Grössenvergleich bei wanderndem Blick, wobei in bestimmten Bildlagen Fusion und daher Verschmelzung eintritt, demnach beide Bilder gleich gross gesehen werden. Diese Erscheinungen sind nur Beispiele für die überragende Bedeutung, welche der beidäugigen Motorik im Sinne fehlender oder bestehender Koordination hinsichtlich des Raumsinnes beider Augen zukommt.

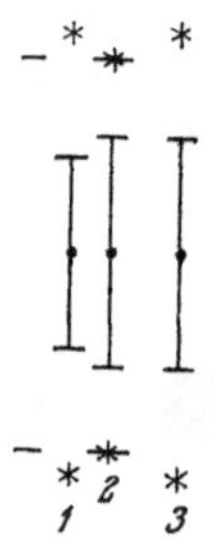

Abb. 8. Partielle Aniseikonie bei Doppelbildbeobachtung.

3. Dioptrische Aniseikonien.

Zu diesen gehören vor allem die Aniseikonien infolge Anisometropie. Asymmetrien der beiden dioptrischen Apparate bedingen Grössen- und Formverschiedenheiten der beiderseitigen Netzhautbilder. Bei vollkorrigierter Anisometropie lässt sich aus den ungleichen Korrektionsgläsern die Bildgrössendifferenz errechnen. Die bei Vollausgleich höherer Grade von Ungleichsichtigkeit sich ergebenden Störungen werden aber weniger auf die Ungleichheit der Netzhautbildgrösse als vielmehr auf die ungleiche Ablenkung der schiefen Hauptstrahlen bei seitlichem Blick durch die verschiedenstarken Gläser bezogen (ERGGELET 1913, ROHR 1921). Diese Fragen liegen jedoch ausserhalb des Rahmens dieser Darstellung. Hervorgehoben sei nur, dass auch bei vollkorrigierter Anisometropie — von der Grössendifferenz der Bilder abgesehen — besondere Fusionsleistungen schon zwecks Ausgleich der Winkeldifferenz der schiefen Hauptstrahlen bei seitlichem Blick erforderlich sind.

Als dioptrische Aniseikonien sind auch die traumatisch bedingten aufzufassen. So kann z. B. Prellung eines Auges zu einer derartigen Bildgrössenverschiedenheit beiderseits führen, dass Fusion unmöglich ist (HERZAU 1942). Hierbei können Veränderungen des brechenden Systems oder des „Bildauffangschirmes" (Verlagerung der Netzhautelemente) das ursächliche Moment bilden.

4. Anomale Aniseikonie.

Bildungleichheit beider Augen besteht nach den Untersuchungsergebnissen amerikanischer Autoren auch als Anomalie unabhängig von jeder Anisometropie. An Hand eines grossen Materials, das einige tausend Fälle umfasst, wird mit Sicherheit behauptet, dass korrigierte Anisometropie zwar häufig mit einer der Berechnung entsprechenden Bildgrössendifferenz einhergeht, aber durchaus keine notwendige Voraussetzung für letztere ist. In mehr als 30% der Fälle fand sich die Aniseikonie bei Refraktionsgleichheit oder zeigte bei Refraktionsdifferenz nicht die aus dieser rechnerisch abzuleitende Grösse und Art, ja war sogar der rechnerisch zu erwartenden oft entgegengesetzt. Auch meridionale Grössenunterschiede finden sich überaus häufig, ohne dass eine astigmatische bzw. eine der Formdifferenz der Bilder entsprechende Refraktion vorliegen würde. Art und Grösse der beim Individuum gefundenen Aniseikonie bleibt zeitlich in der Regel stabil.

Da es sich bei dieser Grössendifferenz der Bilder nicht um eine solche dioptrischen Ursprungs handelt, wird von AMES (1932) nicht von einer Grössendifferenz der Netzhautbilder gesprochen, sondern nur der Ausdruck: „Difference in the size and shape of the ocular images" gebraucht, also nur von einer Differenz der „Bilder" schlechthin gesprochen, worunter die von den Augen unter dem Einfluss aller Faktoren vermittelten Gesichtseindrücke zu verstehen sind. Können doch derartige Differenzen auch auf einer ungleichen Verteilung der Netzhautelemente in beiden Augen (Korngrösse und Verteilung im Auffangschirm nach ERGGELET 1916) beruhen sowie vom subjektiven Massstab abhängig sein.

Gefunden und bestimmt wurde diese anomale Aniseikonie vorerst durch Untersuchungen am Spiegelhaploskop (AMES, GLIDDON und OGLE 1932) unter Verwendung der in Abb. 5 dargestellten Vorlagen. Eine anomale Aniseikonie erscheint dann nachgewiesen, wenn schon bei symmetrischer Konvergenz unter Darbietung der Vorlagen in gleicher Entfernung eine Bildgrössendifferenz unabhängig von einer Refraktionsverschiedenheit der Augen besteht. Später (s. b. Hughes 1935) wurde an Stelle des Spiegelhaploskops folgende Einrichtung (Ophthalmoeikonometer) verwendet: Ein weisser Schirm wird in einer Entfernung von rund 6 m vor dem fixierten Kopf des Untersuchten aufgestellt. Zentral am Schirm befindet sich eine schwarze Scheibe, die beidäugig dargeboten wird. 4^0 vom Mittelpunkt dieser Scheibe entfernt sind 4 kleine Löcher im Schirm angebracht, und zwar oben und unten sowie rechts und links. Hinter jeder dieser Öffnungen befindet sich eine Lichtquelle, die so angeordnet ist, dass sie jeweils nur einem Auge — beliebig dem rechten oder linken — sichtbar ist, während das andere Auge die Löcher im Schirm als schwarze Punkte sieht. Der Untersuchte wird aufgefordert, zuerst auf die zentrale schwarze Scheibe und dann auf den oberen Punkt zu blicken und anzugeben, ob er das Licht genau in der Höhe oder über oder unter dem dunklen Punkt sieht, anschliessend ebenso auf den unterhalb der schwarzen Scheibe befindlichen Punkt zu blicken usw. Aus der gegenseitigen Lage zwischen Lichtpunkt und dunklem Punkt ergibt sich, ob das Bild längs des Vertikalmeridians im linken oder rechten Auge grösser ist. Bei analoger Prüfung der links und rechts von der Scheibe befindlichen Punkte ergeben sich Aufschlüsse auf die relative Bildgrösse in beiden Augen nach der horizontalen Richtung. Die gleiche Untersuchung wird dann bei Nahesehen vorgenommen. Ausserdem kann auch die dioptrische Einstellung eines jeden der beiden Augen dadurch geprüft werden, dass mittels einer haploskopischen Spiegelvorrichtung das Bild einer kleinen Lichtquelle auf die zentrale schwarze Scheibe geworfen wird. Fehleinstellungen infolge Refraktionsanomalien rechts und links werden durch entsprechende Gläser korrigiert, worauf eine neuerliche Prüfung auf Aniseikonie erfolgt.

Diese subjektiven Bestimmungen werden durch Konvergenzschwankungen sowie durch Heterophorien sehr erschwert, die an sich Höhen- und Seitenabweichungen der beiderseitigen Bilder, also auch der dunklen und Leuchtpunkte gegeneinander hervorrufen, und zwar auch dann, wenn durch zeitweilige Beobachtung der zentralen schwarzen Scheibe die motorische Koordination (Fusion) immer wieder „aufgefrischt" wird. Überhaupt ist zu sagen, dass haploskopische Anordnungen die Untersuchung an Ungeübten sehr schwierig gestalten, da es sich um komplexe optische Eindrücke handelt, die subjektiv beurteilt werden müssen, wozu noch das ständige Schwanken der Punkte gegeneinander infolge mangelhafter Fusion kommt. Bei stärkerer Heterophorie ist die Methodik überhaupt unanwendbar. In späteren Modellen wird an Stelle der zentralen Scheibe ein sterisches Objekt geboten und die Punktpaare durch Pfeilpaare ersetzt, welche — unter Verwendung von Polarisationsgläsern — einäugig abgebildet werden. Ihre Spitzen berühren sich bei Bildgleichheit, während sie bei Bildungleichheit einen messbaren Abstand aufweisen. Auch hierbei ist aber nach eigenen Erfahrungen das ständige

Schwanken der einäugig abgebildeten Pfeile gegeneinander vorhanden, welche eine exakte Messung unmöglich macht. Ein weiteres von BAKER (s. b. NOTEBOOM 1940) entwickeltes Gerät soll die Bildgrössenbestimmung bei parallel gestellten Blicklinien ermöglichen. Es besteht aus einem Röhrenhaploskop, an dem sich mittels variabler Prismen bestehende Heterophorien ausgleichen lassen. Bei Gebrauch dieses Gerätes zeigt sich wieder, dass durch Fusion der Teilstücke der gebotenen inkongruenten Figuren die Bestimmung der Grössendifferenz sehr gestört ist. Eine wirklich befriedigende, auch in der klinischen Praxis verwendbare Untersuchungsmethode steht noch aus.

Eine feine, allerdings für Massenuntersuchungen nicht geeignete Methode zum Nachweis anomaler Aniseikonie ist die Bestimmung der Lage und Form des empirischen Horopters und zwar des Längshoropters. Hierbei kommt allerdings Bildverschiedenheit nur längs der horizontalen Meridiane zum Ausdruck. Da Lageänderungen des Längshoropters die Veränderungen der optischen Lokalisation durch Bildverschiedenheit in beiden Augen eindeutig klarlegen, bedürfen sie einer eingehenden Erörterung.

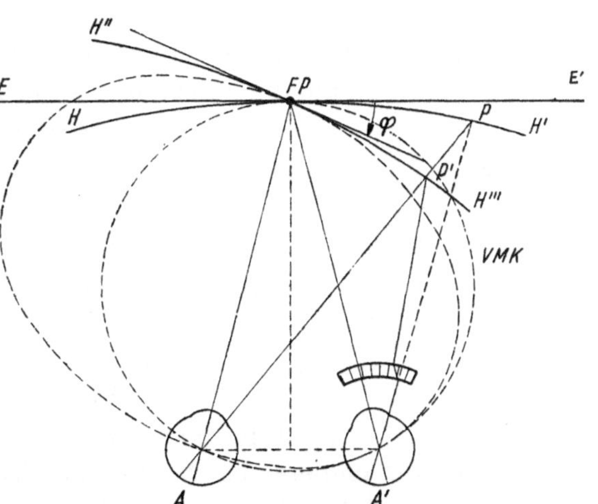

Abb. 9. Elliptische Deformation des VIETH-MÜLLER-Kreises und Drehung der Längshoropterkurve $H—H'$ nach $H''—H'''$ zufolge rechtsäugiger Vorschaltung einer vergrößernden Linse. (Modifiziert nach HERZAU-OGLE.)

Der Längshoropter ist definiert als der geometrische Ort aller Aussenpunkte, die auf korrespondierenden Netzhautorten der beiden horizontalen Meridiane zur Abbildung gelangen. Hierbei stellt der empirische Horopter bei Nahesehen eine Kurve dar, welche infolge der HERING-HILLBRANDTschen Horopterabweichung schwächer gekrümmt ist als der VIETH-MÜLLER-Kreis. Derselbe ist definiert als der geometrische Ort aller Aussenpunkte, deren Abbildung auf geometrisch-identischen Netzhautstellen erfolgt. Die empirische Horopterkurve (H—H' in Abb. 9) tangiert diesen Kreis (V.M.K.) sowie eine zur Basallinie (Verbindungsgerade beider Eintrittspupillen) parallele Gerade (E—E') im Fixationspunkt. Auf dieser Kurve liegen alle Punkte, die subjektiv in ungefähr gleichem Abstand lokalisiert werden wie der Fixationspunkt. Die Ermittlung der empirischen Horopterkurve erfolgt, wie bekannt ist, am sichersten auf Grund des Kriteriums der Sehrichtungskonstanz, d. h. des Aufrechtbleibens der gemeinsamen Sehrichtung für ein Lot bei gleichzeitiger Darbietung einer binokularen und unokularen Teilstrecke (Sehrichtung- oder Noniushoropter nach TSCHERMAK-FISCHER F. P. 1924, 1937). Hierbei werden unter strenger Fixation des Mittellotes seitliche Lote in Gleitbahnen solange vor- oder rückwärts geschoben, bis die ein- und beidäugig gesehene Strecke eine Gerade bildet. Diese TSCHERMAKsche Methode wurde von AMES und OGLE (1932) insofern abgeändert, als die im indirekten Sehen sichtbaren Lotreihen nur in einäugigen Teilbildern geboten werden, derart, dass die obere Hälfte der Lote des rechten, und die untere Hälfte der Lote des linken Feldes vom rechten Auge, die diesem durch einen mit dem Hintergrunde gleich hellen Schirm verdeckte andere Hälfte der Lote nur mit dem L.A. gesehen werden. Durch Schlitzblenden wird erreicht, dass die obere Hälfte der Lote im linken und rechten Feld (s. Abb. 10) als unterbrochene Gerade erscheint, was die Einstellungsgenauigkeit erhöht.

Form und Verlauf der Heropterkurve erweist sich individuell als zeitlich absolut konstant und nur abhängig von der Beobachtungsentfernung. Je grösser dieselbe, desto flacher wird die Horopterkurve, d. h. desto mehr nähert sie sich einer durch den Fixationspunkt laufenden, der Basallinie parallelen Geraden. Über die Ursache dieser Formveränderung in Abhängigkeit von der Akkommodation und Konvergenz kann noch keine bestimmte Aussage gemacht werden (AMES, OGLE und GLIDDON 1932).

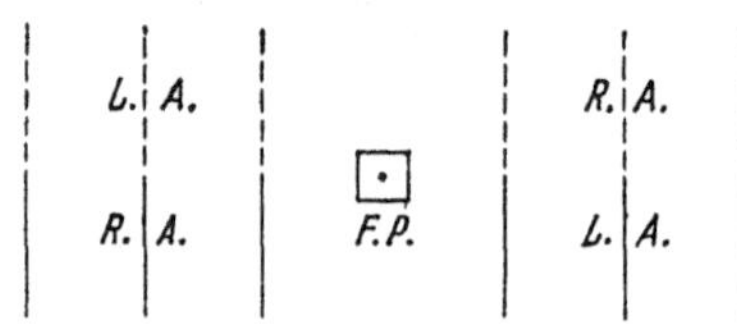

Abb. 10. Stellungen der einäugigen Teilbilder der Lote bei Anordnung derselben im Noniushoropter.

Auf der Längshoropterkurve wird der Punkt P (s. Abb. 8) in beiden Augen auf den korrespondierenden Netzhautstellen A und A' abgebildet. Ist nun z. B. das Bild des R.A. grösser durch Vorschalten eines vergrössernden Nullglases (s. unten), dann gelangt nicht P, sondern P' im R.A. auf der korrespondierenden Netzhautstelle A' zur Abbildung, P erscheint demnach hinter dem Horopter zu liegen oder überhaupt als Doppelbild. Um wieder korrespondent abgebildet zu werden, ist ein Vorrücken des Punktes notwendig. Gleiches gilt für alle Punkte der Kurve rechts vom Fixationspunkt, für die linksgelegenen das Umgekehrte. Bei einseitiger Bildvergrösserung erfolgt also eine Drehung der Horopterkurve im Fixationspunkt um das Mittellot als Axe und zwar um einen Winkel φ an der Seite des grösseren Bildes vorwärts, an der des kleineren rückwärts · φ ist zugleich der Winkel, welchen die im Fixationspunkte an die normale und verdrehte Horopterkurve gelegten Tangenten miteinander bilden (da die Horopterkurve normalerweise den VIETH-MÜLLER-Kreis im Fixationspunkt tangiert, wird sie die gleiche Lage zu einer Ellipse einnehmen müssen, zu welcher der VIETH-MÜLLER-Kreis durch die einseitige Bildvergrösserung deformiert wird). Das Ausmass der Horopterdrehung ist abhängig vom Ausmass der einseitigen Bildvergrösserung, sowie von der Beobachtungsentfernung und wird erfasst durch die Beziehung:

$$\text{tang}\ \varphi = \left[\frac{M-1}{M+1}\right]\frac{b}{a}$$

wobei M die Winkelvergrösserung der benützten Linse und somit die Bildgrössendifferenz, b den Abstand des Fixationspunktes vom Mittelpunkt der Verbindungslinie der Eintrittspupillen und a die halbe Pupillardistanz bedeutet (OGLE 1932). Bei Kenntnis der Stellung der Horopterkurve und der Bildgrössendifferenz kann die Lageänderung dieser Kurve nach OGLE rechnerisch ermittelt werden, wobei dieselbe als Teil eines Kegelschnittes betrachtet wird, für dessen Punkte die Gleichung $R = H_{w_2} + E$ gilt, in der $R = \frac{w_2}{w_1}$ und w_1 bzw. w_2 den Tangens des Gesichtswinkels darstellt, den der Punkt auf der Horopterkurve mit dem Fixationspunkt, vom L. bzw. R.A. gesehen, bildet. H ist ein Mass für die Abweichung der Horopterform vom VIETH-MÜLLERschen Kreis (sog. Koeffizient der HERING-HILLEBRANDschen Abweichung nach OGLE). E ist eine Konstante, die gleich dem Verhältnis zwischen allen Gesichtswinkeln des rechten zu den entsprechenden des L.A. oder auch gleich dem Verhältnis der Bildgrösse des L.A. zu der des R.A. im Horizontalmeridian ist. E ist ferner ein Mass der Drehung der Horopterkurve im Fixationspunkt und ergibt sich mit:

$$E = \frac{b - a \text{ tang } \varphi}{b + a \text{ tang } \varphi}.$$

Solange keine Bildgrössendifferenz besteht, ist die Horopterkurve bei sy.Ko. symmetrisch zur Medianebene und tangiert den VIETH-MÜLLER-Kreis im Fixationspunkt, $E = 1$. Der Horopter fällt mit diesem Kreis zusammen, wenn $H = O$ ist; er liegt in der frontoparallelen Ebene, wenn $H = \frac{2a}{b}$. Die Werte von R für Punkte eines speziellen Horopters können aus empirisch ermittelten Tabellen entnommen, E und H errechnet werden (OGLE und HERZAU 1937). Von diesen Autoren wurde auch der Nachweis erbracht, dass die Drehung der Horopterkurve im Fixationspunkt bei künstlich erzeugter Bildgrössendifferenz der rechnerischen Erwartung entspricht und mithin in direkter Abhängigkeit steht zum Grössenverhältnis der beiderseitigen Netzhautbilder. Dementsprechend kann man auch umgekehrt aus der Lage der Horopterkurven die relativen Grössendifferenzen der Netzhautbilder allerdings nur im horizontalen Meridian errechnen. Von AMES (1932) wurde die Bestimmung des Noniushoropters als Methode der Ermittlung der Bildgrössendifferenz eingeführt. Ihr Vorteil ist, dass Heterophorien nicht stören, ferner dass die Bestimmung für verschiedene Punkte im Gesichtsfeld, also für verschiedene Gesichtswinkel möglich ist. Ihr Nachteil ist die Notwendigkeit indirekter Beobachtung, demgemäss ist auch die Empfindlichkeit geringer als die der früher angegebenen Methoden.

Da alle Punkte der Horopterkurve als vom Beobachter gleichweit abgelegen lokalisiert werden, subjektiv also in einer stirnparallelen Ebene gelegen erscheinen, wird bei einer Drehung dieser Kurve infolge Bildgrössenverschiedenheit beider Augen auch diese scheinbare Ebene verdreht erscheinen. Hierauf beruht eine grobe Aniseikonieprüfung: In einer nicht zu kleinen Entfernung vom Untersuchten wird ein weisser Schirm aufgestellt, auf welchem einige parallele Linien gezogen sind und dessen Mittelpunkt beobachtet wird. Dieser Schirm ist unter Abblendung der Umgebung durch Drehung um eine Vertikalachse subjektiv in eine stirnparallele Ebene zu stellen. Bei Aniseikonie wird der Schirm typisch raumschief eingestellt, so zwar, dass er dem Auge, dessen Netzhautbild grösser ist, näher steht. Auf dem gleichen Prinzip beruht eine genauere Methode der Prüfung, welche auch die Verlagerung des Querhoropters berücksichtigt, das sog. Kippfeld (Tilting field) von Ames (1935). Aus einer Holzplatte ist ein grösseres quadratisches Feld ausgeschnitten. Darunter befindet sich eine zweite, jedoch bewegliche Platte mit rauher Oberfläche, um perspektivische Momente auszuschalten. Diese Platte kann messbar nach vorne und hinten sowie nach rechts und links geneigt werden. Während der Rahmen durch entsprechende Abblendung nur einäugig — beliebig dem rechten oder linken — geboten wird, wird die Platte beidäugig gesehen. Der Untersuchte hat die Aufgabe die Platte waagrecht, d. h. dem oberen Rahmen parallel zu stellen, was nur auf Grund von stereoskopischer Lokalisation möglich ist. Während Normale die bewegliche Platte dem Rahmen genau parallel einstellen, ist dies bei Aniseikonie infolge stereoskopisch falscher Lokalisation nicht der Fall. Schon Bildgrössendifferenzen von 1% längs des Horizontalmeridians sollen eine Fehleinstellung, d. i. eine Neigung der Platte von 4° zur Folge haben. Die praktische Bewährung dieser Methode steht noch aus.

Ausgedehnte klinische Untersuchungen (Madigan und Carlton 1932, Hughes 1936, Bielschowsky 1938) haben ergeben, dass die durch anomale Aniseikonie verursachten Sehstörungen und subjektiven Beschwerden schon bei Bildgrössendifferenzen von 1% auftreten können. An Häufigkeit steht hierbei totale Bildgrössendifferenz hinter der meridionalen zurück. Die Beschwerden bestehen in typischen Asthenopien, wie sie auch bei Fusionsstörungen auftreten. Sie können sich bis zu allgemeinem Übelkeitsempfinden und Migräneanfällen steigern. Auch das abnorm langsame, stockende Lesen kann auf Aniseikonie beruhen. So zeigten von 221 Fällen typischer Langsamleser nur 27 keine Aniseikonie, 165 eine Grössendifferenz der beiderseitigen Bilder von 0,5—2% und 29 mehr als 2%. Die Asthenopie konnte in der Mehrzahl der Fälle (70%) durch Verordnung iseikonischer Gläser (Ames, Gordon und Ogle 1932, Ogle 1936) behoben werden. Das Prinzip dieser Gläser wurde schon von Weiss angegeben (s. b. Herzau 1938). Es handelt sich um durchgebogene Plangläser, welche keine Brechkraft und praktisch keine Distorsion, hingegen einen von ihrer Stärke und Durchbiegung abhängigen Vergrösserungswert besitzen, der in Prozentzahlen ausgedrückt das Verhältnis zwischen Bildwinkel und Objektwinkel angibt. Die Vergrösserung geht von 0,25% aufwärts bis 5%. Der Vergrösserungswert ist entweder in allen Meridianen gleich (Overall size lenses) oder besteht nur in einem Meridian (Meridional size lenses). Diese Gläser können zwecks Bildausgleich vollkorrigierter Anisometroper auf der einen Seite als zusätzliche Gläser getragen werden, ebenso als Probiergläser bei Untersuchung am Eikonometer dienen.

5. Beziehungen zwischen physiologischer und anomaler Aniseikonie.

Durch die Tatsache, dass normalerweise bei Beobachtung unter asy.Ko. der Blicklinien beiderseits verschieden grosse Netzhautbilder unter Erregung quer- wie längsdisparater Netzhautstellen zur binokularen Vereinigung gelangen, stösst die exakte Abgrenzung zwischen physiologischer und anomaler Aniseikonie auf grosse Schwierigkeiten. Der Einwand, dass bei asy.Ko. der verschiedenen Bildgrösse entgegenwirkende physiologische Kompensationsvorgänge Platz greifen, wurde als nicht stichhaltig erkannt (s. o. S. 451). Die Annahme derartiger Vorgänge stützt sich aber auch auf den experimentellen Befund, dass der sog. Scheinebenenhoropter bei asy.Ko. gegenüber dem Noniushoropter ein abweichendes Verhalten zeigt. Dieser Scheinebenenhoropter, ermittelt nach dem Kriterium der stirnparallelen Scheinebene, behält nämlich auch bei Beobachtung unter asy.Ko. seine Lage bei. Nach der theoretischen Erwartung müsste er in einem Ausmasse gedreht sein, dass unter Ausgleich der durch den verschiedenen Augenabstand bedingten Grössendifferenz der Netzhautbilder und somit disparaten Abbildung in der Horizontalen wieder korrespondierende Netzhautstellen erregt werden. Eine derartige Drehung findet jedoch nicht statt, ganz im Gegensatz zum Noniushoropter. Dieser erfährt bei asy.Ko. eine Drehung im Fixationspunkt, wie sie die verschiedene Bildgrösse erwarten lässt. Diese Verschiedenheit im Verhalten von Scheinebenen- und Noniushoropter wird von HERZAU und OGLE (1937) dahingehend erklärt, dass der Ebeneneindruck einen höchst zweckmässigen Anpassungsvorgang durchzumachen scheint, der, den Einfluss der unter den physiologischen Bedingungen des Sehens in asy.Ko. auftretenden Bildgrössendifferenz ausgleichend, eine stärkere Alteration der beidäugigen Tiefenwahrnehmung verhindert. Aber schon die Tatsache, dass der Horopter einmal eine Drehung erfährt, einmal nicht, durch beide Horopteren aber angeblich korrespondierende Netzhautorte festgelegt werden, weist darauf hin, dass dieselben bei Übergang zu asy.Ko. unmöglich einmal ihre gegenseitige fixe Lage zueinander beibehalten, einmal nicht. Dementsprechend hat sich bei näherer Untersuchung auch herausgestellt, dass der Scheinebenenhoropter überhaupt kein wahrer Horopter ist. Schon die Orientierung und Form der Blende zwischen einzustellender Lotreihe und den beobachtenden Augen ist von ausschlaggebender Bedeutung für Form und Lage der Scheinebene-Horopterkurve (LEHNERT 1941). Jede Blendendrehung führt bei gleicher Augenstellung zu einer gegensinnigen Verdrehung der Horopterkurve. Form und Verlauf des Scheinebenenhoropters ist dabei direkt abhängig von relativ optischen Lokalisationsmomenten im beidäugigen Sehfeld. Nicht gilt dies für den Noniushoropter, der sich unter allen Umständen als wahrer Horopter erweist. Mit dieser Feststellung wird aber der experimentelle Befund einer Nichtverdrehung des Scheinebenenhoropters bei Beobachtung unter asy.Ko. als Argument für funktionelle Kompensationsvorgänge bei Bildgrössendifferenz hinfällig. Damit fehlt aber jede Möglichkeit einer streng begrifflichen Scheidung von physiologischer und anomaler Aniseikonie. Die experimentelle Trennung in dem Sinne, dass letztere schon bei sy.Ko. auftritt, bildet ebenfalls kein sicheres Unterschiedsmerkmal, denn die Forderung nach einer strengen Symmetrie kann in funktioneller Hinsicht überhaupt nicht gestellt werden. Zudem besteht aber auch normalerweise eine Vereinigung verschieden grosser Bilder bei sy.Ko., so z. B. bei Lokalisation einer horizontalen, jedoch schräg auf den Beobachter zu oder von diesem weg verlaufenden Geraden. Es besteht aber auch kein Unterschied zwischen beiden Aniseikonieformen in quantitativer Hinsicht. Nach den Berechnungen von OGLE (1939) betragen die Grössenunterschiede der Netzhautbilder in Abhängigkeit vom Ausmass der asy.Ko. und von der Beobachtungsentfernung 0,2 bis über 10%. Nach experimentellen Bestimmungen werden Objekte, die 5—7% (geübte Vp.) bzw. bis 15% (ungeübte) Grössendifferenz in horizontaler Richtung aufweisen, noch auf PANUMschen Arealen abgebildet, also einfach gesehen (AMES und OGLE 1932). Hingegen kann eine anomale Aniseikonie von 1% schon Asthenopieerscheinungen auslösen (HUGHES 1936), die durch künstlichen Bildausgleich behoben werden. Der einzige bis jetzt fassbare Unterschied betrifft die optische Lokalisation; diese ist bei anomaler Aniseikonie eine falsche. Ein anomaler Aniseikoniker verhält sich wie ein Normaler, der eine vergrössernde Linse vor einem Auge trägt. Das zeigen zumindest die Untersuchungen von AMES (1935) von Aniseikoniefällen am Kippfeld. Da die Lokalisationsstörungen durch künstlich hergestellte Bildgleichheit behoben werden, müssen bei anomaler Aniseikonie hinsichtlich Anordnung und Verteilung der retinalen Lokalzeichen normale Verhältnisse bestehen. Diese Aniseikonie kann also auch nicht auf eine Asymmetrie in der Anordnung dieser Zeichen zurückgeführt werden, etwa im Sinne einer beiderseits verschiedenen HERING-HILLEBRANDschen Horopterabweichung. Handelt es sich doch bei dieser Anordnung um eine kongenitale Anlage, deren Funktion an sich niemals Sehstörungen mit Asthenopien auslösen kann. Ebenso unerklärlich wäre es, wie diese Störungen durch künstlichen Bildausgleich behoben werden könnten, welcher in diesem Falle eine Reizverteilung auf beiderseits funktionell nicht zusammengehörigen Receptorgruppen bedeuten würde. Zentralnervöse Störungen als Ursachen anzunehmen, schon mit dem Hinweise darauf, dass ja für den sensorischen Akt der Bildvereinigung schliesslich und endlich zentrale Prozesse entscheidend sind, ist billig, verschiebt aber die Frage nur auf ein völlig anderes Gebiet, ohne dass hiermit ein von vorneherein erfolgversprechender Weg ihrer experimentellen Bearbeitung aufgezeigt wird. Ein derartiges Vorgehen erscheint aber schon aus dem Grunde nicht angezeigt, weil in der Aniseikoniefrage noch periphere, der experimentellen Bearbeitung ohne weiteres zugängliche Prozesse eine Rolle spielen, die dringend der Aufklärung bedürfen. Vieles spricht nämlich dafür, dass der sog. anomalen Aniseikonie eine Störung des Zusammenspiels zwischen Receptor- und Effektorgruppen zugrundeliegt.

6. Aniseikonie und Motorik der binokularen Fixation.

Dass es sich bei der anomalen Aniseikonie nicht um rein zentralnervöse Funktionsstörungen handeln kann, darauf deutet schon der Umstand hin, dass die subjektiven und objektiven Symptome in vieler Hinsicht denen bei erschwerter motorischer Koordination (Fusion) gleichen. Das gilt vor allem hinsichtlich der in beiden Fällen bestehenden Asthenopie. Auch sonst ergeben sich viele Analogien, ja direkte Zusammenhänge zwischen anomaler Aniseikonie und Koordinationsstörungen. Wie eine Heterophorie geringen Ausmasses schon asthenopische Beschwerden verursachen kann, während eine solche grösseren Umfanges symptomlos verläuft, so gilt Gleiches auch für anomale Aniseikonie. Wie eine zusätzliche Prismenbelastung der motorischen Fusion individuell in sehr verschiedenem Ausmass ertragen wird, so gibt es auch Fälle, die gegen einseitige künstliche Bildgrössenveränderungen weitgehend unempfindlich sind (Bielschowsky 1938). Es sind auch Fälle von sog. horror fusionis beschrieben, die beweisen, dass hierbei Aniseikonie eine ursächliche Rolle spielt (Bielschowsky 1938, Herzau 1943); ja derselben soll auch als ätiologischer Faktor bei Entstehung des Begleitschielens eine Bedeutung zukommen. Dass einseitige Aphakie mit konsekutiver Änderung der Bildgrösse die Fusion überaus erschwert, ja dieselbe unmöglich machen kann, ist bekannt. Andererseits wurde am Normalen der Nachweis erbracht (vgl. oben S. 451), dass eine besondere Beanspruchung der motorischen Fusion Aniseikoniephänomene auslöst. Hervorzuheben ist auch, dass es Fälle von anomaler Aniseikonie gibt, bei denen die Sehstörungen nicht durch künstlichen Ausgleich der Bildgrösse, sondern nur durch Prismenkorrektion zu beheben sind (Bannon 1939). Es kann also kein Zweifel darüber bestehen, dass anomale Aniseikonie und motorische Koordination in engstem Zusammenhang stehen.

Das motorische Zusammenspiel der äusseren Augenmuskeln beim binokularen Sehakt war in der bisherigen Darstellung nur insoweit Gegenstand der Untersuchung, als durch dieselbe die Abbildung auf funktionell zusammengehörige Netzhautorte erreicht wird, d. h. bis zur Abbildung auf Panumsche Areale der Netzhaut. Hiermit erscheint aber das motorische Geschehen auch bei momentan erreichter und beibehaltener „Blickruhe" durchaus noch nicht abgeschlossen. Es ergibt sich jetzt die Frage nach der differenten Erregung der funktionell verschiedenen Anteile dieser Areale im Sinne von sog. korrespondierenden sowie längs- und querdisparaten Receptorgruppen. Eine derartige differente Erregung wird ja als unbedingte Voraussetzung erachtet für eine plane oder sterische Lokalisation im Blickfeld. Andererseits ist es aber eine experimentell vielseitig gesicherte Tatsache, dass es eine absolute Augenruhe unter keinen Umständen gibt. Während strenger Fixation vollführt das Auge noch zweierlei Bewegungen: einmal ständig kleine Oszillationen um eine Gleichgewichtslage herum, von einer Frequenz von 50—90/Sek. und einer Amplitude bis zu 50 Winkelsekunden (DOHLMANN 1925). Ausserdem aber sog. Fixationsbewegungen mit einer Frequenz von durchschnittlich 1 bis 2/Sek. und einer Amplitude, die verschieden gross angegeben wird, nämlich von 4—8 Winkelminuten (MARX und TRENDELENBURG 1911, IMANISHI 1930, GERTZ 1935) bis zu 1° (MCALLISTER 1905, DODGE 1907, ÖHRWALL 1912, KOCH 1908, SUNDBERG 1918, DOHLMANN 1925, SCHUBERT 1927, CLARK 1936). Da diese umfangreicheren Bewegungen, die eine Fixationsperiode in eine Reihe von Elementarfixationen zerlegen, nach allen Richtungen hin erfolgen, tritt an Stelle des Fixationspunktes ein kreisförmiger Fixationsbezirk, dessen Ausdehnung bis zu 1° zu veranschlagen ist. Schon in Anbetracht dieser während strengster Blickruhe bestehenden Motorik muss das Zustandekommen des Auflösungsvermögens und im weiteren Sinne das der Sehschärfe des menschlichen Auges auf Grund des bekannten Zapfenmosaiks als eine Fiktion betrachtet werden. Weisen doch auch die Besonderheiten der Formwahrnehmung sowie des Auflösungsvermögens der Fovea bei verschiedener Helligkeit darauf hin, dass nicht alle funktionellen Einheiten derselben dauernd funktionsbereit sind, sondern immer nur ein Teil wechselweise erregbar ist. Der andere Teil befindet sich in der Refraktärphase (BERGER und BUCHTHAL 1938). Der Fixationsmotorik entspricht also auf seiten des Receptors ein zeitweiser Funktionsausfall einzelner Sehelemente (SCHUBERT). Völlig unhaltbar werden aber die gebräuchlichen Anschauungen über das Zustandekommen der bestehenden Feinheit des Raumsinnes bei Betrachtung der beidäugigen Fixation. Allein infolge der wahrscheinlich als Ausdruck der tetanischen Reaktionsform der Augenmuskeln aufzufassenden Oszillationen, deren Frequenz das Minimum der Perzeptionszeit weit unterschreitet und die an beiden Augen völlig unabhängig voneinander ablaufen, ist mit einem binokularen Fixationsfeld von 100 Winkelsekunden Durchmesser zu rechnen. Wie hierbei eine Tiefensehschärfe von 6″—10″ durch elektive Erregung „querdisparater“ Netzhautelemente zustande kommen kann, ist völlig unklar. Darüber hinaus hat aber die synchrone Registrierung der grösseren Fixationsschwankungen beider Augen (MCALLISTER 1905, KOCH 1908) ergeben, dass sie beiderseits weder gleichen Umfanges noch gleicher Richtung sind, wobei Differenzen der Lagen beider Blicklinien bis zu 1° auftreten. Es findet also in Wirklichkeit ein ständiges Abtasten des Fixationsobjektes mit fovealen Bezirken beider Augen unabhängig voneinander statt, mit Bezirken, die nicht einzelne Receptoren, sondern Receptorgruppen umfassen. Aber nicht nur die elektive Erregung funktionell verschiedener Netzhautelemente innerhalb der PANUMschen Areale muss als vollkommen unklar bezeichnet werden, sondern es lassen sich andererseits über die räumliche Anordnung und Verteilung derselben innerhalb dieser Areale ebenfalls keine Aussagen machen. Die gebräuchlichen Darstellungen der funktionellen Gliederung der Netzhautelemente innerhalb der PANUMschen Areale in „korrespondierende" und „querdisparate" entsprechen lediglich einem „Als-Ob-Schema", wenn sich dasselbe den hinsichtlich der optischen Lokalisation bestehenden Verhältnissen auch weitgehend anschmiegt. Mit diesem Schema steht und fällt aber die klassische Lehre vom stereoskopischem Sehen.

Wie innig auch während einer Fixationsperiode die Verknüpfung von Motor und Receptor ist, beweist die Abhängigkeit der Fixationsschwankungen nach Amplitude und Richtung von der allgemeinen Konfiguration des Fixationsobjektes, von den im indirekten Sehen sichtbaren Konturen usw., also allgemein gesprochen, von den Abbildungsverhältnissen. Werden diese bei binokularer Fixation einseitig verändert, dann wird auch das motorische Zusammenspiel der Augen ein anderes sein, d. h. — grob gesprochen — es wird das Fixationsobjekt einseitig anders „palpiert". Hierdurch werden aber andere periphere Erregungen gesetzt, als dies normalerweise der Fall ist. Hierauf ist vielleicht der Befund zurückzuführen, dass künstliche Höhendisparation, erzeugt durch Vorsetzen einer im Vertikalmeridian vergrössernden Linse vor ein Auge, zu Tiefeneffekten führt, in dem Sinne, als ob das Bild des anderen Auges im horizontalen Meridian vergrössert worden wäre (induzierter Grösseneffekt nach OGLE 1938/39).

Wohl bei keinem Problem der physiologischen Optik sind motorische und receptorische, und demzufolge sensorische Leistungen der menschlichen Sehorgane so innig miteinander verquickt als gerade bei der Frage der Aniseikonie — das Wort in allgemeiner Bedeutung gebraucht. Solange aber die Motorik der binokularen Fixation nicht aufgeklärt erscheint, und so lange man hier mit praktisch unhaltbaren Fiktionen arbeitet, solange wird es hinsichtlich der Aniseikoniefrage nur Hypothesen und nicht Früchte experimenteller Forschung geben.

OTTO WEISS
(1871—1943).

Von

H. LULLIES-Strassburg.

Mit 1 Bildnis und 1 Abbildung.

Am 25. Januar 1943 starb in seinem Geburtsort Vilsen, einem kleinen Städtchen zwischen Bremen und Hannover, OTTO WEISS, der ein Menschenalter zunächst als Assistent, dann als o. Professor und Direktor des Physiologischen Instituts in Königsberg wirkte. Der jüngeren Generation persönlich weniger bekannt, da er sich in den letzten Jahrzehnten nur selten auf wissenschaftlichen Tagungen sehen liess, gehört er zu den immer seltener werdenden Vertretern seines Faches, die noch das ganze Gebiet der Physiologie beherrschten, so dass er es nicht nur in eindrucksvoller Geschlossenheit lehren konnte, sondern auch in vielseitigster Weise durch seine Forschungen bereicherte. Seine Zurückhaltung und die Vielseitigkeit seiner Arbeiten, die zum Teil auch an schwerer zugänglichen Stellen veröffentlicht sind, rechtfertigt eine etwas ausführlichere Würdigung seiner Persönlichkeit und seines Lebenswerkes an dieser Stelle.

OTTO WEISS stammte aus dem Hannoverschen Land. Er wurde am 22. Juli 1871 in Vilsen, Bez. Bremen, als Sohn des Sanitätsrates Dr. AUGUST WEISS geboren und hat dort auch seine erste Kindheit verlebt. Zwei Brüder, von denen der eine Pfarrer wurde, der andere als Arzt vor einigen Jahren in Vilsen starb, waren mehrere Jahre älter als er. Im Alter von 9 Jahren verlor er seinen Vater. Bald darauf siedelte seine Mutter mit den Kindern nach *Rinteln* an der Westfälischen Pforte über, wo er das Gymnasium besuchte.

Nach Abschluss der Schule bezog er die Universität *Göttingen*, um Medizin zu studieren. Er wurde dort „Blauer Sänger“ und hat als Alter Herr die Verbindung mit seinem Verband immer aufrecht erhalten. Von seinen damaligen Lehrern erwähnte er häufiger den Anatomen MERKEL und besonders MEISSNER, seinen ersten Lehrmeister in der Physiologie. In den Jahren 1896—1897 war er Volontärassistent bei MEISSNER. Er sprach stets mit grösster Hochachtung von ihm, und hat ihm nach seinem Tode als sein Schüler einen warmen Nachruf gewidmet.

1897 ging WEISS als Assistent zu L. HERMANN nach Königsberg und kam damit in eine Werkstatt, in der damals unter Heranziehung aller physikalischen

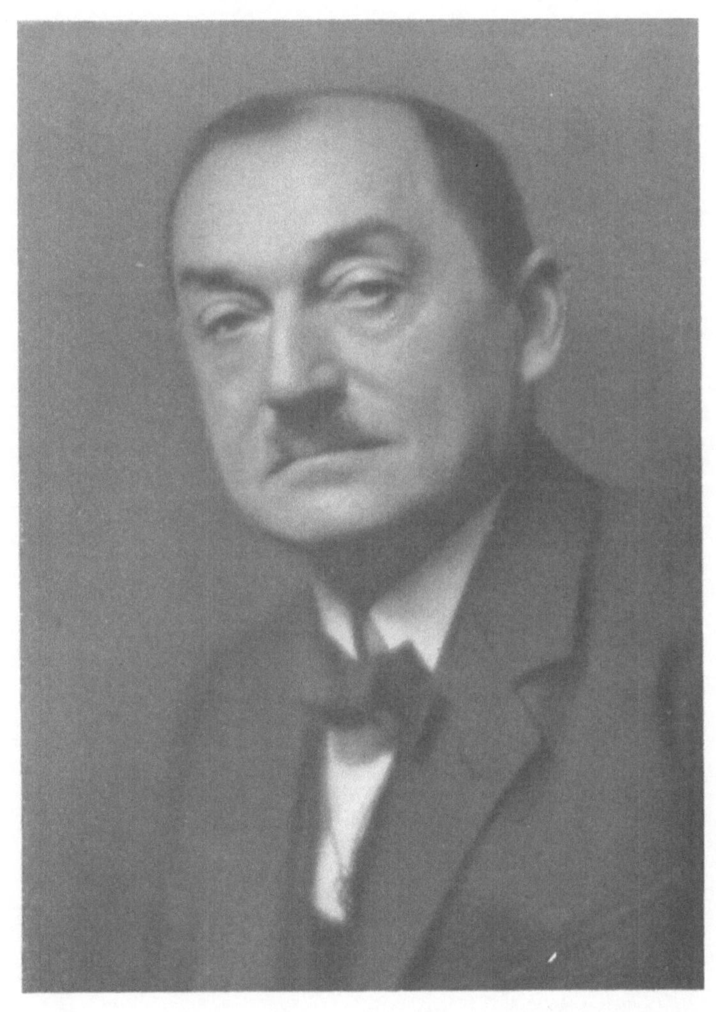

Otto Weiss.

Hilfsmittel vor allem auf dem Gebiet der Nerven- und Muskelphysiologie und der physiologischen Akustik eifrig geforscht wurde. Fraglos musste eine Persönlichkeit wie HERMANN, der neben seinen zahlreichen bedeutenden experimentellen Arbeiten das Handbuch der Physiologie herausgegeben hatte, der den „Jahresbericht über die Fortschritte der Physiologie" herausgab und

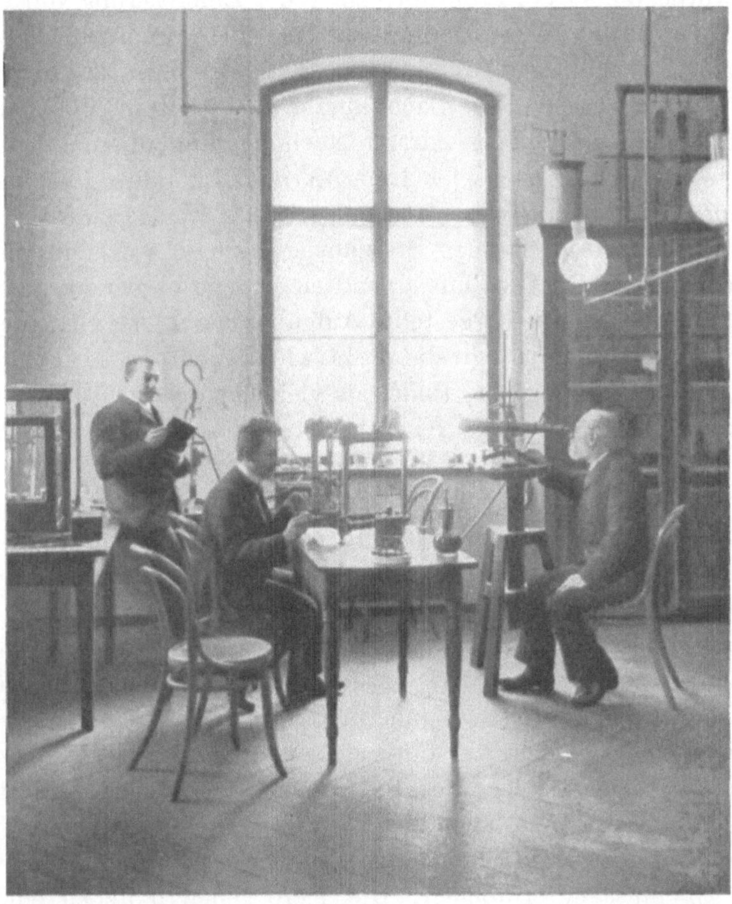

Abb. 1. O. WEISS, M. GILDEMEISTER und L. HERMANN (von links nach rechts) im Königsberger Physiologischen Institut bei elektrophysiologischen Untersuchungen mit dem HELMHOLTZschen Pendel. Nach einer Photographie aus dem Jahre 1901.

durch vierzehn Auflagen seines Lehrbuches (von 1869—1914) ganze Generationen von Ärzten und Physiologen bildete, eine besondere Anziehungskraft auf den jungen tatendurstigen Physiologen ausüben.

Schon nach 3 Semestern habilitierte sich WEISS in Königsberg. 1899 kam M. GILDEMEISTER für einige Jahre als 2. Assistent an das Königsberger Institut und blieb mit WEISS bis zuletzt freundschaftlich verbunden. Mehrere gemeinsam veröffentlichte Arbeiten zeugen von reicher gegenseitiger Anregung während dieser gemeinsamen Assistentenzeit. Auch MARTIN GILDEMEISTER ist vor kurzem mitten aus seiner Arbeit als o. Professor und Direktor des Physiologischen Instituts in Leipzig durch den Tod abberufen. So erhält die hier wiedergegebene Photographie aus dieser Zeit, die Weiss und Gildemeister neben Hermann im Königsberger Institut bei ihren elektrophysiologischen Untersuchungen zeigt, eine doppelte Bedeutung.

1907 wurde Weiss a.o. Professor. Nach der Emeritierung von Hermann, Ostern 1913, leitete er vertretungsweise das Institut, worauf zunächst — wahrscheinlich eine Enttäuschung für Weiss — F. B. Hofmann auf den Lehrstuhl berufen wurde. Erst als dieser nach kurzer Zeit (Ostern 1916) einem Ruf nach Marburg folgte, wurde Weiss dessen Nachfolger und übernahm die Leitung des Instituts, die er bis zu seiner Emeritierung im Jahre 1936 inne hatte.

In seinen *wissenschaftlichen Arbeiten*[1] zeigte O. Weiss eine Vielseitigkeit, die heute bei der fortschreitenden Spezialisierung und Aufteilung des Faches immer seltener wird. Dort wo ihm irgend eine Frage begegnete, packte er zu und löste dann auch meist die gestellte Aufgabe, indem er sich seine Methode schuf. Dabei spielte nicht so sehr die praktische Bedeutung der Frage oder die Grösse der Problemstellung eine Rolle, als vielmehr die Freude des Forschers, der mit offenen Augen die Natur betrachtet, der seine Frage stellt und die Befriedigung in der Antwort findet, die sie ihm gibt.

So findet er einmal (schon in seiner Göttinger Zeit) mehrere Schlangen, die sich in einem Nest junger Wachteln eine besonders fettreiche Mahlzeit beschafft hatten. Das Ergebnis ist eine Arbeit über die *Resorption des Fettes* im Magen von Kaltblütern, die beim Warmblüter, wie er auch zeigt, nur noch in der Säugeperiode stattfindet.

Die zahlreichen Falkenhorste in der Kaporner Heide bei Königsberg geben Gelegenheit einige weisse Wanderfalken im Institut aufzuziehen und zu beobachten. Dabei werden die optischen Konstanten des *Raubvogelauges* ophthalmometrisch gemessen und die Dimensionen der Netzhautelemente untersucht, um die Frage der angeblich so besonders grossen Sehschärfe dieser Tiere exakt zu beantworten. Leider wird die Arbeit durch eine Katastrophe vor ihrem Abschluss unterbrochen: Die Tiere gehen plötzlich ein, weil sie eines Tages mit dem Fleisch eines mit Morphium narkotisierten Hundes gefüttert werden, nebenbei ein lehrreiches Beispiel für die grossen Unterschiede in der Morphinempfindlichkeit der verschiedenen Tiergruppen.

Auf der Jagd beobachtet er, wie eine kleine Spinne, die sich an ihrem Faden vor einem Loch in einem Blatt herablässt, scheinbar von unten nach oben durch den Raum schwebt. Das Ergebnis der genaueren Analyse dieser überraschenden Erscheinung ist eine Doktordissertation (Deicke): „Ein neuer Beweis dafür, dass die *Netzhautbilder umgekehrt* gesehen werden.“ Der Ertrag ist allerdings nur ein kleiner, aber eindrucksvoller Praktikumsversuch, bei dem

[1] Vgl. das nachstehende vollständige Verzeichnis der wissenschaftlichen Arbeiten, die von Weiss oder unter seiner Leitung durchgeführt und veröffentlicht wurden.

man ein enges Loch in einem Kartenblatt in den vorderen Brennpunkt des Auges bringt und feststellt, dass ein Stecknadelkopf zwischen Kartenblatt und Auge gehalten umgekehrt in dem hellen durch die Pupille begrenzten Kreise erscheint. Es stellte sich nämlich heraus, dass das Phänomen auch schon von PURKINJE in der Mitte des vorigen Jahrhunderts beschrieben und richtig gedeutet war.

Diese Beispiele liessen sich aus dem Folgenden noch beliebig vermehren. Trotzdem zeichnen sich in dem Lebenswerk von WEISS deutlich die grossen Problemkreise ab, denen sein Hauptinteresse galt. Es sind Fragen, an die er zunächst wohl als Schüler von MEISSNER und HERMANN herangeführt wurde, um sie dann aber völlig selbständig weiter zu verfolgen. Auf seine Tätigkeit am Göttinger Institut und ihre Nachwirkungen gehen seine Arbeiten auf den Gebieten der *Verdauung* und des *Blutes* zurück, für die er immer besonderes Interesse behielt. HERMANN und das Königsberger Institut führten ihn notwenigerweise zur *Nerven-* und *Muskelphysiologie* und zur physiologischen *Akustik*, insbesondere zur Physiologie der *Stimme und Sprache.* Auf dem Umweg über die Probleme der Registrierung der Herztöne kam er auch mit Fragen der *Kreislaufphysiologie* in Berührung. Sein eigenstes Gebiet wurden endlich Teile der Physiologie des *Gesichtssinnes.* Die Lehre vom Flüssigkeitswechsel des Auges wurde von ihm auf eine neue Grundlage gestellt.

Bei allen Fragen, die WEISS in Angriff nahm, spielte sein praktischer Sinn und seine technische und operative Begabung eine entscheidende Rolle. So fesselten ihn vor allem einer mechanischen Betrachtung zugängliche Probleme, besonders Fragen, auf die womöglich durch einen einzigen geschickt angeordneten Versuch, auch die entscheidende Antwort zu erwarten war. Lange Reihenversuche, deren Durchführung oft mehr eine organisatorische als eine Forscherleistung ist, lagen ihm durchaus nicht. Mit der Entwicklung der Methode, die zum Erfolg führen musste, war für ihn oft die Angelegenheit erledigt.

WEISS selbst hielt, jedenfalls früher, für seine Hauptleistung die Konstruktion seines „*Phonoskops*", eines Geräts, das mittels einer äusserst schallempfindlichen Seifenlamelle die Registrierung von Herztönen, ja sogar von fetalen Herztönen und von geflüsterten Sprachlauten erlaubt, obwohl ihn diese Arbeiten in eine für ihn unerfreuliche Auseinandersetzung mit OTTO FRANK verwickelten. Trotz der grundsätzlich berechtigten Kritik bedeutete das Phonoskop in der Tat eine Leistung, die man heute im Zeitalter der unbegrenzten Verstärkungsmöglichkeit geringster Energiemengen mittels der Elektronenröhre kaum noch recht würdigen kann.

FRANK warf dem Phonoskop mit Recht vor, dass das registrierende System — eine Seifenlamelle mit einem ihr anliegenden feinen Glasfaden, dessen Bewegungen wie bei einem Saitengalvanometer mittels eines Mikroskops projiziert und registriert werden — eine zu niedrige Eigenschwingungszahl habe, als dass es die fraglichen Schallvorgänge getreu wiedergeben könne. Man stand damals aber vor der Wahl, in vielen Fällen entweder überhaupt nichts zu registrieren, oder den Nachteil nicht völliger Amplitudentreue in Kauf zu nehmen. Hermann mischte sich in die Diskussion, indem er hervorhob, dass bei einem System derart niedriger Schwingungszahl ähnlich wie beim Trommelfell die Amplituden der einfallenden Schwingungen höherer Frequenz zwar nicht getreu, aber immerhin in eindeutiger Abhängigkeit von der Frequenz, und zwar umgekehrt proportional dem Quadrat der Schwingungszahl, wiedergegeben werden. Man könne also, solange man überhaupt etwas registrieren kann, durchaus sichere Angaben über den registrierten Vorgang machen. Die Gefahr, dass der Vorgang durch Eigenschwingungen des Registriersystems entstellt ist, der andere Vorwurf den Frank den ersten Herztonkurven von Weiss gegenüber erhob, war jedoch bei dem Phonoskop besonders gering. Das insgesamt nur 0,05 mg schwere System Seifenlamelle + Glasfaden war zu Eigenschwingungen kaum anzuregen und offenbar schon durch die Luft aperiodisch gedämpft.

Charakteristisch für die unmathematische Natur, aber den Ideenreichtum und das technische Geschick von Weiss war die Art, wie er diesen Einwänden Franks entgegentrat. Er schnitt seine registrierten Kurven in den Rand einer Scheibe und liess sie zwischen einem Lichtspalt und einer Selenzelle rotieren. Das Abhören des lichtelektrischen Effekts in einem Telephon zeigte befriedigende Übereinstimmung der registrierten Kurve mit dem, was der akustischen Wahrnehmung des ursprünglichen Vorganges zugrunde lag. Man muss sich in die Zeit vor 35 Jahren versetzen, um die Anwendung einer Photozelle in einem physiologischen Laboratorium richtig einzuschätzen. Die benutzten Photozellen stammten aus Holland, da man angeblich nur dort ein Verfahren kannte, um hochempfindliche Selenzellen, wohl Sperrschichtphotozellen, wie man heute sagen würde, herzustellen.

Mit dem Phonoskop wurde eine ganze Reihe akustischer Fragen in Angriff genommen, wenn auch die Registrierung der *Herztöne* und die damit zusammenhängenden theoretischen und klinischen Fragen durchaus im Vordergrund standen. So wurden Kurven von den verschiedensten Geräuschen bei Klappenfehlern erhalten, die wie der Vergleich mit den Ergebnissen moderner Apparaturen mit elektrischen Verstärkern zeigt, das Wesentliche durchaus richtig wiedergaben. Es gelang Weiss sogar, *fetale* Herztöne mit seinem Phonoskop zu registrieren. Weiterhin wurden *Sprachlaute* und *Instrumentenklänge* registriert und analysiert. Die grosse Empfindlichkeit des Instrumentes ermöglichte es, auch geflüsterte Vokale aufzuzeichnen und die höchsten Frequenzen bis zu 6000 Hertz in den Zischlauten *ss* und *sch* zu erfassen.

Wenn diese mehr technischen Erfolge auch durch die später einsetzende Entwicklung der technischen Akustik überholt sind, so sind andere Methoden, die Weiss zur Erforschung der Vorgänge im menschlichen *Stimmapparat* entwickelte, anregend und fruchtbar gewesen und bis heute geblieben. Wie immer blossen theoretischen Erwägungen ohne die nötigen experimentellen Grundlagen abhold, unternahm er es, zur Klärung der Vorgänge bei der Stimmbildung zunächst in einer Zungenpfeife, dann in einem ausgeschnittenen Kalbskehlkopf alle an der Entstehung des Klanges beteiligten Grössen zu registrieren. Es wurden die Schwingungen der metallischen Zunge bzw. der Stimmbänder, die Druckänderungen im Innern der Pfeife oder in der Trachea und die Schwingungen im Ansatzrohr und im Luftraum gleichzeitig aufgezeichnet. Die von Weiss entwickelte Methodik führte an einer Pfeife mit aufschlagender Zunge zu ganz klaren Ergebnissen über die Entstehung ihres Klanges: Der durch die Zungenschwingungen aus der Zungenöffnung periodisch austretende Luftstoss regt durch periodisches „Anblasen" Schwingungen des Luftraumes bzw. des Ansatzrohres an und führt so zu dem charakteristischen oft vokalähnlichen Klange der Pfeife (Lullies). Da die Vorgänge im Kalbskehlkopf, wie Weiss gezeigt hatte ganz ähnlich abliefen, und auch im menschlichen Kehlkopf entsprechend ablaufen mussten, war die Entstehung der Vokale in dieser Weise, entsprechend der von Hermann vertretenen Auffassung, ebenfalls gesichert. Mit weiter vervollkommneter Methodik und unter Heranziehen modernster Hilfsmittel für die Schallregistrierung hat seitdem W. Trendelenburg viele der hier noch offenen Fragen mit aller wünschenswerten Klarheit beantworten können.

Auch bei den meisten anderen Arbeiten von Weiss finden wir dieses Bestreben unter Verzicht auf theoretische Erörterungen durch den möglichst einfach und eindeutig angesetzten Versuch eine entscheidende Antwort zu erhalten. Dabei bedeuteten ihm technische Schwierigkeiten kein Hindernis, sondern reizten ihn höchstens. Dies gilt besonders auch für die zweite Gruppe seiner Arbeiten, für seine Untersuchungen zur Physiologie des *Gesichtssinnes.*

Zunächst waren es die *Schutzeinrichtungen des Auges,* der Mechanismus des Lidschlages, der Tränenabfuhr, der Fremdkörperentfernung, die von ihm auf das sorgfältigste analysiert wurden. Offenbar angeregt durch die zahlreichen Lücken unseres Wissens auf diesem Gebiet, die ihm bei der Abfassung einer zusammenfassenden Darstellung für das Nagelsche Handbuch der Physiologie klar wurden, ging er mit dem ganzen Rüstzeug des geschickten Experimentators solchen etwas stiefmütterlich behandelten physiologischen Kleinfragen zu Leibe. Er ging für mehrere Monate an das *Institut* Marey nach Paris und konstruierte selbst einen Apparat, mit dem er Zeitlupenaufnahmen des Lidschlages machen konnte. So gewann er für die Beantwortung aller mit dem Lidschlag zusammenhängenden Fragen eine sichere Grundlage.

Den grössten Widerhall haben jedoch fraglos seine Arbeiten über den *Flüssigkeitswechsel des Auges* gefunden. Durch seinen Artikel im Nagelschen Handbuch (1904) und besonders durch ein Referat auf der Versammlung Deutscher Naturforscher und Ärzte im Jahre 1910 in Königsberg, brachte er die für unsere Vorstellung von der Ätiologie des Glaukoms so wichtige Frage ins Rollen. Weiss kam zu der Überzeugung, dass die Lebersche Lehre von der getrennten Bildung und Abfuhr der Augenflüssigkeit nicht richtig sein kann, weil sie den Blutdruck im Augeninnern nicht berücksichtigt. Auch hier konnte für ihn nur die Messung Entscheidung bringen. Er mass zum ersten Mal durch eine direkt eingeführte Kanüle den Druck in den Venae vorticosae des Kaninchenauges. Wenn sich auch herausstellte, dass diese Messungen die Frage nicht entscheiden konnten, weil beim Kaninchen die V. vorticosae mit dem Schlemmschen Kanal nicht direkt in Verbindung stehen, so ergaben Messungen an Hundeaugen, bei denen diese Verbindungen vorhanden sind (Lullies), ein eindeutiges Resultat: eine dauernde gerichtete Strömung in der vorderen Augenkammer auf Grund hydrodynamischer Druckdifferenzen zwischen vorderer Kammer und venösem Abflussgebiet kann es nicht geben. Bei dem Stoff- und Flüssigkeitsaustausch im vorderen Augenabschnitt müssen also molekulare Kräfte eine wesentliche Rolle spielen, eine Auffassung, die sich für unsere Vorstellungen vom Zustandekommen des Glaukoms und die damit zusammenhängenden Fragen mehr und mehr durchgesetzt hat.

Eine weitere Frage, die wieder von dem kritischen Selbstbeobachter ihren Ausgang nahm und elegant gelöst wurde, war die nach den gegenseitigen Beziehungen in dem synergischen Bewegungskomplex *Konvergenz-Akkommodation-Pupillenverengerung.* Ausgangspunkt war die Beobachtung, dass man beim Betrachten stereoskopischer Bilder akkommodiert, wenn man von der Betrachtung eines scheinbar fernen Gegenstandes zu einem näherliegenden übergeht. Es zeigte sich, dass dabei, also ohne Konvergenz, die Pupillenweite unverändert bleibt, obwohl tatsächlich wie ophthalmometrisch nachgewiesen wurde, eine beträchtliche Zunahme der Linsenkrümmung erfolgt. Danach wäre die Pupillenverengerung nicht mit der Akkommodation gekoppelt, sondern beide sind unabhängig voneinander, aber normalerweise der Konvergenz untergeordnet.

Sehr bedeutungsvoll und gerade heute, da Quantenbetrachtungen immer mehr Eingang in die Biologie finden, wieder besonders zeitgemäss, ist eine Arbeit über die *minimale Energie, die eine Gesichtsempfindung auslöst.* Die mit Laqueur angestellte Untersuchung, die wohl weniger bekannt wurde, weil sie nur in einer Festschrift zum 60. Geburtstag von L. Hermann veröffentlicht wurde, sollte zunächst die Frage nach der Beziehung zwischen zeitlicher Dauer und Intensität eines Lichtreizes bei Schwellenerregungen des Sehorgans beantworten. Die Zeitdauer des Reizes wurde dadurch variiert, dass das Reizlicht durch einen Spiegel in das Auge geworfen wurde, der, an einem Pendel befestigt, mit verschiedener Geschwindigkeit an einem Spalt vorbei geführt wurde. Es ergab sich, im Gegensatz zu einigen anderen damaligen Angaben, bei kurzem Zeitabstand und geringer Intensität Konstanz des Produktes aus

Lichtintensität und Belichtungsdauer, also Konstanz der Schwellenenergie. Ferner zeigte sich, dass die zur Auslösung einer Schwellenerregung nötige Dauer der Belichtung mit Vergrösserung der erregten Netzhautflächen abnimmt, auch wenn die Flächenhelle konstant bleibt. Die Schwellenenergie selbst wurde zu $1{,}2 \cdot 10^{-11}$ Erg errechnet.

Es war dies wohl der erste grössenordnungsmässig einigermassen zuverlässige Wert für diese theoretisch so interessante Grösse. Wenn auch die in neuester Zeit mit modernsten Hilfsmitteln gefundenen Werte etwas höher liegen, so bedeutet die damalige Untersuchung eine besonders hoch zu veranschlagende Leistung. Es waren die ersten genügend gesicherten Zahlen, die die Auffassung nahelegten, dass das Sehorgan auf Energiebeträge von der Grössenordnung einiger Quanten anspricht.

Eine ganze Anzahl von Arbeiten, besonders aus dem ersten Jahrzehnt seiner Königsberger Tätigkeit beschäftigten sich, wie das im Hermannschen Institut nicht anders denkbar war, mit Fragen der *Nerven- und Muskelphysiologie.* So stellte Weiss fest, dass die Erregbarkeit längs eines *unverzweigten* und *unverletzten* Nerven überall die gleiche ist. Abweichungen, die andere Untersucher fanden, beruhten darauf, dass diese beiden Bedingungen nicht erfüllt waren, dass also der Nerv Verletzungen aufwies oder Seitenäste abzweigte. In Arbeiten über die Fortpflanzung des *Elektrotonus* (mit Hermann und mit Gildemeister) wurde gezeigt, dass die Fortpflanzung des Elektrotonus (nicht zu verwechseln mit seiner zeitlichen Entwicklung zum Maximum) äusserst schnell und nicht wellenartig vor sich geht, also mit der Erregung und ihrer Fortpflanzung nicht verglichen werden kann. Für diese Untersuchungen wurde wohl zum erstenmal in der Physiologie ein Helmholtzsches Pendel mit mehreren Öffnungs- und Schliessungskontakten benutzt. Das Instrument wurde so weit vervollkommnet, dass Ein- und Ausschaltzeiten mit einem Fehler von nur 10^{-6} Sek. beherrscht werden konnten. Mit ihm wurde zusammen mit Gildemeister eine Untersuchung über die Reizwirkung von Stromstössen und Strompausen durchgeführt, die mit den Ausgang bildete für die spätere Aufstellung des Grundbegriffes der Kardinalzeit durch Gildemeister.

In einer Arbeit über den sog. Axialstrom des Nerven (die Tatsache, dass zwischen einem zentralen und peripheren Querschnitt eines Nerven eine Potentialdifferenz gefunden wird), zeigte Weiss, dass dieser Unterschied auf rein physikalischen Verhältnissen beruht, nämlich auf der ungleichen Anhäufung des Bindegewebes im Verlauf des Nerven. Es wäre nicht ausgeschlossen, dass die heute viel diskutierte „polare Verschiedenheit“, die manche Organe und Organsysteme dem elektrischen Strom gegenüber zeigen, zum Teil auch auf solchen verhältnismässig äusserlichen Einflüssen der Umgebung beruht.

Später interessierte Weiss die Frage der „*plurisegmentellen Innervation* der Muskelfasern“, d. h., ob die gleiche Muskelfaser von verschiedenen Nervenfasern, insbesondere von verschiedenen Rückenmarksegmenten aus, innerviert werden kann. In mehreren Arbeiten (Weiss, Quednau) konnte mit Reizung und Durchschneidung ventraler Rückenmarkswurzeln an den verschiedensten Tieren (Frosch, Taube, Kaninchen) kein Anhaltspunkt für eine solche Annahme gefunden werden. Es ergab sich z. B. bei genügender Sorgfalt stets, dass der mechanische und elektrische Effekt am Muskel bei gleichzeitiger Reizung zweier Wurzeln stets gleich der Summe der Effekte bei Reizung der einzelnen Wurzeln war.

Zur Frage des *Tonus* der quergestreiften Muskulatur, besonders hinsichtlich des Einflusses vegetativer Nerven auf den Tonus, regte Weiss eine Reihe von Untersuchungen an, die alle das Ergebnis hatten, dass am quergestreiften Muskel ein Ruhetonus im Sinne des Ruhetonus der glatten Muskulatur unabhängig vom motorischen Nerven nicht besteht. Alle Versuche einen mechanisch oder elektrisch fassbaren Einfluss vegetativer Nerven auf den Tonus festzustellen, blieben erfolglos (Deicke, K. Schneider). Bei dem Umklammerungsreflex des Froschmännchens handelt es sich ebenfalls nicht um einen „Ruhetonus" der Umklammerungsmuskulatur, sondern um die hochgradig gesteigerte Erregbarkeit eines Reflexzentrums, die alle Erscheinungen verständlich macht (Lullies).

Bis in die letzten Jahre beschäftigte ihn weiterhin die Frage des *Muskeltons* und der in ihm enthaltenen Frequenzen. Nachdem er mit seinem „Phonoskop" schon 1912 die ersten Kurven von Muskelgeräuschen vom Brustmuskel der Taube veröffentlicht hatte, war auch seine letzte Arbeit (mit Nikolai und Matthes) der gleichen Frage gewidmet. In ihr wurde mit einer modernen Apparatur mit Kondensatormikrophon und Verstärker das vor 25 Jahren erhaltene Ergebnis bestätigt.

Von seiner Göttinger Zeit her behielt jedoch Weiss neben diesen seinen Hauptarbeitsgebieten auch für Fragen der vegetativen Physiologie, besonders der *Verdauung* und des *Stoffwechsels* stets ein grosses Interesse. Seine Bearbeitung des Kapitels „*Harn*" im Handbuch von Nagel ist eine gründliche physiologisch-chemische Abhandlung über dieses umfangreiche Gebiet. Rein präparativ war eine Arbeit, in der er im Eiweiss des Hühnereies eine *Methylpentose* nachwies. Seine Doktorarbeit und seine ersten Arbeiten in Göttingen hatten sich mit der Wirkung der intravenösen Injektion fremden *Blutserums* auf das Kaninchen befasst, Fragen, die damals wohl zum erstenmal auftauchten. In einer Untersuchung über das Schicksal des *Kohlenoxyds* im Tierkörper, wies er nach, dass Wirbellose das Kohlenoxyd oxydieren können, Warmblüter dagegen nicht.

Die schon erwähnten Arbeiten über die *Fettresorption* im Magen von Kaltblütern zeigen, dass Weiss auch an histologischen Fragen interessiert war. Er war ein ausgezeichneter mikroskopischer Techniker. Er beschrieb eine Methode, die Belegzellen des Magens nach Formolfixierung mit Osmiumsäure tiefschwarz zu färben und veröffentlichte eine Untersuchung über die Hautdrüsen der Kröte.

Endlich hat Weiss auch zur Frage der *Adrenalinwirkung* und der Bedeutung der Nebenniere, auf die man damals aufmerksam zu werden begann, Wesentliches beigesteuert. Er führte 1898—1901 (mit Strehl) den Nachweis, dass die Nebenniere dauernd Adrenalin in das Blut abgibt, was sich darin zeigte, dass Absperrung des Blutzuflusses zur Nebenniere zum Absinken des Blutdruckes führt. Versuche über die Zerstörung grösserer Adrenalinmengen im lebenden Tier ergaben weiterhin, dass das Blut noch grosse Mengen des intravenös gegebenen Wirkstoffes enthält, nachdem die Wirkung auf den Blutdruck längst abgeklungen ist. Er injizierte Blut eines solchen Tieres mit wieder normalem Blutdruck einem zweiten, das daraufhin eine erhebliche Blutdrucksteigerung zeigte. Fragen, die sich an diese ersten Beobachtungen knüpfen, sind heute im Hinblick auf die zahlreichen vom vegetativen Nervensystem und seinen Wirkstoffen gesteuerten Regulationsvorgänge wieder besonders zeitgemäss.

Wie auch aus allen seinen Arbeiten hervorgeht, hatte Weiss die Gabe, einen Gedanken klar auszusprechen und darzustellen. Das belegen besonders seine zahlreichen *Handbuchartikel.* Es gilt auch von seinem „*Grundriss der Physiologie*“, der in 3 Auflagen erschien, und von seinem Beitrag für das Lehrbuch von Zuntz-Loewy, später Trendelenburg-Loewy, in dem er die allgemeine Nerven- und Muskelphysiologie bearbeitete. Ausser den schon erwähnten Beiträgen für das Nagelsche Handbuch seien die Kapitel „*Stimmapparat des Menschen*“, sowie „*Die Schutzapparate des Auges*“ für das Handbuch der normalen und pathologischen Physiologie genannt. Er schrieb ferner den Abschnitt „*Die Erzeugung von Geräuschen und Tönen*“ für das Handbuch der vergleichenden Physiologie und bearbeitete „*Die Physiologie der Ernährung und Zirkulation des Auges*“ im kurzen Handbuch der Ophthalmologie. Als Mitarbeiter und seit 1908 als Mitherausgeber des Hermannschen „*Jahresberichts*“ hat sich Weiss Verdienste um sein Fach erworben, die nur selten ganz gewürdigt werden. Eine besondere Leistung bleibt die Herausgabe des Jahresberichtes über die Kriegsjahre 1913—19, ein Band, der trotz mancher durch die Verhältnisse bedingten Unvollkommenheiten den Anschluss an die dann neu organisierten „Berichte über die gesamte Physiologie und experimentelle Pharmakologie“ herstellte.

Durch Klarheit und Verständlichkeit zeichnete sich auch seine *Vorlesung* aus. Es war ein besonderer Genuss seinem in jeder Beziehung vollkommenen Vortrag zu folgen. Er sprach frei und lebendig in wohlgegliederten, druckreifen Sätzen, sicherte sich aber durch einige Blätter mit stichwortartigen Notizen vor einem Zuviel oder Zuwenig. Mit besonderer Klarheit zeigte er, wie übrigens auch in seinen Handbuchdarstellungen die Grenzen auf, bis zu denen unser Wissen reicht, wobei er dann aber meist auch einen Weg andeutete, auf dem die ungeklärte Frage seiner Meinung nach einer Lösung nähergebracht werden konnte. So war jede Vorlesung eine Quelle der Anregung auch für den Fortgeschrittenen, besonders auch für seine Assistenten.

Seine Hauptvorlesung war aus einem Guss. Es ist verständlich, dass Weiss bei seiner Beherrschung des ganzen Gebietes der Physiologie einschliesslich der chemischen Physiologie, in der er ja auch gelegentlich forschend tätig war, kein Interesse daran hatte, das Fach, das er vertrat, irgendwie aufgeteilt zu sehen. Trotzdem verschloss er sich keineswegs der Einsicht, dass eine solche Teilung, wenigstens im Interesse der Forschung, durch die Entwicklung der chemischen Physiologie, unvermeidbar war und notwendig wurde. Er sah die zweckmässigste Lösung für sein räumlich recht beschränktes Institut in der Einrichtung einer physiologisch-chemischen Abteilung. Es bedeutete für ihn eine Enttäuschung, dass sein begabter Assistent Helmut Müller, den er zur gründlichen physiologisch-chemischen Ausbildung verschiedentlich fortschickte und besonders für längere Zeit nach Würzburg zu Ackermann beurlaubte, wenige Jahre nach seiner Habilitation, offenbar wegen der damals wenig günstigen Aussichten für das Fach, es vorzog, zur praktischen Medizin zurückzukehren. So wurde der Frage der Physiologischen Chemie in Königsberg erst unter den Nachfolgern von Weiss nähergetreten und erst vor kurzem hat auch Königsberg seinen besonderen Lehrstuhl für Physiologische Chemie erhalten.

Eine besondere Note erhielten seine Vorlesungen durch eine grosse Zahl gut vorbereiteter Versuche, die manche Vorlesung dem Studenten zu einem Erlebnis machten. Er kündigte seine Hauptvorlesung auch stets als „*Experimentalphysiologie*“ an und zitierte in diesem Zusammenhang öfters seinen Lehrer Meissner, der seinen Hörern zugestand, nur das zu glauben, was sie in seiner Vorlesung auch wirklich gesehen hätten. Von unseren heutigen Kollegs würde bei dieser Auffassung in vielen Fällen nicht sehr viel Glaubwürdiges übrigbleiben! Die jetzige Generation der Lehrenden sollte aber vielleicht bei den angeblich immer schlechter werdenden Unterrichtserfolgen auch einmal an diese Seite des Problems denken und sich trotz aller äusseren Schwierigkeiten bemühen, die Vorlesung nicht mehr und mehr zu einem blossen akustischen Ereignis werden zu lassen. „Wer ein Phänomen vor Augen hat, denkt schon oft darüber hinaus, wer nur davon erzählen hört, denkt gar nichts“, urteilt Goethe, wohl auf Grund eigener Erfahrung. Dabei soll nicht verkannt werden, dass ähnlich wie schon in der Physik gerade auch in unserem Fach immer mehr Erkenntnisse gewonnen werden, die nicht mehr ohne weiteres als Vorlesungsversuche vorführbar sind. Andererseits zeigen auch einige hervorragende Beispiele, dass die Schwierigkeiten überwunden werden können.

Vorbedingung für eine solche „Experimentalphysiologie“ ist allerdings eine hohe Stufe der *Experimentierkunst,* über die Weiss in reichem Masse verfügte. Er war einer der geschicktesten Operateure und wirkte auch im Weltkrieg als Chirurg an einem Lazarett. Es war ein Genuss, ihn die klassischen physiologischen Operationen vorführen zu sehen. Regelmässig wurden in der Vorlesung nicht nur Blutdruckversuche, sondern auch Versuche wie die Reizung der motorischen Rindenfelder und die Reizung der Chorda tympani nach Einbinden einer Kanüle in den Speichelgang am Hunde vorgeführt. An der Taube wurde die Ausschaltung der Bogengänge und die Grosshirnexstirpation gezeigt, um nur einige dieser Versuche zu nennen, die der Student nicht vergass. Für den Assistenten war es sehr lehrreich festzustellen, dass man eine Operation, die man im Laboratorium durchaus beherrscht, noch lange nicht einem grossen Auditorium vorführen kann.

Bei der grossen Geschicklichkeit seiner eigenen Hände besass Weiss, wie schon aus einigen seiner Arbeiten hervorgeht, eine ungewöhnliche Liebe und ein besonderes Verständnis für exakte Mechanikerarbeit und schön gearbeitete Apparate. Er selbst besass eine besonders reichhaltig ausgestattete Uhrmacherdrehbank und war „gelernter" Tischler, wie er gerne hervorhob. Diese Geschicklichkeit kam ihm bei seinen Arbeiten und bei den Vorlesungsversuchen sehr zu statten. Seine berechtigte Hochschätzung guter Mechanikerarbeit führte allerdings auch dazu, dass er wertvolle Apparate besonders ängstlich hütete, und eine ganze Anzahl von Geräten, die in Institutsbetrieb sehr brauchbar gewesen wären, ein beschauliches Dasein in den Sammlungsschränken führten. Seine geschickten feingliederigen Hände waren so charakteristisch für ihn, dass ein bedeutender Künstler sie allein gemalt und modelliert hat.

Persönlich war Weiss einer der liebenswürdigsten und taktvollsten Menschen. Wenn er, was sehr selten vorkam, im Kreise seiner Mitarbeiter gelegentlich einmal heftig wurde oder den Eindruck hatte, es gewesen zu sein, so nahm er die nächste Gelegenheit wahr, um sich in freundlichster Weise zu entschuldigen. Trotz dieser Liebenswürdigkeit war er recht verschlossen, und auch seine besten Freunde und Bekannten kannten wohl wenig von seinem Innern. M. Gildemeister erzählte aus der gemeinsamen Assistentenzeit bei Hermann, wie Weiss damals als er ihn kennenlernte, „unternehmungslustig, zu jedem Unfug geneigt, ein grosser Wanderer und Naturliebhaber war".

Diese Liebe zur Natur stammte schon aus seiner Kinder- und Schulzeit. Oft besuchte er auch in späteren Jahren Freunde in Visselhövede, am Rande der Lüneburger Heide. Von dort aus durchstreifte er die Heide auf tagelangen Wanderungen und übertrug diese seine Liebe auch in seiner zweiten Heimat Ostpreussen auf dessen weite Heide- und Moorlandschaften, die er immer wieder durchstreifte und durchforschte. Solche Wanderungen waren auch für den Begleiter ein besonderer Genuss durch seine ungewöhnliche Vertrautheit mit der Tier- und Pflanzenwelt. Er war ein vorzüglicher Kenner besonders unserer einheimischen Vögel, auch schon von Jugend und vom Elternhaus her. Der eine seiner Brüder hinterliess eine wertvolle wohlgeordnete Sammlung von

Vogeleiern, die vielleicht schon aus der vorhergehenden Generation stammt. So interessierten ihn auch in Ostpreussen ganz besonders die grossen Fischreiherkolonien im Frischingtal oder die zahlreichen Horste von Wanderfalken in der Kaporner Heide bei Königsberg, von denen bereits die Rede war.

Später warfen Kümmernisse in der Familie manchen Schatten in sein Leben. Seine erste Frau war viele Jahre hindurch krank, und eine seiner hochbegabten Töchter verlor er in jugendlichem Alter durch den Tod. Wenn er aber im kleinen Kreise aus sich herauskam, war er der anregendste und gewandteste Gesellschafter und Plauderer, den man sich denken konnte. Unvergesslich sind wohl jedem die kleinen Gesellschaften bei ihm, bei denen er nach den erlesensten Genüssen von Küche und Keller zum Schlusse selbst den Kaffee röstete und zubereitete, während er als der liebenswürdige Hausherr die Unterhaltung lenkte und sie aus seinem unerschöpflichen Schatz ausgezeichnet erzählter Anekdoten und kleiner Erlebnisse würzte. Bei solchen Anlässen hatte man Gelegenheit seine ganz ungewöhnliche allgemeine Bildung kennenzulernen und zu bewundern. Er besass einen ausgesprochenen Sinn und eine besondere Liebe für Kunst und Kunstgewerbe. Dies führte ihn mit manchen schaffenden Künstlern zusammen, mit denen er vielfach auch freundschaftlich verbunden war. Er besass eine Reihe guter Bilder und Plastiken und war ein besonderer Kenner und Liebhaber schöner alter Teppiche und Möbel. So kam bei ihm neben dem Ernst der Arbeit und der Wissenschaft auch die andere heitere Seite des Daseins durchaus zu ihrem Recht. Man konnte ihn einen Lebenskünstler nennen, der es verstand, seinem Leben trotz manchem Schweren, das es ihm brachte, die beste Seite abzugewinnen.

Viele Jahre bis zu seinem Fortgang von Königsberg war WEISS Präsident der „*Physikalisch-ökonomischen Gesellschaft*“ zu Königsberg, einer altehrwürdigen, weitere Kreise der Provinzen Ost- und Westpreussen verbindenden wissenschaftliche Gesellschaft, die in ihren einzelnen Sektionen die verschiedenen Gebiete der reinen und angewandten Naturwissenschaften pflegte. In dieser Stellung, für die ihn seine vielseitigen Interessen und seine Persönlichkeit ganz besonders geeignet erscheinen liessen, hat er zweifellos einen erheblichen fördernden Einfluss auf das Geistesleben der Stadt und der Provinz ausüben können.

Nach seiner Emeritierung siedelte WEISS nach Berlin über, hatte aber durchaus noch nicht die Absicht sich gänzlich zur Ruhe zu setzen. Er besass bereits eine ganze Anzahl schöner wissenschaftlicher Apparate und schaffte sich in den letzten Jahren verschiedene neue Geräte, Galvanometer und Kymographien an, um seine Arbeit, die er nicht missen wollte, fortzusetzen. Die äusseren Verhältnisse waren aber dieser Absicht nicht günstig. Der Krieg veranlasste ihn, nachdem ihm dem fast 70jährigen in einer zweiten nach dem Tode seiner ersten Frau geschlossenen Ehe noch eine Tochter geboren war, aus der Grossstadt nach seinem Geburtsort *Vilsen* überzusiedeln. Im Herbst

1942 machten sich die ersten Anzeichen einer Lebererkrankung bemerkbar, von der ihn der Tod nach einigen Wochen erlöste.

OTTO WEISS ruht auf dem Friedhof in Vilsen in heimatlicher Erde. Sein Werk wird nicht wie ein weithin sichtbarer Block, aber in Gestalt zahlreicher über viele Gebiete seiner geliebten Wissenschaft verstreuter edler Steine weiterleben, und seine Persönlichkeit wird durch das, was er seinen Schülern mitgab und von früheren Forschergenerationen weiterreichte, fortwirken und unvergessen bleiben.

Verzeichnis der von O. WEISS veröffentlichten oder unter seiner Leitung entstandenen wissenschaftlichen Arbeiten.

I. Persönliches. Allgemeines.

1. WEISS, O.: GEORG MEISSNER. Münch. med. Wschr. **1905 I.**
2. — GEORG MEISSNER, Nachruf. Naturwiss. Rdsch. **20** (1905).
3. — Zum 70. Geburtstage L. HERMANNS. Albertina (Königsberg) **1**, 25 (1908).
4. — Schädelform und Verstand. Vortrag in der Gesellschaft der Freunde KANTS. Königsberger Hartungsche Zeitung **1921**, Nr 257.

II. Allgemeine und Muskel- und Nervenphysiologie.

5. WEISS, O.: Untersuchungen über die Erregbarkeit eines Nerven an verschiedenen Stellen seines Verlaufes. Pflügers Arch. **72**, 15 (1898).
6. HERMANN, L. u. O. WEISS: Über die Entwicklung des Elektrotonus. Pflügers Arch. **71**, 237 (1898).
7. WEISS, O.: Neue Untersuchungen über die Erregbarkeit eines Nerven an verschiedenen Stellen seines Verlaufes Pflügers Arch. **75**, 237 (1898).
8. GILDEMEISTER, M. u. O. WEISS: Über die Fortpflanzungsgeschwindigkeit des Elektrotonus. Pflügers Arch. **94**, 509 (1903).
9. WEISS, O.: Der Axialstrom des Nerven. Verh. Ges. dtsch. Naturforsch. **1905**, 426.
10. — Über die Ursache des Axialstromes am Nerven. Pflügers Arch. **108**, 416 (1905).
11. GILDEMEISTER, M. u. O. WEISS: Ein Pendelunterbrecher mit vier Kontakten. Z. Instrumentenkde **1905**, 175.
12. — — Über einen zuverlässigen Platinschliesskontakt. Ann. Physik IV. **17**, 174 (1905).
13. KARPA, E.: Über die Totenstarre keimfreier Muskeln. Pflügers Arch. **112**, 199 (1906).
14. HAGEN, CLARA: Die Molekularbewegung in den menschlichen Speichelkörpern und Blutzellen. Pflügers Arch. **115**, 280 (1906).
15. GILDEMEISTER, M. u. O. WEISS: Über indirekte Muskelreizung durch Stromstösse und Strompausen. Pflügers Arch. **130**, 329 (1909).
16. WEISS, O.: Die graphische Registrierung des Muskelgeräusches. Zbl. Physiol. **26**, 781 (1912).
17. DEICKE, E.: Die Beziehungen des vegetativen Nervensystems zum Tonus der Skeletmuskulatur. Pflügers Arch. **194**, 473 (1922).
18. LULLIES, H.: Über den Umklammerungsreflex des brünstigen Froschmännchen und seine Bedeutung für die Tonusfrage. Pflügers Arch. **201**, 620 (1923).
19. WEISS, O.: Los origenes de la fuerza muscular. Rev. med. **1925**, No 4.
20. — Plurisegmentelle Innervation. Schr. Königsberg. gelehrte Ges., Naturwiss. Kl. **3**, H. 2, 37 (1926).
21. QUEDNAU, W.: Plurisegmentelle Innervation. Pflügers Arch. **212**, 541 (1926).
22. WEISS, O.: Sobre la innervacion de las fibras musculares. La med. germ. hisp. amer. **1927**, Nr 11, 679.
23. — Methoden zur Untersuchung der Veränderung der Reizbarkeit und Leitungsfähigkeit im Elektrotonus. Handbuch der biologischen Arbeitsmethoden, Abt. V, 5 A 1. S. 415. 1927.
24. — Über mehrfache Innervation von Muskelfasern. Dtsch. med. Wschr. **1927 I.**

25. SCHNEIDER, K.: Der Einfluss des Sympathicus auf die quergestreifte Muskulatur. Pflügers Arch. **222**, 415 (1929).
26. — Der Einfluss des Sympathicus auf die quergestreifte Muskulatur. Pflügers Arch. **225**, 6 (1930).
27. — Der Einfluss des Sympathicus auf die quergestreifte Muskulatur. Pflügers Arch. **227**, 293 (1931).
28. HALPERN, L.: Über die Ausbreitung von Stromschleifen im Nervengewebe bei Reizung mit Induktionsströmen. Pflügers Arch. **225**, 49 (1930).
29. HOLZ, B.: Die Struktur der überlebenden quergestreiften Muskelfaser des Frosches während der Kontraktion. Pflügers Arch. **230**, 246 (1932).
30. NICOLAI, L.: Die Beziehung des Sympathicus zur quergestreiften Muskulatur. Schr. Königsberg. gelehrte Ges., Naturw. Kl. **11**, H. 1 (1934).
31. MATTHES, M., L. NICOLAI, D. SCHULTE u. O. WEISS: Über den Muskelschall. Schr. Königsberg. gelehrte Ges., Naturwiss. Kl. **12**, H. 4, 139 (1935).
32. NICOLAI, L.: Über das Beugungsspektrum der Querstreifung des Skeletmuskels und einen direkten Beweis der Diskontinuität der tetanischen Kontraktion. Pflügers Arch. **237**, 399 (1936).

III. Physiologie des Gesichtssinnes.

33. WEISS, O.: Das Verhalten der Accommodation beim stereoskopischen Sehen. Pflügers Arch. **88**, 79 (1901).
34. — Tabelle der zur Akkommodation auf verschiedene Entfernungen nötigen Linsenwölbungen. Pflügers Arch. **88**, 91 (1901).
35. — Die Synergie von Akkommodation und Pupillenreaktion. In „Zur Erinnerung an IMMANUEL KANT". XIII. 1904.
36. WLOTZKA, E.: Die Synergie von Akkommodation und Pupillenreaktion. Pflügers Arch. **107**, 174 (1905).
37. WEISS, O.: Die Lehre von der intraokularen Flüssigkeitsströmung ist nicht begründet. Pflügers Arch. **115**, 602 (1906).
38. WLOTZKA, E.: Ändert sich die Refraktion des Auges beim Aufenthalt im Dunkeln? Pflügers Arch. **112**, 194 (1906).
39. WEISS, O.: Bemerkung zu SCHIRMERS Aufsatz: Nachtrag zu meiner Theorie der Tränenabfuhr. Graefes Arch. **65**, H. 2 (1907).
40. — Intraokulare Flüssigkeitsströmung. Dtsch. med. Wschr. **1907 I.**
41. WEISS, O. u. E. LAQUEUR: Die Beziehungen zwischen zeitlicher Dauer und Intensität eines Lichtreizes bei Minimalerregungen des Sehorganes. In O. WEISS: Beiträge zur Physiologie und Pathologie. (Festschr. z. 70. Geburtstag v. L. HERMANN.) Stuttgart 1908.
42. WEISS, O.: Der intraokulare Flüssigkeitswechsel. Z. Augenheilk. **25**, 1 (1911).
43. — Die zeitliche Dauer der Augenbewegungen und der synergischen Lidbewegungen. Z. Sinnesphysiol. **45**, 313 (1911).
44. — Die zeitliche Dauer des Lidschlages. Z. Sinnesphysiol. **45**, 307 (1911).
45. DEICKE, E.: Ein neuer Beweis dafür, dass die Netzhautbilder umgekehrt gesehen werden. Diss. Königsberg 1920.
46. WEISS, O.: Der Druck in den Wirbelvenen des Auges. Z. Augenheilk. **43**, 141 (1921).
47. MÜLLER, E.: Die monokulare und binokulare Reizschwelle der dunkeladaptierten Augen. Pflügers Arch. **193**, 29 (1921); **194**, 233 (1922).
48. CASPARY, H. u. K. GOERITZ: Die Synergie von Akkommodation und Pupillenreaktion. Pflügers Arch. **193**, 225 (1922).
49. SMOIRA, J.: Ein Beitrag zum BELLschen Phänomen. Z. Augenheilk. **47**, 10 (1922).
50. WEISS, O.: Der Flüssigkeitswechsel des Auges. Pflügers Arch. **199**, 462 (1923).
51. — Über den Druck in den Venen des Bulbus. Pflügers Arch. **202**, 642 (1923).
52. LULLIES, H.: Der Druck in den Venen des Skleralrandes. Pflügers Arch. **199**, 471 (1923).
53. WEISS, O. u. H. LULLIES: Über den intraokularen Flüssigkeitswechsel des Auges. Pflügers Arch. **204**, 763 (1924).

54. Lullies, H. u. L. Gulkowitsch: Beiträge zur Lehre vom Flüssigkeitswechsel des Auges. Schr. Königsberg. gelehrte Ges., Naturwiss. Kl. **1**, H. 2, 105 (1924).
55. Weiss, O.: Herkunft und Schicksal der Augenflüssigkeiten. Dtsch. med. Wschr. **1925 I**.
56. — Der Fremdkörperreflex am Auge. Pflügers Arch. **212**, 535 (1926).
57. — Goethes Farbenlehre. Schr. Königsberg. gelehrte Ges., Naturwiss. Kl. **7**, H. 4, 163 (1930).

IV. Physiologische und physikalische Akustik.

58. Weiss, O.: Die photographische Registrierung der geflüsterten Vokale und der Konsonanten Sch und S. Zbl. Physiol. **21**, 619 (1907).
59. Herrmann, E.: Über die Klangfarbe einiger Orchesterinstrumente und ihre Analyse. In O. Weiss: Festschr. f. L. Hermann. S. 59. Stuttgart 1908.
60. Weiss, O.: Über einige Einwände gegen die Verwendung von Flüssigkeitslamellen zur Schallregistrierung. Pflügers Arch. **127**, 74 (1909).
61. — Erwiderung an O. Frank. Pflügers Arch. **132**, 539 (1910).
62. — Nochmalige Erwiderung an O. Frank. Pflügers Arch. **141**, 423 (1911).
63. — Über künstliche Erzeugung von Sprachlauten. Med. Klin. **1910**.
64. — Die Kurven der geflüsterten und leise gesungenen Vokale und der Konsonanten *Sch* und *S*. Pflügers Arch. **142**, 567 (1911).
65. Sokolowsky, R.: Über die Genauigkeit des Nachsingens von Tönen bei Berufssängern. Beitr. Anat. usw. Ohr usw. **5**, 204 (1911).
66. — Zur Kenntnis der Sprachlaute bei Tieren. Arch. exper. u. klin. Phonetik **1**, 9 (1913).
67. Weiss, O.: Die Entstehung der Vokale I. Die Vorgänge in einer Pfeife mit membranöser durchschlagender Zunge. Arch. exper. u. klin. Phonetik **1**, 3 (1913).
68. — Die Entstehung der Vokale II. Die Vorgänge im ausgeschnittenen Kehlkopfe. Arch. exper. u. klin. Phonetik **1**, 350 (1914).
69. Weiss, O. u. R. Sokolowsky: Die physikalischen Grundlagen der Geräuschwahrnehmung. Pflügers Arch. **180** (1920).
70. Lullies, H.: Über die Entstehung der Klänge von Zungenpfeifen. Ein Beitrag zur Vokalfrage. Pflügers Arch. **211**, 373 (1926).
71. Erb, K. u. L. Nicolai: Versuche zur Registrierung der Gelenkgeräusche beim Kiefernacken. Arch. klin. Chir. **185**, H. 3 (1936).
72. Nicolai, L. u. Hantschmann: Stereostethoskop und Differentialstethoskop. Klin. Wschr. **1936 I**, 646.
73. Nicolai, L.: Über das Stereostethoskop, ein Hörrohrpaar auf der Grundlage des Richtungshörens. Klin. Wschr. **1936 I**, 91.

V. Physiologie des Kreislaufes.

74. Weiss, O.: Apparat zur Registrierung der menschlichen Herztöne. Dtsch. med. Wschr. **1907 II**.
75. — Die Registrierung der menschlichen Herztöne durch Seifenhäutchen. Arch. f. Psychol. **9**, 463 (1907).
76. — Das Phonoskop. Med.-naturwiss. Arch. **1**, 437 (1907).
77. — Registrierung und Reproduktion menschlicher Herztöne und Herzgeräusche. Dtsch. med. Wschr. **1908 I**.
78. — u. G. Joachim: Registrierung menschlicher Herztöne und -geräusche. Pflügers Arch. Arch. **123**, 341 (1908).
79. Hofbauer, J. u. O. Weiss: Photographische Registrierung der fetalen Herztöne. Zbl. Gynäk. **1908**, Nr. 13.
80. Weiss, O.: Die Seifenlamelle als schallregistrierende Membran im Phonoskop. Z. biol. Techn. u. Methodik **1**, 40 (1908).
81. — Zwei Apparate zur Reproduktion von Herztönen und Herzgeräuschen. Z. biol. Techn. u. Methodik **1**, 121 (1908).
82. — u. G. Joachim: Registrierung und Synthese menschlicher Herztöne und Herzgeräusche. Verh. 25. Kongr. inn. Med. **1908**, 653.

83. Weiss, O.: Phonokardiogramme. Jena 1909.
84. Polzien, F.: Die Ursachen der respiratorischen Blutdruckschwankungen. Diss. Königsberg 1909.
85. Joachim, G. u. O. Weiss: Registrierung von Herztönen und Herzgeräuschen beim Menschen. Dtsch. Arch. klin. Med. **98**, 613 (1910).
86. Weiss, O. u. G. Joachim: Registrierung von Herztönen und Herzgeräuschen mittels des Phonoskops und ihre Beziehungen zum Elektrokardiogramm. Z. klin. Med. **73** (1910).
87. Heller u. Weiss: Experimentelle Untersuchungen über die Ausschaltung der N. vagi bei intrathorakalen Operationen durch Novocain. Z. exper. Med. **2**, 237 (1913).

VI. Vegetative Physiologie.

88. Weiss, O.: Über die Wirkung von Blutseruminjektionen ins Blut. Pflügers Arch. **65**, 215 (1896).
89. — Ein Nachtrag zu den Untersuchungen über die Wirkung von Blutseruminjektionen ins Blut. Pflügers Arch. **68**, 348 (1897).
90. — Über die Abspaltbarkeit von Kohlehydrat aus Eiweiss. Zbl. Physiol. **12**, 515 (1898).
91. — Die Darstellung einer Methylpentose aus Hühnereiweiss. Festschr. z. 60. Geburtstag von Max Jaffe, S. 457. Braunschweig 1901.
92. Strehl, H. u. O. Weiss: Beiträge zur Physiologie der Nebenniere. Pflügers Arch. **86**, 107 (1901).
93. Weiss, O. u. J. Harris: Die Zerstörung des Adrenalins im lebenden Tier. Pflügers Arch. **103**, 510 (1904).
94. Szielasko, A.: Untersuchungen über die Gestalt und die Bildung der Vogeleier. Diss. Königsberg 1904.
95. Weiss, O.: Über das Schicksal des Kohlenoxyds im Tierkörper. Pflügers Arch. **112**, 361 (1906).
96. — Die Resorption des Fettes im Magen. Pflügers Arch. **144**, 540 (1912).
97. Biegel, K.: Ein Beitrag zu den sog. Ausnutzungsversuchen. Pflügers Arch. **174**, 90 (1919).
98. Rosencrantz, H.: Der Gaswechsel des curarisierten Frosches. Pflügers Arch. **193**, 39 (1921).
99. Müller, H.: Bestehen Unterschiede in der Pepsinverdauung des Frosches und der Warmblüter? Pflügers Arch. **193**, 214 (1931).
100. Weiss, O.: Die Temperaturregelung bei Warmblütern. Med. Welt **1**, Nr 32 (1927).

VII. Histologisches und Klinisches.

101. Weiss, O.: Über die Hautdrüsen von Bufo cinereus. Arch. mikrosk. Anat. **53**, 385 (1898).
102. — Eine Methode die Belegzellen der Magenschleimhaut isoliert zu schwärzen. Pflügers Arch. **144**, 544 (1912).
103. — Über die Belegzellen im Magen der Schildkröte. Pflügers Arch. **159**, 325 (1914).
104. Lengnick, H. u. O. Weiss: Über die klinischen Erscheinungen und die Operation des Aneurysmas. Münch. med. Wschr. **1915 I**, 1193.
105. Weiss, O.: Die Fiebertherapie der Gonorrhöe. Münch. med. Wschr. **1915 II**, 1513.

IX. Jahresberichte, Lehrbücher, zusammenfassende Darstellungen.

106. Hermann, L. u. O. Weiss: Jahresbericht über die Fortschritte der Physiologie (1908 bis 1912). Stuttgart: Ferdinand Enke.
107. Weiss, O.: Jahresbericht über die Fortschritte der animalischen Physiologie (1913—1919). Stuttgart: Ferdinand Enke und München: J. F. Bergmann.
108. — Jahresbericht über die gesamte Physiologie. Gesichtssinn (1920—1927). München: J. F. Bergmann und Berlin: Springer.
109. — Beiträge zur Physiologie und Pathologie. Festschr. zum 70. Geburtstag von L. Hermann. Stuttgart 1908.
110. — Allgemeine Physiologie der Muskeln und Nerven. In Lehrbuch der Physiologie von Zuntz-Loewy, bzw. Trendelenburg-Loewy. 1.—4. Aufl. Leipzig 1909—1924.

111. Weiss, O.: Grundriss der Biophysik, 1.—3. Aufl. Leipzig: Georg Thieme 1922—1925.
112. — Kritisches und Zusammenfassendes über Sehstoffe. Z. Augenheilk. 2, 38 (1899).
113. — Allgemeine Muskelphysiologie. Tabul. biol. 2, 219 (1925).
114. — Der Harn. In Nagels Handbuch der Physiologie, Bd. 2, S. 336. 1904.
115. — Die Ernährung und die Zirkulation des Auges. In Nagels Handbuch der Physiologie, Bd. 3, S. 438. 1904.
116. — Die Schutzapparate des Auges. In Nagels Handbuch der Physiologie, Bd. 3, S. 469. 1904.
117. — Protoplasmabewegung. In Nagels Handbuch der Physiologie, Bd. 4, S. 629. 1906/7.
118. — Die Flimmerbewegung. In Nagels Handbuch der Physiologie, Bd. 4, S. 666. 1906/7.
119. — Die Erzeugung von Geräuschen und Tönen. Handbuch der vergleichenden Physiologie, Bd. 3, S. 249. 1914.
120. — Die Schutzapparate des Auges. Handbuch der normalen und pathologischen Physiologie, Bd. 12, S. 2 u. 1274. 1931.
121. — Stimmapparat des Menschen. Handbuch der normalen und pathologischen Physiologie, Bd. 15/2, S. 1255. 1931.
122. — Physiologie der Ernährung und Zirkulation des Auges. Kurzes Handbuch der Ophthalmologie, Bd. 2. 1932.

Wirkstoffe der Blutbildung[1].

Von

Ulrich Westphal-Berlin.

Inhaltsverzeichnis.

Literaturverzeichnis.

1. Aron, H. C. S.: J. Nutrit. 18, 375 (1939). — Chem. Zbl. **1939 II**, 4515.
2. Asher, L. u. H. Nakao: Biochem. Z. **163**, 161 (1925); **166**, 337, 350 (1925).
3. Aylward, F. X., W. S. M. Grieve, B. R. S. Mainwaring and J. F. Wilkinson: J. Physiol. **100**, 94 (1941). — Chem. Zbl. **1943 II**, 837.
4. Balfour, W. M., P. F. Hahn, W. F. Bale, W. T. Pommerenke and G. H. Whipple: J. exper. Med. **76**, 15 (1942). — Chem. Zbl. **1943**, I, 748.
5. Binet, L.: Presse méd. **1928**, Nr. 55.
6. Brühl, W. u. K. Hanisch: Klin. Wschr. **1942 I**, 253 (dort weitere Literaturangaben).
7. Calzavara, E. u. G. Annoni: Klin. Wschr. **1942 I**, 270.
8. de Candia, S.: Klin. Wschr. **1942 I**, 648.
9. Carnot, P. et Cl. Deflandre: C. r. Acad. Sci. Paris **143**, 384, 432 (1906).
10. Chin Kyu-Sui: Hoppe-Seylers Z. **257**, 18 (1938).
11. Cohn, E. J., Th. L. McMeekin and G. R. Minot: J. of biol. Chem. **87**, XLIX (1930) (dort weitere Literaturangaben).
12. Crandall, L. A., C. O. Finne and P. W. Smith: Science (N. Y.) **93**, 549 (1941).
13. Dakin, H. D. and R. West: J. of biol. Chem. **92**, 117 (1931); **109**, 489 (1935). — Proc. Soc. exper. Biol. a. Med. **40**, 124 (1939). — Dakin, H. D., C. C. Ungley and R. West: J. of biol. Chem. **115**, 771 (1936).
14. Davis, J. E.: Amer. J. Physiol. **133**, 259 (1941).
15. Döllken, H.: Klin. Wschr. **1940 I**, 220.
16. Drabkin, L. D. and H. H. Miller: J. of biol. Chem. **90**, 531 (1931); **93**, 39 (1931).

[1] Aus dem Institut für Physiologische und Wehrchemie der Militärärztlichen Akademie, Berlin (Leiter: O. F. A. Prof. Dr. Dr. K. Lang) und dem Kaiser Wilhelm-Institut für Biochemie, Berlin-Dahlem (Leiter: Prof. Dr. A. Butenandt). — Nach einem Referat auf der 1. Gebirgs-physiologischen Tagung, Gebirgs-Sanitätsschule St. Johann i. Tirol.

17. EISLER, B., E. HAMMARSTEN u. H. THEORELL: Naturwiss. **24**, 142 (1936).
18. ERDÖS, J.: Science (N. Y.) **96**, 142 (1942).
19. FELIX, K., A. GRASSMÜCK, K. HUCK u. K. MATZEN: Hoppe-Seylers Z. **221**, 137 (1933).
20. FERGUSON, J. H.: Ann. Rev. of Physiol. **2**, 87 (1940).
21. FEUCHTINGER, O.: Naunyn-Schmiedebergs Arch. **196**, 644 (1940).
22. FISCHER, E.: Amer. J. Physiol. **133**, 277 (1941).
23. FLOOD and R. WEST: Proc. Soc. exper. Biol. a. Med. **34**, 542 (1936).
24. FÖRSTER, J.: Biochem. Z. **145**, 309 (1924).
25. FRIEDRICH, H.: Med. u. Chem. **3**, 250 (1936).
26. FROLA, G.: Boll. Soc. Biol. sper. **17**, 365 (1942). — Ber. Physiol. **131**, 553 (1943).
27. FROST, D. V., V. R. POTTER, C. A. ELVEHJEM and E. B. HART: J. Nutrit. **19**, 207 (1940). — Chem. Zbl. **1940**, I, 3420.
28. GABATHULER jun., A.: Z. exper. Med. **65**, 498 (1929).
29. GAILLARD, P. J., G. A. OVERBEEK and T. H. YAM: Arch. internat. Pharmacodynamie **44**, **33** (1940).
30. GIANNINI, G.: Z. exper. Med. **64**, 431 (1929).
31. GIRIBALDI, G.: Biochemica e Ter. sper. **7**, 52 (1920).
32. GÖBELL, O.: Klin. Wschr. **1939 II**, 1319.
33. GOTTLEBE, P.: Arch. f. exper. Pathol. **180**, 354; **181**, 317; **182**, 91 (1936).
34. GUERRANT, R. E. and A. G. HOGAN: J. of biol. Chem. **128**, 363 (1939). — Chem. Zbl. **1940**, I, 748.
35. GYÖRGY, P., F. S. ROBSCHEIT-ROBBINS and G. H. WHIPPLE: Amer. J. Physiol. **122**, 154 (1938).
36. HAHN, P. F., W. F. BALE, L. O. LAWRENCE and G. H. WHIPPLE: J. amer. med. Assoc. **111**, 2285 (1938). — Chem. Zbl. **1939**, I, 3209.
37. — and G. H. WHIPPLE: J. of exper. Med. **69**, 315 (1939). — Chem. Zbl. **1939**, I, 4987.
38. — W. F. BALE, J. F. ROSS, R. A. HETTIG and G. H. WHIPPLE: Science (N. Y.) **92**, 131 (1940). — Chem. Zbl. **1941**, I, 1050. — HAHN, P. F., J. F. ROSS, W. F. BALE and G. H. WHIPPLE: J. of exper. Med. **71**, 731 (1940). — Chem. Zbl. **1941**. I, 1827.
39. HAWKINS, W. B., K. SRIBHISHAJ, F. S. ROBSCHEIT-ROBBINS and G. H. WHIPPLE: Amer. J. Physiol. **96**, 463 (1931).
40. — F. S. ROBSCHEIT-ROBBINS and G. H. WHIPPLE: J. of exper. Med. **67**, 89 (1939). — Chem. Zbl. **1939**, II, 2095.
41. HEILMEYER, L.: In Lehrbuch der Speziellen Pathologischen Physiologie, 3. Aufl. Jena 1940.
42. HOGAN, A. G., L. R. RICHARDSON, P. E. JOHNSON and R. N. NISBET: J. Nutrit. **20**, 203 (1940). — Chem. Zbl. **1941**, I, 916.
43. — E. L. POWELL and R. E. GUERRANT: J. of biol. Chem. **137**, 41 (1941). — Chem. Zbl. **1941**, II, 70.
44. ISSTAMANOWA, T. S.: Chem. Zbl. **1940**, I, 584, 2335.
45. JACOBSEN, E. u. C. MUNK PLUM: Acta physiol. scand. (Stockh.) **4**, 272 (1942). — Ber. Physiol. **131**, 640 (1943).
46. — — Acta physiol. scand. (Stockh.) **4**, 278 (1942). — Ber. Physiol. **131**, 640 (1943).
47. JENEY, A. v.: Virchows Arch. **290**, 675 (1933); **293**, 665 (1934).
48. — u. E. TÖRÖ: Virchows Arch. **296**, 471 (1935).
49. JONES, T. S. G. and J. F. WILKINSON: Biochemic. J. **32**, 1352 (1938).
50. KARRER, P., P. FREI u. H. FRITZSCHE: Helv. chim. Acta **20**, 622 (1937).
51. — — u. B. H. RINGIER: Helv. chim. Acta **21**, 314 (1938).
52. — Schweiz. med. Wschr. **1941 I**, 343.
53. — u. R. KELLER: Helv. chim. Acta **26**, 55 (1943).
54. KIRKMAN, N. F.: J. of Physiol. **95**, 508 (1939). — Chem. Zbl. **1940**, I, 3139.
55. KLEIN, L. and J. F. WILKINSON: Biochemic. J. **27**, 600 (1933); **28**, 1684 (1934). — JONES, T. S. G., W. S. M. GRIEVE and J. F. WILKINSON: Biochemic. J. **32**, 665 (1938).
56. KLIMA, R.: Med. Welt **14**, 138 (1940).
57. KOLLER, F.: Dtsch. Arch. klin. Med. **183**, 296 (1938).
58. KOTSCHAROWA, E.: Bull. biol. Med. exper. URSS. **7**, 20 (1939). — Chem. Zbl. **1940**, I, 2334.

59. KRÄHENBÜHL, G.: Pflügers Arch. **232**, 848 (1933).
60. LALAND u. KLEM: Acta med. scand. (Stockh.) 88, 620, 624 (1936).
61. DE LANGEN, C. D.: Klin. Wschr. **1940 I**, 1049.
62. LASCH, F.: Klin. Wschr. **1937 I**, 810.
63. LIU, S. H., H. I. CHU, T. F. FU, H. C. HSU and T. Y. CHENG: Proc. Soc. exper. Biol. a. Med. **46**, 603 (1941).
64. LÖW, I.: Fortschr. chem. organ. Naturst. **4** (1944).
65. LOEWY, A. u. J. FÖRSTER: Biochem. Z. **145**, 318 (1924).
66. — Klin. Wschr. **1934 I**, 545.
67. MANSFELD, G.: Pflügers Arch. **152**, 23 (1913).
68. — u. J. SOS: Klin. Wschr. **1938 I**, 386 (dort weitere Literaturangaben).
69. MAZZA, F. P. u. F. PENATI: Arch. Sci. biol. **24**, 83 (1938).
70. — u. C. MIGLIARDI: Schweiz. med. Wschr. **1941 I**, **344**.
71. — Ric. Sci. progr. tecn. **13**, 84 (1942). — Ber. Physiol. **131**, 638 (1943).
72. MCKIBBIN, A. E., A. E. SCHAEFER, D. V. FROST and C. A. ELVEHJEM: J. of biol. Chem. **142**, 77 (1942). — Chem. Zbl. **1942**, II, 2813.
73. MEULENGRACHT, E.: Nord. Med. (schwed.) **9**, 629 (1941). — Chem. Zbl. **1941**, II, 3212.
74. MITRA, S. K.: J. Indian chem. Soc. **17**, 355 (1940).
75. MORAWITZ, P.: Arch. f. exper. Pathol. **60**, 298.
76. MORELLI, A.: Riforma med. **1942**, 1171. — Ber. Physiol. **132**, 209 (1943).
77. MÜLLER, P. TH.: Arch. Hyg. **75**, 290 (1912).
78. MUNK PLUM, C.: Acta physiol. scand. (Stockh.) **4**, 259 (1942). — Ber. Physiol. **131**, 639 (1943).
79. — Acta med. scand. (Stockh.) **112**, 151 (1942). — Ber. Physiol. **132**, 209 (1943).
80. OLIVA, G. u. M. PITZURRA: Klin. Wschr. **1942 I**, 733.
81. PUCCINELLI, V.: Sperimentale **92**, 1 (1938). — Chem. Zbl. **1939**, II, 448.
82. QUERIDO, A.: Chem. Weekbl. **37**, 175 (1940).
83. ROHMER, P., N. BEZSSONOFF, S. SCHNEEGANS-HOCH et R. SACREZ: C. r. Seances Soc. Biol. Fil. Ass. **127**, 1279 (1938). — Chem. Zbl. **1939**, II, 3847.
84. SCHENKEN, J. R., J. STASNEY and W. K. HALL: Proc. Soc. exper. Biol. a. Med. **40**, 89 (1939). — Chem. Zbl. **1939**, I, 3396.
85. SCHWARTZER, K. u. E. LOESCHCKE: Klin. Wschr. **1940 I**, 64.
86. SEYDERHELM, R. u. H. TAMMANN: Klin. Wschr. **1927 I**, 1177.
87. SIEDEL, W.: Fortschr. chem. organ. Naturst. **3**, 86 (1939).
88. SIMMONS, R. W. and E. R. NORRIS: J. of biol. Chem. **140**, 679 (1941).
89. SINGER, K.: Erg. inn. Med. **47**, 421 (1934).
90. — Klin. Wschr. **1935 I**, 200.
91. STÖGER, R.: Klin. Wschr. **1943 I**, 342.
92. SUBBAROW, Y., B. M. JACOBSON and C. H. FISKE: New England J. Med. **212**, 663 (1935). — SUBBAROW, Y. and B. M. JACOBSON: J. of biol. Chem. **114**, CII (1936).
93. TSCHESCHE, R. u. H. J. WOLF: Hoppe-Seylers Z. **248**, 34 (1937).
94. — Angew. Chem. **51**, 349 (1938).
95. — u. H. J. WOLF: Naturwiss. **27**, 176 (1939).
96. TYSLOWITZ, R. and C. G. HARTMAN: Endocrinology **29**, 349 (1941).
97. — and E. DINGEMANSE: Endocrinology **29**, 817 (1941). — Chem. Zbl. **1942**, II, 1925.
98. UNGLEY, C. C.: Lancet **234**, 925 (1938). — Chem. Zbl. **1939**, I, 3404.
99. VERZÁR, F. u. A. ZIH: Klin. Wschr. **7**, 1031 (1928). — Biochem. Z. **205**, 388 (1929).
100. VOLLMER, E. P. and A. S. GORDON: Endocrinology **29**, 828 (1941). — Chem. Zbl. **1942**, II, 1705.
101. WARREN, C. O.: Amer. J. Physiol. **133**, 482 (1941).
102. WHIPPLE, G. H. and F. S. ROBSCHEIT-ROBBINS: Proc. Soc. exper. Biol. a. Med. **36**, 629 (1937). — J. of exper. Med. **71**, 569 (1940). — Chem. Zbl. **1940**, II, 1164.
103. WILKINSON, J. F., L. KLEIN, C. A. ASHFORD, T. S. G. JONES, B. R. S. MAINWARING and F. X. AYLWARD: Biochemic. J. **34**, 698 (1940). — Chem. Zbl. **1941**, II, 1035.
104. WOLF, H. J. u. E. SEIDEL: Klin. Wschr. **1940 II**, 1106.

Nach den gegebenen Gesetzen ist das Leben der Tierwelt an *Oxydationsvorgänge* gebunden. Für uns ist *das Blut* der Träger des Sauerstoffs. Es muss stets in ausreichender Menge vorhanden sein bzw. neu gebildet werden, soll das Leben ordnungsgemäss weitergehen; es muss einen bestimmten Gehalt an funktionstüchtigen Erythrocyten besitzen, die mit ihrem Hämoglobinanteil für die Aufnahme des Sauerstoffs aus der Atemluft und seine Weiterführung verantwortlich sind.

Zwar hat die analytisch-chemische Physiologie uns eine recht genaue Kenntnis der einzelnen Bestandteile des Blutes vermittelt; über den Mechanismus der Entstehung der verschiedenen Stoffe, deren Gesamtheit das Blut darstellt, wissen wir jedoch recht wenig. Über die Bildung der roten Blutkörperchen, der naturgemäss stets das besondere Interesse der Physiologen und Mediziner gegolten hat, ist in den letzten Jahrzehnten immerhin eine Reihe von Arbeiten erschienen, aus denen hervorgeht, dass bei diesem Prozess Wirkstoffe beteiligt sind.

I. Bildung der Erythrocyten und des Hämoglobins.

Die *Bildung der roten Blutkörperchen* geht beim Erwachsenen im Mark der kurzen Röhrenknochen (Sternum, Rippen, Wirbel, Diaphysen der Röhrenknochen) vor sich; mit der relativ einfachen Methodik der Sternalpunktion hat man die Möglichkeit, die Tätigkeit des blutbildenden Systems direkt am lebenden Menschen zu verfolgen. Diese besteht im normalen physiologischen Vorgang in einem Reifungsprozess, der von den Stammzellen oder Erythrogonien, die noch Hämoglobin (Hb)-frei sind, über die bereits mit etwas Hb versehenen Normo- oder Erythroblasten zu den älteren Normoblasten führt. Diese besitzen schon ein mit Hb voll angefülltes Protoplasma, und einen Kern, der eine Radspeichenstruktur aufweist; sie zeigen ausserdem ein feines Netzwerk basophiler Substanz, das den Kern umgibt. Dieser löst sich dann auf und die kernlose Zelle wird ins Blut abgegeben; das Netzchen („reticulum") bleibt nach der Einschmelzung des Kernes noch bestehen und verschwindet erst später. Wenn der Erythrocyt an das strömende Blut abgegeben wird, besitzt er nur noch wenige punktförmige Granula basophiler Substanz, er stellt einen Retikulocyten in seinem letzten Ausreifungsstadium dar.

Systematische Untersuchungen der Knochenmarksfunktion haben eine erstaunliche *Anpassungsfähigkeit* dieses Systems erwiesen. Einerseits kann es durch verschiedene Einflüsse zu einer plötzlichen Hemmung oder zu einer starken Erhöhung der Ausschüttung von Zellen in das zirkulierende Blut kommen, wobei auch unreife, eventuell kernhaltige Zellen in den Blutstrom übertreten. Dies kann ausserordentlich rasch erfolgen; bereits eine Stunde nach einem Aderlass lassen sich im peripheren Blut frische, aus dem Knochenmark stammende Erythrocyten nachweisen. Zum Zwecke einer Anpassung für längere Zeitdauer können die blutbildenden Bezirke in den Markorganen stark verkleinert oder vergrössert werden; so können sie beispielsweise das Mark der langen Röhrenknochen unter Verdrängung des Fettmarkes vollständig erfüllen. Auch in Leber, Milz und Lymphdrüsen, den blutbildenden Organen des Embryonalstadiums, können dann wieder Blutbildungsherde auftreten.

Der Neubildung der Erythrocyten steht ein Zerfallsmechanismus gegenüber; ihre Wechselwirkung schafft einen bestimmten konstanten Erythrocytenspiegel, der normalerweise für den Mann ungefähr 5 Millionen und für die Frau etwa 4,5 Millionen im cmm beträgt. Der Abbau der alten Erythrocyten geht im retikulo-endothelialen System, unter normalen Verhältnissen besonders in Milz und Leber, vor sich; dabei wird Bilirubin gebildet und Eisen in Freiheit gesetzt, das zum Teil gespeichert wird. Man hat aus der Kenntnis der Reifungszeit und der Retikulocytenzahl unter gewissen Annahmen berechnet, dass täglich etwa 200 Milliarden Zellen mit einem Hb-Gehalt von 5 g gebildet werden (41); die mittlere Lebensdauer würde sich dabei zu grössenordnungsmässig 100 Tagen ergeben. Zu etwa dem doppelten Wert für die Lebensdauer der Erythrocyten gelangt man, wenn man die Abbauvorgänge, geschlossen aus der Urobilinausscheidung, zugrunde legt. Ein solcher Wert stellt jedoch eine Maximalzahl dar, denn es sind bei seiner Berechnung noch nicht alle Blutfarbstoffabbauprodukte (z. B. Pentdyopent, Mesobilifuscin) berücksichtigt worden. Im allgemeinen wird heute als mittlere Lebensdauer der Erythrocyten eine Zeit von 140—160 Tagen angenommen; als bindend können jedoch alle diese Werte nicht angesehen werden (vgl. dazu 87).

Für die Hb-Produktion ist *Eiweiss* notwendig. So zeigte sich, dass Hunde, die durch chronischen Blutentzug anämisch gemacht waren, bei sehr eiweissarmer Ernährung trotz Zufuhr grosser Eisenmengen nicht imstande waren, den roten Blutfarbstoff zu bilden. Erst nach zusätzlicher Eiweissnahrung trat Hb-Neubildung ein, und zwar entstand pro 7—8 g Nahrungseiweiss etwa 1 g Hb (37). Darüber hinaus wurde an diesen Hunden, die über Jahre bei bestimmter Diät durch Blutentzug auf einem anämischen Zustand gehalten und standardisiert waren, der Einfluss von verschiedenen *Aminosäuren* auf die Hb-Bildung untersucht. Diese konnte bei den im Zustand der Hypoproteinämie befindlichen Hunden durch eine Reihe von Aminosäuren (Glykokoll, Glutaminsäure, Asparaginsäure, Cystin, Histidin, Phenylalanin und Prolin) um 25—30% erhöht werden (102). Von den Aminosäuren wurde über 2 Wochen täglich etwa 1 g verabreicht. Die Wirkung anderer Aminosäuren (Alanin, Valin, Isoleucin, Arginin, Leucin, Methionin, Lysin, Tryptophan und Tyrosin) war geringer. Auch Isovaleriansäure, β-Oxybuttersäure und Glutarsäure erhöhten den Hb-Betrag. Im Falle des Histidins und Phenylalanins ergab sich, dass sowohl die d- als auch die l-Form wirksam waren; im „Notfall" des anämischen Zustandes kann der Hund also beide optische Isomeren verwenden. Dass der Pyrrolkern leicht in grossen Mengen synthetisiert werden kann, zeigte sich in Versuchen am anämischen Hunde mit Gallenfistel (39).

Auch in vitro ist der Einfluss verschiedener Aminosäuren auf die Blutbildung untersucht worden (47). Sterile Knochenmarksstückchen, 3 × 5 mm gross, wurden in heparinhaltiges, mit Tyrodelösung verdünntes Eigenplasma gebracht, nach Zusatz der zu prüfenden Stoffe 48 Stunden bei 37,5° gezüchtet und dann histologisch untersucht. Die Konzentration an den verschiedenen Aminosäuren betrug m/300. Es ergab sich, dass besonders Arginin und Histidin eine starke Vermehrung der Erythrocyten in den Explantaten hervorriefen; Prolin, sowie Leberextrakte verstärkten diese Wirkung. Auch Pyrrol und Guanidin zeigten geringe Aktivität. Metallsalze ($FeCl_2$, Cu_2Cl_2, $MnCl_2$ und $CoCl_2$) führten ebenfalls zu einer wesentlichen Steigerung der Erythrocytenbildung, die durch gleichzeitige Zuführung von Globin oder Hämatoporphyrin, Arginin oder Prolin weiter erhöht wurde. Bei dem Auftreten zahlreicher reifer, normaler roter Blutkörperchen, wie sie sich besonders bei Anwesenheit der Hexonbasen (Histidin, Arginin) finden, muss auch mit der Möglichkeit gerechnet werden, dass diese Aminosäuren nicht durch Teilnahme am Aufbau des Globinmoleküls die Erythrocytenbildung fördern, sondern dass durch sie die Konservierung der Blutkörperchen im Versuch am überlebenden Gewebe verbessert wird (47). — Über den Versuch, Knochenmarksexplantate, in denen durch Einwirkung aktiver Leberpräparate ein vermehrtes Auswandern von Zellen hervorgerufen wird, zur Auswertung des antiperniziösen Prinzips in vitro zu verwenden, vgl. S. 512.

Eine ähnliche Beeinflussung der Blutbildung konnte auch am sich entwickelnden Hühnerembryo demonstriert werden (48). In die 40 Stunden lang bebrüteten Eier wurde die zu prüfende Lösung in einem Tropfen injiziert, der direkt über die Keimscheibe gebracht wurde; nach weiterem 46stündigen Bebrüten wurden die Embryonen untersucht. Es zeigte sich, dass die Bildung von Blutinseln und Blutgefässen durch Arginin, Valin, Leberextrakte, homologes Hb und Globin gefördert wurde. Bei allen diesen Versuchen dürfte die Wirkung der verschiedenen Substanzen eine rein stoffliche sein, d. h. durch Verwendung als Bausteine bei den Aufbauprozessen zustande kommen.

Auch die Beeinflussung des Sauerstoffverbrauches von Knochenmarksgewebe (Mark aus den langen Röhrenknochen von Kälbern) ist von Felix und Mitarbeitern untersucht worden (19). Die Sauerstoffaufnahme, die bei p_H 8,3 optimal, und von dem Gehalt an Purinstickstoff (Zellkernsubstanzen) abhängig war, wurde durch Alanin, sowie den antianämischen Stoff aus Leber- und Magenschleimhaut gesteigert; hierbei wirkten jedoch klinisch unwirksame Fraktionen ebenfalls.

Ausser Eiweiss bzw. Aminosäuren benötigt der Organismus zur Synthese des Blutfarbstoffes *Eisen,* das die spezifische Wirkgruppe für den Sauerstofftransport darstellt. Es wird mit der Nahrung zugeführt; als besonders wirksam erweisen sich dabei Verbindungen des zweiwertigen Eisens (Ferroverbindungen) (vgl. 56). Der Einbau des Eisens in das Hb erfolgt schnell, wie Versuche mit radioaktivem Eisen gezeigt haben (36, 38). Während normale Hunde von dem mit der Nahrung verabfolgten Eisen nur Spuren resorbieren, nehmen Hunde, die durch Blutentzug anämisch gemacht sind, grössere Mengen auf; es ist dann bereits 4 Stunden nach der Fütterung in den zirkulierenden Erythrocyten nachweisbar. Der vollständige Einbau des aufgenommenen gekennzeichneten Eisens in das Blutrot erfolgt innerhalb von 4—7 Tagen, bei sehr kleinen Dosen bereits in 2—3 Tagen, Blutarmut des Versuchstieres vorausgesetzt. In besonderen Versuchen wurde festgestellt, dass das radioaktive Eisen nicht mit dem Eisen des bereits gebildeten Hb austauscht. Auch beim anämischen Menschen ist bei Erschöpfung der Eisenbestände des Organismus infolge chronischer Blutverluste die Resorption des Eisens und seine Ausnutzung zur Hb-Bildung gegenüber gesunden Personen stark erhöht (4).

II. Wirkstoffe der Blutbildung im normalen physiologischen Geschehen.

1. Hämopoietine.

Für die Betrachtung der blutbildenden Vorgänge erscheint es in diesem Zusammenhang zweckmässig, zu unterscheiden zwischen der normalen Funktion des *gesunden blutbildenden Apparates* und allen den Fällen, bei denen diese Produktion irgendeine *pathologische Veränderung* erfahren hat. Zu diesen letztgenannten Zuständen gehören die gewöhnlich unter dem Begriff der *Anämien* zusammengefassten Krankheiten; man muss jedoch im Auge behalten, dass das Symptom der „Anämie" auch auftreten kann, ohne dass irgendeine Schädigung des blutbildenden Organs vorliegt, wie z. B. bei Blutentzug. Auf der anderen Seite gibt es auch Fälle, bei denen einem erhöhten Zerfall eine gesteigerte Neubildung die Waage hält, so dass es trotz einer Störung des blutbildenden Apparates nicht zu einer „Anämie" kommt. So sind z. B. bei der BASEDOWschen Krankheit Produktion und Abbau auf das doppelte der Norm gesteigert; in noch stärkerem Ausmass findet sich dies bei manchen kompensierten Fällen von hämolytischem Ikterus, bei denen aus der Gelbfärbung der Haut und der dunkelroten Harnfarbe auf eine starke Umsatzerhöhung geschlossen werden kann, obwohl die Erythrocyten normale Werte aufweisen. Diese „ausbalancierten" Fälle sind jedoch recht selten; meist ist mit der Umsatzstörung auch eine Bilanzverschiebung verbunden. Die mangelnde Unterscheidung dieser und anderer auf verschiedenen Ursachen beruhenden Anämieformen hat gerade bei der chemischen Bearbeitung der blutbildenden Stoffe Verwirrung gestiftet, da immer wieder die Hoffnung erwachte, Substanzen, die in einem bestimmten Tierversuch eine auf bestimmte Weise erzeugte Anämie zu heilen vermochten, zur Behebung anderer Anämieformen, besonders der perniziösen Anämie, die eine ganz andere Ursache hatten, heranzuziehen.

Während der Einfluss stofflicher Wirkungen auf verschiedene Anämieformen vielseitige Bearbeitung erfahren hat, erscheint es bemerkenswert, dass die Frage, ob auch im *normalen physiologischen Geschehen* Wirkstoffe bei der Bildung der Erythrocyten eingreifen, nur wenig untersucht worden ist. Die ersten Beobachtungen in dieser Richtung stammen aus dem Jahre 1906 von Carnot und Deflandre (9), die feststellten, dass sich im Serum des Kaninchens nach einem Aderlass Stoffe bilden, die bei der intravenösen oder subcutanen Injektion in ein zweites Kaninchen eine starke Erhöhung der Erythrocytenzahlen bewirken. Die Bildung dieses Stoffes, der „*Hämopoietin*" genannt wurde, erreichte 20 Stunden nach dem Blutentzug ihren höchsten Stand. Erhitzen auf 56° brachte die Wirkung zum Verschwinden. Carnot und Deflandre nahmen an, dass das „Hämopoietin" im normalen Blut in geringem Masse vorhanden ist und bei erforderlicher Blutneubildung in grösserer Menge entsteht; sie haben auch bereits die Vermutung ausgesprochen, dass es durch *Höhenwirkung* vermehrt werden würde.

Diese Vermutung wurde später von P. Th. Müller (77) am Meerschweinchen experimentell begründet. Er konnte, ebenso wie andere Autoren (31), die alten Beobachtungen von Carnot bestätigen und darüber hinaus nachweisen, dass sich im Serum von Meerschweinchen, die 18 bzw. $33^1/_2$ Stunden einem Luftdruck von 460 mm Hg (das entspricht einer Höhe von etwa 4400 m) ausgesetzt waren, in gleicher Weise das hämopoietische Prinzip bildet, wie bei durch Blutentzug anämisch gemachten Tieren. Die Auswertung der blutbildenden Substanz wurde an Mäusen vorgenommen, deren Blutkörperchen am 2. Tage nach der intraperitonealen Injektion eine Zunahme von durchschnittlich 14% zeigten. Auch in Extrakten von Knochenmark und Leukocyten konnte das Hämopoietin nachgewiesen werden. Im Gegensatz zu den älteren Befunden wurde die Substanz beim Erhitzen auf 56° nicht zerstört.

Die Auswertung an Mäusen hat den Nachteil, dass die zur Erythrocytenzählung entnommene Blutmenge im Verhältnis zum Gesamtblut bereits so gross ist, dass die Tiere nach 1—2 Zählungen anämisch werden. Förster (24) ist deshalb wieder auf das schon von Carnot verwendete Kaninchen zurückgekommen, und zwar benutzt er ebenfalls die gleiche Tierart zur Erzeugung und Auswertung des hämopoietischen Prinzips. Die Tiere wurden 24 bis 48 Stunden in einem Unterdruckgefäss bei 410—480 mm Hg, entsprechend einer Höhe von 4000—4500 m, gehalten. Ihre Sera wurden dann auf hämopoietische Wirkung geprüft. Hierfür dienten Kaninchen, die durch Entnahme von $^1/_4$—$^1/_3$ ihres Blutes anämisch gemacht waren; ihr Erythrocytenwert zeigte an dem auf den Blutentzug folgenden Tag eine Abnahme von durchschnittlich 28%. Erhielten diese Testtiere keine Behandlung, oder wurden ihnen Seren von normalen unbehandelten Kaninchen injiziert, so zeigte sich in den ersten Tagen nach der Entblutung eine fortschreitende Abnahme der Erythrocytenzahl; erst nach 3—4 Tagen begann eine langsame Erhöhung. Wurde ihnen jedoch Serum von den Kaninchen, die dem Sauerstoffmangel ausgesetzt gewesen waren, auf intraperitonealem Wege eingespritzt, so ging die Abnahme der roten Blutkörperchen nicht so weit, sondern es erfolgte eine Aufwärtsbewegung bereits an den Tagen, an denen die Werte bei den Kontrolltieren noch zurückgingen. Im Mittel betrug die Zunahme am 2. Tag schon 14%. Bemerkenswert erscheint bei diesen Versuchen, dass — im Gegensatz zu den CARNOTschen Befunden — die Wirkung nur in einer Anregung zu schnellerem Wiederersatz, nicht aber in einer über den ursprünglichen Wert der Zellenzahl hinausgehenden Steigerung der Erythropoiese bestand. Zu einer solchen kam es auch dann nicht, wenn die Dosis durch mehrfache Wiederholung der Injektion über mehrere Tage erhöht wurde. Es bestand also in diesen Versuchen ein Unterschied zwischen der Wirkung des Serums von Sauerstoffmangeltieren und dem direkten Einfluss des Sauerstoffmangels selbst, der bekanntlich zu einer Zellvermehrung über das normale Mass hinaus, zu einer typischen Hyperglobulie, führt. In diesem Falle kommt es zu einer Reizung der blutbildenden Organe, die eine gesteigerte Abgabe junger Zellen an das Blut zur Folge hat, wie sich aus ihrem erhöhten Sauerstoffverbrauch ergibt (65) (vgl. dazu 75). Wieweit diese Erscheinung mit der Bildung von hämopoietischer Substanz in Zusammenhang steht, ist unbekannt.

Die Angabe von BINET (5), dass bei normalen Meerschweinchen nach 15minütigem Aufenthalt im Vakuum bei 300—330 mm Hg eine starke Erhöhung der Erythrocytenzahl eintrete, konnte von GIANNINI (30) nicht bestätigt werden.

In neuesten Untersuchungen sind für den Menschen interessante Angaben gemacht worden über die *Zeit*, die erforderlich ist, um das Blutbild im Sinne der Höhenanpsssung zu verändern (6). Versuchspersonen wurden wiederholt kurzfristig, nur wenige Minuten lang, mit ein- bis mehrtägigen Zwischenräumen, einer Sauerstoffmangelatmung (Gemisch von 7% Sauerstoff und 93% Stickstoff) ausgesetzt, die einer Höhe von etwa 7500 m entsprach. Die Folge war eine Zunahme der Erythrocyten und der Hb-Werte in ähnlicher Weise, wie sie bei längerem Aufenthalt in sauerstoffarmer Luft eintritt. Diese Erhöhung war bei normalen Personen relativ gering (Erythrocyten 7,5%, Hb 15%); bei Patienten mit sekundären Anämien war die Wirkung ausgesprochener, auch in Fällen, die durch über längere Zeit durchgeführte Eisen- und Lebertherapie nicht beeinflussbar waren, ergab sich im Blutbild ein steiler Anstieg vom anämischen Ausgangswert bis zur normalen Höhe. Auch die Retikulocyten zeigten in den meisten Fällen eine Zunahme.

Bei den kleinen Nagetieren sind ebenfalls Versuche mit intermittierendem Sauerstoffmangelreiz angestellt worden (22). Ratten und Mäuse wurden täglich 2 Stunden lang erniedrigtem Luftdruck (entsprechend 6700 m Höhe) ausgesetzt; nach 10—14 Tagen zeigte sich eine Erhöhung der Erythrocytenzahl und eine erhöhte Resistenz gegen die letale Wirkung von Höhen über 9000 m.

Eine Prophylaxe gegen den Einfluss dieser Höhen ergab sich auch bei normalen Nagern durch Verabreichung von Gitalin (5—10 γ pro g); die Schutzwirkung war 16—30 Stunden nach der Injektion optimal. Apomorphin wirkt mit 10 γ/g gleichartig, jedoch in schwächerem Masse.

Wenn der Organismus auf Sauerstoffmangel mit der Bildung von hämopoietisch wirksamen Substanzen antwortet, so konnte erwartet werden, dass sich diese auch im Blut von Neugeborenen nachweisen liessen, da der Embryo bis zum Einsetzen der eigenen Atmung nach der Geburt sich in einem typisch anoxischen Zustande befindet. Tatsächlich konnten SCHWARTZER und LOESCHCKE (85) im Nabelschnurblut und Säugling in der ersten Lebenswoche Hämopoietine nachweisen. Die Zahl der roten Blutkörperchen stieg bei den als Versuchstiere verwendeten Kaninchen 1—2 Tage nach der Injektion um fast 2 Millionen an; nach etwa 5 Tagen war der Ausgangswert wieder erreicht. Retroplacentarblut, d. h. das Blut aus dem mütterlichen Kreislaufanteil der Placenta, sowie das übrige Schwangerenblut waren im gleichartigen Auswertungsverfahren inaktiv.

Interessanterweise haben sich auf *pharmakologischem Wege* die Wirkungen des Sauerstoffmangels auf das Blutbild herabsetzen lassen (14). Injektion von Cholin und anderen vasodilatorischen Stoffen verminderte bei Hunden die Polycythämien, die durch Sauerstoffmangel hervorgerufen waren. Dies wird dadurch erklärt, dass die Pharmaca den Blutfluss zum Knochenmark erhöhen, der lokalen Anoxie entgegenwirken und damit den zur Polycythämie führenden Reiz aufheben. Auch die umgekehrte Reaktion liess sich verwirklichen: Perorale Verabreichung von Ephedrinsulfat an normale Hunde (täglich 2,5—5 mg pro kg) führte in 10 Tagen zu einer allmählichen Erythrocytenzunahme um etwa eine Million/cmm; die Retikulocyten waren verdoppelt. Leukocyten waren nicht erhöht. Normale und splenektomierte Kaninchen zeigten 6—12 Tage nach subcutaner Injektion von Ephedrinsulfat (täglich 45 mg) eine Vermehrung der roten Blutkörperchen um etwa 1 Million; auch die Hb-Werte waren erhöht. Die Retikulocyten stiegen von etwa 15 auf 40%. Diese Befunde werden in entsprechender Weise durch die Annahme gedeutet, dass der Blutzufluss zum Knochenmark, und damit die Sauerstoffversorgung, reduziert wird, wodurch die Erythropoiese angeregt wird.

Auch über den *kausalen Mechanismus* der physiologischen Hämatopoiese sind Untersuchungen angestellt worden (101). Es wurde einerseits in vitro das Stoffwechselverhalten von Knochenmark im WARBURG-Apparat bei verschiedenen Sauerstoffdrucken bestimmt. Hierbei nahm die Atmung mit Erniedrigung des Sauerstoffdruckes ab, während gleichzeitig die Glykolyse stets zunahm; niemals führte eine Verringerung der Sauerstoffspannung zu einer Stoffwechselsteigerung des Knochenmarks. Offenbar wirkt also eine Erniedrigung des Sauerstoffdruckes nicht direkt im Sinne einer Anregung des Markstoffwechsels. — Andererseits wurden die Kaninchen mehrere Tage einem Luftdruck von 410 mm ausgesetzt, wodurch im Knochenmark eine Hyperplasie der blutbildenden Elemente und im strömenden Blute eine Retikulocytose und Polycythämie hervorgerufen wurden. Dann wurden die Tiere getötet und das Stoffwechselverhalten ihres Knochenmarks im WARBURG-Apparat geprüft. Es zeigte sich, dass dies durch eine im Verhältnis zur Glykolyse hohe Atmung ausgezeichnet ist — ein Stoffwechseltyp, der früher als charakteristisch gefunden wurde für rotes Knochenmark, in dem auf andere

Weise eine Hyperplasie erzeugt war. Der vornehmlich oxydative Stoffwechseltyp der unreifen roten Blutzellen im Knochenmark wird also durch den Aufenthalt der Tiere bei niedriger Sauerstoffspannung nicht verändert.

2. Beziehung verschiedener Organe zur Blutbildung.

Über den *Ort der Bildung* dieser von den verschiedenen Arbeitsgruppen nachgewiesenen *Hämopoietine* ist nichts Sicheres bekannt. Nach LOEWY (66) ist jedenfalls die *Milz*, wenn sie dabei in Betracht kommt, nicht das einzige Organ, aus dem sie in das Blut gelangen; dies wurde aus Versuchen mit splenektomierten Tieren geschlossen, bei denen sich die hämopoietisch wirksame Substanz auch nachweisen liess. Dass das wirksame Prinzip im Blut entsteht, ist unwahrscheinlich, weil eine Blockierung des retikulo-endothelialen Systems durch intraperitoneale Injektion von Carmin oder kolloidalem Eisenhydroxyd bewirkt, dass sich auch im Serum der im luftverdünnten Raume gewesenen Tiere keine Hämopoietine finden (59). Ausserdem zeigt sich, dass bei den „blockierten" Tieren trotz Aufenthalt im Höhenklima keine Zunahme an Erythrocyten und Hb eintritt.

Für die *Schilddrüse* ist schon frühzeitig festgestellt worden, dass sie für die Blutbildung eine Bedeutung hat (67). Zunahme der Blutkörperchen und Blutersatz nach künstlicher Anämisierung trat bei Kaninchen im Höhenklima nur bei Vorhandensein der intakten Schilddrüse ein, nicht aber nach ihrer Exstirpation. Auch für die Wirkung des hämopoietinhaltigen CARNOTschen Serums erwies sich die Schilddrüse als notwendig (vgl. 68). Bei der Saponin-Collargol-Anämie nach GOTTLEBE (33) zeigte sich, dass die heilende Wirkung (Retikulocytenkrise, Erythrocytenvermehrung) eines Leberextraktes, die am intakten, anämisierten Kaninchen, nicht aber am schilddrüsenlosen Tier zu beobachten ist, nach Zugabe von Schilddrüsenextrakt wieder eintritt.

Einen weiteren Einblick in die bei der Hämopoietinwirkung stattfindenden Vorgänge haben Arbeiten von ASHER und NAKAO (2) gebracht. Ebenfalls am Kaninchen wurden die alten Befunde über die Bildung von hämopoietischen Substanzen bei Sauerstoffmangel (Unterdruckkammer) bestätigt. Darüber hinaus wurde beobachtet, dass *Schilddrüse und Thymus* für die beschleunigte Blutregeneration bei Hämopoietinzufuhr an das durch Aderlass anämisch gemachte Kaninchen notwendig sind; werden diese Organe entfernt, so steigt der Erythrocytenwert nicht schneller als bei einem unbehandelten Kontrolltier. Wird nun aber ausserdem auch noch die *Milz* entfernt, so spricht das Tier auf die Zuführung des die blutbildenden Stoffe enthaltenden Serums wieder an. Ein gleiches Verhältnis der gegenseitigen Organbeziehungen wie bei der Erythrocytenregeneration auf Hämopoietinzufuhr ergab sich auch bei der Injektion von Nukleinsäure beim normalen Kaninchen, das hierauf mit einer Erhöhung der weissen Blutkörperchen und des relativen weissen Blutbildes antwortet. Auch diese Reaktion wurde durch Entfernung von Schilddrüse und Thymus verhindert, kehrte aber wieder, wenn ausser diesen beiden Organen auch die Milz noch exstirpiert wurde. Beim Hb war die Beeinflussung weniger deutlich. Diese Befunde wurden als eine Beeinflussung des Knochenmarkes gedeutet, und zwar durch Schilddrüse und Thymus in förderndem, durch die Milz dagegen in hemmendem Sinne. Durch histologische Untersuchung des Knochenmarks wurde diese Annahme bestätigt (vgl. dazu 44).

Zu der gleichen Schlussfolgerung eines hemmenden Einflusses der Milz auf die Blutbildung kommt GABATHULER (28) in Versuchen an Kaninchen. Es zeigte sich, dass mehrtägiger Aufenthalt im luftverdünnten Raum (350 mm Hg) bei entmilzten Tieren zu stärkerer Zunahme von Erythrocyten und Hämoglobin führte als bei normalen Kaninchen. Diese Beobachtungen stehen im Gegensatz zu den oben erwähnten Befunden GIANNINIS (30) aus dem gleichen Institut an Meerschweinchen, bei denen sich die Reaktion auf die Luftverdünnung nach Milzexstirpation in einer geringeren Erythrocytenvermehrung äusserte als bei normalen Meerschweinchen, während die Hämoglobinzunahme bei den entmilzten Tieren gegenüber der Norm erhöht war. Offenbar zeigen verschiedene Tierarten hier ein unterschiedliches Verhalten.

Gegen die Auffassung, dass die Hämopoietine in der Milz gebildet werden, sprechen weitere Untersuchungen von GABATHULER (28). Wurden Kaninchen, die durch Entzug von etwa einem Drittel ihres Blutes ($^1/_{18}$ des Körpergewichtes) anämisch gemacht waren, das Serum anderer Kaninchen (2 ccm i. p.) injiziert, die 2 Tage lang im luftverdünnten Raum (350 mm Hg) gewesen waren, so trat die Erythrocyten- und Hämoglobinzunahme schneller ein, wenn die Spendertiere splenektomiert, als wenn sie normal waren. Weiterhin liess ein derartiges Serum entmilzter Kaninchen die Erythrocyten- und Hämoglobinwerte der anämischen Tiere über den normalen Anfangswert hinaus ansteigen, was im Kontrollversuch mit normalen Kaninchen nicht beobachtet wurde.

Die Untersuchungen von der Beziehung verschiedener Organe zu der Blutbildung stellen die Grundlage für viele spätere Befunde dar. So wurde neuerdings festgestellt (58), dass bei langdauernder Verfütterung geringer Mengen Thyreocrin[1] an erwachsene männliche Kaninchen im Knochenmark eine verstärkte Erythropoiese auftritt; in der Milz wurde in den ersten 30 bis 35 Tagen eine starke Zunahme aller weissen Blutelemente beobachtet. Von den die Beziehungen zwischen Thymus und Blutbildung betreffenden Arbeiten sei die kürzlich erschienene Untersuchung von DE CANDIA (8) erwähnt, der nach längerer parenteraler Behandlung junger Meerschweinchen mit wässerigen Gesamtextrakten der Thymusdrüse eine Erhöhung der funktionellen Tätigkeit des Knochenmarks, besonders des erythropoietischen Gewebes, beobachtete. Skorbutkranke Meerschweinchen zeigen eine Hypofunktion des Knochenmarks mit starken Abweichungen vom Normalen, die an das Markbild der perniziösen Anämie erinnern; Zuführung von Thymusextrakten an diese skorbutkranken Tiere normalisierte das Knochenmark und führte zu einer im ganzen gut erhaltenen hämopoietischen Wirkung. Auch bei Kranken mit perniziöser

[1] Präparat von Schilddrüsen-Gesamtextrakt.

Anämie soll sich eine günstige Wirkung auf das periphere Blut, das Knochenmark und den Allgemeinzustand der Patienten ergeben, was ebenfalls als Beweis für die anregende Wirkung des Thymus auf die normale Knochenmarkserythropoiese angesehen wird. DE CANDIA hält es für wahrscheinlich, dass der Thymus einen Stoff mit „normohämopoietischer Wirkung" enthält, der einen besonderen Einfluss — speziell im kindlichen Alter — auf die normale Blutbildung und auf die Erhaltung der morphologischen Blutzusammensetzung ausüben soll.

Es sei noch erwähnt, dass in dem für die Bestimmung der Hämopoietine meist verwendeten Testverfahren am durch Aderlass anämisch gemachten Kaninchen auch das Adermin (Vitamin B_6), ebenso wie Laktoflavin und Nicotinsäureamid, eine schnelle Regeneration der Erythrocyten- und Hb-Werte bewirkte (15).

Aus allen diesen Versuchen folgt, dass im Organismus von Tieren, bei denen, sei es infolge von Blutentzug oder infolge mangelnden Sauerstoffgehaltes der Einatmungsluft, die Bildung von roten Blutkörperchen lebensnotwendig ist, ein Stoff oder Stoffe auftreten, die diese Erythrocytenproduktion anregen. Es wäre damit zugleich die als „*Sauerstoffmangelreiz*" in der Höhenphysiologie bekannte Erscheinung, die zu einer Steigerung der Erythropoiese und einer Hemmung der hämolytischen Vorgänge führt, auf eine stoffliche Wirkung zurückgeführt. Leider besitzt die geringe Zahl der über dies Problem vorliegenden Versuche, die meist mit einer geringen Zahl von Versuchstieren durchgeführt sind, durchweg nur orientierenden Charakter, und es wäre wünschenswert, wenn über diese stofflichen Wirkungen, die für die Behandlung vieler anämischer Erkrankungen von gleicher Wichtigkeit sein können wie für den Höhenflieger, systematische Untersuchungen angestellt würden. Vorläufig lässt sich nicht einmal die grundlegende Frage mit Sicherheit beantworten, ob der Organismus als Reaktion auf den Sauerstoffmangelreiz spezifische „hämopoietische" Stoffe zur Anregung des Knochenmarks eigens produziert, oder ob diese Aufgabe von Substanzen erfüllt wird, die als Abbauprodukte der Erythrocyten im Serum vorkommen. Tatsächlich hat die Erkenntnis, dass Abbauprodukte des Hb, wie Hämatin und Bilirubin, sowie auch Stromabestandteile die Funktion des Knochenmarks anregen, zu der Annahme geführt, dass die oben beschriebenen „Hämopoietine" nichts weiter als erythrocytäre Abbauprodukte sind (86, 99), eine Vorstellung, die zwar für unwahrscheinlicher gehalten, aber vorläufig nicht direkt widerlegt werden kann. Es ist anzunehmen, dass die genannten Substanzen als Aufbaustoffe für die Blutneubildung dienen und in diesem Sinne die Produktion des Knochenmarks „aktivieren".

Es ist sicher, dass bei erhöhtem Blutbedarf die Neubildung von Erythrocyten nicht das einzige Mittel zur Erreichung des Zieles ist; auch die *Abbau-*

vorgänge greifen in diesen Regulationsmechanismus ein. So ist beobachtet worden, dass der Erythrocytenabbau beim Übergang vom Tiefland ins Höhenklima eine Verminderung erfährt; auch nach Blutverlusten tritt eine Abbauhemmung ein. Andere Befunde sprechen ebenfalls dafür, dass der blutzerstörende Apparat aktiv eingreifen kann. So wird angenommen, dass durch den Blutabbau auch die Lebensdauer der Erythrocyten bestimmt wird, und dass die Vernichtung nicht nur an gealterten, sozusagen bereits „abgestorbenen" Blutkörperchen angreift; es wäre sonst schwer verständlich, dass durch Entfernung der Milz beim hämolytischen Ikterus die Lebensdauer der Erythrocyten bis auf das zehnfache erhöht wird. Auch sonst führt Milzexstirpation zu einer Vermehrung der roten Blutkörperchen, dabei treten kernhaltige Zellen und solche mit Kernresten in das strömende Blut über. Man hat daher der Milz eine hormonale Hemmungsfunktion bezüglich der Erythrocytenreifung im Knochenmark zugeschrieben (41) (vgl. oben).

Erwähnt sei auch, dass dem vegetativen Nervensystem bei diesen Vorgängen eine Bedeutung zukommt; so gelang es in Versuchen am Kaninchen, durch Stich in den Hypothalamus die Retikulocytenzahl des peripheren Blutes stark zu erhöhen.

III. Wirkstoffe im Krankheitsbilde der perniziösen Anämie.

1. Klinische Erscheinungen.

Die Störung des geordneten Zusammenwirkens der Kräfte, die für die Erhaltung des normalen Erythrocytenhaushaltes verantwortlich sind, kann zu den mannigfaltigen *Krankheitsbildern der Anämien* führen. Das Überwiegen des einen oder des anderen dieser Faktoren gibt uns zugleich ein Einteilungsprinzip dieser verschiedenartigen Erkrankungen; so kann man nach HEILMEYER (41) folgende Grundtypen von Anämien unterscheiden:

1. Anämien durch Blutverluste nach aussen.
2. Anämien durch exzessiv gesteigerten Blutzerfall (hämolytische Anämien).
3. Hämolytische Anämien mit gleichzeitiger Knochenmarkssperre.
4. Anämien mit primärer Unterfunktion des Knochenmarks.
5. Anämien mit Dysfunktion und relativer Insuffizienz des Knochenmarks bei mässig gesteigertem Zerfall.

Von allen mit einer stofflichen Beeinflussung der Blutbildung zusammenhängenden Fragen haben die Vorgänge, die mit dem Krankheitsbild der *perniziösen Anämie* (vgl. dazu 41) zusammenhängen, von chemischer Seite die meiste Bearbeitung erfahren. Zu den mannigfachen Problemen der perniziösen Anämie vgl. die ausführliche Arbeit von K. SINGER über „Physiologie und Pathologie des Antiperniciosaprinzips" (89). Das Charakteristische an dieser Anämie ist, dass mit einem sehr stark gesteigerten Erythrocytenabbau eine

Reifungs- und Abgabestörung von seiten des Markorgans verbunden ist, wodurch der Erythrocytenwert im zirkulierenden Blut in schneller und gefährlicher Weise abnimmt. Diese Verarmung an roten Blutkörperchen kann von dem Normalwert von 5 Millionen pro cmm auf Werte von 1 Million und weniger führen. Der Gesamt-Hb-Gehalt des Blutes nimmt ebenfalls stark ab; der einzelne Erythrocyt enthält jedoch mehr Hb als beim Gesunden, so dass der Färbeindex (d. h. ein Verhältnis zwischen dem Hb-Gehalt und der Anzahl der Erythrocyten) zunimmt (hyperchrome Anämie). Auch das weisse Blutbild erleidet gewisse Veränderungen im Sinne einer Leukopenie und Lymphocytose. Die Haut des Patienten wird gelb (ikterisch); dauernde Müdigkeit, Appetitlosigkeit, charakteristische entzündliche Veränderungen der Zunge (Glossitis) stellen sich ein; die Magensekretion beginnt zu versiegen und im letzten Stadium gesellen sich Degenerationen des Nervensystems, besonders im Rückenmark, hinzu, die zu schweren Funktionsstörungen (Ataxien, Paraplegien oder spastischen Paresen) führen; sie sind therapeutisch viel weniger zu beeinflussen als das Blutbild. Im Vollstadium der Krankheit ist die absolute Retikulocytenzahl sehr stark vermindert bei geringer, oft fehlender Sauerstoffzehrung; die gelbe Gesichtsfarbe deutet gleichzeitig auf eine Vermehrung des Bilirubins, die sich auch im Serum nachweisen lässt. Auch die enorm gesteigerte Stercobilinausscheidung und die tiefdunkle Harnfarbe sprechen für einen exzessiven Erythrocytenzerfall; so werden im Harn in 24 Stunden von 400—1200 mg Urobilin — gegenüber 100—200 mg bei normalen Personen — ausgeschieden. Als maximale Lebensdauer der Erythrocyten berechnet sich hieraus (vgl. dazu S. 486) für die normalen Fälle 90—140 und für die Perniciosakranken 8—32 Tage (61). Es ergibt sich daraus die notwendige Folgerung, dass bei der perniziösen Anämie die Neubildung der roten Blutkörperchen tatsächlich schneller erfolgt als normalerweise. Hiermit stimmen die anatomischen Befunde überein: in auffallendem Gegensatz zu der geringen Retikulocytenzahl im strömenden Blut finden sich ausgedehnte erythroblastische Herde in den Röhrenknochen, manchmal auch in Leber und Milz. Meist werden grosse, Hb-reiche Zellen gebildet, die dann auch im peripheren Blut auftreten (megaloblastischer Regenerationstyp an Stelle des normoblastischen; Färbeindex über 1). Das hyperplastische Knochenmark ist jedoch funktionell minderwertig; die Megaloblasten, die das Mark der Röhrenknochen anfüllen, zeigen eine auffallend geringe Tendenz zur Ausreifung und Differenzierung. Es liegt also gleichzeitig mit dem erhöhten Abbau eine Reifungsstörung der Zellen des Knochenmarks vor. Die Zellen, die abgegeben werden, sind funktionell minderwertig und werden rasch hämolysiert.

2. Leberbehandlung.

Die Aussichten auf Heilung waren, wie bereits die Bezeichnung „perniziöse" Anämie zeigt, lange Zeit trostlos. Durch Bluttransfusion, Arsenzufuhr oder Milzexstirpation liessen sich zwar vorübergehend Besserungen erzielen, das tödliche Ende war jedoch unaufhaltsam. Eine entscheidende Wendung brachten dann die Untersuchungen von MINOT in Amerika, die mit einem Schlage dieser bisher jedem therapeutischen Angriff hartnäckig widerstehenden Krankheit ihre Schrecken nahmen. MINOT war als Arzt und Zuckerkranker mit der Organtherapie und der diätetischen Behandlungsweise vertraut. Neben einer Reihe von Überlegungen führten ihn die Versuche von WHIPPLE mit auf den richtigen Weg, der, wie oben erwähnt, Hunde durch in regelmässigen Abständen wiederholte Aderlässe anämisch gemacht hatte, so dass sie mehrere Jahre hindurch bei einer bestimmten Standardkost nur 30% des normalen Hb-Gehaltes aufwiesen. An diesen Tieren beobachtete er, dass die Erholung des Blutbildes nach einem Aderlass sehr stark von der zugeführten Nahrung abhängig war; Fütterung mit Leber, Niere oder Muskelfleisch führte zu stärkerer und schnellerer Regeneration des Blutes, so dass er eine grössere Blutmenge abzapfen musste, um den ursprünglichen Wert wieder herzustellen. Die Menge des entnommenen Blutes war also der blutbildenden Wirkung der zugeführten Nahrung proportional. Es zeigte sich, dass Leber bei weitem die stärkste erythropoietische Kraft besass. Ohne sich beirren zu lassen durch die Tatsache, dass eine sekundäre Anämie wie die der chronisch entbluteten Hunde grundverschieden ist von der perniziösen Anämie, dass ausserdem das im Hundeversuch wirksame Fleisch bei Perniciosafällen ohne jeglichen Einfluss war, verordnete MINOT im Jahre 1923 einem Patienten mit perniziöser Anämie neben einer sehr vitaminreichen und fettarmen Diät täglich 120—240 g gekochte Kalbs- oder Rindsleber. Wir wissen heute, dass mit dieser Menge gerade die Mindestdosis getroffen wurde, die zur Heilung der Perniciosa notwendig ist; die zahlreichen Ärzte, die schon früher bei anämischen Erkrankungen Leber verordnet hatten, wandten offenbar zu geringe Mengen an. Der Erfolg erwies sich als sicher; die Erythrocyten stiegen in wenigen Wochen wieder auf den Normalwert, auch das Hb nahm zu, und als typisches Kennzeichen der Bluterneuerung wurde eine in den ersten 10 Tagen der Leberzufuhr auftretende vermehrte Ausschüttung von Retikulocyten in das strömende Blut festgestellt. Diese als Retikulocytenkrise bezeichnete Erscheinung wurde dann in der Folgezeit als das charakteristische Zeichen der wirksamen Behandlung mit einem Leberpräparat angesehen, vorausgesetzt, dass eine Erhöhung der Erythrocyten und die übrigen Regenerationserscheinungen folgten.

Dieses *Testverfahren am perniciosakranken Menschen* ist auch heute noch die einzige spezifische Auswertungsmethodik für die bei der perniziösen Anämie wirksamen Stoffe der Leber; alle Versuche, ihn durch einen einfacher durchführbaren Tiertest zu ersetzen, sind gescheitert; es hat sich bisher das typische Bild der perniziösen Anämie niemals experimentell erzeugen lassen.

Schon vor der Aufhebung der „Knochenmarkssperre" (Retikulocytenkrise) deutet sich die Heilung der Reifungsstörung im Knochenmark an. Die

Megaloblasten differenzieren sich in rascherem Tempo wieder zu reifen Zellen aus; aus dem megaloblastischen entsteht der normoblastische Regenerationstyp [Normoblastenkrise, die stets der Retikulocytenkrise vorhergeht (57)], und nach einigen Wochen dauernder Leberbehandlung ist von der schweren Störung nichts mehr zu sehen. Zur Beurteilung der Wirksamkeit eines zu prüfenden Präparates wird die Retikulocytenkrise und durch Sternalpunktatuntersuchung auch die Normoblastenkrise herangezogen. Um einen Anhaltspunkt in quantitativer Hinsicht zu erhalten, ist es zweckmässig (57), nicht eine maximale Retikulocytenkrise, sondern nur eine submaximale Reaktion zu erzeugen; bei dieser ist die Umwandlung des Knochenmarks zum normoblastischen Regenerationstypus eine nur partielle, d. h. es wird nur ein der Menge des zugeführten Wirkstoffes proportionaler Anteil der Knochenmarkszellen umgewandelt (bzw. ersetzt), unabhängig von der Gesamtausdehnung des Knochenmarks, die individuell variiert und für die maximale Krise entscheidend ist. Eine submaximale Krise kann, ausser durch die direkt feststellbare partielle Umstellung des Knochenmarks auch daran erkannt werden, dass sie bei nochmaliger Verabreichung von Antiperniciosaprinzip von einer zweiten Krise gefolgt wird, die durch die Normalisierung des restierenden megaloblastischen Anteils des Knochenmarkes erzeugt wird (57). Aus dem Vergleich der Stärke der 1. und 2. Krise können Rückschlüsse auf das Wirksamkeitsverhältnis der beiden verabreichten Präparate gezogen werden.

Die Entstehung der perniziösen Erkrankung ist sicherlich weitgehend von konstitutionellen Momenten abhängig, wie sich aus klinischen Beobachtungen, u. a. auch an eineiigen Zwillingen, ergibt. In diesem Sinne sprechen auch die Beobachtungen, dass sich in Fällen mit totaler Magenresektion nur sehr selten das Bild der echten perniziösen Anämie entwickelt.

Neben dem als objektives Zeichen der Leberwirkung festgestellten Retikulocytenanstieg, der etwa am 4.—5. Tag nach Beginn der Leberbehandlung einsetzt, wird von klinischer Seite betont, dass unmittelbar, etwa 1—2 Tage nach der Zuführung des Wirkstoffes bereits eine frappante Besserung des Allgemeinzustandes der Perniciosapatienten eintritt, zu einer Zeit also, wo von einer Behebung der Störung im Aufbau der roten Blutkörperchen (Retikulocytenkrise, Zunahme der Erythrocyten) noch keine Rede sein kann. DE LANGEN (61) hat aus diesen und anderen Gründen besonders betont, dass das Wesen der perniziösen Anämie mehr noch in einer Abbaustörung als in einem Aufbaudefekt der Erythrocyten zu sehen ist. Diese nicht voneinander trennbaren Störungskomplexe sind durch das Fehlen des in der Leber vorkommenden antiperniziösen Faktors bedingt. Die Blutbildung hat sich im Sinne dieser Anschauung (61) in folgender Weise entwickelt: In der frühembryonalen Periode sind alle Funktionen noch autonom, eine neurogene oder humorale Regulation existiert noch nicht. Aufbau und Abbau der Erythrocyten werden wohl von den Endothelzellen des Capillarsystems geregelt. Später werden diese Funktionen von Leber und Milz übernommen. Schliesslich spezialisiert sich das Knochenmark ausschliesslich für den Aufbau, während der Abbau in Milz und Leber stattfindet. Aufbau und Abbau gehören also zum gleichen Zellsystem; sie werden nur in einem späteren Entwicklungsstadium in verschiedenen Teilen hiervon lokalisiert. In gleicher Weise soll sich auch die Wirkung des regulierenden Prinzips, des antianämischen Leberstoffes, sowohl auf die Funktion der Neubildung als auch die der Zerstörung der roten Blutkörperchen erstrecken; und dies geschieht innerhalb des retikulo-endothelialen Systems. Der Mangel an dem Wirkstoff der Leber führt in dieser komplexen Störung zum klinischen Bilde der perniziösen Anämie.

Der antiperniziöse Wirkstoff ist bei den Säugetieren weit verbreitet. Er wurde in reichlicher Menge in der Leber von Herbivoren (Rind, Schaf, Pferd, indischer Elefant, afrikanisches Rhinozeros, Baringo-Giraffe, Nylghaie-Antilope, Gibbon, Grünaffe, rotwangiger japanischer Affe, Schimpanse, Orang-Utan) und Omnivoren (Mensch, Schwein) gefunden, liess sich aber auch bei Fleischfressern (Löwe, Tiger, Leopard und Ozelot) deutlich nachweisen (3). Auch die Leber des Wales erwies sich als wirksam, nicht dagegen die des Seelöwen.

3. Chemische Untersuchungen über den Antiperniciosa-Wirkstoff.

Die ersten Anfänge der *chemischen Anreicherung des Antiperniciosawirkstoffes* (25, 89, 94) kamen einem unbedingten Bedürfnis der Kranken entgegen. Der tägliche Genuss der notwendigen grossen Mengen Leber, die am besten sogar in rohem Zustande gegessen werden sollten, führt in kurzer Zeit zu einer unüberwindlichen Abneigung. Versuche zur Konzentrierung machten die Mitarbeit des Chemikers erforderlich; bei diesen Untersuchungen, die wiederum dem Arbeitskreis von Minot und Murphy, zusammen mit Cohn, entstammen, wurden die ersten Erfahrungen über die chemischen Eigenschaften des Wirkstoffes gesammelt und ein systematischer Gang der Anreicherung, unter klinischer Kontrolle der einzelnen Stufen, ausgearbeitet. Es zeigte sich, dass das antianämische Prinzip wasserlöslich war, auf 70° erhitzt werden konnte und nicht in dem dabei ausgeschiedenen koagulierten Eiweiss enthalten war. In 60—70%igem Alkohol war der Stoff löslich, unlöslich dagegen in 95%igem Alkohol, sowie in Äther. Es handelte sich also weder um einen echten Eiweissstoff, noch um ein Lipoid; auch von Kohlenhydraten liess sich die wirksame Substanz bald befreien. Es wurden auf diese Weise Präparate gewonnen, die bei täglicher Zuführung von 15—30 g die Blutregeneration wirksam beeinflussten.

Einen Schritt weiter führten inzwischen die Versuche von Gänsslen in Tübingen, der von einem Leberpressaft ausging. In der gleichen Erwägung wie die Forscher in Boston verabreichte Gänsslen seinen Patienten den Wirkstoff in einer konzentrierten flüssigen Form. Entscheidend war aber sein

Gedanke, durch Entfernung von Eiweissstoffen ein hochwirksames Präparat zu erhalten, das eingespritzt werden konnte. In Zusammenarbeit mit den Forschungsstätten der I. G.-Farbenindustrie entstand so der erste hochkonzentrierte injizierbare Leberextrakt *(Campolon)*, der bei täglicher intramuskulär verabreichter Dosis von 1—2 ccm dieselbe Wirkung hervorbrachte wie 500 g Frischleber oder 15—30 g Leberextrakt. Nach Normalisierung des Blutbildes genügten dann 5—10 ccm, als Depot gegeben, um den Blutstatus auf die Dauer von 2—4 Wochen zu erhalten. Diese Präparate sind seither weiter verbessert worden; sie werden heute von der pharmazeutischen Industrie der ganzen Welt hergestellt.

Einen starken Impuls durch Klärung der Zielsetzung erhielt die chemische Erforschung des Antiperniciosaprinzips mit einer Theorie, die wir Castle verdanken. Von der Beobachtung ausgehend, dass das klinische Bild der perniziösen Anämie fast stets mit einer mangelhaften Funktion der Magendrüsen einhergeht, nahm Castle an, dass diese mangelhafte Magenfunktion in irgendeiner Weise mit der gestörten Fähigkeit der Blutbildung zusammenhänge, und dass das blutbildende Prinzip beim normalen Menschen im Magen durch einen Verdauungsprozess entstehen könne. Der Versuch bestätigte diese Überlegung. Ein Gesunder erhielt ein Beefsteak; nach einiger Zeit wurde ihm der Mageninhalt, d. h. die angedaute Mischung von Muskelfleisch und Magensaft, ausgehebert und einem Perniciosakranken verabreicht. Es trat prompt eine charakteristische Besserung ein. Aus der Tatsache, dass Muskelfleisch allein und Magensaft allein unwirksam waren, ebenso wie ein Verdauungsgemisch von Fleisch und Magensaft eines Perniciosakranken, wurde gefolgert, dass im Magen normaler Personen ein Stoff vorhanden sei („*intrinsic factor*"), der aus einer in der Nahrung (Muskelfleisch) vorhandenen Vorstufe („*extrinsic factor*") das wirksame Prinzip abspaltet, das dann in Leber und Niere gespeichert wird. Diese Reaktion zwischen normalem Magensaft und Muskelfleisch liess sich auch im Brutschrank verwirklichen.

Die Castle*sche Theorie* sieht also in dem vermutlich enzymatischen Vorgang

Extrinsic factor (= Hämogen) + Intrinsic factor (= Hämogenase)
→ Antiperniziöses Prinzip (= Hämon)

den Mechanismus der Entstehung des Leberwirkstoffes.

Wenn diese Theorie richtig wäre, sollte man erwarten, dass nach der Entfernung des Magens, also der Hämogenase, durch Fehlen des Hämons Perniciosa auftreten müsste. Dies ist jedoch nicht der Fall. Bei Hunden wurde nach Magenresektion nur eine sekundäre Anämie beobachtet, und auch bei Menschen wurde nach totaler Entfernung des Magens nur selten eine Perniciosa-ähnliche Erkrankung gesehen. Es erscheint also möglich, dass die Hämogenase auch von anderen Organen gebildet wird. Immerhin konnte am gastrektomierten Schwein nachgewiesen werden, dass die blutbildende Wirksamkeit der Leber einige Zeit nach der Operation abnimmt, um nach mehreren Monaten vollständig zu verschwinden. Es sei indessen hervorgehoben, dass die Befunde über den Zusammenhang von Magenresektion und Entstehung von perniziöser Anämie recht widerspruchsvoll sind; auch ist es nicht zulässig, worauf besonders K. SINGER (89) hinweist, die bei einer Tierart gemachten Feststellungen ohne weiteres auf eine andere Species zu übertragen.

In neuerer Zeit wurde ein entsprechender Befund auch am Menschen erhoben (84). Während intramuskuläre Injektion von Extrakt aus der Leber eines normalen (an Gehirnblutung gestorbenen) Mannes bei einem Fall von perniziöser Anämie Steigerung des Hb von 50% auf 78% und der Erythrocyten von 1,74 auf 2,65 Millionen pro cmm bewirkte, war ein entsprechender Extrakt aus der Leber eines Patienten mit Magencarcinom (Pylorusregion) wirkungslos. Der Tumor hatte besonders die Teile der Magenschleimhaut befallen, die als sehr aktiv für die Bildung der Hämogenase bekannt sind.

Auf Grund von Überlegungen, die sich aus der CASTLEschen Theorie ergeben, wurde in neuester Zeit ein Hinweis gegeben für die Pathogenese eines Krankheitsbildes, das als Polycythaemia vera (Erythrämie, VAQUEZ-OSLERsche Krankheit) bekannt und unter anderem durch eine dauernde starke Vermehrung der roten Blutkörperchen und der Hämoglobinmenge gekennzeichnet ist (91). Verschiedene klinische Erfahrungen sprachen dafür, dass bei dieser Krankheit eine abnorme Vermehrung des CASTLE-Ferments (intrinsic factor) vorläge, und dass die VAQUEZsche Krankheit damit das Gegenstück zur perniziösen Anämie darstellte. In genauer Analogie zu dem oben beschriebenen Versuch von CASTLE wurde nun die Richtigkeit dieser Annahme am perniciosakranken Menschen als „Testobjekt" geprüft. 75 ccm Magensaft eines Erythrämiepatienten wurden mit 200 g zerkleinerten rohen Rindfleisches vermischt und 2 Stunden lang bebrütet; die so behandelte Mischung wurde dann einem Perniciosakranken peroral verabreicht. Es zeigte sich ein Retikulocytenanstieg, der mehr als doppelt so hoch war wie in 2 Kontrollversuchen, die 9 Tage vorher bzw. 12 Tage nachher am gleichen Perniciosapatienten in völlig entsprechender Weise mit Magensekret von Blutgesunden durchgeführt wurden. Auch die Vermehrung von Erythrocyten und Hämoglobin war stärker als bei den Versuchen mit Blutgesunden als Hämogenasespendern. Damit ist in diesem Falle bei dem Erythrämiekranken ein erhöhter Gehalt des Mageninhaltes als intrinsic factor nachgewiesen.

Auch in der Therapie hat die Tatsache, dass die Hämogenase aus dem Hämogen das gegen Perniciosa wirksame Prinzip bildet, Anwendung gefunden. Da die Leber neben dem fertigen Hämon auch viel Hämogen enthält, kombiniert man (hämogenasehaltige) Magenpräparate (aus der Pylorusregion) mit solchen aus Leber und erhält dadurch eine gesteigerte therapeutische Wirkung. Die tägliche Erhaltungsdosis eines derartigen Präparates aus Schweinemagen und dem bei der Darstellung des Antiperniciosastoffes verbleibenden Leberrückstand betrug ungefähr 5 g (73). Auch die früher erhobenen Befunde, dass getrockneter Schweinemagen antiperniziös wirksam ist, findet auf Grund der CASTLEschen Theorie zwanglos seine Erklärung. Die Hämogenase der Magenschleimhaut hat Gelegenheit, auf das Muskeleiweiss einzuwirken und sekundär das Hämon zu bilden. Es zeigt sich, dass die Schleimhaut von Schweinemagen, wenn man sie allein verabreicht, wenig wirksam ist, und dass isolierte Zuführung der Muskelschicht völlig inaktiv ist; beim Zerkleinern des Magens und durch die weitere Aufarbeitung jedoch entsteht durch Vermengung der beiden Schichten und fermentative Vorgänge das wirksame Prinzip.

Italienische Autoren (80) haben aus Versuchen mit dem Komplex „perniziöser Magensaft — Fleisch" geschlossen, dass die erythropoietische Wirkung sich aus zwei verschiedenen Aktivitäten, einer erythrocytenformenden und einer retikulocytenbildenden zusammensetzt, die unabhängig voneinander vorkommen können. Einer Patientin mit perniziöser Anämie wurden 100 g rohes Rindfleisch verabreicht; nach einer Stunde wurde der Mageninhalt ausgehebert und durch ein BUCHNER-Filter filtriert. Der Saft wurde einer zweiten Patientin intramuskulär injiziert. Bei dieser zeigte sich daraufhin eine deutliche Besserung des Allgemeinzustandes, und die Retikulocytenzahl stieg am 5. Tag der Behandlung von 20 auf 170‰ an. Die Megaloblastose blieb im Knochenmark bestehen. Eine 8 Tage nach der letzten Magensaftinjektion durchgeführte Leberbehandlung führte dann zu neuer Retikulocytenkrise und Normalisierung des Knochenmarks. Dasselbe ergab sich an einer anderen Patientin. Sicherlich bedürfen diese Befunde erst weiterer Bearbeitung und Bestätigung, ehe die Annahme der Verfasser, dass die Wirkung auf die Retikulocytenkrise nicht an das CASTLE-Prinzip gebunden sei, als bewiesen angesehen werden kann; möglicherweise liegt die Aufklärung des Widerspruches nicht in qualitativer, sondern in quantitativer Richtung, und die Wirkung auf die Retikulocyten beruht auf der Anwesenheit einer kleinen Menge des Hämons, die nur zur Erzielung einer submaximalen Reaktion ausreicht. Dass nur eine solche vorliegt, ergibt sich ja aus der Entstehung der 2. Retikulocytenkrise bei der anschliessenden Leberbehandlung.

Durch die Theorie von CASTLE ergab sich für die *chemische Bearbeitung des Perniciosaproblems* die Aufgabe, die Natur des Hämogens, der Hämogenase und des daraus entstehenden Hämons, des eigentlichen Antiperniciosaprinzips, aufzuklären.

Die eine der Vorstufen des antiperniziösen Wirkstoffes, das *Hämogen*, ist relativ verbreitet. Es findet sich in eiweisshaltigen Substanzen wie Muskelfleisch (im Muskelprotein), Leber, Bierhefe, Eiern, Milch und Reisschalen; auch in Tomaten und Spinat soll es vorkommen (20). Casein ist unwirksam. Es stellt einen thermostabilen Stoff dar, der nach einigen Bearbeitern durch 80%igen Alkohol von dem Eiweiss abtrennbar sein soll. CASTLE hatte vermutet, dass er mit dem Laktoflavin (Vitamin B_2) identisch sei; diese Annahme hat sich jedoch nicht bestätigt und kann nicht als richtig angesehen werden. Wahrscheinlich stellt das Hämogen ein Nukleoproteid dar, das relativ reich an Iminosäuren ist.

Ausgedehntere Untersuchungen sind über die *Hämogenase*, den intrinsic factor, angestellt worden. Dieser Stoff kommt bei gesunden Menschen in der Magenschleimhaut, besonders der Pylorusgegend, und in den BRUNNERschen Drüsen des Duodenums vor, findet sich also auch im Magensaft; auch bei

Tieren ist er vorhanden. Der Nachweis geschieht nach CASTLE, sowie REIMANN, in der Weise, dass der zu untersuchende Magensaft unter Zusatz von Salzsäure (p_H 3,5—4,0) mit dem hämogenhaltigen Stoffe (Muskelfleisch, Leber) zusammen bebrütet wird und das gebildete Hämon an unbehandelten Perniciosakranken ausgewertet wird. Die Schwierigkeit, die dieser Prüfung durch die Abhängigkeit vom menschlichen Testobjekt entgegensteht, hat SINGER (89, 90) durch eine Nachweisreaktion an der Ratte („Ratten-Retikulocyten-Reaktion") zu umgehen versucht. Gesunde Ratten im Gewicht von 150 bis 200 g zeigen bei einer Milch-Semmeldiät über längere Zeit relativ konstant bleibende Retikulocytenwerte; nach einer einmaligen parenteralen Injektion von 3—5 ccm normalen, neutralisierten Magensaftes, der nach Histamininjektion gewonnen war, trat regelmässig am 3.—5. Tag eine Vermehrung der Vitalgranulierten auf ein Mehr- bis Vielfaches des Ausgangswertes ein. Kurzes Kochen des Magensaftes vor der Injektion verhinderte die Reaktion. Das Magensekret von Patienten mit echtem Morbus ADDISON-BIERMER führte niemals zu einer Vermehrung der Retikulocyten, einerlei ob die Erkrankung im Vollstadium stand oder ob der Blutstatus durch Lebertherapie normalisiert war. In Fällen von achylischen hypochromen oder von hämolytischen hyperchromen Anämieformen von nicht „perniziösem" Charakter (hämolytischer Ikterus, isoliertes Lymphogranulom der Milz, Blutgiftanämien usw.) wurden regelmässig deutlich positive Reaktionen erhalten. Die Ratten-Retikulocyten-Reaktion erwies sich somit in den Fällen als positiv, in denen auch im CASTLE-Versuch der Nachweis des „intrinsic factor" gelingt. Der Rattentest soll auch zur quantitativen Bestimmung der Hämogenase verwendbar sein, indem die geringste Menge ermittelt wird, die eben noch eine deutliche Vermehrung der Vitalgranulierten hervorruft. Hierzu genügen 0,25—0,5 ccm eines normalen Magensaftes, der 30 Min. nach Histamininjektion gewonnen wurde. SINGER nimmt an, dass die Retikulocytenreaktion dadurch zustande kommt, dass durch die injizierte Hämogenase im Organismus der Ratte selbst sehr viel Antiperniciosaprinzip gebildet wird, wodurch eine überstürzte Reifung und Ausschwemmung von jungen Knochenmarkselementen ausgelöst wird.

Nach LASCH (62) soll sich die Hämogenase in einfacher Weise dadurch nachweisen lassen, dass man seine Eigenschaft ausnutzt, beim Bebrüten mit Muskelfleisch den Reststickstoff zu erhöhen. Dieses Verhalten der Hämogenase soll unabhängig von Pepsin und Trypsin sein, es wird bei p_H 6,0 gearbeitet, bei dem Trypsin und Pepsin unwirksam sind; letzteres wurde überdies durch alkalische Caseinlösung nach CASTLE quantitativ ausgefällt. Mit dieser Methode wurde nachgewiesen, dass die Hämogenase in Übereinstimmung mit den älteren Arbeiten bei Patienten mit perniziöser Anämie fehlt, dass sie aber auch bei auf beginnende Perniciosa verdächtigen Personen sowie bei agastrischer hypochromer Anämie nicht festzustellen ist. Bei allen Kranken mit achylischer Chloranämie, Eisenmangelanämie sowie Achylie ohne Anämie war das Ferment ebenso wie bei normalen Personen nachweisbar.

Die Angaben von LASCH konnten indessen nicht bestätigt werden (49). JONES und WILKINSON fanden, dass die Magensäfte normaler und perniciosakranker Personen in dem genannten enzymatischen Test keine Unterschiede zeigten. Auch über ein grösseres p_H-Gebiet (1,5—10,8) waren die Bildungen von Nichtproteinstickstoff durch Magensäfte aus normalen und perniciosakranken Menschen völlig gleich. Es wird daher angenommen, dass der Test von Lasch nicht die Menge des „intrinsic factor" angibt, sondern dass die erhaltenen Spaltungen durch die lange Einwirkung der vorhandenen proteolytischen Enzyme bedingt sind, die unter den Bedingungen noch eine geringe Wirkung entfalten können.

Der Enzymcharakter des intrinsic factor war schon früher festgestellt worden. Seine Wirkung geht durch Erhitzen auf 45° verloren, ebenso wie durch den Angriff von Pepsin und Trypsin, mit denen er also nicht identisch ist. Die Aktivität soll sich über einen p_H-Bereich von 2,0—7,0, nach Flood und West (23) sogar bis p_H 10,0 erstrecken. Wie oben angeführt, lässt er sich von Pepsin abtrennen.

In einer Reihe von Arbeiten haben Wilkinson und Mitarbeiter (55) sich mit der Natur der *Hämogenase aus Schweinemagen* beschäftigt. Sie nennen diesen Stoff „Hämopoietin", womit jedoch keine Beziehung zu den oben besprochenen, bei Sauerstoffmangel im Serum auftretenden Hämopoietinen ausgedrückt werden soll. Dieser Wirkstoff, der im Magen des Schweines, nicht aber des Rindes und Schafes vorkommt, unterschied sich in seinen Eigenschaften grundlegend von dem Antiperniciosastoff der Leber. Die Auswertung wurde an Perniciosakranken (Retikulocytenzahl, Erythrocyten- und Hb-Wert) vorgenommen. Aus einem Pressaft des mit Sand gemischten Magengewebes wurde die gesamte Wirksamkeit mit Alkohol ausgefällt, das Filtrat war inaktiv. Die aktiven Leberpräparate zeigten ein umgekehrtes Verhalten; sie verblieben im Filtrat bei der Ausfällung der Proteine. Die Eiweissfraktion aus dem Magenpresssaft zeigte eine hohe peptische Wirksamkeit, die sich aber durch Lösen in n/10 HCl und isoelektrische Fällung bei p_H 4,2 weitgehend abtrennen liess. Mit diesen angereicherten Präparaten liess sich beim Bebrüten mit Rindermuskel das antianämische Hämon gewinnen, das nun im Gegensatz zum Ausgangsstoff thermostabil war und dem Leberstoff entspricht. Mit Pepsin, oder anderen Fraktionen aus Schweinemagen, die frei von Hämogenasewirkung waren, liess sich bei der Bebrütung mit Rindfleisch kein antiperniziöser Stoff darstellen. Die erhaltenen reinsten Präparate aus Schweinemagen sind wahrscheinlich noch nicht frei von Pepsin, wie sich aus enzymatischen Spaltungsversuchen an Myoglobulin und Caseinogen im Vergleich zu reinem Pepsin ergab.

Neuerdings hat die *Hämogenase aus Magenschleimhaut* eine nähere Charakterisierung erfahren. Italienische Autoren (70) konnten in ihren Präparaten aus Magenschleimhaut durch Bestimmung des isoelektrischen Punktes neben der Hauptmenge (isoelektr. P. bei p_H 5,85) eine Verunreinigung entdecken, die einen isoelektrischen Punkt bei p_H 4,2 besass; sie konnte durch isoelektrische Fällung bei diesem p_H abgetrennt werden; diese Reinigungsstufe gleicht der Abtrennung des Pepsins durch Klein und Wilkinson. Nach dieser Trennung ergab das aus der elektrometrischen Titration berechnete Pufferungsvermögen nur einen einzigen isoelektrischen Punkt bei p_H 5,85. Die starke enzymatische Wirksamkeit des erhaltenen Präparates zeigte sich darin, dass es mit dem Hämogen aus Muskelfleisch ein Hämon mit starker antianämischer Aktivität lieferte, wie die Auswertung an Perniciosakranken ergab; das Optimum dieser enzymatischen Reaktion lag bei p_H 6,0. Das reine Enzym aus der Magenschleimhaut wird als „Hämopoiase" bezeichnet. Es entfaltet weder peptische, noch tryptische oder katheptische Eigenschaften, wie die Prüfung an Caseinogen, Nukleoproteid aus Pankreas oder auch an solchen synthetischen Stoffen ergab, die charakteristische Substrate für typische Proteasen („Endopeptidasen") darstellen. Bei der Prüfung auf „exopeptidatische" Wirkung konnten für das Enzym die Eigenschaften einer Carboxypeptidase, Aminopeptidase oder Dipeptidase ebenfalls ausgeschlossen werden. Dagegen ergab sich bei p_H 6,0 eine schnelle Spaltung von einerseits d,l-Prolylglycin, Prolyl-l-Tyrosin, Prolyl-l-Glutaminsäure, Prolyl-l-Histidin und Prolyl-β-alanin, andererseits von Glycyl-d,l-Prolin; die Hämopoiase besitzt also zugleich die Aktivitäten einer *Prolinase* und einer *Prolidase.* In diesem Zusammenhange weisen die Autoren besonders darauf hin, dass für das Hämon ein grösserer Prozentgehalt an Prolin und Oxyprolin gefunden wurde als für das Hämogen. Daraus wird gefolgert, dass die Hämopoiase den Wirkstoff aus einem Teil abspaltet, der sehr viel Iminosäuren enthält. Die Hämopoiase stellt damit den einzigen Vertreter einer neuen Klasse von Proteasen dar, der eine spezifische Wirkung auf das Nukleoproteid hat, aus dem das Hämogen besteht, dieses an den Prolinradikalen angreift und in komplexe Polypeptide aufspaltet.

Das Enzym ist ein typisches Protein, das durch gesättigtes Ammonsulfat ausgefällt wird. Die reinsten Präparate besassen einen N-Gehalt von 15,8% und 0,2% Asche. Das UV.-Absorptionsspektrum zeigte die Anwesenheit von Tyrosin (2760 Å) und Tryptophan (2894 und 2804 Å); es wurden die Reaktionen auf Histidin und (schwach) auf Cystin erhalten. Bei 24stündiger Dialyse beim isoelektrischen p_H und 0^0 trat kein merklicher Wirksamkeitsverlust ein. Aus osmotischen Messungen bei p_H 6,0 wird ein Molekulargewicht von ungefähr 40000 veranschlagt, ein Wert, der in der Nähe der Zahlen liegt, die für andere, in krystallisierter Form erhaltene Proteasen bestimmt worden sind.

Das grösste Interesse und die stärkste chemische Bearbeitung hat naturgemäss das „fertige" antianämische Prinzip, das *Hämon*, gefunden. Dakin und West (13) verwendeten bei der Aufarbeitung des antiperniziösen Faktors aus Leber, den sie „*Anahämin*" nennen[1], zunächst Ammonsulfatfällungen, an die sich eine Ausfällung von Begleitstoffen mit 70%igem Alkohol anschloss. Die in 70%igem Alkohol gelösten wirksamen Anteile wurden durch anschliessende Fällungen mit basischem Bleiacetat, Reinecke-Säure, Uranylacetat und Alkohol weiter gereinigt. Auf diese Weise entstanden amorphe Präparate, die im Gegensatz zu früher gewonnenen frei von Glucosamin waren und etwa

[1] Auch die Bezeichnung „*Hämamin*" wird verwendet.

die folgende Zusammensetzung zeigten: 46,8—48,1% C; 6,6—6,8% H; 15,9 bis 16,5% N; 0—0,2% Amino-N (nach Hydrolyse 10,0—10,4%). Bemerkenswerterweise zeigten die hochwirksamen Präparate eine Linksdrehung von $[\alpha]_D^{16} = -112$ bis -133^0, die stark temperaturabhängig war; die klinische Wirksamkeit geht jedoch nicht der Drehung parallel. Die Substanz wird von Trichloressigsäure (vollständig von 20%iger) gefällt, während Rufiansäure, Ferrocyanwasserstoffsäure, Metaphosphorsäure, Kupferacetat und Ferrisulfat keine Fällung bewirken. Aluminiumhydroxyd adsorbiert im Gegensatz zu Kupferhydroxyd den Wirkstoff in beträchtlichem Masse; auch an Kohle lässt er sich adsorbieren und mit Phenol wieder eluieren. Zinksulfat vermag nur bei völliger Sättigung fällend zu wirken, während Uranylacetat (aber nicht Uranylnitrat), Rhodanilsäure und Dioxyphenylarsensäure gute Fällungsmittel sind. Auch Phosphorwolframsäure, Pikrinsäure, Flaviansäure, REINECKE-Salz und Tannin liefern Niederschläge. Neuerdings wurden als weitere typische Albumosefällungsmittel, die das Antiperniciosaprinzip der Leber fällen, Thymonucleinsäure, Galle in schwach saurem Milieu (p_H 3,5) sowie Taurocholsäure entdeckt. Mit Ammonsulfat wird die wirksame Substanz bei Halbsättigung schon teilweise, bei $^2/_3$-Sättigung jedoch vollständig ausgesalzen. Die reinsten Präparate waren völlig frei von Pentose oder anderen Kohlenhydraten, von Purinen, Phosphorsäure oder Schwefel. Sie waren löslich in Wasser und 70%igem Alkohol, unlöslich in wasserfreiem Alkohol, ebenso in Äther, Chloroform, Aceton und ähnlichen organischen Lösungsmitteln. Gegen Erwärmen auf 70°, auch kurzes Erhitzen auf 100° erwies sich der Wirkstoff als stabil.

Das Molekulargewicht beträgt nach Ultrafiltrationsversuchen mit Membranen bekannter Porenweite 2000—5000. Die Biuretprobe war negativ, höchstens schwach positiv. Einwirkung von verdünntem Alkali führt schnell zu Inaktivierung, die durch Razemisierung der den Wirkstoff aufbauenden Aminosäuren zustande kommen soll. Krystallisiertes Pepsin hatte keine oder ganz geringe Wirkung, auch andere Enzyme zerstörten die klinische Wirksamkeit der Präparate nicht. Bei der Hydrolyse wurden folgende Aminosäuren gefunden: 14% Arginin, 5% Lysin, 15% Leucin, 10—14% Oxyprolin, 41—45% Asparaginsäure, 10% Glykokoll; wahrscheinlich ist auch Prolin und Oxyglutaminsäure in kleiner Menge anwesend. Die wirksamsten Präparate zeigten mit 30—40 mg pro Tag bei den Perniciosakranken völlige Remission; der dritte Teil dieser Menge führte bereits zu einer Vermehrung der Retikulocyten.

Die von LALAND und KLEM (60) durch Adsorption des wirksamen Prinzips an Kohle (Norit) und Elution mit Phenol erhaltenen Präparate zeigten ähnliche Eigenschaften wie die von DAKIN und WEST, enthielten jedoch Pentose und auch Schwefel in beträchtlicher Menge. Zu einem ähnlichen Stoff haben auch die Untersuchungen von TSCHESCHE und WOLF (95) geführt; die klinische

Prüfung zeigte, dass 40 mg im Erhaltungsversuch für wenigstens 4 Wochen ausreichend waren, um den Blutstatus aufrechtzuerhalten. Die Zusammensetzung des amorphen weissen, in Lösung schwach gefärbten Pulvers betrug 50,0% C, 7,0% H, 14,5% N, 0,6% S; OCH_3 und NCH_3 waren negativ. Ob der Schwefelgehalt der wirksamen Substanz oder einer Beimengung zukommt, ist noch ungewiss. Die optische Drehung betrug $[\alpha]_D = -75^0$ in 50%iger Essigsäure. Von REINECKE- und Rhodanilsäure, ebenso von Ammonsulfat bei $^1/_2$—$^2/_3$-Sättigung wird die Substanz gefällt. Die MOLISCH- und MILLON-Reaktion waren negativ; Flavin, Purine, Pterine, reduzierender Zucker oder Phosphorsäureester ebenfalls nicht nachweisbar. In bemerkenswertem Gegensatz zu den Angaben der anderen Bearbeiter dialysierte der Wirkstoff nicht oder nur sehr langsam durch dichte Pergamentmembranen, er wird daher als sicher höhermolekular angesehen.

Die Versuche von KARRER und Mitarbeitern (50, 51, 52) haben bisher ebenfalls noch nicht zu einheitlichen Präparaten geführt; die unter erheblichen Verlusten erhaltenen reinsten Fraktionen bewirken jedoch am Perniciosakranken mit 8—15 mg in einmaliger Dosis maximalen Retikulocytenanstieg. Die Fraktionierung der zerkleinerten Leber wurde in der Weise durchgeführt, dass das aktive Prinzip zuerst mit 99%igem, und dann mit 50%igem Aceton extrahiert wurde. Nach Vertreiben des Acetons wurden gelöste Eiweissstoffe mit Sulfosalicylsäure entfernt, der Wirkstoff mit Phenol ausgezogen und dann nach Zugabe von Äther in Wasser überführt. Die wässrige Lösung wurde durch wiederholtes Ausäthern weiter gereinigt. Nach 5maliger Adsorption an Norit und Elution mit Phenol enthalten die Präparate immer noch beträchtliche Mengen an Begleitsubstanzen, insbesondere Nukleoproteiden, wie sich aus dem hohen Phosphorgehalt und der positiven Pentosereaktion ergab. Durch Ausschütteln mit 75%igem Aceton lassen sich weitere Verunreinigungen, auch Pentose, entfernen. Weitere inaktive Begleitstoffe können mit wasserfreiem Pyridin abgetrennt werden, in dem der Wirkstoff unlöslich ist; die so erhaltenen Fraktionen stellen die wirksamsten bisher erhaltenen Präparate dar. Anwendung weiterer Fraktionierungsverfahren hat bisher zu keiner sicheren Erhöhung der Wirksamkeit geführt; es ist jedoch dabei zu bedenken, dass in dem ausschliesslich verwendeten klinischen Test am Perniciosakranken kleinere Unterschiede in der Aktivität nicht erkennbar sind.

Das Verhalten des UV.-Absorptionsspektrums (Maximum bei 2750, Minimum bei 2500 Å) bei den Fraktionierungsversuchen der hochgereinigten Präparate mit 75%igem Aceton zeigt, dass noch kein einheitlicher Stoff vorliegt; die Extinktionskoeffizienten für verschiedene klinisch gleich hochwirksame Fraktionen waren unterschiedlich. Im übrigen ist es nicht sicher, ob die UV.-Absorption der wirksamen Substanz oder einem Begleitstoff zukommt. Das gleiche zeigte sich bei Dialyseversuchen, die zur Bestimmung des Molgewichts herangezogen wurden. Die Präparate verhielten sich hierbei so, als ob sie aus 3 Anteilen mit den Molekulargewichten von etwa 3000, 6500 und 14—15000 beständen. Das stimmt ungefähr überein mit den Angaben von DAKIN und WEST (s. o.), sowie MAZZA und MIGLIARDI (70), die für das Hämon ebenfalls ein Molekulargewicht von 3000 annehmen.

Die chemische Analyse der reinsten Präparate ergab mit 45,6 % C, 6,7 % H und 14,6 % N eine den Proteinen ähnliche Zusammensetzung. Die Ninhydrinreaktion war stets positiv, die Biuretprobe jedoch meist nur sehr schwach positiv. Der Gehalt an Amino-N betrug 0,75—0,9 %. Die Präparate erwiesen sich als frei von Pentose, Phosphor (somit von Nukleotiden), Pterinen, enthielten jedoch etwas Schwefel. Trotz dieser Ähnlichkeit mit Polypeptiden und Eiweissverbindungen liegen in den hochgereinigten Antiperniciosapräparaten keine Polypeptide gewöhnlicher Art vor. Nach 18stündiger Hydrolyse mit 20 %iger Salzsäure bei 100° steigt nämlich der Amino-N von 0,75—0,9 % nur auf 9 %; ein erheblicher Teil des Gesamtstickstoffs ist also nicht in Form von NH_2- oder NH-CO-R-Gruppen vorhanden. Trypsin und Chymotrypsin bewirkte innerhalb von 38 Stunden (bei p_H 7,7) eine Erhöhung des Amino-N auf etwa 2 %, während die Einwirkung von Pepsin den Amino-Stickstoff nicht vermehrte.

Bei der Hydrolyse einer grösseren Menge (5,2 g) eines hochgereinigten, im klinischen Versuch stark wirksamen Antiperniciosapräparates wurde neuerdings (53) eine Reihe von Aminosäuren in reiner Form isoliert; es handelt sich überwiegend um basische Vertreter (Histidin, Arginin, Lysin), sowie Glutaminsäure; ferner wurden Leucin, Alanin, Valin und etwas Prolin gefunden. Nicht nachweisbar waren Asparaginsäure und Glykokoll. Tyrosin und Phenylalanin sollen, wenn überhaupt, höchstens spurenweise in den untersuchten Präparaten vorkommen. Durch diese Befunde werden die früheren Angaben KARRERS über die bei der sauren Hydrolyse des Antiperniciosastoffes aufgefundenen Aminosäuren korrigiert; es wird jedoch besonders darauf hingewiesen, dass die Gesamtmenge der isolierten Verbindungen nur etwa 15 % des Gewichts der hydrolysierten Substanz darstellt. Es wird daher angenommen, dass im Antiperniciosafaktor noch Bausteine unbekannter Natur vorkommen, deren Erfassung bisher nicht gelungen ist. — Die früher gemachte Angabe (50), dass die hochwirksamen Antiperniciosapräparate Phosphor, Pentose und Adenin, und damit wahrscheinlich ein Adenin-Nucleotid enthalten sollten, ist bereits früher als irrtümlich erkannt worden (51).

Zu einem ähnlichen Stoff haben auch die Untersuchungen von MAZZA (71) geführt, der aus Leber eine Reihe von Fraktionen isolierte; eine von diesen („Substanz D“) besass antiperniziöse Wirksamkeit. Diese Substanz D stellt ein Polypeptid aus Prolin, Histidin, Arginin und Monoamino-dicarbonsäuren dar. Sie war an ein Nukleotid gebunden, das an der Wirkung jedoch unbeteiligt war. Durch Lösen in Boratpuffer von p_H 9 und Ausschütteln mit Phenol konnte daraus eine Nukleotid-freie Fraktion gewonnen werden, die aus 80 %igem

Alkohol mit Aceton ausgefällt werden konnte. Die so erhaltenen farblosen amorphen Flocken enthielten 13,2% N, gaben deutliche Ninhydrin- und eine schwache Biuretreaktion; die Prüfung auf Nukleotid war negativ. Im klinischen Versuch an Patienten mit perniziöser Anämie wurde mit 40 mg dieses Stoffes maximale Retikulocytenreaktion erhalten. Nach der Reinigung über ein krystallisiertes Kupfersalz wurde ein Präparat gewonnen, das mit 35 mg klinisch wirksam war. Dieses zeigte ein Absorptionsspektrum mit 2 Maxima bei 2680 und 2720 Å; es fiel bei Halbsättigung mit Ammonsulfat aus. Asche und Phosphor sind nicht mehr vorhanden, der N-Gehalt ist auf 14,8% gestiegen; hiervon stellen 0,81% Amino-N dar. Der isoelektrische Punkt liegt bei p_H 5,0 bis 5,2. Die Absorption bei 2720 Å wird als durch Tyrosin bedingt gedeutet; auch Arginin soll vorhanden sein. Aus Diffusionsversuchen mit Membranen steigender Porengrösse wurde auf ein Molekulargewicht von 3—4000 geschlossen.

Italienische Autoren (7) haben in neuester Zeit in einer Reihe von Handelspräparaten des Antiperniciosafaktors aus Leber eine ähnliche UV.-Absorption festgestellt wie KARRER. Da die geprüften Substanzen jedoch im Vergleich zu den oben beschriebenen Produkten von geringem Reinheitsgrad sind — das durch Fraktionierung eines handelsüblichen Leberextraktes erhaltene wirksamste Präparat zeigte eine schwächere Aktivität als der Ausgangsstoff — wird die Klärung der Frage, ob die UV.-Absorption dem wirksamen Prinzip oder einer Verunreinigung zukommt, durch diese Befunde nicht gefördert. Nach MITRA (74) enthält der antianämische Faktor aus Leber Schwefel und Stickstoff und bildet ein Pikrat vom Schmp. 235°. Die nach Abspaltung der Pikrinsäure erhaltene Verbindung ist durch Phosphorwolframsäure fällbar und gibt Pyrrolreaktion. Mit Quecksilberchlorid soll eine krystallisierte Verbindung entstehen. — ERDÖS (18) hat den Antiperniciosastoff als Silbersalz der folgenden Zusammensetzung isoliert: 67,5% C, 14,4% N, 1,06% P, 0,99% S, 5,04% Ag; 1,4% Amino-N. Die Ausbeute an aktiver Substanz betrug 2 g aus 2 kg Frischleber; die Wirksamkeit blieb auch nach der Zerlegung des Silbersalzes mit Salzsäure erhalten. Der Stoff, für den ein Molgewicht von etwa 6000 angegeben wird, soll 3 freie Karboxyl- und 6 freie Aminogruppen enthalten; nach der Hydrolyse mit Salzsäure sollen weitere 18 Aminogruppen entstehen.

Aus den Ergebnissen der verschiedenen Arbeitskreise folgt, dass das *antiperniziöse Prinzip der Leber ein polypeptidartiger Stoff* ist, der möglicherweise den Albumosen nahe steht, jedenfalls viele Eigenschaften dieser Körperklasse zeigt. Die Ansicht von COHN, MINOT und Mitarbeitern (11), dass der Wirkstoff eine sekundäre oder tertiäre Stickstoffbase darstelle, ist als überwunden anzusehen.

Gegenüber diesen Befunden der verschiedenen Forschungsgruppen, die das Antiperniciosaprinzip der Leber für einen einzigen Stoff halten (vgl. dazu 57), tritt die Ansicht anderer Autoren wohl heute mehr zurück, die annehmen, dass der Leberwirkstoff aus mehreren Komponenten bestehe, die voneinander trennbar seien, und deren Vereinigung erst die volle Wirksamkeit ergebe. So haben schwedische Forscher (17) in aktiven Leberpräparaten durch Kataphoreseversuche zwei biologisch verschiedene Prinzipien nachweisen können, von denen das eine, die sog. Substanz R zwischen p_H 4,5—6,6 zur Anode wandert. Diese Fraktion bewirkt an dem leider nicht näher bezeichneten

Testobjekt starke Retikulocytose (Leukocytose), aber keine Erhöhung der Erythrocytenzahl. Sie ist kochbeständig und gegen p_H-Änderungen relativ stabil. Die im Kataphoreseversuch zur Kathode wandernde Substanz E wirkt, allein angewandt, in keiner messbaren Weise auf die Retikulocytose oder Erythropoiese ein. Kombination der Stoffe R und E führt jedoch nach vorhergehender Retikulocytose zu einer starken Erythropoiese. Die Substanz R liess sich durch das Tetra-Natrium-Salz der Thymonucleinsäure, das auch an sich schon Retikulocytose hervorruft, ersetzen.

In ähnlicher Weise haben amerikanische Forscher (92) auf Grund von Fraktionierungsversuchen die Vorstellung entwickelt, dass das antiperniziöse Prinzip aus mindestens drei chemisch verschiedenen Stoffen bestehe, deren Vereinigung erst zu einer optimalen klinischen Wirkung führe. Einer von diesen Stoffen sollte l-Tyrosin, der zweite ein Purin von komplexer Natur sein, das vielleicht eine Verwandtschaft mit den Pterinen der Insektenflügel haben sollte. Der dritte Faktor wird in einem Polypeptid gesehen, das ähnliche Eigenschaften wie die oben beschriebenen Stoffe der anderen Bearbeiter hat und im wesentlichen mit diesen identisch sein dürfte. Jede einzelne der genannten Fraktionen war im klinischen Test inaktiv; vereinigt gaben sie die volle Wirkung. Der Unterschied zu den Befunden der skandinavischen Autoren bestände mithin darin, dass das Polypeptid einmal durch die Thymonukleinsäure, im anderen Falle durch l-Tyrosin und ein pterinähnliches Purin ergänzt wird. Von Tschesche und Wolf (95) konnten die Angaben der amerikanischen Forscher nicht bestätigt werden.

Kürzlich hat Morelli (76) einen Einfluss der *Pantothensäure* auf das Krankheitsbild der perniziösen Anämie beschrieben. 8 Perniciosapatienten erhielten über 8—20 Tage täglich 50 bis 100 mg Pantothensäure (als Natriumsalz des Razemats) i.m.; es zeigte sich darauf eine leichte Zunahme der Retikulocyten, ähnlich wie nach der Zufuhr aktiver Leberpräparate, die 6 Tage nach der Behandlung besonders deutlich war, ferner in 5 dieser Fälle eine geringe Erythrocytenvermehrung. Eine Wirkung auf den Allgemeinzustand und die chemische Zusammensetzung des Magensaftes wurde nicht beobachtet. Es muss abgewartet werden, wie weit dieser Einfluss der Pantothensäure auf die perniziöse Anämie ein spezifischer ist.

Zum Schluss sei erwähnt, dass aus *Harn* von normalen Personen, und solchen, die normale Rückgänge an perniziöser Anämie zeigten, Extrakte gewonnen wurden, die in ihrer klinischen Wirksamkeit eine teilweise Ähnlichkeit mit dem antianämischen Leberfaktor zeigten (103). In entsprechenden Extrakten von Patienten, die unbehandelte Rückfälle von perniziöser Anämie aufwiesen, fand sich ein solches antiperniziöses Prinzip nicht. Der Faktor kommt in relativ kleiner Menge im Harn vor; seine chemischen Beziehungen zu dem antianämischen Leberstoff sind unbekannt.

4. Zur Wertbestimmung antianämischer Stoffe; Einfluss verschiedener Verbindungen.

Die Hauptschwierigkeit, die einem schnelleren Fortschritt in der chemischen Bearbeitung des Antiperniciosaprinzips entgegensteht, liegt in der *Wertbestimmung* der Präparate. Wie bereits erwähnt wurde, besteht die einzige Möglichkeit einer zuverlässigen Austestierung in der Heilwirkung am pernisiosakranken Menschen. Keine der vielen an Tieren ausgearbeiteten Testmethoden, bei denen gewisse Anämieformen durch eine bestimmte Mangeldiät oder durch Vergiftung mit chemischen Mitteln oder Bakterientoxinen erzeugt wurden, hat sich als spezifisch für den gegen die perniziöse Anämie wirksamen Leberstoff erwiesen [vgl. hierzu die Übersicht in der Arbeit von R. TSCHESCHE (94)]. Allgemein können die ernährungsbedingten Anämien als eine Art von Mangelkrankheiten aufgefasst werden, die als Folge einer wechselnden Beteiligung von Prinzipien, die Aufnahme, Resorption und Ausnutzung wichtiger Ernährungsfaktoren regulieren, auftreten (98). Besonders deutlich ist das bei den anämischen Zuständen, die als Folge des Mangels bekannter Vitamine [Vitamin C (1, 63, 83), Pyridoxin (72)] in Erscheinung treten [Literatur über den Einfluss von Vitaminen und Hormonen auf die Blutbildung vgl. (82)]. Durch eine bestimmte Nahrung, die frei von dem Vitamin B-Komplex war, konnte bei Tauben eine Anämie erzeugt werden, für die das Fehlen eines noch unbekannten Faktors verantwortlich gemacht wird (42). Es ist so eine ganze Anzahl verschiedener Stoffe aufgefunden worden, die in diesem oder jenem Anämietest eine Wirksamkeit entfalten. Obwohl sie für das eigentliche Problem der perniziösen Anämie kaum eine Bedeutung haben dürften, seien einige von ihnen erwähnt. So wurde z. B. durch *Histidin*, *Arginin* und *Glutaminsäure* eine Besserung der Milchanämie der Ratte festgestellt (16, 81); die bei Hunden durch ausschliessliche Ernährung mit Vollmilch entwickelte Anämie liess sich durch *Eisen* und *Kupfer* beheben (27). Das Anämiesyndrom, das sich bei Ratten durch Ernährung mit desaminiertem Casein als ausschliesslicher Proteinquelle ausbildet, konnte durch *Lysin* geheilt werden (34, 43). Die bei Kaninchen durch Phenylhydrazinvergiftung erzeugte Anämie lässt sich durch *Tryptophan* bessern; eine gleichartige Wirkung besitzt das *Abrin*, das *α-N-Methyl-tryptophan* (10). Wahrscheinlich entsteht dabei im Organismus durch Entmethylierung aus Abrin Tryptophan. Die experimentelle Typhusanämie der Kaninchen konnte durch subcutane Zufuhr von *Hefeextrakt* ebenso wie durch *Adermin* geheilt oder verhindert werden (104); Laktoflavin und Nicotinsäure waren ohne Wirkung.

Weitere Angaben über die bei Mangel an Vitamin B_6 auftretende Anämie siehe bei I. LÖW (64). Bei Frühgeburtenanämien und bei postinfektiösen Anämien im Säuglings- und Kleinkindesalter erwiesen sich Nicotinsäureamid und Laktoflavin, sowie Nicotinsäureamid und Nebennierenrindenextrakt als wirksam (32).

Bei Kaninchen, die durch eine porphyrinarme Kost anämisch gemacht waren, wurde durch Zufütterung von *Chlorophyll* der normale Blutstatus wiederhergestellt (54). Bei Hunden, die infolge chronischen Blutentzugs eine Anämie erworben hatten, bewirkte *Laktoflavin* eine Beschleunigung der Hb-Bildung (35). Auch ein Einfluss der *Keimdrüsen- und gonadotropen Hormone* auf die Blutbildung wird angenommen (21, 96, 97, 100).

In einigen Fällen von chronischer Erythroblastose (COOLEYsche Krankheit) wurde durch Verabreichung von *Nicotinsäureamid* (täglich 0,03 g Nicotinsäure und 0,1 g Nicotinsäureamid i.m.) im Verlauf einiger Monate starke

Verminderung oder Verschwinden der Erythroblasten bewirkt (26). Im Knochenmark und Milz nahm die Zahl der unreifen roten Blutkörperchen ab.

Bemerkenswert erscheint, dass das *Xanthopterin*, das sich bei der Ziegenmilchanämie der Ratte als wirksam erwiesen hatte (93, 94), bei einem ganz anderen Testobjekt ebenfalls antianämische Eigenschaften besass. Bei Fischen entsteht durch eine proteinreiche Diät, die als Vitamin B-Quelle Hefe enthält, eine Diätanämie, die sich durch Zugabe von Leber, Leberextrakt sowie Fliegenmaden zur Nahrung, oder auch durch Injektion von Leberextrakt heilen lässt (88). Durch Injektion von 30—50 γ Xanthopterin, das aus Leberextrakt oder auf synthetischem Wege bereitet war, konnte beim anämischen Lachs ebenfalls Heilung erzielt werden. Am perniciosakranken Menschen erwies sich Xanthopterin und auch die Nukleotidfraktion aus Leber als unwirksam (69, 94).

Neuerdings wurde an *Hunden mit Gallenfisteln* die Entwicklung einer Anämie beobachtet, die der Perniciosa in wesentlichen Punkten ähnlich ist (12). Schon früher war bei Hunden, die durch Gallenfisteln anämisch geworden waren, eine starke Herabsetzung der Hb-Produktion festgestellt worden (40); es wurde vermutet, dass diese Ausfallserscheinung auf gestörter Leberfunktion beruhe. Dies experimentell erzeugte Krankheitsbild stellt ebenfalls eine Anämie vom makrocytären hyperchromen Typus dar; weitere Analoga sind die Hyperplasie des erythroblastischen Knochenmarksgewebes sowie die Reaktion auf parenteral zugeführten gereinigten Leberextrakt. Die Anämie der Gallenfistelhunde wird durch andere Faktoren, die für Ernährung und Stoffwechsel wesentlich sind, ebensowenig beeinflusst wie der Morbus *Biermer*. Sie bildet sich innerhalb von 2—4 Monaten nach der Operation aus. Die Autoren glauben, dass die Erkrankung auf einem Versagen der Resorption des antiperniziösen Leberprinzips aus dem Darm beruht. Erfahrungen mit diesem neuen Test für die chemische Bearbeitung des natürlichen Antiperniciosastoffes dürften bisher nicht vorliegen.

Auch die *Gewebezüchtung* ist für den Versuch einer Auswertung des antiperniziösen Prinzips herangezogen worden (29). Knochenmarksexplantate (vom Femur des Meerschweinchens) zeigen nach Zugabe von Leberextrakt zur Kulturflüssigkeit ein verstärktes Auswandern von Zellen; diese „Wanderungszone", die sich rings um das Explantat ausbildet, wird planimetriert und mit der im Kontrollversuch ausgebildeten verglichen. Obwohl in dieser Versuchsanordnung verschiedene antiperniziös wirksame Präparate aktiv waren, und sich bei anderen, klinisch unwirksamen Stoffen keine verstärkte Zellauswanderung zeigte, erscheint die Frage der Spezifität dieses Testverfahrens weiterer ausführlicher Klärung bedürftig. Dasselbe gilt auch für den Mechanismus und die Deutung des Vorganges selbst; die am weitesten wandernden Zellen nämlich, die bei der Messung der „Wanderungszone" hauptsächlich erfasst werden, bestehen aus Leukocyten. Es ist also vorläufig unbekannt, was auch die Autoren hervorheben, ob der beobachtete Effekt mit irgendeiner der bekannten, in vivo bei der Zuführung der Leberpräparate eintretenden Wirkungen vergleichbar ist. Schwer vereinbar mit der Annahme einer spezifischen Wirkung erscheint auch die Tatsache, dass eine optimale Wirkung nicht nur bei einer bestimmten Konzentration des Leberpräparates erzielt wird, sondern auch bei einer zweiten, die etwa 10fach schwächer ist. Es muss abgewartet werden, ob diese Methodik eine Bedeutung für eine spezifische Auswertung des antiperniziösen Prinzips der Leber gewinnen wird.

Von C. Munk Plum ist in neuester Zeit ein Testverfahren ausgearbeitet worden, das *in vitro* einen Retikulocyten-Reifungsfaktor nachzuweisen gestattet (78, 79). Während in physiologischer Kochsalzlösung suspendierte und bei 40° gehaltene Retikulocyten nur sehr langsam an Zahl abnehmen, kann die Geschwindigkeit dieser Abnahme durch Zusatz von Leberextrakt zur Kochsalzlösung oder durch Suspendieren in Plasma beträchtlich erhöht werden. Dieses Verschwinden beruht auf einer Reifung der Retikulocyten zu „erwachsenen" Erythrocyten; die jüngsten und unreifen Typen verschwinden zuerst. Dieser Reifungsvorgang wird durch unbekannte Stoffe in Leberextrakt und Plasma beschleunigt. Zur Prüfung der Wirkung wird die zu untersuchende Substanz mit der Blutkörperchenaufschwemmung (von Kaninchen, die durch häufigen Blutentzug anämisch gemacht wurden), deren Retikulocytengehalt festgestellt ist, gemischt und in verschiedenen Proben 2, 4 und 6 Stunden bei 37° langsam geschüttelt. Aus der danach bestimmten Retikulocytenzahl ergibt sich der „Reifungsindex" als Mass für die Menge der vorhandenen Reifungssubstanzen. Einen besonders grossen Gehalt hieran weist das Ochsenblut auf, das als Standardwert angesetzt wird. Bei Männern ergaben häufige Untersuchungen an derselben Person im allgemeinen gleiche Reifungsindices, während dagegen bei Frauen vor den Menses ein höherer Reifungsindex gefunden wird.

Die nähere Untersuchung dieser Retikulocytenreifungsstoffe der Leber (45) hat eine Trennung in eine thermolabile durch Floridin adsorbierbare, und eine thermostabile Fraktion ergeben, die durch Floridin nicht adsorbiert wird. Der thermostabile Anteil, der selbst nur schwach aktiv ist, verstärkt die Wirkung der wärmeempfindlichen Komponente; er ist mit *l-Tyrosin* identisch, das in den Leberextrakten vorhanden ist. Keine der 13 bekanntesten Aminosäuren besitzt diese Eigenschaft (46). Versuche mit Derivaten des Tyrosins haben gezeigt, dass die Phenolgruppe für die Wirkung wesentlich ist und sich in Parastellung zu der Seitenkette befinden muss; die Aminogruppe kann durch eine Oxo-, eine Oxy- oder eine Methylaminogruppe ersetzt werden.

Über Durchblutungsmessungen an Organen in situ, insbesondere mit der Thermostromuhr.

Von

Hermann Rein-Göttingen.

Mit 29 Abbildungen.

Inhaltsverzeichnis.

Literaturverzeichnis.

I. Allgemeines zur Messung der Organdurchblutung.

(Die Verfahren zur Bestimmung des Herz-Minutenvolumens und des peripheren Strömungswiderstandes bleiben unberücksichtigt.)

ANREP, G. v., CRUICKSHANK, DOWNING and SUBBAROW: Hitzdrahtanemometer zur Blutströmungsmessung. Heart **14**, 111 (1927).

BARCROFT, HENRY: A new mechanical Stromuhr. J. of Physiol. **67**, 402 (1929).

BERGMANN, G.: 2. Mitteilung zum Thema: Die „Stromborste", ein elektrischer Geschwindigkeitsmesser für Flüssigkeiten (s. E. HOLZLÖHNER). Z. Biol. **98**, 536 (1938).

BROEMSER, PH.: (1) Zur Theorie der registrierenden Apparate. Erzwungene Schwingungen graphisch dargestellt. Z. Biol. **57**, 81 (1912).

— (2) Der Differential-Sphygmograph. (Ein Verfahren zur unblutigen Blutströmungsmessung.) Z. Biol. 88, 264 (1928).

— (3) Untersuchung über die Messung der Stromstärke in Blutgefässen. Z. Biol. 88, 296 (1928).

— (4) Beitrag zur Registrierung der Kurve der Strömungsgeschwindigkeit pulsierender Ströme. Z. Biol. **91**, 267 (1931).

— u. O. F. RANKE: Beitrag zur Registrierung der Kurve der Strömungsgeschwindigkeit pulsierender Ströme, zugleich eine Erwiderung an OTTO FRANK. Z. Biol. **91**, 267 (1931).

CYBULSKI, NAPOLEON: Bestimmung der Stromgeschwindigkeit in den Gefässen mit dem neuen Apparat „Photohämotachometer". Pflügers Arch. **37**, 382 (1885).

ECKSTEIN, R. W., D. E. GREGG, A. ROTTA and J. T. WEARN: Measurements of mean bloodflow by a rotameter. Amer. J. Physiol. **133**, 268 (1941).

FABRE, PH. nach Ber. Physiol. **105**, 453 (1938).

FASOLD, H. u. K. HARTL: Vergleichende Untersuchungen über die Messung der Blutstromstärke mit verschiedenen Methoden. Z. Biol. 88, 305 (1928).

FLEISCH, A.: (1) Die Druckdifferentialstromuhr. Pflügers Arch. **178**, 31 (1919).

— (2) Die Druckdifferentialstromuhr. Z. allg. Physiol. **19**, 286 (1921).

FRANK, OTTO: (1) Die Benutzung des Prinzips der PITOTschen Röhren zur Bestimmung der Blutgeschwindigkeit. Z. Biol. **38**, 1 (1898).

— (2) Die hämodynamischen Mess- und Registriermethoden. In Handbuch physiologischer Methoden von R. TIGERSTEDT, Bd. II/4. 1911.

— (3) Der Ablauf der Strömungsgeschwindigkeit in den Gefässen. Z. Biol. 88, 249 (1928).

— (4) Theorie und Konstruktion eines optischen Strompendels. Z. Biol. **89**, 83 (1929).

— (5) Theorie und Konstruktion einer registrierenden Stromuhr. Z. Biol. **89**, 167 (1929).

— (6) Ber. Physiol. **51**, 614 (1929).

— (7) Über die Registrierung der Kurve der Strömungsgeschwindigkeit bei ungleichmässiger Strömung. Z. Biol. **90**, 181 (1930).

FREEMAN, N. E., R. H. SMITHWICK and J. C. WHITE: Plethysmographie am Menschen zur Blutströmungsmessung. Amer. J. Physiol. **107**, 529 (1934).

GESELL, R. and DETLEV W. BRONK: A continuous thermo-electric method of recording the volume flow of blood. Amer. J. Physiol. **79**, 61 (1926).

GIBBS, F. A.: (1) Methode zur Messung der Blutströmung in der Vena jugularis auf thermoelektrischem Weg. Proc. Soc. exper. Biol. a. Med. **31**, 141 (1933).

— (2) Mit Gleichstrom geheizte Thermosonde zum Einstechen. Amer. J. Physiol. **111**, 557 (1935).

HEWLETT, A. W. and J. G. ZWALUWENBURG: Plethysmographie mit zeitweiser venöser Stauung zur Durchblutungsmessung an menschlichen Extremitäten. Heart **1**, 87 (1909). Diese Anordnung wurde von FREEMAN etwas modifiziert, siehe diesen und Amer. J. Physiol. **113**, 384 (1935).

HOLZLÖHNER, E.: (1) Hitzdrahtanemometer zur Strömungsmessung. Z. Biol. **91**, 531 (1931).

— (2) Die „Stromborste", ein elektrischer Geschwindigkeitsmesser für Flüssigkeiten. Z. Biol. **98**, 533 (1938).

HÜRTHLE, K.: Beschreibung einer registrierenden Stromuhr. Pflügers Arch. **97**, 193 (1903).

KLISIECKI, A.: Modifikation des Photohämotachometers von CYBULSKI (siehe diesen). 13. Internat. Physiol.-Kongress, Boston **1929**; Bull. Acad. Polon. Ser. B. **1930**.

KOLIN, A.: (1) An electromagnetic Flowmeter. Principle of the method and its application to bloodflow measurements. Proc. Soc. exper, Biol. a. Med. **1936**, 53, 56.

— (2) Ein Wechselstrom-Induktions-Tachograph zur Messung der Blutströmungsgeschwindigkeit in uneröffneten Blutgefässen. Proc. Soc. exper. Biol. a. Med. **46**, 235 (1941).

KOLIN, A. et L. N. KATZ: Observation de la vitesse du sang à l'aide du rhéomètre électromagnetique. Ann. de Physiol. **13**, 1022 (1937).

KRAMER, K.: Untersuchungen über den Muskelstoffwechsel des Warmblüters (Modifikation der Hitzdrahtmethode von ANREP und DOWNING). Pflügers Arch. **239**, 623 (1938).

LAUBER, H.: Untersuchung über die Messung der Stromstärke in Blutgefässen. Z. Biol. 88, 276 (1928).

MATTHES, K. u. W. HAUSS: Lichtelektrische Plethysmographie. Klin. Wschr. **1938 II**, 1211.

PAWLOW, J. P.: In seiner Arbeit: „Einfluss des Vagus auf die linke Herzkammer" wird die erste elektrisch-automatisch arbeitende und registrierende Stromuhr beschrieben. Arch. f. Physiol. **1887**, 452.

RANKE, F. O.: Über die Registrierung der Kurve der Strömungsgeschwindigkeit. Z. Biol. **90**, 167 (1930).

REISSINGER, H.: Untersuchungen über die Messung der Stromstärke in Blutgefässen. Z. Biol. 88, 286 (1928).

SCHRETZENMAYR, A.: Onkometrisches Verfahren zur Registrierung von Durchmesseränderungen an grossen Gefässen. Arch. f. exper. Path. **164**, 383 (1932).

STOLNIKOW, DR.: Die Eichung des Blutstromes in der Aorta des Hundes. (Beschreibung der „STOLNIKOWschen Stromuhr"). Arch. f. Physiol. **1886**, 1.

WEESE, H.: Eine mechanische, automatisch registrierende Stromuhr für den geschlossenen Kreislauf. Arch. f. exper. Path. **166**, 392 (1932).

WETTERER, E.: (1) Eine neue Methode zur Registrierung der Blutströmungsgeschwindigkeit an uneröffneten Gefässen. Z. Biol. **98**, 26 (1937).

— (2) Der Induktionstachograph, eine neue Methode zur Registrierung der Blutströmungsgeschwindigkeit an uneröffneten Gefässen. Z. Biol. **99**, 158 (1938).

II. Veröffentlichungen zur Methode und Theorie der Thermostromuhr[1].

BALDES, E. J. and J. F. HERRICK: (1) A Modification in the Thermostromuhr (REIN) of measuring flow of blood. Proc. Soc. exper. Biol. a. Med. **30**, 1109 (1933).

— — (2) A Thermostromuhr with direct Current Heater. Proc. Soc. exper. Biol. a. Med. **37**, 432 (1938).

— — (3) The direct current thermostromuhr. Amer. J. Physiol. **129**, 304 (1940).

BARCROFT, H. and W. M. LOUGHRIDGE: On the accuracy of the thermostromuhr method for measuring blood flow. J. of Physiol. **93**, 382 (1938).

BECKER, R.: Zur Theorie der REINschen Thermostromuhr. Nachr. Ges. Wiss. Göttingen, Math.-physik. Kl. Fachgr. II, **3**, 183 (1940).

BURTON, ALAN, C.: Theory and Design of REIN Thermostromuhr. J. appl. Physiol. **9**, Nr 2 (1938).

HERRICK, J. F. and E. J. BALDES: The Thermo-Stromuhr Method (REIN) of measuring blood flow. Physics **1**, 407 (1931).

— HIRAM S. ESSEX and E. J. BALDES: Untersuchungen mit eingeheilter Thermostromuhr nach REIN. Amer. J. Physiol. **99**, 696; **101**, 213 (1932).

— — F. C. MANN and E. J. BALDES: (1) Untersuchungen über die Kreislaufbeeinflussungen durch die Verdauung ohne Narkose mit eingeheilter Thermostromuhr nach REIN. Amer. J. Physiol. **108**, 621 (1939).

— — — — (2) Untersuchungen über Coronardurchblutung mit eingeheilter Thermostromuhr am Hund. Amer. Heart J. **19**, 554 (1940).

[1] Es wird nicht immer der Titel der Arbeiten, sondern mitunter zweckmässigerweise in einem Satz der methodische Inhalt angegeben!

HERRICK, J. F., JOHN GRINDLEY, E. J. BALDES and F. C. MANN: Messungen mit der eingeheilten Thermostromuhr nach REIN an Mesenterial-, Nieren- und Iliacalarterien beim Hund, bei Muskelarbeit auf der Tretbahn. Amer. J. Physiol. **128**, 338 (1940).

JONGBLOED, J. u. A. K. NOYONS: Zur Messung der Muskeldurchblutung während der Kontraktion mittels der REINschen Thermostromuhr. (Eine Kritik der Thermostromuhr.) Z. Biol. **96**, 554 (1935).

KRAMER, KURT: Über die Messung der Strömungsgeschwindigkeit des Blutes in uneröffneten Arterien. Ein unblutiges Kontrollverfahren der REINschen Thermostromuhr. Pflügers Arch. **238**, 91 (1936).

LÜBSEN, N.: Eine modifizierte, thermoelektrische Methode zur Durchblutungsmessung nach GIBBS (s. d.). Arch. néerl. Physiol. **25**, 288 (1941).

NOYONS, A. K. M., et J. JONGBLOED: Sur la thermo-rhéographic aérienne et quelques unes de ses applications. (Eine Übertragung des Thermostromuhrprinzips auf die Messung von Gasströmen.) Ann. de Physiol. **9**, 969 (1933).

— N. VAN WESTENRIGK et J. JONGBLOED: «Hemorhéograph thermique» et «Sonde thermo-électrique encéphalique» in «Recherches sur la Régulation du Début circulatoire du cerveau». Arch. néerl. Physiol. **21**, 377 (1936).

SCHMIDT, C. F. and A. M. WALKER: A Thermostromuhr operating on Storage-Battery-Current. Proc. Soc. exper. Biol. a. Med. **33**, 346 (1935).

TVEDE-JACOBSEN, J. K.: A Method of Determining the Quantity of Heat, evolved on the complex Resistance in an Element of the Blood-Flowmeter („Thermostromuhr") after REIN. Acta physiol. scand. (Stockh.) **2**, 249 (1941).

III. Veröffentlichungen des Verfassers zur Thermostromuhr.

JANSSEN, S. u. H. REIN: Über ein Verfahren zur unblutigen Messung der Wärmebildung und der absoluten Zirkulationsgrösse in der Niere. Ber. Physiol. **42**, 565 (1927).

REIN, H.: (1) Die Thermostromuhr. Ein Verfahren zur fortlaufenden Messung der mittleren absoluten Durchflussmengen in uneröffneten Gefässen in situ. Z. Biol. **87**, 394 (1928).

— (2) Die Thermostromuhr. Arbeitsbedingungen und Arbeitsmöglichkeiten im Tierversuch. Z. Biol. **89**, 195 (1929).

— (3) Die Thermostromuhr. ABDERHALDENS Handbuch biologischer Arbeitsmethoden, Abt. II, Teil 8, S. 693 (1932).

— W. HOLZER u. U. OTTO: Sender für die Erzeugung des Diathermiestromes der Thermostromuhr. Pflügers Arch. **243**, 468 (1940).

— u. U. OTTO: Neue Form des „Diathermie-Thermoelementes" der Thermostromuhr. Pflügers Arch. **243**, 303 (1940).

Einleitung.

Sehr viele experimentell-physiologische Probleme lassen sich nur lösen, wenn die Grösse der Durchblutung des Versuchsgebietes (Organ oder Gewebe) mit hinlänglicher Genauigkeit gemessen werden kann. Dies gilt nicht etwa nur für alle Fragen der Regulierung des Blutkreislaufes, sondern ebenso der Energieumsetzungen in den Organen, wobei etwa der O_2-Verbrauch sich nur dadurch ermitteln lässt, dass neben der arteriovenösen O_2-Differenz des durchströmenden Blutes die Durchflussmenge pro Zeiteinheit bekannt ist. Aber auch thermische Messungen an Organen in situ sind ohne Berücksichtigung der Durchblutungsgrösse völlig illusorisch. Die Bedeutung der Durchblutungsmessung für die Pharmakologie bedarf keiner Erörterung. Gewiss hat man manche grundlegenden Vorstellungen gerade über Energieumsatz und Stoffwechsel auch an isolierten, künstlich durchströmten Organen, ja sogar — etwa mit Hilfe der Warburgschen manometrischen Methoden — an Gewebstrümmern gewinnen können. Aber gerade die letzten 10 Jahre haben erwiesen, dass die weitgehende Abhängigkeit der einzelnen Organe voneinander, die Rolle der vegetativen Innervation und vieles andere, ganz abgesehen von dem grossen Gebiet der physiologischen Anpassungsvorgänge für Stoffwechsel, Blutkreislauf, Atmung, Wärmehaushalt usw. sich an derartig verstümmelten und willkürlich isolierten Systemen allein nicht erforschen lassen. Dass die eigentliche Kreislaufphysiologie nur in ganz wenigen Fällen sich mit der Messung der Durchflussmenge pro Zeiteinheit als wichtigster Kenngrösse befasst hat und sehr viel häufiger die Erscheinungen des Pulses, des Blutdruckes, des Organvolumens studiert, liegt fraglos in der technischen Schwierigkeit der direkten Erfassung. A. von Muralt[1] hat in seinem Buch diese Sachlage sehr treffend gekennzeichnet, indem er schreibt: „Messung der Zahl und Registrierung des Verlaufes des Pulses, Messung des Blutdruckes, Auskultation der Herztöne, Registrierung der Aktionsströme und Plethysmometrie haben aus diesem Grunde im Laufe der Zeit eine Bedeutung erlangt, die ihnen auf Grund des objektiven Wertes gar nicht zukommen dürfte."

Die Gesamtlage des methodischen Problemes der „Durchblutungsmessung" lässt es darum gerechtfertigt erscheinen, einmal wieder eine Übersicht zu geben über den Stand desselben, denn jeder weitere Fortschritt muss sich, wie oben bemerkt, ja viel weiter als nur auf das Gebiet der „Kreislaufphysiologie" auswirken. Nichts aber ist für eine Fortführung methodischer Bemühungen anregender als ein solcher kurzer Rückblick. Die Abhandlung soll insbesondere zeigen, wie der Verf. selbst im Verlaufe der letzten 18 Jahre sich bemüht hat, nicht als Selbstzweck, sondern im Dienste der Erforschung der Kreislaufanpassungsvorgänge und des Energiehaushaltes der wichtigsten Organe, die Durchblutungsmessung auf thermischem Wege weiterzuentwickeln. Es ist zu hoffen, dass die Darstellung nicht aufgefasst wird als Bemühen neben dieser thermischen Methode andere als weniger brauchbar hinstellen zu wollen. Natürlich entstand sie unter dem Gesichtspunkt, dort eingesetzt zu werden, wo die anderen nicht mehr weiterführen konnten oder ungeeignet sein müssen. Ihre Bewährung auf dem Gebiete der Erforschung der „peripheren Kreislaufregulation", der Blutverteilungsregelung, der Blutspeicherfragen, der Leber als Kreislauforgan, des Adrenalins als Kreislaufhormon, der Kohlensäure als Kreislaufregulans, der vasomotorischen Innervation, der Coronarphysiologie, des Kreislaufs im Dienste des Wärmehaushaltes ebenso wie ihre Brauchbarkeit bei der Inangriffnahme von Fragen des Energieumsatzes in Organen und Geweben sowie der Pharmakologie in nunmehr vielerlei Forschungsstätten ermutigten zu dieser Gesamtdarstellung. Die Bemühungen einiger anderer Autoren um Abänderungen und Verbesserungen der Messanordnung, die

[1] Muralt, A. von: Praktische Physiologie, S. 54. Berlin 1943.

— namentlich in Amerika — mehrfach eine völlige Verkennung des Prinzips des Messverfahrens erkennen lassen, *verpflichten* sogar zu einer solchen, dass nicht etwa Fehlbemühungen oder Fehlanwendungen den Nutzen des Verfahrens überschatten.

I. Die Durchblutungsmessung im allgemeinen.

Der letzte Sinn aller Kreislaufanpassung ist der, an die verschiedenen Gewebe des Körpers in jedem Zeitpunkt eine zureichende Blutmenge, die je nach Belastung der Organe schwanken wird, hinzuführen. Als Messgrösse spielt hierbei ausschliesslich *die mittlere Durchflussmenge in der Zeiteinheit*, also *das Fördervolumen in ccm/Min.* eine Rolle. Alle anderen Grössen, wie etwa *die Strömungsgeschwindigkeit*, die Form der Strömung usw., die zweifellos für die „Hämodynamik" im Vergleich mit den gleichzeitigen Druckschwankungen recht bedeutungsvoll sind, interessieren dabei nur insoferne, als sie zur Ermittlung der Durchflussmenge pro Zeiteinheit verwendbar sind.

a) Manometrische und mechanische Rheo- und Tachographie.

Man könnte der Meinung sein, dass man von einer „pulsierenden" Strömung nur durch genaueste Messung der Geschwindigkeitskurve und deren Integration die mittlere Durchflussmenge in der Zeiteinheit erhalten könnte. Theoretisch ist dies richtig. Namentlich durch die Arbeiten von Otto Frank (s. d.) und seiner Schule (s. Ph. Brömser, O. Ranke, H. Fasold, H. Lauber, H. Reisinger u. a.) ist die Möglichkeit der Messung von Strömungsgeschwindigkeiten in Blutgefässen theoretisch und praktisch ausführlich untersucht worden. Dabei fanden teils die Ausnutzung der Staudruckerscheinungen im Sinne der Pitotschen oder der Venturi-Röhren mittels hochfrequenter Membran-Differentialmanometer Verwendung oder Instrumente, welche durch den Strom direkt bewegt werden (hydrometrische Pendel oder Strompendel). Bereits 1885 hatte Napoleon Cybulski eine dann nach ihm benannte Druck-Differenz-Anordnung mit Flüssigkeitsmanometern, die wohl im Prinzip auf Marey zurückgeht, beschrieben und verwendet. Sie wurde neuerdings von A. Klisiecki modifiziert (1930). Die grundlegenden Erkenntnisse von O. Frank für die unverfälschte Wiedergabe von Druckschwankungen fanden dabei aber noch keinerlei Berücksichtigung. Strompendel wurden bereits um 1860 von Vierordt und Chauveau verwendet, gleichfalls in einer nach Franks Kritik der Registrierinstrumente kaum mehr brauchbaren Form. Gerade für die Messung pulsierender Ströme ist nach O. Frank (1930) die Anwendung der erstgenannten differentialmanometrischen Anordnungen von problematischem Wert, weil neben der mittleren Strömungsgeschwindigkeit die Wirkung von Trägheit und Reibung auf die gemessene Druckdifferenz von nicht zu vernachlässigendem Einfluss sei, so dass das Flächenintegral der Kurven nicht zu absoluten Strömungswerten führen könne. O. F. Ranke (1930) hat sich mit diesen, wie mir scheint schwerwiegenden Einwänden experimentell und theoretisch befasst und glaubt, dass sie durch strenge Einhaltung bestimmter Kanülenformen hinfällig werden. Es scheint O. FRANK, wohl der beste Kenner des ganzen Gebietes, dem Prinzip des Strompendels den Vorzug zu geben (1929). So entscheidend diese Verfahren für manche Fragen der Hämodynamik geworden sind, für alle Problemstellungen, in denen die *Durchflussmenge pro Zeiteinheit* erfasst werden soll, sei es als Selbstzweck oder für die Ermittlung des Stoffwechsels, der Wärmeproduktion usw., scheinen sie zumindest nicht gerade bequem. Denn 1. ist es, da sie die Integration jedes einzelnen Strompulses nötig machen, nicht oder nur mit grösserem Aufwand an Zeit, Registriermaterial und rechnerischer Arbeit möglich, für selbst kurzdauernde Reaktionen in nur einem einzelnen Gefäss in ihrem Absolutwert offenbar nicht einmal sehr genaue Angaben über die *mittlere Durchflussmenge* zu machen, geschweige denn über langdauernde und langsam verlaufende Umstellungen, die gleichzeitig in mehreren Gefässgebieten erfolgen, und 2. blieb es bei all diesen Verfahren mit Ausnahme des BRÖMSERschen „Differentialsphygmographen" nötig, das Blut ungerinnbar zu machen und die Messgeräte in die eröffnete Blutbahn einzuführen, d. h. die normalen Verhältnisse zunächst zu zerstören. Dass aber die Ungerinnbarmachung die physiologischen Verhältnisse schwer beeinträchtigt und dass gar isolierte Organe alles andere eher sind als Objekte zum Studium der Regulationsphysiologie, sollte inzwischen Gemeingut aller Experimentatoren geworden sein. Es sei an dieser Stelle verwiesen auf eine interessante Abhandlung von VERNEY und M. VOGT[1], die sehr eindrucksvoll zeigt, welch beträchtlicher Unterschied für die Wirksamkeit vasomotorisch-aktiver, körpereigener Stoffe bestehen kann, je nachdem, ob sie in defibriniertem oder heparinisiertem Blut an die Gefässe herankommen. Wir selbst konnten uns von ganz schweren Störungen des Wasserhaushaltes und der Nierenfunktion überzeugen bei Verwendung sowohl defibrinierten wie auch heparinisierten Blutes. Ganz das gleiche gilt für die in neuerer Zeit gemachten Versuche zur Messung der Strömungsgeschwindigkeit mit Hilfe der „Stromborste" — eigentlich einem Strompendel mit elektrischer Transmission (s. E. HOLZLÖHNER, G. BERGMANN). Es handelt sich hierbei um eine in das Blutgefäss einzubindende Kanüle, in welcher eine feine Metallborste, vom Blutstrom bewegt, zwischen zwei im Blutstrom stromauf- und stromabliegenden Elektroden wechselnde Spannungen im Sinne eines Potentiometers abgreift, die mit einem schnellschwingenden Galvanometer nach entsprechender Verstärkung registriert werden. Auch die „Druckdifferentialstromuhr" von A. FLEISCH (1919, 1921) gehört eigentlich zu den manometrischen Rheographen mit Ausnutzung von Staudruckerscheinungen in einem Widerstandsrohr, welche über ein Differentialmanometer (optisches Membranmanometer) registriert werden können. Es sollten demnach für ihre Konstruktion und ihre Anwendung die von O. FRANK gegebenen

[1] VERNEY and M. VOGT: Quart. J. exper. Physiol. **31**, 1—24 (1941).

Regeln gelten. Im Gegensatz zu den anderen Venturi- und Pitot-Anordnungen arbeitet sie, nach den mitgeteilten Eichungen zu schliessen, mit linearer Charakteristik. Sie wurde vom Autor vielfach und erfolgreich für die Bearbeitung von Fragen der peripheren Kreislaufanpassung benutzt, während über die Anwendung der anderen erwähnten Tachographen zur Messung von Organ- oder Gewebsdurchblutungen in der Literatur der letzten 20 Jahre nicht viel zu finden ist. Es liegen praktisch nur die methodischen Beschreibungen, Modellversuche und einige ganz wenige Tierversuche über die Strömung in der Aorta, den grossen Hohlvenen und der Carotis vor. Es muss das offenbar auf irgendwelchen Schwierigkeiten für die Anwendung der Apparate zu den genannten Zwecken beruhen.

b) Elektromagnetische Induktions-Tachographen.

Abgesehen von der Gefässeröffnung und ihren Nachteilen gilt ähnliches für die magnetelektrische Methode (Induktionstachograph) von A. Kolin oder E. Wetterer. Durch den bekannten Vorlesungsversuch von W. R. Pohl [1], welcher zeigt, dass eine Elektrolytlösung im Magnetfeld sich bewegt, wenn sie von Gleichstrom durchströmt wird, angeregt, hatte ich selbst im Jahre 1929 den Versuch gemacht, die Umkehrung dieser Erscheinung, d. h. das Auftreten einer elektrischen Spannung bei Bewegung einer Flüssigkeitssäule im Magnetfeld zur Strömungsmessung zu benutzen. Schon Faraday hatte diese Möglichkeit erwogen. Zu wirklich quantitativen oder auch nur qualitativ befriedigenden Ergebnissen konnte ich nicht kommen. Erst E. Wetterer (1937) glückte der Versuch. 1936 war unabhängig davon von A. Kolin der gleiche Grundgedanke aufgegriffen worden. Auch Resultate wurden von ihm veröffentlicht ("An electromagnetic flowmeter"). Die von ihm mitgeteilten Ergebnisse müssen pessimistisch stimmen. Auch nach späteren Änderungen der Methode (1941) („Wechselstrom-Induktions-Tachograph") ist sie nicht überzeugender geworden. Wie uns E. Wetterer, der wohl praktisch und theoretisch am meisten Einblick in das Problem hat, mitteilt, hat sich 1937 auch Ph. Fabre um die Verwirklichung einer ähnlichen Anordnung bemüht. Die Hauptschwierigkeit wird in der ungestörten Ableitung des tatsächlichen Potentials bei den vielen vorhandenen Nebenschlüssen liegen, worauf von E. Wetterer eingegangen worden ist. Es ist aber durchaus denkbar, dass trotzdem bei empirischer Eichung das Verfahren zu mancherlei Untersuchungen nützlich werden kann. Es ist ein *Tachograph* in besonders ausgesprochenem Sinne. E. Wetterer hat überzeugend wirkende Registrierungen aus der Aorta ascendens mitgeteilt. Er hält die Methode vor allem für die Schlagvolumforschung für geeignet. Die Entwicklung moderner, äusserst starker Permanentmagnete aus neueren Legierungen lässt erhoffen, dass sich das Gerät noch zu einem viel kleineren und handlicheren Apparat wird umgestalten lassen.

[1] Pohl, W. R.: Elektrizitätslehre, 8. u. 9. Aufl. Abb. 356. 1943.

c) Die Plethysmographie und Onkographie.

Eine angeblich zur „Durchblutungskontrolle“ häufig gebrauchte und leider in ihren Ergebnissen ebenso häufig missdeutete Methode ist die Volummessung der Organe (Plethysmographie, Onkographie). Nichtsdestoweniger kann sie *bei gleichzeitiger Durchblutungsmessung* nützlich sein und in entsprechender Modifikation am Menschen (FREEMAN 1934) sogar gewisse Schlüsse auf Gefässreaktionen zulassen. Die Hauptschwierigkeit der Organ-Volummessung liegt nach unseren eigenen Erfahrungen in der Abdichtung des Onkometers an jener Stelle, wo die Gefässe und Nerven an das Organ herantreten. Eine wirklich einwandfreie Lösung des Problems gelingt bei Verwendung von Flüssigkeitsfüllung der Onkometergefässe überhaupt nicht, sondern höchstens mit Luft als „Füll-“ und Übertragungssubstanz (Lufttransmission). Soferne man die Verbindung des Onkometers mit dem Registrierinstrument (am besten benutzt man eine FRANKsche Spiegel-Segmentkapsel mit einer Kondommembran) durch schwingende oder bewegliche Gummischläuche vornimmt, wird man Volumschwankungen mitregistrieren, welche lediglich durch Bewegung dieser Schläuche hervorgerufen werden. Darum sind starre Röhren mit möglichst wenig Verbindungen vorzuziehen. Die vollkommenste Konstruktion dürfte die von O. FRANK sein (1911). Er gibt dort auch eine — leider offenbar heute vergessene — einfache Formel für die Konstruktion von optischen Plethysmographen[1]. Noch besser wäre es, eines der modernen Verfahren zur elektrischen Feindruckmessung direkt im Onkometergefäss zu verwenden, wodurch alle Schlauch- oder Rohrverbindungen in Wegfall kommen würden. Ein weiterer Anlass für langausgedehnte Störungen sind im Falle der Luftübertragung Temperaturschwankungen im Onkometer. Selbst wenn aber, unter Beachtung all dieser, eigentlich selbstverständlichen Dinge die Volumschwankungen richtig wiedergegeben werden, bleibt dann immer noch unklar, was diese Volumschwankungen eigentlich bedeuten. O. FRANK (1911) schreibt dazu: „Man kann in der Tat aus einer Erweiterung eines Organes auf eine aktive Erweiterung der Gefässe dann schliessen, wenn der arterielle Druck unverändert bleibt oder gar sinkt, oder umgekehrt. Vorausgesetzt ist natürlich, dass sich an den Venen und am Lymphgehalt der Organe nichts ändert.“ Das „Plethysmogramm“ als solches sagt also überhaupt nichts über das Verhalten der Gefässe oder gar der Durchblutung aus, wenn nicht gleichzeitig mindestens der arterielle Druck, noch besser aber zugleich der venöse Abstrom gemessen wird. Leider ist es aber so, dass recht oft lediglich aus einer Volumzunahme auf „Durchblutungszunahme“ geschlossen wurde (namentlich in der Pharmakologie!) und das ist völlig ungerechtfertigt. W. R. HESS nimmt dazu in seiner Monographie über Kreislaufregulation (1930) folgendermassen Stellung: „In diesem Sinne betonen wir noch die besondere Vorsicht, die gegenüber der *Plethysmographie* am Platze ist. Diese Methode ist wegen ihrer bequemen

[1] FRANK, O.: TIGERSTEDTS Handbuch physiologischer Methoden, Bd. II/4, S. 286.

Handhabung sehr häufig, *zu* häufig geübt worden. Die Schwierigkeiten beginnen dann, wenn es sich um die Deutung einer plethysmographischen Kurve handelt. Was diese angeht, bedeutet sie immer nur eine Volumänderung des im Onkometer gefassten Organes. Die Weite der Arterien kann in einer solchen Inhaltsänderung wohl zum Ausdruck gelangen. Dies heisst aber nicht, dass jede Inhaltsänderung in einer Änderung der Arterienweite ihre Ursache hat; denn auch die Capillaren und Venen sprechen mit. Noch unsicherer werden unsere Schlussfolgerungen, wo noch mit Volumschwankungen anderer Entstehungsweise zu rechnen ist. Wir denken an die Leber mit den Gallenwegen, deren Inhalt sich stauen kann. Wir denken an die Drüsen überhaupt, im besonderen an die Niere, wo die Bildung des Drüsenproduktes oder Querschnittsveränderungen an den Ausführungsgängen leicht Anlass zu Vergrösserung oder Verkleinerung des Organvolumens werden können. Diese Hinweise lassen uns erkennen, dass eine hämodynamische Deutung des Plethysmogramms auch dann unsicher bleiben kann, wenn gleichzeitig der Blutdruck registriert wird" usw.

Handelt es sich tatsächlich darum, Volumänderungen eines Organes zu messen, beispielsweise um die Ablagerung von Blut oder Plasma zu studieren, so muss ich nach meiner Erfahrung sagen, dass eine, auch nur qualitative, gleichzeitige Kontrolle des Zu- und Abflusses zu einem Organ oder Gewebsgebiet mit der FLEISCHschen Anordnung oder unserer unten beschriebenen Thermostromuhr unvergleichlich viel zuverlässigere Auskunft darüber gibt, ob in dem untersuchten Abschnitt mit einer Kapazitätszunahme des Gefässnetzes zu rechnen ist oder nicht. Man kann so beispielsweise schon die Kapazitätszunahme im Muskel bei Beginn und Ende einer Muskelarbeit erfassen. Auch für das Gehirn z. B. konnte M. SCHNEIDER[1] durch gleichzeitige Ab- und Zuflusskontrolle entscheiden, ob bestimmte Eingriffe lediglich zu einer Blutfülle oder zu einem Ödem führen! A. FLEISCH hat auf diese Weise sogar die Volumzunahme des Gefässnetzes auf Druckänderungen gemessen.

Schon aus rein biologischen Gründen wird man sich am intakten Organismus nicht gern entschliessen, die Leber oder andere Organe in ein Onkometer einzulegen, weil hierbei Vergewaltigungen, Zerrungen an Hilusgefässen und Nerven beinahe unvermeidlich sind und zu Fehlreaktionen Anlass geben können.

Die Plethysmographie von Extremitäten, Ohr usw. am Menschen ist allerdings bisher durch nichts zu ersetzen. Es gilt jedoch für sie uneingeschränkt die scharfe HESSsche Kritik. Man hat versucht, sie dadurch zu verbessern, dass man den venösen Abfluss aus dem plethysmographierten Gebiet von Zeit zu Zeit für einige Sekunden durch eine pneumatische Manschette, die aus einer Pressluftflasche plötzlich bis auf den diastolischen Blutdruck aufgefüllt wird, unterbindet und direkt in ccm/Min. die anschliessende Volum-

[1] SCHNEIDER, M.: Pflügers Arch. **246**, 181 (1942).

zunahme mit dem Plethysmographen registriert. Es sind so angeblich sogar quantitative Durchblutungsangaben rasch hintereinander zu erlangen (HEWLETT und VAN ZWALUWENBURG 1909).

Einen Sonderfall stellt die Onkographie an einzelnen grösseren Gefässstämmen dar, wie sie von A. SCHRETZENMAYR (1932) vielfach mit Erfolg angewandt worden ist, um Auskünfte über die Beteiligung dieser Gefässstämme an den wichtigsten vasomotorischen Reaktionen zu erhalten. Dabei wird um den betreffenden Gefässstamm, der zunächst operativ freigelegt werden muss, ein kleines Onkometer gelegt, welches über eine Membrankapsel optisch die Dimensionsschwankungen aufzuschreiben gestattet.

d) Lichtelektrische Plethysmographie.

Manche Organe und Gewebe — z. B. Ohr, Schwimmhaut, Finger — lassen sich mit einer starken Lichtquelle durchleuchten unter gleichzeitiger Messung der Intensität des durchgelassenen Lichtes mit einem Lichtelement. Die Lichtdurchlässigkeit hängt dabei nicht nur von der Beschaffenheit des Blutes ab — was ja zur lichtelektrischen intravasculären O_2-Bestimmung des Blutes von K. KRAMER (s. Abb. 29a) ausgenutzt wurde, sondern auch von der Blutfülle. Es lag nahe, auf dieser Grundlage eine „Plethysmographie" zu entwickeln, welche im Gegensatz zur mechanischen tatsächlich nur von der *Durchblutung* abhängt bzw. Angaben über diese macht. Man misst sozusagen summarisch die „Kapillarisierung" eines Gewebes. Von verschiedenen Seiten wurden denn auch entsprechende Versuche angestellt (A. K. NOYONS, N. VAN WESTENRIJK und J. JONGBLOED, 1934; K. MATTHES, 1935; K. MATTHES, F. GROSS und H. GÖPFERT, 1939). Wirklich quantitative Erfassung von Volumverschiebungen ist so natürlich nicht möglich, aber doch wohl *qualitative* Angaben über die Blutfülle mancher Gewebe. Um die Einwirkung wechselnder O_2-Sättigung des Blutes auszuschliessen, verwendet K. MATTHES (1939) ultrarotempfindliche Photozellen (Phonopresszellen der Firma Pressler, Leipzig) und ein Ultrarotfilter zwischen Lichtelement und Lampe. Besonders aufschlussreich könnte u. E. eine wirkliche venöse Durchblutungsmessung (mit einer Stromuhr) bei gleichzeitiger lichtelektrischer Plethysmographie werden, da sie etwas über die inneren Ursachen einer Mehrdurchblutung auszusagen gestattet. (Arteriovenöse Anastomosen, Kapillarisierung usw.)

e) Thermometrische Beobachtungen zur Beurteilung der Organ- und Gewebsdurchblutung.

Für die Oberfläche des Körpers trifft bis zu einem gewissen Grade zu, dass stärkere Durchblutung mit einer Erhöhung der Lokaltemperatur einhergeht. Auf dieser Tatsache beruhen viele Versuche, aus thermometrischen Messungen Schlüsse auf die Durchblutungsgrösse zu ziehen. O. FRANK[1] hat in seiner

[1] FRANK, O.: TIGERSTEDTS Handbuch physiologischer Methodik, Bd. II, Abt. 4, S. 291. 1911.

Übersicht über „spezielle hämodynamische Methodik" allen diesen Versuchen jede praktische Bedeutung abgesprochen. Wir müssen uns diesem Urteil FRANKS auch heute uneingeschränkt beugen, gleichgültig, ob das ursprüngliche Thermometer durch Thermoelemente, Widerstandsthermometer oder durch Strahlungsmesser ersetzt ist. Die Grösse der Durchblutung ist nur *einer* von mehreren Faktoren, von denen die Gewebstemperatur abhängt. Ein Gewebsabschnitt, der uneingeschränkt seine Wärme an die Umwelt abgibt, kann unter Umständen durch das Blut „aufgeheizt" werden. Nur in diesem Falle wird Temperaturanstieg als „Mehrdurchblutung" gedeutet werden dürfen. In anderen Organen spielt das Blut die Rolle einer „Kühlflüssigkeit" (Leber, Niere usw.). Dabei wird eine Mehrdurchblutung unter Umständen mit einem Absinken der Organtemperatur einhergehen. Also die Wärmeeigenproduktion und die Bedingungen der Wärmeabgabe der untersuchten Gewebe sind so entscheidend, dass blosse Thermometrie mit noch so feinen Methoden und Registrierungen gar nichts bestimmtes auszusagen vermag! Ob eine beobachtete Schwankung der Oberflächentemperatur tatsächlich Ausdruck einer Durchblutungsänderung ist, wird man stets erst auf Umwegen irgendwie klarstellen müssen. Gelingt dies, so kann eine solche Feststellung eventuell methodisch wertvoll sein.

Etwas völlig anderes ist es, wenn man nicht die Eigentemperatur eines Organes oder Gewebes misst, sondern die Erwärmung oder Abkühlung einer gekühlten oder geheizten Temperaturmesseinrichtung. Es handelt sich hierbei um ein Prinzip, wie es zur Messung von Gasströmen, beispielsweise in den „Hitzdrahtmessmethoden" der Aerodynamik vielfach Anwendung findet. Die hierbei verwendeten „Hitzdrahtsonden" sind aber ebenfalls ausgesprochene *Tachometer* und werden z. B. vielfach zur Abtastung des Geschwindigkeitsprofiles in Röhren oder an beströmten Oberflächen verwendet[1]. In Flüssigkeiten liegen die Verhältnisse recht kompliziert. Immerhin wird man so *qualitative* Hinweise auf Blutströmungsgeschwindigkeitsänderungen erlangen können. In die Kategorie dieser Instrumente ist die mit Gleichstrom geheizte Thermosonde zum Einstechen in die Venen zu zählen, die von F. A. GIBBS (1935) auch in der Jugularvene des Menschen gebraucht worden ist. Eine Verschlechterung dieses Prinzips bedeutet es, wenn man die auf möglichst kleiner Wärmekapazität zu haltende Thermosonde durch einen aussen an das Gefäss zu legenden Wärme- oder Kühlkörper ersetzt und dessen Temperaturveränderungen verfolgt, ein Verfahren, welches keinesfalls mit dem vom Verf. entwickelten, als „Thermo-Stromuhr" bezeichneten, verwechselt werden darf (s. u.). Ebenfalls etwas völlig anderes — aber bereits in die Reihe der „Stromuhren" zu zählen —, ist die unten erwähnte, thermische Messanordnung von R. GESELL und D. W. BRONK (1926). Sie beruht darauf, dass der Wärmeübergang von

[1] BURGER, J. M.: Theoretische Grundlagen und Einzelheiten. Handbuch der experimentellen Physik von WIEN und HARMS. Bd. 4, S. 1. 1931

Blut auf eine gleichmässig strömende Kühlflüssigkeit in einer Art Strömungscalorimeter gemessen wird (s. u.).

f) Ausströmungsmessungen.

Recht häufig gebraucht werden auch heute noch immer direkte, blutige Ausströmungsmessungen aus der eröffneten Vene des untersuchten Organes oder Stromgebietes. Zum Teil geschieht das einfach mit Hilfe von Stoppuhr und Messgefäss. Schon besser verfährt man in der Weise, dass man in einen Seitenast einer Vene eine geeignete Bürette horizontal einführt, stromab davon die Hauptvene plötzlich staut und das Einströmen des Blutes in die Bürette mit der Stoppuhr verfolgt (s. Abb. 26). Durch Anheben der Bürette kann man dann das Blut nach Freigabe der gestauten Hauptvene wieder in den Kreislauf zurücktreten lassen. Vielfach hat man die Bürette durch selbsttätige Strömungsregistriereinrichtungen zu ersetzen versucht. So verdrängt beispielsweise in der Versuchsanordnung von DOWNING und ANREP (1927) das Blut die Luft aus einer Flasche. Der Luftausstrom wird seinerseits durch eine Hitzdrahtdüse auf elektrischem Wege registriert. K. KRAMER und Mitarbeiter (1938) haben diese Anordnung modifiziert. Es wird hierbei eigentlich wiederum eine *Tachometrie* der ausströmenden Luft ausgeführt, die als solche jedoch keineswegs mit der des einströmenden Blutes übereinzustimmen braucht. Wenn man sich entschliesst, derartige Ausströmungsmessungen durchzuführen, so scheint es heute bequemer die Hitzdrahtanordnung zu ersetzen durch ein geeichtes „Rotameter", wie es vielfach zur Messung von strömenden Luft- oder Gasmengen pro Zeiteinheit in der Physiologie Verwendung findet. Man kann auf diese Weise sehr bequeme „blutige" Strömungseichungen ausführen. Ein zur Registrierung eingerichtetes Rotameter wird unten (s. Abb. 28a) beschrieben. Es liegt auf der Hand, dass alle Ausströmungsmessungen nur kurzfristig sein, also langdauernde Reaktionen *nicht* erfassen können. Weiss man doch heute, dass jeder, auch der geringste Blutaustritt aus dem intakten Kreislauf, sofort durch Gegenmassnahmen im Sinne von kompensatorischen Vasokonstriktionen und Blutentspeicherungen im Gesamtsystem beantwortet wird. Hierdurch werden nach unseren sicheren Beobachtungen auch die zu prüfenden Reaktionen des Versuchsgebietes vielfach entscheidend beeinflusst. Als weiterer Umstand kommt hinzu, dass für einigermassen brauchbare Ausströmungsmessungen, welche Auskunft über die *physiologischen* Strömungsverhältnisse in einem Organ geben sollen, der venöse Gegendruck bzw. Widerstand den natürlichen Verhältnissen angepasst werden muss. Unter Berücksichtigung dieser Umstände kann eine geeignet durchgeführte Ausströmungsmessung jedenfalls als *Eichmethode* zur Gewinnung von Absolutwerten einer „unblutig" arbeitenden Strömungsmessung (z. B. der Thermostromuhr oder der elektromagnetischen Tachographen) sehr wohl Anwendung finden. Man wird dann die wenigen, kurzdauernden Messungen an das Ende des Gesamtversuches verlegen und damit auch die, wie oben bereits erwähnt, keineswegs indifferente Ungerinnbarmachung des Blutes.

g) Stromuhren im eigentlichen Sinne.

Instrumente, welche ohne Rücksicht auf die Rhythmik der Strömung die allein interessierende Grösse, nämlich die *Durchflussmenge pro Zeiteinheit* angeben, sind die „Stromuhren" im eigentlichen Sinne. Sie liefern gleichsam „summierend" Mittelwerte. Die meisten der heute noch gebrauchten Anordnungen gehen zurück auf die Geräte von C. Ludwig oder R. Tigerstedt[1] sowie von K. Hürthle oder Stolnikow. Es handelt sich immer darum, dass ein messender Hohlraum (Kugel oder Zylinder) durch das einströmende Blut sich bis zu einem bestimmten Wert füllt, während gleichzeitig die vorher enthaltene Füllflüssigkeit in einen zweiten, gleichen Raum verdrängt wird. Nach der Füllung des ersten wird die Strömung rasch so geschaltet, dass nun der zweite volläuft, während die Blutfüllung des ersten wieder in den Kreislauf zurückgeschoben wird. Wenn die Messräume geeicht sind, lässt sich aus Messung der Füllungszeit direkt die zeitliche mittlere Durchflussmenge bestimmen wie bei den einfachen Ausflussmessungen, aber mit dem Unterschied, dass eine *Ent*blutung des Tieres nicht zustande kommt. Die Umschaltung des Blutstromes lässt sich leicht elektro-magnetisch-automatisch gestalten und registrieren. Die erste derartige elektrische Anordnung scheint schon 1887 von J. Pawlow gebaut worden zu sein. Bis in die letzte Zeit sind immer wieder Modifikationen dieses Prinzips mitgeteilt worden — als neueste seien die von H. Barcroft (1929) und von H. Weese (1932) genannt. Wo man es sich leisten kann, das Blut über die ganze Versuchsdauer ungerinnbar zu machen und das zu untersuchende Gefäss zu eröffnen, erbringen diese Stromuhren zuverlässige Absolutwerte. Für langdauernde Messungen an schwer zugänglichen Gefässen und Organen, für gleichzeitige und langdauernde Untersuchungen an mehreren Gefässen am gleichen Tier bei strenger Erhaltung der Innervation, Gewebstemperatur usw. sind sie kein brauchbares Werkzeug mehr. Das gilt für sehr viele Fragestellungen der Regulationsphysiologie im Gebiete des Blutkreislaufes selbst, des Wärmehaushaltes und der Atmung sowie für die Untersuchungen der Energetik der Organfunktionen, wenn sie bei ungestörtem Zusammenhang der Organe mit dem Gesamtorganismus durchgeführt werden sollen. Für diese Zwecke entstand und bewährte sich in den letzten 18 Jahren jenes Verfahren, welches unter der Bezeichnung „*Thermostromuhr*" in die Fachliteratur eingegangen ist. Seit den ersten Mitteilungen ist in den vergangenen 15 Jahren keine zusammenhängende Darstellung aller Ergänzungen und Änderungen des Verfahrens mehr erschienen, während hingegen von anderen Autoren Modifikationsversuche, die vielfach das Grundprinzip völlig verkannt haben, ausführlich, zum Teil ohne Nennung meiner

[1] Siehe O. Frank: Tigerstedts Handbuch physiologischer Methodik 1911.

ersten grundlegenden Mitteilungen, erschienen sind. Die nachfolgende ausführliche Darstellung verfolgt nicht den (ganz überflüssigen) Zweck, Prioritätsansprüche geltend zu machen, sondern das Emporspriessen weiterer merkwürdiger „Modifikationen", welche sämtliche, wie TVEDE-JACOBSEN (1941) sehr richtig bemerkt, gekennzeichnet sind durch "the prevailing tendency to be content with purely qualitative results", zu verhüten. Denn hierdurch würde nur der Sache geschadet. Derartige Modifikationsversuche waren nur ein Zeichen dafür, dass es für die nachfolgende Mitteilung die rechte Zeit sein würde. Sie sollte ursprünglich im ersten „methodischen" Bande einer Monographie über „Periphere Kreislaufanpassung" erscheinen. Da der Krieg das Erscheinen dieses Buches auf unbestimmte Zeit verzögert, habe ich die Möglichkeit eines Abdruckes in den „Ergebnissen" gerne wahrgenommen.

II. Die Thermostromuhr.

a) Die Grundidee und ihre Geschichte.

Die Grundidee geht zurück auf Versuche, die ich gemeinsam mit S. JANSSEN 1926 in Freiburg über die Wärmeproduktion der Niere machen durfte. Es galt, neben der Durchblutung die Wärmebildung des Organes zu messen. Erstere wurde zunächst nach dem Vorgehen von J. BARCROFT und H. STRAUB (1910) im Sinne einer Ausflussmessung mit Pipetten und Stoppuhr (s. o.) durch die V. ovarica bzw. spermatica kontrolliert und gleichzeitig sollte thermoelektrisch die Temperaturdifferenz zwischen arteriellem und venösem Blut durch Thermoelemente, die in die Arterie und Vene der Niere eingesteckt wurden, registriert werden. Letzteres erwies sich als unmöglich, wenn nicht das Abdomen des Tieres wieder fest verschlossen wurde. Dann aber funktionierte wiederum die Durchblutungsmessung nicht. Während dieser mühevollen, vergeblichen Experimente beschäftigten mich die so entscheidenden Methoden A. V. HILLS (1922) durch Aufheizung des Muskels mit Wechselstrom die thermoelektrisch-thermometrischen Messungen am (nichtdurchbluteten) Muskel direkt in calorimetrische umzueichen, und der Gedanke, dieses Eichverfahren auch für unsere Zwecke an der Niere anzuwenden. Wir heizten die Niere mit hochfrequentem Wechselstrom auf, d. h. führten ihr eine bestimmte sehr kleine Wärmemenge durch „Diathermie" zu. Natürlich stellte sich aber dabei eine Wärmehyperämie ein und unsere Eichung wurde dadurch unbrauchbar. Gerade die selbstverständliche, damals für uns aber höchst ärgerliche Tatsache, dass jede Durchblutungsänderung bei einer bestimmten Wärmezufuhr durch Diathermie die Temperaturdifferenz zwischen Arterie und Vene veränderte, wurde die Grundlage für unsere neue Strömungsmessung. Wenn es uns auch damals nicht gelang, unsere thermoelektrisch gemessenen Temperaturdifferenzen in „Calorien" umzueichen, was letzten Endes unsere Absicht war, so hatten wir doch plötzlich, ohne es zu wollen, ein neues „unblutiges Stromuhrverfahren“ in der Hand. Schliesslich brauchte man die Wechselstromheizung ja nur an eines der Gefässe direkt anzulegen und die Temperaturdifferenz stromauf und stromab von der geheizten Stelle zu messen, und zwar thermoelektrisch im Differenzverfahren durch die uneröffneten Gefässwände hindurch (Abb. 1). Aber natürlich war von dieser ersten grundsätzlichen Idee bis zum brauchbaren Messverfahren ein weiter dornenvoller Weg zurückzulegen.

Die Geschichte der Grundidee mitzuteilen, liegt mir am Herzen. Erstens muss ich sagen, dass ich, ohne dass mich mein Freund JANSSEN damals zu den

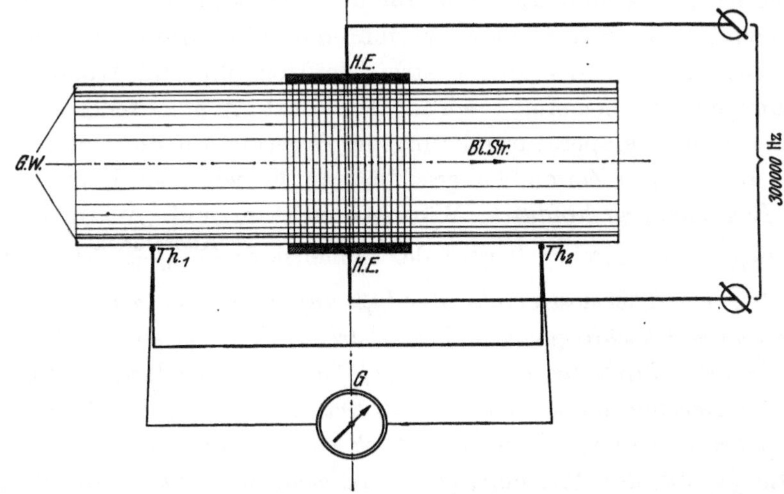

Abb. 1. Allgemeines Prinzip der „Thermostromuhr“. Der Blutstrom (*Bl.Str.*) wird innerhalb der Gefässwandungen (*G.W.*) über zwei aussen anliegende Heizelektroden (*H.E.*) mittels hochfrequenten Wechselstromes von etwa 300000 Hz und ganz konstanter, genau dosierter Intensität „aufgeheizt“. Die hierdurch hervorgerufene Temperaturdifferenz stromab und stromauf der Heizstelle wird durch zwei Thermoelemente (Th_1 und Th_2) über ein Galvanometer *G* beobachtet bzw. registriert. Sie gibt Auskunft über die jeweils in der Zeiteinheit zu erheizende Blutmenge, d. h. aber über die Durchflussmenge pro Zeiteinheit.

gemeinsamen Experimenten an der Niere eingeladen hätte, vielleicht niemals einen Weg zu jener Methode gefunden hätte, mit Hilfe derer dann so mancher grundsätzliche, neue Beitrag nicht allein zum Problem der Kreislaufanpassung geliefert werden konnte. Zweitens liegt mir daran, weil mir auf der so einträchtigen, denkwürdigen Überfahrt der europäischen Physiologen auf der „Minnekahda“ zum internationalen Physiologenkongress nach Boston (1929) von englischen Kollegen gesagt wurde: diese Art der Strömungsmessung sei bereits von D. W. BRONK und R. GESELL angegeben worden. Es kommt mir weniger darauf an, diesen Irrtum richtigzustellen, um etwa eine „Priorität“ zu behaupten, an der kein Zweifel möglich ist, als vielmehr darauf hinzuweisen, dass allein schon der Vergleich der R. GESELL*schen Methode* (1926) mit der Thermostromuhr eine Verkennung der Grundprinzipien der letzteren kennzeichnet, die leider bis in die jüngste Zeit vielen Forschern, welche Modifikationen der Thermostromuhr versucht haben, zum Verhängnis geworden ist (so z. B. SCHMIDT und WALKER 1935, NOYONS, WESTENRIJK und JONGBLOED

1936, BALDES und HERRICK 1938). Viel näher käme unser Verfahren dem sog. „THOMAS-Messer“[1], welcher zur Ermittlung von Gasströmungen in technischen Rohrleitungen verwendet wird. Was die Priorität angeht, so kann ich nur sagen, dass die Thermostromuhr beim Erscheinen der R. GESELLschen Abhandlung (1926) bereits arbeitete. Wenn überhaupt eine Anregung von aussen kam, so kam sie, wie oben gesagt wurde, auf Umwegen aus den methodischen Arbeiten A. V. HILLs. Was meine Missbilligung eines Vergleiches der Thermostromuhr mit der ROBERT GESELLschen Methode anlangt, ohne die letztere, die ich nie gehandhabt habe, für ihre Zwecke ablehnen zu wollen, so darf ich folgendes sagen: R. GESELLs Verfahren beruht darauf, dass ein Wärmeaustausch zwischen einem blutdurchströmten Heizrohr und Wasser, welches letzteres umspült, herbeigeführt wird. Bei konstant gehaltener Bluttemperatur wird aus der Temperaturänderung des Wassers auf die Durchblutungsmenge des Rohres pro Zeiteinheit geschlossen! Es wird der *Wärmeaustausch durch die Rohrwandung hindurch*, Wärmekonvektion und „Wärmeübergang“ $\left(\text{ein festgelegter technischer Begriff der Dimension: } \frac{\text{Kilocalorien}}{\text{m}^2 \cdot \text{h} \cdot \text{Grad}}\right)$ zur Grundlage gemacht. *Die Thermostromuhr aber fußt auf einer ganz anderen Grundidee: Durch Heizung mit hochfrequentem Wechselstrom wird dem strömenden Blut an einem Gefäßpunkte durch die uneröffnete Gefäßwandung hindurch eine bestimmte konstante Energiemenge aufgezwungen. Sie muß, unabhängig von der augenblicklichen Form der Strömung, ob pulsierend, ob mit dickerer oder dünnerer Wandschicht (die ja mit der Strömungsgeschwindigkeit wechselt), stromabwärts zu einer bestimmten mittleren Erwärmung des Blutes führen, die bei konstanter Energiezufuhr ausschließlich von der zu erwärmenden Masse, d. h. aber von der mittleren Durchflußmenge pro Zeiteinheit abhängt.* Aber letztere Grösse soll ja gerade ermittelt werden. Bei der Wärmezufuhr durch einfaches Temperaturgefälle durch die Wand hindurch *kann* letzteres nach den Gesetzen der Wärmeübertragung niemals der Fall sein. *Das Rückgrat der Thermostromuhr bleibt also die Hochfrequenzheizung, also die homogene Wärmezufuhr, und wer sie durch „Heiz- oder Kühlkörper“, die er an die Gefäße anlegt, zu ersetzen versucht, hat die Grundsätze und die Möglichkeiten des Verfahrens völlig verkannt.* Unsere nachfolgenden, theoretischen Ausführungen sollen dies noch einmal klar machen, um künftig weitere unglückliche „Modifikationen“ des Verfahrens zu unterbinden.

b) Zur Theorie der Thermostromuhr.

Unser Göttinger theoretischer Physiker R. BECKER hatte vor Jahren die Freundlichkeit, mit mir die grossen theoretischen Schwierigkeiten der Methode zu besprechen. Unvergesslich bleibt mir sein Ausspruch: „nur nicht zuviel Theorie, Theorie ist für den Experimentator Curare.“ Und in der Tat hätte ich es nie gewagt, die Methode bis zur Gebrauchsfähigkeit zu entwickeln,

[1] WIEN-HARMS: Handbuch der Experimentalphysik, Bd. IV/1, S. 606. 1931.

wenn mir die wirklichen theoretischen Schwierigkeiten vorher bewusst gewesen wären. Es ist aber sicher eine Notwendigkeit oder zumindest eine grosse Beruhigung bis ins kleinste zu wissen, was eine Messmethode leistet und inwieweit man sich überhaupt darauf verlassen kann. Leider ist aber eine völlige theoretische Durchdringung nicht immer möglich. Der Physiologe kann sehr viel von der modernen Technik lernen, welche ebenfalls nur selten alle ihre Probleme bis ins kleinste theoretisch zu beherrschen vermag und gezwungen ist, weitgehend mit Annäherungen, empirischen Eichungen u. dgl. zu arbeiten. Gerade letzteres geschah denn auch zunächst für die Thermostromuhr, sonst wäre sie wohl bis heute noch nicht erfolgreich für physiologische Arbeiten eingesetzt worden.

Die ersten theoretischen Erwägungen, die ich selbst nach Fassung der Grundidee anstellte und nachprüfte[1], waren etwa die folgenden:

Heizt man mit einem sehr konstanten, elektrischen Wechselstrom der Stromstärke „J“ die im Gefäss fliessende Blutsäule, deren effektiver Widerstand W zwischen den Heizelektroden messbar ist, auf, so ist die in der Zeiteinheit umgesetzte Wärmemenge Q eindeutig definiert durch die Gleichung:

$$Q = 0{,}239 \cdot J^2 \cdot W. \tag{1}$$

Bei konstantem minutlichem Durchflussvolumen V an Blut und unter der Annahme, dass die Gefässwandungen als zu erwärmende Masse im Vergleich zum Blute keine Rolle spielen, wird man die Erwärmung des Blutes T_{Bl} ermitteln können als

$$T_{Bl} = \frac{J^2 \cdot W}{V} \cdot 0{,}239. \tag{2}$$

Es ist also nicht schwierig, aus der Messung der Bluttemperaturzunahme an der Heizstelle, aus der effektiven Heizstromstärke J und dem effektiven Widerstand W zwischen den Heizelektroden das minutliche Durchflussvolumen V zu gewinnen

$$V = \frac{J^2 \cdot W}{T_{Bl}} \cdot 0{,}239. \tag{2a}$$

T_{Bl} wird in der aus Abb. 1 ersichtlichen Weise thermoelektrisch direkt gemessen als Temperaturdifferenz stromab und stromauf von den Heizelektroden. Damit macht man sich von den Schwankungen der Eigentemperatur des Blutes unabhängig. W kann nach der Substitutionsmethode oder nach anderen in der Hochfrequenztechnik üblichen Verfahren ziemlich genau gemessen werden (s. hierzu S. 551/2). Da bei einem einfachen Thermoelement in den kleinen in Frage kommenden Temperaturbereichen der Ausschlag G des messenden bzw. registrierenden Galvanometers linear zur Temperaturdifferenz geht, würde

[1] Sie wurden übrigens Formel für Formel von J. F. Herrick und E. J. Baldes (1931) übernommen!

sich bei konstant gehaltenem Heizstrom J und konstant bleibendem Widerstand die einfache Beziehung ergeben

$$G \cdot V = \text{const}, \tag{3}$$

d. h. aber, es müsste umgekehrte Proportionalität zwischen Blutstromstärke und Galvanometerausschlag bestehen.

Vieles aber spricht dafür, dass das Messergebnis dann, wenn die Messung in unmittelbarer Nähe der Heizstelle erfolgt, nicht eine so einfache Beziehung erbringen wird. Ursache hierfür ist: 1. die Tatsache, dass es sich bei der Blutströmung in den Gefässen um eine laminare oder Schichtströmung handelt, wodurch die Erwärmung der langsamer fliessenden Wandströmung eine stärkere sein wird als die des rascheren Axialstromes; 2. dass der Wärmeübergang von der strömenden Blutsäule auf die Gefässwand und die Lötstellen das Ergebnis beeinflussen wird, da er strömungsabhängig ist und 3. dass bis zur Messstelle Wärmeverluste eintreten können. Unberücksichtigt soll bleiben, dass auch die Voraussetzungen für eine ganz konstante elektrische Beheizung bei stark wechselnder Blutströmung nicht streng erfüllt werden, da mit steigender Temperatur der Widerstand von Blut und Gefässwand sich im Sinne einer Abnahme verändert. Weil in der Praxis aber die Aufheizung so niedrig als möglich gehalten wird, kann man diese Beziehung vernachlässigen.

Modellversuche, über die wir weiter unten berichten, ergaben dann auch keineswegs die einfache, umgekehrte Proportionalität zwischen Galvanometerausschlag (G) und Blutstromstärke (V), sondern eine Annäherungsformel der Gestalt

$$G \cdot V^x = \text{const}, \tag{3a}$$

wobei x eine Konstante ist, die stets kleiner als 1 war und je nach dem Abstand der messenden Lötstellen von der Heizstelle sich meistens zwischen Werten von 0,6—0,8 bewegte.

Bezeichnet man die zeitliche Durchflussmenge mit V und führt man statt des oben direkt angegebenen Galvanometerausschlages die Temperaturdifferenz u ein und für die Konstante die Bezeichnung A, so galt also nach unseren Experimenten die Beziehung

$$\begin{gathered} u = \frac{A}{V^x} \text{ oder} \\ \log u = \log A - x \log V. \end{gathered} \tag{3b}$$

Von ausschlaggebender Bedeutung für die Beziehung zwischen der gemessenen Wandtemperatur und der Stromstärke des Blutes ist das *zylindrische Wärmeleitungsproblem,* welches R. BECKER in seiner Theorie der Thermostromuhr bisher allein richtig erkannt und behandelt hat.

Entsprechend den Angaben der Abb. 2 wird jeder beliebige Punkt innerhalb der strömenden Blutsäule bzw. des Blutgefässes durch die beiden Koordinaten r und z gekennzeichnet. Dabei ist r der radiale Abstand von der Gefässachse, z aber die Lage in der Längsrichtung. Der Gefässradius aber ist R. Die Blutströmung erfolgt mit der Geschwindigkeit v in der Richtung z. Dabei wird sein müssen: $v = \varphi(r; z;)$ und, da es sich um eine POISSEUILLEsche Strömung handelt: $v = v_0\left(1 - \frac{r^2}{R^2}\right)$, wobei v_0 die maximale Geschwindigkeit im Rohrquerschnitt bedeuten würde.

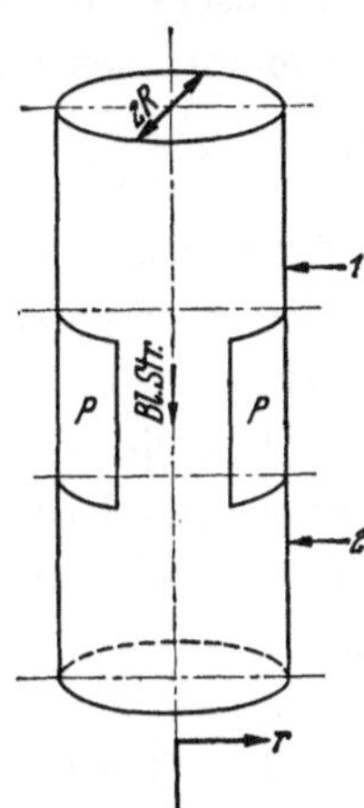

Abb. 2 (s. Text). 2 R Durchmesser des Gefässes. *Bl.Str.* Blutstrom. p, p Heizelektroden *1* und *2*. Messstellen z und r Richtungsachsen für den Wärmeausgleich.

Die sekundlich fliessende Flüssigkeitsmenge V wird sein

$$V = \int_0^R 2\pi r\, v(r)\, dr.$$

Die Aufheizung dieser fliessenden Flüssigkeitssäule erfolgt ausschliesslich zwischen den Heizelektroden (p) und führt dem Blute pro Sekunde und pro 1 cm³ an den Punkten r, z die Wärmemenge $q(r, z)$ zu.

Zu ermitteln ist nun die Temperatur u des Blutes an jeder Stelle der Blutsäule stromab von der Heizstelle, also die Funktion $u(r, z)$. Die für u gültige Differentialgleichung lässt sich an Hand der Abb. 3 aufstellen.

Die im Blute mitgeteilte Wärme wird sich (ausserhalb der Heizelektroden) durch Wärmeleitung in Richtung r und z verteilen und zusätzlich durch den Wärmekonvektionsstrom (natürlich in Richtung z). Der gesamte Wärmestrom setzt sich demnach zusammen aus den Komponenten j_r und j_z. Bezeichnet man mit λ die Wärmeleitfähigkeit, mit γ die Wärmekapazität des Blutes, so wird

$$(4)\qquad j_r = -\lambda \frac{\delta_u}{\delta_r};\; j_z = -\lambda \frac{\delta_u}{\delta_z} + \gamma\, v(r)\, u.$$

In j_z ist, wie man sieht, als Summand der Wärmekonvektionsstrom $\gamma\, v(r)\, u$ enthalten. (γu ist der Wärmeinhalt im cm³ und $v(r)$ das sekundlich durch 1 cm² Querschnitt fliessende Blutvolumen!).

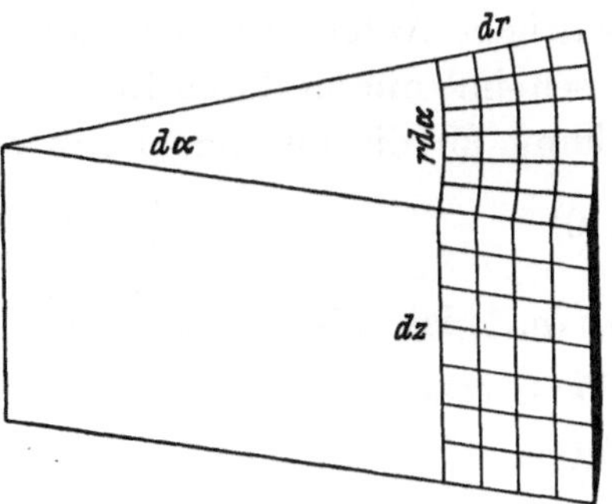

Abb. 3 (s. Text).

Betrachtet man nun ein beliebiges Volumenelement der Blutsäule, so wird im stationären Zustand die aus demselben abströmende Wärme $\frac{1}{r}\frac{\delta}{\delta_r}(r j_r) + \frac{\delta j_z}{\delta_z}$ gleich der entwickelten Wärme $q(r, z)$ sein müssen, d. h.

$$\frac{1}{r}\frac{\delta}{\delta_r}(r j_r) + \frac{\delta j_z}{\delta_z} = q(r, z);$$

setzt man für j die Werte der Gleichung (4) ein, so wäre also:

$$(5)\qquad -\frac{\lambda}{r}\cdot\frac{\delta}{\delta_r}\left(r\frac{\delta_u}{\delta_r}\right) - \lambda\frac{\delta_u^2}{\delta_z^2} + \gamma\, v(r)\frac{\delta_u}{\delta_z} = q(r, z).$$

Zu ergänzen ist, dass für die uns eigentlich interessierende Stelle, d. h. die Oberfläche der strömenden Blutsäule (also dort wo $r = R$) ein radialer Wärmeaustausch nach der Umgebung keine nennenswerte Rolle mehr spielen kann (thermische Isolierung der Messanordnung!). D. h. die r-Komponente des Wärmestromes wird dort verschwinden oder

$$\frac{\delta_u}{\delta_r} = 0, \text{ für } r = R. \tag{6}$$

Das Problem der ganzen Theorie war nun, diejenige Funktion u (r, z) zu finden, welche bei gegebenem q die Gleichung (5) *und zugleich die Randbedingung* (6) *erfüllt.*

Für die weitere Berechnung ist es von Vorteil, r und z nicht in Zentimetern, sondern als Bruchteile von R auszudrücken, d. h. als unabhängige Variable statt r und z die Werte ϱ und ζ zu benutzen, wobei

$$\varrho = \frac{r}{R} \quad \text{und} \quad \zeta = \frac{z}{R} \tag{7}$$

und das Geschwindigkeitsprofil v in der Weise auszudrücken, dass

$$v(r) = v_0 \cdot \omega(\varrho) \text{ mit } \omega(0) = 1. \tag{8}$$

Dabei bedeutet v_0, wie bereits oben gesagt, die Maximalgeschwindigkeit in der Mitte der Blutsäule. Im Falle der POISSEUILLE-Strömung würde $\omega(\varrho) = 1 - \varrho^2$ sein (s. oben). Eine bedeutungsvolle Grösse ist weiterhin das Verhältnis von Wärmelängsstrom $(\gamma \cdot V_0)$ zu Wärmequerstrom (λ/R), eine dimensionslose Zahl η

$$\eta = \frac{\gamma \cdot v_0 \cdot R}{\lambda}. \tag{9}$$

Unter Vernachlässigung der longitudinalen Wärmeleitung, die bei dem gewaltigen Anteil des rein konvektiven Wärmetransportes voll gerechtfertigt erscheint, nimmt durch Einführung der in (7) bis (9) erklärten Grössen die Gleichung (5) die folgende Form an:

$$-\frac{1}{\varrho}\frac{\delta}{\delta_\varrho}\left(\varrho\,\frac{\delta_u}{\delta_\varrho}\right) + \eta\,\omega(\varrho)\,\frac{\delta_u}{\delta_\varrho} = p(\varrho, \zeta) \tag{10}$$

[$p(\varrho, \zeta)$ ist dabei statt $\frac{R^2}{\lambda} \cdot q(r, z)$ eingesetzt]. Die Randbedingung (6) nimmt die Gestalt

$$\frac{\delta_u}{\delta_\varrho} = 0 \text{ für } \varrho = 1 \text{ an!} \tag{10a}$$

Die Lösung dieser Gleichung (10) ist ausserordentlich schwierig und umfasst ein sog. „Eigenwertproblem". Sie ist von R. BECKER ausführlich mitgeteilt worden und muss im Original wiedergegeben werden.

Der nachfolgend im Kleindruck wiedergegebene Abschnitt entspricht wörtlich den BECKERschen Ausführungen, die ganz allgemein für viele physiologische Probleme des Wärmehaushaltes bedeutungsvoll sein dürfen.

Die Lösung der Gleichung. Zur Lösung von (10) betrachten wir zunächst die homogene Gleichung, welche daraus durch Nullsetzen der rechten Seite hervorgeht. Diese können wir lösen durch den Produktansatz $u = f(\varrho) \cdot g(\zeta)$. Setzen wir diesen Ausdruck in die homogene Gleichung ein, so erhalten wir

$$\frac{\frac{1}{\varrho}(\varrho f')'}{\eta\,\omega(\varrho) f} = \frac{g'}{g}.$$

Hier steht links eine Funktion von ϱ allein, rechts dagegen eine von ζ allein. Folglich müssen beide Seiten konstant, etwa gleich $-\alpha$ sein. Das gibt für f die Gleichung

$$\frac{1}{\varrho}(\varrho f')' + a\eta\omega(\varrho) f = 0. \tag{11}$$

Entsprechend der Randbedingung (10a) fordern wir auch für $f(\varrho)$ die Bedingung

$$f'(1) = 0. \tag{11a}$$

Nun gilt folgendes: Im allgemeinen, d. h. bei beliebigem α hat die Gleichung (11) überhaupt keine mit (11a) verträgliche Lösung. Nur für ganz bestimmte Werte von α, die wir etwa mit α_0, $\alpha_1, \ldots$ bezeichnen, existiert eine solche Lösung. Man nennt diese Werte von α die Eigenwerte und die zugehörigen Lösungen $f_0(\varrho)$, $f_1(\varrho), \ldots$ die Eigenfunktionen der Differentialgleichung. Die Auffindung dieser Eigenwerte und Eigenfunktionen bildet den mathematischen Kern des ganzen Problems. Wir werden diese Grössen nachher für eine sehr spezielle Annahme hinsichtlich der Funktion $\omega(\varrho)$ angeben. Zunächst nehmen wir an, die Zahlen $\alpha_0, \alpha_1, \ldots \alpha_n \ldots$ und die Funktionen $f_0, f_1, \ldots f_n, \ldots$ seien bekannt. Dabei sollen die α_n der Grösse nach geordnet sein ($\alpha_{n+1} > \alpha_n$). Dann ist unabhängig von ω stets $\alpha_0 = 0$ und $f_0 = 1$. Zur Ableitung einer für uns wichtigen Eigenschaft der f betrachten wir zwei verschiedene Eigenfunktionen $f_n(\varrho)$ und $f_m(\varrho)$, welche nach Voraussetzung die Gleichungen

$$\begin{aligned} &\frac{1}{\varrho}(\varrho f_n')' + a_n\eta\omega(\varrho) f_n = 0 \\ &\frac{1}{\varrho}(\varrho f_m')' + a_m\eta\omega(\varrho) f_m = 0 \end{aligned} \tag{12}$$

befriedigen. Wir multiplizieren die erste Gleichung mit ϱf_m, die zweite mit ϱf_n und integrieren über ϱ von 0 bis 1. Danach subtrahieren wir die zweite Gleichung von der ersten. Nun ist $\int_0^1 (\varrho f_n') f_m \, d\varrho = -\int_0^1 \varrho f_n' f_m' \, d\varrho$, da $\varrho f_n'$ sowohl für $\varrho = 0$ wie auch für $\varrho = 1$ verschwindet. Das gleiche Resultat gilt für $\int_0^1 (\varrho f_m') f_n \, d\varrho$, so dass wir erhalten

$$(a_n - a_m)\int_0^1 \varrho\omega(\varrho) f_n f_m \, d\varrho = 0.$$

Für zwei Eigenfunktionen f_n und f_m, welche zu verschiedenen Eigenwerten gehören, gilt also die Orthogonalitätsrelation

$$\int_0^1 \varrho\omega(\varrho) f_n f_m \, d\varrho = 0 \quad \text{für } a_n \neq a_m. \tag{13}$$

Nun schreiben wir die allgemeine Lösung[1] von (10) in der Form

$$u = \sum_{n=0}^{\infty} f_n(\varrho) g_n(\zeta), \tag{14}$$

wo $f_n(\varrho)$ die soeben erklärten Eigenfunktionen bedeuten. Die $g_n(\zeta)$ sind dann so zu bestimmen, dass (14) eine Lösung von (10) wird. Setzen wir (14) in (10) ein, so erhalten wir unter Berücksichtigung von (12) zunächst

$$\sum_{n=0}^{\infty} \eta\,\omega(\varrho) f_n(\varrho)\,[a_n g_n(\zeta) + g_n'(\zeta)] = p(\varrho, \zeta). \tag{15}$$

---

[1] Die Lösung (14) und (18) setzt voraus, dass das Funktionensystem der $f_n(\varrho)$ vollständig ist. Andernfalls ist eine Ergänzung erforderlich. Vgl. dazu den Anhang 2.

Wenn wir hier mit ϱf_m multiplizieren und über ϱ integrieren, so werden nach (13) alle Summanden zu Null, mit Ausnahme des einen mit $n = m$. Bezeichnen wir zur Abkürzung

$$K_n(\zeta) = \frac{\int_0^1 p(\varrho,\zeta)\varrho f_n(\varrho)d\varrho}{\eta\int_0^1 \omega(\varrho)\varrho f_n^2(\varrho)d\varrho}, \tag{16}$$

so folgt aus (15) für $g_n(\zeta)$ die Gleichung

$$\alpha_n g_n(\zeta) + g_n'(\zeta) = K_n(\zeta). \tag{17}$$

Hier ist die linke Seite identisch mit

$$e^{-\alpha_n\zeta}\frac{d}{d\zeta}\left(e^{\alpha_n\zeta}g_n(\zeta)\right),$$

so dass die Lösung von (17) lautet

$$g_n(\zeta) = e^{-\alpha_n\zeta}\int_{-\infty}^{\zeta} e^{\alpha_n\zeta}K_n(\zeta)d\zeta.$$

Damit haben wir die allgemeine Lösung (14) unseres Problems in der Form

$$u(\varrho,\zeta) = \sum_{n=0}^{\infty} f_n(\varrho)e^{-\alpha_n\zeta}\int_{-\infty}^{\zeta} e^{\alpha_n\zeta}K_n(\zeta)d\zeta. \tag{18}$$

Darin sind die f_n und α_n die Eigenfunktionen und Eigenwerte von (11), während $K_n(\zeta)$ durch (16) definiert ist.

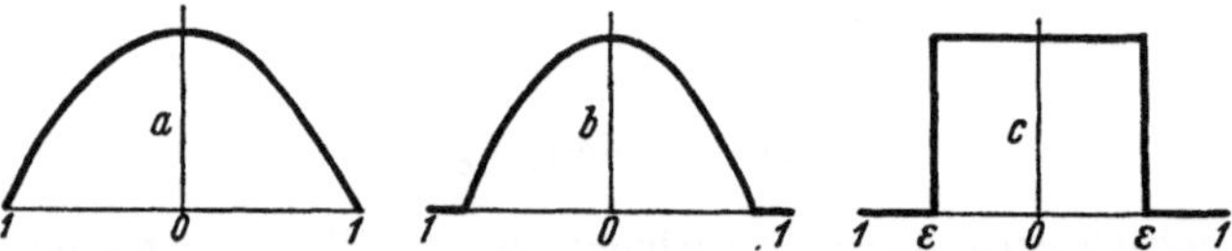

Abb. 4. Drei Formen des Strömungsprofils $\omega(\varrho)$. *a* POISSEUILLE-Strömung ohne Wandung. *b* POISSEULLE-Strömung mit Wandung. *c* Ersatzströmung mit Randzone.

Die wirkliche Berechnung der f_n und α_n, welche der Differentialgleichung (11) genügen, gelingt nur unter sehr vereinfachenden Annahmen hinsichtlich des Strömungsprofiles $\omega(\varrho)$. In der Abb. 4 sind drei mögliche Formen von $\omega(\varrho)$ wiedergegeben. *a* kennzeichnet die reine POISSEUILLE-Strömung mit $\omega = 1 - \varrho^2$. Das zugehörige Eigenwertproblem lautet

$$\frac{1}{\varrho}\varrho f')' + \alpha\eta(1-\varrho^2)f = 0.$$

Das Profil Abb. 4*b* entspricht einer POISSEULLE-Strömung innerhalb einer endlichen Wanddicke. Hier wäre bei einer Wanddicke δ: $\omega = 1 - \frac{\varrho^2}{(1-\delta)^2}$ für $\varrho < 1 - \delta$ und $\omega = 0$ für $\varrho < 1 - \delta$.

Es würde zwar keine Schwierigkeit machen, graphisch in diesen Fällen einige Eigenfunktionen und -werte zu bestimmen. Für die Diskussion des vorliegenden Problems wäre aber damit wenig gewonnen, da nach (18) u in ziemlich unübersichtlicher Weise von ϱ und ζ abhängt. Zudem liefern, wie sich später herausstellen wird, sehr viele Eigenfunktionen zu der in (18) angegebenen Summe noch einen wesentlichen Beitrag. Es erweist sich daher als wesentlich zweckmässiger, das viel einfachere Profil Abb. 4*c* der weiteren Rechnung zugrunde zu legen, in welchem gesetzt wird

$$\omega = 1 \text{ für } 0 < \varrho < \varepsilon \quad \text{und} \quad \omega = 0 \text{ für } \varepsilon < \varrho < 1, \tag{19}$$

d. h. eine konstante Geschwindigkeit innerhalb einer Wandung von der Dicke $1 - \varepsilon$. Diese Wandstärke ist noch frei wählbar. Um eine möglichst gute Übereinstimmung des Ersatzmodelles Abb. 4*c* zu erreichen, muss $1 - \varepsilon$ jedenfalls wesentlich grösser gewählt werden als die wirkliche

Venenwandung. Denn durch die Randzone soll ja, wenn auch in roher Weise, der kontinuierlichen Geschwindigkeitsabnahme in Abb. 4*a* Rechnung getragen werden. Eine naheliegende Annahme hinsichtlich ε besteht darin, dass man für die Profile *a* und *c* bei gleicher Geschwindigkeit v_0 in der Mitte die gleiche Durchflussmenge verlangt. Das würde bedeuten

$$(20) \qquad \int_0^1 (1-\varrho^2)\,\varrho\, d\varrho = \int_0^\varepsilon \varrho\, d\varrho \quad \text{oder} \quad \varepsilon^2 = \frac{1}{2}.$$

Tatsächlich sehen die Eigenfunktionen in den Fällen a und c lange nicht so verschieden aus, wie man es zunächst befürchten könnte.

Unter dieser Annahme lautet die Gleichung (11) für f

$$\begin{aligned} \frac{1}{\varrho}(\varrho f')' + \alpha\eta f &= 0 \quad \text{für } 0 \leqq \varrho \leqq \varepsilon \\ (\varrho f')' &= 0 \quad \text{für } \varepsilon \leqq \varrho \leqq 1 \end{aligned}$$

mit der Randbedingung $f'(1) = 0$.

Die Lösungen dieser Gleichungen sind

$$\begin{aligned} f(\varrho) &= J_0(\sqrt{\alpha\eta}\,\varrho) \quad &&\text{für } 0 < \varrho < \varepsilon, \\ f(\varrho) &= \text{const} &&\text{für } \varepsilon < \varrho < 1. \end{aligned}$$

Dabei ist J_0 die Bessel-Funktion nullter Ordnung. Nun müssen aber die Lösungen der beiden Teilgebiete und ihre ersten Ableitungen an der Stelle $\varrho = \varepsilon$ stetig ineinander übergehen. Also muss $[f'(\varrho)]_{\varrho=\varepsilon} = 0$ sein. Wegen $J_0' = -J_1$ muss α die Gleichung

$$J_1(\sqrt{\alpha\eta}\,\varepsilon) = 0$$

befriedigen. Bezeichnen wir die Nullstellen von $J_1(x)$ mit $x_0, x_1, x_2, \ldots$ so gilt also für den n-ten Eigenwert

$$\sqrt{\alpha_n\eta}\,\varepsilon = x_n.$$

Damit haben wir auch die Eigenfunktionen und Eigenwerte ermittelt

$$(21) \qquad \begin{cases} f_n(\varrho) = J_0\left(x_n \dfrac{\varrho}{\varepsilon}\right) & \text{für } 0 < \varrho < \varepsilon \\ f_n(\varrho) = J_0(x_n) & \text{für } \varepsilon < \varrho < 1 \\ \alpha_n \quad = \dfrac{x_n^2}{\eta\varepsilon^2}. \end{cases}$$

Mit diesen Eigenfunktionen haben wir jetzt die Grösse $K_n(\zeta)$ in (16) zu berechnen. Zur Vereinfachung nehmen wir an, dass die „Heizung" $p(\varrho, \zeta)$ von ϱ nicht abhängt, dass also die Wärmeentwicklung über dem Querschnitt gleichmässig verteilt ist und eine Funktion von ζ allein ist. Mit unserem Profil Abb. 4*c* für $\omega(\varrho)$ wird dann

$$K_n(\zeta) = \frac{p(\zeta)}{\eta} \frac{\int_0^1 \varrho f_n(\varrho)\, d\varrho}{\int_0^\varepsilon \varrho f_n^2(\varrho)\, d\varrho}.$$

Unter Benutzung der für die Bessel-Funktionen $J_0(z)$ und $J_1(z)$ geltenden Beziehungen

$$(22) \qquad \frac{d}{dz}(J_0) = -J_1; \quad \frac{d}{dz}(zJ_1) = zJ_0; \quad \frac{d}{dz}\left\{\frac{z^2}{2}(J_0^2 + J_1^2)\right\} = zJ_0^2$$

bereiten die Integrationen keine Schwierigkeit. Man findet

$$(23) \qquad \begin{cases} K_n = \dfrac{p(\zeta)}{\eta} \dfrac{1-\varepsilon^2}{\varepsilon^2} \cdot \dfrac{1}{J_0(x_n)} & \text{für } n \neq 0, \\ K_0 = \dfrac{p(\zeta)}{\eta} \dfrac{1}{\varepsilon^2}. \end{cases}$$

(21) und (23) liefern, in (18) eingesetzt, mit der in Anhang 2 erläuterten Einschränkung die vollständige Lösung für beliebig gegebene Heizung $p(\zeta)$.

Diskussion der Lösung. Zur weiteren Diskussion müssen wir noch über diese Funktion verfügen. Dazu nehmen wir an

$$(24)\qquad \begin{cases} p(\zeta) = \text{const} = p \text{ für } -l < \zeta < 0 \\ p(\zeta) = 0 \quad \text{für } \zeta < -l \text{ und } \zeta > 0. \end{cases}$$

Die Heizung soll also auf der Strecke l den konstanten Wert p haben und überall ausserhalb dieser Heizstrecke gleich Null sein. Das Ende der Heizstrecke liegt bei $\zeta = 0$. In (18) steht nun ein Integral über den vom Blut bereits durchlaufenen Teil der Heizstrecke. Wir begnügen uns hier — im Hinblick auf die praktische Anwendung — mit der Angabe von u hinter der Heizstrecke, d. h. für positive Werte von ζ und an der Oberfläche der Vene, d. h. für $\varrho = 1$. Dann wird mit (23) und (24)

$$\int_{-\infty}^{\zeta} \epsilon^{\alpha_n \zeta} K_n(\zeta) \cdot f_n(1)\, d\zeta = \frac{p}{\eta}\, \frac{1-\varepsilon^2}{\varepsilon^2}\, \frac{1-e^{-\alpha_n l}}{\alpha_n} \quad \text{für } n \neq 0,$$

$$\int_{-\infty}^{\zeta} e^{\alpha_0 \zeta} K_\sigma(\zeta) f_0(1)\, d\zeta_1 = \frac{p}{\eta}\, \frac{l}{\varepsilon^2}.$$

An der Stelle $\varrho = 1$, ζ erhalten wir also

$$(25)\qquad u(1,\zeta) = \frac{pl}{\eta\varepsilon^2} + \frac{p(1-\varepsilon^2)}{\eta\varepsilon^2} \sum_{n=1}^{\infty} \frac{e^{-\alpha_n \zeta} - e^{-\alpha_n(\zeta+l)}}{\alpha_n}.$$

Bezeichnen wir mit

$$(26)\qquad u_\infty = \frac{pl}{\eta\varepsilon^2}$$

die Temperatur, welche sich bei unseren Voraussetzungen (ideale thermische Isolierung) in unendlicher Entfernung von der Heizstrecke einstellen würde, so lautet also unsere Lösung

$$(27)\qquad u(1,\zeta) = u_\infty \left[1 + (1-\varepsilon^2) \sum_{n=1}^{\infty} \frac{e^{-\alpha_n \zeta} - e^{-\alpha_n(\zeta+l)}}{\alpha_n l}\right].$$

Darin bedeuten, in Venenradien gemessen, l die Länge der Heizstrecke, ζ den Abstand vom Ende der Heizstrecke, $1-\varepsilon$ die Dicke der Randzone in Abb. 4c. Die α_n sind mit den Nullstellen x_n der ersten BESSEL-Funktion $J_1(x)$ verknüpft durch $\alpha_n = \dfrac{x_n^2}{\eta\,\varepsilon^2}$.

Für die Ausführung der in (27) stehenden Summe beachten wir, dass

$$\frac{e^{-\alpha_n \zeta} - e^{-\alpha_n(\zeta+l)}}{\alpha_n l} = \frac{1}{l}\int_0^l e^{-\alpha_n(\zeta+l)}\, dl$$

ist. Die Summe lautet also auch

$$\Sigma = \frac{1}{l}\int_0^l \left(\sum_{n=1}^{\infty} e^{-\alpha_n(\zeta+l)}\right) dl.$$

Nun ist der Wert von x_n gegeben durch[1]

$$x_n = \pi\left(n + \frac{1}{4} - \frac{0{,}152}{4n+1} + \frac{0{,}015}{(4n+1)^3} + - \ldots\right).$$

Für unsere Zwecke begnügen wir uns mit dem Näherungswert

$$x_n = \pi\left(n + \frac{1}{4}\right). \text{ Dann ist } \alpha_n = \left(n + \frac{1}{4}\right)^2 \cdot s, \text{ mit } s = \frac{\pi^2}{\varepsilon^2 \eta}.$$

Solange $s(\zeta + l)$ wesentlich kleiner als 1 ist, gilt nach Anhang 1 mit genügender Näherung

$$(28)\qquad \sum_{n=1}^{\infty} e^{-\left(n+\frac{1}{4}\right)^2 s(\zeta+l)} = \frac{\sqrt{\pi}}{2}\, \frac{1}{\sqrt{s(\zeta+l)}} - \frac{3}{4}.$$

[1] Vgl. etwa JAHNKE-EMDE: Funktionstafeln, 2. Aufl., S. 211.

Die in (27) auftretende Summe ist also

$$\Sigma = \sqrt{\frac{\pi}{s}}\,\frac{\sqrt{\zeta+l}-\sqrt{\zeta}}{l} - \frac{3}{4}$$

und somit wegen $s = \pi^2/\varepsilon^2\eta$:

$$u = u_\infty\left[1 - \frac{3}{4}(1-\varepsilon^2) + \sqrt{\eta}\cdot\frac{(1-\varepsilon^2)\,\varepsilon}{\sqrt{\pi}}\,\frac{\sqrt{\zeta+l}-\sqrt{\zeta}}{l}\right]. \tag{29}$$

Für ε wählen wir nach (20) den Wert $\varepsilon = \frac{1}{\sqrt{2}}$. Ferner wählen wir die Länge l der Heizstrecke gleich dem Durchmesser der Vene, d. h. also $l = 2$. Dann wird für verschiedene Abstände ζ vom Ende der Heizstrecke, wenn wir den in (29) rechts von $\sqrt{\eta}$ stehenden Faktor mit B berechnen:

ζ	$\frac{\sqrt{\zeta+2}-\sqrt{\zeta}}{2}$	Faktor B von $\sqrt{\eta}$ in (29)
0	0,707	0,141
1	0,366	0,073
2	0,293	0,059
4	0,225	0,045

Speziell für die Abstände $\zeta = 1$ und $\zeta = 4$ wird also

$$\left\{\begin{aligned} \zeta = 1:\quad \frac{u}{u_\infty} &= 0{,}625 + \sqrt{\eta}\,0{,}073,\\ \zeta = 4:\quad \frac{u}{u_\infty} &= 0{,}625 + \sqrt{\eta}\,0{,}045. \end{aligned}\right. \tag{30}$$

Unsere Grösse η ist nach (9) proportional zur Durchflussmenge $V' = \frac{\pi}{2} R^2 v_0 \cdot 60\ \mathrm{cm^3/min}$. Wegen (9) also (mit $\gamma = 1$)

$$\eta = \frac{\gamma}{30\,\pi\lambda R}\cdot V'.$$

(γ und λ sind Wärmekapazität und Wärmeleitfähigkeit des Blutes, R ist der Venenradius und V' die in $\mathrm{cm^3/min}$ gemessene Durchflussmenge.) Andererseits ist u_∞ (26) umgekehrt proportional zu V'. Unser Resultat besagt also: Das Produkt aus Temperaturerhöhung u und Durchflussmenge V' wächst linear mit $\sqrt{V'}$ an. Graphisch ist dieser Zusammenhang durch die Abb. 5 zum Ausdruck gebracht, in welcher $\frac{u}{u_\infty}$ in Abhängigkeit von $\sqrt{\eta}$ für die beiden in (30) gegebenen Fälle dargestellt ist. Natürlich verliert dieser Zusammenhang seine Gültigkeit für sehr kleine η.

Das liegt daran, dass die Formel (28) nur brauchbar ist, solange $s\,(\zeta + l)$ kleiner als 1/2 bleibt. Dem entsprechen in unserem Beispiel Werte von η, welche etwa über 200 liegen. Für kleinere η ist ein gekrümmter Verlauf zu erwarten, wie er in der Abb. 5 gestrichelt angedeutet ist. Natürlich kann $\frac{u}{u_\infty}$ nie kleiner als 1 werden. In dem praktisch interessierenden Gebiet dagegen ($\eta > 400$) sollte der lineare Zusammenhang zwischen $\frac{u}{n_\infty}$ und $\sqrt{\eta}$ streng erfüllt sein.

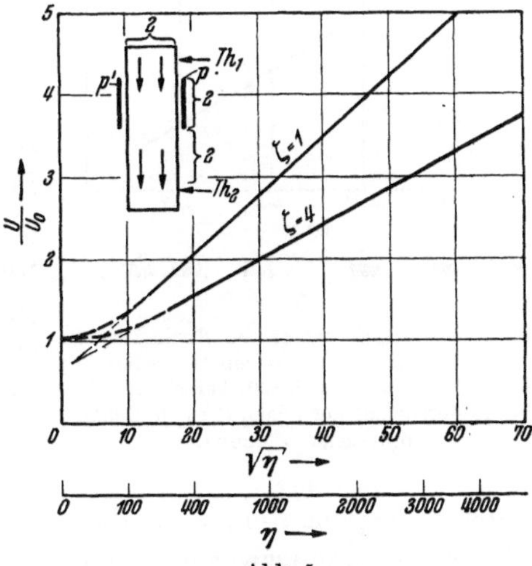

Abb. 5.

Der geradlinige Zusammenhang zwischen $\frac{u}{u_\infty}$ und $\sqrt{\eta}$ nach (30) für zwei verschiedene Abstände der Messstelle von der Heizstrecke.

In der Einleitung (3 b) wurde als experimenteller Zusammenhang zwischen Temperatur u und Durchflussmenge V' ein Gesetz von der Form $\log u = \mathrm{const} - x \log V'$ angegeben, also $\frac{d \log u}{d \log V'} = -x$. Wir wollen noch den Zahlenwert von x ermitteln, welcher aus unserer theoretischen Gleichung (29) folgt. Danach lautet der Zusammenhang zwischen u und η

$$u = \mathrm{const}\,\frac{1}{\eta}\,\{A + \sqrt{\eta}\,B\}.$$

Hier ist $A = 0{,}625$. B hat je nach dem Abstand von der Heizstrecke die in der obigen Tabelle angegebenen Werte. Daraus folgt

$$x = -\frac{d \log u}{d \log \eta} - \frac{1 + \frac{B}{2A}\sqrt{\eta}}{1 + \frac{B}{A}\sqrt{\eta}}. \tag{31}$$

Der Exponent x ist daher um so kleiner, je näher die Messstelle an der Heizstrecke liegt. Ausserdem ist x aber auch noch von der Durchflussmenge selbst abhängig, in dem Sinne, dass es mit wachsender Durchflussmenge sinkt. In den beiden Fällen der Gleichung (30) erhalten wir z. B. zahlenmässig:

ζ	A/B	x für	
		$\eta = 400$	$\eta = 3600$
1	0,117	0,65	0,56
4	0,072	0,70	0,60

Die Werte von $\eta = 400$ und $\eta = 3600$ entsprechen etwa den kleinsten und grössten praktisch in Betracht kommenden Durchflussmengen. Wir haben damit für x durchaus die beobachtete Grössenordnung gefunden. Jedoch müsste bei genauen Messungen in der logarithmischen Darstellung eine Abweichung von der Geraden beobachtbar sein. In Abb. 6 ist für den Bereich von $\eta = 400$ bis $\eta = 4000$ $\log u$ über $\log \eta$ aufgetragen. Die durchgezogene Gerade entspricht dem Exponenten $x = 0{,}605$, während die eingetragenen Punkte (⊙) nach der ersten Formel (30) berechnet sind. *Es ist, wie man sieht, schon eine beträchtliche Messgenauigkeit erforderlich, um experimentell zwischen den beiden Geradliniengesetzen $u \cdot W = A' + \sqrt{V'}B'$ und $\log u = const - x \log V'$ eine Entscheidung zu treffen.*

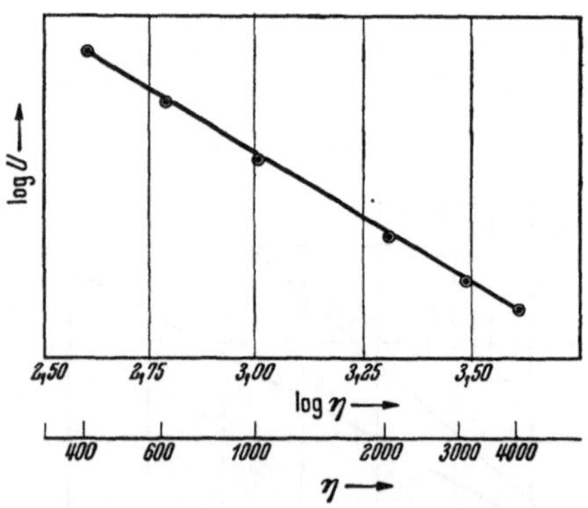

Abb. 6. Vergleich der ersten Formel (30) mit dem Gesetz $\log u = const - x \log \eta$. Die Punkte ⊙ sind nach (30) berechnet, die Gerade entspricht der [nach (3b)] üblichen empirischen Eichung.

Die R. BECKERsche Theorie kommt also zu einer befriedigenden Übereinstimmung mit unseren empirischen Messresultaten. Sie zeigt, dass unsere für die Praxis bewährte Formel (3a) im weiten Umfang, d. h. bei Strömungsänderung um mehrere 100% ausreichend für die Beurteilung der Leistungsfähigkeit der Messanordnungen ist. Zugleich ergibt sich die Tatsache, dass der Exponent x um so grösser wird, je weiter der Messpunkt von den Hochfrequenz-Heizelektroden stromabwärts gelegen ist. Hierfür sind aber je nach der Art des zu messenden Blutgefässes die Bedingungen recht verschiedene und man wird unter Umständen mit einem kleineren Exponenten, d. h. aber mit einer geringeren Messgenauigkeit für die höheren Strömungswerte auskommen müssen.

Bei allen bisherigen theoretischen Betrachtungen war angenommen, dass die Strömung von 0 verschieden ist, d. h. dass ein Stillstand der Blutsäule nicht zustande kommt. Sobald dies der Fall ist, wird dann, wenn die Messanordnung einigermassen symmetrisch gestaltet worden ist, eine Temperaturdifferenz zwischen den beiden Messpunkten stromauf und stromab von der Heizstelle *nicht* auftreten können, d. h. im Falle der thermoelektrischen Messung wird das Galvanometer in Nullage zurückgehen. Die Abb. 7 soll dies verständlich machen.

In unseren praktisch-experimentellen Mitteilungen wird unten in Abb. 21 auch gezeigt werden, dass in der Tat bei Strömungsstillstand ein solcher Rückgang des Galvanometers auf Null erfolgt. An irgendeiner Stelle zwischen einer sehr langsamen Strömung und dem völligen Stillstand muss die GV-Kurve also einen Umkehrpunkt haben. Das bedeutet aber, dass in diesem Bereich der Ausschlag der Messeinrichtung umgekehrt als bei höheren Stromstärken verlaufen müsste, was natürlich äusserst misslich wäre. Wie unten aber auf Grund unserer Experimente ermittelt wurde, liegt dieser Umkehrpunkt für Gefässe von 2,5 mm Durchmesser bei Strömungswerten, die kleiner als 1 ccm/Min sind, also bei Werten, welche bereits praktisch einem Stillstand gleichkommen, so dass eine Fehlangabe oder Täuschung durch diese Eigenart der Anordnung ausgeschlossen ist.

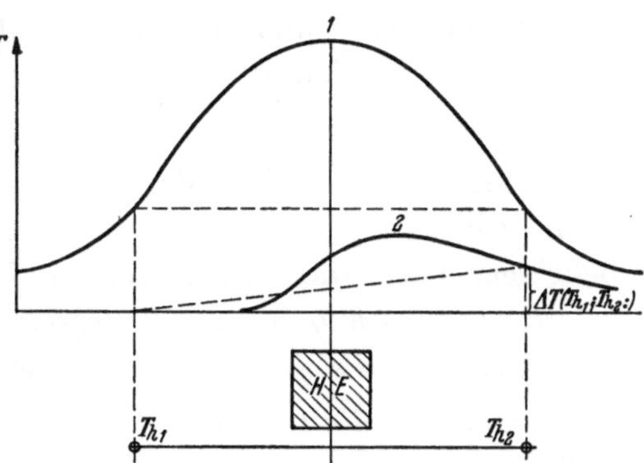

Abb. 7. Die Temperaturverteilung (T) zwischen den beiden Lötstellen Th_1 und Th_2 des messenden Thermoelementes bei symmetrischer Anordnung dieser zur Heizelektrode ($H.E.$) 1 = im Falle völligen Strömungsstillstandes. Es wird dabei keine Temperaturdifferenz zwischen Th_1 und Th_2 auftreten. 2 = bei Strömung in der Richtung von Th_1 nach Th_2. Es kommt dabei eine Temperaturdifferenz (ΔT) zwischen den beiden Lötstellen zustande.

J. Jongebloed und Noyons (1936) haben sich mit diesem Problem des Umkehrpunktes der Thermostromuhr bei sehr geringen Strömungswerten theoretisch beschäftigt und kommen auf Grund eines ungerechtfertigten Vergleichs ihres „Aërothermorheographen" (einer Übertragung unseres Thermostromuhrprinzips auf die Messung von Gasströmen) mit der Thermostromuhr zu dem Schluss, dass solche Täuschungen möglich sein *können.* Hierzu ist — abgesehen von unseren praktischen Ergebnissen, über die wir unten berichten — zu sagen, dass schon allein die viel höhere Wärmeleitzahl des Wassers bzw. des Blutes, verglichen mit Luft, die Spanne zwischen einem solchen Umkehrpunkt und völligem Stillstand auf ein Minimum reduzieren muss.

Eine viel wichtigere Frage, welche man bei dem eben behandelten Verhalten der Messanordnung bei Strömungsstillstand stellen muss, ist meines Erachtens die, *ob man unter diesen Umständen überhaupt pulsierende Strömungen, die bis zum Stillstand gehen, messen kann.*

Über die Messung pulsierender Strömungen und die Tatsache, dass es sich um eine summierende, also um eine Stromuhrmethode und nicht um einen Rheographen oder Tachographen handelt.

Die gesamte durch den hochfrequenten Wechselstrom zugeführte Energie wird zwischen den Heizelektroden in Wärme verwandelt, entsprechend der Gleichung $\frac{J^2 \cdot W}{K} = \text{cal/sec}$. Diese Wärme wird, je nach der Grösse der sekundlichen Blutströmung zu sehr wechselnder Erwärmung derselben führen müssen, d. h. mit der Pulsation des Blutstromes wird eine Pulsation der Temperatur zwischen den Heizelektroden auftreten in dem Sinne, dass bei Verlangsamung oder im Extremfalle Stillstand eine Zunahme, bei Beschleunigung aber eine Abnahme der Temperatur erfolgt. Die Summe der zugeführten Wärme in allen so verschieden temperierten Flüssigkeitsquanten aber muss über eine bestimmte Zeit t hin zwangsläufig gleich $\frac{J^2 \cdot W}{K} \cdot t$ sein. Nimmt man an, dass der radiale Wärmeverlust nach aussen (Achse „r" der Abb. 2) gleich Null wäre, so würde dann, wenn man die Durchflussmenge V über eine bestimmte Zeit t aufsammelt, eine gleichmässige Temperatur für die gesammelte Blutmenge sich ergeben, welche gleich $\frac{J^2 \cdot W}{K} \cdot \frac{t}{V}$ wäre. Dabei ist es gleichgültig, ob die Strömung langsam und kontinuierlich oder in irgendwelchem Rhythmus, mit oder ohne völligen Stillstand oder sogar kurzdauernder Stromumkehr, also „pulsierend" in beliebiger Form die Heizelektroden passiert hat.

Aus der Messung der sich zwangsläufig ergebenden Mischtemperatur würde man also, ohne Rücksicht auf die Form der pulsierenden Strömung, V berechnen können, wenn nur die zugeführte Heizenergie $\left(\frac{J^2 \cdot W}{K}\right)$ *konstant und bekannt ist.*

Über das Verhalten der Strömung in kleinsten Zeitabschnitten würde man natürlich nichts erfahren können. Aber das interessiert uns weder, noch ist es für unsere Fragestellungen bedeutungsvoll, denn wie oben gesagt wurde, *ist nur beabsichtigt zu messen, wieviel Blut pro Minute in ein bestimmtes Organ hineinfließt.* Das ist der Grund, weshalb das Verfahren „Thermostromuhr" und nicht etwa „Thermorheograph" oder „Thermotachograph" oder ähnlich benannt wurde und weshalb die Eichungsangaben nicht in ccm/sec, sondern in ccm/min erfolgen. Unter den gegebenen Strömungsverhältnissen in den verschiedensten Blutgefässen reicht nach unseren Messungen 1 Min. vollkommen aus, um etwas über die Veränderung der mittleren zeitlichen Durchflussmenge auszusagen. Der Verkennung dieser Sachlage sind jene von Ph. Broemser auf dem Deutschen Physiologentage 1926 gemachten Einwände gegen die Thermostromuhr zuzuschreiben, die er nachträglich durch die Mitteilung völlig übereinstimmender Messresultate für die Nierendurchblutung bei Verwendung seiner eigenen Messmethode (leider nur stillschweigend) zurückgezogen hat.

Die angeführten theoretischen Überlegungen sind aber auch noch bedeutungsvoll wegen der von manchen Seiten vorgenommenen „Vereinfachungsversuche" an der Thermostromuhr, welche die „Diathermie", also die Wechselstromheizung vermeiden und durch *Heizung oder Kühlung des Blutgefäßes von außen, d. h. durch die Gefäßwand hindurch, ersetzen wollen.* In diesem Falle *ist die Energiezufuhr zur fließenden Blutsäule keineswegs mehr unabhängig von der Strömung und konstant, sondern wechselt mit jeder Strömungsänderung entsprechend den Gesetzen der Wärmekonvektion.* Es sollen von amerikanischen

Autoren mehrere derartige Modifikationen unserer Methode versucht worden sein. Bekannt sind mir bisher nur die von NOYONS und Mitarbeitern (1936), von C. F. SCHMIDT und A. M. WALKER (1935) sowie von J. BALDES und J. F. HERRICK (1935) geworden. Alle diese Modifikationen verkennen das Prinzip der Thermostromuhr (s. oben S. 530) und können niemals zur Messung der *mittleren zeitlichen Durchflussmenge* Verwendung finden, sondern höchstens zur qualitativen Beurteilung von irgendwelchen Strömungsveränderungen in den Gefässen. Hinzu kommt, dass eine solche Anordnung nur in den niedersten Strömungsbereichen einigermassen empfindlich arbeitet, während sie bei höheren Werten zu schnell unempfindlich wird (s. unten S. 561).

Die Hauptschwierigkeit in theoretischer wie praktischer Hinsicht für die Thermostromuhr liegt nun aber darin, dass eine Aufsammlung und Vermischung des Blutes stromabwärts von der Heizstelle nicht vorgenommen werden kann. Auch eine „Homogenisierung" der so verschieden temperierten Blutquanten stromabwärts von den Heizelektroden wäre erst in grossem Abstand von der letzteren zu erwarten. Hier kommt nun der „ausgleichende Vorgang" der Wärmeleitung durch die Gefässwand hindurch, und zwar an der Mess-, nicht an der Wärmezufuhrstelle zu Hilfe.

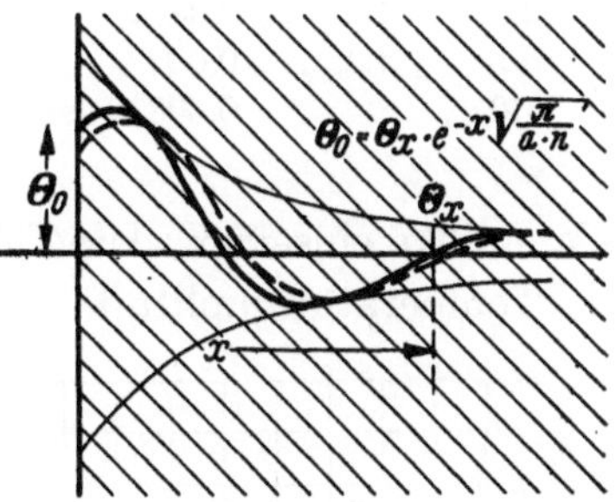

Abb. 8. Die Fortleitung rhythmischer Temperaturänderungen von der Oberfläche (links in der Abbildung) in die Tiefe einer homogenen Platte.

Bekannt ist, dass bei rhythmischer Erwärmung der Oberfläche eines Wärmeleiters in der Tiefe desselben die Wärmepulsationen immer unmerklicher werden, bis schliesslich in einer gewissen Tiefe eine konstante Mitteltemperatur feststellbar ist. Als Beispiel sei hier auf die konstante Mitteltemperatur in einer gewissen Tiefe unter der Erdoberfläche hingewiesen[1]. In welcher Tiefe und in welchem Ausmasse dieser Ausgleich stattfindet, hängt ganz von der Frequenz der Temperaturschwankungen und vor allem von der Wärmeleitfähigkeit des betreffenden Materials, dagegen nicht von der Amplitude ab.

In rhythmischer Folge werden die verschieden erwärmten Blutteile auf die Innenfläche der Gefässwand einwirken und je nach der Wärmeleitfähigkeit des Wandmaterials und der Wanddicke wird an der Gefässaussenfläche die Temperatur mehr oder weniger pulsieren, bzw. unter Umständen sogar konstant sein. Die Abb. 8 gibt eine Vorstellung über die Fortleitung rhythmischer Oberflächentemperaturen in die Tiefe eines Wärmeleiters.

Nimmt man periodische Schwankungen (Periode $= n$) der Oberflächentemperatur einer dicken Platte von der „Temperaturleitzahl" a (die Tempe-

[1] Vgl. hierzu E. WARBURG Wärmeleitung und andere ausgleichende Vorgänge. Berlin 1924, S. 52 über die Fortleitung schwingender Temperaturfelder.

raturleitzahl $= \frac{\text{Wärmeleitzahl}}{\text{spez. Wärme} \cdot \text{spez. Gew.}}$) mit einer Temperaturamplitude von Θ^0 an, so wird die Temperaturamplitude in einer beliebigen Tiefe (s. Abb. 8!) innerhalb der Platte (Θ_x) gegeben durch die Gleichung

$$\Theta_0 = \Theta_x \cdot e^{-x\sqrt{\frac{\pi}{\alpha \cdot n}}}.$$

Man ist also, bei Kenntnis der entsprechenden Grösse, durchaus in der Lage sich auch Vorstellungen quantitativer Art über die Vorgänge in der Gefässwandung zu machen, unter der vereinfachenden Annahme, dass sie sich wie eine gestreckte Platte verhält. Fügt man 60 Pulse pro Minute für n, für a die für die Gewebe experimentell ermittelte Temperaturleitzahl 0,0005 ein, so ist man in der Lage zu berechnen, wie gross die vorkommenden Temperaturschwankungen für verschiedene Gefässwanddicke an der Oberfläche sein werden. In obige Gleichung wird man einfach statt x die Wanddicke einsetzen. Die Tabelle 1 und die Abb. 9 bringen das Ergebnis, wenn die Temperaturamplitude an der Innenfläche gleich 1 gesetzt wird.

Tabelle 1.

Wanddicke mm	Temperaturamplitude an der Oberfläche bei 60 Pulsen/Min.
0	1
0,2	0,38
0,5	0,09
1,0	0,008

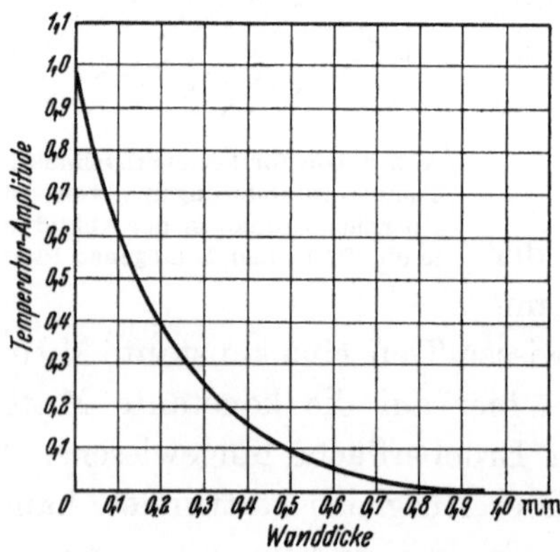

Abb. 9. Das Verhalten der Temperaturamplitude bei der Fortleitung rhythmischer Temperaturschwankungen von der Oberfläche in eine Wand hinein in verschiedener Tiefe, bzw. bei verschiedener Wanddicke. Pulszahl = 60 Min. Wärmeleitvermögen der Wand = dem des lebenden Gewebes.

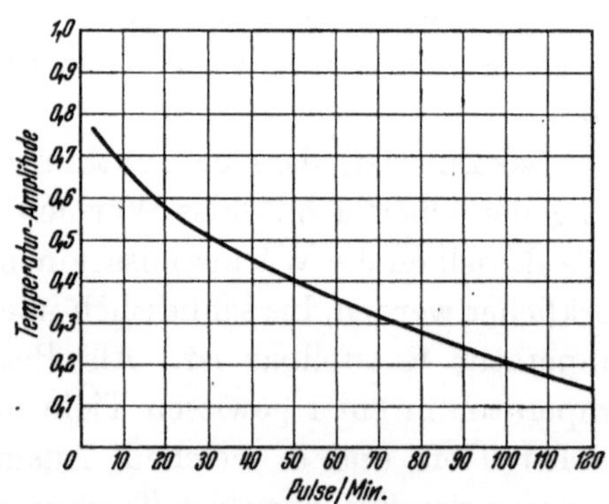

Abb. 10. Das Verhalten der Temperaturamplitude bei der Fortleitung rhythmischer Temperaturschwankungen von der Oberfläche durch eine Wand (Dicke = 0,2 mm, Wärmeleitvermögen = das des lebenden Gewebes) bei verschiedener Pulsfrequenz.

Von gleichem Interesse wie der Einfluss der Wanddicke ist jener der Pulsationsfrequenz. Die Abb. 10 zeigt das Berechnungsergebnis für eine Wanddicke von 0,2 mm.

Es ergibt sich, dass mit steigender Pulszahl die Rhythmik der Strömung immer undeutlicher in der Temperatur der äusseren Gefässwandfläche zum Ausdruck kommt.

Man sieht also, dass unter den im Gefässsystem gegebenen Verhältnissen (Wanddicke und Pulszahl) *an der Gefässoberfläche eine praktisch schwankungs-*

freie Mitteltemperatur resultieren wird, dass mit anderen Worten der Wärmeausgleich durch die Gefässwand hindurch *im Sinne einer Summation* wirken muss, wie etwa die Kugeln einer LUDWIGschen Stromuhr. Im übrigen aber gelten für den Wärmeübergang vom Blut auf die Gefässwandungen die Grundsätze der oben wiedergegebenen BECKERschen Theorie. Die Richtigkeit dieser Überlegungen musste natürlich im Experiment nachgeprüft werden, worüber unten weitere Mitteilungen erfolgen.

c) Die Entwicklung der Versuchsanordnung.

1. Anordnung der Heizelektroden und Thermoelemente.

Um einen guten Sitz der Heizelektroden und Thermoelemente an der Blutgefässwandung zu erreichen, wurde so verfahren, dass beide im Innern offener Rinnen aus Bakelit — in manchen Fällen auch Glas — angeordnet wurden. Die Form dieser Rinnen wurde aus unseren experimentellen Erfahrungen im wesentlichen so gestaltet, wie es die Abb. 11 zeigt. Die hohe U-Form ist wichtig (Abb. 11a), weil sie die Verwendung an Venen verschiedenen Durchmessers ermöglicht, während die Form 11b nur an genau passenden Gefässen erlaubt ist.

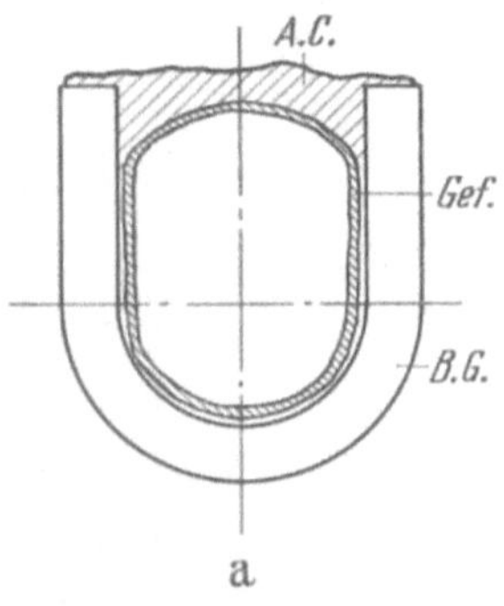

Abb. 11a. Hohe Rinnenform des Bakelitgehäuses (*B.G.*). Das Gefäss (*Gef.*) wird nach dem Einlegen durch eine Decke von flüssigem, rasch erstarrendem Acetoncelluloid (*A.C.*) befestigt.

Abb. 11b. Runde Form, in welche das kollabierte Gefäss (*Gef.*) durch einen Schlitz in der Längsrichtung des Gehäuses (*Schl.*) eingeführt wird. Wenn die Abmessungen richtig sind, bleibt es dann fest liegen.

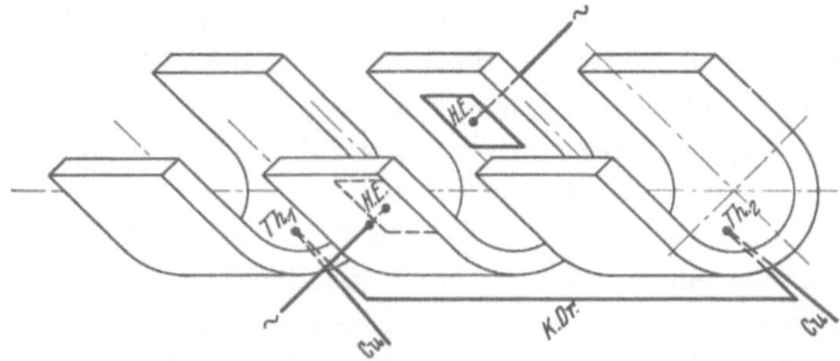

Abb. 12. Heizelektroden (*H.E.*) und Lötstellen des Thermoelementes (Th_1 und Th_2) aus Kupfer (*Cu*) und Konstantandraht (*K.Dr.*) sind in 3 getrennten Rinnen aus Bakelit untergebracht, so dass der Abstand von Heiz- und Messstellen beliebig verändert werden kann.

Zunächst wurde die Anordnung so getroffen, dass die beiden Lötstellen eines Thermoelementes getrennt in einzelnen Rinnen untergebracht wurden, während eine dritte Rinne die Heizelektroden enthielt (s. Abb. 12). Experimentiert wurde an isolierten, mit defibriniertem Blut durchströmten Venen.

So war es insbesondere möglich, die Rolle des Lötstellenabstandes von der Heizelektrode zu studieren. Es ergab sich in der Tat, was später in der BECKERschen Theorie gefordert wurde, dass nämlich der in der Gleichung ($G \cdot V^x = \text{const}$) enthaltene Exponent um so kleiner wird, je näher die Messlötstelle an die Heizelektrode heranrückt. Da die Begrenzung der Heizelektrodenfläche nicht unter ein gewisses Mass gehen darf und andererseits die anatomischen Verhältnisse an den verschiedenen Gefässen den Abstand der

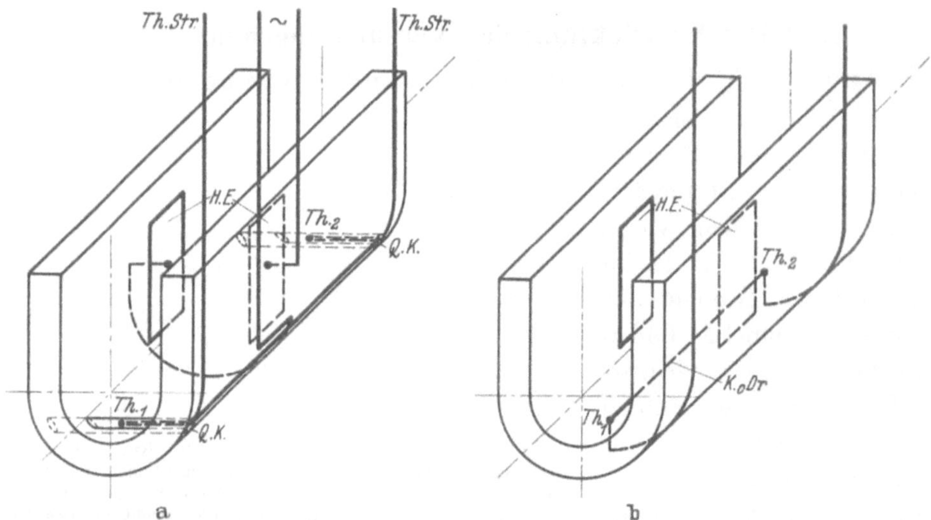

Abb. 13a. Kombinierte Anordnung von Heizelektroden (*H.E.*) und Thermoelementen (Th_1 u. Th_2) in einem Bakelitgehäuse von hoher Rinnenform (wie Abb. 11a). Die Lötstellen liegen in feinen Quarzcapillaren (*Q.K.*).

Abb. 13b. Die gleiche Anordnung: Jedoch sind die Lötstellen (Th_1 und Th_2) ohne besondere Isolierung am Boden der Rinne angeordnet. Der blanke Konstantandraht ($K._0Dr.$) liegt auf der ganzen Länge dem eingelegten Blutgefäss an.

messenden Elektroden an der Heizstelle nicht über eine bestimmte Grösse hinaus zulassen, wurde darauf verzichtet, diesen letzten optimal, d. h. so gross zu wählen, dass der Exponent x gleich 1 oder nahezu 1 wird. Dafür aber wurde der Lötstellenabstand konstant gemacht und durch empirische Eichung die Grössen des Exponenten ermittelt. Es ergaben sich Formen für die Messanordnung, wie sie die Abb. 13 wiedergibt.

Alle diese Muster wurden von uns gebaut und in der Praxis erprobt. Das Muster a ist infolge der Anordnung der Lötstellen in Quarzcapillaren in der Herstellung etwas schwierig sowie in der Einstellung träge, da ja der Wärmeübergang auch noch durch die Quarzcapillaren hindurch erfolgen muss. Das Muster b entstand aus der Erfahrung, dass für Oberflächenmessung mit Thermoelementen der Anliegedruck der Lötstellen am zu messenden Objekt äusserst wirksam für die Messresultate zu sein pflegt. Für das Anliegen eines Drahtes über eine längere Strecke an der Gefässwand sind die Verhältnisse günstiger als für das Anliegen punktförmiger, kleinflächiger Lötstellen. Ausserdem ist im Muster b der blanke Konstantandraht rechtwinklig im heizenden Hochfrequenzfeld angeordnet, wodurch Induktionserscheinungen in den Thermoelementen ausgeschlossen sind. Da es nicht zu vermeiden sein wird, dass hochfrequenter Wechselstrom auf das Thermoelement bzw. die Drähte und Galvanometerleitungen übergeht (Verschiebungsströme, Erdkapazität!), besteht die Gefahr, dass eine der beiden Lötstellen auf diese Weise stärker aufgeheizt wird als die andere. Es können hierdurch völlig undurchsichtige Störungen verursacht werden. Liegt aber, wie das beim Muster b der Fall ist, das Thermoelement als verhältnismässig dicker, blanker Draht dem Blutgefäss auf die ganze Länge an, so wird der geringfügige, unvermeidbare Übergang von hochfrequentem Wechselstrom beide Lötstellen ziemlich gleichmässig beeinflussen müssen, und die Störung durch Aufheizung des Thermoelementes hebt sich selber auf. Dieses Ergebnis wird noch besonders unterstützt dadurch, dass durch einen grossen Kondensator die beiden Thermoelementableitungen untereinander für Hochfrequenzstrom „kurz geschlossen" sind, worauf in der Beschreibung der Schaltung unten näher eingegangen wird. Ein nicht abgebildetes Muster c zeigt schliesslich die gleiche Anordnung wie b, wobei aber die stromabwärts gelegene Lötstelle ganz nahe an die Heizstelle herangerückt ist. Diese Anordnung erbringt für völligen Stillstand des Blutes nicht einen Rückgang des Galvanometerausschlages auf den Wert Null, sondern auf den Wert ∞. Entsprechend unseren oben gemachten Ausführungen wird es einen sehr kleinen Exponenten x für die Gleichung $G \cdot V^x = \text{const.}$ haben, d. h. aber es wird im Gebiete der stärkeren Blutströmungswerte sehr unempfindlich werden. Für manche rein qualitativen Messungen von Reaktionen, bei denen stärkste Verlangsamungen mit Stillständen des Blutes wechseln, hat sich diese Form bewährt.

Wenn auch das Bakelit ein schlechter Wärmeleiter ist, so war doch bei all den genannten Mustern von Nachteil, dass nach Anlegung der Messanordnung im Tier manchmal noch bevor der hochfrequente Heizstrom eingeschaltet wurde, eine der beiden Lötstellen durch die Temperaturunterschiede im Gewebe wärmer war als die andere. Das gilt insbesondere für Messungen an oberflächlichen Gefässen. Diese Temperaturdifferenz äussert sich als eine verlagerte Nullinie. Man muss oft sehr lange Zeit warten, bis sich solche Nullinienabweichungen ausgleichen. Unter Umständen tun sie es überhaupt nicht. Lässt man sie bestehen, so können sie das Messresultat fälschen, weil nämlich mit steigender Blutströmungsgeschwindigkeit eine solche bestehende Temperaturdifferenz innerhalb der Bakelitrinne ausgeglichen wird. Es treten jene Störungen ein, wie sie z. B. von Henry Barcroft (1938) zum Gegenstand einer eigenen Abhandlung gemacht worden sind, d. h. die Thermostromuhr gibt Ausschläge auf Strömungsänderungen, ohne dass sie überhaupt mit dem hochfrequenten Wechselstrom geheizt wird. Man kann diesem Übel dadurch abhelfen, dass man die Lötstellen grundsätzlich in einem bestimmten Mindestabstand vom Rande der Bakelitrinne hält. Aber auch das ist mitunter nicht ausreichend, um derartige Störungen zu vermeiden. Eine gründlichere thermische Isolierung bei gleichzeitig besserem, d. h. flächenhaftem Anliegen der Lötstellen an der Gefässwand schien uns der vorgeschriebene Weg zu sein. Zugleich aber wollten wir folgenden weiteren wichtigen Umstand berücksichtigen: Die Tatsache, dass nicht nur die Blutsäule, sondern auch die Gefässwand durch den Heizstrom aufgeheizt wird, führt dazu, dass an den Heizelektroden selbst, sowie etwas oberhalb und unterhalb derselben die Gefässwand bedeutend wärmer werden wird als das Blut. Zu der direkten „diathermischen" Aufheizung des Blutes kommt also in geringem Masse noch eine solche durch Wärmeübergang aus der Wand hinzu. Dieser Anteil ist als solcher gering. Aber die Aufheizung der Wand kann doch dann, wenn die Messanordnung unsymmetrisch gebaut ist, zu recht beträchtlicher Beeinflussung der $G \cdot V^x =$ const-Kurve führen. Es lag nahe, auch diese Störung durch Selbstkompensation auszuschalten.

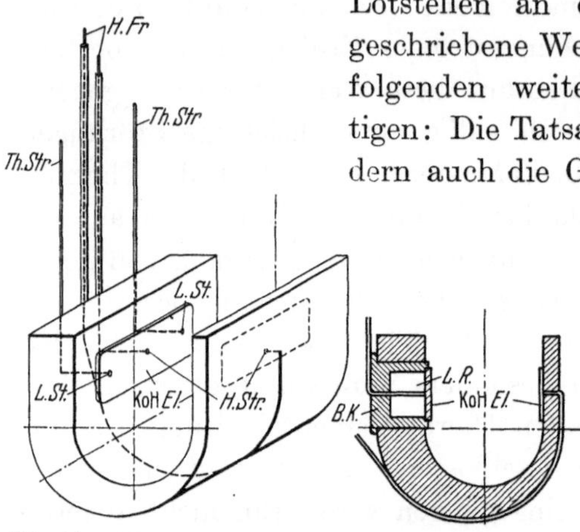

Abb. 14. Heute überwiegend verwendetes „Diathermie-Thermoelement" zur Blutströmungsmessung. *B.H.* Bakelitehülse. *KoHEl.* Konstantanblech-Heiz-Elektrode mit Zuleitung für den Hochfrequenzstrom (*H.Str.*). Die Messlötstellen (*L.St.*) werden einfach durch punktförmig an die linke Heizelektroede angelötete Kupferdrähte (*Th.Str.*) gebildet. Diese Heizelektrode ist auf einem, in die Bakelitewandung der Rinne eingelassenen Bakelitekästchen (*B.K.*) so gelagert, dass sie rückwärts an einen dicht abgeschlossenen Luftraum angrenzt. Dadurch wird der Wärmeübergang nur mit dem in der Rinne liegenden Gefäss sichergestellt. Rinnendurchmesser 3 mm. Lötstellenabstand 9 mm.

Besseres, d. h. flächenhaftes Anliegen, bessere thermische Isolierung und *Selbstkompensation des Effektes der Wandaufheizung* des Blutgefässes wird erreicht im Baumuster der Abb. 14.

Tabelle 2. Thermoelemente. Neue Typen.

b	*B*	*h*	*H*	*L*	*Lö*	*E*	*e*	*d*	*t*
Bettbreite (Elektroden-abstand)	Element-breite	Betthöhe	Element-höhe	Element-länge	Löt-stellen-abstand	Elek-troden-länge	Elek-troden-breite	Stärke vom Rämchen-flansch	Luft-polster vom Rämchen
1,5	4,5	2,5	3,75	9,5	4,8	6,3	1,5	0,5	1,5
2,0	5,0	3,2	4,8	11,0	6,4	7,9	1,5	0,5	1,5
2,5	5,5	4,0	6,0	13,0	8,0	9,5	1,5	0,5	1,5
3,0	6,0	4,8	7,2	14,0	9,6	11,1	1,5	0,5	1,5
3,5	6,5	5,6	8,4	15,8	11,2	12,7	1,5	0,5	1,5
4,0	7,0	6,4	9,6	17,5	12,8	14,3	1,5	0,5	1,5

Bemerkung: *Material für Elektroden:* 0,05 mm dickes Konstantanblech. *Zuleitung:* verzinnte Kupferlitze 0,15 qmm, gummiert. *Lötstellen:* Konstantanblech = Elektrode; email. Kupferdraht 0,2 mm Durchmesser.

Hier wird die eine aus dünnstem Konstantanblech gefertigte Heizelektrode selbst zum Thermoelement gemacht und durch einen rückwärtigen Luftraum thermisch bestens isoliert.

In der Tat liess sich auf diese Weise eine erfreuliche Konstanz der Nulllinien auch an freiliegenden Oberflächengefässen sowie eine

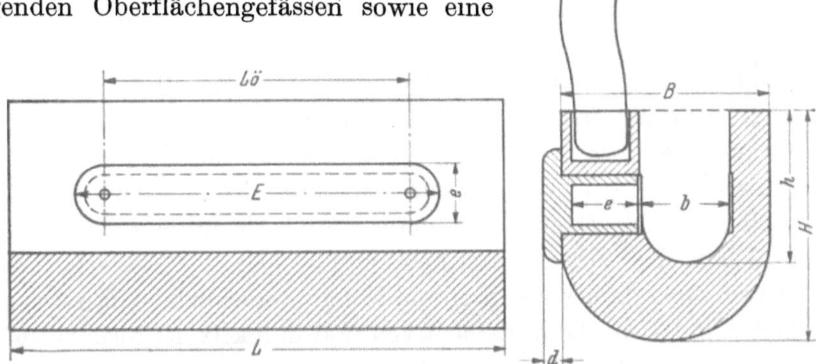

Abb. 14a. Die Buchstaben entsprechen denen der Tabelle 2.

absolute Ruhelage trotz stärkstem Strömungswechsel bei ungeheizter Messvorrichtung erreichen. Die Einstellgeschwindigkeiten wurden wesentlich vergrössert (s. unten). Natürlich wird entsprechend der Beckerschen Theorie der Exponent x der Gleichung $G \cdot V^x = \text{const}$ wesentlich kleiner als bei anderer Anordnung. Aber dieser Nachteil, der in einer grösseren Unempfindlichkeit bei höheren Strömungswerten liegt, wird aufgewogen durch die Sicherheit und Konstanz aller Messwerte und weitgehende Temperaturunabhängigkeit der Messanordnung.

Die wichtigsten Masse der beschriebenen Messvorrichtungen gibt Tabelle 2 wieder.

Tabelle 2a. Thermoelemente. Alte Typen.

Bettbreite (Elektrodenabstand) in mm	Gesamtlänge in mm	Äussere Stärke des Elementes in mm	Lötstellenabstand	Elektrodenabmessungen in mm	
				Länge	Breite
1,0	8,0	4,0	6,0	1	1
1,5	8,0	4,0	6,0	1,2	1,2
2,0	9,0	5,0	7,0	1,4	1,4
2,5	9,0	5,0	7,0	1,6	1,6
3,0	10,0	6,0	8,0	1,5	2,0
3,5	11,0	6,0	9,0	1,8	1,9
4,0	12,0	7,0	10,0	2,0	2,0
4,5	13,5	7,0	11,5	2,2	2,0
5,0	15,0	8,0	13,0	2,5	2,0

Bemerkung. *Material für Elektroden:* 0,05 mm dickes Platinblech. *Zuleitung:* verzinnte gummierte Kupferlitze 0,15 qmm. *Lötstellen:* Konstantandraht 0,2 mm Durchmesser; email. Kupferdraht 0,2 mm Durchmesser.

2. Erzeugung und Messung des hochfrequenten Heiz-(„Diathermie")-Stromes.

Dass zur Heizung der strömenden Blutsäule ausschliesslich hochfrequenter Wechselstrom in Frage kommt, ist selbstverständlich. Aus vielen neueren Untersuchungen, namentlich denen von CHR. MALTESOS und M. SCHNEIDER[1] weiss man, dass die vasomotorischen Nerven gegen Wechselströme bereits mittlerer Frequenz recht unempfindlich sind (s. auch VALDECASAS 1936, PAPPENHEIMER 1941). Nach unserer heutigen Kenntnis über die Chronaxie vegetativer Nerven ist das erklärlich (LULLIES 1937). Immerhin benötigt man zur Aufheizung etwa 0,3 Watt, so dass die Gefahr besteht, es könnten durch Stromschleifen bei Verwendung mittlerer Frequenzen benachbarte motorische oder sensible Nerven geringerer Chronaxie mitgereizt werden und den Gesamtablauf des Versuches stören.

Die Anwendung hoher Frequenzen bringt verschiedene messtechnische Schwierigkeiten mit sich, die in kapazitiven und induktiven Störungen wurzeln und eine tatsächliche Messung der effektiven Stromstärke und des effektiven Widerstandes unter Umständen unmöglich machen. So wird man z. B. feststellen können, dass allein schon durch Berührung eines Poles eines Hochfrequenzerzeugers ein im offenen Kreis befindlicher Strommesser beachtliche Ausschläge zeigt. Diese bekannten Störungen spielen noch keine nennenswerte Rolle bei Frequenzen von wenigen 100000 Hz.

Es gilt also aus *physiologischen* Gründen nicht unter einer bestimmten *Mindestfrequenz*, aus *physikalisch-messtechnischen* Gründen hingegen mit einer möglichst niederen Frequenz zu arbeiten.

Nach unseren Erfahrungen genügen aber 300000 Hz völlig für eine reizlose Heizung der Blutgefäße selbst in besonders empfindlichen Organen. Von dem anfangs zu unseren Versuchen gebrauchten medizinischen Diathermiegerät sind wir daher heute völlig abgekommen, möchten sogar vor seinem Gebrauch warnen und benutzen ausschliesslich Röhrensender, die auf 300000 Hz[2] und eine maximale Leistung von 2—3 Watt berechnet sind. Bei gleichzeitiger Messung an mehreren Blutgefässen wird jede Messeinheit mit einem eigenen Sender betrieben, so dass gegenseitige Störungen nicht möglich sind. Die einfache Schaltung unserer Sender mit zugehöriger genauer Stückliste in der von W. HOLZER in unserem Laboratorium ausgearbeiteten Form gibt die Abb. 15 a und b wieder.

Vor der Verwendung höherer Frequenzen als 300000 Hz wird ausdrücklich gewarnt. Hierbei sind die kapazitiven Störungen unter Umständen so erhebliche, dass bereits die blosse Berührung des Versuchstieres zu starken Energieverlusten führt, wodurch dann eine Abnahme der effektiven Stromstärke an den Heizelektroden sich ergibt, die als Abnahme der Blutströmung gedeutet

[1] MALTESOS, CHR. u. M. SCHNEIDER: Pflügers Arch. **241**, 108, 120 (1938).

[2] Zur Ermittlung der Frequenz kann man jedes moderne Radioempfangsgerät benutzen!

werden könnte. Die Messung eines effektiven Widerstandes aber wird dabei mit einfachen Mitteln völlig illusorisch, man misst die Impedanz.

Die Messung der Heizintensität erfolgt über die Messung von effektiver Stromstärke und Widerstand. Nach wie vor bleibt für die Stromstärkemessung höherer Frequenzen die mit geeigneten modernen Hitzdrahtinstrumenten die weitaus zuverlässigste. HARTMANN und BRAUN bauen solche Instrumente

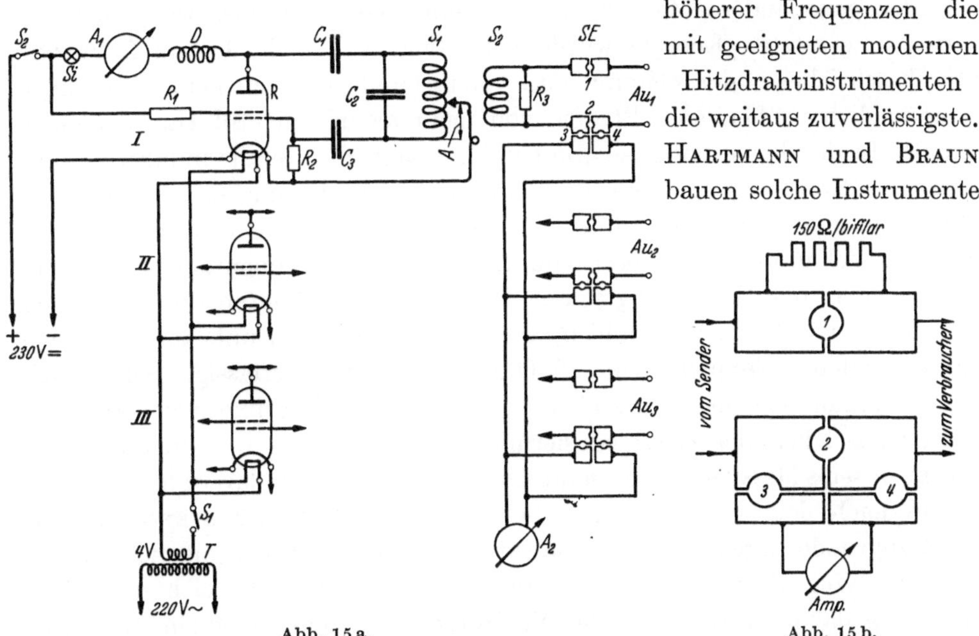

Abb. 15a. Abb. 15b.

Abb. 15 a. Schaltskizze und Stückliste zum 3fachen Sender für die Erzeugung des Diathermiestromes der Thermostromuhr. S_1 Heizungsschalter; S_2 Anodenstromschalter; *Si* Sicherungslampe 50 mA; A_1 Anodenstromamperemeter 50 mA (max. Betriebsstrom 25—30 mA); A_2 thermisches Messgerät 60 mA max.: *D* Sperrdrossel, Durchmesser 28 mm, 2 Lagen, je 200 Windungen, Draht 0,4 mm, 2mal Seide, zwischen den Lagen 1 mm Papierisolation; *R* Endpentode AL_4 (Telefunken); R_1 Schirmgitterwiderstand 7 k Ohm; R_2 Gitterwiderstand 5 k Ohm; R_3 Regelwiderstand 600 Ohm; C_1 Anodenblockierungskondensator 10000 pF; C_2 Schwingungskondensator 1000 pF; C_3 Gitterkondensator 5000 pF; *T* Netztransformator für Heizung; S_1 Schwingdrossel, Aussendurchmesser 45 mm, eine Lage von 140 Windungen, Draht 0,8 mm Durchmesser, einmal Seide, Abgriff *A* bei 30 Windungen; S_2 Sekundärkreisspule, 27 Windungen, Draht wie bei S_1, mit 3 mm Isolationszwischenlage auf S_1 aufgewickelt; *SE* Stöpseleinrichtung, Schaltung *1* und *2* gesteckt = Sender arbeitet direkt auf Ausgang *Au*; Schaltung *1*, *3* und *4* = Sender arbeitet auf Ausgang Au_1 unter Zwischenschaltung des Instrumentes A_2; die Schaltung der Sender *II* und *III* sind genau so wie die des Senders *I*. Dementsprechend ist Au_2 und Au_3 der Ausgang von *II* bzw. *III*.

Abb. 15b. Anordnung zur Heizstrommessung in den 3 Senderkreisen mit einem Hitzdrahtamperemeter. Da das Instrument 148—150 Ω Eigenwiderstand hat, muss es bei Herausnahme aus dem einzelnen Kreis durch einen Widerstand ersetzt werden. Zur Messung wird *1*, *3* und *4* gestöpselt, zum Arbeiten ohne Instrument aber *2*.

eines Messbereiches von 0—60 MA, die sich durch minimale Eigenkapazität und eine Einstellzeit von weniger als 1 Sek. auszeichnen. Soferne bei gleichzeitiger Messung an mehreren Gefässen nicht genügend derartige Instrumente zur Verfügung stehen, kann man mit einem einzigen Instrument in der in Abb. 15 wiedergegebenen Weise alle Messungen vornehmen. Zur Widerstandsmessung empfiehlt sich die Substitutionsmethode mit kapazitäts- und selbstinduktionsfreien Widerständen. Man geht dabei so vor, dass die am Blutgefäss verwendete Arbeitsstromstärke genau abgelesen wird. Dann werden die Heizelektroden mit dem dazwischen liegenden Gefäss (welches selbstverständlich durchströmt sein muss, also nicht etwa am toten Tier!) ersetzt durch einen geeigneten, d. h. kapazitäts- und selbstinduktionsfreien Präzisionswiderstand, welcher so lange verändert wird, bis wieder die Arbeitsstromstärke angezeigt wird.

Eine ganz andere Methode zur Messung der im Gefäss tatsächlich in Wärme umgesetzten Energie wurde neuerdings von J. K. TVEDE-JACOBSEN (1941) beschrieben in der Meinung, dass von uns und ganz allgemein noch immer die anfänglich verwendeten Ströme von mehr als 10^6 bis 10^7 Hz verwendet würden. In der Tat ist hierbei, wie bereits gesagt, die Gefahr induktiver und kapazitiver Störungen so gross, dass eine wirkliche Messung der umgesetzten Energie nur angenähert möglich ist. Ferner trifft heute nicht mehr zu, was von JACOBSEN behauptet wird, dass nämlich Hitzdrahtinstrumente zu träge und zu ungenau in der Einstellung seien. Die von uns erwähnten und benutzten Instrumente von HARTMANN und BRAUN sind ihm offenbar unbekannt und bei der verwendeten Frequenz von 300000 Hz absolut zuverlässig. Schliesslich aber kann man nicht mehr tun, als durch eine direkte calorimetrische Messung die Zuverlässigkeit der Energiedosierung nachprüfen, was wir auch vor Einführung unseres Messverfahrens getan haben. Immerhin sei darauf hingewiesen, dass es nach dem von PEDERSEN beschriebenen, dem JACOBSENschen Verfahren zugrunde liegenden und „Diawatt“ benannten Prinzip möglich ist, auf *indirektem* Weg die umgesetzte Energie zu messen. (Die Bezeichnung „Diawatt“ mag daher rühren, dass das Verfahren in manchen medizinischen Diathermieapparaten verwendet wird.) Es handelt sich einfach darum, dass im Primärstromkreis des Senders, welcher den hochfrequenten Heizstrom liefert, jede Energieentnahme aus dem hochfrequenten Sekundärkreis von einer Veränderung des Anodenstromes begleitet ist, die als Mass für die Energieabgabe verwendet werden kann. Die Schaltung, welche durch Einführung einer weiteren Röhre und Glimmlampen sowie eines weiteren Galvanometers mit Kompensationsvorrichtung die Gesamtanordnung der Thermostromuhr keineswegs vereinfacht, ist im Original nachzusehen. Eine sehr merkwürdige Annahme von JACOBSEN ist, dass während des Versuches am Tier Widerstandsänderungen zwischen den Heizelektroden auftreten könnten. Wenn er als Beispiel die intravenöse Injektion von 10 ccm (!!) einer 25%igen (!!) Natriumsulfatlösung bei einem Kaninchen demonstriert, so ist das ein etwas ausgefallenes Beispiel, welches für den Physiologen wohl kaum ein Interesse haben dürfte. In vielen Tausenden von Messungen zu physiologischen Zwecken ist uns noch niemals eine Schwankung der Heizintensität begegnet, welche sich über einen maximalen Wert von 0,5—1% hinaus bewegt hätte.

Die Zuverlässigkeit unserer Intensitätsmessung haben wir, wie oben angedeutet, durch direkte calorimetrische Messung nachgeprüft. Wir verfahren dabei so, dass ein Diathermie-Thermoelement in ein Calorimetergefäss eingehängt wird, welches mit 500 oder 1000 ccm RINGERscher Lösung beschickt wird. Dann wird das Diathermie-Thermoelement mit dem für unsere Tierversuche verwendeten Hochfrequenzstrom von 300000 Hz geheizt und die Erwärmung des Calorimeters nach der Stoppuhr kontrolliert. Die Intensitätsmessung erfolgt dabei in der oben geschilderten Weise: Die Stromstärke wird mit einem der HARTMANN- und BRAUNschen Hitzdrahtinstrumente gemessen, der effektive Widerstand aber bei der gleichen Stromstärke nach der Substitutionsmethode. Das Ergebnis einer solchen Kontrolle zeigt die Tabelle 3.

Tabelle 3. Vergleich der berechneten und im Calorimeter gefundenen Wärmeerzeugung eines Diathermie-Thermoelementes.

	Aus Stromstärke und Widerstand berechnet	Im Calorimeter gefunden	Versuchsdauer und Stromstärke
1.	0,029 cal/sec	0,028 cal/sec	1 Std. 50 MA
2.	0,0298 ,,	0,0298 ,,	2 ,, 50 ,,
3.	0,0387 ,,	0,0384 ,,	1 ,, 60 ,,
4.	0,0387 ,,	0,0384 ,,	2 ,, 60 ,,

Nach diesem Ergebnis scheint uns in der Tat eine dem Vorschlage von JACOBSEN entsprechende Änderung unserer Messmethode überflüssig. Der kapazitive Widerstand ist bei der gewählten Frequenz von 300000 Hz so gering, dass er keine Rolle spielen kann. Eine Verbesserung der Messgenauigkeit für den Heizstrom ist weder möglich noch nötig, hingegen jede Komplikation der Gesamtanordnung unerwünscht.

Mit wenigen Worten sei übrigens noch auf die von manchen Seiten gefürchtete Möglichkeit eingegangen, dass durch den „Skin-Effekt“ nicht die Blutsäule, sondern nur die Gefässwandung aufgeheizt würde. Es braucht nur darauf hingewiesen zu werden, dass der Skin-Effekt 1. nur an metallischen Leitern und nicht an Elektrolyten und 2. erst bei wesentlich höheren Frequenzen eine Rolle spielt.

3. Die zur Messung des Thermostromes verwendeten Galvanometer.

Zur Messung der Thermoströme kommen selbstverständlich nur Galvanometer hoher Spannungsempfindlichkeit, also niederen inneren Widerstandes in Frage, deren Einstellgeschwindigkeit geeignet ist, den auftretenden Temperaturschwankungen zu folgen. In den Jahren 1925—1927, d. h. bei Entwicklung der Thermostromuhr, war die Auswahl an solchen Instrumenten noch recht gering, während heute verschiedene zur Verfügung stehen. Zunächst bewährte sich uns vorzüglich das „Schleifengalvanometer“ von *Mechau-Zeiss,* welches nur den einen Nachteil hatte, dass es mit dem Schleifenschatten registriert, so dass eine gleichzeitige Registrierung mit mehreren Galvanometern schwierig war. Später verwendeten wir aus diesem Grunde verschiedene Spiegelgalvanometer der Firma *Kipp* und *Zonen,* Delft. Geeignet ist das

ZERNICKE-Galvanometer, Typ „Z.A.“ und ganz vorzüglich das MOLLsche „Mikrogalvanometer“. Auch die Firmen Gebr. *Ruhstrat* in Göttingen und *F. Hellige* & Co., Freiburg, haben sich um die Schaffung geeigneter Galvanometer bemüht, die aber leider im aperiodischen Zustand für die Thermostromuhr beinahe zu träge sind. Durch seine Zuverlässigkeit und Stabilität zeichnet sich als neuestes Instrument das „Schnellschwingergalvanometer“ der Firma *Siemens* aus, das zwar an Frequenz und Empfindlichkeit noch nicht an das MOLLsche Mikrogalvanometer heranreicht, aber durch seinen grösseren Spiegel (grössere Lichtstärke) und seine Unempfindlichkeit gegen Lage und Erschütterung bei bester Nullkonstanz für das physiologische Laboratorium ganz besonders geeignet ist. Einen Überblick über die verfügbaren Galvanometer, soweit wir sie selbst erproben durften, gibt die Tabelle 4.

Tabelle 4.

	Spannungsempfindlichkeit, d. h. 1 mm Ausschlag bei 1 m Skalenabstand in Volt	Einstellzeit in Sek.	Innerer Widerstand in Ω	Lieferfirma
1. Zeiss-Mechau-Schleifengalvanometer	$9 \cdot 10^{-7}$	0,3	7,7	C. Zeiss, Jena
2. *Zernicke*-Galvanometer, Z. A.	$1{,}8 \cdot 10^{-7}$	1,3	7	Kipp & Zonen, Delft
3. MOLLsches Mikrogalvanometer	$8{,}4 \cdot 10^{-7}$	0,2	20	Kipp & Zonen, Delft
4. Ruhstrat-Galvanometer	$5 \cdot 10^{-7}$	1,1	30—35	Gebr. Ruhstrat, Göttingen
5. Hellige-Galvanometer	$5 \cdot 10^{-6}$	1,2	90	F. Hellige & Co., Freiburg/Br.
6. Siemens-Schnellschwingergalvanometer	$1{,}2 \cdot 10^{-6}$	0,8	8	Siemens & Halske

Da die Aufheizung der strömenden Blutsäule in der Grössenordnung von 0,05—0,5° C liegt, würden bei Verwendung von einfachen Konstantan-Kupfer-Thermoelementen eines inneren Widerstandes von 1—1,5 Ω und bei einer Lichtzeigerlänge von 1,5 m alle diese Galvanometer in ihrer Empfindlichkeit ausreichend sein. Die Galvanometer 2 und 4 werden durch den geringen äusseren Widerstand sehr stark gedämpft, so dass unter Umständen unter entsprechendem Empfindlichkeitsverlust eine geeignete Nebenschlussschaltung vorgenommen werden muss. Zu den Galvanometern 1 und 2 ist zu sagen, dass sie mitunter durch elektrostatische Aufladungen „kleben“. Dem ist leicht abzuhelfen dadurch, dass eine Klemme des Systems mit dem Galvanometergehäuse durch einen Draht leitend verbunden wird.

d) Über die Leistungsfähigkeit der einzelnen Elementtypen und die Eichung der Thermostromuhr.

Nicht nur die Bestätigung unserer theoretischen Vorstellungen über die Funktionsweise der Thermostromuhr, sondern auch die praktische Eichung des Verfahrens für die Durchführung der Versuche wird an künstlich durchströmten, isolierten Gefässen vorgenommen in einer Anordnung wie sie die Abb. 16 zeigt.

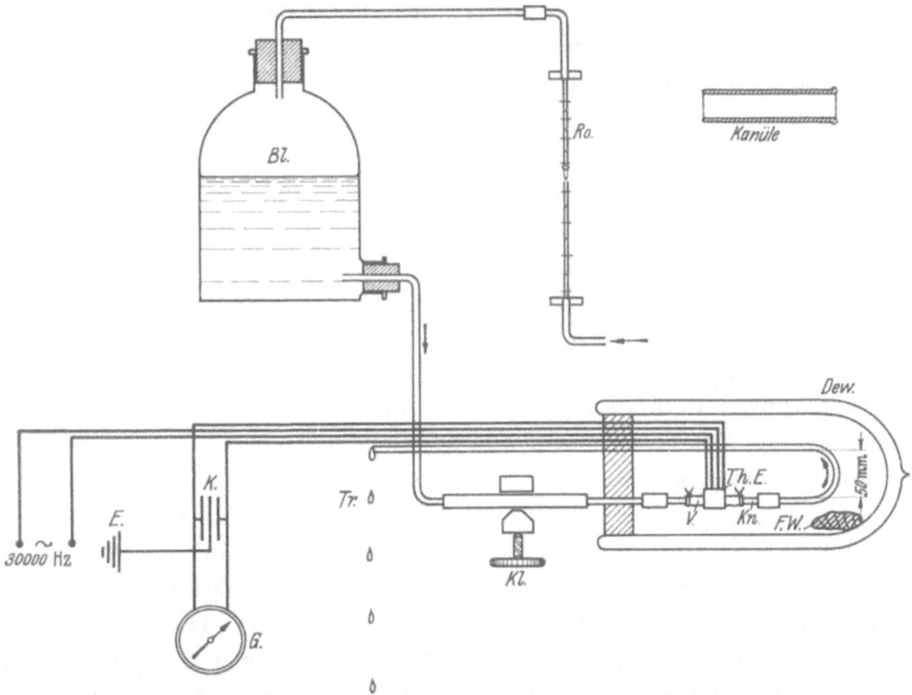

Abb. 16. Eichanordnung. In einem DEWARD-Gefäss (*Dew.*) ist auf zwei Kanülen (*Kn.*), deren Form noch eigens oben in der Ecke rechts aufgezeigt ist, eine Vene (*V*) so angeordnet, dass daran das kombinierte Diathermiethermoelement (*Th.E.*) angelegt werden kann. Um eine allzu lebhafte Verdunstung von der Oberfläche der Vene zu verhüten, wird in das DEWARD-Gefäss ein Stück angefeuchteter Watte (*F.W.*) gelegt. Das Blut strömt aus der Vorratsflasche (*Bl.*), regelbar durch eine Staudrossel (*Kl.*), durch die Vene und kann bei „*Tr.*" frei ablaufen. Es ist dabei dafür Sorge zu tragen, dass die Vene unter geeignetem Druck steht. Die Grösse des Blutstromes kann jederzeit auf einem auf ccm/Min. geeichten Rotameter (*Ro.*) abgelesen werden, durch welches die Luft in die Flasche nachströmt. Es ist zweckmässig, die Ableitungen vom Thermoelement zum Galvanometer (*G.*) über einen grossen Kondensator (0,5—1 μF) unter sich kurz zu schliessen und zu erden (*E.*).

Am besten werden jene Gefässe nach dem Tierexperiment ausgeschnitten und zur Eichung verwendet, welche jeweils zur Messung kamen. Die Durchströmung erfolgt mit defibriniertem Blut bei Zimmertemperatur. Dies mag vielleicht besonders befremdend klingen, da ja die Messungen im Tierkörper selbst bei Temperaturen zwischen 36 und 40° C vorgenommen werden. Wir haben uns im Experiment davon überzeugt, dass bei ein und derselben Heizintensität die Angaben der Thermostromuhr in einem Temperaturbereich des Blutes von 20–40° C übereinstimmen (s. die diesbezüglichen Werte in Abb. 18b). Ganz besonders gilt dies für die neueste Form (s. Abb. 14). Obwohl, wie oben ersichtlich, die Anordnung so eingerichtet ist, dass lediglich die Temperaturdifferenz vor und nach der Heizung und nicht die Absoluttemperatur des Blutes erfasst wird, müsste sich letztere doch über die starken Veränderungen der Viscosität geltend machen, wenn für die Thermostromuhr der *Wärmeübergang* von entscheidender Bedeutung wäre. Tatsächlich ist das aber nach diesen unseren Versuchen nicht der Fall. Damit aber wird erwiesen, *dass entscheidend für die Thermostromuhrangaben die von der Viscosität unabhängige Blutaufheizung durch den hochfrequenten Heizstrom ist, und keineswegs der Wärmeübergang durch die Gefäßwände.* Diesen grossen Vorzug der temperaturunabhängigen Arbeitsweise können im Gegensatz hierzu alle jenen „Modifikationen" der Thermostromuhr nicht haben (NOYONS, BALDES und HERRICK, SCHMIDT und WALKER), welche die Wärmezufuhr durch die Gefässwandungen hindurch (Gleichstromheizung u. dgl.) durch Wärmeleitung vor sich gehen lassen. Auch die Anordnung von R. GESELL ist natürlich stark temperaturabhängig.

Wendet schon die Frage der Temperaturabhängigkeit der Thermostromuhrwerte unsere Aufmerksamkeit auf den Einfluss eventuell auftretender Veränderungen des Blutes (Viscosität!), so war ein eigenes Studium der wichtigsten Blutveränderungen und ihrer Auswirkung auf die Messresultate eine Selbstverständlichkeit. Ausser venösem und arteriellem Blut wurde vor allem auch RINGERsche Lösung als Durchströmungsflüssigkeit untersucht. Es zeigte sich, dass die hierbei gefundenen Werte für das heute ausschliesslich gebrauchte Baumuster (s. Abb. 14a) völlig in die Grössenordnung der mit Blut gefundenen fallen, soferne unter Berücksichtigung des geringeren Wirkwiderstandes die Heizstromintensität entsprechend höher gewählt wird. Hierüber gibt die Abb. 20 Auskunft. Dieser Befund spricht dafür, *dass das Rückgrat aller Angaben der Thermostromuhr nicht der Wärmeübergang von der Gefäßwand auf das strömende Blut ist, sondern die Aufheizung des Blutes durch den Hochfrequenzstrom,* denn nur so ist die Übereinstimmung der Messresultate von Blut und RINGERscher Lösung überhaupt verständlich. In der Abb. 20 ist hierauf noch besonders eingegangen. Der Befund ist für Theorie wie Praxis des Verfahrens von grösster Bedeutung. Die Sorge, dass etwa die physiologischen Blutveränderungen die Angaben der Thermostromuhr fälschen könnten, ist damit völlig abgetan.

Besondere Sorgfalt ist darauf zu verwenden, *dass bei der Messung an Venen nicht etwa eine Venenklappe innerhalb der Thermoelementrinne zu liegen kommt.* Auf die hierdurch entstehenden Fehler ist unten eigens hingewiesen. Ebensowenig dürfen Gefässabzweigungen unmittelbar im Messgebiet liegen. Die Feststellung von Venenklappen erfolgt in der Weise, dass die Vene durch eine untergeschobene feine Sonde vorsichtig angehoben wird. Dabei staut sie sich oberhalb der Sonde. Verschiebt man nun die Sonde stromabwärts, so bemerkt man durch die dünne Venenwand hindurch etwa vorhandene Klappen als deutlich sichtbare, querliegende Leisten im Gefässinnern. Diese Massnahme ist besonders am Platze bei Messungen an den Extremitätenvenen. Auch die Form der Kanülen ist wichtig und aus der Abb. 16 zu ersehen.

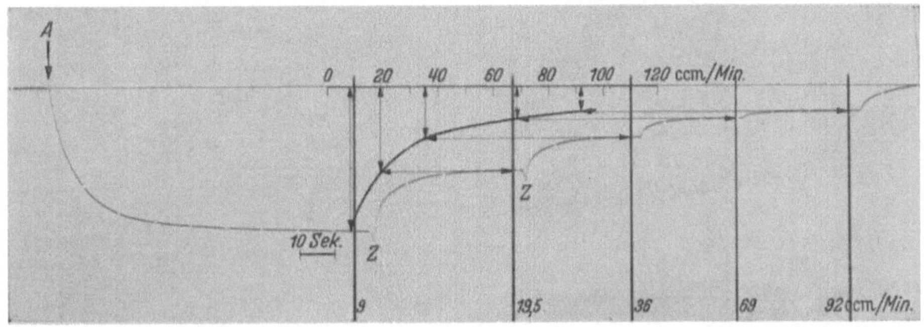

Abb. 17a. Originaleichkurve für ein Diathermie-Thermoelement des Musters a von Abb. 13 (Durchmesser 2 mm!). Beheizung = 0,02 Amp. bei einem eff. Widerstand von 500 Ω. Die Nullinie liegt oben! Je langsamer die Strömung, um so grösser der Ausschlag! Bei A Anheizung des Elementes. Die Zacken sind durch die Betätigung der Drossel Kl in der Eichvorrichtung (s. Abb. 16) verursacht! Bei jeder Rotameterablesung ist ein Lichtsignal gegeben (senkrechter Strich). Die hieraus sich ergebende Eichkurve ist in ccm/min eingetragen. Es empfiehlt sich, in die Kurven der Tierversuche in dieser Weise die Eichung einzutragen.

Zur Einstellung bestimmter Strömungswerte bedient man sich am besten eines „Rotameters"[1], welches den Luftnachstrom in das Auslaufgefäss beinahe momentan richtig zu messen gestattet. Sobald nach Veränderung der Quetschhahneinstellung der Strömungswert am Rotameter konstant geworden ist, wird abgelesen und zugleich ein Lichtsignal gegeben, welches auf der photographisch registrierten Thermostromuhrkurve den Punkt der Kontrollablesung kennzeichnet.

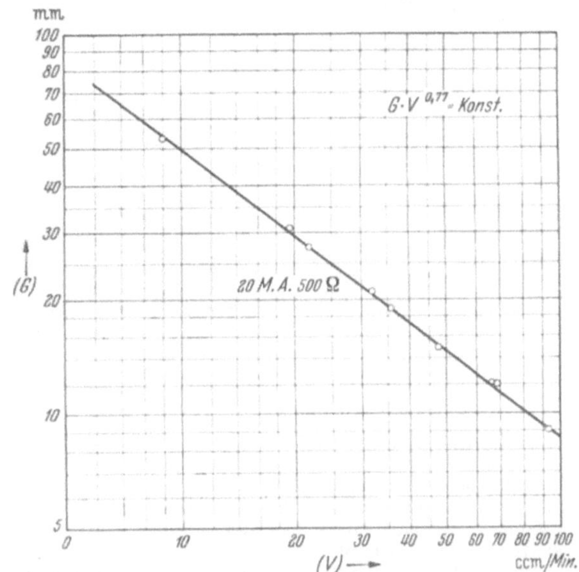

Abb. 17b. Die Eichkurve der Abb. 17a in doppelt logarithmische Koordinaten eingetragen, erbringt für die Beziehung $G \cdot V^x$ = const einen Wert $x = 0{,}77$. Er ist die wichtigste Grösse für die Beurteilung der Brauchbarkeit dieser Messanordnung.

Eine registrierte Eichkurve dieser Art gibt für den Diathermie-Thermoelementtyp a der Abb. 13 die Abb. 17 wieder.

Es ist angebracht, die Eichung nicht nur mit einer sondern mit mehreren Heizstromintensitäten vorzunehmen, weil man dann im Versuch nicht an

[1] Lieferfirma: Rota-Werk in Aachen. Es ist empfehlenswert, lediglich in Millimeter geteilte Rotameterröhren zu verwenden und sich eine Eichkurve zur Umrechnung in cc/min selbst herzustellen, da die gelieferte Strömungseichung in den höheren Werten zu grob ausfällt.

die zur Eichung benutzte gebunden ist sondern jede beliebige andere verwenden kann.

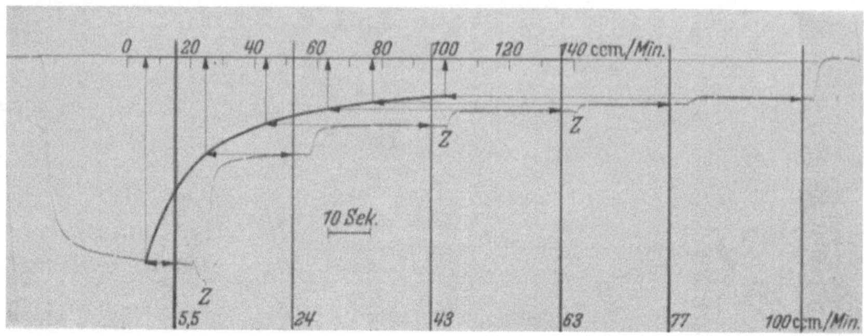

Abb. 18a. Originaleichkurve für ein Diathermie-Thermoelement des Musters der Abb. 14 von 2 mm Durchmesser. Man beachte die raschere Einstellung! Bei jeder Rotameterablesung wurde ein Lichtsignal gegeben, sonst wie Abb. 17a. (Heizung mit 0,04 Amp. bei einem effektiven Widerstand von 180 Ω.)

In Abb. 18a—c zeigen wir Eichkurven des neuesten Thermoelementmusters (der Abb. 14 und 14a).

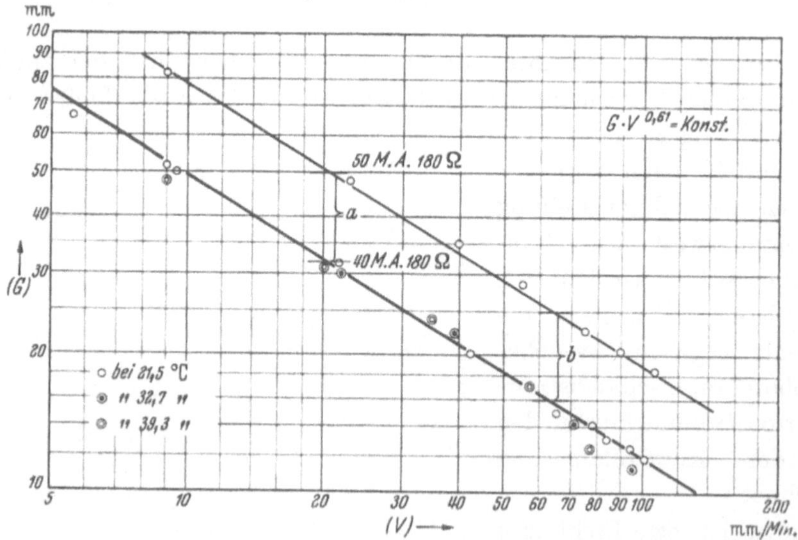

Abb. 18b. Übertragung der Eichkurve der Abb. 18a in doppelt logarithmische Koordinaten! Darüber das Ergebnis einer Eichung des gleichen Elementes mit 0,05 Amp. bei 20° C Bluttemperatur. Die Amplituden gleicher Strömungswerte verhalten sich wie die Quadrate der Heizstromstärken (kontrolliert bei a und b). Die untere Kurve enthält ausserdem die Eichwerte bei 32 und bei 40° Bluttemperatur in der Eichanordnung ohne besondere Vorsichtsmassnahmen (etwa Anordnung im Thermostaten) (volle Punkte = 32° C, Ring mit Mittelpunkt = 40° C). Grössenordnung von G (Galvanometerausschlag) um Charakteristik (x in der Beziehung $G \cdot V^x$ = const) werden durch die Temperaturänderungen zwischen 20 und 40° nicht grundsätzlich verändert. Man kann also die Eichung bei Zimmertemperatur ohne besondere Vorsichtsmassnahmen ausführen! Die Viscosität spielt für die Angaben der Thermostromuhr keine grundsätzliche Rolle!

Die Abb. 18b bringt ausserdem die Ergebnisse einer Eichung am gleichen Baumuster bei drei verschiedenen Bluttemperaturen, welche ohne besondere Vorsichtsmassregeln vorgenommen wurden, d. h. es wurde das Gefäss mit dem Thermoelement bei Zimmertemperatur gehalten, während das durchströmende

Blut beim Durchfliessen durch eine kupferne Heizspirale in einem Wasserbad auf drei verschiedene Temperaturen (21,5, 32,7 und 39,3° C) gebracht wurde. Wie oben bereits erwähnt, fallen die Eichwerte alle in den Bereich der Normaleichung des Elementes bei Zimmertemperatur, welche als ausgezogene Linie gebracht ist. Obwohl wie man weiss, hierbei die Viscosität sich um nahezu 100% verändert (Messungen von BURTON-OPITZ, 1900) ist die Charakteristik des Elementes nicht grundsätzlich verändert.

Die Abb. 17a und b sowie 18a und b zeigen zudem, wie man das Eichungsergebnis sowohl in doppelt logarithmischen Koordinaten oder linear darstellen kann. Erstere Darstellungsweise hat den Vorteil, dass man durch einfache Parallelverschiebung für jede beliebige Heizintensität mit Sicherheit die zu erwartende Eichkurve erhält. Die Abb. 18 b gibt beispielsweise bei „a" und „b" zwei berechnete Punkte für eine Eichung mit 50 und 40 MA (bei 180 Ω) wieder. *Die Ordinaten müssen sich verhalten wie die Quadrate der Heizstromstärken.* Man sieht, dass die im Eichversuch gefundenen Werte diese Bedingung praktisch erfüllen! *Ein weiterer Beweis für unsere oben gegebene Theorie, daß allein die Hochfrequenzheizung und nicht der Wärmeübergang für die Angaben der Thermostromuhr entscheidend ist.*

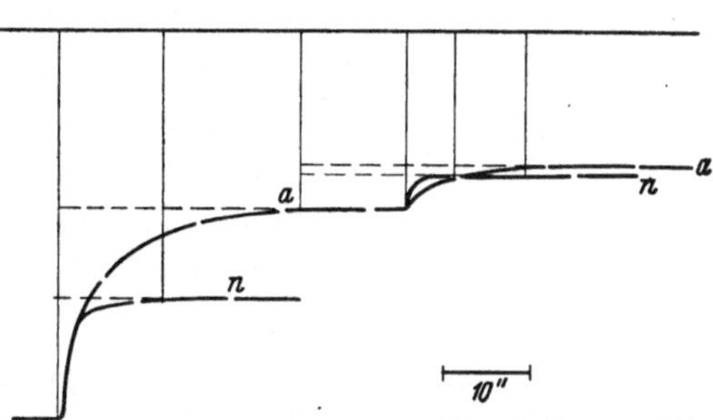

Abb. 18c. Zum Vergleich der Einstellgeschwindigkeiten des Musters Abb. 13b (alter Typ „a") und Abb. 14 (neuer Typ „n") sind zwei Eichkurven bei gleichen Strömungsverhältnissen übereinandergezeichnet (vgl. auch Abb. 17a und 18a!). Man erkennt die Vorteile des „neuen Typs" (n) bezüglich der Einstellgeschwindigkeit, muss aber einen schlechteren Exponenten x in Kauf nehmen.

Man sieht, wie in allen Fällen der Exponent x für das Element sozusagen als seine „Charakteristik" bestimmt werden kann. In der Tat bleibt er über Monate und Jahre für ein unversehrtes Element völlig unverändert.

Ein Vergleich der Abb. 17a und b und Abb. 18a und b ergibt aber ganz offensichtliche *Unterschiede in der Einstellgeschwindigkeit der beiden Baumuster.* Die neueste (Abb. 18a und b) und vom Verfasser heute ausschliesslich benützte Form hat eine wesentlich kürzere Einstellzeit, welche darauf zurückzuführen ist, dass das schlecht leitende Material der umhüllenden Bakelitrinne am Wärmeausgleich gar nicht mehr nennenswert beteiligt ist, da das flächenhaft anliegende Thermoelement, welches zugleich Heizelektrode ist, wie aus Abb. 14 ersichtlich ist, an einen weit besser isolierenden Luftraum angrenzt. Hinzu kommt die sehr viel bessere Nullpunktlage, über welche oben bereits berichtet wordenist. In der Abb. 18c ist der Ablauf der Einstellung bei Strömungswechsel für beide Typen vergleichend zur Darstellung gebracht.

Es verlohnt also durchaus die grössere Mühe der etwas schwierigeren Herstellung dieser Thermoelemente in Kauf zu nehmen.

Über die Beurteilung der Kurven für rasche Veränderung ist folgendes zu bemerken: Es ist nach allen vorhergehenden Ausführungen selbstverständlich, dass rasch ablaufende Einzelheiten der Strömung nicht richtig erfasst werden können. Alle Umkehrpunkte jedoch werden zeitlich völlig einwandfrei festgehalten und ebenso der Ablaufssinn aller Strömungsänderungen, soferne nicht tatsächliche Stillstände von mehr als 2 Sek. Dauer (für Thermoelementtyp „n“ (Abb. 14) eintreten. Aber auch dann findet sich ein so charakteristisches Geschehen im Galvanometerausschlag, dass man es niemals übersehen wird. Unter wirklich physiologischen Verhältnissen ist an den Organvenen mit derartigen längeren und vor allem plötzlichen Stillständen nicht zu rechnen.

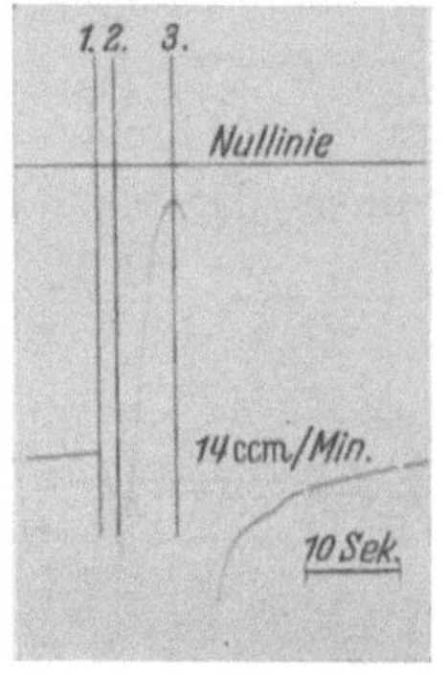

Abb. 19. Darstellung eines vollkommenen Strömungsstillstandes über 8,5 Sek. in der Eichanordnung Abb. 16 für ein Diathermie-Thermoelement Typ „n“ Abb. 14. Bei „*1*“ Drosselung, bei „*3*“ Freigabe des Blutstromes. Charakteristisch ist, dass sich nach einem plötzlichen Ausschlag im Sinne einer Verlangsamung (*1*) ein Umschlag gegen Null (oben) ergibt, (*2*) der aber beim Wiedereinsetzen der Strömung (*3*) sofort im Sinne einer Verlangsamung weit unter den Ausgangswert (5 bis 6 ccm/Min.) übergeht, um dann im Verlaufe von 20 Sek. auf den wiedereingestellten Ausgangswert einzulaufen.

Die Darstellung eines völligen, vorübergehenden Strömungsstillstandes von 8,5 Sek. Dauer gibt die Abb. 19 wieder.

Sie ist so charakteristisch, dass sie der Sachkundige mit irgendeiner anderen Reaktion nicht verwechseln kann. Es ist aber verständlich, dass zwischengeschobene tatsächliche Stillstände von längerer Dauer ein recht kompliziertes Bild ergeben können, das oft nur unter Zuhilfenahme anderer Kriterien (Druckmessung) zu deuten ist. Nach unseren Erfahrungen kommen im gewöhnlichen, physiologischen Kreislaufgeschehen auch bei extremer Beanspruchung der Regulationsvorgänge solche Reaktionen kaum je in Betracht. Sehr viel eher ist das der Fall bei experimentell-pathologischen oder pharmakologischen Experimenten. Es wurde bereits darauf hingewiesen, dass man dann für solche Versuche mit Vorteil Thermoelementanordnungen verwendet, in denen die beiden Lötstellen unsymmetrisch zu den Heizelektroden angeordnet sind. Stillstand ergibt dann stets einen Auscshlag ins Unendliche. Durch einen sehr kleinen Exponenten x in der $G \cdot V^x$-Formel sind aber diese Anordnungen für saubere, quantitative Messungen wiederum unbefriedigend. Zu beantworten bleibt schliesslich noch die Frage, ob eine *Veränderung der Blutbeschaffenheit,* also etwa der Viscosität, elektrischen Leitfähigkeit oder dgl. die Angaben der Thermostromuhr beeinflussen könnte. Über die Rolle der beiden genannten Grössen haben eigentlich bereits unsere obigen Mitteilungen über die Temperatur berichtet. Für einen praktisch interessanten Fall gibt das in Abb. 20 wiedergegebene Experiment Auskunft: Man sieht nebeneinander am gleichen Diathermiethermoelement eine Eichung mit defibriniertem Blut und RINGERscher Lösung.

Diese Abbildung ist noch dadurch bemerkenswert, dass die Eichkurve in linearem Verhältnis eingezeichnet ist. Ausser der gefundenen Eichkurve ist jene theoretische Kurve eingezeichnet, welche das Element haben würde, wenn die Gleichung 3 (S. 532) durch die Messanordnung erfüllt würde. Man sieht — und das dürfen wir bei der Zuverlässigkeit unserer Energiedosierung behaupten —, dass die tatsächlich gefundenen Temperaturdifferenzen mit steigender Strömungsgeschwindigkeit höher werden als die tatsächlich mögliche Aufheizung des Blutes. Diese Erscheinung beruht auf der Mitaufheizung der Gefässwand bzw. der Heizelektrode, welche ja stillsteht und von welcher die Wärme lediglich durch Wärmeübergang an das vorüberfliessende Blut übergehen kann. Diese Grösse tritt additiv zu der Blutaufheizungskurve hinzu. Man sieht, wie diese letztere in der Tat durch die Strömung in einem so geringen Masse beeinflusst wird, dass das Gesicht der Normaleichkurve durch die Blutaufheizung mit dem Heizstrom und nicht durch den Wärmeübergang bestimmt wird. Dass die additive Wärmeübergangsgrösse bei kleinen Strömungswerten Null wird, beruht darauf, dass in diesen Fällen innerhalb der metallischen Heizelektrode, die ja zugleich der Hauptbestandteil des Thermoelementes ist, zwischen den beiden Lötstellen etwa auftretende Temperaturdifferenzen durch die gute Wärmeleitung in der Metallplatte ausgeglichen werden. Auch sieht man, wie eine rein mit Wärmeübergang durch die Gefässwände arbeitende Messvorrichtung bei gleicher Konstruktion des Thermoelementes eine höchst unzweckmässige und unempfindliche Anordnung darstellen würde. Eine solche würde überhaupt nur im Bereiche allerkleinster Strömungswerte einigermassen brauchbar sein. Nun wird verständlich, weshalb in mehreren Beschreibungen derartiger „Modifikationen" nur Eichkurven geringster Strömungsbereiche mitgeteilt worden sind (Noyons), wie sie physiologischerweise überhaupt kein praktisches Interesse haben können. *Die Aufheizung der Blutsäule mit dem hochfrequenten Wechselstrom ist und bleibt wie bereits wiederholt betont, jene Massnahme, welche allein zuverlässige und reproduzierbare Strömungsmessungen ermöglicht.* Jetzt wird auch verständlich, weshalb Änderungen der Viscosität des Blutes und seiner Temperatur keine grundsätzliche Veränderung der Eichung hervorrufen können.

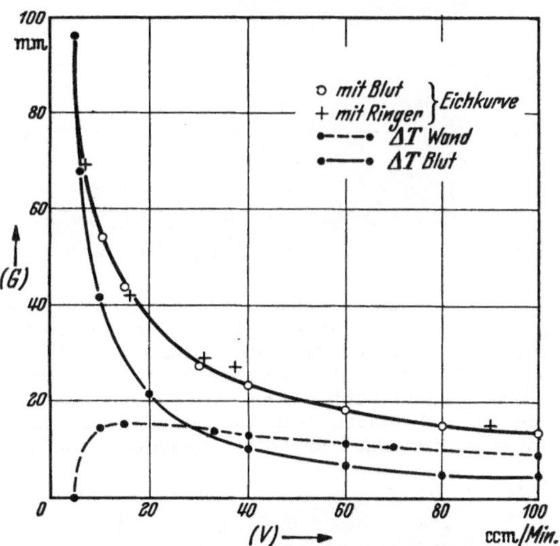

Abb. 20. Vergleich einer Eichung mit defibriniertem Blut und Ringerscher Lösung für ein Diathermie-Thermoelement des Typs n (Abb. 14).

e) Über die Anwendung der Thermostromuhr im Tierexperiment.

Die Tatsache, dass an den verschiedensten Gefässen im Modellversuch die Eichkurven unverändert bleiben, liess folgern, dass dies auch für den Tierversuch gilt. Es liessen sich in der Tat auch Kontrollmethoden finden, welche eine sichere Nacheichung im Tier selbst in vielen Fällen ermöglichen. Über diese Kontrollmethoden soll in einem eigenen kleinen Kapitel berichtet werden.

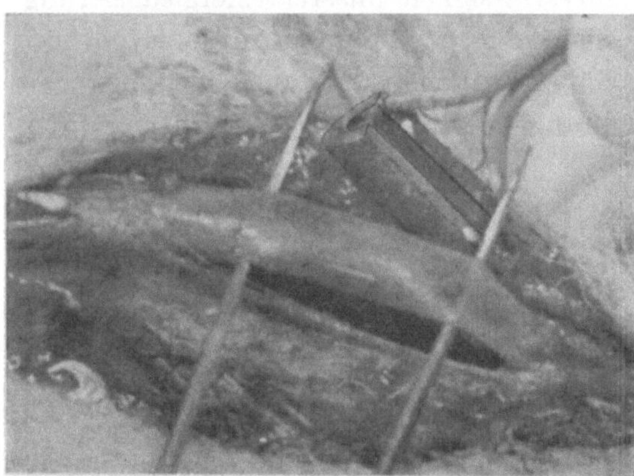

Abb. 21a. Die zu messende Vene wird mit einer gekrümmten Pinzette nur so weit aus dem umhüllenden Bindegewebe gelöst, dass das „Diathermie-Thermoelement" (hier ein solches von 2 mm Rinnendurchmesser) mühelos angelegt werden kann. Vorher muss man sich durch gleitende Stauung nach stromaufwärts überzeugen, dass an der Messstelle keine Venenklappen vorhanden sind.

Das zu messende Gefäss wird in vorsichtiger, physiologischer Präparationsweise freigelegt, wobei eine Verletzung von Nerven u. dgl. tunlichst vermieden wird. Dann wird es durch Unterschieben und Spreizen einer leicht gekrümmten Pinzette nur so weit aus dem einhüllenden Gewebe isoliert, dass es möglich ist, das Gefäss in die Bakelitrinne einzulegen. Dieses soll die Aufnahme der Abb. 21a und b klar machen.

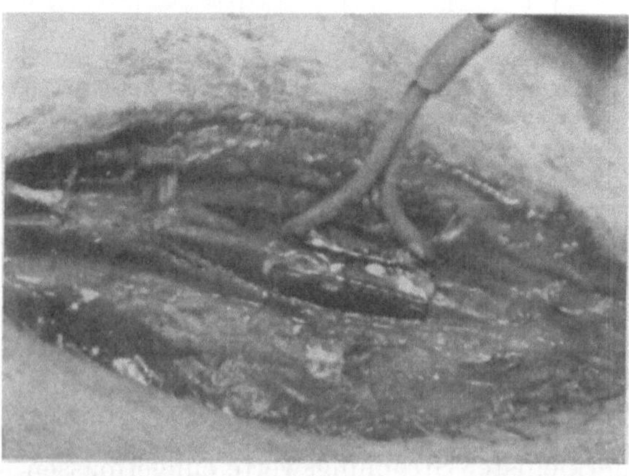

Abb. 21b. Das Element liegt richtig, wenn die Vene eben die Rinne glatt ausfüllt, andernfalls muss eine andere Weite gewählt werden.

Dabei ist, wie bei der Eichung, besonders wichtig, *dass nicht etwa eine Venenklappe in die Rinne zu liegen kommt.* Sollte dieses dennoch passiert sein, so äussert es sich darin, dass das Thermoelement bei Anheizung mit dem hochfrequenten Heizstrom gar keinen oder einen völlig unverständlichen (unter Umständen inversen) Ausschlag gibt. Mitunter zeigt sich auch, dass die Strömungskurve Sprünge macht. Auch hierbei handelt es sich um Störungen durch eine Venenklappe im Messgebiet, die namentlich bei niederen Durchflusswerten auftreten.

Ferner ist zu beachten, dass das Gefäss nicht zu klein ist. *Es soll die Rinne völlig anfüllen.* Zu kleine Gefässe ergeben starke respiratorische Schwankungen der Durchströmungskurve, die zugleich von Schwankungen des Heizstromes begleitet sind. Es handelt sich darum, dass das Gefäss bei den

Strömungsänderungen teilweise sich von den Heizelektroden abhebt. Mitunter sieht man in solchen Fällen auch bereits Schwankungen der Thermogalvanometerkurve auftreten, ohne dass der hochfrequente Heizstrom überhaupt eingeschaltet wurde. Alle diese Störungen werden unten in der Abb. 24 abgebildet. Eine saubere Messung ist dann nur nach Wahl eines besser passenden Diathermie-Thermoelements möglich. Wenn das gewählte Thermoelement richtig liegt, dann wird auf Gefäss und oberem Elementrand ein Tropfen einer Aceton-Celluloidlösung gebracht und abgewartet, bis er eingetrocknet ist (s. Abb. 22a u. b).

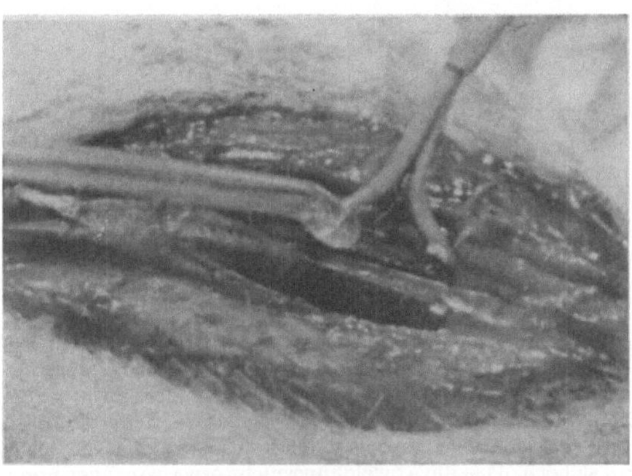

Abb. 22a. Auf das Gefäss wird mit einem Glasstab ein Tropfen Celluloid, in *wasserfreiem* Aceton gelöst, aufgebracht! Er darf nicht zwischen Gefäss und Heizelektrode laufen!

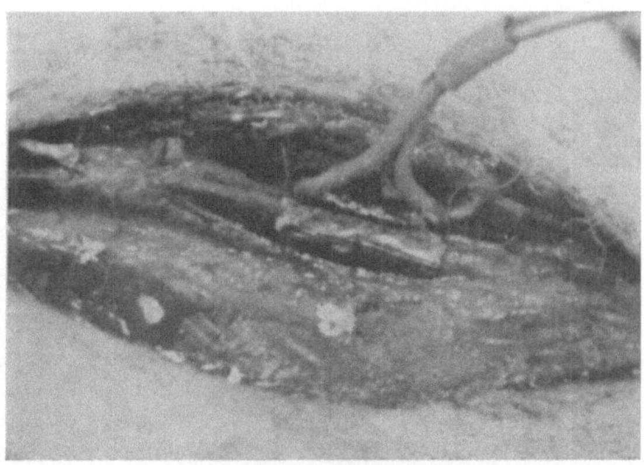

Abb. 22b. Es bildet sich eine fest-elastische Celluloiddecke, die nirgends mit dem umgebenden Gewebe verklebt sein soll.

Anschliessend wird das Bündel der Leitungsdrähte an einem Stativ oder mit Hilfe von Klammern an der Haut des Versuchstieres so befestigt, dass eine Abknickung durch Bewegungen des Tieres oder der Drähte nicht möglich ist. Die Wunde wird dann wieder sorgfältig verschlossen. Die *erste Kontrolle* nach dem Anlegen soll stets in einer Feststellung der *Nullage* des eingeschaltenen Thermogalvanometers bestehen. Ergibt sich eine Abweichung derselben, so empfiehlt es sich mit dem Beginn des Versuches so lange zu warten, bis sie verschwunden ist. Die *zweite Kontrolle* ist die, einen bestimmten Heizstrom einzuschalten. Es muss ein Ausschlag in der zu erwartenden Richtung (d. h. so, wie wenn man vor dem Versuch die stromabwärts liegende Lötstelle des Thermoelementes mit dem Finger erwärmt) eintreten, *ohne dass beim Einschalten eine Zacke* nach der entgegengesetzten Richtung bemerkbar wird. Bei *Verdoppelung der Heizstromstärke muss der Ausschlag der Thermostromuhr,* d. h. des Thermogalvanometers, *auf den vierfachen Wert ansteigen.* Als *dritte Kontrolle* empfiehlt es sich, die zum Versuchsgebiet führende *Hauptarterie vorsichtig und langsam zu komprimieren.* In der untersuchten Vene muss dann eine *Strömungsverlangsamung* eintreten, welche zu einer Vergrösserung des Thermogalvanometerausschlages führt. Diese drei Proben sind in einem Originalversuch der Abb. 23a und b zu sehen.

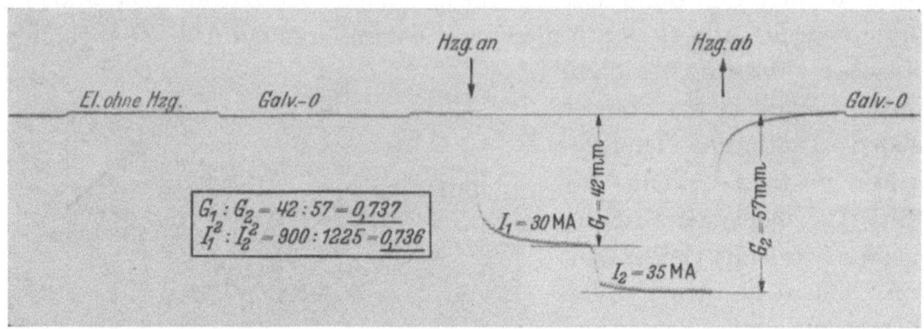

Abb. 23a. Erste Probe nach dem Anlegen eines Diathermie-Thermoelementes: Einschalten des Thermoelementes ohne Hochfrequenzbeizung zur Feststellung der Nullinienabweichungen! Eine solche ist hier eben noch vorhanden, nimmt aber, wie man sieht, im Verlaufe von 2—3 Min. schon sichtlich ab. (*El. ohne Hzg.* = Galvanometerausschlag des Thermoelementes ohne Hochfrequenzheizung). „*Galv.*-0" = die tatsächliche Nullstellung des Galvanometers! Durch Kurzschliessen der Zuleitungen muss man sich sichern, dass die Abweichung nicht etwa von Thermopotentialen in der Leitung stammt. Bei „*Hzg. an*" wird mit 0,03 Amp. der Hochfrequenzstrom eingeschaltet. Man sieht in der Strömungskurve die respiratorischen Schwankungen angedeutet. Bei I_2 wird der Heizstrom von 0,03 Amp. auf 0,035 Amp. verstärkt. Man sieht wie der Ausschlag sich vergrössert. Die Ausschläge verhalten sich wie die Quadrate der Heizstromstärken (42 : 57 = 900 : 1225). Das Element liegt also gut, die kleine konstant bleibende Nullabweichung hat ihre Ursache nicht im Thermoelement und wird die Ergebnisse nicht fälschen.

Nach diesen Proben kann man sich zumindest auf ein qualitativ einwandfreies Arbeiten der Stromuhr verlassen.

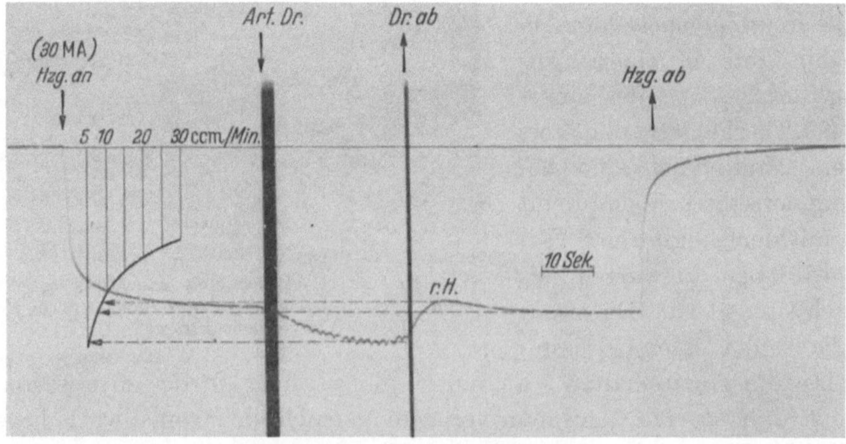

Abb. 23b. Zweite Probe nach dem Anlegen. Nach dem Anheizen mit geeigneter Intensität wird die zum Versuchsgebiet führende Hauptarterie sehr vorsichtig mit einer Pinzette langsam etwas gedrosselt (*Art. Dr.*) und nach etwa 30 Sek. wieder freigegeben (*Dr. ab*). Der Ausschlag vergrössert sich im Sinne einer Strömungsabnahme. Dabei werden, wie das verständlich ist, die respiratorischen Schwankungen deutlicher! Nach der Entdrosselung kommt es in jedem gut reagierenden Gefässgebiet zur reaktiven Hyperämie (*r. H.*). Diese Probe ist also zugleich eine solche auf die biologische Reaktionsfähigkeit.

Im Gegensatz hierzu zeigt dann die Abb. 24 ein schlecht liegendes Thermoelement, mit dessen Angaben nichts anzufangen sein wird.

Schliesslich sei an dieser Stelle noch auf einen Einwand eingegangen, den HENRY BARCROFT auf Grund eigener Beobachtungen erhebt: dass nämlich

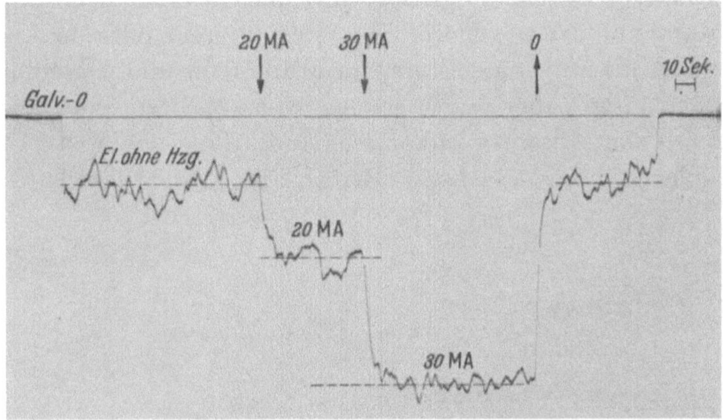

Abb. 24. Probe 1 an einem schlecht angelegten Diathermie-Thermoelement. Nach Anschluss des *ungeheizten* Elementes starke und ständig schwankende Nullinie („*El. ohne Hzg.*") Nach Einschalten wohl ein Ausschlag, aber ein solcher mit etwa ebensolchen Schwankungen wie auf der Nullinie. Die Amplitude dieser Schwankungen vergrössert sich auch nicht nach Erhöhung der Heizstromstärke von 0,02 auf 0,03 Amp. Diese sind also nicht strömungsbedingt. Auch verhalten sich die mittleren Strömungsausschläge, weder von der absoluten Nullinie aus gemessen, noch von der abgewichenen Nullinie aus wie die Quadrate der verwendeten Heizstromstärken. Ursache: Eine Venenklappe liegt in der Bakelitrinne und führt durch wechselnde Stauungen zu wechselnder Füllung der Vene auf einer Seite des Elementes, daher zu wechselnd festem Anliegen der Gefässwand. Es muss an geeigneter Stelle neu angelegt werden.

beim Vorhandensein einer Nullinienabweichung die Thermostromuhr auch bereits ohne Heizung Ausschläge erbringe. Das ist richtig für Nullinienabweichungen, die durch wechselnd festes Anliegen einer Lötstelle bedingt sind. Füllt sich das Gefäss besser, so erfolgt auf der mangelhaft liegenden Seite ein besseres Anliegen, ist es weniger prall gefüllt, so tritt die Abweichung deutlicher in Erscheinung. Da bei kleinflächigem Anliegen der Lötstelle die Gefahr für solche Störung grösser ist, wurde zunächst die Form b (Abb. 13b) und dann schliesslich n (Abb. 14) geschaffen. Für letztere ist dieser Fehler durch die grosse Anliegefläche nicht mehr möglich. Die Abb. 25 zeigt das im Modellversuch in der Eichanordnung der Abb. 16. Bei den Lichtsignalen wird ohne Heizung des Elementes die Strömung auf die angegebenen Werte umgestellt. Es ist keinerlei Andeutung einer Ausschlagsänderung zu sehen. Die am Ende gezeigte Ausschlagsänderung ist durch ein eingeschaltetes Thermopotential in die Zuleitung von der Grössenordnung 10^{-6} Volt zur Beurteilung des Ergebnisses hervorgerufen.

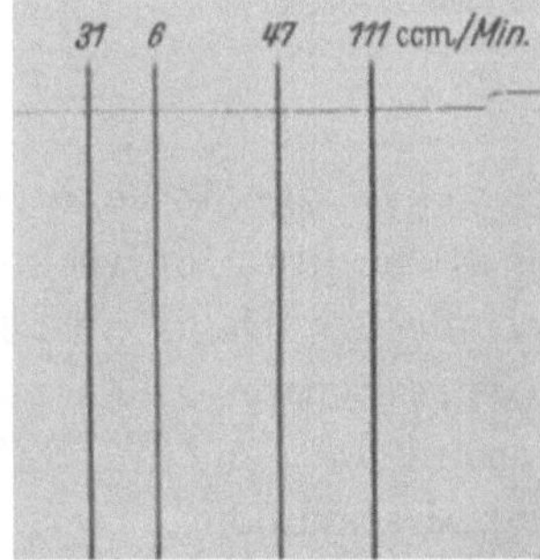

Abb. 25. Durchströmung eines ungeheizten Diathermie-Thermoelementes der Form „n" (Abbildung 14) mit wechselndem Blutstrom in der Eichanordnung darf zu keinerlei Abweichung der Nullinie führen! (s. Text).

f) Kontrolleichungen für quantitativ absolute Messungen.

Will man die Thermostromuhr verwenden, um absolute Durchströmungsversuche zu erfahren, so z. B. zur Ermittlung des O_2-Verbrauches an Organen aus Durchblutung und arteriovenöser Sauerstoffdifferenz oder der abgeführten Wärmemenge aus arteriovenöser Temperaturdifferenz und Durchblutung, so kann man in der unten näher beschriebenen Weise theoretisch-rechnerisch aus der Modelleichung zum Absolutwert kommen, muss dabei aber unter Umständen mit einem Fehler rechnen, welcher z. B. für Fragen der Kreislaufregulation,

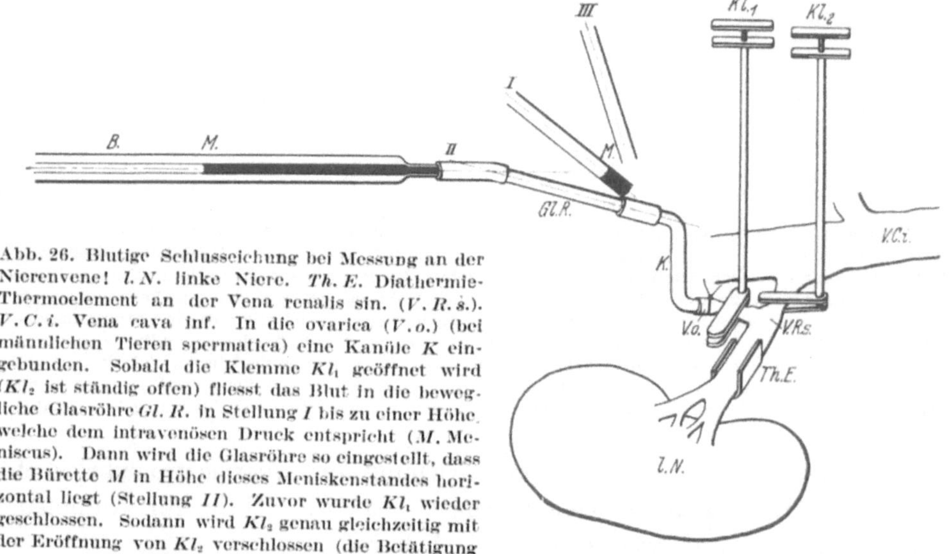

Abb. 26. Blutige Schlusseichung bei Messung an der Nierenvene! *l. N.* linke Niere. *Th. E.* Diathermie-Thermoelement an der Vena renalis sin. (*V. R. s.*). *V. C. i.* Vena cava inf. In die ovarica (*V. o.*) (bei männlichen Tieren spermatica) eine Kanüle *K* eingebunden. Sobald die Klemme Kl_1 geöffnet wird (Kl_2 ist ständig offen) fliesst das Blut in die bewegliche Glasröhre *Gl. R.* in Stellung *I* bis zu einer Höhe, welche dem intravenösen Druck entspricht (*M.* Meniscus). Dann wird die Glasröhre so eingestellt, dass die Bürette *M* in Höhe dieses Meniskenstandes horizontal liegt (Stellung *II*). Zuvor wurde Kl_1 wieder geschlossen. Sodann wird Kl_2 genau gleichzeitig mit der Eröffnung von Kl_2 verschlossen (die Betätigung der Klemmen geschieht durch die Bauchdecken hindurch). Das Einströmen des Blutes wird mit der Stoppuhr verfolgt. Nach der Messung wird die Bürette in Stellung *III* gebracht und das Blut läuft in das Gefässsystem zurück.

für welche die Methode ja besonders entwickelt wurde, belanglos ist, hingegen für solche des Stoffwechsels die gestellte Forschungsaufgabe vielleicht unmöglich macht. Dann wird man zur *blutigen Kontrolleichung* schreiten. Es wird in den seltensten Fällen angehen, einfach stromabwärts vom angelegten Thermoelement die Vene zu eröffnen und auslaufen zu lassen (Messung mit Stoppuhr und Messzylinder). Die Vene würde kollabieren und nicht mehr einwandfrei an den Elektroden anliegen. Man wird sich meistens auf andere Weise helfen können. Die Abb. 26 zeigt die von uns seinerzeit benutzte, blutige Eichkontrolle an der Nierenvene. Es hat sich dabei ergeben, dass ein bis zwei Absolutwerte genügen, um aus dem in der Modelleichung gewonnenen Exponenten des Elementes und dem Wert der blutigen Kontrolleichung eine einwandfreie Absolutmessung im Bereiche mehrhundertprozentiger Strömungsänderungen durchzuführen.

Soferne kein geeigneter Seitenast vorhanden ist, kann man am Ende des Versuches möglichst weit stromab von der Messstelle eine metallene

T-Kanüle einbinden und nach Art der Abb. 27 entweder mit Bürette und Stoppuhr oder noch besser mit Hilfe eines Rotameters in der abgebildeten Art die Absolutwerte bestimmen. Um den Blutverlust so klein wie möglich zu halten und eventuell den Ablauf einer ganzen Durchblutungsänderung quantitativ nachprüfen zu können, haben wir die Rotameterangaben registrierbar gemacht mit Hilfe der in Abb. 28a abgebildeten Potentiometereinrichtung.

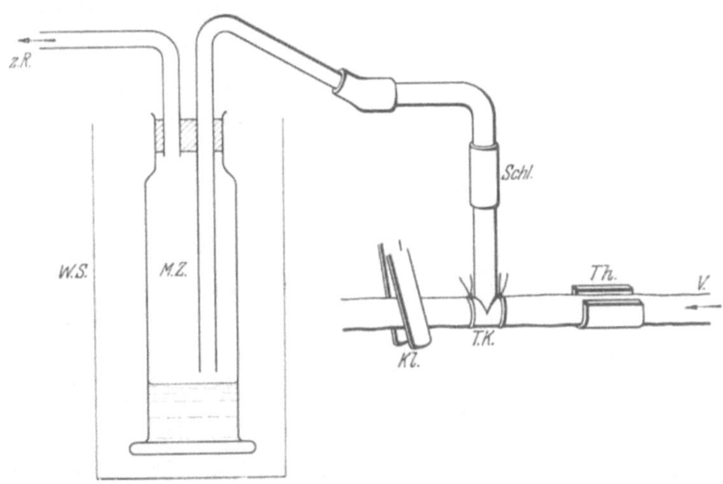

Abb. 27. Blutige Schlusseichung an einer Vene ohne geeigneten Seitenast. Eine Metallkanüle von T-Form (*T.K.*) wird stromab vom Thermoelement (*Th.*) in die Vene (*V.*) eingebunden. Sobald mit einer Klemme (*Kl.*) die Vene gestaut wird [genau gleichzeitig mit der Freigabe des auf die Kanüle aufgesteckten Gummischlauches (*G.Schl.*) von einer hier nicht gezeichneten Schlauchklemme], strömt das Blut in den Messzylinder (*M.Z.*) ein, der so hoch gestellt wird, dass der normale Venendruck im Gefäss gewahrt wird (Ermittlung des Venendruckes wie in Abb. 26). Die aus dem Messzylinder verdrängte Luft fliesst durch eine Glasröhre zu einem Rotameter, welches bei sofortiger Einstellung die Ausflussmenge in ccm/Min. abzulesen oder (nach Abb. 28a) zu registrieren gestattet. Der Messzylinder ist zur Vermeidung von Wärmewirkung in ein zweites, mit Zellstoff gefülltes Wärmeschutzgefäss (*W.S.*) gestellt. Durch tieferes Einschieben der Zuflussröhre und Hochheben des Messzylinders sowie Eröffnung der Klemme *Kl.* kann man das Blut sofort wieder in die Vene zurücklaufen lassen.

Die Abb. 28b bringt eine Eichung eines Thermoelementes mit dieser Rotametereinrichtung. Sie hat den Vorzug, dass man während des Versuches Ablesungen und Notizen und damit Fehler vermeidet und nachträglich in Ruhe an die Auswertung gehen kann. Man kann sie auch zur gewöhnlichen Eichung (s. Abb. 16) verwenden.

Man macht alle diese Eichungen am Schluss des gesamten Tierexperimentes und hat darauf zu achten, dass der Venendruck beim Auslaufen unverändert bleibt, was mit Hilfe der in der Abb. 28a und 28b wiedergegebenen Anordnung gut möglich ist.

Natürlich wird der Einwand nicht ausbleiben, dass demnach die Thermostromuhr letzten Endes doch keine „unblutige" Methode sei. Das ist nicht ganz richtig insoferne, als tatsächlich das eigentliche Experiment ohne Gefässeröffnung und Ungerinnbarmachung des Blutes vorgenommen wird und erst zum Schluss einmalig unter Gefässeröffnung eine Eichung stattfindet in solchen

Fällen, in welchen man sich nicht ausschliesslich auf die theoretische Auswertung an Hand einer Modelleichung verlassen möchte. Für die meisten Fragestellungen der Kreislaufregulation und namentlich auch der Pharmakologie wird man jedoch mit einer solchen auskommen. Ausserdem hat man heute auch Methoden, welche eine unblutige Kontrolle der Thermostromuhrmessung ermöglicht haben.

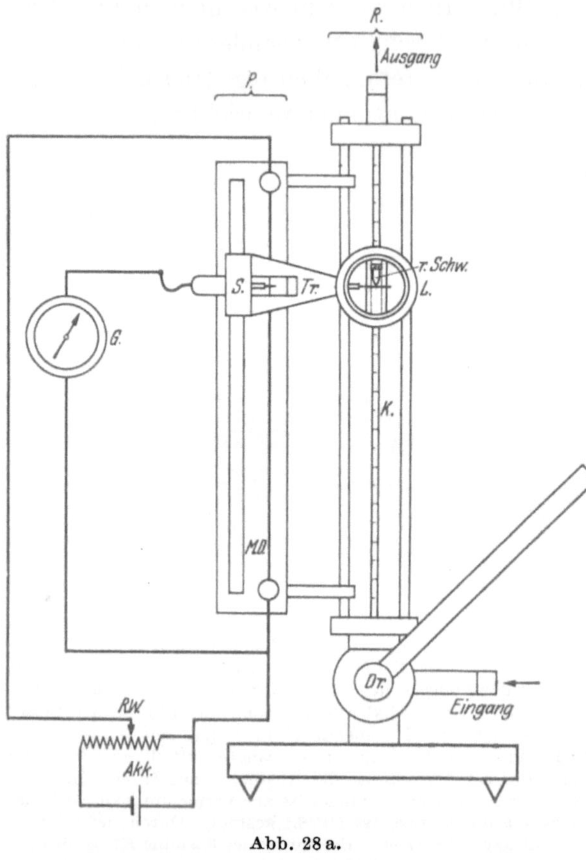

Abb. 28a.

Abb. 28a. Ein Rotameter (*R*) mit angebautem Potentiometer (*P*) zur elektrischen Registrierung der Rotameterangaben im Falle der Strömungseichung nach Abb. 27. Durch die Eingangsröhre (*Eing.*) strömt die verdrängte Luft in das Rotameter ein. Durch Feineinstellung des Drosselhahnes (*Dr.*) wird der Einstrom so geregelt, dass der rotierende Schwimmer (*r. Schw.*) völlig ruhig steht (Dämpfung). Dann wird der Schiebekontakt des Potentiometers (*S*) ständig so bewegt, dass unter Benutzung der Lupe (*L.*), die durch den Lupenträger (*Tr.*) mit dem Potentiometerschieber verbunden ist, jede Einstellung und Bewegung des rotierenden Schwimmers auf das Potentiometer übertragen und vom Galvanometer (*G.*) registriert wird. *M.D.* Messdraht. *Akk.* Stromquelle. *R.W.* Regelwiderstand in Potentiometerschaltung.

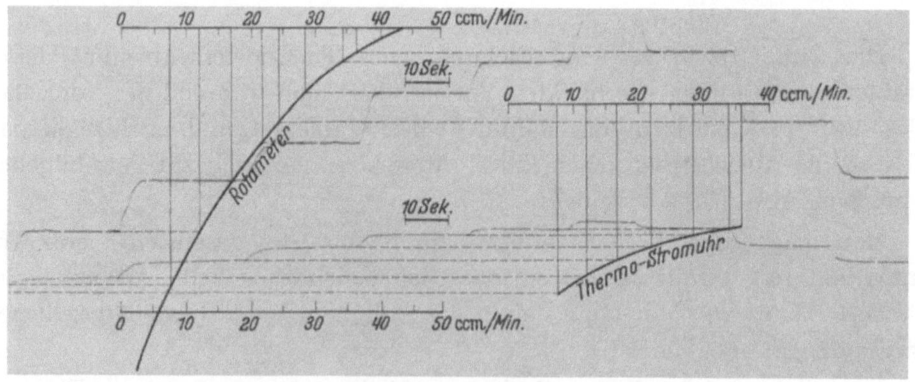

Abb. 28b. Gleichzeitige Aufschreibung mit Thermostromuhr (Eichung rechts) und Rotameteranordnung (wie in Abb. 28a).

K. KRAMER (1936) hat ein „unblutiges Kontrollverfahren" angegeben, bei dem er sich seiner zur O_2-Bestimmung in uneröffneten Gefässen verwendeten

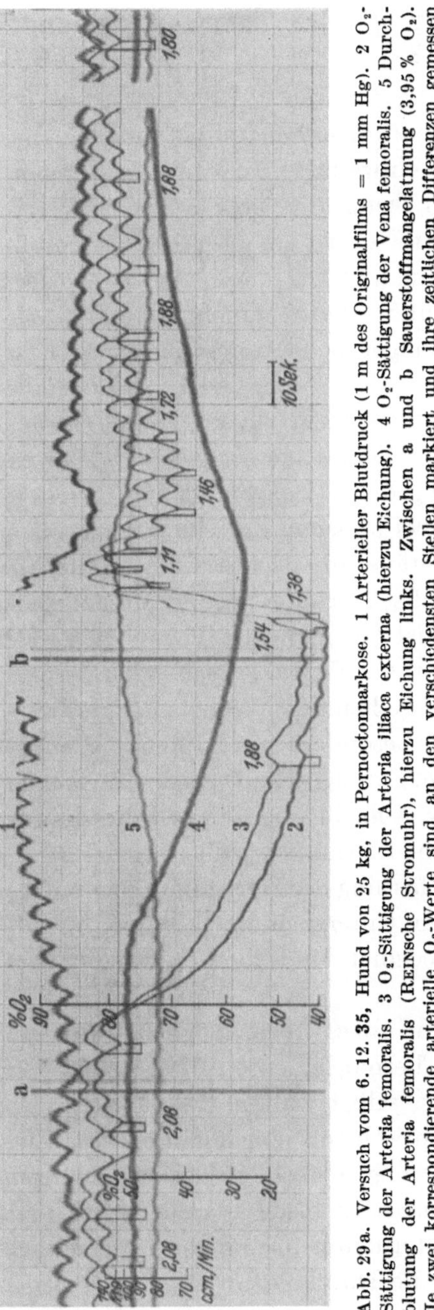

Abb. 29a. Versuch vom 6. 12. **35**, Hund von 25 kg, in Pernoctonnarkose. 1 Arterieller Blutdruck (1 m des Originalfilms = 1 mm Hg). 2 O_2-Sättigung der Arteria femoralis. 3 O_2-Sättigung der Arteria iliaca externa (hierzu Eichung). 4 O_2-Sättigung der Vena femoralis. 5 Durchblutung der Arteria femoralis (REINsche Stromuhr), hierzu Eichung links. Zwischen a und b Sauerstoffmangelatmung (3,95 % O_2). Je zwei korrespondierende arterielle O_2-Werte sind an den verschiedensten Stellen markiert und ihre zeitlichen Differenzen gemessen (Zahlen in Sekunden). (Nach K. KRAMER.)

Lichtelemente bedient. Es werden an dem zu kontrollierenden Gefäss in einem möglichst grossen Abstand voneinander zwei Lichtelemente angelegt. Wie K. KRAMER[1] und SARRE beschrieben haben, kommen im Arterienblut auch noch die durch die Atmung bedingten O_2-Sättigungsschwankungen des Blutes zur Beobachtung und lassen sich mit den Lichtelementen als Zacken registrieren. Das weiter herzwärts gelegene Element wird die Zacken zeitlich eher registrieren als das weiter peripher liegende. Aus dem Abstand der beiden Lichtelemente am Gefäss und der zeitlichen Verspätung der Atmungszacken lässt sich die Lineargeschwindigkeit des Blutes bestimmen.

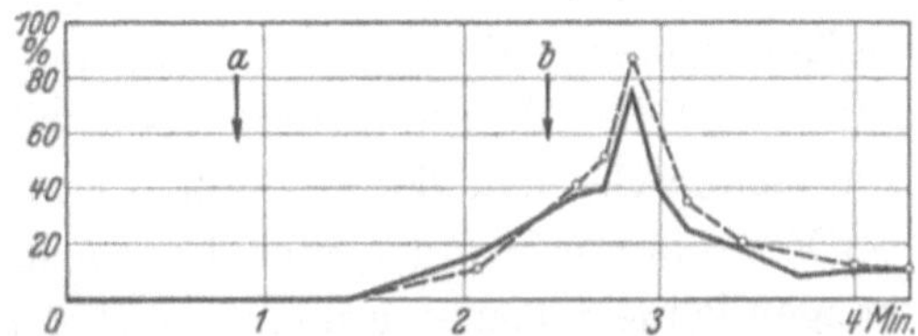

Abb. 29b. Übertragung der Linear- (gestrichelte Kurve) und Volumgeschwindigkeit (ausgezogene Kurve) des Blutes in prozentuale Werte (aus Abb. 1). Ordinate = prozentuale Zunahmen der Stromgrössen vom Ruhewert. Abscisse = Zeit in Minuten. (Nach K. KRAMER.)

Die Abb. 29 zeigt eine derartige Messung und ihren Vergleich mit der Thermostromuhrkurve. Wiedergegeben ist die Reaktion der Femoralisdurchblutung auf O_2-Mangelatmung. Zu beachten ist, dass hier die *Arterie* mit der Thermostromuhr gemessen wird! Ein weiterer Beleg dafür, dass auch pulsierende Ströme richtig wiedergegeben werden und die im Modellversuch ausgeführte Eichung auf den Tierversuch übertragen werden darf.

[1] KRAMER, K. u. H. SARRE: Z. Biol. **96**, 76 (1935).

g) Welche Gefässe sind der Messung mit der Thermostromuhr zugänglich?

Diese Frage ist im wesentlichen eine anatomische. Es gibt Stellen im Gefässystem, welche durch allzureiche Aufspaltungen nicht die nötige Länge haben, um ein Diathermie-Thermoelement einwandfrei anlegen zu können. Das gilt z. B. für die Lungenvenen, an vielen Tieren für den Stamm der Pfortader. Man kann in solchen Fällen sich mitunter so helfen, dass man ein besonders kurzes Diathermie-Thermoelement baut, welches dann, wie oben dargelegt, natürlich einen schlechten „Exponenten" hat. Manchmal gelingt die Messung auch dadurch, dass man einen weniger bedeutungsvollen Seitenast abbindet und entfernt. Ferner gibt es unter den Venen solche, welche die Messung erheblich erschweren dadurch, dass sie allzu starke Volumschwankungen zeigen. Das gilt insbesondere von der Vena cava superior im Thorax, die nach unseren Erfahrungen überhaupt die grössten Schwierigkeiten bereitet. Erstaunlich gering sind die Schwierigkeiten bei Messung der Herzkranzgefässe an verschiedenen Stellen des Herzens. Weitaus am leichtesten verläuft die Untersuchung der abdominalen Gefässe, also der Pfortaderäste, der Mesenterialvenen und der Nierenvenen. Von letzteren ist bei manchen Tieren die *rechte* zu kurz, um ein Diathermie-Thermoelement anzulegen. Auch allerkleinste Gefässe, wie etwa die Schilddrüsengefässe und Nebennierenvenen sind gut messbar. Für die Extremitätengefässe gilt es, besonders auf störende Venenklappen im Bereiche der Messtellen zu achten. An den Hautvenen verursachen bei Verwendung des neuesten Baumusters (s. Abb. 14) die Temperaturschwankungen keine Störungen mehr, so dass auf eine thermische Isolierung des Messgebietes ganz verzichtet werden kann. Die Erfassung des Herzminutenvolumens gelingt bei manchen Tieren recht gut durch Untersuchung der Arteria pulmonalis, soferne diese lang genug ist. Geeignet sind hierfür insbesondere Katzen und kleine Hunde.

Immer wieder stellt sich die Frage ein, ob es nicht möglich wäre, am nicht narkotisierten Tier mit eingeheilten Thermoelementen die Vorzüge der Thermostromuhrmethode auszunutzen. Wir selbst halten dies an Hunden durchaus für möglich, sind jedoch sehr skeptisch, ob eine reaktionslose Einheilung der Thermoelemente ohne Verlagerung derselben bei Bewegungen der Tiere erfolgen würde. Versuche in dieser Richtung wurden von J. F. HERRICK (1939 u. 1940) und Mitarbeitern unternommen, und es ist ihnen nach ihren Mitteilungen zu schliessen, gelungen, die Durchblutungsänderungen der Baucheingeweide während der Verdauung, die Blutversorgung der Herzkranzgefässe bei Muskelarbeit und die Veränderungen der Vasomotorik nach Entnervung und während der anschliessenden Nervendegeneration zu beobachten. Wir selbst verfügen jedenfalls vorläufig über keine Erfahrungen in dieser Richtung. Es wird von Vorteil sein solche Diathermie-Thermoelemente, welche für lange Zeit angelegt bleiben sollen, aus Glas herzustellen, um sie sterilisieren zu können. Wir verfügen über derartige Instrumente.

h) Die gleichzeitige Messung an mehreren Gefässen.

Der weitaus grösste Vorteil der Thermostromuhr liegt darin, dass man mühelos gleichzeitig die Durchblutung von mehreren verschiedenen Gefässen untersuchen kann, unter Umständen sogar mit gleicher Empfindlichkeit der Messanordnung. Für jene Gebiete der Kreislaufregulation, welche Fragen der *Blutverteilung* in sich schliessen, ist dies geradezu Voraussetzung. Man kann beispielsweise nebeneinander den Blutstrom einer A. femoralis, des Pfortadersystems, der Nieren und der A. carotis interna erfassen oder aber vergleichsweise die Durchblutung der Herzkranzgefässe und eines oder mehrerer Skeletmuskeln. Auch die gleichzeitige Beobachtung eines normal benervten Gebietes neben dem gleichen, aber entnervten Gebiet der anderen Körperseite hat sich bei paarigen Organen (Nieren, Extremitäten) als äusserst aufschlussreich erwiesen. Auch kann man beispielsweise eine bestimmte physiologische oder pharmakologische Reaktion gleichzeitig an einem tätigen und einem ruhenden Organ registrieren. Schliesslich ist bedeutungsvoll die Messung von Zu- und Abfluss an einem Organ. Es wurde von uns gezeigt, wie auf diese Weise die Blutspeicherfunktionen von Leber und Milz und viele ähnliche Fragen experimentell angegangen werden könnten. Eine gegenseitige Beeinflussung der einzelnen Messungen ist bei Verwendung je eines eigenen Senders für jede Messstelle völlig ausgeschlossen. Vor allen kann auf diese Weise auch eine beliebige Empfindlichkeitsänderung für jedes untersuchte Gefäss vorgenommen werden, was natürlich bei Vergleich von stark und schwach durchbluteten Gefässen notwendig ist. Die Schaltung einer Mehrfachsenderanordnung wurde oben in Abb. 15 wiedergegeben.

i) Auswertung der Versuche.

Zur Ausmessung des beendeten Tierversuches geht man folgendermassen vor: Da die Stromstärke des hochfrequenten Heizstromes ebenso wie der Widerstand während des Versuches gemessen worden sind, ist die verwendete Heizstromintensität bekannt. Für das benutzte Diathermie-Thermoelement kennt man aus der Modelleichung den Exponenten x und die Constante C der Gleichung $G \cdot V^x = C$ (Formel 3a) bei einer oder mehreren Heizintensitäten. Da sich G proportional zur Heizintensität $J^2 \cdot W \cdot 0{,}239$ ändert, ist es ein Leichtes, für jede beliebige Grösse derselben, die im Versuch verwendet wurde, eine zugehörige Eichkurve zu konstruieren. Am einfachsten geschieht dies graphisch unter Verwendung von doppeltem Logarithmenpapier. Man erhält dann einfach eine entsprechende Parallelverschiebung der geradlinigen Eichkurve im Koordinatennetz (s. Abb. 18b).

Da es, namentlich für die Experimente, über Fragen der Kreislaufregulation keineswegs nötig ist, in allen Fällen die absoluten Durchflussmengen durch Integration der ganzen Kurven zu bestimmen, vielmehr Vergleiche ein und derselben Reaktion unter verschiedenen Bedingungen, Beobachtung der zeitlichen Verhältnisse u. dgl. viel aufschlussreicher sind, ist es nützlich, eine

Eichung in die Versuchskurven einzutragen. Besser als mit einer einfachen senkrechten Skala geschieht dies in der in Abb. 25b wiedergegebenen Weise, weil man dabei für jeden beliebigen Punkt des ablaufenden Versuches sich eine Vorstellung über die Stromstärke des Blutes bilden kann. Es kann vorkommen, dass man, namentlich bei gleichzeitiger Messung mehrerer Blutgefässe, nach dem Versuch sich nicht mehr völlig über die verwendete Heizstromintensität klar ist (beispielsweise bei vorzeitigem Exitus des Tieres, denn der Widerstand kann nur gemessen werden, so lange der Blutstrom fliesst!). Dann ist natürlich eine Auswertung auf Absolutwerte nicht möglich. Aber der Versuch ist auch dann noch keineswegs verloren! Da man aus der Modelleichung den „Exponent“ x der Formel $G \cdot V^x = \text{Const}$ kennt, vermag man noch immer die Relativänderungen der Strömung anzugeben, indem man die Ruhe- oder Ausgangsdurchblutung des Versuches gleich 100% setzt und mit Hilfe des „Exponenten x“ der Modelleichung sich die hinzugehörige Kurve der prozentualen Strömungsänderungen berechnet oder noch besser auf doppeltem Logarithmenpapier konstruiert.

Niemals sollte man mit Diathermie-Thermoelementen arbeiten, für welche der „Exponent“ nicht in einer Modelleichung bestimmt wurde. Diese Maßnahme ist so einfach, dass nicht einzusehen ist, weshalb sie unterbleiben sollte, und auch ein „qualitativer“ Versuch wird dann noch immer zu Einsichten führen, wie man sie sonst bisher auf keine andere Art gewinnen kann.

Schlussbemerkungen.

Es wird von der Experimentierkunst und den wissenschaftlichen Absichten des einzelnen Physiologen abhängen, ob er zur experimentellen Bearbeitung seiner Fragestellungen die eine oder andere Methode der Blutströmungsmessung anwendet. Sicher ist, dass diese so grundätzlich wichtige Messung immer mit technischen Schwierigkeiten verknüpft ist, wenn das oberste Prinzip der Physiologie, das „nihil delere“ nicht vernachlässigt werden soll. Man hört mitunter die Meinungsäusserung, dass es Physiologen gebe, welche unter weitgehender „Vereinfachung“ — d. h. aber Vergewaltigung — des lebenden Objektes sich „physikalisch einwandfreier“ Messmethoden bedienten, während andere unter Wahrung der „natürlichen“ Funktionsbedingungen der Organe sich mit mehr „qualitativen“ Feststellungen begnügen. Es ist müssig etwa gar darüber zu streiten, welche Arbeitsrichtung mehr Berechtigung habe. Es gilt in der heutigen Physiologie vielmehr *beide* zu überwinden und unter Wahrung der natürlichen Bedingungen die quantitativen Einsichten fortschreitend zu erweitern, d. h. unter Ausnutzung aller modernen messtechnischen Möglichkeiten die Methodik dem lebenden Objekt anzupassen (A. V. HILL). Die Thermostromuhrmethode stellt ein Bemühen in dieser Richtung dar.

Namenverzeichnis.

(Die schräg gedruckten Zahlen beziehen sich auf die Literatur.)

Sachverzeichnis.

Inhalt der Bände 31—45.

I. Namenverzeichnis.

II. Sachverzeichnis.

Druck der Universitätsdruckerei H. Stürtz A.G., Würzburg.

Sonderabdruck aus
Ergebnisse der Physiologie, biologischen Chemie und experimentellen Pharmakologie
Herausgegeben von
A. Butenandt · L. Lendle · A. v. Muralt · H. Rein
45. Band
(Verlag von J. F. Bergmann in München 1944)
(Printed in Germany)

A. Jarisch

Ernst Theodor v. Brücke

(1880—1941)

Mit 1 Bildnis

Nicht im Handel

Sonderabdruck aus
Ergebnisse der Physiologie, biologischen Chemie und experimentellen Pharmakologie
Herausgegeben von
A. Butenandt · L. Lendle · A. v. Muralt · H. Rein
45. Band
(Verlag von J. F. Bergmann in München 1944)
(Printed in Germany)

Marcel Monnier

Frédéric Battelli
(1867—1941)

Nicht im Handel

Sonderabdruck aus
Ergebnisse der Physiologie, biologischen Chemie und experimentellen Pharmakologie
Herausgegeben von
A. BUTENANDT · L. LENDLE · A. v. MURALT · H. REIN
45. Band
(Verlag von J. F. Bergmann in München 1944)
(Printed in Germany)

G. QUAGLIARIELLO

FILIPPO BOTTAZZI

(1867—1941)

Con 1 Porträt

Nicht im Handel

Sonderabdruck aus
Ergebnisse der Physiologie, biologischen Chemie und experimentellen Pharmakologie
Herausgegeben von
A. BUTENANDT · L. LENDLE · A. V. MURALT · H. REIN
45. Band
(Verlag von J. F. Bergmann in München 1944)
(Printed in Germany)

U. EBBECKE

Lebensvorgänge unter der Einwirkung hoher Drucke

Mit 77 Abbildungen

Nicht im Handel

Sonderabdruck aus
Ergebnisse der Physiologie, biologischen Chemie und experimentellen Pharmakologie
Herausgegeben von
A. Butenandt · L. Lendle · A. v. Muralt · H. Rein
45. Band
(Verlag von J. F. Bergmann in München 1944)
(Printed in Germany)

R. Isenschmid

Die normale und pathologische Physiologie der Schilddrüse

Mit 1 Abbildung

Nicht im Handel

Sonderabdruck aus
Ergebnisse der Physiologie, biologischen Chemie und experimentellen Pharmakologie
Herausgegeben von
A. BUTENANDT · L. LENDLE · A. v. MURALT · H. REIN
45. Band
(Verlag von J. F. Bergmann in München 1944)
(Printed in Germany)

MARCEL MONNIER

Physiologie du tronc cérébral

Le rôle du système réticulaire dans l'organisation de la motricité extra-pyramidale

Avec 19 Figures

Nicht im Handel

S o n d e r a b d r u c k a u s
Ergebnisse der Physiologie, biologischen Chemie und experimentellen Pharmakologie
Herausgegeben von
A. Butenandt · L. Lendle · A. v. Muralt · H. Rein
45. Band
(Verlag von J. F. Bergmann in München 1944)
(Printed in Germany)

Gustav Schubert

Augenbewegungen und optische Lokalisation

Mit 10 Abbildungen

Nicht im Handel

Sonderabdruck aus
Ergebnisse der Physiologie, biologischen Chemie und experimentellen Pharmakologie
Herausgegeben von
A. BUTENANDT · L. LENDLE · A. v. MURALT · H. REIN
45. Band
(Verlag von J. F. Bergmann in München 1944)
(Printed in Germany)

H. LULLIES

OTTO WEISS
(1871—1943)

Mit 1 Bildnis und 1 Abbildung

Nicht im Handel

Sonderabdruck aus
Ergebnisse der Physiologie, biologischen Chemie und experimentellen Pharmakologie
Herausgegeben von
A. BUTENANDT · L. LENDLE · A. V. MURALT · H. REIN
45. Band
(Verlag von J. F. Bergmann in München 1944)
(Printed in Germany)

ULRICH WESTPHAL

Wirkstoffe der Blutbildung

Nicht im Handel

Sonderabdruck aus
Ergebnisse der Physiologie, biologischen Chemie und experimentellen Pharmakologie
Herausgegeben von
A. BUTENANDT · L. LENDLE · A. v. MURALT · H. REIN
45. Band
(Verlag von J. F. Bergmann in München 1944)
(Printed in Germany)

HERMANN REIN

Über Durchblutungsmessungen an Organen in situ, insbesondere mit der Thermostromuhr

Mit 29 Abbildungen

Ergebnisse der Physiologie.

Inhalt des 43. Bandes.

1940. III und 694 Seiten. Mit 248 Abbildungen und einem Titelbild. gr. 8⁰. RM. 88.—.

Inhalt des 44. Bandes.

1941. III und 720 Seiten. Mit 160 Abbildungen und 2 Bildnissen. gr. 8⁰. RM. 88.—.

Inhalt des 45. Bandes.

Druck der Universitätsdruckerei H. Stürtz A.G., Würzburg.